A gravidez
DIA A DIA

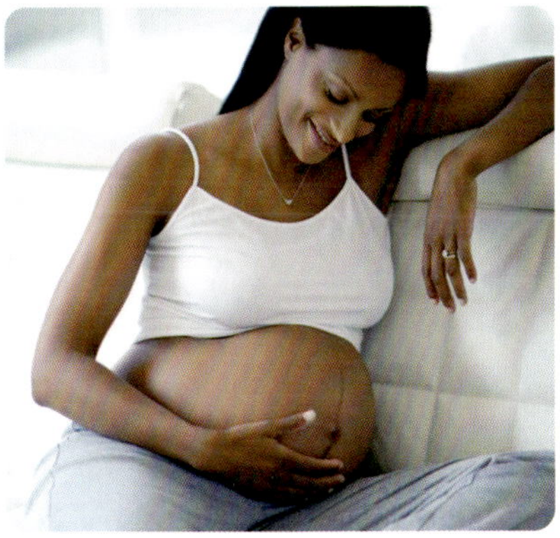

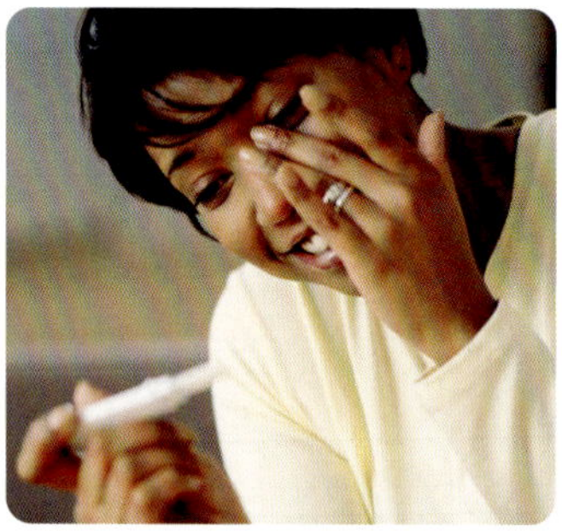
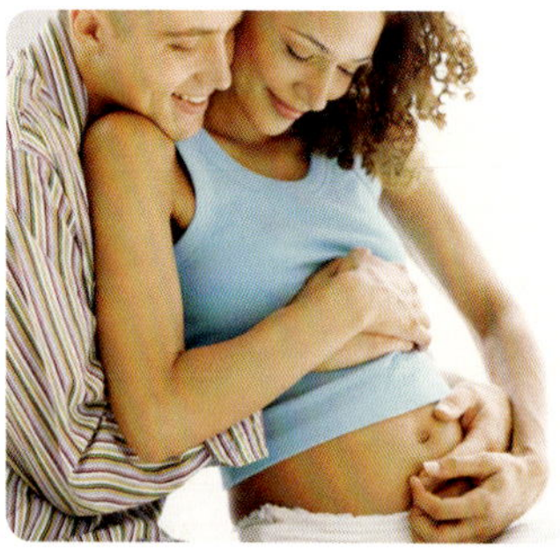
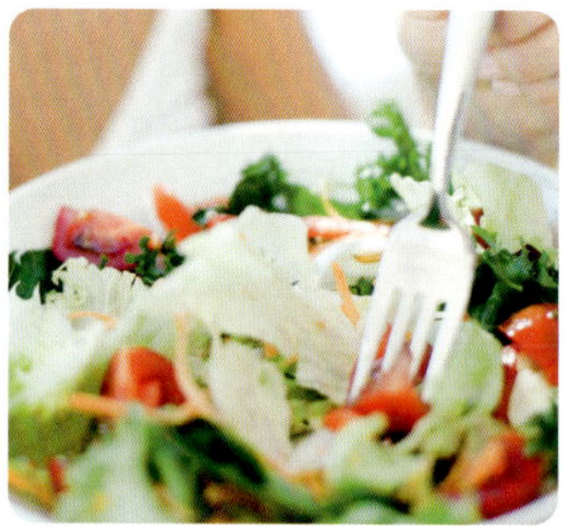
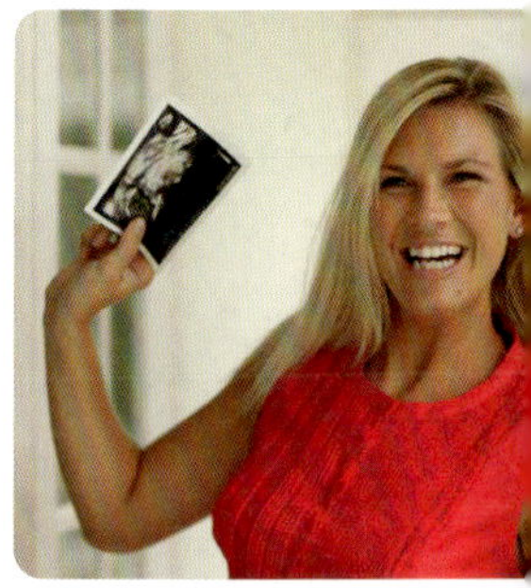
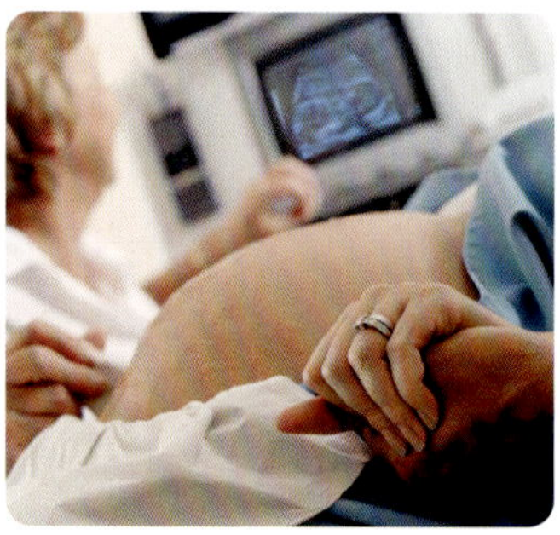
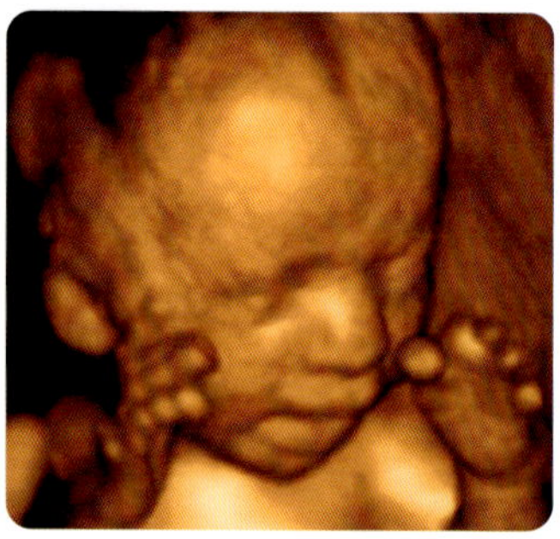
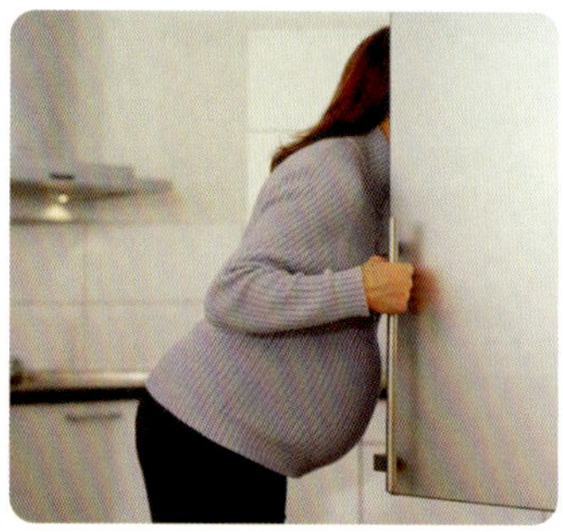
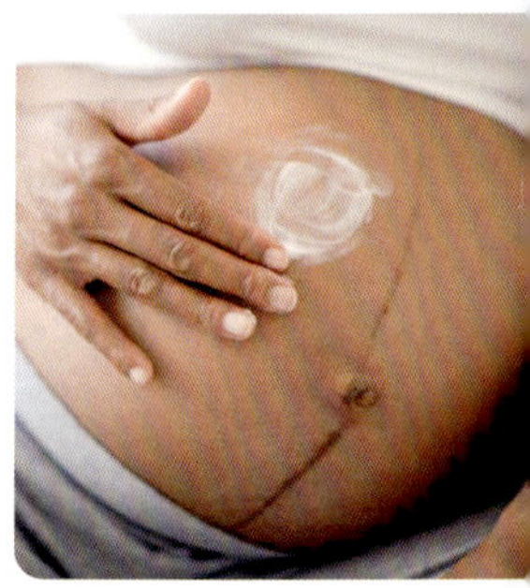

Faça a contagem regressiva da sua gravidez dia a dia, com conselhos de uma equipe de especialistas e imagens incríveis para cada estágio do desenvolvimento de seu bebê

3ª edição
revista

A gravidez DIA A DIA

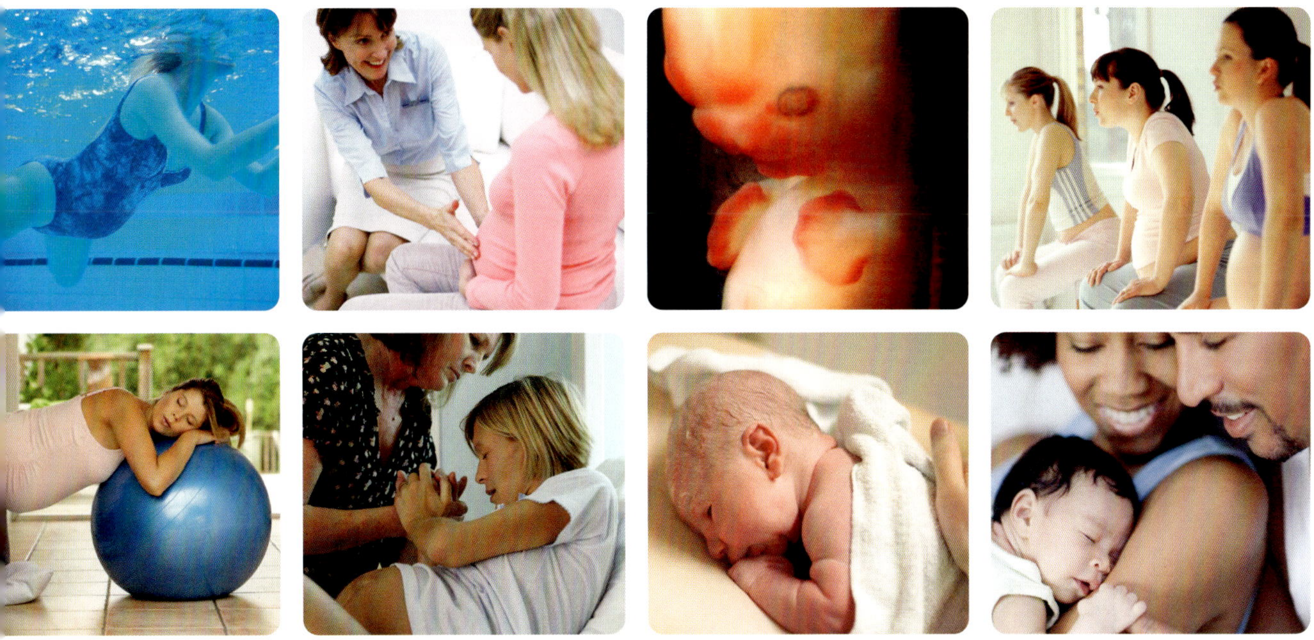

Dra. Maggie Blott (org.)
Médica Especialista em Obstetrícia

Editora Senac São Paulo – São Paulo – 2021

Senac

ADMINISTRAÇÃO REGIONAL DO SENAC NO ESTADO DE SÃO PAULO

Presidente do Conselho Regional: Abram Szajman
Diretor do Departamento Regional: Luiz Francisco de A. Salgado
Superintendente Universitário e de Desenvolvimento: Luiz Carlos Dourado

EDITORA SENAC SÃO PAULO

Conselho Editorial: Luiz Francisco de A. Salgado
Luiz Carlos Dourado
Darcio Sayad Maia
Lucila Mara Sbrana Sciotti
Luís Américo Tousi Botelho

Gerente/Publisher: Luís Américo Tousi Botelho
Coordenação Editorial/Prospecção: Dolores Crisci Manzano
Administrativo: grupoedsadministrativo@sp.senac.br
Comercial: comercial@editorasenacsp.com.br

Tradução: Renata Lucia Bottini, Lana Lim
Edição de Texto: Pedro Barros, Karinna A. C. Taddeo
Preparação de Texto: Cristina Marques
Consultoria Jurídica: Barros Filho & Almeida Prado Advogados
Consultoria Médica: Dr. Alberto Adams
Revisão de Texto: Karen Daikuzono
Editoração Eletrônica: Marcio da Silva Barreto, Antonio Carlos De Angelis
Impressão e Acabamento: Coan Indústria Gráfica

Editora Senac São Paulo
Rua 24 de Maio, 208 – 3º andar – Centro – CEP 01041-000
Caixa Postal 1120 – CEP 01032-970 – São Paulo – SP
Tel. (11) 2187-4450 – Fax (11) 2187-4486
E-mail: editora@sp.senac.br
Home page: http://www.livrariasenac.com.br

Dados Internacionais de Catalogação na Publicação (CIP)
(Simone M. P. Vieira – CRB 8ª/4771)

A gravidez dia a dia / Organização de Maggie Blott; tradução de Renata Lucia Bottini e Lana Lim. – 3. ed. rev. – São Paulo: Editora Senac São Paulo, 2021.

Título original: The Day-By-Day Pregnancy Book
Vários colaboradores
ISBN 978-65-5536-159-9 (impresso/2021)

1. Feto - Desenvolvimento 2. Gravidez 3. Gravidez - Obras de divulgação I. Título II. Blott, Maggie. III. Bottini, Renata Lucia IV. Lim, Lana.

CDD-618.2
21-1148t BISAC MED033000

Índice para catálogo sistemático:
1. Gravidez : Obstetrícia : Medicina 618.2

DK | Penguin Random House

PARA MENTES CURIOSAS
www.dk.com

DK REINO UNIDO

Edição de Projeto: Dawn Bates
Edição de Arte do Projeto: Karen Constanti
Capa: Harriet Yeomans, Nicola Powling
Pré-produção: Robert Dunn
Coordenação de Produção: Ché Creasey
Coordenação de Edição: Dawn Henderson
Coordenação de Edição de Arte: Marianne Markham
Direção de Arte: Maxine Pedliham
Publisher: Mary-Clare Jerram

DK ÍNDIA

Edição de Projeto: Janashree Singha
Edição: Madhurika Bhardwaj
Edição de Arte: Ira Sharma
Edição de Arte Assistente: Anukriti Arora
Coordenação de Edição: Soma B. Chowdhury
Coordenação de Edição de Arte: Arunesh Talapatra
Coordenação de Pré-produção: Sunil Sharma
Coordenação de Editoração Eletrônica: Tarun Sharma
Editoração Eletrônica: Anurag Trivedi, Rajdeep Singh

Traduzido de *The Day-By-Day Pregnancy Book*
Esta edição revisada foi publicada na Grã-Bretanha em 2018, pela Dorling Kindersley Limited, uma empresa da Penguin Random House, One Embassy Gardens, 8 Viaduct Gardens, SW11 7BW, Londres, Reino Unido

Todos os esforços foram feitos para garantir que as informações contidas neste livro fossem completas e precisas. Contudo, nem a editora, nem os autores se comprometem a fornecer conselhos ou serviços profissionais individuais à leitora. As ideias, procedimentos e sugestões contidos neste livro não pretendem substituir as consultas com o profissional responsável pela sua saúde. Todas as questões relacionadas à sua saúde e à saúde do seu bebê requerem supervisão médica. Nem os editores, nem os autores poderão ser responsabilizados por qualquer perda ou dano que, alegadamente, surjam de qualquer informação ou sugestão deste livro.

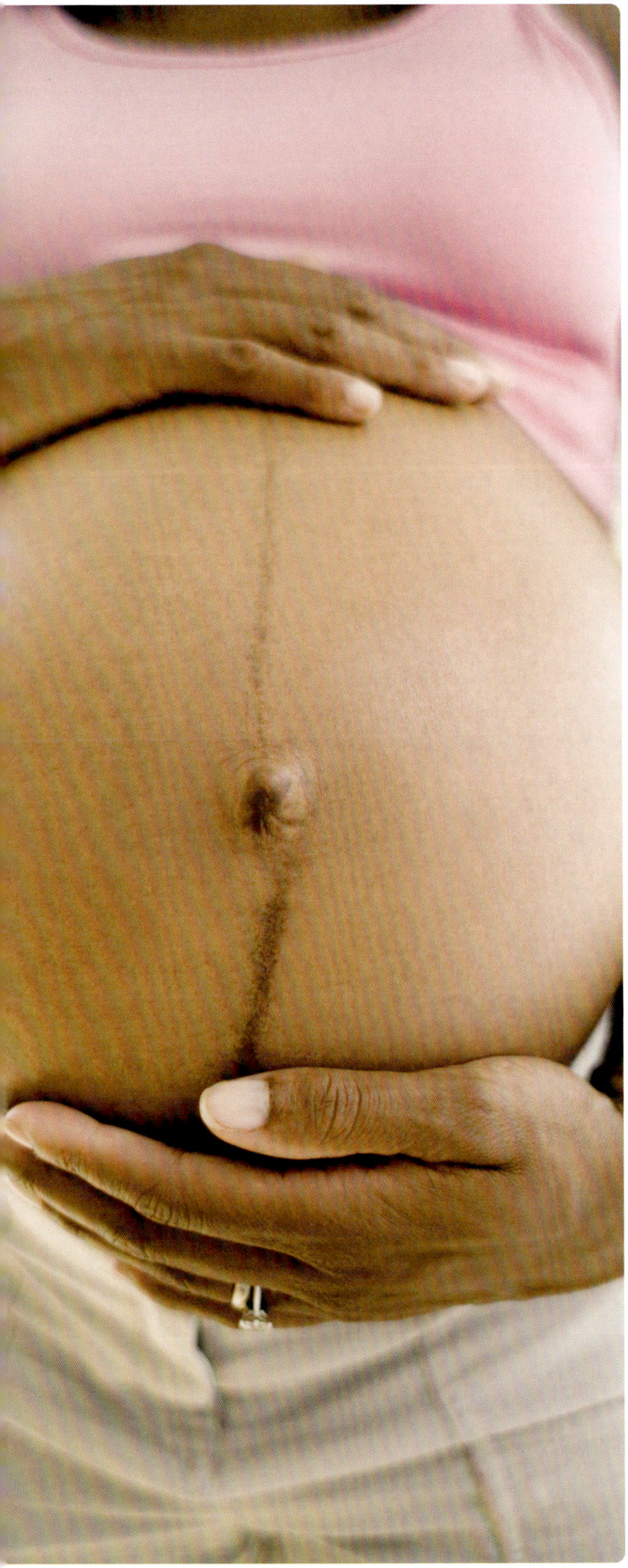

Organizadora

Dra. Maggie Blott

Bacharel em medicina e em cirurgia, diretora acadêmica e especialista sênior no Corniche Hospital, em Abu Dhabi. Foi médica especialista no Reino Unido por 15 anos, inclusive no University College Hospital, onde participou da administração de uma clínica multidisciplinar para pré-natal de alto risco e da ala de partos.

Colaboradores

Carol Cooper, clínica geral, mestre, bacharel em medicina e em cirurgia (Cambridge), professora na Imperial College School of Medicine, Londres.
Friedericke Eben, médica especialista em obstetrícia e ginecologia nos hospitais de Whittington, do NHS Trust, e de Portland, Londres.
Katrina Erskine, doutora em medicina, médica especialista em obstetrícia e ginecologia no The Homerton Hospital, Londres.
Laura Goetzl, doutora em medicina, mestre em saúde pública, professora e vice-presidente de pesquisa do Departamento de Obstetrícia e Ginecologia da Temple University, Filadélfia.
Belinda Green, doutora em enfermagem-obstétrica dos hospitais do University College e do NHS Trust, Londres.
Deirdre Guerin, bacharel em medicina, cirurgia e obstetrícia, diretora-médica da Residência em Serviços Obstétricos e médica especialista em anestesia do Portland Hospital, Londres.
Amanda Hutcherson, bacharel em enfermagem obstétrica, com pós-graduação em educação, mestre em enfermagem obstétrica.
Philippa Kaye, doutora em cirurgia, bacharel em medicina de Cambridge, trabalha como clínica geral.
Su Laurent, pediatra do Barnet Hospital, Londres.
Andrew Loughney, doutor em biologia molecular, especialista em obstetrícia do Royal Victoria Hospital, Newcastle.
Paul Moran, doutor em medicina, especialista em obstetrícia, chefe de medicina fetal do Royal Victoria Hospital, Newcastle.
Melinda Nicci, mestre em esporte e psicóloga do exercício, especializada em fitness e qualidade de vida, fundadora do baby2body: saúde e boa forma durante e após a gravidez.
Catharine Parker-Littler, enfermeira de crianças enfermas com certificado de obstetriz, mestre em ciências (noções avançadas de parto), bacharel em ciências em enfermagem obstétrica.
Hope Ricciotti, doutora em medicina, professora associada de obstetrícia, ginecologia e biologia reprodutiva na Escola de Medicina de Harvard, Beth Israel Deaconess Medical Center, Boston.
Vincent M. Reid, professor-doutor e pesquisador em psicologia do desenvolvimento, Universidade de Durham.
Salem El-Shawarby, bacharel em medicina e em cirurgia, mestre em ciências, doutor em medicina, especialista em medicina reprodutiva, diretor do Centro de Fertilidade do Corniche Hospital, em Abu Dhabi.
Mary Steen, enfermeira-geral, obstetriz, bacharel em ciências da saúde com pós-graduação em metodologia de pesquisa e em educação superior, professora doutora em parto e saúde reprodutiva.
Karen Sullivan, bacharel em psicologia do desenvolvimento, especialista e autora na área da puericultura.
Sally Watkin, autora na área de gravidez e cuidados parentais.
Fiona Wilcock, mestre, pós-graduada em educação, nutricionista registrada com foco em dieta maternal e infantil.

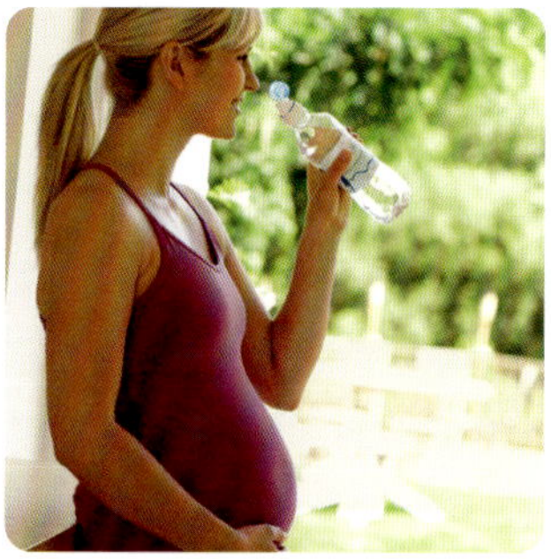
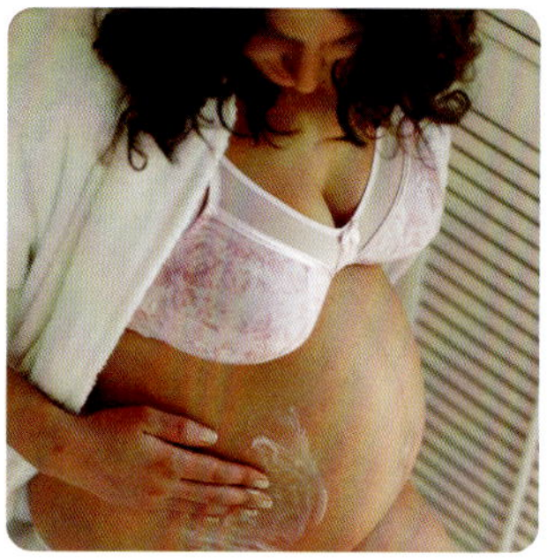
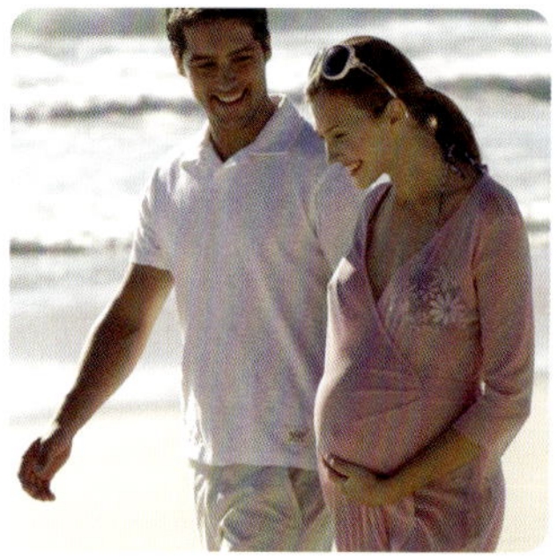
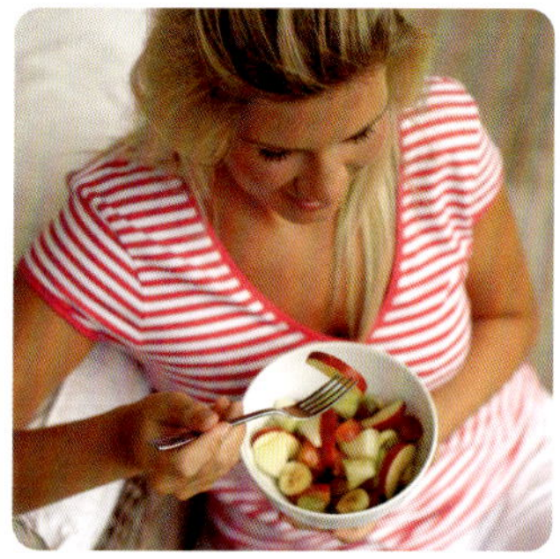
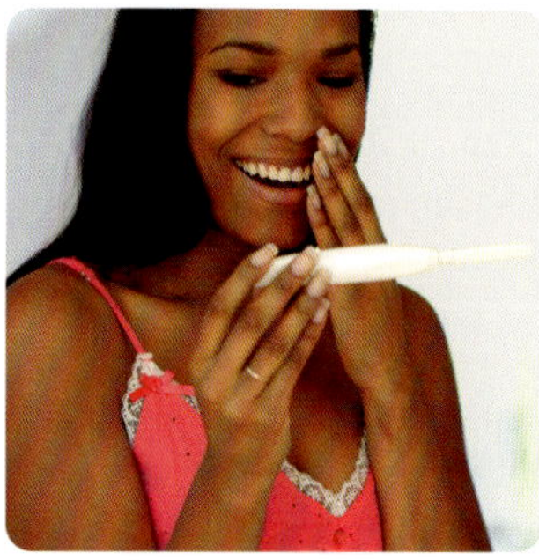
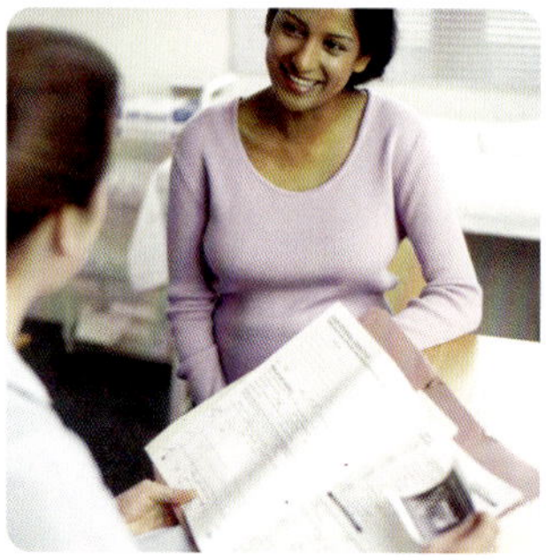
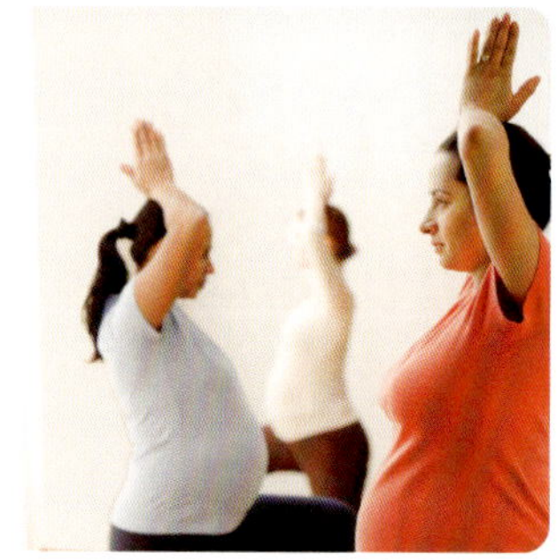
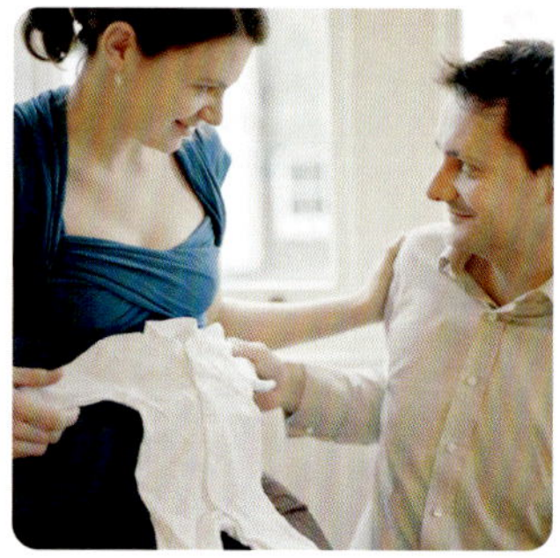
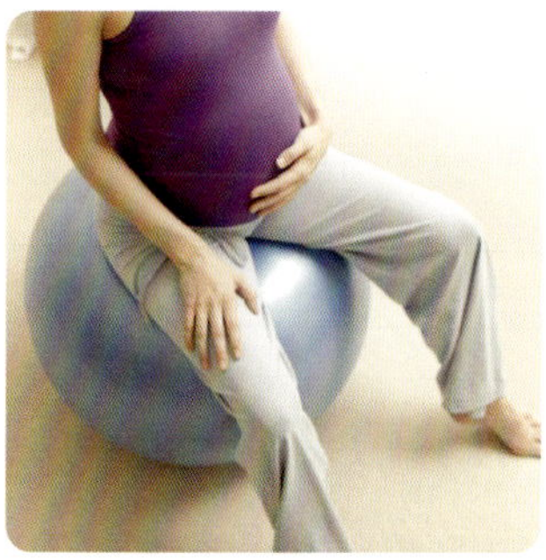
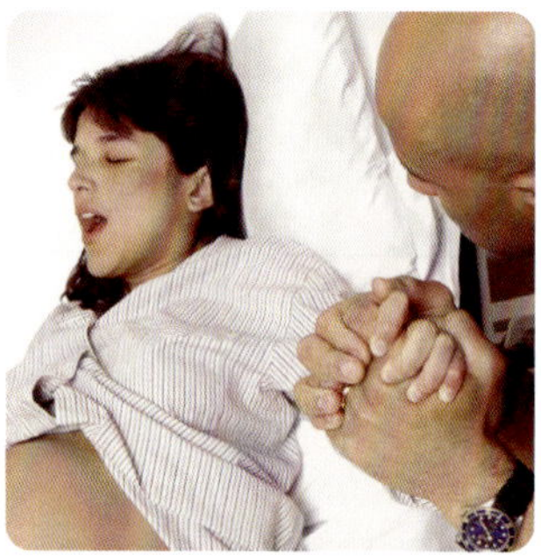
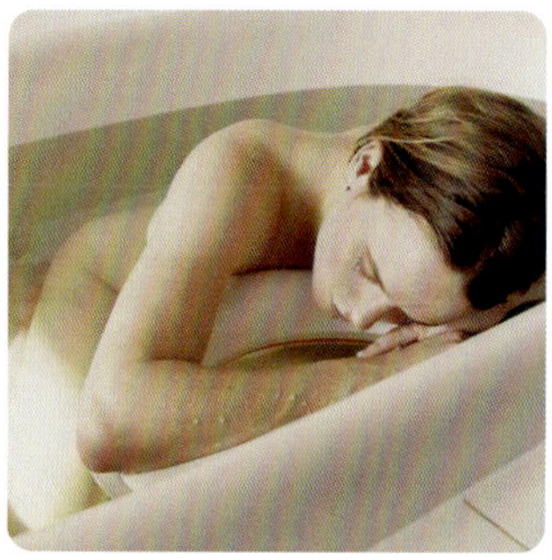
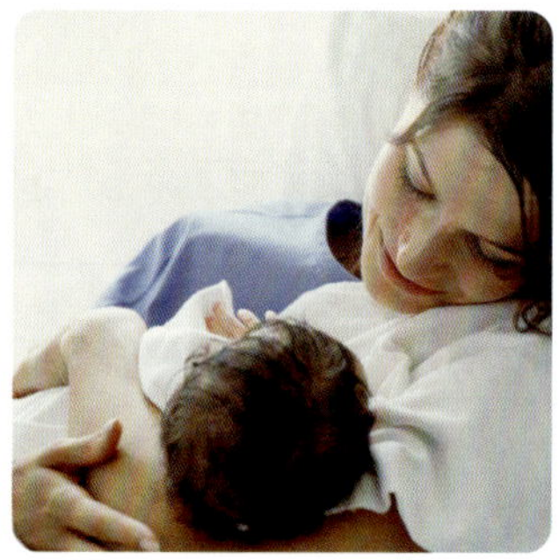
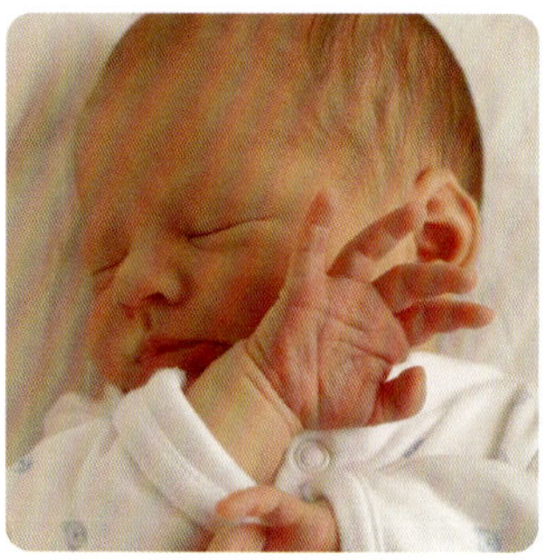
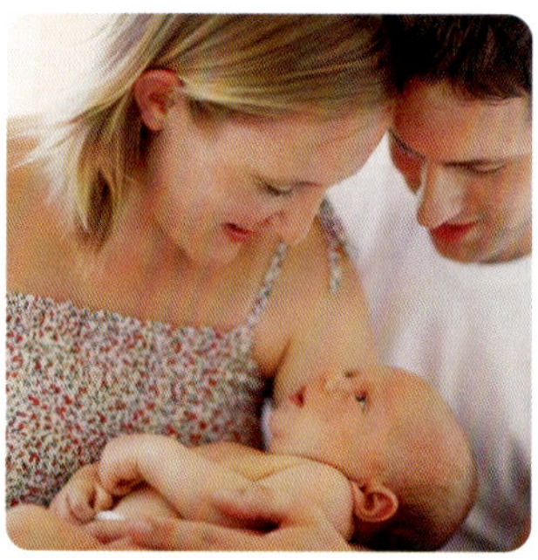
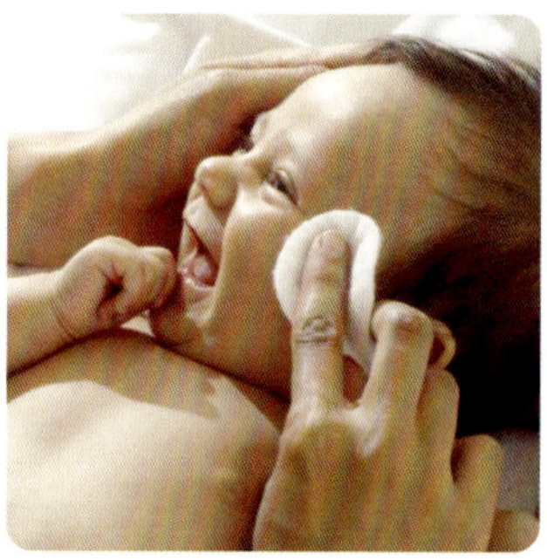
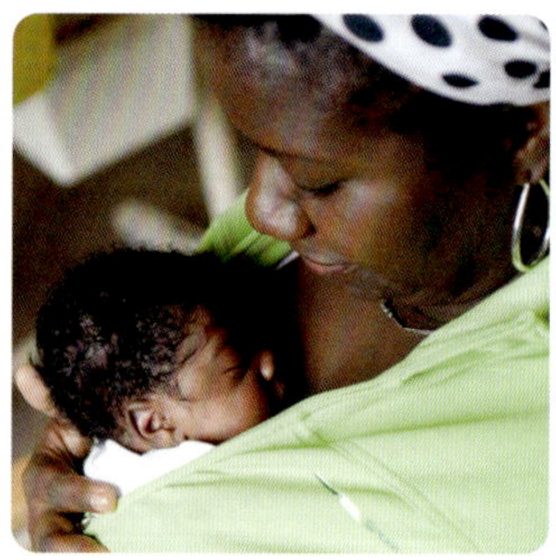
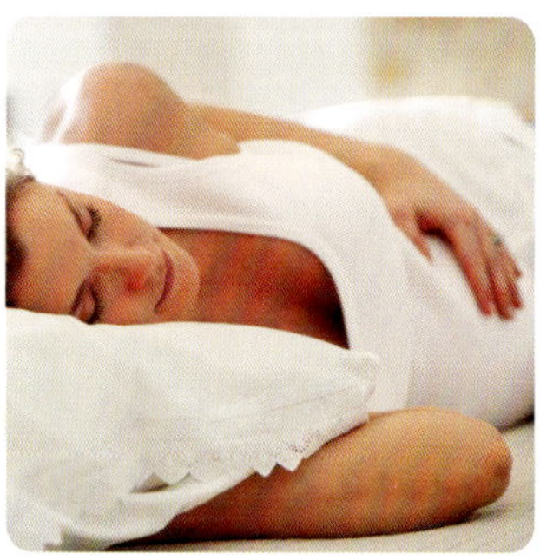
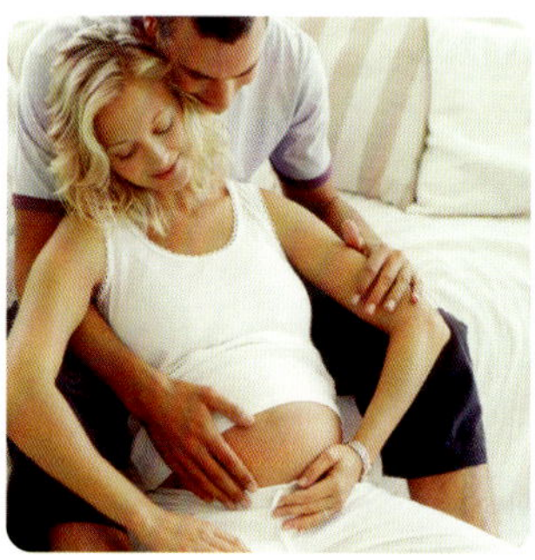
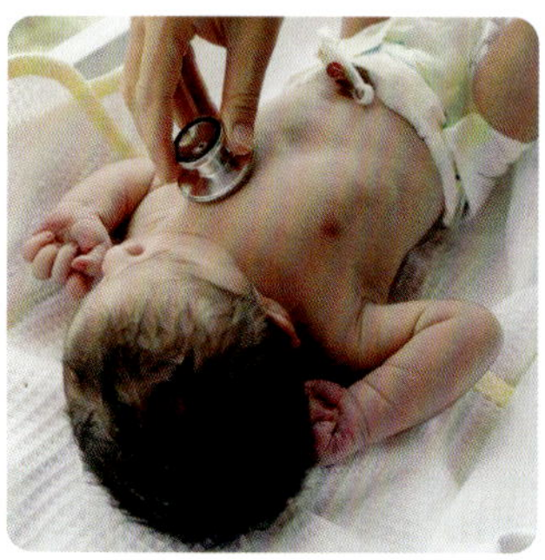
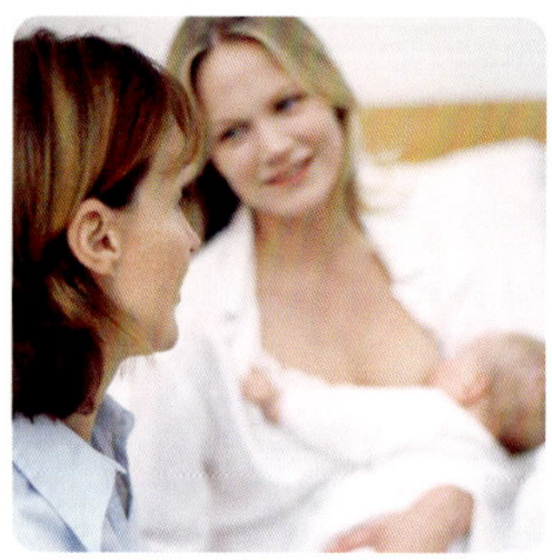

Sumário

Uma gravidez saudável

Gravidez dia a dia

Bem-vinda ao seu 1º trimestre

Bem-vinda ao seu 2º trimestre

Bem-vinda ao seu 3º trimestre

Parto e nascimento

A vida com seu novo bebê

Preocupações e complicações

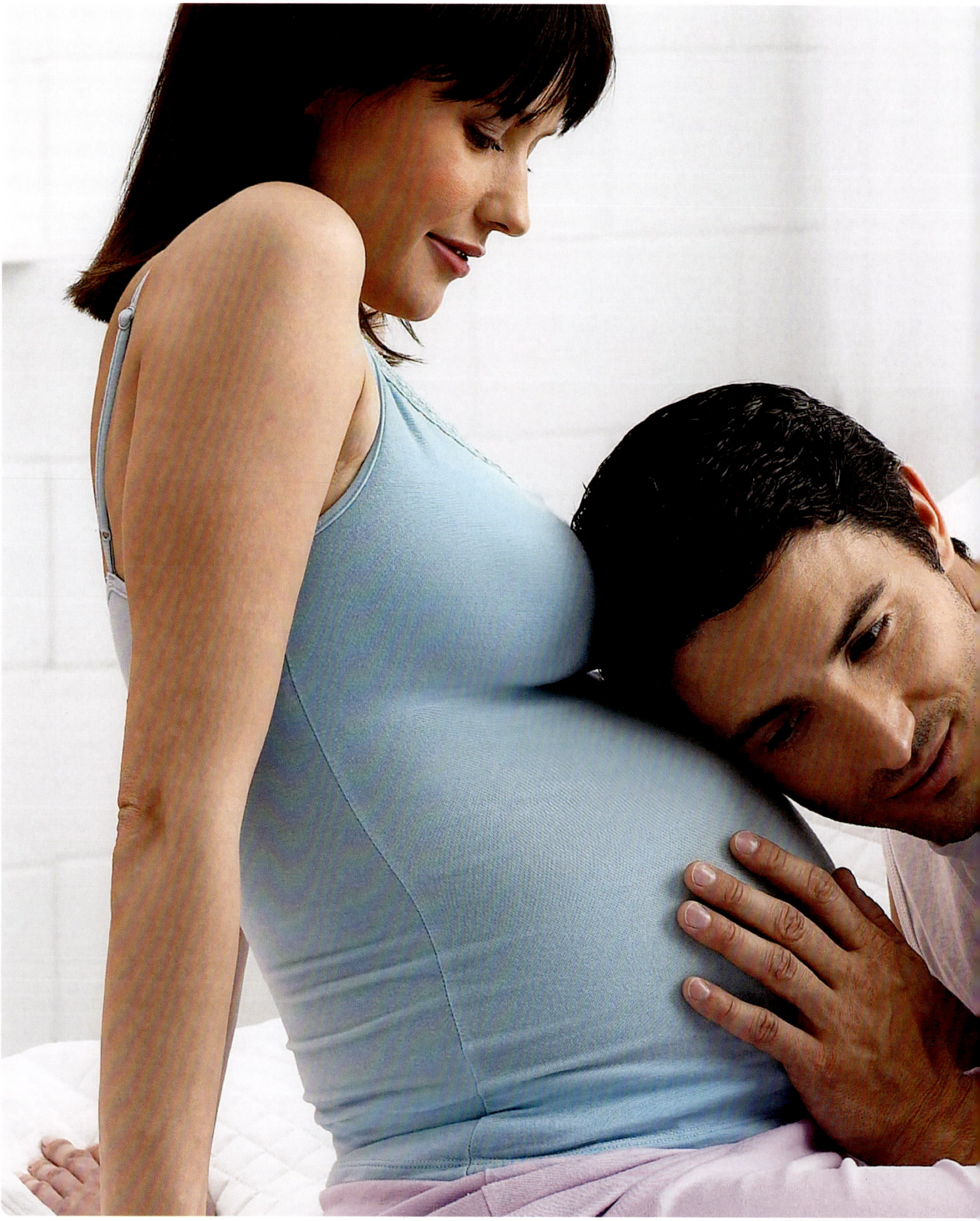

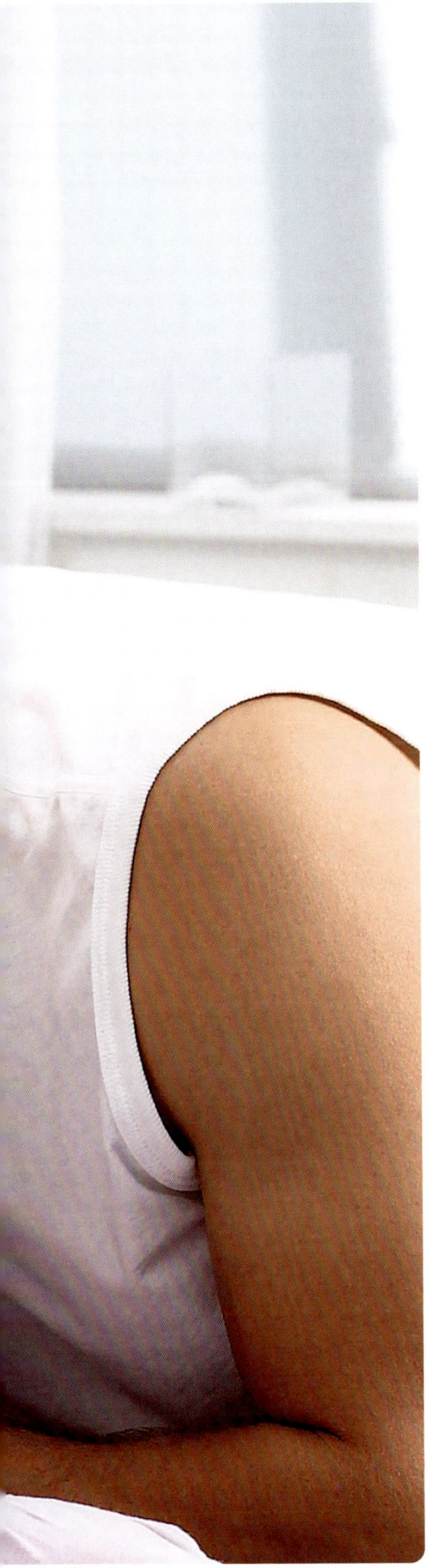

Introdução

Quando você descobre que está grávida, é normal que sinta um grande leque de emoções – desde a empolgação por se tornar mãe até a apreensão em relação à gravidez e ao parto. Munir-se de informações pode fazer toda a diferença para manter-se saudável durante a gravidez e entender as mudanças psicológicas e emocionais que ocorrerão.

No passado, as mulheres recorriam a parentas e amigas dentro de suas comunidades para assisti-las durante a gravidez e até mesmo no parto, que costumava ocorrer em casa. Como resultado, era comum as mulheres terem familiaridade com a gravidez e o nascimento antes de elas mesmas passarem pela experiência. Isso raramente acontece hoje. As mulheres ingressam na gravidez sem saber muito o que esperar e é por isso que conselhos criteriosos com base em evidências são tão importantes. Estando totalmente informados, os futuros pais podem tomar as decisões certas por si próprios – desde suas escolhas de estilo de vida até os cuidados pré-natais, além de criar um plano de nascimento.

As informações contidas em *A gravidez dia a dia* foram obtidas junto a um amplo corpo de profissionais, que incluem obstetrizes, médicos, obstetras e pediatras, que somados cuidaram de milhares de mulheres em cada etapa da gravidez e do parto, e proporcionaram cuidados e apoio para mães e bebês após o nascimento. Nesta nova edição, o registro abrangente da gravidez, do nascimento e do período pós-natal é complementado por informações atualizadas de especialistas sobre nutrição na gravidez, prática segura de exercícios durante a gravidez, avanços em testes pré-natais, além de conselhos sobre fertilidade para quem possa estar ainda tentando engravidar. As informações apresentadas – ao mesmo tempo práticas, detalhadas e repletas de explicações e conselhos simples – fornecem as ferramentas essenciais de que as mulheres necessitam para ajudá-las a planejar a gravidez, lidar com as mudanças pelas quais vão passar e criar um plano de nascimento seguro e adequado. Do início ao fim, há conselhos essenciais para os futuros pais, que costumam ficar de lado, para ajudá-los a oferecer um apoio fundamental e a se prepararem para seu novo papel.

Espero que a combinação de conhecimentos de especialistas e informações únicas em *A gravidez dia a dia* ajude você a ter uma gravidez bem-sucedida, um parto seguro e um bebê saudável.

Margaret J. Blott

Dra. Maggie Blott

Como este livro é organizado

Este livro começa com uma orientação sobre como desfrutar uma gravidez saudável e segura, com conselhos sobre estilo de vida que, em geral, também se aplicam ao período pré-conceptual. A parte central do livro faz uma descrição dia a dia da gravidez, com explicações das mudanças físicas e emocionais que ocorrem no seu corpo, acompanhadas de noções fascinantes sobre como o seu bebê se desenvolve dentro de seu útero. O capítulo sobre parto e nascimento a conduz até a chegada do seu novo bebê, e é seguido por um resumo de suas duas primeiras semanas. O capítulo final trata das preocupações e complicações concernentes à mãe e ao bebê na gravidez, no parto e no pós-natal.

Uma gravidez saudável

Este capítulo traz a informação de que você precisa para tomar decisões quanto ao seu estilo de vida e, assim, melhorar sua saúde durante a gravidez e dar ao seu bebê o melhor começo de vida possível. Inclui diretrizes para se exercitar com segurança, comer de forma saudável, evitar riscos e lidar com doenças. Também aborda preocupações, que talvez você tenha, de que as mudanças físicas e emocionais da gravidez possam afetar suas relações.

Gravidez dia a dia

Você vai acompanhar, dia a dia, a extraordinária história da concepção e da gravidez, por meio da contagem regressiva de cada um dos 280 dias até o início do parto. Cada dia revela como o seu bebê está se desenvolvendo e quais mudanças estão ocorrendo em seu corpo. Os 280 dias, ou 40 semanas, de gravidez são divididos em três trimestres, cada um deles abrangendo cerca de um terço da gravidez. Além de ser uma medida simples de tempo, cada trimestre representa uma fase distinta no desenvolvimento do bebê durante a gravidez.

O primeiro trimestre A definição do primeiro trimestre engloba neste livro as semanas de 1 a 12, embora você possa ver, em outros livros, também as semanas 13 e 14 incluídas. Esse trimestre envolve desde o início do período menstrual até o momento da concepção, que geralmente leva cerca de duas semanas. Como o momento exato da concepção é desconhecido, a gravidez é contada a partir da única data definida: o começo do ciclo menstrual. Embora tecnicamente sua gravidez talvez não comece até a segunda semana do seu ciclo menstrual, essas duas semanas são muito importantes para ajudar o seu corpo a ter uma gravidez saudável. Explicamos dia a dia as mudanças que ocorrem em seu útero, a fim de prepará-lo para a concepção e implantação inicial do embrião, e oferecemos conselhos de dieta e recomendações de especialistas em fertilidade, para incentivar suas chances de concepção.

O primeiro trimestre é um período de desenvolvimento extraordinário, em que se formam todos os principais órgãos do seu bebê e ele cresce mais rápido do que em qualquer outro período da vida. Descrevemos dia a dia as mudanças pelas quais você e o seu bebê passam e oferecemos conselhos sobre como lidar com as abundantes mudanças que ocorrem no começo da gravidez. Há também uma avaliação honesta das emoções que provavelmente você vai experimentar, reafirmando que, negativas ou positivas, todas são normais. As informações práticas sobre o acesso aos cuidados pré-natais e as explicações detalhadas das opções que estão

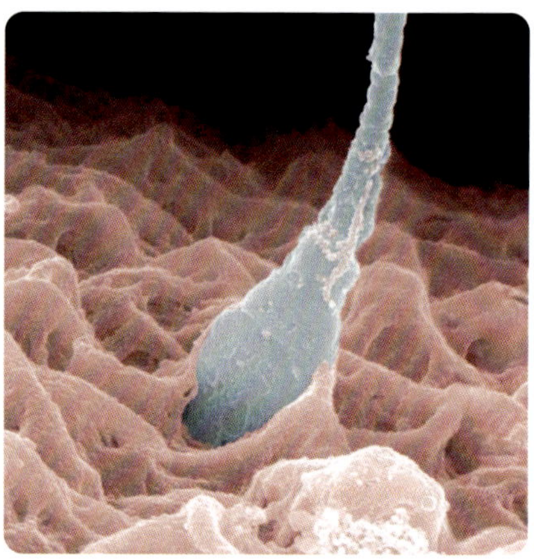

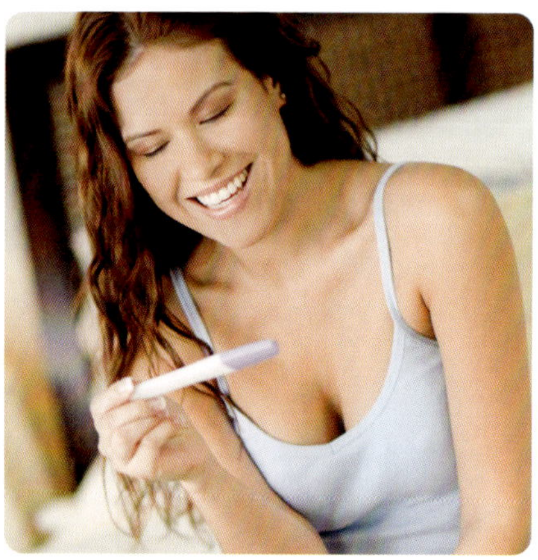

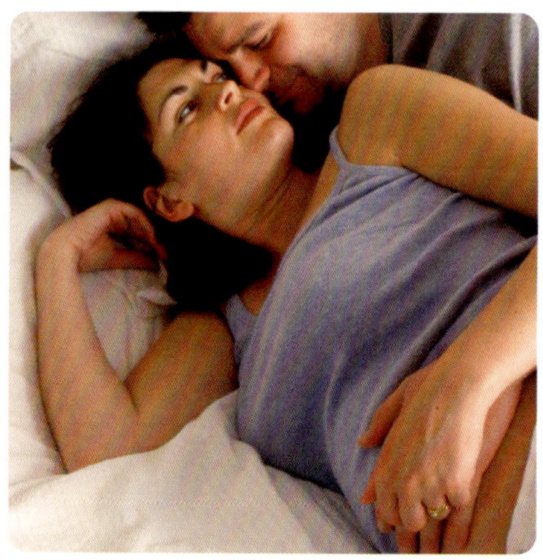

disponíveis vão ajudá-la a começar a planejar sua gravidez e pensar em suas escolhas para o nascimento.

O segundo trimestre No segundo trimestre, de que fazem parte as semanas de 13 a 25, os órgãos do seu bebê amadurecem mais e continuam crescendo. Esse é um momento emocionante, já que o seu corpo começa a mudar de formato para acomodar o seu bebê em crescimento e você sente ele se mexer pela primeira vez. Contudo, é também um momento em que as mulheres podem ter sintomas provenientes de mudanças normais da gravidez, mas que, ocasionalmente, podem indicar um problema. Por exemplo, é possível que a dor abdominal seja causada pelo alongamento de ligamentos ou pela constipação; mas também pode indicar um problema com a placenta. Sintomas como esse são discutidos no momento adequado da gravidez, com explicações detalhadas, que vão tranquilizá-la ou alertá-la sobre a possibilidade de algo mais sério, que deve ser levado para seu obstetra.

O terceiro trimestre No terceiro trimestre, que compreende as semanas de 26 a 40, o seu bebê continua crescendo e amadurecendo e, se nascer mais cedo, pode sobreviver fora do útero. Nesse período, o seu corpo começa a se preparar para o parto. Descrevemos as mudanças que ocorrem e explicamos por que elas acontecem, fornecendo ao mesmo tempo indicadores para o que é normal e quais sintomas precisam ser relatados ao seu obstetra ou ao seu médico. As mulheres relatam suas experiências, e as perguntas que diariamente são apresentadas a obstetras são reproduzidas, proporcionando uma fonte de conhecimentos essencial. Diretrizes práticas para todos os assuntos, do direito à licença-maternidade à garantia de que fazer sexo não prejudicará o crescimento do bebê, vão ajudar você a chegar até as semanas finais da gravidez.

Parto e nascimento

Uma das melhores formas de lidar com o parto é entender suas etapas. No capítulo sobre parto e nascimento, uma equipe de profissionais cobre detalhadamente o progresso do parto, cada um fornecendo seu próprio *insight* especializado. Uma enfermeira-obstetriz descreve partos normais e discute o alívio natural da dor. Um anestesista dá as opções disponíveis para o alívio médico da dor, incluindo descrições detalhadas sobre como a anestesia epidural é aplicada, e seus prós e contras. Enquanto a maioria das mulheres tem parto normal sem complicações, cerca de 55% fazem cesariana, e em torno de 10% a 12% têm o parto com fórceps ou ventosa (vácuo-extrator). Uma obstetra comenta partos mais complicados, descrevendo as intervenções médicas que podem ser necessárias para sua segurança e a do bebê.

As primeiras duas semanas

Os primeiros dias, enquanto você se acostuma à sua vida com o seu novo bebê, são listados no formato dia a dia. Uma pediatra aborda as questões práticas dos cuidados com o bebê, enquanto uma enfermeira-obstetriz focaliza a renovação emocional e física pela qual você passa, na medida em que seu corpo se recupera do nascimento e você assume as novas tarefas de criar e alimentar o seu bebê.

Preocupações e complicações

Essa seção de referência é um guia conciso das condições comuns na gravidez e no parto, e das preocupações pós-natais com a mãe e o bebê. Explicações claras possibilitam um resumo da informação médica, para você compreender quais sintomas não devem preocupar e garantir que problemas, mesmo os mais graves, são administráveis na gravidez, no parto e no período pós-natal.

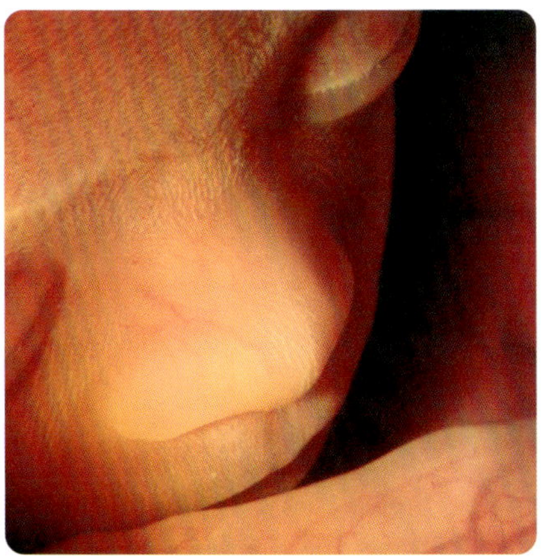
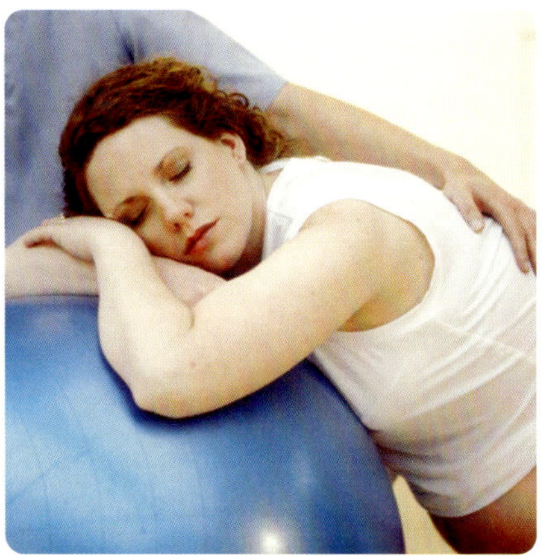
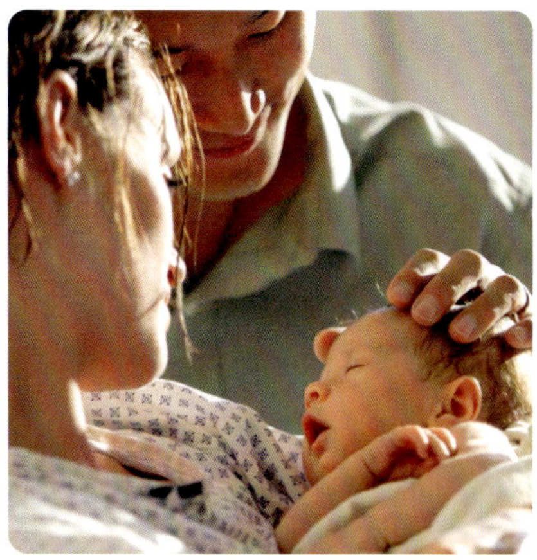

Uma gravidez saudável

Na gravidez, sentimentos de receio e entusiasmo frequentemente se misturam a preocupações com o seu bem-estar e o do seu bebê. Hoje, as mulheres, em contato com informações em constante avanço sobre os efeitos que o comportamento da mãe durante a gravidez exerce sobre a saúde do bebê no curto e no longo prazo, têm a oportunidade de assegurar que suas escolhas de estilo de vida beneficiem positivamente seu bebê. Comer de forma saudável, exercitar-se regularmente e evitar riscos, tudo isso vai ajudá-la a dar ao seu bebê o melhor começo de vida possível.

Sua dieta na gravidez

Com uma dieta nutritiva e balanceada durante a gravidez, você pode melhorar a sua saúde e a saúde futura do seu bebê.

Assim como muitas gestantes, você pode achar que agora é um bom momento para reavaliar sua dieta e deixar de lado dietas da moda e más escolhas alimentares.

Não quer dizer que você tenha de adotar uma dieta especial ou "comer por dois". Contudo, uma dieta balanceada que contenha vários grupos alimentares diferentes atenderá às necessidades adicionais de seu corpo durante o crescimento de seu bebê e ajudará na sua saúde e no bom desenvolvimento de seu bebê.

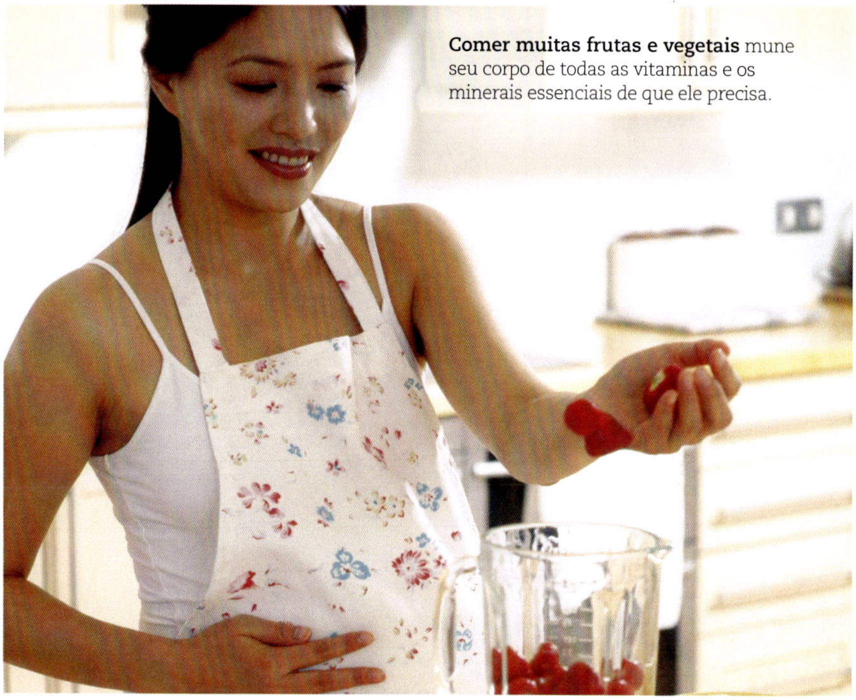

Comer muitas frutas e vegetais mune seu corpo de todas as vitaminas e os minerais essenciais de que ele precisa.

Uma dieta saudável na gravidez

Coma alimentos variados, de forma que sua dieta inclua carboidratos, proteínas, gorduras, fibras, vitaminas e minerais. Eis os benefícios de cada grupo:

Os carboidratos fornecem energia (calorias) para você e seu bebê, então tente incluí-los em todas as refeições. Alimentos ricos em amido e que contenham fibras dietéticas são carboidratos complexos (ver p. 92). Grãos como trigo, arroz, aveia, milho e painço, e tubérculos como batatas, cará e batata-doce contêm amido que fornece energia. Quanto menos processados forem os grãos, mais fibras, vitaminas B e minerais eles conterão.

Açúcares também são carboidratos encontrados naturalmente nas frutas, nos vegetais e no leite – todos eles alimentos saudáveis. O problema é quando o açúcar não ocorre naturalmente e é adicionado a alimentos para adoçá-los. É importante limitar esses açúcares "livres" (ou seja, não ligados a uma célula vegetal), porque eles podem levar a um ganho de peso desnecessário. Alimentos com alto teor de açúcar também tendem a ser pobres em outros nutrientes mais importantes, em especial vitaminas e minerais.

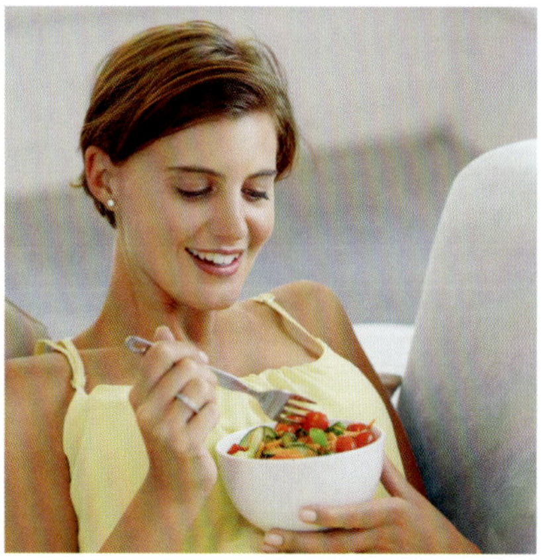

Ingerir alimentos nutritivos é vital durante a gravidez para manter o seu nível de energia alto e fornecer ao seu bebê tudo de que ele precisa para se desenvolver bem.

Proteínas são necessárias para a placenta e para a formação de todas as células do corpo de seu bebê, bem como para o sangue e as células adicionais produzidos como parte das mudanças em seu corpo. As proteínas estão presentes em muitos alimentos, e, como cada alimento conta com um conjunto próprio de vitaminas e minerais, você deve tentar ingerir uma gama variada de alimentos ricos em proteína. A proteína animal se encontra na carne, no frango, no peixe, em frutos do mar, nos ovos, no leite e no queijo; boas fontes de proteína vegetal são leguminosas (feijão, ervilha e lentilha), substitutos de carnes (por exemplo, soja ou micoproteína), oleaginosas e sementes.

Frutas e vegetais são a base de uma dieta saudável. Procure comer pelo menos cinco porções de 80 g por dia ou

30 g de frutas secas. Nas refeições, preencha um terço, se não metade, de seu prato com vegetais. Frutas e vegetais fornecem fitonutrientes essenciais que protegem você e seu bebê em virtude de sua atividade antioxidante, fortalecendo seu sistema imunológico e inibindo danos ao DNA. Não há recomendações para fitonutrientes individuais, mas, ao comer vegetais e frutas de diferentes cores, você terá uma combinação de substâncias protetoras.

O potássio, mineral que ajuda a proteger contra a hipertensão ao agir em oposição ao sódio (do sal), é abundante em sua ingestão diária de cinco porções. Frutas e vegetais também fornecem vitamina C, mas esta é destruída quando cozida em excesso. Tente comer vegetais crus lavados além de vegetais cozidos.

Frutas e vegetais também fornecem fibras, que são importantes para seu sistema digestivo e para manter sua glicemia sob controle, além de ajudar no controle do apetite.

O folato, que é a forma natural do ácido fólico (ver p. 35), é encontrado em aspargos, couve-de-bruxelas, beterraba, espinafre, brócolis e acelga. Cozinhe esses vegetais no vapor.

Vegetais laranja, vermelhos e verde-escuros fornecem carotenoides, sendo o mais comum o betacaroteno. Esse antioxidante é conhecido também como vitamina A. O consumo de batata-doce, cenoura, couve e espinafre, além de manga, mamão e melão--cantalupo entre as refeições fornece a vital vitamina A.

Laticínios fornecem cálcio, magnésio e fósforo para o desenvolvimento do esqueleto, dos dentes e do sistema nervoso do bebê. O leite também é uma fonte importante de riboflavina e iodo (ver p. 80). Leite, iogurte e queijo em versões com baixo teor de gordura contêm menos calorias e saturados, mas em versões desnatadas a vitamina A é removida no processo.

Se você comprar substitutos de laticínios, procure aqueles que sejam enriquecidos no mínimo com cálcio. Saiba que substitutos de laticínios

INGESTÃO DIÁRIA RECOMENDADA

Coma alimentos variados dos principais grupos alimentares e planeje suas refeições com antecedência para garantir que você e seu bebê tenham uma nutrição adequada. Não se esqueça de beber muito líquido e de tomar seu suplemento diário de vitamina D (ver p. 79) e, nos primeiros meses, de ácido fólico (ver p. 35).

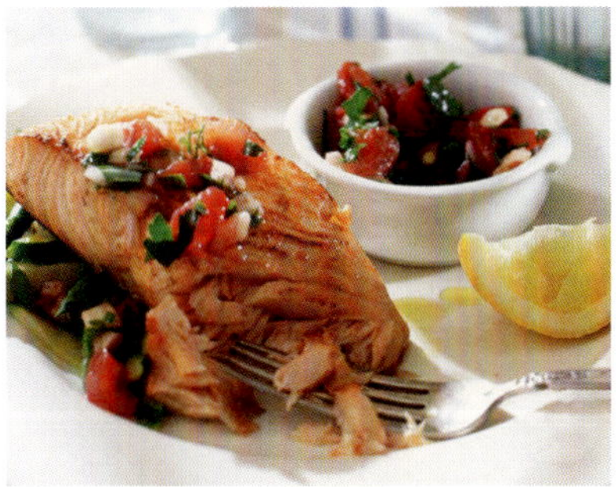

Coma alimentos ricos em proteínas duas vezes ao dia. Faça combinações entre ovos, carne magra, aves, leguminosas, substitutos de carnes, tofu ou oleaginosas. Inclua peixe em suas refeições duas vezes por semana – para recomendações, ver p. 96.

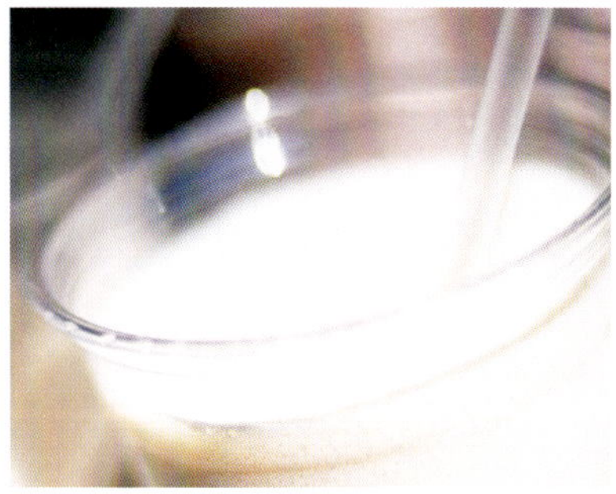

Inclua três porções de laticínios (ou uma alternativa enriquecida) diariamente. Uma porção equivale a 300 ml de leite, 30 g de queijo ou 125 g de iogurte. Escolha versões com baixo teor de gordura a menos que esteja abaixo do peso.

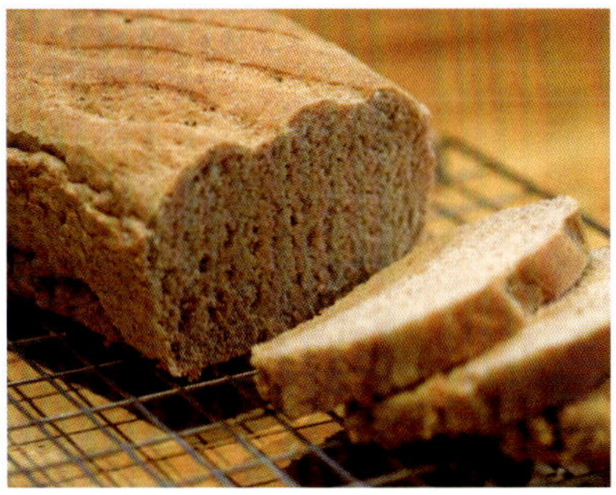

Carboidratos de amidos, como arroz integral, aveia, batata, inhame, pão integral, cereais matinais sem açúcar e massas, devem formar a base de cada refeição e ser incluídos nos lanches também.

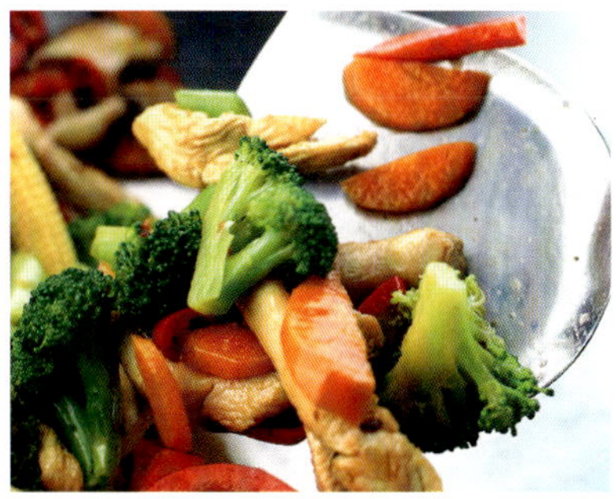

Coma muitos vegetais de diferentes cores todos os dias, inclusive saladas e legumes ligeiramente cozidos. Refogados são uma forma excelente de incluir uma grande variedade de nutrientes em sua dieta.

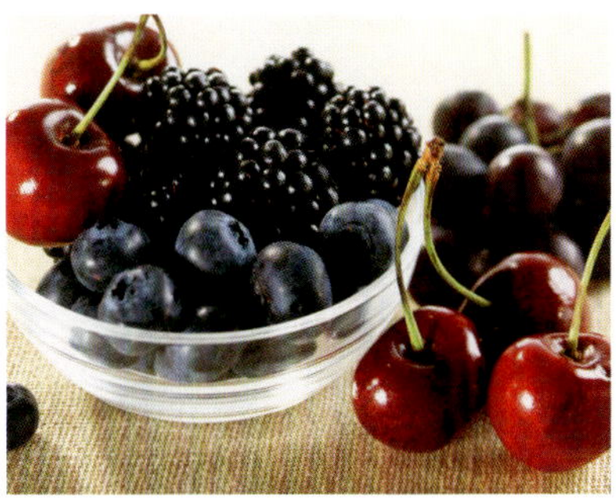

Coma frutas diariamente. Lembre-se de que elas podem ser frescas, congeladas, secas ou enlatadas, ou uma porção pode ser um copo de 150 ml de suco não adoçado ou de vitamina.

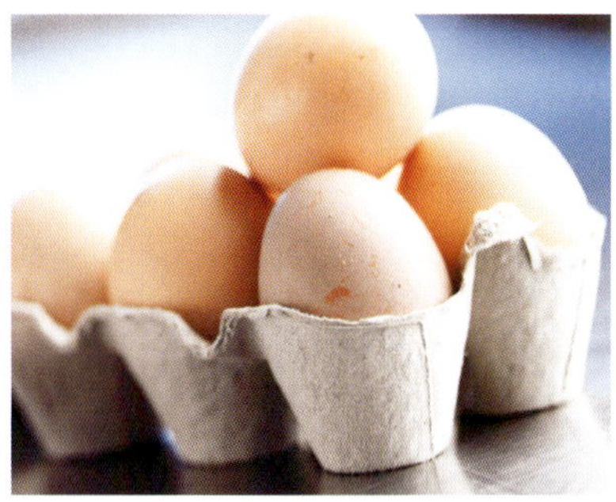

Procure ingerir muitos alimentos ricos em ferro, como carne vermelha, carne escura de aves, ovos ou, se você for vegetariana, leguminosas e frutas secas.

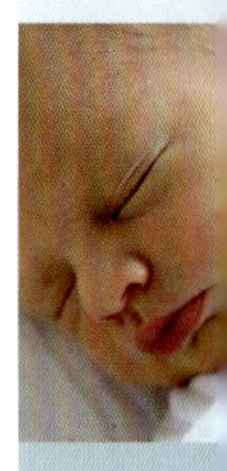

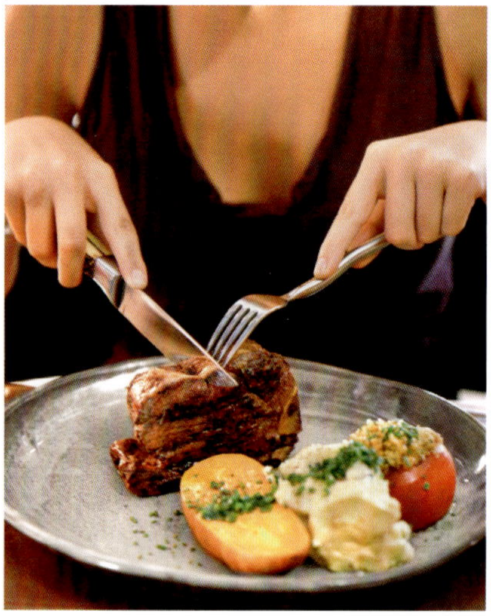

Se você vinha seguindo uma dieta da moda ou restrita, pense em ingerir uma ou duas porções de carne magra por semana para aumentar seu estoque de ferro.

legalmente orgânicos não podem ser enriquecidos, logo não conterão cálcio.

Óleos e gorduras formam uma parte pequena mas importante de uma dieta balanceada, uma vez que fornecem uma fonte secundária de calorias (depois dos carboidratos) e vitaminas A, D, E e K, além de ácidos graxos essenciais. Gorduras e óleos são compostos por ácidos graxos, alguns saturados e outros insaturados. É importante ter mais gorduras insaturadas do que saturadas em sua dieta para sua saúde (ver p. 204). Ácidos graxos ômega 3, especialmente DHA e EPA, são vitais para o desenvolvimento do cérebro, dos olhos e do sistema nervoso do bebê (ver pp. 126 e 169).

Beba muito líquido para evitar a desidratação. Mesmo sentindo náusea, é importante tomar água em pequenos goles. A recomendação diária é de 6 a 8 copos de água para manter a hidratação, mas você também pode beber um copo de 150 ml de suco de frutas ou uma vitamina, tomar sopas e caldos, e chá à vontade. É possível que bebidas gaseificadas lhe causem problemas digestivos.

Seu índice de massa corporal

Ao calcular seu índice de massa corporal (IMC), os responsáveis pela sua saúde podem definir se você tem um peso saudável para sua altura, ou se seu peso pode causar problemas.

Um IMC de 18,5 a 24,9 é considerado normal; de 25 a 29 é considerado acima do peso; de 30 a 39 é classificado como obeso; e acima de 39 é muito obeso. Contudo, o IMC não leva em conta a forma como está distribuída a gordura ou seu nível de preparo físico. Se você tem um IMC abaixo de 18,5, acredita-se que você esteja abaixo do peso normal, o que pode aumentar a probabilidade de dar à luz prematuramente ou de limitar o crescimento do bebê.

Estar muito acima do peso significa correr maior risco de aborto espontâneo, pressão alta, pré-eclâmpsia (ver p. 474) e diabetes gestacional (ver p. 473), além de uma maior probabilidade de ter um bebê maior. Esses fatores também podem aumentar o risco de complicações no momento do parto. No entanto, se você estiver acima do peso, pode administrar seu ganho de peso, mantendo-se ativa e comendo de forma saudável.

QUANTA CAFEÍNA?

Mantenha sua ingestão de cafeína inferior a 200 mg por dia, uma vez que altos níveis de cafeína podem elevar o risco de aborto espontâneo ou de ter um bebê abaixo do peso normal ao nascimento. Saiba quanto há de cafeína em bebidas e no chocolate:

- 200 ml de café instantâneo: 75 mg
- 200 ml de café coado: 140 mg
- 225 ml de *latte*: 75 mg
- 225 ml de *flat white*: 150 mg
- 200 ml de chá preto: 33 mg a 50 mg
- 330 ml de refrigerante de cola: 32 mg
- 330 ml de refrigerante de cola *diet*: 42 mg
- 250 ml de bebida energética: 80 mg
- 50 g de chocolate meio amargo: menos de 25 mg
- 50 g de chocolate ao leite: menos de 10 mg

O QUE EVITAR

Precauções na dieta

Você precisa tomar o cuidado de manusear os alimentos com segurança, ter boas práticas de higiene e estar totalmente ciente de quaisquer alimentos que possam causar riscos a seu bebê. Ver também pp. 101 e 104.

Queijo é um alimento nutritivo para a gravidez, então não pare de comê-lo, mas não consuma queijo feito de leite cru, queijo que tenha crosta com bolor e queijo azul mole. Ver também p. 114.

Fígado e patê de fígado contêm muito retinol (vitamina A), então não devem ser consumidos durante a gravidez.

Peixe fornece ácidos graxos essenciais, mas alguns peixes podem estar contaminados. Ver também pp. 96 e 191.

Carne crua ou malpassada pode colocar seu bebê em risco de toxoplasmose, que é causada por um parasita, então verifique com uma faca afiada se ela solta um líquido transparente. Nunca coma hambúrgueres ou linguiças cruas ou malpassadas.

Carnes curadas não são cozidas, então existe um pequeno risco de toxoplasmose, mas cozinhando ou congelando-as primeiro, elimina-se qualquer parasita.

Frutos do mar devem vir de uma fonte confiável e não devem ser comidos crus.

Cozinhar os ovos até que a gema fique firme reduz o risco de intoxicação alimentar por salmonela. Sempre pergunte se suflês, maioneses ou sorvetes caseiros foram feitos com ovos crus. Os ovos usados em sorvetes e maioneses industrializados passam por aquecimento e podem ser comidos com segurança durante a gravidez.

Vitaminas e minerais

Esta tabela mostra por que você e seu bebê precisam de vitaminas e minerais, e suas principais fontes alimentares.

VITAMINA	BENEFÍCIOS À SAÚDE	BOAS FONTES ALIMENTARES	VER TAMBÉM
Vitamina A	Desenvolvimento de células e órgãos; sistema imunológico	Ovos, peixes gordurosos, queijo, cenoura, espinafre	pp. 46, 131
Vitamina B1	Ajuda a liberar energia da sua alimentação para seu bebê	Carne de porco, ervilha, arroz integral	p. 288
Vitamina B2	Libera energia, protege o DNA, ajuda a metabolizar o ferro	Leite, carne de aves, carne de vaca	p. 131
Vitamina B3	Libera energia, ajuda a reduzir o cansaço; pode ajudar a reduzir o risco de fenda palatina no bebê	Batata, peru, leguminosas	
Vitamina B6	Desenvolvimento do sistema nervoso central e do cérebro; defesa imunológica	Leguminosas, gérmen de trigo, cereais matinais	
Folato (ácido fólico) (Vitamina B9)	Protege contra defeitos do tubo neural	Leite, carne, peixe, ovos, alga	pp. 35, 121
Vitamina B12		Couve-de-bruxelas, beterraba, laranja, aspargo	p. 66
Vitamina C	Antioxidante; ajuda a placenta a trabalhar de forma eficiente; aumenta a absorção de ferro	Tomate, pimentão, frutas cítricas, kiwi, batata	pp. 135, 164
Vitamina D	Desenvolvimento dos ossos e dos dentes; atua como hormônio, ajudando na absorção do cálcio	Peixes gordurosos, carne vermelha, laticínios, cereais	pp. 40, 79, 332
Vitamina K	Para coagulação do sangue	Vegetais de folhas verde--escuras	

MINERAL	BENEFÍCIOS À SAÚDE	BOAS FONTES ALIMENTARES	VER TAMBÉM
Ferro	Novas células sanguíneas, formação de placenta, células e órgãos do bebê	Carne vermelha, carne de aves, feijões, tofu, lentilha	pp. 84, 126, 154, 191
Cálcio	Desenvolvimento de ossos, músculos, dentes e coração	Leite, iogurte, queijo, tofu	pp. 114, 131, 332
Magnésio	Desenvolvimento de proteínas, inclusive DNA; forma parte dos ossos do bebê	Pão, batata, vegetais de folhas verde-escuras, sementes	
Zinco	Desenvolvimento das células; ajuda a prevenir o parto prematuro	Carne vermelha, cereais, leguminosas	p. 44
Iodo		Leite, peixe	pp. 80, 131
Selênio	Antioxidante, protege as células contra danos; ajuda a prevenir pré-eclâmpsia	Peixe, lentilhas, sementes de girassol, castanha-do-pará	pp. 44, 165
Cobre	Desenvolvimento do cérebro; coração e sistema imunológico; células	Oleaginosas, lentilhas, frutos do mar	p. 165
Potássio	Equilibra os líquidos no sangue e no sistema linfático e reduz o risco de hipertensão (pressão alta)	Vegetais, ameixa, frutas secas, banana, batata	

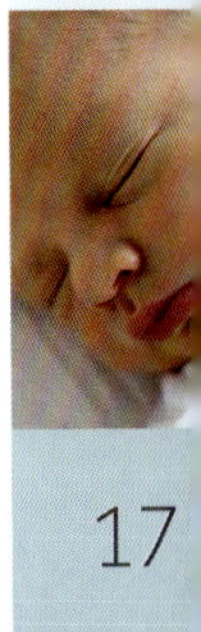

Exercitando-se com segurança

Manter a forma na gravidez traz muitos benefícios para você e seu bebê e aumenta a sua resistência para o parto e o nascimento.

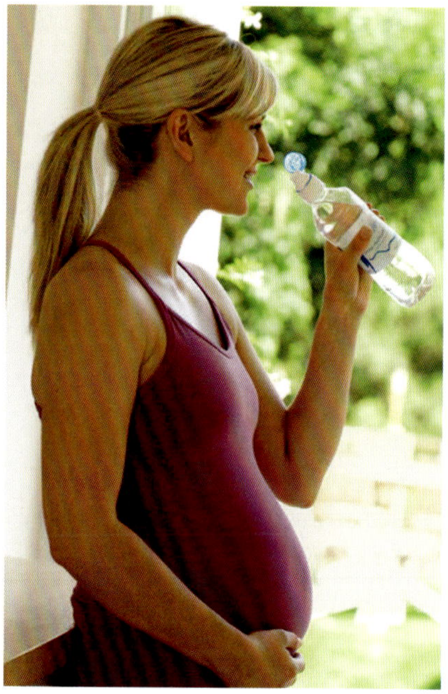

Mantenha-se bem hidratada bebendo água antes, durante e depois dos exercícios.

Se você já fazia um programa de exercícios antes de ficar grávida, pode continuar com ele no primeiro trimestre, desde que liberada por seu obstetra. Talvez no decorrer da gravidez você precise adaptar o programa.

Se antes não tinha um programa regular de exercícios, agora é o momento ideal para adotar um novo estilo saudável de vida, para colher os frutos nos anos vindouros. Se começar a se exercitar agora, vá com calma: ouça o seu corpo e faça somente aquilo que lhe parecer confortável.

Exercícios suaves e regulares são muito melhores do que explosões de exercício intensas e irregulares (não aconselháveis na gravidez), pois a resposta de seu corpo é mais positiva com exercícios consistentes e moderados.

Como o exercício ajuda

Além de aumentar o nível de energia, o exercício ajuda você a manter um aspecto positivo e a se sentir confiante em relação à sua aparência em transformação. O exercício também pode aliviar desconfortos comuns na gravidez, como náusea, cãibras nas pernas, pés inchados, veias varicosas, constipação, insônia e dor nas costas. Ao manter os músculos fortes e tonificados, o exercício faz com que você lide mais facilmente com as mudanças posturais durante a gravidez. Também há evidências de que exercícios regulares ajudam a encurtar o trabalho de parto e o tempo de recuperação pós-natal e a diminuir a sua ansiedade em relação ao parto.

Comida é combustível

Na gravidez, é vital ter uma dieta nutritiva e balanceada e ainda mais importante quando você também está se exercitando. Ao beber água e levar lanches como oleaginosas, frutas ou um iogurte, você evitará a tentação de lanches e bebidas açucaradas.

PODE E NÃO PODE

Siga estas orientações para se exercitar com segurança.

Pode:

- Fazer um aquecimento e um resfriamento por pelo menos 5 a 7 minutos antes e após os exercícios.
- Tomar água suficiente antes, durante e depois do exercício.
- Usar roupas folgadas e confortáveis, que não restrinjam a caixa torácica.
- Tentar se exercitar regularmente por pelo menos 30 minutos, de três a quatro vezes por semana.
- Ajustar suas expectativas: a gravidez não é o momento de tentar se superar.
- Ganhar força gradualmente.
- Fazer exercícios de assoalho pélvico (ver p. 69).
- Respirar apropriadamente durante o exercício, especialmente ao levantar peso.
- Proteger as costas ao se levantar de uma posição deitada: role para o lado e sente-se usando as pernas.
- Evitar exercícios que causem sensação estranha ou desconfortável ou que deem sensação de desequilíbrio.
- Concentrar-se na postura e no alinhamento ao fazer qualquer exercício.
- Se tiver alguma dor forte e localizada, especialmente no abdome, sangramento vaginal, tontura ou simplesmente se não estiver se sentindo bem, parar imediatamente e buscar orientação.
- Fazer pequenas refeições e lanches frequentes para obter energia e evitar que sua glicemia caia.

Não pode:

- Exercitar-se em condições de calor e umidade.
- Fazer movimentos bruscos e agitados, alongamentos ou torcer e girar o abdome.
- Levantar muito peso. Você deve conseguir levantar pesos facilmente por pelo menos 10 repetições.
- Praticar esportes com risco de queda, como esqui ou equitação, ou qualquer movimento de alto impacto.
- Alongar-se demais: a relaxina, um hormônio da gravidez, pode fazer você se sentir mais flexível do que realmente é.
- Exercitar-se até a exaustão. Diminua a intensidade ou a duração: para cada hora de exercício diário, descanse outra.

Sexo e relacionamento

Talvez você e seu parceiro tenham de se adaptar às mudanças emocionais e físicas que acompanham a gravidez.

Numa gravidez de baixo risco, fazer sexo é perfeitamente seguro, embora os níveis de desejo possam variar durante a gravidez. A maioria das mulheres relata que, no primeiro trimestre, seu interesse por sexo é igual ou ligeiramente menor. No segundo trimestre, varia de mulher para mulher e, no terceiro, a libido geralmente baixa.

Sexo durante a gravidez

Durante o primeiro trimestre, as mudanças hormonais que causam náusea, vômito e cansaço podem naturalmente ter como consequência um interesse reduzido em sexo. Contudo, outras mudanças podem aumentar o seu desejo, como o fluxo sanguíneo ampliado, que produz inchaço no clitóris e na vulva e maior volume de secreções vaginais. Especialmente no segundo trimestre, a lubrificação vaginal e a intensidade do orgasmo podem aumentar e ser acompanhadas por contrações suaves, que endurecem o abdome: isso é normal. Muitas mulheres sentem que a libido diminui no final da gravidez, pois a barriga maior torna o sexo mais estranho e desconfortável, e também por se sentirem cada vez mais ansiosas em relação ao parto.

Como o seu parceiro se sente Em relação ao sexo na gravidez, é grande a variação dos sentimentos masculinos. Enquanto alguns acham sensual a nova forma mais encorpada da parceira, outros ficam apreensivos em relação ao sexo, temendo que possa prejudicar o bebê. A menos que haja preocupações com a gravidez (ver quadro à direita), o pensamento geral é que as relações sexuais não prejudicam, pois o bebê está bem protegido pelo líquido amniótico e pelo útero, e o tampão mucoso que sela o colo uterino protege-o de infecções.

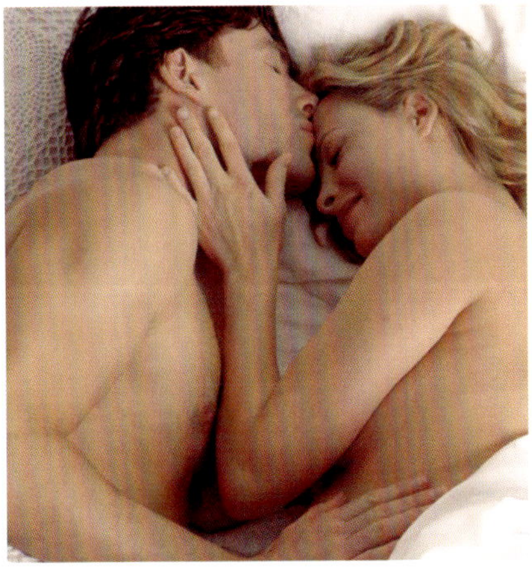

Envolver-se com as mudanças que acompanham a gravidez pode melhorar o seu relacionamento durante a gravidez e após o nascimento.

Quando buscar orientação

Durante a gravidez, algumas mulheres têm sangramento vaginal após o sexo. Em geral, a causa é o aumento do fluxo sanguíneo no colo uterino, e é bem pouco provável que seja prejudicial, podendo decorrer do contato com o pênis de seu parceiro. Se essa for a causa, o sangramento deverá parar depois do nascimento. No entanto, como há outras causas possíveis, relate qualquer sangramento para seu médico.

Além do desconforto que o tamanho da barriga causa durante o sexo, algumas mulheres sentem dor no final da gravidez, conforme o bebê se aproxima da pelve; ou então elas podem descobrir que as contrações que acompanham o orgasmo podem ficar cada vez mais desconfortáveis. É improvável que esses sintomas sejam motivo de preocupação, mas vale a pena mencioná-los a seu obstetra.

No final da gravidez, há algumas circunstâncias em que a penetração pode não ser segura. Pode ser o seu caso se você já teve um parto prematuro ou se há fatores de risco para ter um, como insuficiência do colo uterino, placenta prévia (ver p. 212) ou vazamento de líquido amniótico, o que pode significar que a sua bolsa estourou.

Se houver alguma preocupação, não hesite em procurar o conselho de seu obstetra. Desfrutar das relações sexuais durante a gravidez vai ajudar você e o seu parceiro a se sentirem mais próximos durante esse momento de transição. Na verdade, os psicólogos descobriram que os casais que apreciam o sexo na gravidez são mais afetuosos um com o outro e se comunicam melhor após o nascimento do bebê.

O QUE FAZER

Uma gravidez íntima

Durante a gravidez, cansaço, sentimentos de insegurança em relação à sua nova forma e preocupação com a segurança durante as relações sexuais podem pesar em seu relacionamento. Dar tempo a si mesma para se ajustar e manter abertos os canais de comunicação vai ajudar você e seu parceiro a aproveitarem esse novo estágio de convivência.

Conversem sobre os seus sentimentos e estejam cientes de que, para ambos, o desejo pode variar.

Se alguma posição for desconfortável por causa da barriga, experimente outras posições que acomodem melhor o tamanho dela, como de lado, de costas ou com a mulher por cima.

Aprecie outras maneiras de manter a intimidade além da penetração, como tocar e fazer massagem.

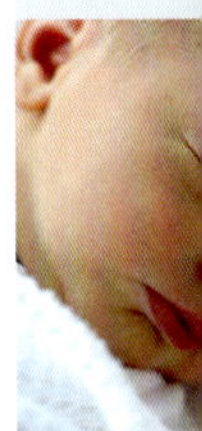

Doenças e medicamentos

Para proteger sua saúde e a do seu bebê, é importante saber lidar com doenças e quais medicamentos são seguros.

Se você tem uma doença preexistente, é uma boa ideia consultar seu médico antes de engravidar, uma vez que certos medicamentos podem ter de ser trocados antes da concepção.

Doenças preexistentes

Se você tiver um problema anterior à gravidez, como hipertensão ou diabetes, sua gravidez será considerada de alto risco e você vai precisar de monitoramento cuidadoso. Se engravidar enquanto toma medicação para alguma doença, não pare de tomá-la, mas consulte o médico o quanto antes. É possível que tal medicamento seja seguro, ou talvez você precise mudar para outro tipo de remédio. O mais importante para minimizar os riscos, para você e para o bebê, é controlar sua doença durante a gravidez, o que geralmente significa continuar com a medicação.

Diabetes Se você é diabética e pretende ficar grávida, precisa se informar sobre como administrar sua doença. Muitos hospitais têm clínicas de "preconcepção" para diabéticas, onde você pode conversar sobre o melhor meio de controlar seu nível de glicemia e conviver com o diabetes durante a gravidez. Mulheres com diabetes são aconselhadas a tomar um suplemento diário de 5 mg de ácido fólico por três meses antes de tentar engravidar e nos três primeiros meses da gravidez. Essa é uma dose maior do que os 400 microgramas de ácido fólico diários recomendados para mulheres não diabéticas (ver p. 16), pois o diabetes aumenta o risco de o bebê ter problemas como espinha bífida, e o ácido fólico o protege dessa doença. Bebês nascidos de mulheres diabéticas também correm risco muito maior de ter outros problemas, como excesso de peso, problemas respiratórios, icterícia ou hipoglicemia.

Assim que engravidar, você deve se dirigir a uma clínica obstétrica especializada em diabéticas, onde vai receber cuidados extras. Suas consultas pré-natais terão maior frequência, haverá ultrassons adicionais e mais exames de sangue para monitorar a glicemia. Também vai precisar de cerca de quatro injeções de insulina por dia; durante a gravidez, até antes do parto, a dose geralmente aumenta de modo estável. Quanto melhor o seu controle de glicemia, menor será a probabilidade de você ou o bebê terem problemas durante a gravidez.

Como mulheres diabéticas apresentam maior risco de ter problemas no final da gravidez, como pré-eclâmpsia (ver p. 474) e óbito fetal, você pode ser aconselhada a ter o parto induzido cerca de uma semana antes da data prevista (ver p. 432).

Uma vez em trabalho de parto, seu nível de glicemia será rigorosamente monitorado e você provavelmente receberá uma dose intravenosa de insulina ou açúcar. O nível de glicemia de seu bebê também será rigorosamente monitorado durante as 24 horas subsequentes ao nascimento. Após o parto, a sua dose de insulina será reduzida aos mesmos níveis da gravidez: se estiver amamentando, a dose poderá ser reduzida ainda mais.

Epilepsia Se você tem epilepsia, é muito importante que, antes de engravidar, converse com seu médico, pois certos remédios trazem um pequeno risco de prejudicar o bebê em desenvolvimento. Mas também é importante que sua epilepsia seja controlada, para que o médico procure

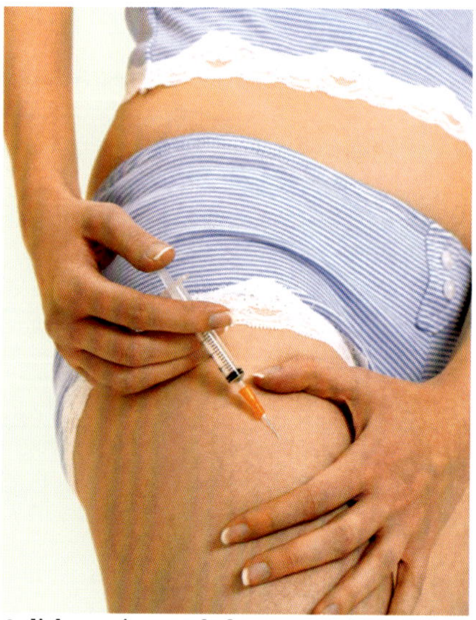

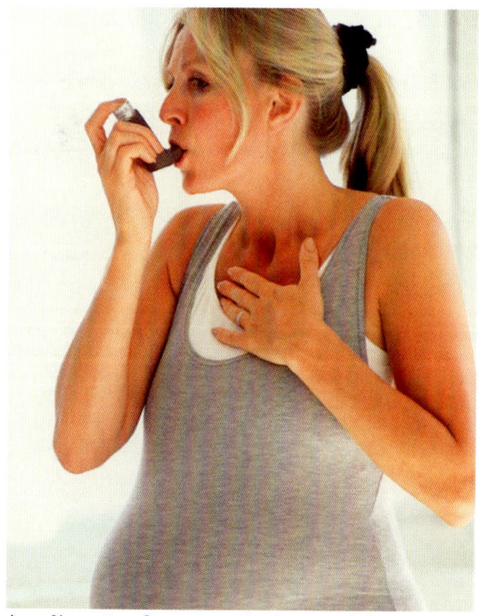

O diabetes é controlado com injeções diárias de insulina. Conforme a pele do seu abdome estica, você talvez ache mais fácil injetar no tecido adiposo da coxa (esquerda). **Continuar com a medicação para asma** é importante para manter os sintomas sob controle (direita).

certificar-se de que, antes de engravidar, você está com a menor dose possível de medicação. Quando estiver grávida, o ultrassom morfológico, realizado por volta da 20ª semana (ver p. 214), poderá revelar problemas ligeiramente mais comuns com a ingestão de certos medicamentos, como a fenda palatina. Se a sua enfermidade piorar durante a gravidez, contate o médico.

Lúpus eritematoso sistêmico
Essa é uma doença autoimune, que pode afetar muitas partes do corpo, inclusive os rins, as articulações, o coração e os pulmões. É mais comum nas mulheres e, particularmente, naquelas em idade fértil. Algumas sentem que os sintomas dessa doença atenuam-se durante a gravidez; no entanto, para outras, eles podem piorar. É importante controlar a doença durante a gravidez, pois ela pode afetar o desenvolvimento do bebê, com maior risco de aborto espontâneo, má-formação, parto prematuro e óbito fetal. A maior parte dos medicamentos para lúpus pode ser usado com segurança na gravidez, mas há alguns que não. Por isso, você deve verificar com o seu médico se precisa mudar sua medicação atual. Por volta da 32ª semana, seu bebê será rigorosamente monitorado e seu crescimento e bem-estar serão verificados. Se houver preocupações em relação a você ou ao bebê, o parto pode ser induzido com antecedência, ou ser planejada uma cesariana.

Hipertensão Se você tem hipertensão que requer medicação, confira com seu médico se os remédios que está tomando podem ser usados com segurança durante a gravidez. É importante continuar tomando os medicamentos para manter a hipertensão controlada, pois ela pode ser perigosa tanto para você quanto para o bebê. Seu obstetra vai verificar com frequência sua pressão arterial e testar a presença de proteínas em sua urina, pois hipertensão e proteínas na urina são sintomas de pré-eclâmpsia. O médico também pode recomendar ultrassons adicionais, para conferir se o bebê está se desenvolvendo normalmente.

PREOCUPAÇÕES COMUNS

Sou asmática. Posso usar meu inalador durante a gravidez?
É essencial você manter a asma sob controle durante a gravidez, o que significa continuar usando o inalador, pois os riscos da asma descontrolada são muito maiores do que qualquer risco ao tomar medicação para asma. Se ela estiver fora de controle, isso poderá significar que o bebê não receberá oxigênio suficiente, resultando num baixo peso ao nascer e aumentando o risco de parto prematuro (ver p. 431). Um dos melhores modos de controlar a asma, além de tomar a medicação, é evitar coisas que possam desencadear reações, como pelos de animais e ácaros. Use filtros de ar, aspiradores e umidificadores para evitar poeira, e também protetores de acolchoados e de travesseiros. Às vezes, a gravidez reduz a severidade da asma; mas se você estiver respirando com mais dificuldade do que o normal, converse com o médico para que ele reveja sua medicação.

A homeopatia parece ser uma terapia popular. Ela é mesmo efetiva e segura?
A homeopatia trabalha com o princípio de que o semelhante cura o semelhante, tratamento que estimula os mecanismos naturais do corpo. Já houve debates sobre a eficácia da homeopatia, e opiniões científicas dizem que as evidências são insuficientes para provar que a homeopatia tem qualquer efeito além daquele de um placebo – contudo é segura para usar durante a gravidez e permanece um remédio popular, com muitos relatos de bons resultados. É usada para problemas comuns da gravidez, como náusea e azia, e há kits disponíveis para uso no trabalho de parto (ver p. 401). Se você quer utilizar medicamentos homeopáticos, consulte um homeopata licenciado.

E quanto a tomar remédios e chás de ervas durante a gravidez?
Se quiser usar algum fitoterápico, fale com um profissional registrado primeiro e consulte seu médico. Embora alguns remédios sejam considerados seguros, existe a preocupação de que alguns deles atravessem a placenta e prejudiquem o bebê. Sempre verifique o rótulo antes de beber um chá de ervas. Infusões de camomila, hortelã e alcaçuz são seguras em quantidades limitadas. A Food Standards Agency, agência de segurança alimentar britânica, recomenda que não se beba mais do que quatro xícaras de qualquer chá de ervas por dia. Chá de folha de framboesa, que é tradicionalmente usado no final da gravidez e supostamente acelera o parto, só deve ser bebido nas últimas 6 a 8 semanas de gestação.

Problemas na tireoide Se você tem hipotireoidismo e está tomando comprimidos de tiroxina, vai precisar fazer um exame de sangue para se assegurar de que sua tireoide está funcionando bem e de que a dose está correta, pois, às vezes, a necessidade de tiroxina aumenta durante a gravidez. É importante que não lhe falte tiroxina, uma vez que isso pode afetar o bebê. Se o tratamento é para hipertireoidismo, verifique com o médico se a medicação anti-hormônios da tireoide que está tomando é segura na gravidez. O funcionamento da sua tireoide será monitorado para conferir se a medicação não precisa ser alterada.

Doenças intestinais As mulheres com doenças inflamatórias intestinais, como colite ulcerativa ou doença de Crohn, geralmente sentem que seu problema melhora durante a gravidez, embora possa piorar após o nascimento do bebê. Embora seja incomum doenças intestinais causarem grandes problemas durante a gravidez, é importante checar se você não está anêmica, pois isso pode ser efeito colateral de algumas doenças intestinais; nesse caso, seu médico pode recomendar alguns ultrassons extras para verificar se o bebê está se desenvolvendo bem.

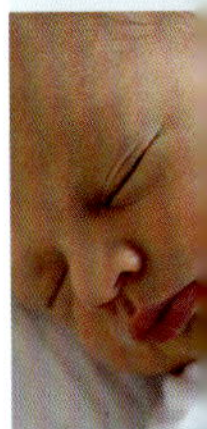

O QUE FAZER

Exposição à catapora ou rubéola

A catapora pode ser severa na grávida, possivelmente levando à pneumonia, além de causar problemas para o bebê. Se no começo da gravidez você contrair rubéola pela primeira vez, isso poderá causar aborto espontâneo ou sérios problemas para o feto.

Se tiver contato com catapora, comunique-se com seu médico, que pode verificar a sua imunidade. Se você não for imune, ele pode recomendar uma injeção para protegê-la da catapora grave.

Sua condição em relação à rubéola é checada no início da gravidez. Se você não for imune, poderá ser vacinada após o nascimento do bebê.

Se você pegar catapora ou tiver suspeita de rubéola por causa de uma erupção cutânea, contate o seu médico imediatamente, mas não vá à clínica pré-natal, onde pode espalhar a infecção para outras mulheres grávidas.

Infecções durante a gravidez

Quando você está grávida, seu sistema imunológico fica ligeiramente contido, para seu corpo não rejeitar o bebê, cuja genética tem metade da sua origem no pai! Isso significa que você pode ficar ligeiramente mais suscetível a problemas comuns, como resfriado, tosse, dor de garganta e intoxicação alimentar, e que a indisposição pode durar mais.

Resfriados e tosse Em algum momento da gravidez, a maioria das mulheres tem tosse ou resfriado. No entanto, o bom seria evitar remédios para resfriado, visto que eles contêm ingredientes que não são seguros na gravidez, em especial nos primeiros três meses (ver página ao lado). A exceção é o paracetamol, mas deve ser tomado somente se necessário. Inalações de vapor aliviam a congestão, e bebidas como mel quente suavizam a garganta dolorida.

Gripe Se você pegar uma gripe durante a gravidez, beba muita água e descanse bastante. Tome paracetamol apenas se sentir que precisa aliviar o desconforto. No primeiro trimestre, é importante baixar rapidamente a febre alta, pois isso pode levar a aborto espontâneo: converse com o médico sobre as doses seguras de paracetamol na gravidez. Umedecer-se com água morna e sentar na frente do ventilador também pode ajudar. Consulte o médico se sua temperatura se mantiver alta por mais de 24 horas. Atualmente, é recomendada a vacina contra gripe para grupos de alto risco, incluindo aqueles com diabetes, doenças crônicas do coração e asma.

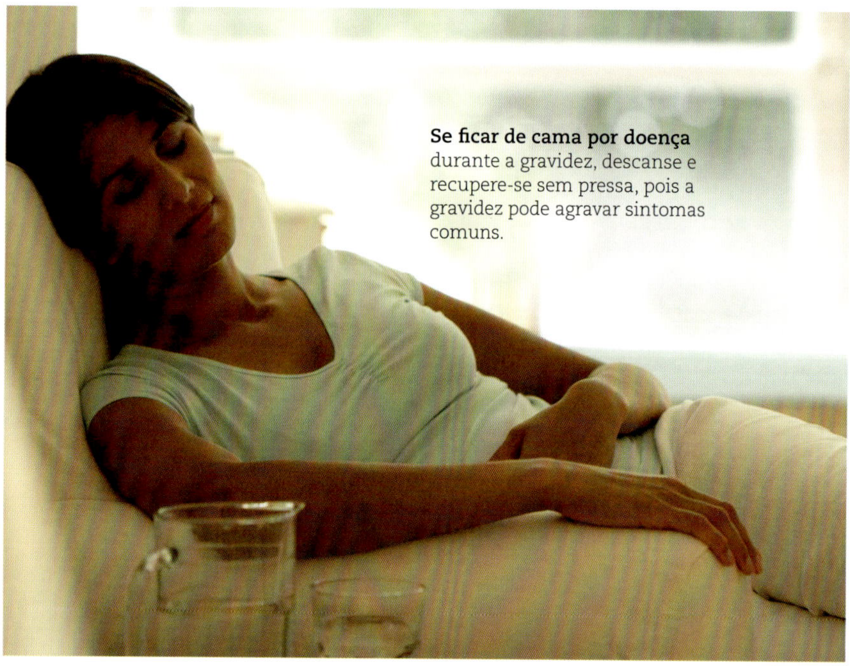

Se ficar de cama por doença durante a gravidez, descanse e recupere-se sem pressa, pois a gravidez pode agravar sintomas comuns.

Intoxicação alimentar e mal-estar estomacal É vital praticar a boa higiene na cozinha (ver p. 104) para evitar intoxicação alimentar. Caso se intoxique com algum alimento ou tenha dor de estômago durante a gravidez, procure tomar bastante líquido e, se continuar por mais de 24 horas, vá ao médico (ver Gastrenterite, p. 468).

Candidíase Se você tiver um corrimento branco espesso com prurido dentro ou fora da vagina, é provável que tenha candidíase. Isso é comum durante a gravidez e não é motivo de preocupação, mas, como a coceira pode ser muito intensa, vale consultar seu médico. Um exame de cultura pode ser necessário para confirmar o diagnóstico, e é possível que um antifúngico local seja prescrito (ver página ao lado). Tomar iogurte natural pode reconstituir o equilíbrio bacteriano de sua vagina. Recomenda-se também usar calcinhas de algodão e evitar roupas apertadas.

Infecção urinária Muitas mulheres grávidas têm infecção urinária porque o hormônio progesterona relaxa todos os músculos lisos, permitindo às bactérias que normalmente vivem na vagina migrar para a uretra (o tubo ligado à bexiga), onde podem causar infecção. Os sintomas de infecção urinária podem ser ligeiramente diferentes na gravidez. Você pode ter os clássicos sintomas de queimação ao urinar e urinar com muita frequência, ou pode ter outros diferentes, como dor nas costas, dor na parte inferior do ventre, náuseas ou vômitos. Isso é facilmente tratado com antibióticos, e, durante a gravidez, muitos deles são seguros.

DIRETRIZES PARA MEDICAÇÃO

Tomando remédios durante a gravidez

Durante os primeiros três meses de gravidez, o paracetamol é o único medicamento seguro vendido sem prescrição médica. Após o primeiro trimestre, alguns outros medicamentos são considerados seguros, mas, se tiver qualquer dúvida, sempre consulte o médico. A seguir, fornecemos orientação sobre as medicações usadas na gravidez para tratar as queixas mais comuns e as indisposições mais simples.

Antiácidos Azia e indigestão são problemas comuns na gravidez, particularmente durante o terceiro trimestre, quando o crescimento do bebê pressiona o seu estômago. A maioria dos antiácidos pode ser usada com segurança, embora você deva evitar o bicarbonato de sódio, pois o sódio pode ser absorvido pela corrente sanguínea. Quanto aos antiácidos mais indicados, consulte o médico ou um farmacêutico.

Antibióticos Muitos antibióticos usados para tratar infecções podem ser usados com segurança durante a gravidez. Isso inclui antibióticos que contêm penicilina; caso você seja alérgica, há alternativas seguras. A seguir, antibióticos a evitar durante a gravidez:

- Estreptomicina. Pode danificar os ouvidos do feto durante o seu desenvolvimento e resultar na perda da audição do bebê.
- Sulfonamidas. Podem causar icterícia no recém-nascido.
- Tetraciclinas. Esses remédios não devem ser tomados, pois podem afetar o desenvolvimento dos ossos e dos dentes do bebê e causar descoloração dos dentes.

Antieméticos Caso tenha náuseas e vômitos fortes, e remédios naturais como o chá de gengibre ou de hortelã não aliviarem o problema, seu médico pode recomendar um medicamento antiemético seguro durante a gravidez.

Remédios antifúngicos Para tratar candidíase, você deve evitar antifúngicos vendidos sem prescrição médica, inclusive os para uso oral. Consulte o seu médico; ele pode recomendar um creme ou pessário adequado para uso na gravidez.

Remédios para resfriado É comum remédios para tosse e resfriado conterem grande variedade de ingredientes, como cafeína, anti-histamínicos e outros descongestionantes, e muitos deles não são seguros durante a gravidez. Antes de comprar remédios sem prescrição médica, leia cuidadosamente as bulas e, se tiver qualquer dúvida, fale com o médico ou um farmacêutico. O ideal é evitar todos os remédios para resfriado e, em vez disso, fazer inalações de vapor e tomar bebidas quentes. Se necessário, tome paracetamol por um curto período de tempo.

Diuréticos É normal ficar com pés e mãos inchados durante a gravidez, e você não deve tentar resolver isso tomando diuréticos, inclusive os de ervas. Se seu rosto, mãos ou pés incharem de repente, consulte imediatamente seu obstetra, pois isso pode ser um sinal de pré-eclâmpsia (ver p. 474).

Laxantes Para lidar com a constipação, o primeiro passo é tomar medidas dietéticas, aumentando a ingestão de fibras e bebendo bastante líquido. Se isso não for suficiente, há laxantes vendidos sem prescrição médica que são seguros durante a gravidez. Procure os que contenham estimuladores para a formação do bolo fecal e evite aqueles que contêm sene, que pode irritar o intestino.

Analgésicos A orientação geral é evitar todos os analgésicos durante a gravidez, especialmente durante o primeiro trimestre. Antes de usar um analgésico para um problema comum, como dor de cabeça ou nas costas, tente primeiro remédios naturais: massagens ou um banho quente costumam ser efetivos no alívio de dores e incômodos. Se não forem suficientes, você pode tomar paracetamol, mas por pouco tempo. Aspirina e anti-inflamatórios como o ibuprofeno devem ser evitados durante a gravidez. Às vezes, para tratar dores específicas, pode ser usada a codeína, mas por curto período de tempo e apenas com recomendação médica.

Soro de reidratação Se você tiver dor de barriga resultante de uma séria crise de diarreia de longa duração, seu médico pode recomendar um soro para reidratar. Seu uso é seguro durante a gravidez.

Esteroides Se você tem eczema ou esse problema aumentar ou piorar durante a gravidez, seu médico pode prescrever esteroides, como hidrocortisona. Ainda que o uso deles seja seguro na gravidez, evite usá-los em área de grande extensão ou por longo período de tempo. Seu médico lhe dará conselhos e orientações sobre o uso seguro de cremes com esteroides durante a gravidez.

Usados para tratar asma, os inaladores com esteroides são seguros, e é importante que sua asma seja controlada durante a gravidez.

Os esteroides de uso oral também podem ser prescritos para outros problemas específicos, e, sob orientação médica, seu uso continuado pode ser seguro. Esteroides anabólicos não devem ser tomados durante a gravidez.

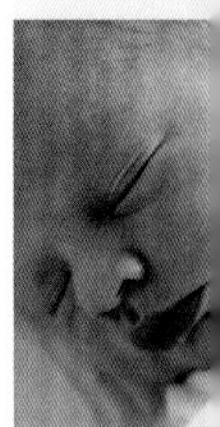

Riscos ao seu estilo de vida

A gravidez pode ser cercada de ansiedade por causa de riscos potenciais. Saber exatamente o que evitar ajuda a acalmar os medos

Esteja você grávida ou planejando engravidar, agora é a hora de verificar a segurança de seus hábitos sociais e dos ambientes doméstico e de trabalho. Qualquer coisa que possa afetar seu bem-estar também pode afetar seu bebê, especialmente no primeiro trimestre. Contudo, não fique demasiado ansiosa. Em vez disso, analise as situações para poder evitar riscos e, também, relaxar e aproveitar a sua gravidez.

Seus hábitos sociais

Sua decisão de ter um filho pode inspirá-la a rever seus hábitos sociais e, se necessário, fazer mudanças.

Consumo de álcool Aconselha-se a evitar a ingestão total de álcool a quem pretende engravidar ou durante a gravidez, para minimizar quaisquer riscos ao seu bebê. Se, antes de saber que estava grávida, você bebeu demais em algumas ocasiões, não se preocupe, mas pare agora. Para melhorar a fertilidade, muitas mulheres também decidem parar de beber quando estão tentando engravidar.

É improvável que uma taça de vinho ocasional seja prejudicial, mas beber regularmente pode afetar o feto. Beber álcool nos três primeiros meses pode aumentar o risco de aborto espontâneo, e bebedeiras pesadas durante a gravidez podem causar danos de longo prazo ao seu bebê e também podem levar a um problema conhecido como síndrome alcoólica fetal.

Fumar Idealmente, você deveria parar de fumar antes de engravidar. Se ainda estiver fumando ao engravidar, é importante que pare imediatamente. Se seu parceiro ou seus amigos fumam, peça que, em sua casa ou perto de você, eles não fumem. Fumar passivamente interfere no fornecimento de oxigênio do bebê, o que pode resultar num baixo peso ao nascer e aumentar o risco de óbito fetal ou morte do bebê no primeiro mês de vida.

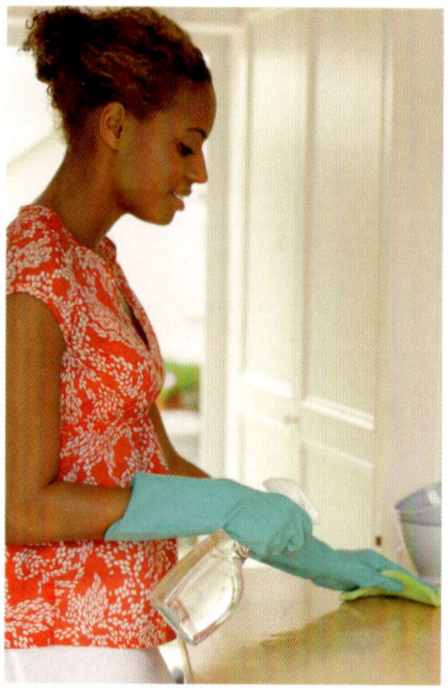

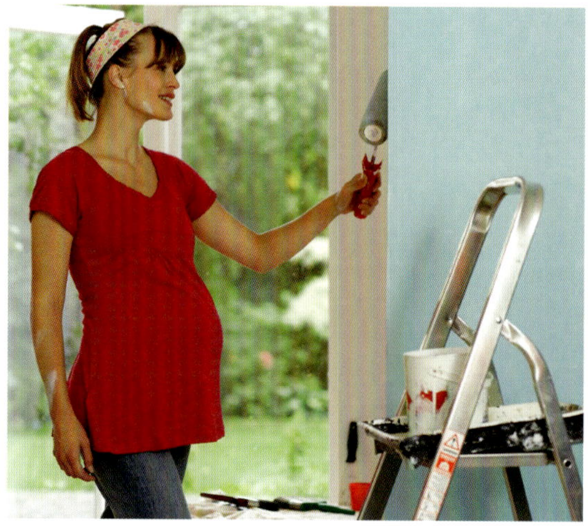

Vestir luvas de borracha para usar produtos de limpeza domésticos reduz sua exposição a substâncias químicas (esquerda). **Opte por tintas ecológicas** e mantenha os ambientes ventilados enquanto faz a decoração (direita).

Uso de drogas recreativas Além de prejudicarem sua saúde, as drogas podem colocar o feto em perigo.

Heroína e cocaína são prejudiciais tanto para a mulher grávida quanto para o feto. Essas drogas tolhem o crescimento fetal, atingem a placenta e podem causar aborto espontâneo ou nascimento prematuro, além de problemas de saúde no recém-nascido. Bebês nascidos de mulheres que usam heroína regularmente vão apresentar sintomas de abstinência. Um estudo sobre o ecstasy vinculou o uso dessa droga na gravidez ao aumento de defeitos congênitos, como anormalidades nos membros. E é mais seguro evitar anfetaminas e LSD, mesmo sendo obscuros seus efeitos específicos no feto.

Os efeitos diretos no feto das substâncias químicas ativas da maconha não são claros, mas fumar essa droga envolve os mesmos riscos que fumar tabaco.

Riscos em casa

É comum usarmos diariamente produtos químicos, dentro e ao redor de casa. Usados de acordo com as instruções do fabricante, a probabilidade de esses produtos causarem danos durante a gravidez é pequena. No entanto, vestígios de substâncias químicas podem entrar na corrente sanguínea, tanto através da pele quanto pela inalação, e atravessar a placenta. Embora não haja evidências contundentes para provar que isso produz efeitos danosos, faz sentido minimizar as chances de produtos químicos alcançarem o bebê em desenvolvimento.

Ao manipular os produtos, use luvas de borracha, para prevenir o contato com a pele, e ventile os ambientes. Para evitar a inalação de névoas ou vapores, escolha produtos que não sejam em aerossol. Escolha também produtos com baixo impacto ambiental, pois eles

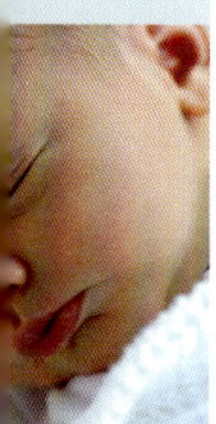

contêm menos substâncias químicas. Sempre que for possível, prefira alternativas naturais às substâncias sintéticas.

Pintando e decorando É importante manter-se em segurança quando fizer bricolagem. Não suba em escadas ou mesas para alcançar lugares altos, pois a sua barriga altera seu centro de equilíbrio. Se usar tintas à base de óleo, *sprays* de tinta, decapantes, vernizes e seladores, evite o contato com a pele e também a inalação. Ao fazer a decoração, certifique-se de que os ambientes estão bem ventilados.

Animais de estimação e infecções

Animais de estimação podem transmitir algumas infecções prejudiciais ao feto. A toxoplasmose é veiculada pelo contato com fezes de gato. Essa parasitose pode produzir sintomas parecidos com os da gripe, ou mesmo nenhum sintoma, e muitos ficam imunes inconscientemente, por exposição prévia. Contudo, embora isso raramente ocorra, pegar toxoplasmose pela primeira vez durante a gravidez pode causar sérios problemas, como aborto espontâneo e defeitos congênitos. Outros animais de estimação, como cachorros, pássaros e tartarugas, podem carregar a bactéria da salmonela. A infecção pela salmonela não prejudica diretamente o bebê, mas pode deixar doente a mulher grávida.

Use luvas de borracha para mexer na caixa de areia do gato, limpar gaiolas onde são mantidos animais ou limpar fezes de cachorro; depois, lave as mãos (e as luvas). Convém usar luvas também para cavucar ou arrancar ervas daninhas, caso algum animal tenha defecado no jardim.

A toxoplasmose e a salmonela também podem ser contraídas pela ingestão de carnes ou ovos malcozidos ou crus. Portanto, atente-se à higiene da cozinha e ao tempo de cozimento (ver p. 16).

Riscos do ambiente de trabalho

É responsabilidade legal de seu empregador fornecer um ambiente seguro. Na gravidez, estar ciente de seus direitos pode ajudá-la a se proteger e a proteger o bebê.

Certos ambientes, de fato, apresentam alguns perigos. Se você trabalha com equipamentos hospitalares, como aparelhos de raios X e ultrassom, informe a empresa sobre a gravidez. Se necessário, os regulamentos do hospital garantem que lhe sejam passadas tarefas diferentes.

Mulheres que trabalham como cabeleireiras e manicures, ou em laboratórios e atividades artesanais, podem ser expostas a substâncias químicas tóxicas. Além disso, a inalação de alguns solventes de limpeza a seco foi associada ao aborto espontâneo. É dever dos empregadores garantir a ventilação e a proteção contra riscos. Se você estiver insatisfeita com as condições de seu ambiente de trabalho, converse com seu chefe ou o gerente de RH.

Na gravidez, pode ser exaustivo ficar de pé o dia todo ou erguer grandes pesos. Se o seu trabalho envolve alguma atividade assim, procure saber se é possível que lhe transfiram tarefas menos cansativas.

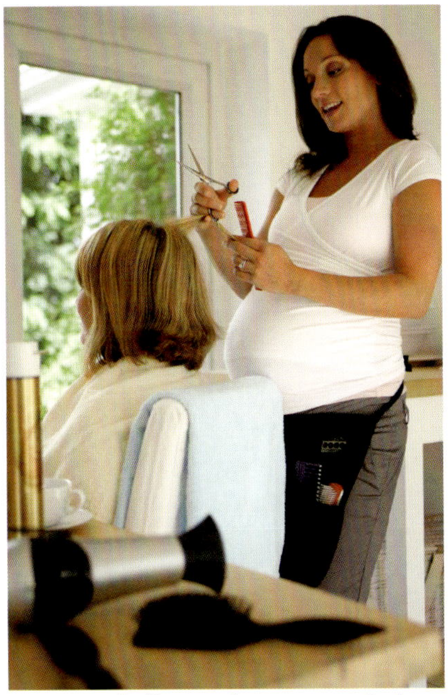

Se o seu trabalho envolve o manuseio de substâncias químicas, certifique-se de que seja feita uma avaliação de risco, para que você possa evitar substâncias prejudiciais.

PREOCUPAÇÕES COMUNS

É seguro usar o celular durante a gravidez? Li que os telefones emitem radiação.

A radiação emitida por telefones celulares é "não ionizante". Não é a mesma radiação dos raios X, que, em altas doses, pode ser prejudicial. Não há evidências que provem que o uso do celular represente um risco de saúde para você ou para o bebê.

Nado duas vezes por semana e adoro, mas será que o cloro da piscina é prejudicial para meu bebê?

No passado, houve debates questionando se era seguro nadar em piscinas cloradas durante a gravidez. No entanto, a maioria dos especialistas agora acredita que nadar em água clorada não oferece nenhum risco de saúde nem para as mulheres grávidas, nem para seu bebê. Se sofre de enjoos matinais, você pode descobrir que o cheiro do cloro piora a sua náusea, embora esse não seja um grande problema em piscinas ao ar livre. Tente não engolir a água. Se engolir, beba água potável depois de nadar. Tome banho em seguida. Nadar traz ótimos benefícios durante a gravidez. O risco de lesão é pequeno, e proporciona, ao mesmo tempo, um bom trabalho cardiovascular e melhora do tônus muscular. Portanto, não desanime por causa de preocupações desnecessárias.

Posso usar adesivos ou chicletes antinicotina na gravidez?

É sabido que a nicotina diminui o fornecimento de sangue ao feto. Isso pode afetar o crescimento do bebê, especialmente no começo da gravidez. Embora os substitutos do tabaco, como adesivos, chicletes e pastilhas, liberem menos nicotina no seu corpo do que o cigarro, você jamais deve utilizá-los sem buscar orientação médica. Peça informação no centro de saúde mais próximo sobre os modos mais seguros de superar a vontade de fumar.

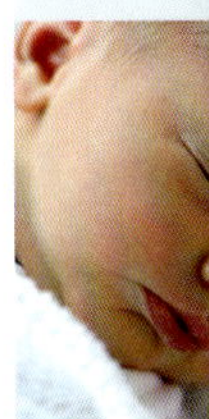

Pele, cabelo e dentes

Além de influenciar o que acontece com você internamente, as mudanças hormonais podem afetar sua aparência externa.

Durante a gravidez, muitas mulheres ficam com melhor aparência e também se sentem mais dispostas, enquanto outras acham que a gravidez provoca nelas o efeito oposto. Seja como for que a gravidez afete você, as mudanças serão temporárias e pouco tempo após o nascimento você vai voltar a ser a mesma de sempre.

Pele

Você pode perceber que, por causa das mudanças hormonais, retenção de líquidos e fluxo de sangue aumentado, sua pele está com uma aparência melhor na gravidez. Tudo isso pode resultar numa pele mais macia e é responsável pelo famoso "brilho da gravidez". Por outro lado, pode ser que sua pele fique mais seca e manchada, e talvez sejam necessários cuidados extras.

A pele também tende a escurecer nesse período, embora a razão disso seja desconhecida. Uma explicação possível são os níveis elevados de estrógeno e melanotropina, que estimulam a pigmentação da pele.

Estrias Durante a gravidez, muitas mulheres desenvolvem estrias, que podem aparecer na barriga, seios, quadris e pernas. Inicialmente aparecem como linhas cor-de-rosa ou roxas e podem coçar bastante. Após a gravidez, clareiam e se tornam rugosidades de cor esbranquiçada. Ninguém sabe ao certo por que ocorrem, mas provavelmente são resultado de uma combinação de hormônios da gravidez com o estiramento da sua pele. É mais provável ter estrias se for muito nova, se ganhar muito peso durante a gravidez ou se tiver um bebê muito grande. Há menos certeza quanto ao papel de outros fatores, como o histórico familiar, estar com sobrepeso antes da gravidez ou pertencer a um grupo étnico em particular. Para a prevenção ou o tratamento de estrias, têm surgido muitos cremes, loções e óleos, mas nenhum provou ser realmente efetivo. Produtos que contêm vitamina E costumam se vender como eficazes, mas estudos feitos sobre esses produtos são inconclusivos. Cremes, loções e óleos comercialmente produzidos são seguros e podem ajudar a minimizar as estrias, mantendo a elasticidade da pele, mas infelizmente não há garantia de impedi-las de aparecer. O melhor conselho é evitar ganhar peso excessivo e beber bastante água para manter a pele bem hidratada.

Cloasma O cloasma é um aumento da pigmentação das bochechas, do nariz e do queixo que afeta cerca de 50% a 70% das mulheres grávidas. Você pode reduzir o cloasma usando um protetor solar de alto fator e evitando o uso de produtos fotossensibilizantes para a pele. Há produtos que contêm ingredientes que aumentam sua sensibilidade à luz solar, como óleo de quinolina ou bergamota. Converse com o dermatologista sobre os produtos a serem evitados.

Cabelo e unhas

Durante a gravidez, o cabelo permanece por mais tempo na fase de crescimento, o que significa que é provável que ele cresça mais rápido e engrosse. O que não é tão bem-vindo é o fato de que os pelos faciais e corporais também podem aumentar. Após o nascimento, ao findar essa fase de crescimento, muitas mulheres percebem que repentinamente perdem muito cabelo. Não se preocupe, em cerca de seis meses, seu cabelo volta ao normal.

As unhas também podem mudar, em

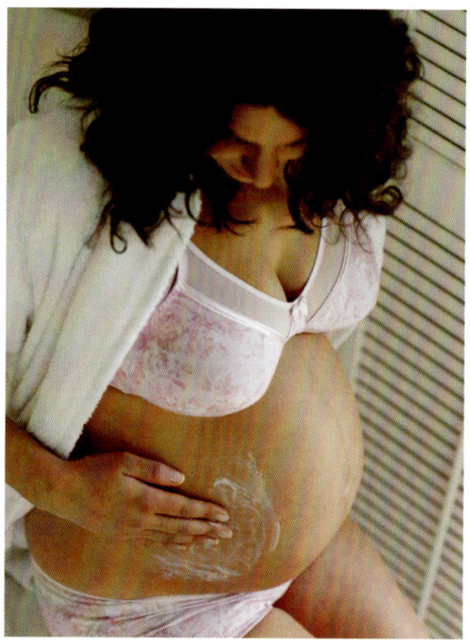

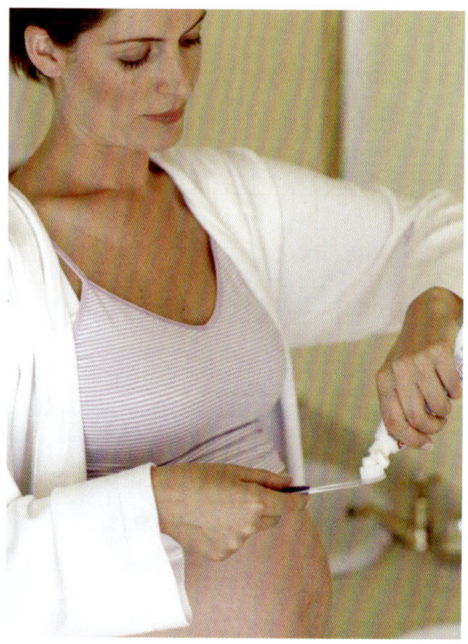

É seguro aplicar cremes hidratantes para aliviar a pele seca e irritada, ou cremes recomendados para reduzir estrias durante a gravidez (esquerda). **Cuidar bem dos dentes e da gengiva** é importante durante a gravidez, quando você fica mais suscetível a problemas dentais (direita).

PREOCUPAÇÕES COMUNS

Estou grávida de 18 semanas e com férias marcadas na praia. Meus pelos faciais e corporais cresceram e é desagradável olhá-los. Como posso removê-los com segurança?
É seguro utilizar pinças ou raspar os pelos. Clareadores de pelos e cremes para sua remoção provavelmente são seguros durante a gravidez, mas não há pesquisas suficientes para ter certeza, pois a pele pode absorvê-los e desconhecem-se os efeitos sobre o bebê. Acredita-se que também as técnicas de remoção permanente de pelos, como o laser e a eletrólise, sejam seguras. Sua penetração na pele não passa de alguns milímetros, por isso é improvável que prejudiquem o bebê .

Tenho usado creme tópico para tratar acne e acabei de descobrir que estou grávida. Isso vai prejudicar o bebê?
A tretinoína pertence a grupo de medicamentos chamado retinoides, que contêm vitamina A, e que já foram associados a defeitos congênitos. Mas estudos realizados para observar os efeitos desses cremes na gravidez não constataram aumento de defeitos congênitos em bebês cujas mães usaram o remédio, mesmo no primeiro trimestre. No entanto, os médicos recomendam que se evite o uso de cremes de tretinoína durante a gestação. Outro medicamento similar, a isotretinoína, quando tomada na forma de pastilhas, pode aumentar o risco de defeitos de nascença e, portanto, é contraindicada na gravidez.

Estou no primeiro trimestre e devo comparecer ao casamento da minha irmã. Posso fazer luzes no cabelo?
Embora possa parecer desfavorável a pesquisa sobre a segurança de tinturas de cabelo quando usadas no primeiro trimestre, a quantidade de substâncias químicas utilizadas é pequena e é pouco provável que seja prejudicial. Além disso, se o seu cabeleireiro colocar uma proteção, a tintura não entrará em contato com a sua pele.

Ouvi falar que o esmalte deve ser removido para a cesariana. Por quê?
Antes, as mulheres eram encorajadas a remover qualquer esmalte antes de cirurgias. Um dos motivos era que o "oxímetro de pulso", um aparelho acoplado ao seu dedo para medir o oxigênio no sangue durante a cirurgia, pode fazer leituras mais baixas quando posicionado sobre o esmalte. No entanto, se for colocado ao lado do dedo, o aparelho funciona devidamente, mesmo com esmalte ou unhas compridas. Portanto, não há necessidade de remover o seu esmalte.

geral se tornando mais fortes, embora algumas mulheres as percebam mais fracas e quebradiças. As unhas podem desenvolver pontos brancos ou ranhuras transversais, mas raramente isso é motivo de preocupação e não significa que você está com falta de vitaminas.

Dentes

Mulheres grávidas estão mais sujeitas a terem cáries dentárias, sangramento gengival e infecções crônicas nas gengivas (doença periodontal). A saúde dentária precária não afeta somente você, mas também pode afetar o bebê. Há estudos que associam a infecção das gengivas em mulheres grávidas ao nascimento prematuro. E se após o nascimento do bebê uma mulher tiver cáries dentárias continuamente, ele poderá adquirir bactérias diretamente da saliva da mãe, levando mais tarde à cárie dentária na criança. Portanto, é importante que você cuide bem dos dentes durante a gravidez e visite seu dentista regularmente.

O tratamento dentário rotineiro e anestesias locais são seguros durante a gravidez, mas é aconselhável deixar para substituir obturações de amálgama depois do nascimento. Muitas se preocupam por tirar raios X dos dentes durante a gravidez. A exposição à radiação dos raios X dentários é mínima e provavelmente o risco para o bebê é insignificante. Contudo, os dentistas costumam pedir raios X durante a gravidez só quando é inevitável – se você precisar de tratamento de canal, por exemplo.

O QUE É SEGURO E O QUE NÃO É

Tratamentos de beleza e cosméticos

Produtos para cabelos e unhas
Xampus, condicionadores, substâncias para manicures e pedicures são seguros. Pequenas quantidades de tintura de cabelo podem ser absorvidas pela pele, mas não há evidência de que isso afete o bebê. Produtos químicos para alisar e cachear também são considerados seguros.

Piercing Colocar *piercings* faciais, no umbigo, nos mamilos ou na genitália não é aconselhado, pois há alto risco de infecção. Se você já tem um *piercing* no umbigo, você pode trocar o anel metálico por um substituto de plástico flexível, feito de PTFE (politetrafluoretileno). Brincos nos mamilos podem afetar a amamentação, por isso remova-os antes do nascimento, para que a pele possa se recuperar. Para evitar problemas no parto, é melhor remover *piercings* vaginais ou vulvares.

Bronzeamento Bronzeamento artificial é prejudicial por causa dos raios UV. Além disso, pode superaquecer o seu corpo, o que acaba prejudicando o seu bebê; e os raios UV podem quebrar o ácido fólico. Loções bronzeadoras são seguras, mas antes faça um teste para verificar reações alérgicas.

Faixas/banhos de imersão quentes
Ambos elevam a temperatura do corpo, o que é arriscado para você e para o bebê. A exposição ao calor elevado numa banheira nos primeiros três meses aumenta o risco de espinha bífida.

Cremes faciais Cosméticos para o rosto são considerados seguros.

Botox É discutível a segurança do botox, já que contém um veneno natural. Como as injeções de botox são localizadas, provavelmente é seguro. Contudo, os médicos desaconselham o uso de botox na gravidez.

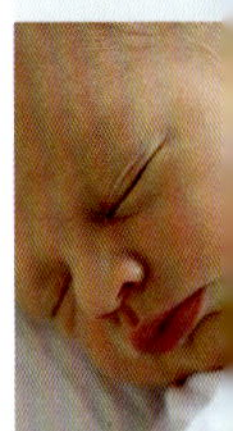

Viajando grávida

Sua barriga em crescimento não precisa atrapalhar os planos de viagem – um planejamento vai ajudá-la a descansar sem problemas.

CHECKLIST

Guia de viagem trimestre a trimestre

Ao planejar uma viagem, pense nas implicações de viajar nos diferentes estágios de sua gravidez.

1º trimestre (semanas 1-12)

- Período de maior risco de aborto espontâneo e problemas no desenvolvimento do bebê. Tome cuidados adicionais para evitar temperaturas extremas e atividades dinâmicas demais.
- O enjoo de viagem pode piorar o enjoo matinal.
- Viajar de avião é seguro, contanto que não haja complicações na gravidez.
- Não deve ser problema fazer seguro-viagem.

2º trimestre (semanas 13-25)

- É provável que você esteja em sua melhor fase, e são muito reduzidas as chances de aborto espontâneo ou problemas no desenvolvimento fetal.
- É permitido viajar de avião, mas verifique se precisa de uma declaração do seu médico quanto à data de nascimento.
- Confira as datas em que você estará coberta pelo seguro-viagem – elas variam de empresa para empresa.

3º trimestre (semanas 26-40)

- Sua barriga está enorme e viajar agora pode ser muito desconfortável.
- A maioria das companhias aéreas não permite o embarque de grávidas após a 36ª semana; algumas empresas até estabelecem uma data anterior.
- É improvável que o seguro lhe dê cobertura se você estiver a menos de oito semanas de dar à luz.

Na gravidez normal, é perfeitamente possível ir a lugares distantes. Há, contudo, desconfortos, como calor extremo, grandes altitudes e acomodações improvisadas, que podem ser menos toleráveis e, em alguns casos, podem comprometer a segurança do bebê.

O melhor momento para viajar

No primeiro trimestre, você pode sentir que o enjoo matinal e o cansaço diminuem o seu entusiasmo. A maioria das mulheres se sente melhor do que nunca no segundo trimestre, e esse também é visto como o momento mais seguro para viajar, visto que o risco de aborto espontâneo é baixo, o nível de energia é maior e a data do nascimento ainda está distante. Após 28 semanas, é provável que o tamanho de sua barriga, a fadiga e a iminência do nascimento transformem sua casa no melhor lugar para você estar.

PLANEJAR COM ANTECEDÊNCIA

Você achou o passaporte e colocou as passagens na mala. No entanto, estando grávida, você também pode precisar dos seguintes itens:

- Uma declaração do seu médico ou obstetra com permissão de viagem e data prevista de nascimento (essencial se você já estiver com mais de 28 semanas).
- Quaisquer registros médicos especiais sobre a gravidez ou sua saúde em geral.
- Uma lista de números de telefone de lugares, no seu local de destino, que prestem serviços de saúde.
- Remédios para azia ou outros problemas menores da gravidez, como hemorroidas. Talvez não seja possível comprar no local de destino os produtos aos quais você está acostumada.

Fazendo planos

Um pouco de planejamento extra é a chave do sucesso das viagens durante a gravidez. Por mais tentadores que os catálogos turísticos possam parecer, pense com cuidado antes de fazer sua reserva. Como você vai chegar lá? Quanto tempo vai levar? Se quer ir de avião, confirme com a companhia aérea se você tem permissão para subir no avião. As políticas variam, mas muitas empresas aéreas não permitem que você embarque após a 36ª semana.

Tomando precauções Pesquise locais que prestem serviços de saúde no seu destino. Evite países países onde haja alto risco de alguma doença.

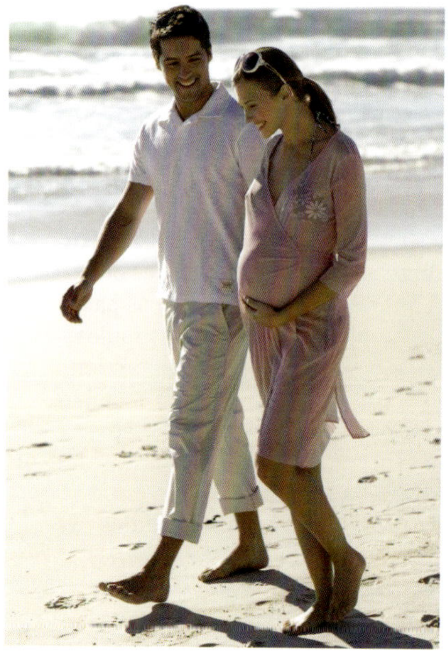

O melhor momento para viajar é, em geral, no segundo trimestre, quando a náusea diminui e sua barriga ainda não causa desconforto.

Medicamentos preventivos, como vacinas e comprimidos antimaláricos, não são aconselháveis durante a gravidez ou no período anterior à concepção. No entanto, se você tiver de viajar para uma área onde a malária é comum, é preferível medicação antimalárica ao risco de infecção. Pesquise na internet sobre os riscos de saúde de determinada área e os endereços de hospitais locais. Se você tem uma doença que pode causar complicações, certifique-se de que terá acesso a tratamento durante a viagem.

Aonde quer que você vá, é vital fazer um seguro de viagem. Tenha em mente que a maioria das companhias não lhe dará cobertura se você estiver a menos de oito semanas de dar à luz.

Evitando micróbios

A gravidez reduz a eficiência do seu sistema imunológico, aumentando seu risco de infecção. Quando você está viajando, microrganismos que contaminam água e comida têm maior chance de aparecer.

Se você está insegura quanto à água de torneira local, compre água engarrafada (certificando-se de que o lacre não esteja violado) e use-a para beber e para escovar os dentes. Evite bebidas com gelo e não coma saladas ou frutas que não possa descascar, pois elas podem ter sido lavadas com água contaminada. É melhor evitar frutas como o melão, que podem ter recebido injeções de água para aumentar de tamanho.

Evite quiosques ou lanches na rua. Tente encontrar restaurantes onde a comida seja feita na hora e os padrões pareçam ser altos. Seja escrupulosa quanto à higiene e leve consigo lenços umedecidos, para o caso de instalações inadequadas para lavar as mãos.

Durante a viagem

Se estiver de carro, faça paradas frequentes para esticar as pernas, comer algo ou ir ao toalete. No trem ou no avião, estimule a circulação com exercícios para os pés e os tornozelos e, de vez em quando, levante-se e ande pelo corredor. Mantenha-se hidratada. Leve consigo um saquinho com frutas secas ou oleaginosas nas viagens. Certas comodidades, como uma almofada ou um borrifador de água fresca, tornam a jornada mais suportável.

Atividades de férias

Deve-se renunciar a algumas atividades, como o esqui aquático ou a equitação, em que uma queda pode prejudicar o bebê. Mergulhar é perigoso, por causa do risco de formação de bolhas de ar na corrente sanguínea e da possível falta de oxigênio. Se já tem filhos, ignore os pedidos de se juntar a eles na montanha-russa do parque de diversões.

Se está acostumada a se exercitar, não há razão para não nadar nem fazer uma caminhada, só não exagere. Em especial no primeiro trimestre, o calor extremo pode afetar o desenvolvimento fetal, então evite atividades sob o sol escaldante. Você também pode ficar desidratada, o que mais tarde pode aumentar o risco de parto prematuro.

É melhor evitar jacuzzis e saunas, pois o calor pode causar desmaios e prejudicar o bebê. Uma massagem aromaterápica parece um presente divino, mas alguns óleos podem ser tóxicos para o bebê, principalmente nos primeiros meses. Se você quer ser bem tratada, procure spas com tratamentos para grávidas.

A gravidez deixa sua pele mais sensível ao sol. Portanto, tenha o cuidado de se proteger contra a superexposição.

PREOCUPAÇÕES COMUNS

Estou grávida de cinco meses e prestes a passar férias na praia. É seguro tomar banho de sol durante a gravidez?

É seguro tomar um pouco de sol durante a gravidez, mas é importante evitar a superexposição ao sol, pois isso lhe causará mal-estar. Em geral, é melhor manter-se à sombra e ter à mão bebidas frias para evitar a desidratação. Lembre-se de usar um protetor solar forte, pois sua pele pode estar mais sensível do que o normal durante a gravidez.

Tenho medo de ir de avião para meu destino de férias, pois alguém me disse que há grande risco de TVP. É verdade?

A trombose venosa profunda (TVP) consiste na formação de um coágulo de sangue (frequentemente na perna), e às vezes é causada por longos períodos de imobilidade, como ficar sentada na poltrona do avião (ver p. 186). Embora o risco seja ligeiramente maior em mulheres grávidas, pois seu sangue tende a coagular com mais facilidade, a chance de você desenvolver TVP é bem pequena. Para minimizar ainda mais o risco, use meias elásticas especiais, criadas para melhorar o fluxo sanguíneo nas pernas e manter a hidratação.

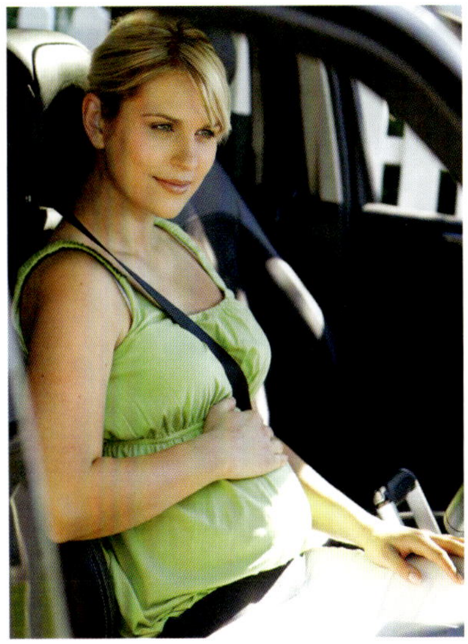

A posição do cinto de segurança pode precisar de ajustes para acomodar a sua barriga..

Cintos de segurança e airbags são seguros na gravidez?

Em caso de acidente, é mais provável que esses equipamentos previnam ferimentos do que os causem – nunca viaje sem o cinto de segurança. Para seu conforto, posicione o cinto acima ou abaixo da barriga, em vez de transversalmente. Ser atingida por um airbag inflado não vai prejudicar você ou o bebê, mas, para diminuir o impacto, posicione o seu banco o mais para trás possível.

Gravidez
dia a dia

As 40 semanas, ou 280 dias, de gravidez são um período de constantes mudanças, já que seu corpo se adapta continuamente para acomodar a nova vida que cresce dentro de você. Este extenso capítulo a guiará pelas mudanças físicas e emocionais pelas quais você vai passar e oferecerá segurança, conselhos e dicas práticas. O progresso do seu bebê é mapeado em detalhes fascinantes, com ultrassons e explicações diárias sobre como ele cresce e se desenvolve em seu útero.

Bem-vinda ao seu 1º trimestre

SEMANA	1	2	3	4	5

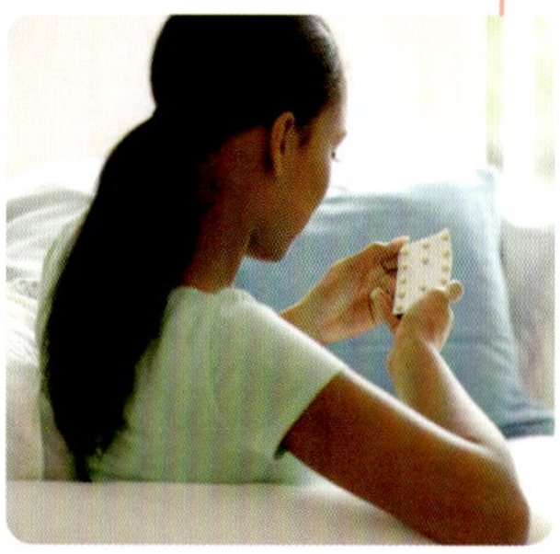

Cuidados preconcepção Um suplemento de ácido fólico diário antes de engravidar e no começo da gravidez ajuda a proteger o bebê contra defeitos na medula espinhal.

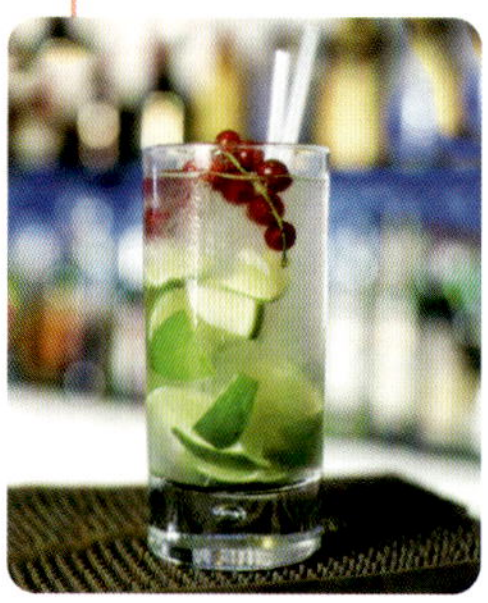

Álcool Não beba álcool ou minimize sua ingestão ao tentar engravidar; prefira refrigerantes.

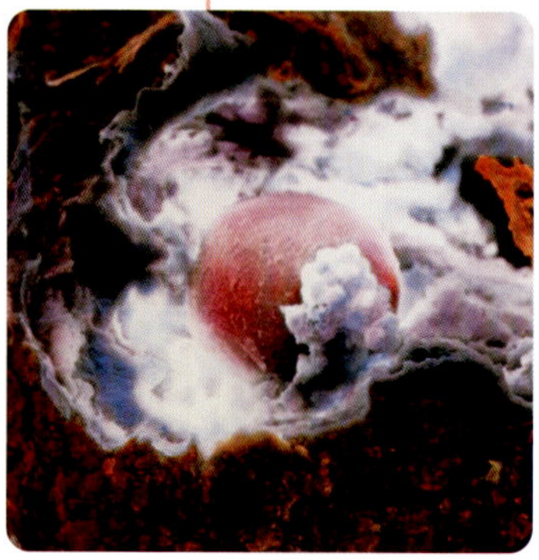

A liberação do óvulo No ovário, durante a ovulação, rompe-se um folículo, liberando o óvulo maduro, pronto para ser fertilizado pelo espermatozoide do seu parceiro na tuba uterina.

É oficial! Quando você descobrir que está grávida, o seu bebê já alcançou o período embrionário e estão começando a se formar o cérebro, o coração e outros órgãos.

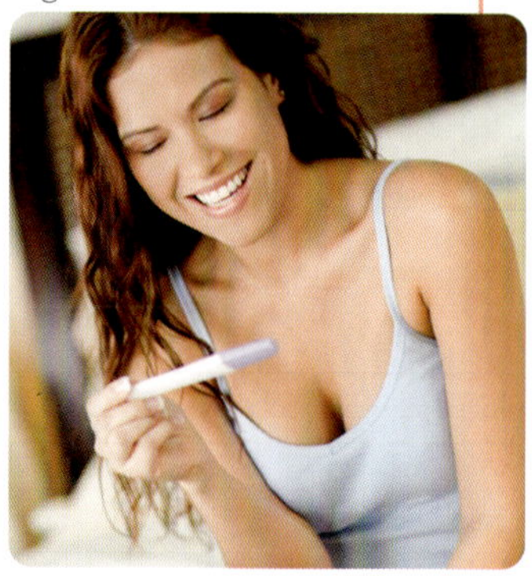

Início do crescimento Nas cruciais primeiras semanas, os órgãos vitais do bebê começam a se desenvolver e está se formando o tubo neural, que se transforma no cérebro e na medula espinhal.

No início, só você tem consciência das mudanças sutis no seu corpo. A partir do terceiro mês, as mudanças podem ficar visíveis.

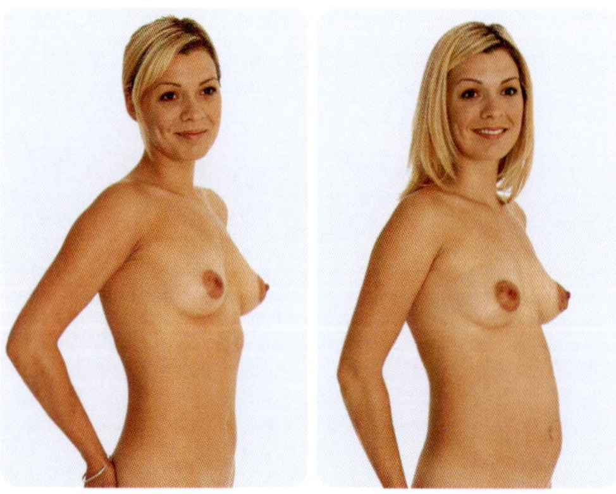

Primeiro trimestre Seu bebê está se desenvolvendo rapidamente e você pode ter uma série de sintomas, mas externamente há poucos sinais de você estar grávida. **Começando a aparecer** No fim deste trimestre, a sua cintura pode começar a se expandir.

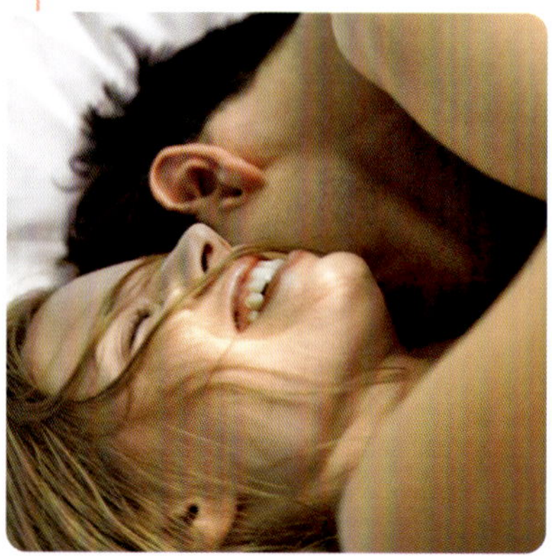

Concepção Ter relações sexuais regularmente de 2 a 3 vezes por semana, especialmente no período da ovulação, aumenta as chances de sucesso na concepção.

Fatos e números A chance de você ter gêmeos idênticos é de 3,5 em 1.000.

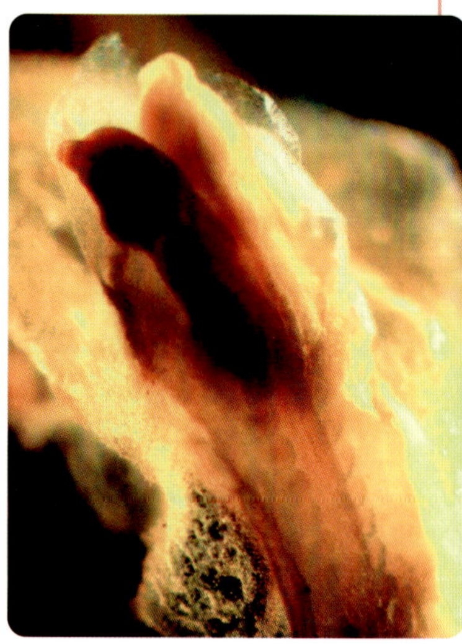

Você está começando uma fase incrível da vida, um período de mudanças espetaculares no seu corpo.

6	7	8	9	10	11	12

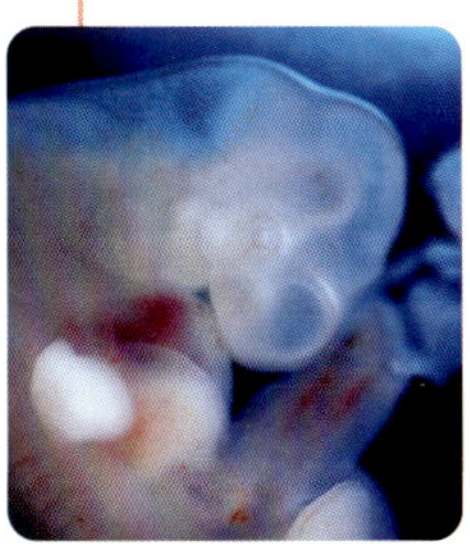

Na 6ª semana, estruturas semelhantes a pequenos botões podem ser vistas no embrião; elas vão se desenvolver e se transformar nos membros do bebês.

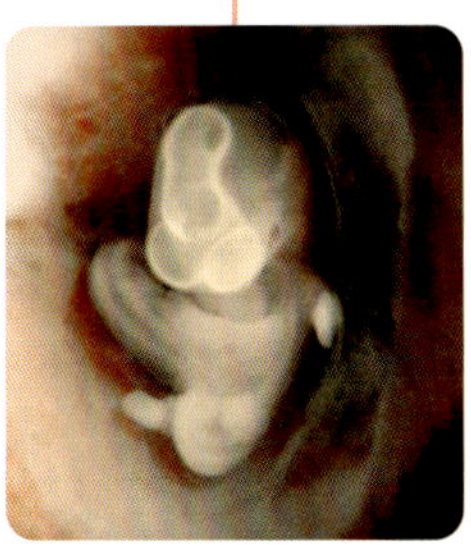

Na 8ª semana, a cabeça cresceu rapidamente, dando-lhe uma aparência desequilibrada: os membros estão se alongando.

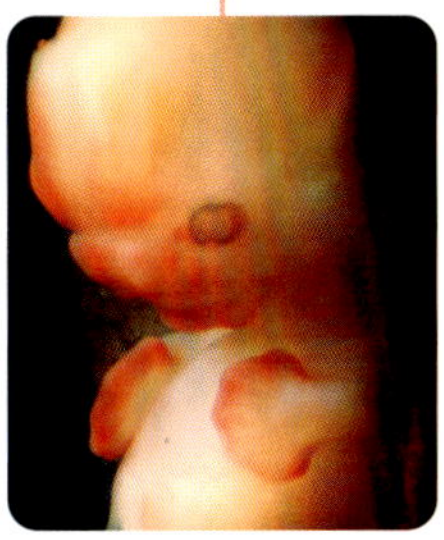

Na 9ª semana, o feto está começando a ganhar forma reconhecível, tendo início o desenvolvimento dos traços faciais.

Sentir-se exausta Um sintoma clássico do começo da gravidez é sentir-se exausta. Acredita-se que isso se deva ao nível crescente de hormônios e às drásticas mudanças psicológicas pelas quais seu corpo passa, conforme o bebê cresce com rapidez.

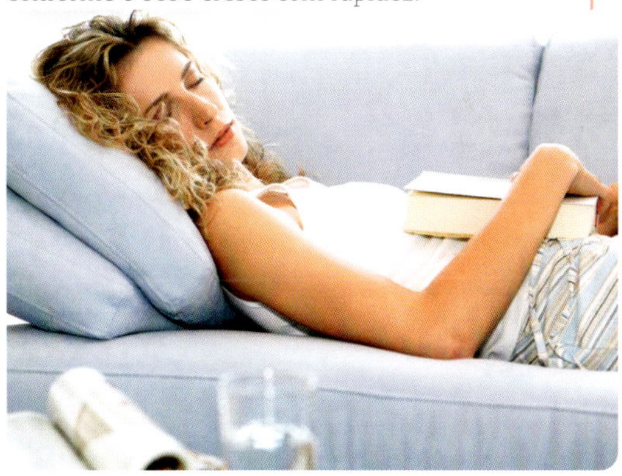

Fatos e números Na 7ª semana, seu bebê mede 8 mm do alto da cabeça até o bumbum.

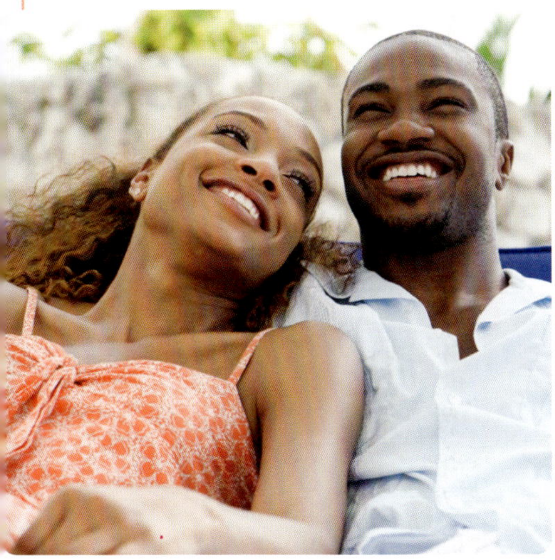

Futuros pais Assim que vocês se derem conta de que realmente serão pais, vocês podem descobrir uma nova dimensão no relacionamento e um senso reforçado de união.

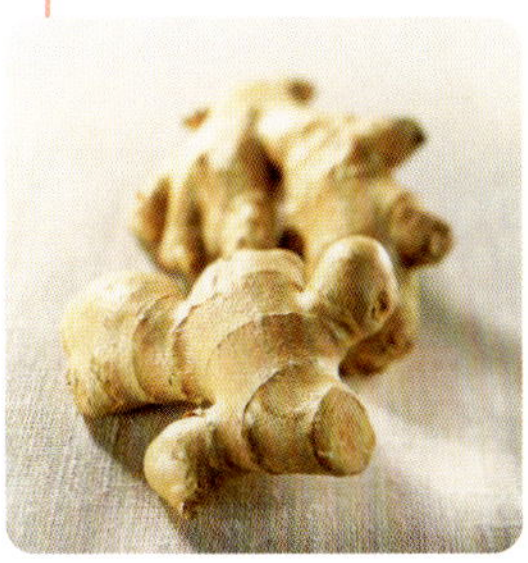

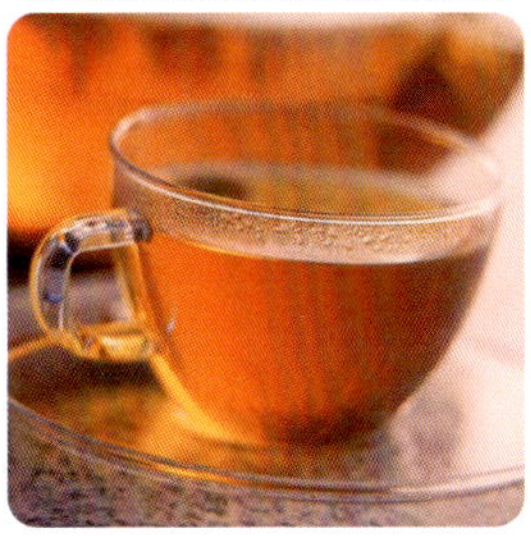

Alimentos que acalmam É comum o começo da gravidez ser perturbado por náusea e vômitos; ingerir alimentos que contenham gengibre ou bebericar chá de ervas pode ajudar a aliviar os sintomas.

Datando a gravidez Entre a 10ª e 14ª semanas, um ultrassom vai confirmar a idade gestacional do seu bebê. Com o resultado desse ultrassom, pode ser revista a data antes considerada para o nascimento, e a data de futuros exames vai ser baseada nessas descoberta.

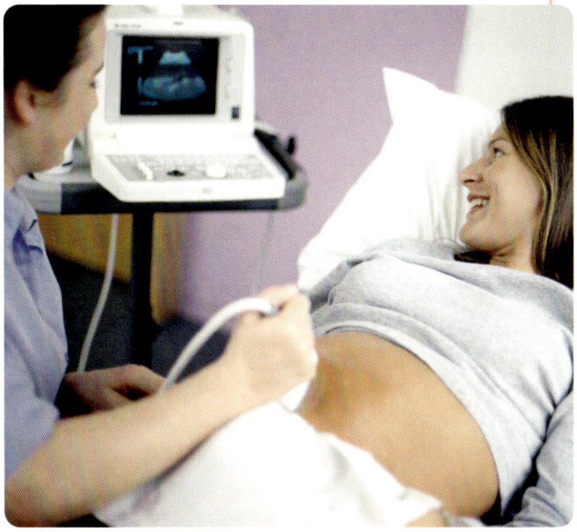

Sua 1ª semana

A CONTAGEM REGRESSIVA DOS 280 DIAS COMEÇA AQUI – EMBORA VOCÊ AINDA NÃO TENHA CONCEBIDO

Nesta semana, tudo continua como sempre no seu corpo. Você está menstruada e, por isso, sabe que não está grávida. Mas, se você conceber durante esse ciclo menstrual, o primeiro dia da sua menstruação contará como o primeiro dia de gravidez. É uma boa ideia rever o seu estilo de vida e se certificar de que você entende como tudo funciona "lá dentro". Conhecer os fatos pode ajudar a aumentar suas chances de engravidar.

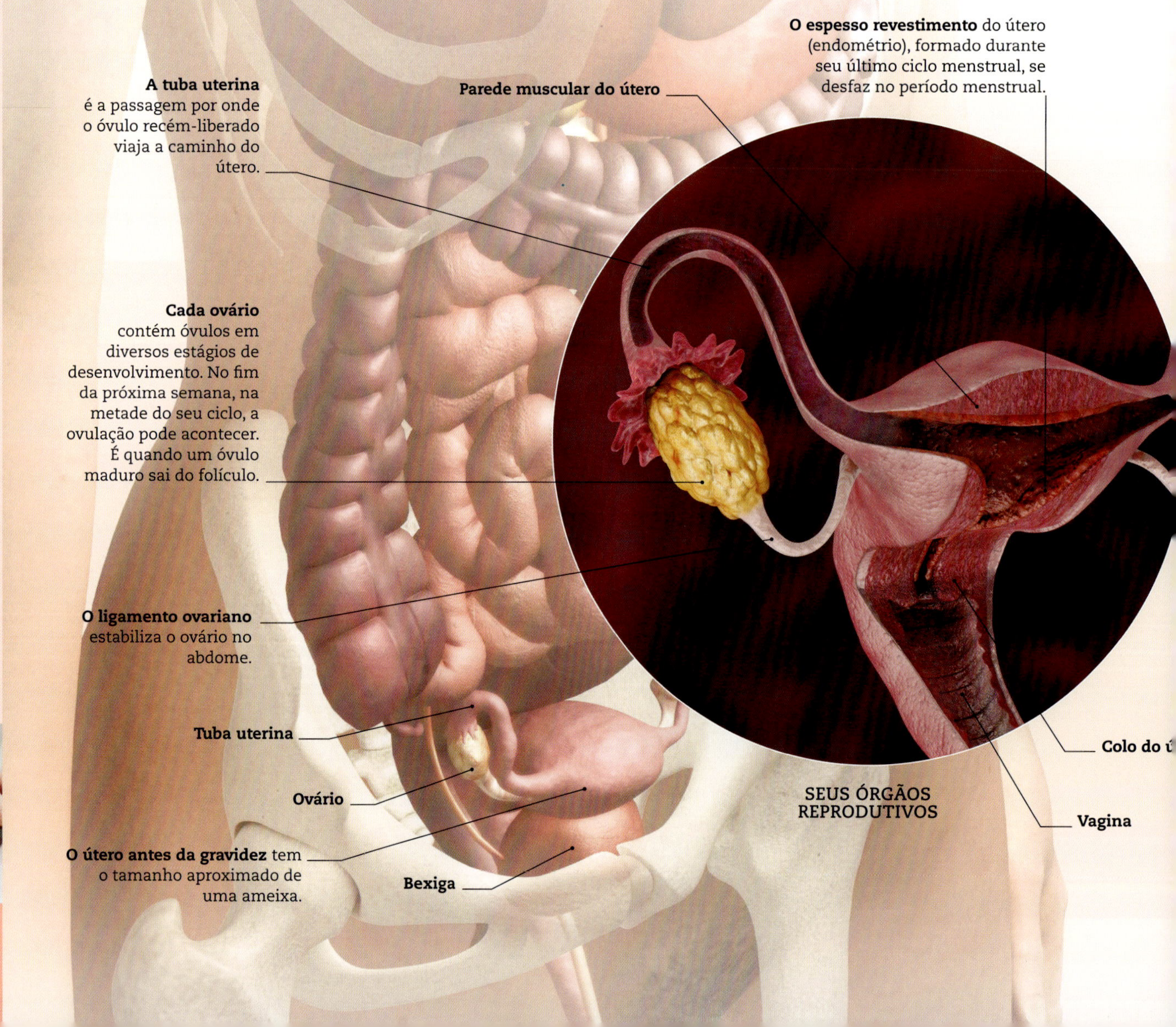

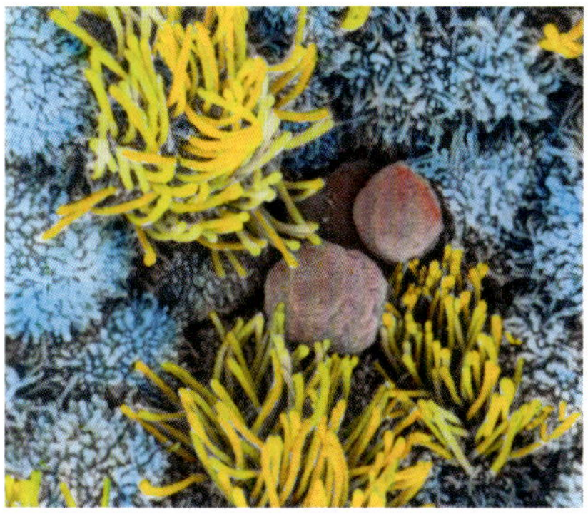

ESTE É O 1º DIA DO SEU CICLO MENSTRUAL

Faltam 279 dias...

O QUE ACONTECE LÁ DENTRO

Nas primeiras duas semanas do ciclo menstrual, forma-se o revestimento do útero, para prepará-lo para a gravidez. As áreas amarelas e azuis vistas aqui são as células, e as áreas cor-de-rosa, as secreções. Se não ocorrer a gravidez, o revestimento se desfaz e você menstrua.

Este é o primeiro dia de sua menstruação no mês em que você está tentando engravidar. Não se esqueça de anotar essa data.

Embora oficialmente este seja o primeiro dia da sua gravidez, ela demora até cerca de duas semanas para acontecer. Este dia é classificado como "primeiro" porque, se você engravidar, a data da sua gravidez será contada a partir do primeiro dia do seu último período menstrual. Seria mais lógico datar a gravidez a partir do dia da ovulação ou da concepção, mas, como a maioria das mulheres, é improvável que você saiba o dia em que ovula, muito menos aquele em que engravida. E é muito mais provável que você lembre quando começou a sua última menstruação, especialmente se quer engravidar e está registrando o seu ciclo menstrual.

Datar a gravidez dessa maneira é uma convenção útil, ainda que ligeiramente confusa, e isso significa que, a partir de hoje, o seu corpo está se equipando para a gravidez. Em cerca de 280 dias, ou nove meses, você pode estar segurando nos braços seu bebê recém-nascido. Boa sorte e aproveite a jornada!

FOCO EM... NUTRIÇÃO

Tome ácido fólico

Se já não começou, comece a tomar essa vitamina vital agora, desde o primeiro dia, pois ela será essencial para o desenvolvimento de seu bebê no início da gravidez (ver p. 17). A recomendação diária é de 400 mcg, mas mulheres que estejam muito acima do peso (ver p. 99), tenham diabetes ou já tiveram um bebê com defeitos no tubo neural (ver p. 83) precisam tomar 5 mg diários. A dosagem pode ter de ser maior para uma gravidez de gêmeos.

Coma alimentos ricos em folato, como laranja, brócolis, couve-de--bruxelas, beterraba e feijão-fradinho, além de alimentos enriquecidos, como cereais matinais e extrato de levedura.

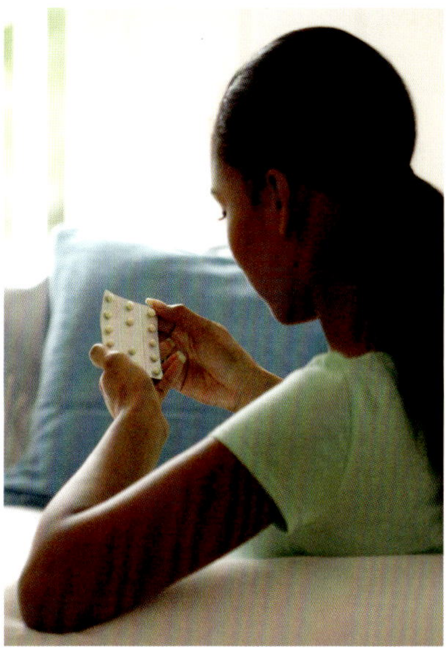

HORA DE PENSAR EM...

Ter um bebê

Todos os momentos são perfeitos para ser mãe, mas pode ser bom levar em consideração o seguinte:

- **Embora questões práticas** como a sua condição financeira e o tamanho de sua casa sejam importantes, lembre-se de que ser mãe é muito mais do que dar compensações materiais ao seu bebê.
- **Essa é uma decisão** que somente você e o seu parceiro podem tomar. Não aja de acordo com conselhos de familiares e amigos.
- **Você pode engravidar** imediatamente ou pode levar alguns meses. Por isso, relaxe e não tenha uma data fixa em mente.

FALANDO NISSO...

Apenas 20% dos casais que tentam engravidar têm sucesso em qualquer ciclo menstrual.

Para 80% dos casais, leva um ano. Então, se não conseguir engravidar de imediato, seja paciente e tente não se estressar demais.

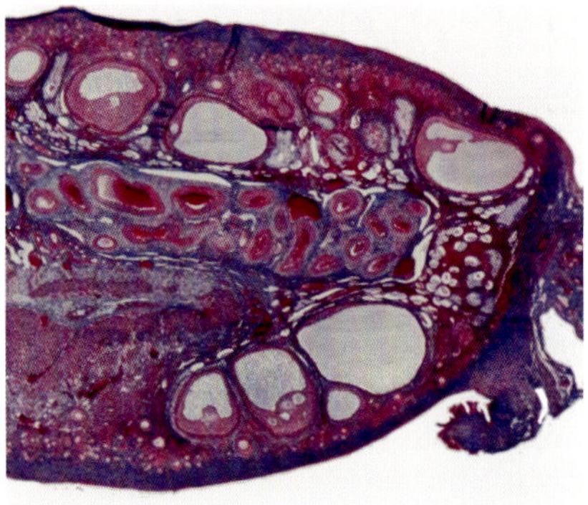

ESTE É O 2º DIA DO SEU CICLO MENSTRUAL

Faltam 278 dias...

O QUE ACONTECE LÁ DENTRO

Seus óvulos já estão se desenvolvendo, como se pode ver neste ovário com cores destacadas. As pequenas estruturas brancas são folículos imaturos, que contêm os óvulos em diferentes estágios de desenvolvimento. Assim que um dos folículos amadurecer, o óvulo vai irromper.

Observando seu ciclo menstrual e entendendo como ele funciona, você pode aumentar suas chances de engravidar.

Este é o segundo dia de sua menstruação e do seu ciclo menstrual completo, que começa no primeiro dia de menstruação e termina no primeiro dia da próxima menstruação. Um ciclo completo dura, em média, 28 dias.

Talvez neste momento sua menstruação fique mais intensa, pois o tecido e o sangue que constituem o revestimento do seu útero (o endométrio) estão descamando. A média de perda de sangue é de cerca de 30 ml. Enquanto o revestimento está descamando, os vasos sanguíneos do útero se contraem, o que pode causar cólicas menstruais. Assim que sua menstruação acabar, um óvulo começa (em um de seus ovários) a amadurecer num folículo, estando pronto para ser liberado por volta da metade do ciclo. Isso se chama ovulação (ver p. 49).

Enquanto isso, sob a influência da progesterona e do estrógeno, de novo começa a se formar o revestimento do útero, ficando pronto para receber um óvulo fecundado. Se a fecundação não ocorrer, o nível de hormônios cai, o revestimento descama e o ciclo recomeça.

FALANDO NISSO...

Pode haver sincronia no período menstrual em mulheres que moram ou trabalham juntas.

Os cientistas afirmam que os feromônios (substâncias químicas que desencadeiam respostas biológicas) passam de uma mulher para outra. Há, no nariz, receptores que detectam esses feromônios e ocorre, então, um processo biológico, em que uma mulher naturalmente ajusta o seu ciclo menstrual ao de outra.

MUDANÇAS DURANTE O CICLO MENSTRUAL

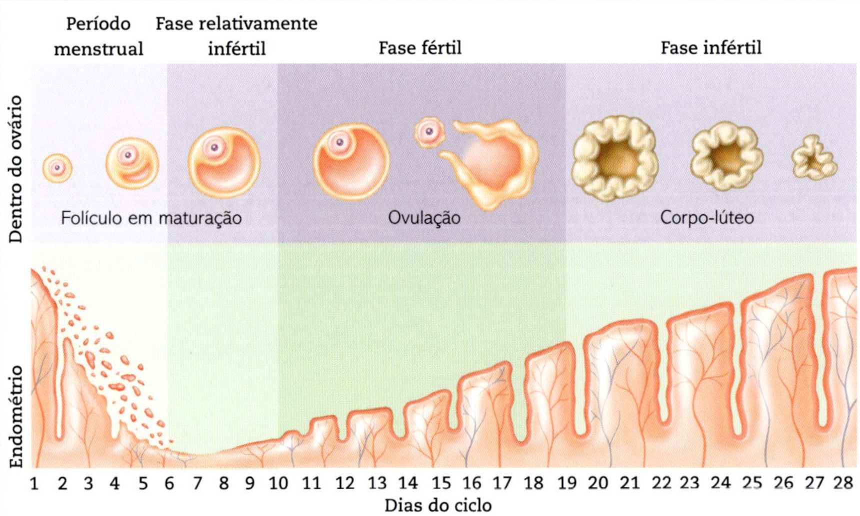

O ciclo mensal de um óvulo, conforme ele atinge a maturidade dentro do ovário, é mostrado no alto do quadro. Ele se libera do folículo por volta do 14º dia. A parte inferior do quadro mostra as etapas correspondentes de desenvolvimento do endométrio – descamando no começo da menstruação e refazendo-se para se preparar para o óvulo fecundado.

O folículo vazio do óvulo (o corpo-lúteo) secreta progesterona, hormônio que, durante os 28 dias do ciclo menstrual, ajuda o endométrio a alcançar uma espessura de cerca de 6 mm pronto para receber um óvulo fecundado.

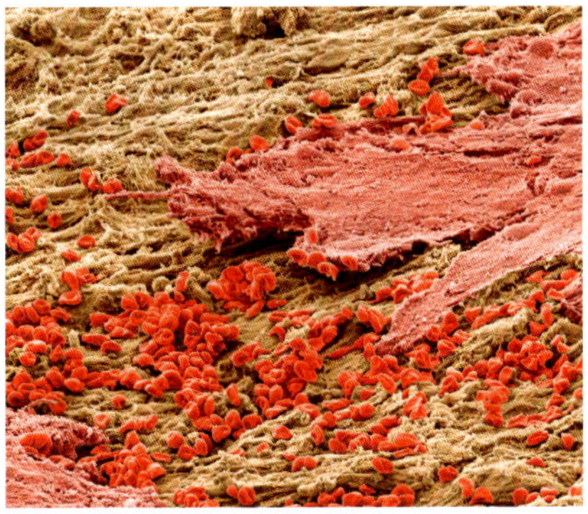

ESTE É O 3º DIA DO SEU CICLO MENSTRUAL

Faltam 277 dias...

O QUE ACONTECE LÁ DENTRO

O revestimento do útero, conhecido como endométrio, pode ser visto ao lado (estrutura rosa) descamando durante a menstruação. Isso acontece se um óvulo fecundado não se implanta. Os pontos vermelhos são células sanguíneas vermelhas, liberadas quando os vasos se rompem.

Quando você está tentando engravidar, é útil ter consciência dos fatores médicos e do estilo de vida que podem afetar o seu ciclo.

Você pode notar que o ritmo, a frequência e o volume das suas menstruações variam. Seu ciclo menstrual pode ser afetado por estresse, bem como por problemas médicos, como uma tireoide hiperativa. Em ambos os casos, a menstruação pode se tornar mais leve e reduzida. Se as suas menstruações são irregulares, pode ser difícil prever quando você vai ovular. Menstruações irregulares ou falhas podem significar que a ovulação não está ocorrendo, como na síndrome do ovário policístico. Se você sabe que esse é o seu caso, procure aconselhamento médico.

Mesmo tendo problemas com sua menstruação, você pode conseguir engravidar fácil e naturalmente, mas alguns distúrbios que causam menstruações longas, irregulares ou abundantes são associados a fertilidade reduzida. As menstruações abundantes podem ser causadas por problemas como mioma (ver p. 218) e afetar a fertilidade. Perdas de sangue acima da média também podem deixá-la anêmica, o que não caracteriza o melhor começo de gravidez, para você e o bebê. Por isso, talvez seja bom pensar em aumentar sua ingestão de ferro (ver p. 154).

Problemas que causam menstruações dolorosas também podem afetar a fertilidade. A endometriose é uma patologia comum, que pode tornar a menstruação dolorosa e causar desconforto durante o sexo. Se você tem esses sintomas, pode ser encaminhada a um especialista. Na endometriose, células que lembram as que revestem o útero crescem fora desse órgão, sobre estruturas como os ovários, as tubas uterinas e as paredes da pelve. Em alguns casos, especialmente os mais graves, a endometriose pode ser tratada com cirurgia, o que pode aumentar as chances de uma mulher engravidar.

PERGUNTE AO... MÉDICO

Devo monitorar meu ciclo menstrual? Sim, essa é uma parte importante do planejamento da gravidez, pois pode ajudá-la a saber em que dia aproximadamente você está ovulando (ver p. 49). Assim, você pode se assegurar de que terá relações sexuais aproximadamente no tempo certo para aumentar suas chances de engravidar.

Se você tem uma menstruação regular, é provável que esteja ovulando. Anote a duração do seu ciclo, que pode variar. Observe que entre a ovulação e o começo de sua próxima menstruação são cerca de 14 dias, então, quando você tiver a sua próxima menstruação, é possível calcular aproximadamente quando ovulou.

FOCO EM... FIV

Estimulando a produção folicular

A fertilização *in vitro* (FIV) pode ser uma opção se a mulher tiver dificuldade para engravidar. A primeira fase desse procedimento é estimular os ovários a produzir vários folículos, para que múltiplos óvulos possam ser fertilizados fora do corpo. Começando por volta do segundo dia do seu ciclo, você receberá drogas para estimular os ovários. Vai ser preciso autoinjetá-las (ver à direita) ou às vezes usar um *spray* nasal para suprimir o ciclo normal e tomar injeções de um hormônio estimulador (e às vezes luteinizante) de folículos. Depois, retiram-se os óvulos (ver p. 57).

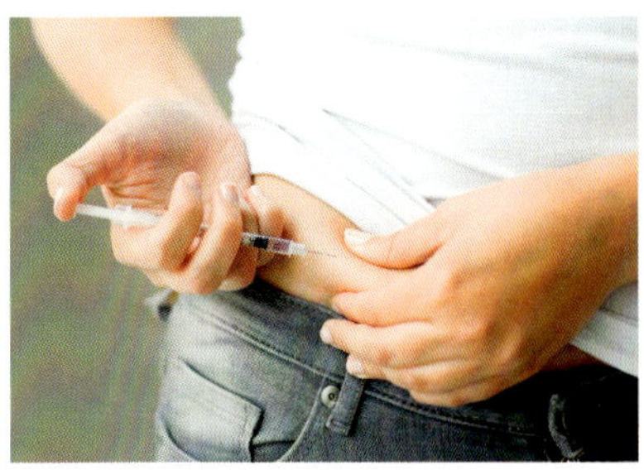

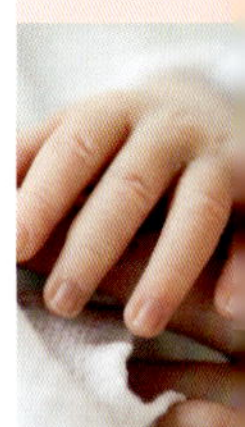

ESTE É O 4º DIA DO SEU CICLO MENSTRUAL

Faltam 276 dias...

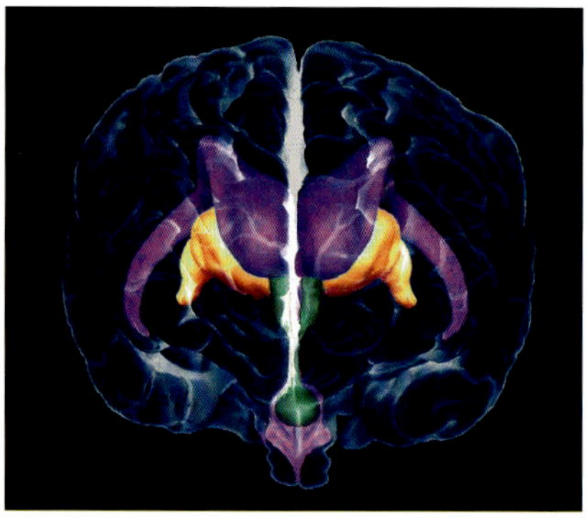

O QUE ACONTECE LÁ DENTRO

Neste escaneamento colorido, em 3D, do cérebro humano, a estrutura verde central é o hipotálamo. Em resposta ao estrógeno em circulação, ele libera substâncias químicas que estimulam a glândula pituitária (área verde, embaixo), que, por sua vez, libera hormônios que desencadeiam a ovulação.

Como muitas mulheres, você pode, às vezes, sentir-se controlada por seus hormônios, e isso ajuda a entender sua instabilidade.

O acúmulo de hormônios para a ovulação começa neste momento, na primeira semana do seu ciclo menstrual. A sua glândula pituitária produz o hormônio foliculestimulante (FSH). Durante esse período, o nível de FSH aumenta de maneira estável, desencadeando o desenvolvimento dos folículos (cerca de 15 a 20 por mês) em cada ovário. Os folículos, além de conter um óvulo, produzem estrógeno.

O hormônio estrógeno circula, afetando a glândula pituitária e fazendo com que ela produza o hormônio luteinizante (LH) – isso desencadeia a ovulação (ver p. 49). Nesta semana, seu nível de estrógeno está baixo e estável, mas vai aumentar acentuadamente no decorrer do ciclo.

Durante a menstruação, o nível de progesterona é baixo, mas começa a subir alguns dias depois e permanece alto durante a segunda parte do ciclo.

Sob a influência da progesterona, os músculos do colo do útero relaxam durante a ovulação, facilitando a abertura do canal cervical. Tais mudanças também afetam o muco, que se torna mais fluido, para os espermatozoides nadarem com maior facilidade. É a progesterona que possibilita o espessamento do revestimento do útero, para se preparar para a implantação do óvulo fertilizado.

FALANDO NISSO...

Homens também têm TPM!

Cientistas confirmaram que a TPM tem uma versão masculina – a síndrome do homem irritável. Descobriu-se que, nos homens, o nível de testosterona reduzido pelo estresse provoca mudanças de humor, birra incontrolável e perda de libido.

PERGUNTE AO... MÉDICO

Meu parceiro descobriu que tem colesterol alto e está muito acima do peso. Isso pode afetar nossas chances de engravidar? Esses dois problemas, juntamente com resistência à insulina, triglicérides altos e pressão alta, podem reduzir a fertilidade.

Seria aconselhável para seu parceiro fazer um *check-up* com seu médico, caso vocês estejam com dificuldades para engravidar.

Ele também deve observar sua dieta. Adotar uma dieta rica em carboidratos complexos, juntamente com carnes magras e muitos vegetais e frutas, é um ótimo começo para lidar com as duas questões.

MUDANÇAS DURANTE O CICLO MENSTRUAL

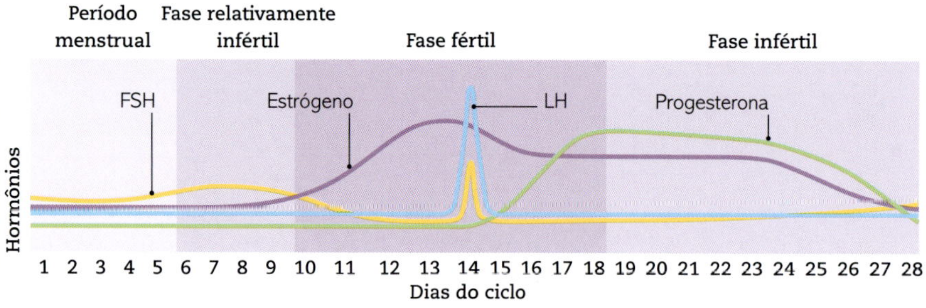

Quatro hormônios atuam durante o ciclo menstrual: o FSH (hormônio foliculestimulante) faz com que o folículo comece a se desenvolver no ovário; o estrógeno é produzido pelo óvulo em desenvolvimento e tem seu pico precisamente antes da ovulação; o LH (hormônio luteinizante) desencadeia a ovulação; e a progesterona torna o endométrio espesso.

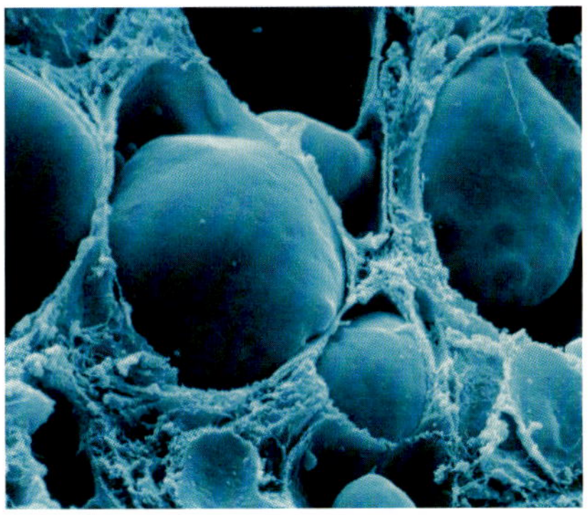

ESTE É O 5º DIA DO SEU CICLO MENSTRUAL

Faltam 275 dias...

O QUE ACONTECE LÁ DENTRO

Este corte tomográfico do ovário mostra diversos folículos ovarianos. O tecido conectivo é visto entre os folículos. A cada mês, amadurecem cerca de 15 a 20 folículos, mas geralmente apenas um amadurece plenamente e libera um óvulo.

Quando você está tentando ter um bebê, é essencial fazer algumas mudanças no estilo de vida. Cortar o álcool é um bom começo.

Embora ainda esteja na semana da sua menstruação, falte algum tempo para você ovular, para aumentar a fertilidade, tente assegurar-se de que a sua saúde está no melhor estado possível. Um modo de fazer isso é diminuir ou parar o consumo de bebidas alcoólicas.

Beber demais pode reduzir as chances de engravidar e, se você engravidar, também pode afetar o desenvolvimento do seu futuro bebê. Há evidências mais que suficientes de que é prejudicial beber além da quantidade recomendada. O que falta, no entanto, são evidências sobre os efeitos provocados pela bebida alcoólica ocasional na concepção e na gravidez (um ou dois copos de vinho, uma ou duas vezes por semana). Contudo, enquanto tentam engravidar e no começo da gravidez, muitas mulheres decidem unir-se ao time das precavidas e parar completamente de beber álcool. Algumas sentem que o enjoo matinal (ver p. 81) anula naturalmente a vontade de beber.

O álcool também afeta a fertilidade masculina, pois tem efeitos adversos na quantidade e na qualidade dos espermatozoides; e beber grandes quantidades pode causar impotência em alguns homens. Mas você pode achar que o álcool ajuda o casal a relaxar e a ter vontade de fazer sexo, aumentando suas chances de engravidar. Assim, não se sinta culpada por tomar uma dose muito ocasionalmente da sua bebida preferida.

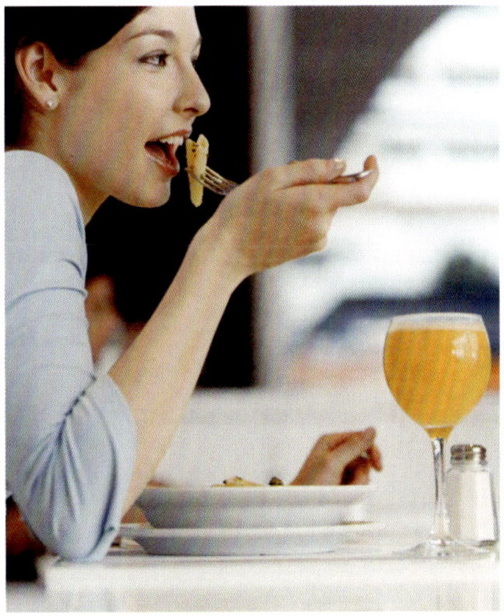

Opte por bebidas não alcoólicas se você estiver tentando ter um filho. O alto consumo de álcool pode ser prejudicial às suas chances de conceber.

FALANDO NISSO...

Drogas ilícitas ou "de rua" podem prejudicar o nascituro.

Tente parar de usar drogas antes de engravidar. Contudo, se você usa drogas regularmente ou acha difícil ficar sem elas, é essencial procurar assistência médica. Aconselhe-se com o seu médico. Ele poderá ajudá-la a entrar em contato com um grupo de apoio.

HORA DE PENSAR EM...

Fazer exames médicos

Antes de tentar engravidar, converse com seu médico sobre os seguintes exames:

- Rubéola: faça um exame de sangue para saber se você tem anticorpos contra rubéola. Ter uma primeira infecção pelo vírus da rubéola no começo da gravidez acarreta um risco maior não só de anomalias no bebê, como de aborto espontâneo. Se você foi vacinada contra rubéola quando criança, seu nível de anticorpos pode ser alto o suficiente para proteger o bebê. Se não foi, vão lhe oferecer a vacina SRC (tríplice viral) e vai ser aconselhada a não engravidar nos três meses seguintes.
- Doenças sexualmente transmissíveis: o médico pode solicitar exames que excluam a possibilidade de infecções como clamídia, verruga genital (condiloma acuminado) e herpes. Você também pode considerar a possibilidade de fazer um teste de HIV. Mulheres com HIV podem ter filhos, desde que sob medicação continuada para reduzir a chance de passar a infecção para a criança. Recomenda-se uma cesariana.

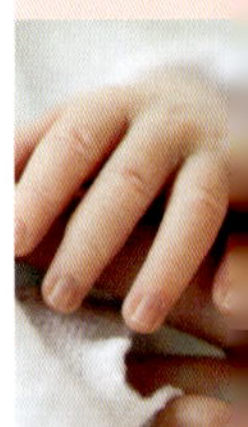

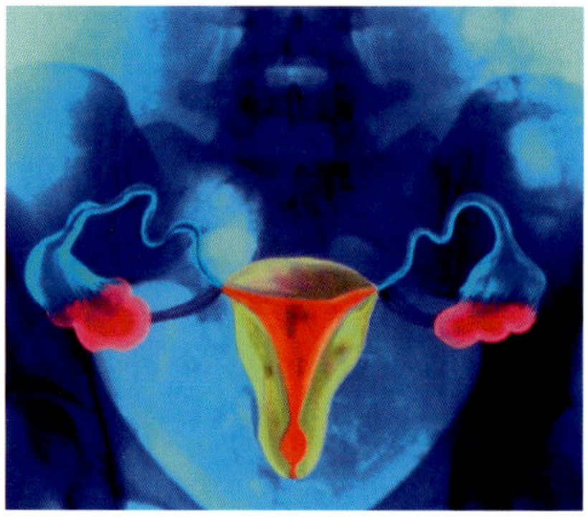

ESTE É O 6º DIA DO SEU CICLO MENSTRUAL

Faltam 274 dias...

O QUE ACONTECE LÁ DENTRO

Neste escaneamento de um útero, a estrutura verde central é o próprio útero em formato de pera; a parte vermelha é a cavidade do útero. As estruturas azuis, de ambos os lados, são as tubas uterinas, cada uma delas com um ovário, em vermelho, na extremidade.

Na concepção e na gravidez, comer bem é essencial. Portanto, é hora de você e seu parceiro adquirirem bons hábitos.

FOCO EM... NUTRIÇÃO

Nutrientes essenciais

Você pode precisar repor os estoques de certos nutrientes em seu corpo como preparação para a gravidez.

Alguns nutrientes como ferro, cálcio e vitaminas A e D são armazenados pelo corpo, mas, se você teve uma dieta restrita por razões de saúde ou por escolha, seus estoques podem estar baixos quando engravidar.

Procure ingerir substitutos de laticínios enriquecidos (ver pp. 15-16) se você evita leite e verifique suas fontes de iodo (p. 80).

Nestas primeiras duas semanas do seu ciclo, antes de ovular, reserve um tempo para observar o que você come diariamente – se você e o seu parceiro (ver p. 44) fizerem algumas mudanças simples na dieta, suas probabilidades de engravidar podem aumentar.

Use essa oportunidade para conferir o seu peso e o seu índice de massa corporal (IMC, ver p. 16), pois um IMC abaixo de 19 ou acima de 30 pode prejudicar a fertilidade.

Se você está acima do peso, o excesso de tecido adiposo pode afetar o seu metabolismo e os seus hormônios, e você pode deixar de ovular regularmente, ou até deixar de ovular. Se estiver acima do peso e precisar de tratamento de fertilidade, as chances de sucesso também são menores, pois você pode não responder bem às drogas que estimulam a ovulação. Quando estiver grávida, o sobrepeso também pode causar um risco maior de complicações, diminuindo a chance de levar a gravidez até o fim.

Ter pouco peso quando está tentando engravidar também não é saudável. A gravidez faz uso das reservas da mulher: por isso, um pouco de gordura acumulada é bom, tanto para a mãe como para o bebê. Estar seriamente abaixo do peso pode afetar a ovulação e tornar a menstruação irregular ou inexistente, e a concepção, improvável.

Quando você engravida, o seu IMC é uma boa indicação do quanto de peso deve ganhar durante a gravidez (ver p. 99).

FIQUE EM FORMA E FÉRTIL!

Exercícios regulares podem aumentar as suas chances de engravidar, pois permitem que seu corpo trabalhe em níveis ótimos. Se está em boa forma e seu estilo de vida é saudável, você pode limitar o nível de toxinas em seu corpo e diminuir o estresse, o que facilita a concepção. O exercício também vai regular sua energia e a glicemia, que ajudam o corpo a equilibrar o ciclo hormonal – aspecto fundamental no processo reprodutivo. Já exercitar-se em demasia pode colocar mais pressão sobre seu corpo e prejudicar o processo de ovulação, além de dificultar a concepção.

A orientação para este momento crucial da concepção é manter os exercícios aeróbicos e para emagrecer, como caminhar, correr e andar de bicicleta, por no mínimo 30 minutos, cinco vezes por semana, com intensidade moderada. É importante ouvir o seu corpo – moderado significa exercitar-se dentro do limite de conforto, no qual o exercício não é difícil demais, mas força o seu corpo o suficiente para que você obtenha os benefícios. Você deve se sentir energizada, e não com fadiga.

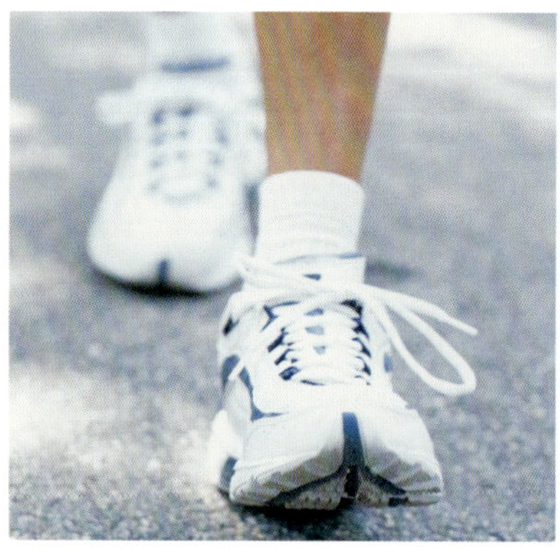

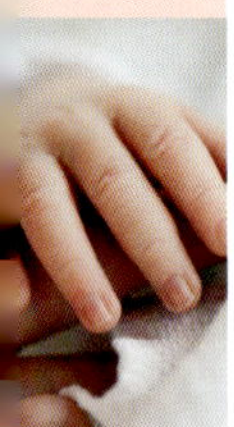

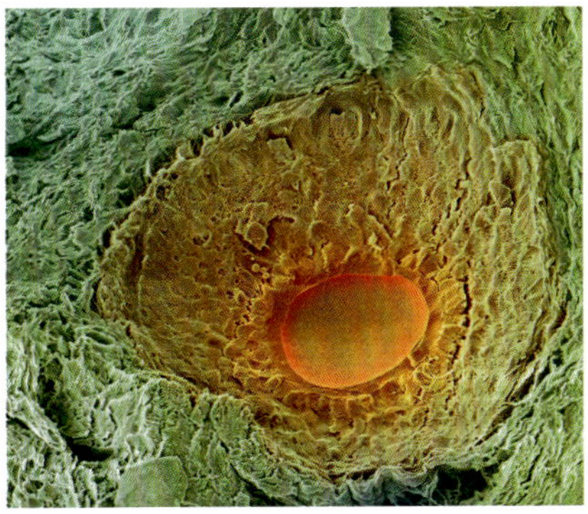

ESTE É O $7^{\underline{o}}$ DIA DO SEU CICLO MENSTRUAL

Faltam 273 dias...

O QUE ACONTECE LÁ DENTRO

Aqui, na cor laranja, pode-se ver um óvulo desenvolvendo-se no ovário. As células do folículo onde o óvulo está contido são vistas ao redor dele. Ao nascer, as meninas já têm milhões de folículos presentes em seus ovários.

Quando você está tentando engravidar, precisa levar em conta a sua idade, pois sua fertilidade decai à medida que envelhece.

Dentro de aproximadamente uma semana é provável que você ovule. Os ovários são repletos de folículos, que são estruturas cheias de líquidos nas quais o óvulo amadurece. As mulheres nascem com um único estoque para toda a vida, de cerca de 1 milhão de óvulos, e há um declínio contínuo todos os meses. Quando uma mulher entra na puberdade, só restam cerca de 300 mil óvulos. Desses, somente de 300 a 500 ovularão ao longo dos 30 a 40 anos da sua vida reprodutiva. É possível engravidar desde a puberdade até a menopausa. Mulheres em menopausa são aconselhadas a usar contraceptivos durante dois anos após sua última menstruação.

Considera-se que as mulheres com idade entre 20 e 24 anos estão no período mais fértil. Para a maior parte delas, a menstruação continua até os 50 e poucos anos, embora a fertilidade gradualmente decline aos 30, 40 e 50 anos, e a taxa de anomalias cromossômicas e de aborto espontâneo aumente. Não obstante, todos os anos milhares de bebês nascem de mulheres no final dos 30 anos ou mais.

A fertilidade começa a decair bruscamente após os 35 anos de idade. Sua idade também afeta a qualidade dos óvulos. Nas mulheres de 20 e poucos anos, cerca de 17% dos óvulos têm anomalias cromossômicas, mas, nas mulheres de 40 anos ou mais, esse número vai para mais de 75%. Problemas cromossômicos aumentam as chances de ter uma criança com uma patologia como a síndrome de Down (ver p. 476).

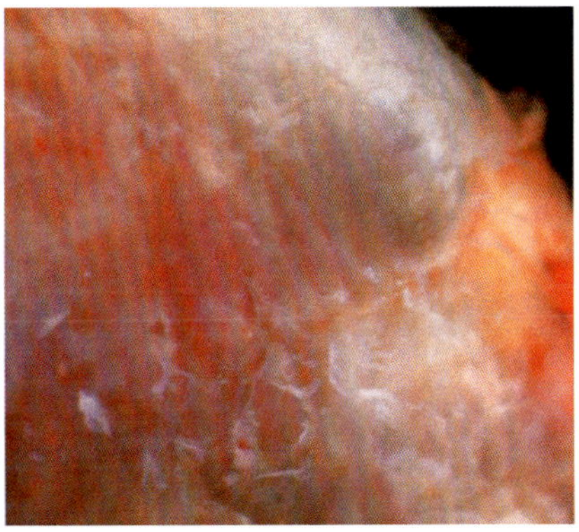

O folículo fica sob a superfície da parede ovariana e rompe-se exatamente antes da ovulação. Na metade do ciclo, é o momento mais provável de romper-se e liberar um óvulo.

É possível fazer um exame de sangue para indicar o restante da sua reserva ovariana e saber quanto tempo reprodutivo você ainda tem pela frente. Embora alguns exames tradicionais sejam baseados no nível de FSH (ver p. 38) e estrógeno, outros usam indicadores encontrados no sangue, como o hormônio antimülleriano (AMH). Uma alternativa é um procedimento de ultrassom vaginal chamado contagem de folículos antrais, que pode avaliar o número de folículos.

Engravidar é mais do que a ovulação; o óvulo precisa ser fertilizado e implantar-se, e a gravidez deve ser mantida.

O RELÓGIO BIOLÓGICO DO HOMEM

O homem pode continuar fabricando esperma em quantidade variável, durante toda a vida, por isso não espere que a fertilidade masculina caia significativamente.

Contudo, uma recente pesquisa francesa descobriu que homens com mais de 45 anos demoram muito mais para engravidar a parceira. Para as que engravidavam, havia um risco ligeiramente maior de aborto espontâneo. Isso porque há maior chance de haver DNA danificado em espermatozoides desses homens. Então, embora casais mais velhos possam, sim, conceber, é um fato que esses homens e mulheres já passaram do seu pico de fertilidade.

FALANDO NISSO...

O esperma faz uma jornada perigosa e longa (30-40 cm) para alcançar o óvulo.

Por isso, a natureza é generosa ao produzir milhões de espermatozoides a cada ejaculação. Nela, em média, há de 1,5 ml a 8 ml de sêmen com um mínimo de 15 milhões de espermatozoides por ml de líquido seminal.

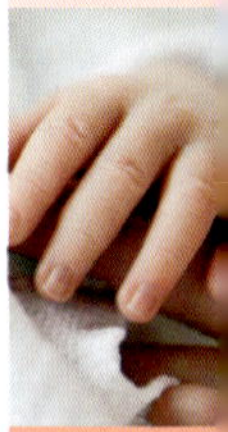

Sua 2ª semana

SEU "TEMPO FÉRTIL" ESTÁ SE APROXIMANDO E ESTE PODE SER O MOMENTO DE CONCEBER

Lá pelo fim desta semana, é provável que, em um de seus ovários, um óvulo alcance a plena maturidade. A ovulação ocorre quando, sob a influência dos hormônios, o óvulo irrompe para fora do folículo que o contém. Se ele se encontrar com um espermatozoide, você pode engravidar. Agora é o momento de curtir bastante sexo com seu parceiro, aproveite – quantas vezes quiser. Se tiver alguma preocupação quanto à fertilidade, tente esquecê-la e relaxar.

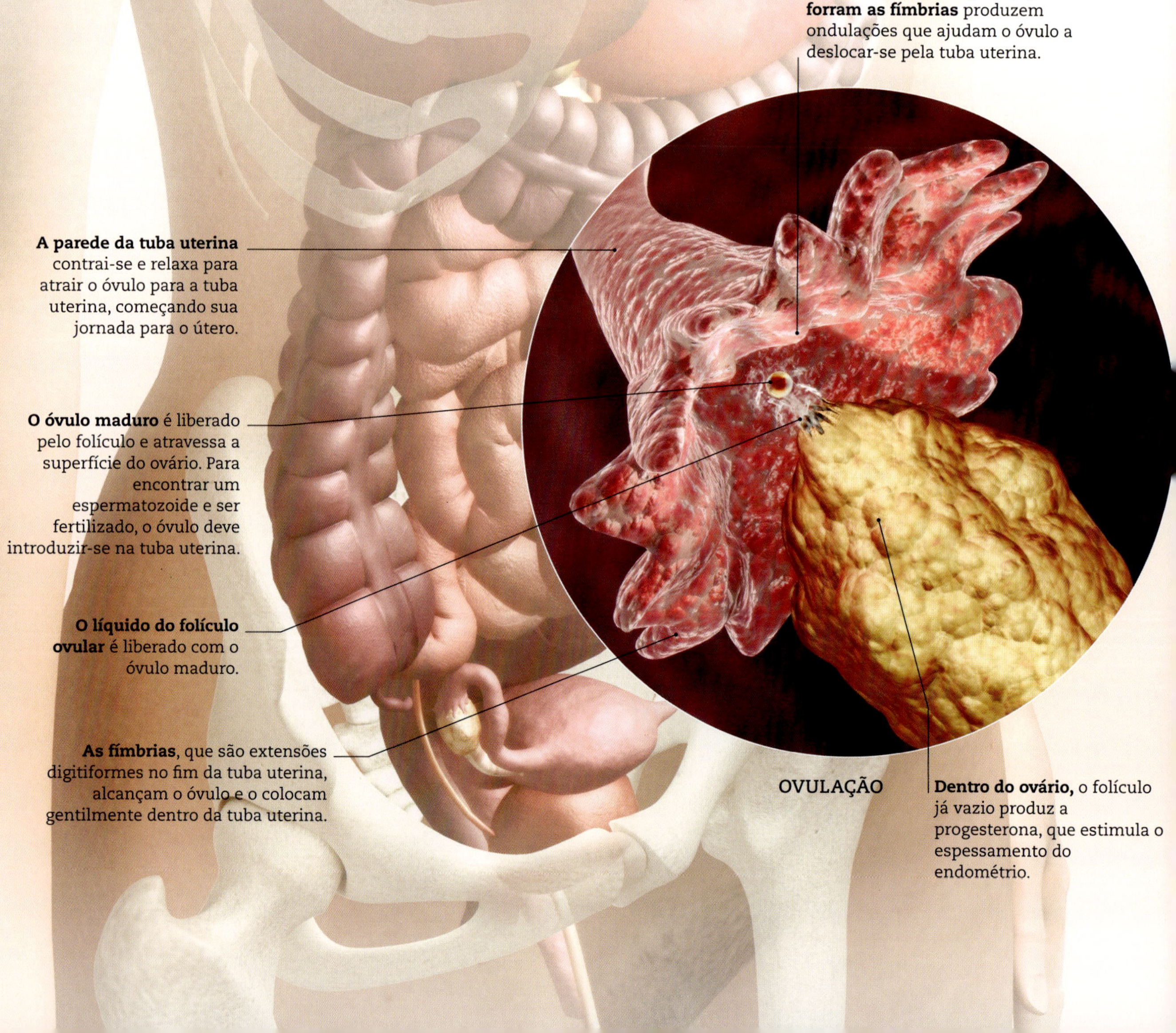

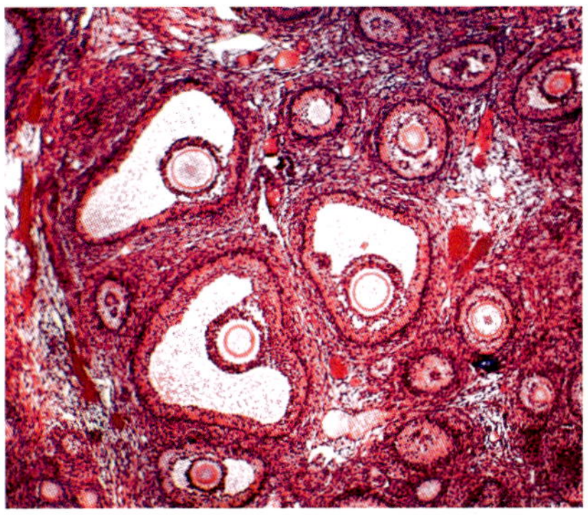

ESTE É O 8º DIA DO SEU CICLO MENSTRUAL

Faltam 272 dias...

O QUE ACONTECE LÁ DENTRO

Aqui se podem ver três folículos ovarianos em desenvolvimento (brancos). O círculo interno de cada um deles é o óvulo. Dos folículos mostrados, é provável que, nesta ovulação (ver p. 49), somente um esteja totalmente maduro e libere um óvulo.

No final desta semana, é provável que você tenha ovulado. Vale a pena conhecer os sinais indicativos de que está no período fértil.

Esta é a segunda semana do seu ciclo. É provável que você ovule dentro desta semana, e portanto estará fértil. Como o espermatozoide pode sobreviver por até 3 dias dentro de você e um óvulo vive por 12 a 24 horas após a ovulação, a janela para a fertilização de um óvulo é de 6 dias. No entanto, como o dia da ovulação varia entre o 12º e o 16º dia (aproximadamente 14º dia de um ciclo de 28 dias), o período fértil é considerado como de aproximadamente 8 dias. Se a sua menstruação é regular, pode ser mais fácil calcular a ovulação, mas você pode querer usar outros métodos, como ficar atenta a sinais naturais (ver boxe à direita) ou usar um teste de ovulação. Por meio da urina, o teste detecta um aumento no LH, hormônio que desencadeia a liberação do óvulo. Se o resultado for positivo, você deverá ovular de 12 a 36 horas depois. A eficácia dos resultados é de cerca de 99%, mas ocasionalmente pode ocorrer um resultado falso negativo ou falso positivo. Se o seu teste der negativo, faça outro no dia seguinte. Quando obtiver um resultado positivo, pode parar com os testes durante esse mês.

Embora sejam úteis, os testes custam caro e podem ser contraprodutivos, pois tornam o sexo mais mecânico. O melhor modo de engravidar é mantendo relações sexuais regularmente.

VOCÊ ESTÁ OVULANDO?

Nesta semana, fique atenta a:

- **Dores na parte inferior do abdome** conhecidas como dores intermenstruais ou Mittelschmerz (do alemão, "dor no meio"). Somente algumas mulheres sentem isso.
- **Temperatura corpórea basal** (a sua temperatura logo que acorda pela manhã) aumentando ligeiramente.
- **Muco cervical** torna-se mais úmido, mais claro e elástico, parecido com clara de ovo, logo antes da ovulação. Essa alteração no muco indica o começo da sua fase fértil.

MUDANÇAS DURANTE O CICLO MENSTRUAL

A temperatura corporal pode ser vista no topo do gráfico, aumentando bruscamente logo após a ovulação em cerca de 0,5 °C. A parte inferior mostra as secreções cervicais, úmidas e viscosas no início, dias antes da ovulação, que então se tornam mais fluidas e elásticas no seu período mais fértil.

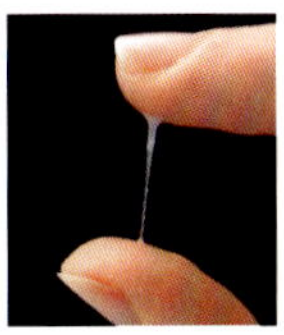

Se você sentir o muco cervical com os dedos, verá que pode esticá-lo. Isso é a filância, um sinal de que está prestes a ovular.

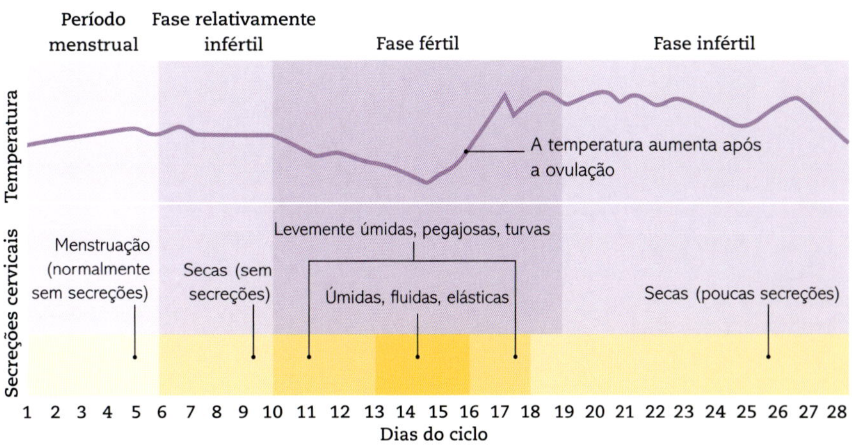

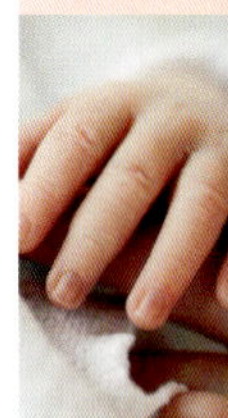

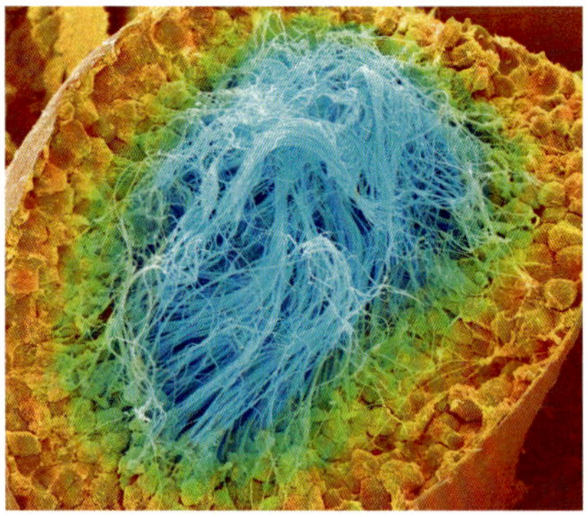

ESTE É O 9º DIA DO SEU CICLO MENSTRUAL

Faltam 271 dias...

O QUE ACONTECE LÁ DENTRO

No corpo do seu parceiro, espermatozoides estão sendo produzidos constantemente. Aqui, podem ser vistas as células do espermatozoide: consistem numa cabeça (em verde), que contém o material genético e fertiliza o óvulo, e uma cauda (em azul), que impele o espermatozoide para adiante.

Enquanto espera a ovulação, à medida que os folículos amadurecem para liberar o óvulo, mudanças ocorrem em seus ovários.

No período que antecede a ovulação, que vai ocorrer durante esta semana, o folículo mais maduro desloca-se para a superfície do ovário, pronto para liberar sua carga preciosa. Enquanto você esteve menstruada, desenvolveram-se nos ovários por volta de 15 a 20 folículos.

Os dois ovários contribuem para o desenvolvimento de folículos, mas geralmente é apenas um que leva um só folículo à ovulação. Isso depende do acaso, pois os ovários não seguem um rodízio rigoroso. À medida que o folículo dominante cresce, ele passa por grande aumento de tamanho, enchendo-se de líquidos secretados dentro do folículo. Cerca de 1% das mulheres pode liberar mais de um óvulo em alguns meses (ver p. 49), e, se ambos forem fertilizados, isso significa que estarão a caminho gêmeos não idênticos.

No momento da ovulação, o folículo maduro terá cerca de 2 cm de diâmetro, já o óvulo é pouco visível a olho nu.

Para amadurecer, os folículos precisam de FSH, mas o crescimento inicial não parece depender disso, e sim de outras substâncias químicas e hormônios.

FOCO EM... PAIS

Pais: a dieta de vocês também conta

Como o espermatozoide leva algumas semanas para amadurecer, se quer ser pai, deve adotar uma dieta saudável pelo menos de 2 a 3 meses antes da concepção. O excesso de peso pode afetar a fertilidade, então se exercite e melhore sua dieta.

- **Antioxidantes** que incluem selênio, zinco e vitaminas A, C e E previnem danos ao DNA do espermatozoide.
- **O selênio** ajuda a produzir espermatozoides, melhora sua motilidade e protege contra danos ao DNA. Coma mais peixes gordurosos e pequenas quantidades de castanha-do-pará, rica em selênio.
- **Grande quantidade de zinco** está presente no sêmen. Coma peixes, carne magra, mariscos, peru, frango, ovos, grãos integrais, centeio e aveia.
- **Os ácidos graxos essenciais** podem melhorar a motilidade do esperma, então coma peixes gordurosos, sementes e oleaginosas.
- **Tenha cuidado com a soja,** pois seus derivados possuem alto teor de isoflavonas, fitoquímicos que imitam o estrógeno. Um alto consumo pode reduzir a concentração de espermatozoides.

CONSELHO MÉDICO ESPECIALIZADO

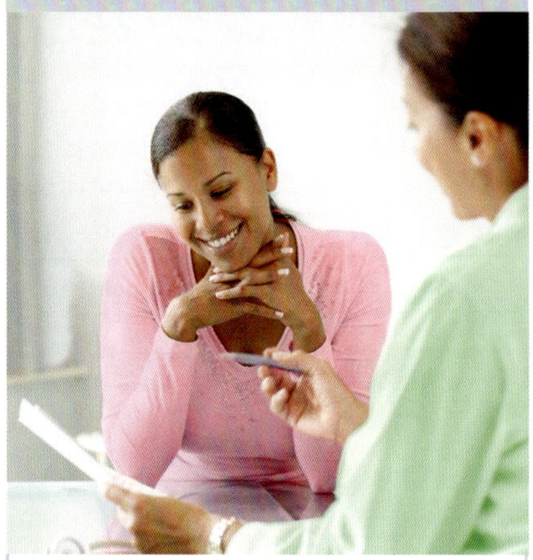

Se você tem algum problema de saúde crônico, isso pode ter impacto na gravidez, então consulte o médico antes de tentar engravidar.

Se você toma medicamentos para diabetes, asma, hipertensão, cardiopatias, trombose venosa profunda (TVP) (ver p. 186), problemas na tireoide, anemia falciforme, epilepsia ou qualquer outro problema crônico, consulte seu médico antes de tentar engravidar.

Se você engravidar enquanto estiver tomando medicamentos, não pare o tratamento, mas marque uma consulta com seu médico imediatamente.

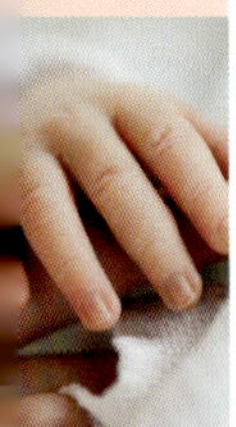

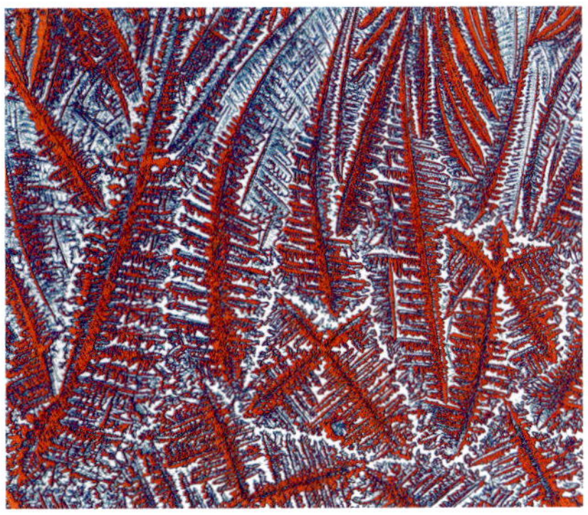

ESTE É O 10º DIA DO SEU CICLO MENSTRUAL

Faltam 270 dias...

O QUE ACONTECE LÁ DENTRO

Ao aproximar-se a ovulação, mais muco cervical é produzido. Aqui, ele se cristalizou no padrão "folha de samambaia". Perto do período de ovulação, o muco se torna claro, escorregadio e elástico, facilitando o nado dos espermatozoides.

Pode não haver preferência quanto ao sexo do bebê, mas, segundo algumas teorias, você pode influenciá-lo.

O segredo para engravidar é fazer sexo no momento certo durante esta semana, mas, se você tem preferência por algum sexo específico do bebê, o momento certo pode ser ainda mais importante. Alguns especialistas afirmam que há uma ligação entre o instante em que você tem a relação sexual e o sexo do bebê (ver abaixo).

Uma pesquisa recente sugere que mulheres que têm alto consumo calórico têm ligeiramente mais chances de ter um menino. Aquelas que pulam o café da manhã ou cujo consumo calórico é baixo têm mais chances de ter uma menina. Acredita-se que uma das razões é que as calorias extras afetam as secreções vaginais e ajudam a dar um incentivo vital ao espermatozoide Y, que gera os meninos.

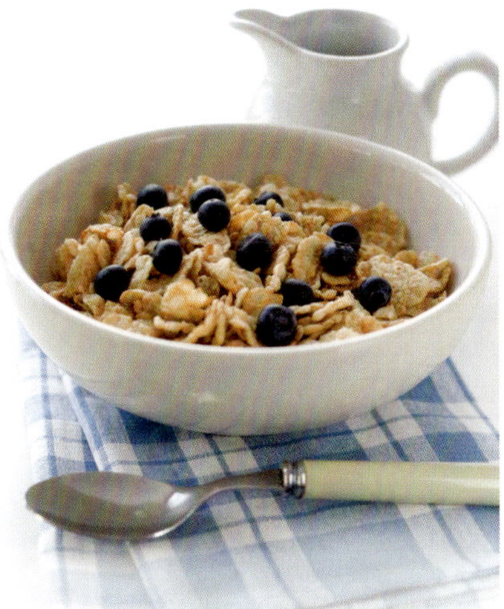

Pesquisas descobriram que mulheres com alto nível de glicose, adquirido com refeições regulares (inclusive café da manhã), têm mais chances de ter um menino.

FALANDO NISSO...

Se já tem duas crianças do mesmo sexo, a probabilidade de ter outra criança do mesmo sexo é de 75%.

Embora o sexo do bebê seja aleatório, conceber crianças do mesmo sexo pode dever-se ao fato de que os espermatozoides X (que geram meninas) de alguns homens são de melhor qualidade, ou, o contrário, que os melhores são os espermatozoides Y (que geram meninos).

Estatisticamente, é menos provável que casais que têm duas crianças de sexos diferentes tentem ter o terceiro filho.

FAZENDO BEBÊS... MENINOS E MENINAS

O método de Shettles, do Dr. Landrum Shettles, baseia-se no fato de que os espermatozoides Y (meninos) são menores, mais rápidos e menos duradouros do que os X (meninas) e menos capazes de suportar o ambiente ácido da vagina.

Para ter um menino, o método de Shettles aconselha:

- Combine o momento da relação sexual com o da ovulação e adote posições que permitam penetração profunda.
- Idealmente, a mulher deve ter orgasmo ao mesmo tempo que o homem, para que a vagina fique menos ácida e favoreça os espermatozoides Y.
- Logo antes do sexo, tome uma ou duas xícaras de café forte, para dar um empurrão a mais nos espermatozoides Y.

O método de Whelan, da Dra. Elizabeth Whelan, sugere que é mais provável conceber um menino se fizer sexo nos estágios iniciais do ciclo, de 4 a 6 dias antes da ovulação. Fazer sexo mais perto do período de ovulação aumenta as chances de conceber uma menina. Curiosamente, o método de Whelan é mais ou menos o oposto do aconselhado por Shettles.

Mas o que funciona? Na visão médica mais popular, apoiada por artigos em revistas como a *New England Journal of Medicine*, o momento da relação sexual tem pouco ou nada a ver com o sexo do bebê. A exceção possível é que fazer sexo dois dias antes da ovulação pode ser ligeiramente mais favorável à concepção de uma menina.

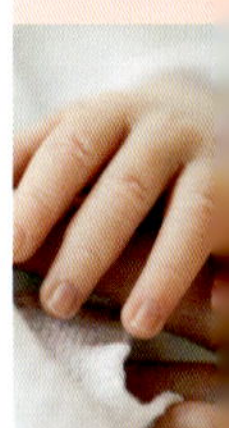

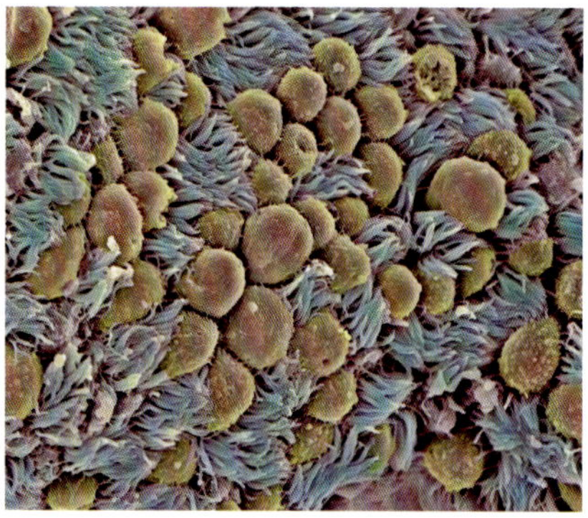

ESTE É O 11º DIA DO SEU CICLO MENSTRUAL

Faltam 269 dias...

O QUE ACONTECE LÁ DENTRO

O revestimento da tuba uterina, visto aqui, é uma membrana mucosa úmida, contendo células (marrons) que protegem a sua superfície. Depois da ovulação, os cílios, parecidos com pelos (em azul), movimentam os óvulos pela tuba uterina.

Se este não for o primeiro mês em que está tentando engravidar, não fique decepcionada. É normal que demore algum tempo.

Já faz algum tempo que você está tentando ter um filho? Pode ser difícil lidar com o fato de não conseguir engravidar, especialmente se você é alguém que teve sucesso em outras áreas da sua vida.

Na reprodução, o fator acaso é muito forte. Até mesmo para mulheres jovens, no auge da fertilidade, as chances de concepção em qualquer ciclo são de 20% a 30%. Não é incomum tentar por seis meses, ou até um ano, sem sucesso. Cerca de 10% a 15% dos casais podem levar mais de um ano para conseguir a gravidez ou encontrar dificuldades para engravidar. Portanto, planeje a concepção em um período mais extenso de tempo, algo como de 12 a 18 meses, a menos que você tenha algum motivo específico para se preocupar com sua fertilidade ou com sua saúde em geral.

As principais exceções são se você tiver mais de 35 anos de idade ou um problema de fertilidade ou ginecológico conhecido. Nesse caso, consulte o médico após tentar por seis meses. É provável que o primeiro passo para você seja fazer um exame de sangue e, para o seu parceiro, uma análise de sêmen. Você ainda pode engravidar do modo tradicional, mas precisa ser mais proativa se estiver nessa faixa etária mais alta. A dificuldade é se acabar precisando de técnicas assistidas de fertilização.

PERGUNTE AO... NUTRICIONISTA

Por que não posso tomar suplementos que contenham vitamina A? A vitamina A aparece sob duas formas. A versão encontrada em plantas se chama betacaroteno. Seu consumo é seguro, e ela pode ser encontrada em vegetais e frutas de cor laranja, amarela, vermelha e verde-escuro. A forma animal é o retinol, presente em ovos e carnes, e é seis vezes mais potente. Doses muito grandes de retinol são encontradas em alguns suplementos, por isso devem ser evitados.

PARANDO A CONTRACEPÇÃO

Você pode engravidar assim que parar de usar métodos contraceptivos.

- **DIU:** você pode engravidar se fizer sexo na semana anterior à retirada, pois os espermatozoides podem viver por três dias.
- **Pílula:** assuma que estará fértil imediatamente. Algumas mulheres parecem ficar extraordinariamente férteis após parar de tomar a pílula.
- **Implantes:** fertilidade pode voltar imediatamente após a remoção do implante, mas, para algumas mulheres, leva mais tempo. Ocasionalmente, a menstruação pode levar de três a nove meses para se regularizar, sugerindo que os efeitos do hormônio persistem, mas você ainda pode engravidar.
- **Injeções:** pode continuar havendo sangramentos irregulares e você pode não conseguir conceber por vários meses. Contudo, assim como nos implantes, é possível engravidar antes que sua menstruação volte ao normal.
- **Sistema intrauterino (SIU):** você pode engravidar se fizer sexo na semana anterior à remoção do SIU. Porém, pelo fato de o sistema conter progesterona, a concepção é mais improvável do que com o DIU (ver à esquerda).

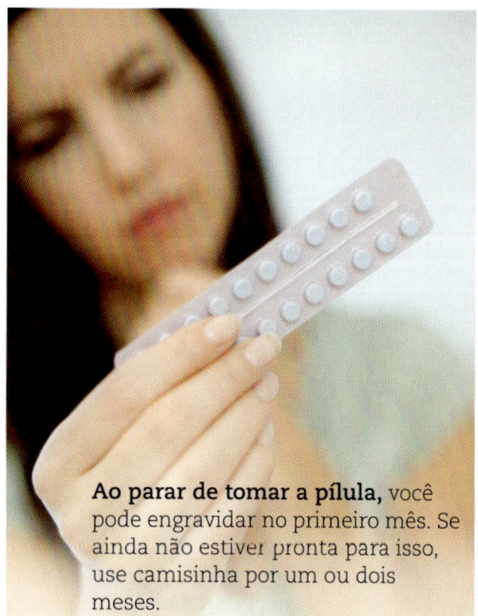

Ao parar de tomar a pílula, você pode engravidar no primeiro mês. Se ainda não estiver pronta para isso, use camisinha por um ou dois meses.

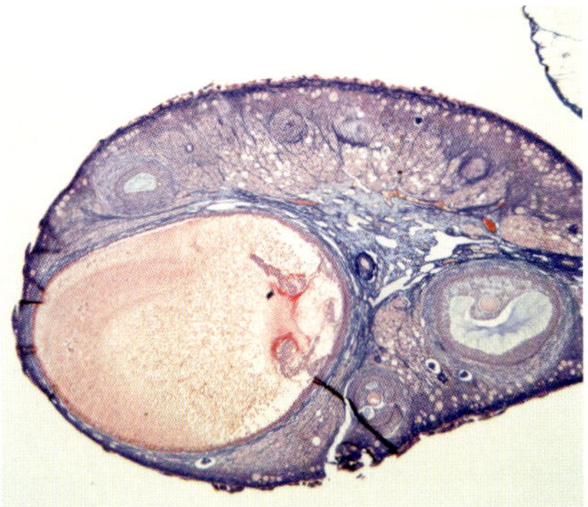

ESTE É O 12º DIA DO SEU CICLO MENSTRUAL

Faltam 268 dias...

O QUE ACONTECE LÁ DENTRO

No folículo ovariano maduro, há o antro folicular, uma cavidade preenchida por líquido (rosa-claro). Nesse estágio, logo antes da ovulação, um folículo cresceu muito mais do que os outros e esse é o que vai se romper, liberando o óvulo.

Neste estágio do seu ciclo, à medida que o nível de seus hormônios sobe, a sua libido também pode aumentar.

Os níveis de estrógeno estão subindo e hoje alcançam o pico, (com base num ciclo de 28 dias). O aumento de estrógeno vindo dos folículos estimula a liberação do hormônio LH (ver p. 38), que tem seu auge 24 horas antes da ovulação. O FSH (ver p. 38), da glândula pituitária, começa a subir no final desta semana.

PERGUNTE AO... MÉDICO

Tive um aborto espontâneo há quatro semanas. Posso tentar engravidar de novo imediatamente? Como orientação geral, espere até a próxima menstruação. Isso pode ajudar a datar a gravidez, caso você engravide rapidamente. Contudo, seu médico pode orientar uma espera mais longa, especialmente se seu aborto foi associado a alguma infecção, um problema médico conhecido ou for recorrente. Faz sentido realizar alguns exames primeiro.

Você e seu parceiro podem precisar de tempo para o luto também. Tranquilize-se e saiba que a grande maioria das mulheres que tiveram apenas um aborto espontâneo consegue ter filhos.

Um estudo recente aponta evidências de que mulheres que voltaram a engravidar dentro de seis meses eram menos propensas a ter outro aborto espontâneo.

Os níveis de progesterona estão baixos. Não há necessidade desse hormônio até que o revestimento do útero precise espessar-se. De fato, altos níveis tornariam o colo do útero hostil aos espermatozoides e eles teriam dificuldade em chegar ao útero e às tubas uterinas para fertilizar o óvulo.

As mulheres também produzem testosterona, o hormônio masculino, e no período da ovulação ele está em seu auge. Esse hormônio é responsável pela libido em ambos os sexos, portanto, com sorte, você e o seu parceiro estarão no clima certo para conceber bebês neste momento.

FALANDO NISSO...

Estar estressada pode afetar a sua capacidade de engravidar.

Talvez não surpreenda que, em situações de estresse, a natureza dificulte a concepção. Uma razão pode ser que o estresse reduz a resposta do ovário ao pico hormonal luteinizante na metade do ciclo. Também há uma relação entre estresse e insucesso em tratamentos de fertilidade, embora o motivo exato disso seja desconhecido.

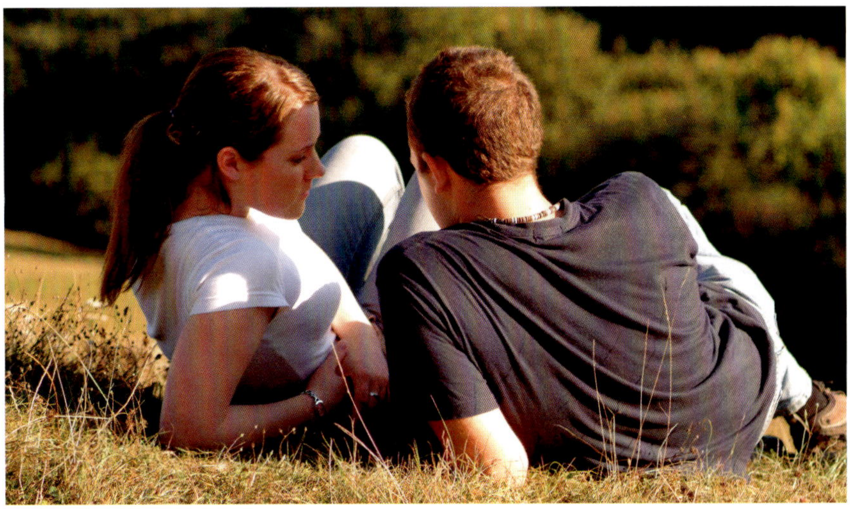

Um aborto espontâneo pode ser extremamente difícil e causar tensão no relacionamento. Antes de tentar ter outro bebê, vale a pena conversar e, juntos, deixar a tristeza passar.

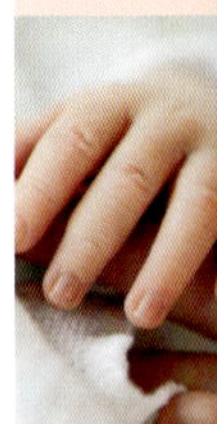

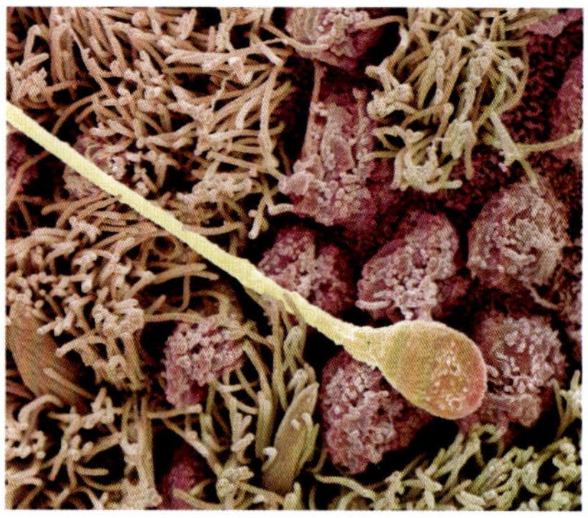

ESTE É O 13º DIA DO SEU CICLO MENSTRUAL

Faltam 267 dias...

O QUE ACONTECE LÁ DENTRO

Aqui, pode-se ver um espermatozoide dentro da tuba uterina. Como ele pode permanecer ativo e com vida dentro de você por até 72 horas, é possível engravidar mesmo que não ovule por vários dias.

Este é um momento excepcional para engravidar: tente não pensar demais sobre a ovulação e aproveite o sexo!

FALANDO NISSO...

Ter orgasmos pode ampliar suas chances de engravidar.

Uma teoria diz que o orgasmo feminino é um instrumento de evolução projetado para ajudar o sêmen a alcançar o colo do útero enquanto o útero se contrai. Se a mulher chegar ao clímax antes do parceiro, ou se ela não chegar ao clímax, reterá menos sêmen do que se ela chegar ao mesmo tempo ou depois dele.

Use a fase da ovulação para trazer de volta a emoção e a espontaneidade à sua vida sexual. Com todas as recomendações e restrições, sem falar nos palpites das comadres (que, supostamente, elevam os índices de concepção), é fácil esquecer que sexo é para ser agradável. Mas se estiver absolutamente determinada a engravidar, daí a diversão pode ficar de lado, sim. Você pode tentar posições, horas e lugares diferentes para fazer sexo. Se você e seu parceiro geralmente não são tão ousados, essa é uma boa oportunidade de tentar variar um pouco as coisas.

Tente fazer sexo a cada 48-72 horas. Se seu parceiro ejacular regularmente, isso estimulará a produção de esperma de qualidade. Os benefícios da abstenção foram altamente superestimados no passado. É verdade que não fazer sexo por até sete dias pode aumentar o número de espermatozoides, mas as pesquisas agora mostram que a abstinência pode debilitar a motilidade (sua capacidade de nadar), especialmente se os espermatozoides já estiverem "fracos". Quanto maior o período de abstinência, mais acentuado será o efeito. Portanto, divirta-se; e se você engravidar é lucro!

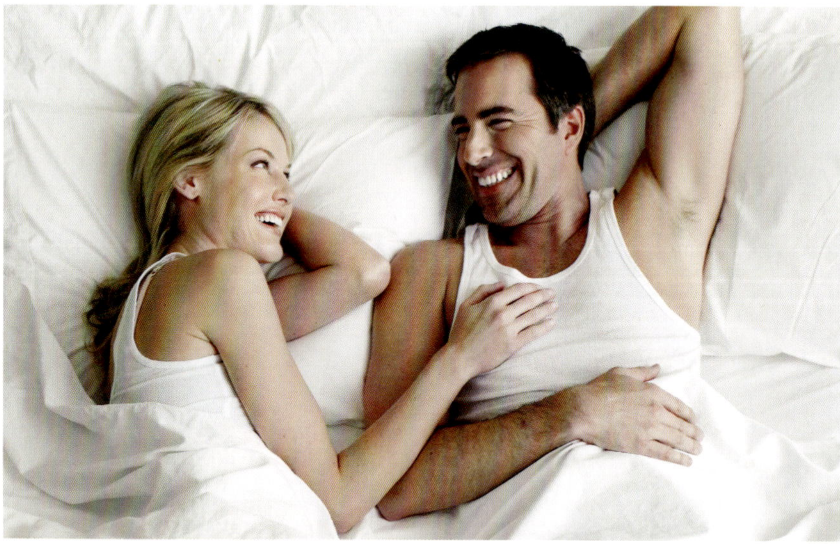

Ainda que seu objetivo seja engravidar, tente relaxar e fazer do sexo um prazer, e não uma tarefa.

POSIÇÕES SEXUAIS

Parece que o modo como você faz sexo pode ajudar na concepção. Posições sexuais que tornam a penetração mais profunda, como a por trás, podem funcionar melhor, pois o esperma é depositado o mais perto possível do colo do útero. Se o homem estiver por cima, a mulher pode tentar colocar um travesseiro sob as nádegas, para elevar a pelve e auxiliar o movimento do esperma em direção ao colo do útero. Posições nas quais a mulher fica por cima podem fazer com que o esperma escorra. Evite usar lubrificantes, pois eles podem ter efeitos adversos no esperma.

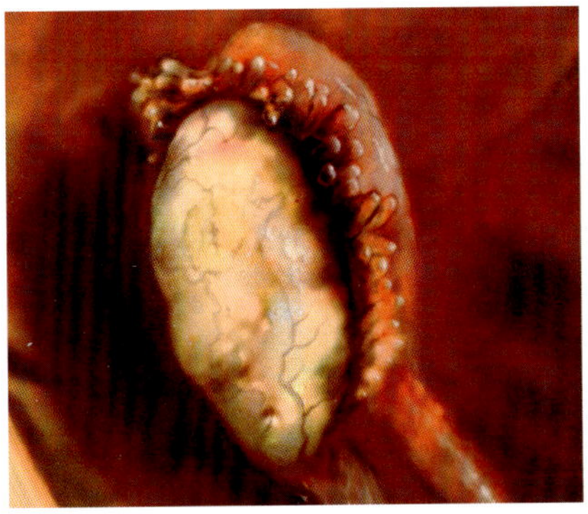

ESTE É O 14º DIA DO SEU CICLO MENSTRUAL

Faltam 266 dias...

O QUE ACONTECE LÁ DENTRO

Aqui, no final da tuba uterina, pode ser visto o ovário. Por volta deste período do ciclo menstrual, na superfície do ovário, um folículo libera um óvulo, que é levado para a tuba por extensões digitiformes, claramente visíveis, chamadas fímbrias.

É provável que, se ainda não ovulou, você ovule hoje; e se o óvulo e o espermatozoide se encontrarem, logo poderá estar grávida.

Em geral, a ovulação ocorre por volta do 14º dia, mas pode acontecer mais cedo ou mais tarde. Chama-se ovulação o momento em que um óvulo é liberado de seus ovários (às vezes, dois óvulos são liberados – ver boxe abaixo). O LH sobe graças ao estrógeno produzido pelos folículos em crescimento (ver p. 47) e é esse aumento que desencadeia os atuais acontecimentos no folículo. O LH faz com que o óvulo dentro do folículo amadureça por completo, pronto para ser liberado e fertilizado. Esse é o ponto em que o óvulo reduz seu número de cromossomos (ver p. 54) de 46 para 23.

A esta altura, o folículo está cheio de líquido. Logo antes da ovulação, ele tem dois centímetros ou mais de diâmetro e posiciona-se logo abaixo da superfície do ovário. Se você pudesse vê-lo, ele pareceria com uma bolha prestes a estourar. A seguir, o folículo produz enzimas que digerem sua camada exterior, liberando o óvulo na superfície do ovário.

Uma vez liberado do folículo, o óvulo logo é levado à tuba uterina mais próxima pelas extensões digitiformes que constituem o final da tuba uterina, local onde, com sorte, ele será fertilizado.

FALANDO NISSO...

Se você já teve gêmeos fraternos (não idênticos), a sua chance de ter outro par se quadruplica.

Gêmeos fraternos são concebidos quando mais de um folículo amadurece por completo e os dois óvulos liberados durante a ovulação são fertilizados. A maior probabilidade de ter outro par de gêmeos se deve ao fato de que a maioria das mulheres que, sem medicação para fertilidade, engravidam de gêmeos fraternos apresenta um padrão de liberação de mais de um óvulo por ciclo. Sua chance de ter outro par de gêmeos é de cerca de 1 em 3 mil.

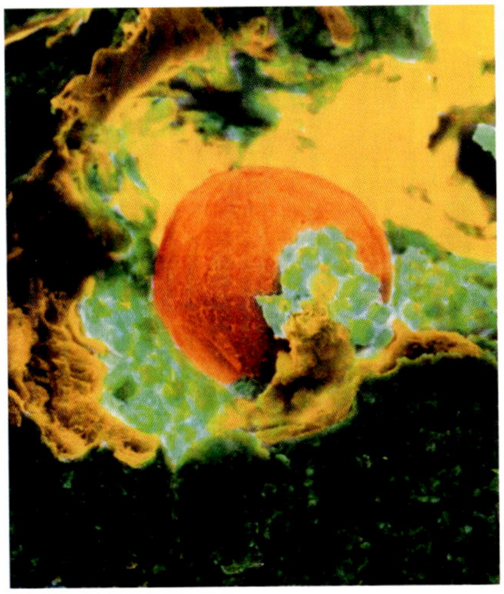

Na ovulação, o folículo se rompe e o óvulo atravessa a superfície do ovário. Às vezes, nesse momento, dois folículos amadurecem, liberando cada qual um óvulo.

FOCO EM... RELACIONAMENTOS

Pressão para engravidar

Se está tentando engravidar, talvez sua mente esteja toda ocupada com isso, o que pode prejudicar o seu relacionamento. Tendo o objetivo de engravidar, é fácil enxergar o sexo de forma utilitária. A essa altura, você e seu parceiro podem se considerar componentes de uma máquina de fabricar bebês, em vez de objetos sexuais. É fácil perder o prazer.

Você pode achar que seu parceiro está aflito, caso se sinta pressionado a fornecer esperma, o que é compreensível. A angústia pode ter efeito adverso na boa vontade do homem e até na capacidade de fazer sexo. Se isso ocorrer, a tendência é que piore, o que naturalmente torna a gravidez menos provável e pode causar discórdia.

Esforce-se para ser carinhosa e trabalhar em parceria, em vez de criar uma guerra. Considere sair de férias; é comum casais conseguirem engravidar quando estão viajando e ficam mais relaxados. Certifique-se de que também aproveita para fazer sexo sem ser no seu tempo fértil e em contextos livres de estresse.

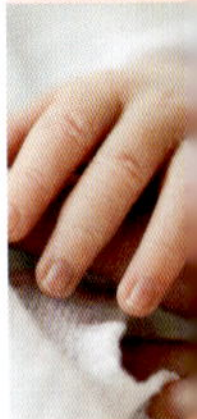

Concepção

A gravidez começa com a concepção, um processo complexo que envolve a liberação de um ou mais óvulos do ovário, a fertilização bem-sucedida pelo espermatozoide na tuba uterina e a implantação no revestimento do útero.

A liberação do óvulo

Toda mulher nasce com sua cota de folículos contendo óvulos imaturos e alguns deles vão amadurecer e ser liberados durante a vida. A cada mês, o hormônio foliculestimulante (FSH), liberado pela glândula pituitária, encoraja alguns folículos a amadurecerem. Esses folículos, por sua vez, produzem o estrógeno, hormônio cujos altos níveis estimulam o útero a espessar e a preparar-se para a implantação de um óvulo fertilizado. À medida que os óvulos amadurecem, o nível de estrógeno sobe e a glândula pituitária recebe uma mensagem para produzir o hormônio luteinizante (LH). A cada mês, esse pico de LH faz com que um folículo (e, às vezes, mais de um) libere um óvulo maduro – esse é o momento da ovulação.

Quando o óvulo deixa o ovário, penetra na tuba uterina mais próxima e começa a viajar por ela até o útero. A tuba uterina tem apenas 10 cm de comprimento e seu revestimento possui muitos cílios minúsculos que, literalmente, empurram o óvulo em direção ao útero. Mesmo assim, a jornada leva cinco ou mais dias. É no curso dessa viagem que acontece a fertilização do óvulo.

A jornada do espermatozoide

Durante o sexo, o homem libera dentro da vagina espermatozoides em abundância – cerca de 250 milhões a cada ejaculação. Cada espermatozoide tem uma longa cauda para impeli-lo, portanto, ele está bem equipado para subir a tuba uterina a nado, onde ocorre a fertilização do óvulo. O percurso inteiro, da vagina, passando pelo útero até a tuba uterina, pode ser realizado em algumas horas. Contudo, o esperma

ANATOMIA

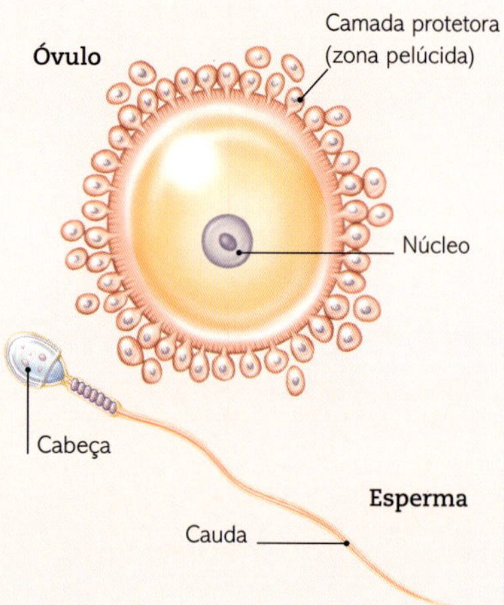

O óvulo maduro tem 0,1 mm de diâmetro e é cercado por uma camada externa, a zona pelúcida. O espermatozoide, muitíssimo menor, é formado pela cabeça (que contém o material genético masculino e enzimas que o ajudam a atravessar a camada exterior do óvulo) e a cauda (que o impele vagina acima e dentro do útero até a tuba uterina).

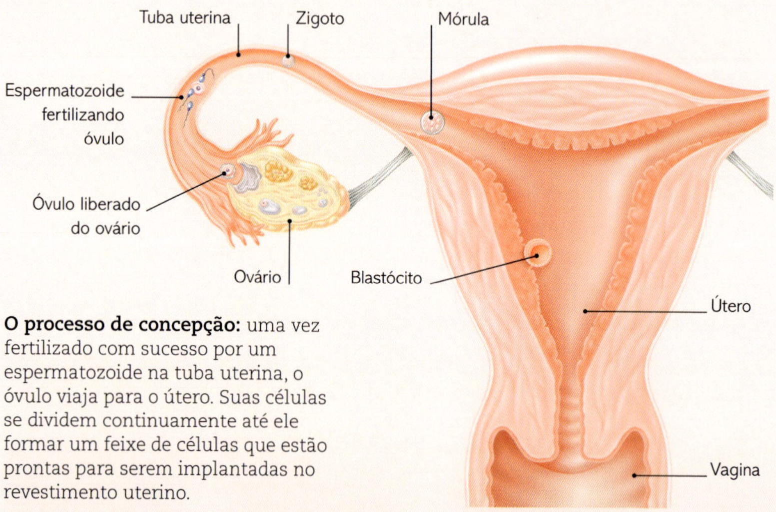

O processo de concepção: uma vez fertilizado com sucesso por um espermatozoide na tuba uterina, o óvulo viaja para o útero. Suas células se dividem continuamente até ele formar um feixe de células que estão prontas para serem implantadas no revestimento uterino.

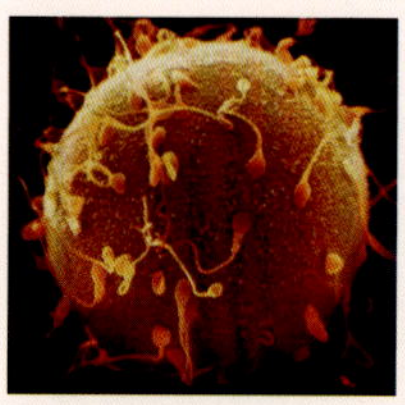

Na fertilização, um espermatozoide penetra o óvulo. Uma vez que eles se fundem, formam uma só célula chamada zigoto.

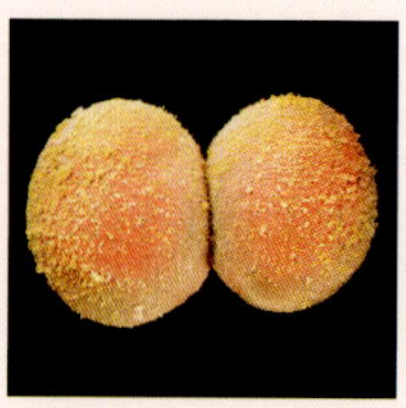

O zigoto se divide em duas células idênticas e continua a se dividir enquanto desce a tuba uterina.

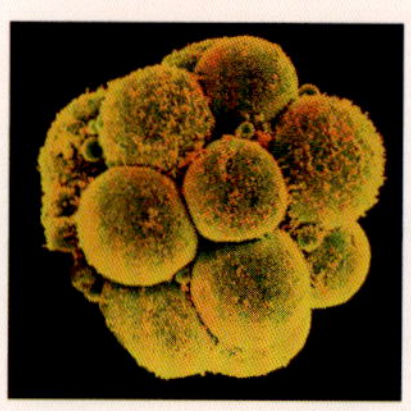

A mórula – um feixe de cerca de 16 células – se forma cerca de três ou quatro dias após a fertilização do óvulo.

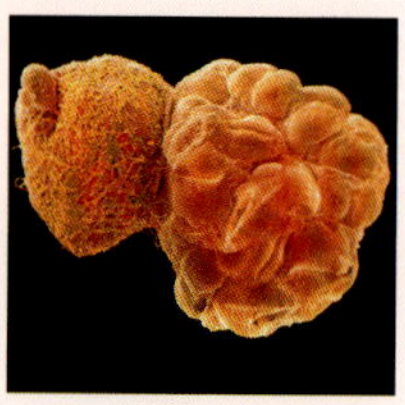

O blastócito, uma massa de até cem células, desfaz-se da camada protetora e se prepara para o implante no útero.

pode sobreviver na vagina e no útero de 3 a 5 dias, o que significa que há um período de cerca de 6 dias no qual a fertilização pode ocorrer.

Nem todos os milhões de espermatozoides chegam até a tuba uterina; na verdade, a maioria deles morre, escoa para fora da vagina ou se perde pelo caminho. Cerca de apenas 300 espermatozoides, uma pequena fração do número originalmente liberado, atingem a localização do óvulo.

O momento da fertilização Embora muitos espermatozoides se aglomerem em volta do óvulo e tentem penetrar sua camada exterior, apenas um deles conseguirá atravessar a superfície e fertilizar o óvulo. Quando isso acontece, a camada externa do óvulo espessa-se rapidamente para impedir que outros espermatozoides façam o mesmo: é por isso que cada óvulo é fertilizado por apenas um espermatozoide.

A implantação no útero

Quando o óvulo fertilizado alcança o útero, ele, de uma única célula, transformou-se no blastócito, um aglomerado complexo de células. A princípio, esse aglomerado fixa-se bem frouxamente ao revestimento uterino e, depois, de modo mais profundo e permanente. Nesse estágio precoce, esse aglomerado, que é mais do que apenas um óvulo fertilizado, mas ainda não é bem um embrião, às vezes é chamado de "concepto". Embora o sexo dele já esteja determinado, nem remotamente ele é, ainda, parecido com um bebê. As células produzem enzimas que permitem que vá digerindo o revestimento do útero e se acomode confortavelmente sob da superfície.

GÊMEOS

Como os gêmeos são concebidos

Ao menos uma gravidez em cada 65 é gemelar. Os gêmeos podem ser concebidos de duas formas, resultando em gêmeos idênticos ou não idênticos.

Gêmeos idênticos são concebidos quando um só óvulo fertilizado se divide em duas células distintas. Esse tipo de gêmeos são 50% menos comuns do que os não idênticos. Os idênticos têm os mesmos genes e são do mesmo sexo, por isso são muito parecidos, embora diferenças sutis em seus ambientes possam indicar que nem sempre eles são idênticos em todos os sentidos. Gêmeos idênticos são conhecidos como gêmeos "monozigóticos", pois vêm de um só "zigoto", ou óvulo fertilizado. Trigêmeos, quadrigêmeos e múltiplos ainda maiores também podem ser monozigóticos. Contudo, as combinações que geram de trigêmeos para cima podem ser mais complexas. Por exemplo, pode haver dois óvulos fertilizados e um deles se divide em dois.

Gêmeos não idênticos são concebidos quando dois óvulos são liberados durante a ovulação. Os genes de cada gêmeo vêm dos pais, mas não compartilham a mesma mistura genética. Os não idênticos também são chamados "fraternos", pois se parecem com quaisquer outros irmãos e podem ser de sexos diferentes. Eles também são chamados de gêmeos "dizigóticos", pois se originam de dois "zigotos" – ou óvulos fertilizados – separados. Trigêmeos não idênticos são concebidos quando três óvulos são liberados. É mais comum que isso ocorra quando a ovulação é induzida com medicamentos durante o tratamento para a fertilidade (ver abaixo).

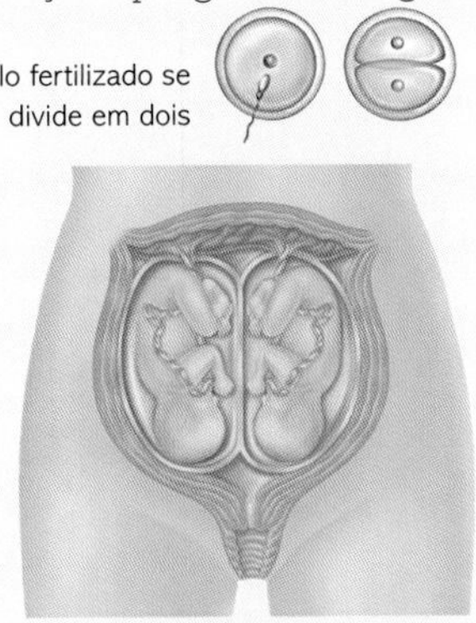

Gêmeos idênticos, resultantes da divisão de um só óvulo fertilizado, podem compartilhar uma só placenta no útero. Ocasionalmente, também podem compartilhar a mesma bolsa amniótica.

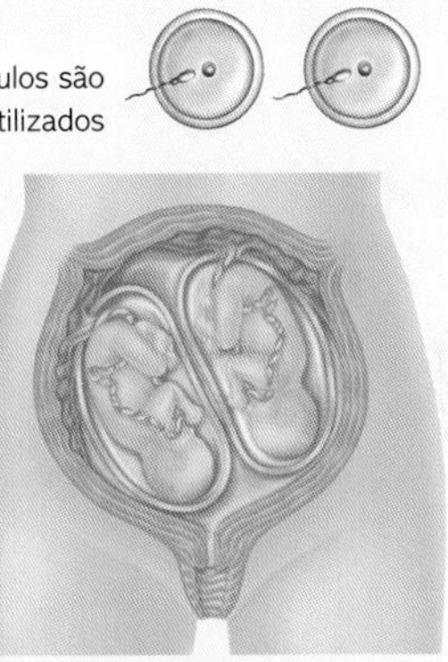

Quando dois óvulos são fertilizados ao mesmo tempo, formam-se gêmeos não idênticos, cada um com suas respectivas placenta e bolsa amniótica.

Concepção assistida

Se, após um ano de tentativas, você não engravidou, seu médico pode sugerir testes e então aconselhar que você comece um tratamento de fertilidade. O mais popular é a fertilização *in vitro* (FIV). Ela envolve a utilização de medicamentos para estimular seu ovário a produzir mais óvulos nesse ciclo.

Os óvulos são colhidos e fertilizados com o esperma em um laboratório especializado, e você recebe tratamento hormonal para preparar o útero para receber os embriões de 2 a 5 dias mais tarde. Se a qualidade do esperma for baixa, pode ser usada a injeção intracitoplasmática de espermatozoides (ICSI) – um único espermatozoide é injetado no óvulo, que uma vez fertilizado é transferido para o útero.

Na inseminação intrauterina (IIU), os espermatozoides selecionados são colocados dentro do útero. Ela é usada quando a análise do sêmen revela uma anormalidade leve ou quando há problemas com a ovulação ou o coito.

Você deve ser informada sobre todos os riscos da concepção assistida antes do tratamento.

Sua 3ª semana

É NESTA SEMANA QUE UM MILAGRE ACONTECE – O BEBÊ É CONCEBIDO

Se você ovulou e o óvulo encontrou um espermatozoide, coisas incríveis vão acontecer rapidamente. Após a fertilização, para que um único óvulo vire uma esfera de 58 células, são necessários apenas três dias. No final da semana, essa esfera, chamada blastócito, terá alcançado o útero, onde inicia o implante. Levará duas semanas até você descobrir que está grávida, e, agora, hormônios especiais contribuem para ajudar a manter a gravidez.

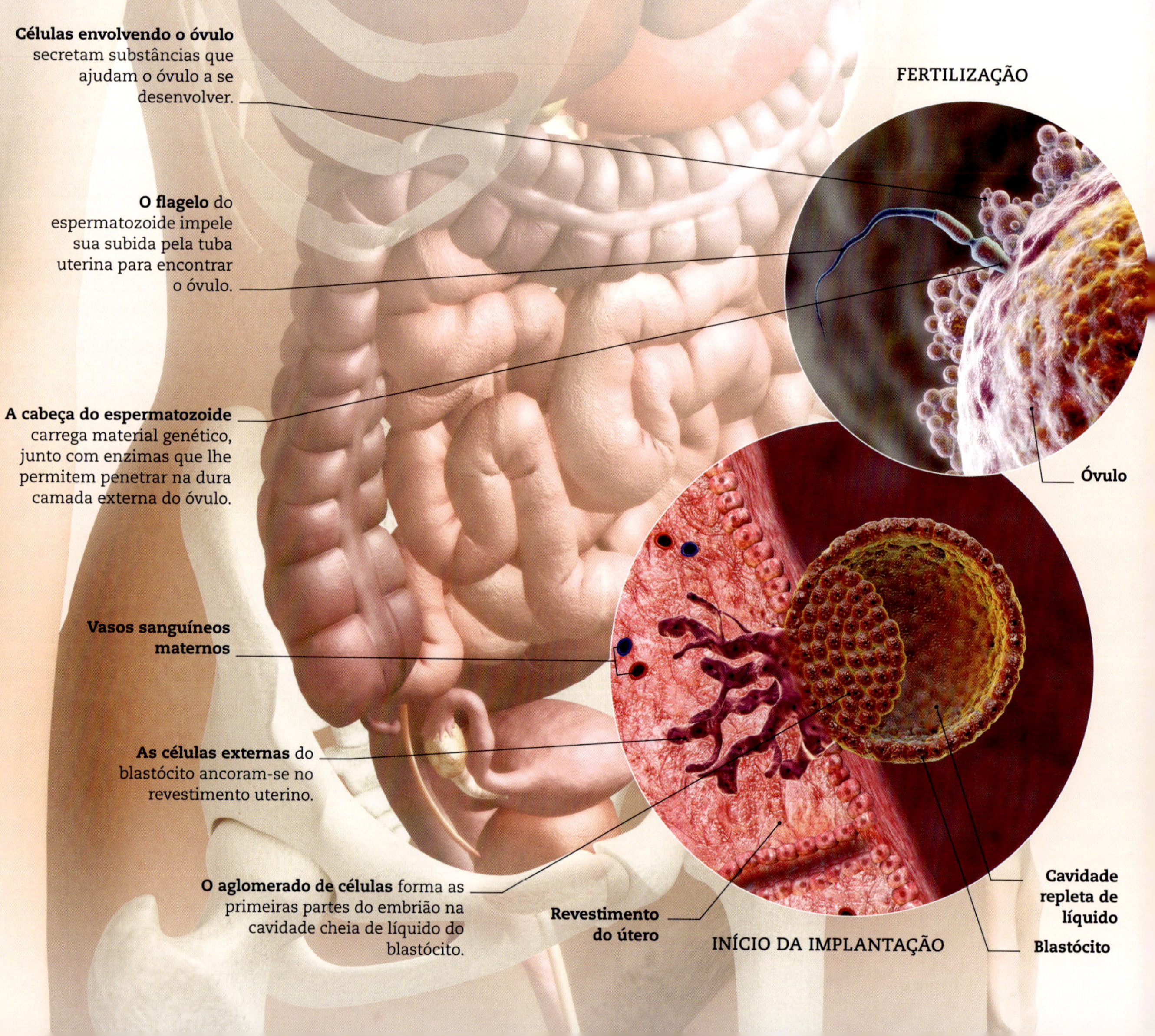

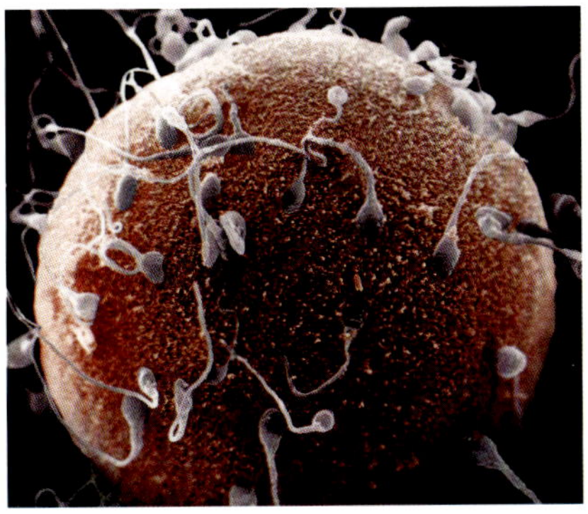

JÁ ESTÁ COM 2 SEMANAS E 1 DIA

Faltam 265 dias...

O QUE ACONTECE LÁ DENTRO

Aqui se vê o óvulo rodeado por espermatozoides. Embora apenas um vá fertilizá-lo, acredita-se que sejam necessárias muitas centenas deles para romper as camadas defensivas do óvulo e permitir a fertilização.

O seu óvulo recém-liberado só sobrevive 24 horas, mas, com sorte, nesse período, vai encontrar um espermatozoide e ser fertilizado.

É provável que você tenha ovulado e que seu óvulo, ainda não fertilizado, comece agora a jornada. Uma vez liberado do ovário, o óvulo é atraído por uma de suas tubas uterinas e, movendo-se em direção ao útero, aguarda na parte mais ampla da tuba, esperando a fertilização.

Para cada espermatozoide liberado, a probabilidade de alcançar o local da fertilização é cerca de uma em um milhão. Por volta de 300 espermatozoides alcançam a tuba, mas apenas um vai fertilizar o óvulo. Tendo penetrado no óvulo, o espermatozoide desencadeia uma reação que torna impenetrável a superfície do óvulo. Cada espermatozoide e cada óvulo contêm respectivamente 23 cromossomos, metade do material genético total necessário. O óvulo sempre contém um cromossomo X, mas o espermatozoide pode carregar um cromossomo X ou Y e, portanto, determina o sexo do embrião. E a fertilização se completa ao combinarem-se os cromossomos do espermatozoide com os do óvulo, formando o zigoto.

Umas poucas centenas de espermatozoides sobrevivem à jornada e encontram o óvulo na tuba uterina, mas é apenas um espermatozoide que fertiliza o óvulo.

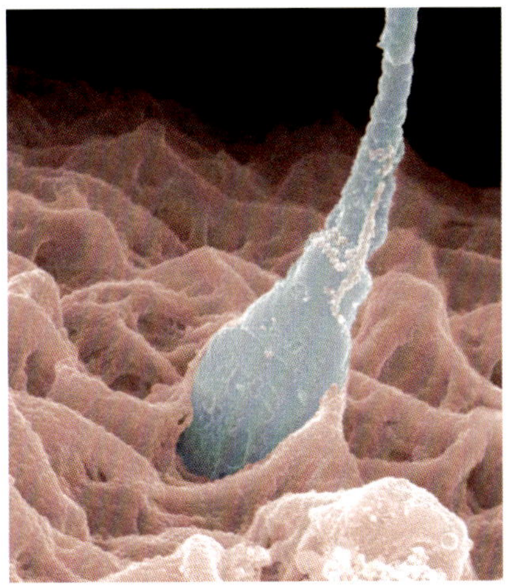

FOCO EM... PAIS

Em forma e infértil?

Se você quer ser pai, há muitas razões para garantir sua boa forma física, para apoiar a parceira enquanto ela se prepara para a gravidez. Contudo, embora sedentarismo não seja desejável para homens que querem engravidar suas parceiras, parece que exagerar na academia também pode não ser o melhor plano de ação.

Pesquisadores pediram a um grupo de homens, jovens e em forma, para se exercitarem intensamente quatro vezes por semana, por duas semanas. Depois, o sêmen deles foi testado e descobriram que continha menos espermatozoides e níveis mais baixos dos hormônios essenciais à gravidez. Essas mudanças hormonais eram temporárias e retornaram perto do normal alguns dias depois de retomarem suas atividades regulares.

O preocupante é que a recuperação pode não ser tão rápida entre os homens mais velhos, ou que têm baixa contagem de espermatozoides e/ou baixos níveis hormonais. Portanto, mantenha-se em forma em níveis moderados.

FALANDO NISSO...

Os hormônios responsáveis pela produção de espermatozoides são liberados a cada 60 a 90 minutos: o homem produz constantemente células espermáticas.

Isso significa, na teoria, que um homem é sempre fértil. Os espermatozoides levam 72 dias para se desenvolver por completo, por isso, levar um estilo não muito saudável de vida durante esse momento prejudicará a qualidade deles. Assim, se está tentando engravidar, seu parceiro deve manter um estilo de vida saudável por pelo menos três meses para produzir bons espermatozoides.

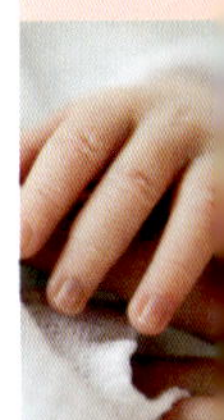

Genes e herança

As características físicas e mentais dos filhos são determinadas, ao menos parcialmente, pelos genes que os pais lhes transmitem. Em alguns casos, pode ser transmitido um gene anormal, resultando numa síndrome genética hereditária.

COMO OS GENES SÃO TRANSMITIDOS

Através das gerações

A cada geração, os genes são embaralhados e reembaralhados. Metade dos genes do bebê vem do pai, e a outra metade, da mãe. Os pais do bebê, por sua vez, herdaram cada metade dos seus genes de cada um dos próprios pais. Um quarto dos genes de todas as pessoas vem dos avós. Então, como isso acontece? Em vez de conter o pacote completo de 46 cromossomos, cada óvulo e cada espermatozoide contêm apenas metade dele, ou 23 cromossomos. Ao se encontrarem, na concepção, os cromossomos juntam-se, constituindo pares, para formar um novo pacote completo que é, agora, a identidade genética do novo indivíduo. Um dos 23 pares de cromossomos são os cromossomos sexuais, portanto o sexo também é determinado na concepção. Cada óvulo carrega um cromossomo X e cada espermatozoide carrega um cromossomo X ou Y. Se dois cromossomos X se combinam, o bebê é uma menina; se os cromossomos X e Y se combinam, o bebê é um menino (ver à direita).

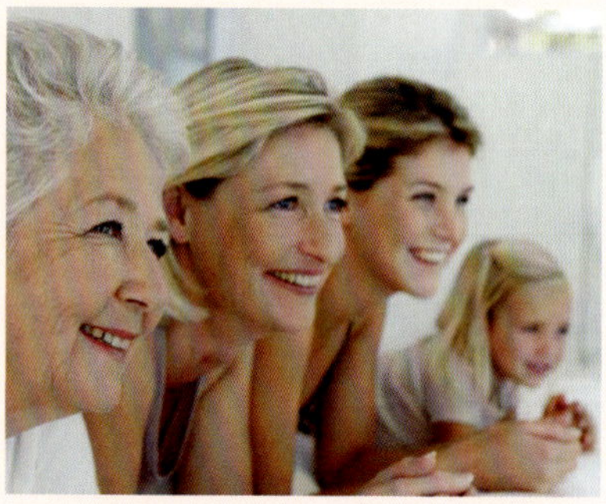

A herança genética significa que gerações sucessivas podem partilhar certas características.

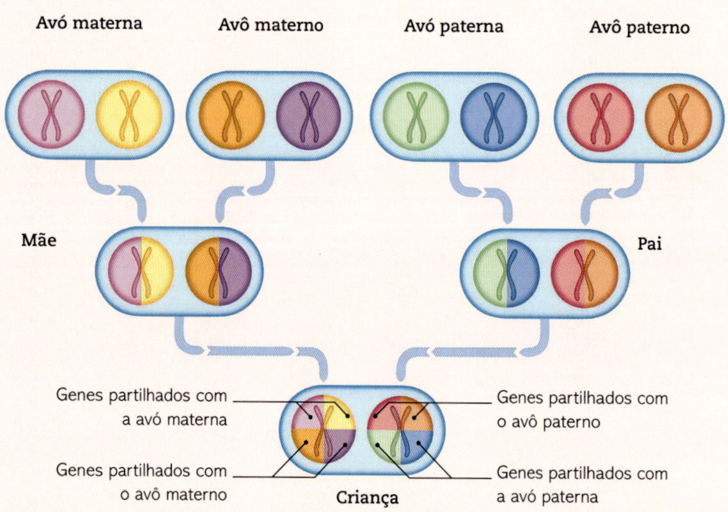

O que são genes?

Os genes localizam-se em estruturas em forma de bastão, os cromossomos, encontradas no núcleo de cada célula do corpo. Cada gene ocupa uma posição específica no cromossomo. Como os genes fornecem instruções para a fabricação de proteínas, e as proteínas determinam a estrutura e a função de cada célula do corpo, o resultado é que os genes são responsáveis por todas as características que você herda.

Para cada pessoa, as instruções genéticas completas – o genoma humano – são carregadas por 23 pares de cromossomos e consistem em cerca de 20 a 25 mil genes.

Como a herança funciona

Na concepção, o embrião recebe 23 cromossomos do óvulo da mãe e 23 cromossomos do espermatozoide do pai. Eles se juntam em pares para formar um total de 46 cromossomos. Os pares de 1 a 22 são idênticos ou quase idênticos; o par 23 são os cromossomos sexuais, que são ou X ou Y. Cada óvulo e espermatozoide contêm uma combinação diferente de genes, pois quando as células do óvulo e do espermatozoide se formam, os cromossomos se unem e, aleatoriamente, trocam genes entre eles, antes que a célula se divida. Isso significa que, com a exceção dos gêmeos idênticos (ver p. 51), cada pessoa tem características únicas.

Como o sexo é determinado? Dos 23 pares de cromossomos que são herdados, um par determina o sexo. Esse par é composto ou por dois cromossomos X (feminino), quando o bebê é uma menina; ou por um cromossomo X e um cromossomo Y (masculino), quando o bebê é um menino.

O óvulo sempre contém um cromossomo X, enquanto o espermatozoide pode carregar um cromossomo X ou Y. Portanto, o sexo de qualquer bebê será determinado pelo pai. Se um espermatozoide carregando um cromossomo X fertilizar o óvulo, o embrião resultante será uma menina. Se um espermatozoide com um cromossomo Y fertilizar o óvulo, o embrião resultante será um menino. No sexo masculino, ambos os cromossomos X e Y são ativos. No sexo feminino, contudo, um dos dois cromossomos X é desativado no início do desenvolvimento do embrião, para prevenir instruções em duplicata. Esse cromossomo X pode ser tanto o da mãe como o do pai.

Variações de gene Dentro da célula existem duas versões de cada gene, herdadas uma de cada progenitor. Frequentemente, essas duas versões são idênticas. No entanto, alguns genes emparelhados ocorrem em versões ligeiramente diferentes, chamadas alelos. De um gene qualquer, ainda que cada pessoa possa ter apenas dois, é possível haver de dois a centenas de alelos. Essa variabilidade dos alelos explica as diferenças entre indivíduos, como a cor dos olhos e o formato das orelhas. Um alelo pode ser dominante e "prevalecer" sobre o alelo recessivo (ver boxe à direita).

Por que ocorrem as síndromes genéticas

Geralmente os genes são saudáveis, mas às vezes há algum defeituoso. Síndromes genéticas surgem tanto de um gene anormal herdado ou de um gene que muda, ou sofre alguma mutação. As síndromes genéticas podem seguir um padrão dominante ou recessivo de herança (ver à direita). E também podem ser passadas pelos cromossomos X. Tais síndromes associadas ao sexo costumam ser recessivas, o que quer dizer que uma mulher pode carregar o gene defeituoso sem ser afetada, pois ela tem outro cromossomo X saudável para compensar. Se um garoto recebe um cromossomo X afetado, ele será afetado; já uma garota, será uma portadora saudável, como a mãe. Um homem afetado pode passar tal gene defeituoso apenas para as suas filhas.

PADRÕES DE HERANÇA

Genes dominantes e recessivos

Os genes vêm em pares, e cada gene de um par pode ser ligeiramente diferente. Um gene pode ser dominante e prevalecer sobre o gene recessivo. Genes recessivos só causam efeito se ambos os genes do par forem recessivos. Um exemplo é a cor dos olhos, embora haja mais genes para a cor dos olhos do que os retratados aqui.

LEGENDA

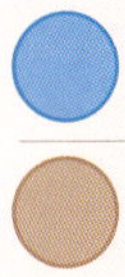

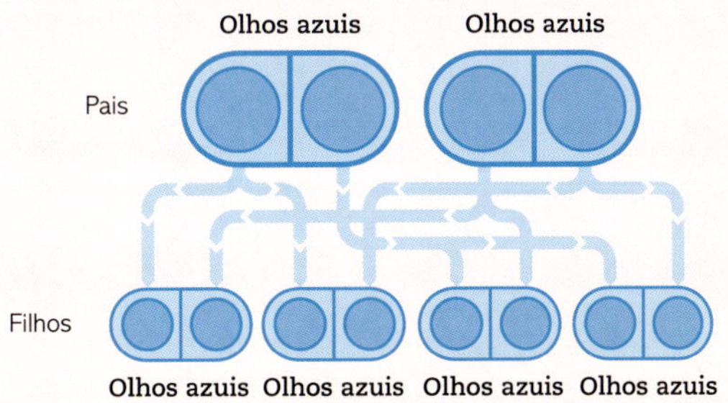

Dois pares de genes recessivos
Quando os dois progenitores têm olhos azuis, como se vê aqui, ambos terão um par de genes recessivos para a cor de olhos azul. Assim, todos os filhos terão olhos azuis, pois não há gene dominante presente para mascarar o gene recessivo.

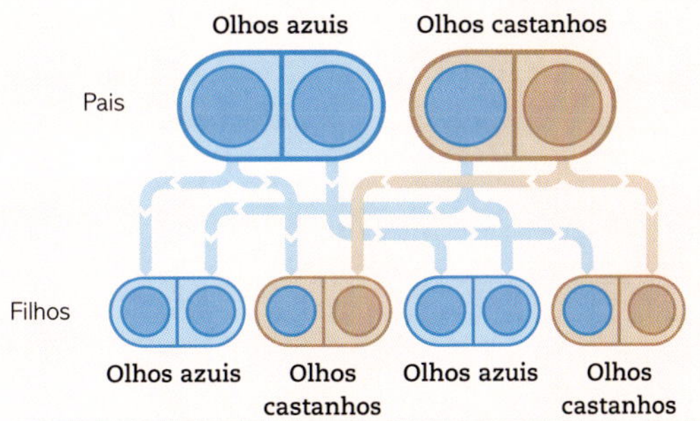

Genes recessivos e misturados
Neste exemplo, cada filho vai herdar pelo menos um gene recessivo de olhos azuis dos pais. Dependendo da característica, dominante ou recessivo, o filho do casal tem 50% de chance de herdar os olhos azuis e 50% de chance de herdar os olhos castanhos.

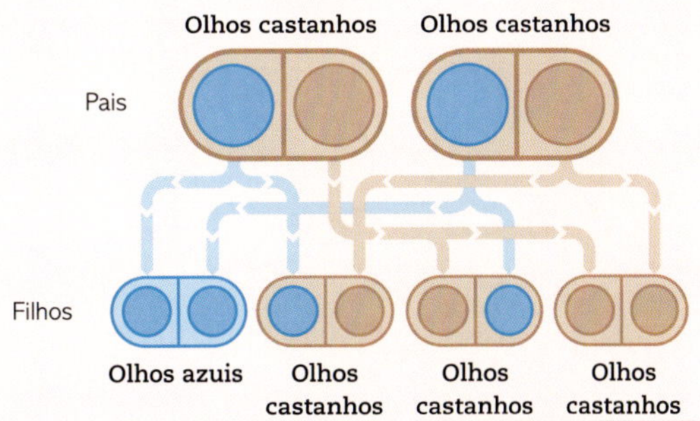

Dois pares de genes misturados
Aqui, cada filho tem 25% de chance de herdar dois genes recessivos e ter olhos azuis e 75% de chance de herdar um gene dominante para olhos castanhos. O filho de olhos castanhos pode ter tanto um par de genes dominantes ou de genes misturados.

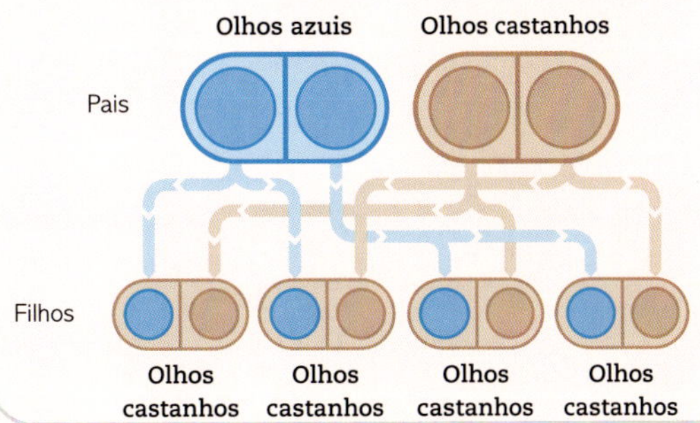

Genes dominantes e recessivos
Neste exemplo, todos os filhos terão olhos castanhos. Isso se deve ao fato de cada filho receber um gene recessivo de um progenitor e um gene dominante do outro. O gene dominante prevalecerá sobre o gene recessivo em todas as ocasiões.

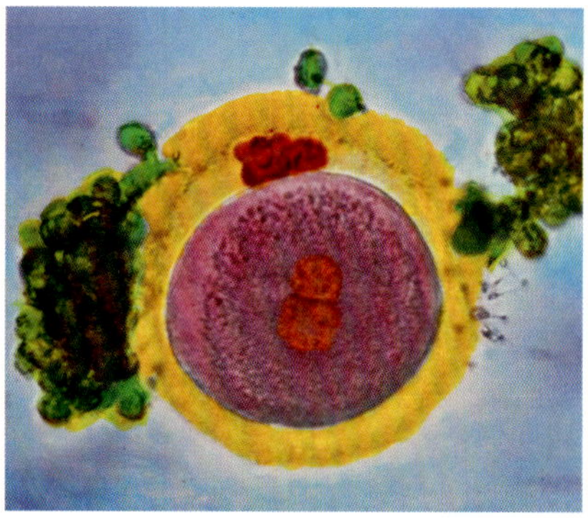

JÁ ESTÁ COM 2 SEMANAS E 2 DIAS

Faltam 264 dias...

O QUE ACONTECE LÁ DENTRO

Aqui, colorida artificialmente de roxo, uma célula de óvulo humano, 24 horas após a fertilização. Ao redor do óvulo há uma espessa camada (amarela), que agora se tornou impenetrável. As duas áreas vermelhas, ou pronúcleos, contêm o material genético da mãe e do pai, antes de se fundirem.

Quando seu óvulo é fertilizado, ocorrem naturalmente mudanças hormonais, para interromper o seu ciclo menstrual habitual.

Neste estágio inicial da fertilização do seu óvulo, o embrião em desenvolvimento vai dar sinais de existência à glândula pituitária, em seu cérebro, que "desligará" seu ciclo menstrual. Isso se dá pela produção de um novo hormônio, chamado gonadotrofina coriônica humana (hCG). Esse hormônio se sobrepõe ao seu ciclo mensal regular e mantém altos os níveis de progesterona, essenciais à sua gravidez. O hormônio progesterona (ver p. 38) é essencial à sobrevivência do embrião no útero e, portanto, ao bem-estar e desenvolvimento de seu bebê antes de nascer.

Mais tarde, em torno da quarta ou quinta semana, o próprio embrião produzirá todos os hormônios necessários à manutenção de sua vida. É evidente que a nutrição e o abrigo vêm de você, mas, mesmo nas primeiras semanas da gravidez, o embrião se comporta como um ser humano independente, ao menos no que diz respeito aos seus hormônios e genes.

PERGUNTE AO... MÉDICO

Tenho feito testes de ovulação, mas todos deram negativo. Isso significa que não ovulei este mês? Mesmo sem obter resultado positivo, você pode ter ovulado. É possível, por acaso, perder o pico de LH, e é mais provável que isso aconteça se você não fizer o teste no mesmo horário todos os dias ou se tomar muita água.

Lembre-se também de que os testes de ovulação são imperfeitos, e é possível receber um resultado pseudonegativo. Se você teve outros sintomas de ovulação, como dor ou mudanças no muco (ver p. 43), é provável que, de alguma maneira, tenha ovulado. Contudo, se você passou dois ou três meses obtendo consistentemente testes negativos, então talvez não esteja ovulando de modo regular. Nesse caso, vale a pena buscar orientação médica.

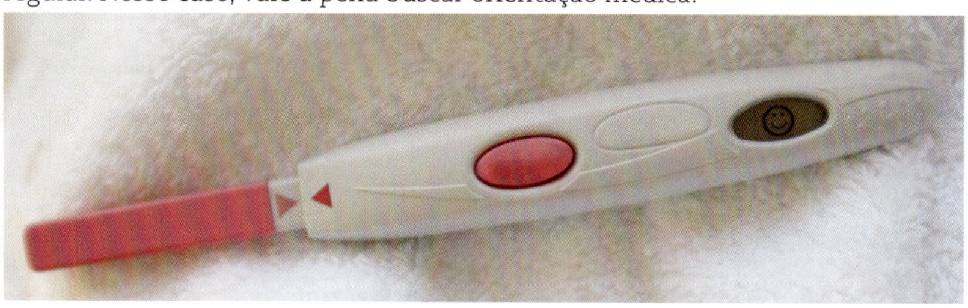

CONCEPÇÃO SAUDÁVEL

Ao tentar engravidar, você ficará muito mais consciente de sua saúde. Resfriados, gripes e outras infecções comuns têm poucas chances de afetar sua fertilidade ou o futuro bebê, caso você tenha concebido. No entanto, algumas infecções ou vírus podem ter consequências mais sérias:

- **Herpes-zóster e catapora** (ambas causadas pelo mesmo vírus) devem ser evitadas no período de concepção (se você ainda não teve catapora).
- **Intoxicações alimentares** podem ser prejudiciais. Há bactérias em certos alimentos que podem causar brucelose e listeriose (ver p. 16).
- **A toxoplasmose** pode ser contraída pelo contato com fezes de gato (ver p. 101).

FALANDO NISSO...

Testosterona demais pode afetar a fertilidade feminina.

A glândula adrenal e os ovários secretam pequenas quantidades de testosterona que podem ajudar na fertilidade; mas em exagero podem afetar o ciclo menstrual e levar à infertilidade.

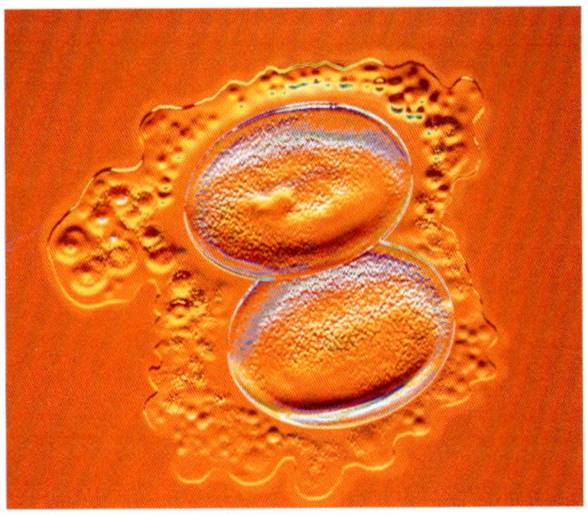

JÁ ESTÁ COM 2 SEMANAS E 3 DIAS

Faltam 263 dias...

O QUE ACONTECE LÁ DENTRO

Após os dois núcleos terem unido seus materiais genéticos para criar uma célula tendo o complemento completo de 46 cromossomos – 23 da mãe e 23 do pai –, a célula pode começar a se dividir. Aqui, é mostrada a primeira divisão, criando um corpo de duas células.

Agora, enquanto o óvulo fertilizado começa a sua jornada rumo à implantação, estão ocorrendo divisões celulares vitais.

Os cromossomos do espermatozoide e do óvulo uniram-se há cerca de 24 horas. Para o zigoto resultante completar a sua primeira divisão celular, leva cerca de 30 horas. O zigoto, com apenas 0,1 mm de diâmetro, prossegue se dividindo em 16 células, formando uma esfera compacta.

A divisão celular é tão discreta, que a esfera de células praticamente não difere em tamanho do zigoto original. A esfera de 16 células, agora conhecida como mórula (pois lembra uma amora), viaja em direção ao útero, chegando lá no terceiro dia após a fertilização. Cada célula da mórula é totipotente, ou seja, é capaz de originar qualquer tipo de célula. Desse ponto em diante, ao começar a se especializar, as células perdem essa função.

FOCO EM... FIV

De óvulos a embriões

A coleta de óvulos será agendada (ver à direita), seguindo-se o primeiro estágio da FIV (ver p. 37). Nem todos os folículos estimulados vão conter óvulos. Dois dias após a retirada dos óvulos, você receberá progesterona para espessar o revestimento do útero. De dois a cinco dias após a fertilização, escolhem-se os embriões mais promissores, para serem transferidos. Um teste de gravidez é realizado cerca de duas semanas depois para descobrir se algum embrião foi implantado.

Se tiver menos de 40 anos, você recebe um ou dois embriões. Se tiver mais de 40, pode receber até três embriões. O objetivo é obter uma gravidez simples, mas há risco de gravidez múltipla. Quaisquer embriões de boa qualidade restantes podem ser congelados, para futuros ciclos de tratamento. Pesquisas sugerem que embriões congelados têm um índice de sucesso comparável ao de embriões frescos, pois somente os melhores são selecionados e eles sobrevivem a todo o processo.

Em média, cada ciclo da FIV tem taxa de sucesso de 20% a 40%.

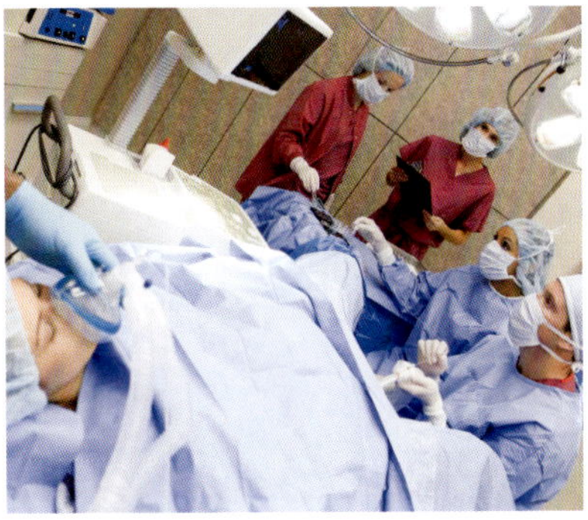

PERGUNTE AO... MÉDICO

Tenho feito testes de ovulação. Como ovulei, é para meu parceiro e eu pararmos de fazer sexo? Não há como ter certeza de que você engravidou, por isso a orientação geral é continuar com as relações. Ainda que você esteja rastreando a ovulação com a monitoração da temperatura ou do muco cervical, ou usando um teste de ovulação (ver p. 43), não há como ter certeza do momento em que ela ocorreu. Não é possível identificar com exatidão o momento da ovulação.

Já que a janela fértil é de vários dias, você pode continuar fazendo sexo por pelo menos dois dias após o que você acredita ter sido o seu período mais fértil.

Além disso, o sexo também pode ajudar vocês a se unirem e confirmarem o amor com maior facilidade do que a maior parte dos outros meios de comunicação. É bom que você e seu parceiro permaneçam íntimos em momentos em que não estão tentando conceber.

Lembre-se, também, de que a abstenção não costuma ter o efeito desejado de estocar e melhorar a quantidade e qualidade dos espermatozoides. Na verdade, pode acontecer o contrário (ver p. 48).

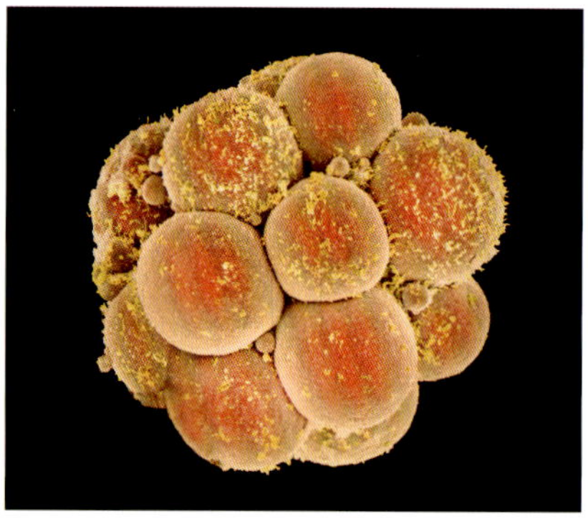

JÁ ESTÁ COM 2 SEMANAS E 4 DIAS

Faltam 262 dias...

O QUE ACONTECE LÁ DENTRO

Este é um embrião na fase de 16 células, que passou de zigoto a mórula. Está no processo de se dividir numa esfera oca de células – o blastócito – que, no final, será implantada no revestimento do útero.

Mudanças significativas ocorrem diariamente no seu útero e, dentro de apenas 72 horas, o óvulo fertilizado vai ser implantado.

Cerca de quatro dias após a fertilização, começam a se acumular líquidos dentro da mórula (ver p. 57). Isso cria uma camada exterior da célula, com espessura igual a uma célula, que encapsula a sua massa interna. A camada interna vai ser o embrião, e a camada externa, a placenta (ver p. 76). Agora, a estrutura toda consiste em aproximadamente 58 células e é chamada "blastócito".

O blastócito passa vários dias dentro da cavidade do útero antes de se implantar. Enquanto viajava, a mórula tinha uma superfície externa impenetrável, mas isso desaparece à medida que o blastócito se prepara para a implantação.

PERGUNTE A... UMA MÃE

Por que as pessoas se interessam tanto em saber se engravidei ou não? Percebi que, depois que eu disse que estava tentando engravidar, as pessoas ficaram excessivamente interessadas no processo. Foi difícil, especialmente na semana em que estava aguardando para saber se havia concebido. O melhor modo de lidar com isso é dizer que você avisa quando houver novidades. Se está tendo problemas para engravidar, contar às pessoas sobre a sua dificuldade deve ajudar a evitar que elas façam perguntas.

FOCO EM... SAÚDE

Fertilidade: abordagens alternativas

Se você está tendo dificuldade para engravidar, ou quer aumentar as suas chances, considere fazer uso de uma terapia complementar. Informe sempre ao profissional que você até pode já estar grávida.

■ **A reflexologia** baseia-se na manipulação de pontos de pressão, nos pés, para melhorar o fluxo de energia para partes específicas do corpo. Embora haja muitas evidências especulativas de que a reflexologia ajuda a engravidar, isso ainda não está fundamentado em pesquisa científica. Contudo, ela pode ajudar a aliviar o estresse, que pode ser um fator de complicação em casais que estão tendo dificuldade para conceber.

■ **A acupuntura** (ver à direita) baseia-se no princípio de que problemas como a infertilidade são causados por bloqueios no fluxo de energia do corpo ou "chi". Com a inserção de pequenas agulhas em pontos energéticos ligados aos órgãos reprodutivos, o fluxo é restaurado. As evidências científicas recentes são discutíveis – certos estudos sugerem um efeito benéfico, outros, não. Se a

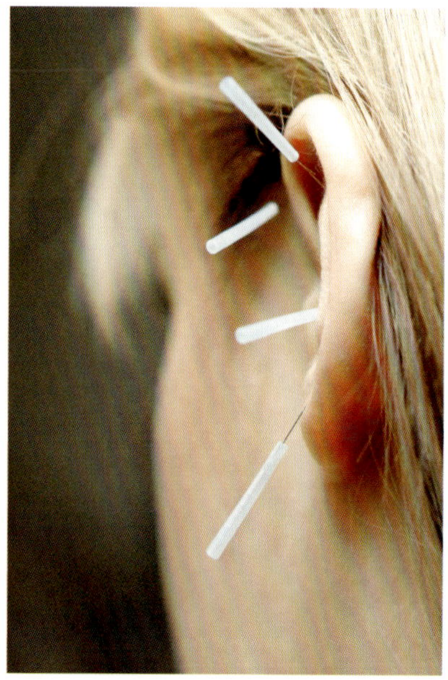

prática a relaxa durante o tratamento de fertilidade, não hesite em fazer, pois não será prejudicial. Também não está claro se a acupuntura pode aumentar a fertilidade em casais que não estão em tratamento, mas acredita-se que ela aumente a fertilidade masculina com a melhora da saúde espermática e a redução do estresse, fator que pode atrapalhar as probabilidades de concepção.

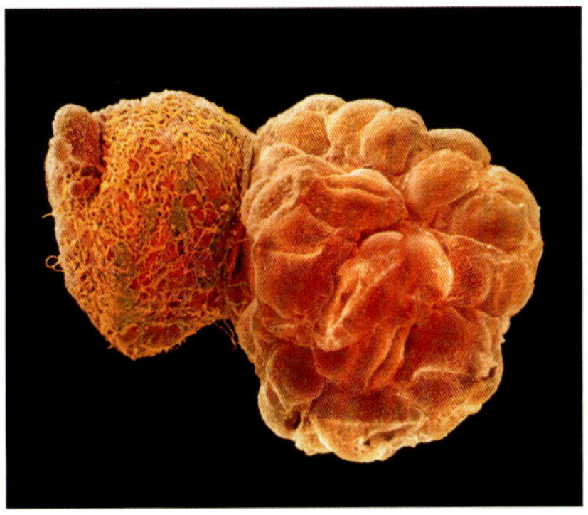

JÁ ESTÁ COM 2 SEMANAS E 5 DIAS

Faltam 261 dias...

O QUE ACONTECE LÁ DENTRO

Este é um embrião no estágio de blastócito, cinco dias após a fertilização. Está se libertando da concha que, na origem, envolvia o óvulo não fertilizado. Neste estágio, o blastócito chegou ao útero e está se preparando para implantar-se.

Enquanto está envolvida na espera, talvez queira considerar o que sentiria se houvesse dois óvulos a serem implantados!

Você engravidou e há a possibilidade de serem gêmeos? Gêmeos podem ser idênticos ou não, e a concepção de cada tipo é diferente (ver p. 51).

Os gêmeos não idênticos (dizigóticos) resultam de dois óvulos separados, fertilizados por diferentes espermatozoides. Eles também podem ser concebidos como resultado da FIV (ver p. 37), se forem colocados dois embriões no útero.

Gêmeos idênticos são concebidos quando um único óvulo é fertilizado por um único espermatozoide e se divide em dois embriões. Essa separação pode ocorrer em qualquer estágio, até nove dias após a fertilização, e o momento da divisão é essencial para o modo como a(s) placenta(s) e a(s) bolsa(s) amniótica(s) são formadas. Se o zigoto (ver p. 57) dividir-se nos primeiros três dias, vão se desenvolver duas placentas e duas bolsas amnióticas separadas. Se a divisão ocorrer no estágio do blastócito, de quatro a nove dias após a fertilização, os fetos compartilharão a placenta, mas terão bolsas separadas; se a divisão ocorrer após o nono dia, os fetos compartilharão a placenta e a bolsa.

Ter gêmeos não idênticos (ou fraternos), gerados de óvulos separados, depende muito do histórico familiar. É comum ouvir que gêmeos pulam uma geração, o que não é bem verdade. Suas chances de ter gêmeos são maiores se algum parente próximo seu tem gêmeos, mas gêmeos não são "obrigatórios", não importa quantos gêmeos existam na sua família.

O histórico familiar é muito relevante quando se trata de gêmeos não idênticos, e quando os gêmeos são do lado materno. Isso faz sentido porque o tipo de gêmeos depende da liberação de dois óvulos em todos os ciclos da mulher (ver p. 49), o que pode ser hereditário. Contudo, por razões que não estão claras, um histórico familiar de gêmeos por parte de pai também pode ser importante. É possível que um homem carregue um gene que faça com que a sua filha libere mais de um óvulo ou talvez em sua ovulação.

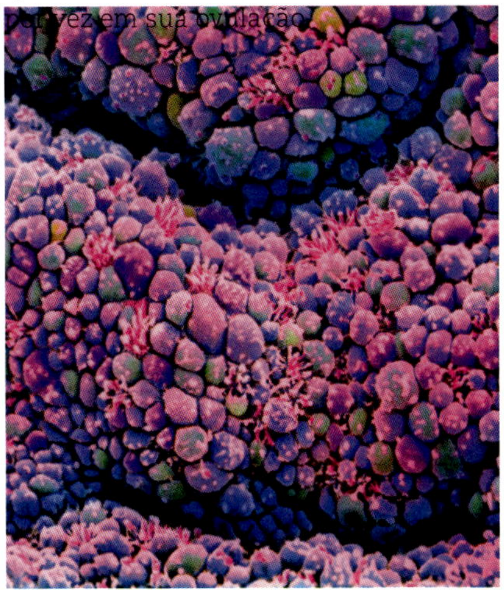

Quando ocorre a fertilização, o revestimento do útero passa a secretar substâncias para nutrir o embrião. Não importa quantos embriões se implantem, o revestimento sempre se prepara do mesmo modo.

O GÊMEO PERDIDO

A concepção de gêmeos pode ser mais comum do que parece. Sem o saber, algumas mulheres, no início da gravidez, abortam espontaneamente um gêmeo. Às vezes, é possível ter os sintomas de um aborto espontâneo, mas, confusamente, a gravidez parece continuar até o fim, culminando no nascimento de um único bebê absolutamente normal.

Ninguém sabe ao certo com que frequência isso acontece ou por quê. Embora a cada 65-70 nascimentos cerca de 1 seja de gêmeos, uma pesquisa utilizando ultrassons do começo da gravidez sugere que, no momento da concepção, o número é muito maior. Alguns especialistas acreditam que 15% de todos os nascimentos podem começar com gêmeos. A perda deles pode ser simplesmente o jeito de a natureza lidar com imperfeições.

FALANDO NISSO...

A possibilidade de ter gêmeos idênticos é de 3,5 em 1.000.

Alguns estimam que podem ser muito altas as chances de ter gêmeos após tratamento para melhorar a fertilidade: algo como 1 em 38.

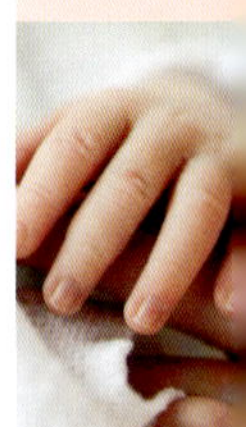

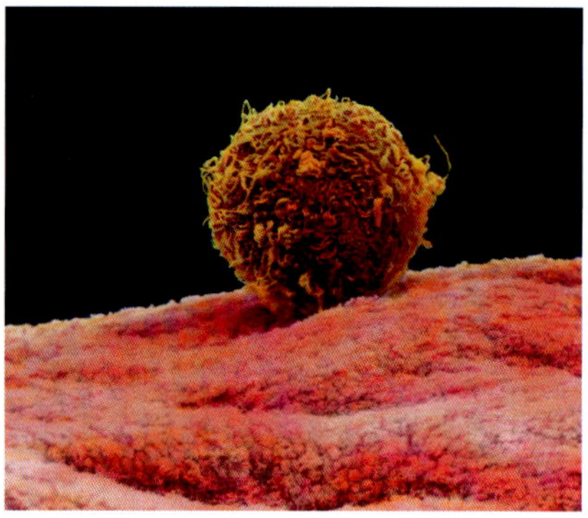

JÁ ESTÁ COM 2 SEMANAS E 6 DIAS

Faltam 260 dias...

O QUE ACONTECE LÁ DENTRO

O blastócito prepara-se para sua acomodação no endométrio, o revestimento do útero. Desde que esteja completamente implantado – geralmente cerca de sete dias após a fertilização –, a gravidez estará definida.

Seus órgãos reprodutivos passam por processos complexos que permitirão que o seu organismo mantenha a gravidez.

Se você engravidou, a esfera de células, conhecida como blastócito, que, no final, vai formar o feto, agora está se preparando para alojar-se no revestimento do útero e estará começando a se formar a placenta.

No entanto, antes que isso aconteça, está se passando uma outra mudança importante. Quando você ovula, o óvulo vem de uma área do seu ovário conhecida como corpo-lúteo (que significa literalmente "corpo amarelo"). Essa pequena bolsa preenchida de líquido torna-se cada vez mais "vascular", desenvolvendo vasos sanguíneos e começando a produzir progesterona. Isso é necessário para criar o muco, que permite que o óvulo fertilizado sobreviva, e para formar o revestimento do útero, onde o blastócito logo se alojará (ver página ao lado).

O corpo-lúteo também produz um pouco de estrógeno. Com cerca de 8 a 12 semanas de gravidez, a placenta assume a produção de progesterona, mas, por cerca de seis meses, o corpo-lúteo continua a desempenhar um pequeno papel na produção hormonal. Depois desse período, a produção do corpo-lúteo geralmente termina.

O MILAGRE DA CONCEPÇÃO

Quando você considera a quantidade de eventos que têm de acontecer exatamente como planejado antes que o bebê seja concebido, é difícil acreditar que qualquer mulher possa engravidar. Não é à toa que falam de "milagre da vida"! Para você ficar grávida, deve acontecer o seguinte:

- **Seu equilíbrio hormonal** deve estar em dia para que o óvulo se desenvolva.
- **A ovulação deve ocorrer:** se o óvulo não for liberado, não há chance de ocorrer a fertilização.
- **Você precisa fazer sexo** no momento certo do seu ciclo menstrual; o espermatozoide pode durar cerca de três dias num muco cervical saudável, mas, se for a hora errada, é improvável que o óvulo e o espermatozoide se encontrem.
- **O seu parceiro precisa produzir** muitos espermatozoides bons e saudáveis, que consigam penetrar por seu muco cervical para alcançar o óvulo.
- **Quando o óvulo for fertilizado,** o blastócito tem de implantar-se com segurança no revestimento do útero.
- **Os níveis certos de progesterona** devem ser produzidos pelo corpo-lúteo para manter a gravidez.

PERGUNTE AO... MÉDICO

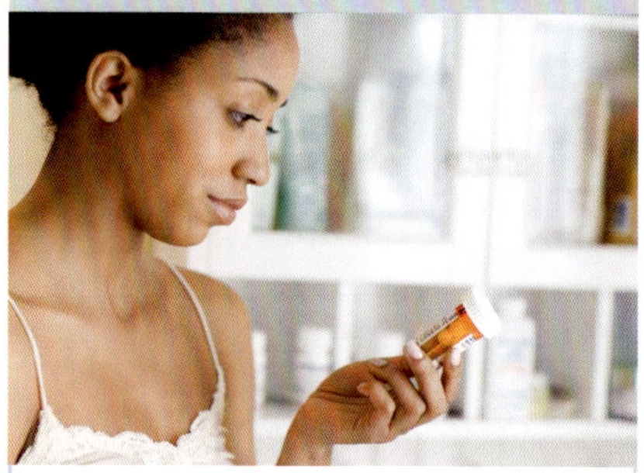

Caso eu engravide, devo parar de tomar remédios? Muitas medicações são seguras, mas outras não o são ou ainda não foram avaliadas por completo. Esse último grupo inclui muitos anti-histamínicos para alergias, pílulas para dormir vendidas sem prescrição médica e muitos analgésicos (ver p. 23).

Se acidentalmente você tomou, sem prescrição médica, um remédio cujo uso não é considerado adequado durante a gravidez, é improvável que apenas uma dose tenha causado algum dano. Contudo, se estiver preocupada, busque orientação médica.

Se precisar continuar o uso de um remédio durante a gravidez, pergunte se é seguro. Embora farmacêuticos sejam bem informados sobre todos os remédios, quando se trata de medicações prescritas, é melhor consultar o seu médico.

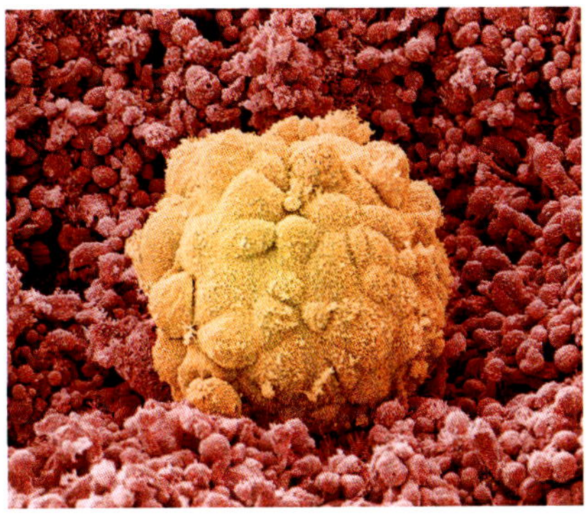

JÁ ESTÁ COM EXATAMENTE 3 SEMANAS

Faltam 259 dias...

O QUE ACONTECE LÁ DENTRO

O blastócito está firmemente alojado no revestimento do útero. Uma vez que isso ocorre, começa a se desenvolver a placenta (o órgão temporário que fornece oxigênio e nutrientes ao embrião em crescimento).

Faz uma semana que o óvulo foi fertilizado e, agora, ele está implantando-se no útero, onde logo vai se tornar um embrião.

Cerca de sete dias após a fertilização, o blastócito implanta-se no revestimento do útero. A camada celular externa, não mais protegida, é capaz de anexar-se ao revestimento do útero. O revestimento agora está mais receptivo e passou por mudanças que o tornam mais "grudento", para auxiliar a implantação. Para poder afundar-se sob a superfície do revestimento uterino, o blastócito corrói as células.

O que originalmente era uma única camada celular externa, agora se transforma em duas camadas. A camada celular externa ganha espaço pela erosão do revestimento e secreta hormônios. Esses hormônios informam o seu corpo de que você está grávida e estimulam o útero a apoiar a gravidez, em vez de desintegrar seu revestimento, o que, em outra situação, normalmente seria seu fluxo menstrual.

A camada celular interna vai tornar-se a placenta e a bolsa amniótica, que abrigam o embrião. Dentro do blastócito, há uma massa interior de células que formará o embrião.

ALONGUE-SE E RELAXE

Isso pode ajudá-la a relaxar, nesse ínterim, antes de fazer o teste de gravidez. Preencha o tempo e fique em forma com alongamentos simples. Habituar-se a fazer tais exercícios agora ajudará seu corpo a lidar com as exigências crescentes, ao descobrir que está grávida. Alongue-se antes e depois de se exercitar, para prevenir lesões musculares.

Para alongar as costas, apoie mãos e joelhos no chão e abaixe o quadril em direção aos pés, enquanto estica os braços no chão, à sua frente. Mantendo o pescoço e as costas alinhados, abaixe a testa tanto quanto possível e estique os braços tanto quanto puder. Inspire devagar e depois, enquanto expira, relaxe as costas e os braços. Inspire e expire dez vezes.

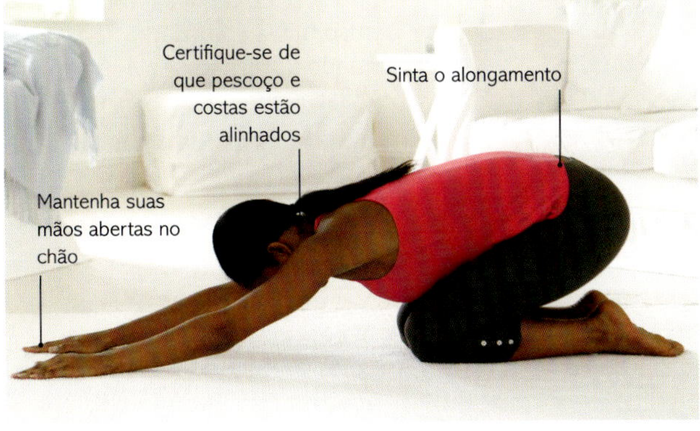
Certifique-se de que pescoço e costas estão alinhados
Sinta o alongamento
Mantenha suas mãos abertas no chão

Para alongar as pernas, sente-se no chão e estique a perna esquerda para a frente. Usando a mão esquerda, segure o pé esquerdo por alguns segundos. Se não conseguir alcançar os dedos do pé, não se preocupe. Inspire para começar e, à medida que se alonga, expire. Repita com a perna direita.

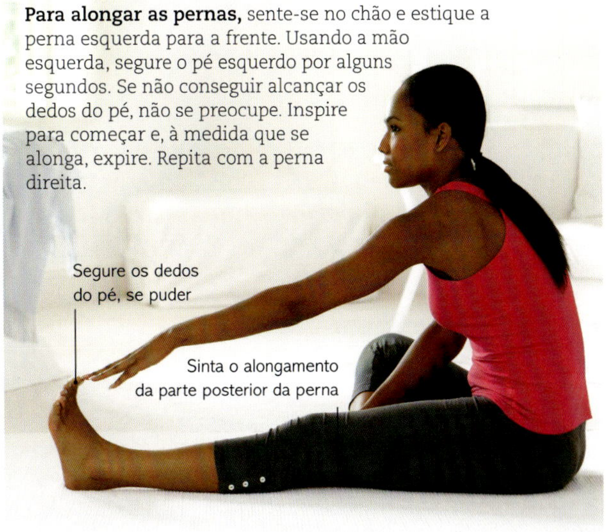
Segure os dedos do pé, se puder
Sinta o alongamento da parte posterior da perna

Sua 4ª semana

NESTA SEMANA, VOCÊ VAI PRECISAR DE UM POUCO DE PACIÊNCIA, ENQUANTO AGUARDA E IMAGINA.

O futuro embrião, agora implantado com segurança no revestimento do útero, está começando a se desenvolver. Embora já possa fazer um teste de gravidez caseiro, você pode acabar decepcionada ou insegura, pois neste estágio é improvável que obtenha um resultado definitivo. Ficar imaginando se uma menstruação indesejada está para acontecer pode acabar com suas esperanças. Converse com seu parceiro e compartilhe seus sentimentos com ele – que também pode estar ansioso.

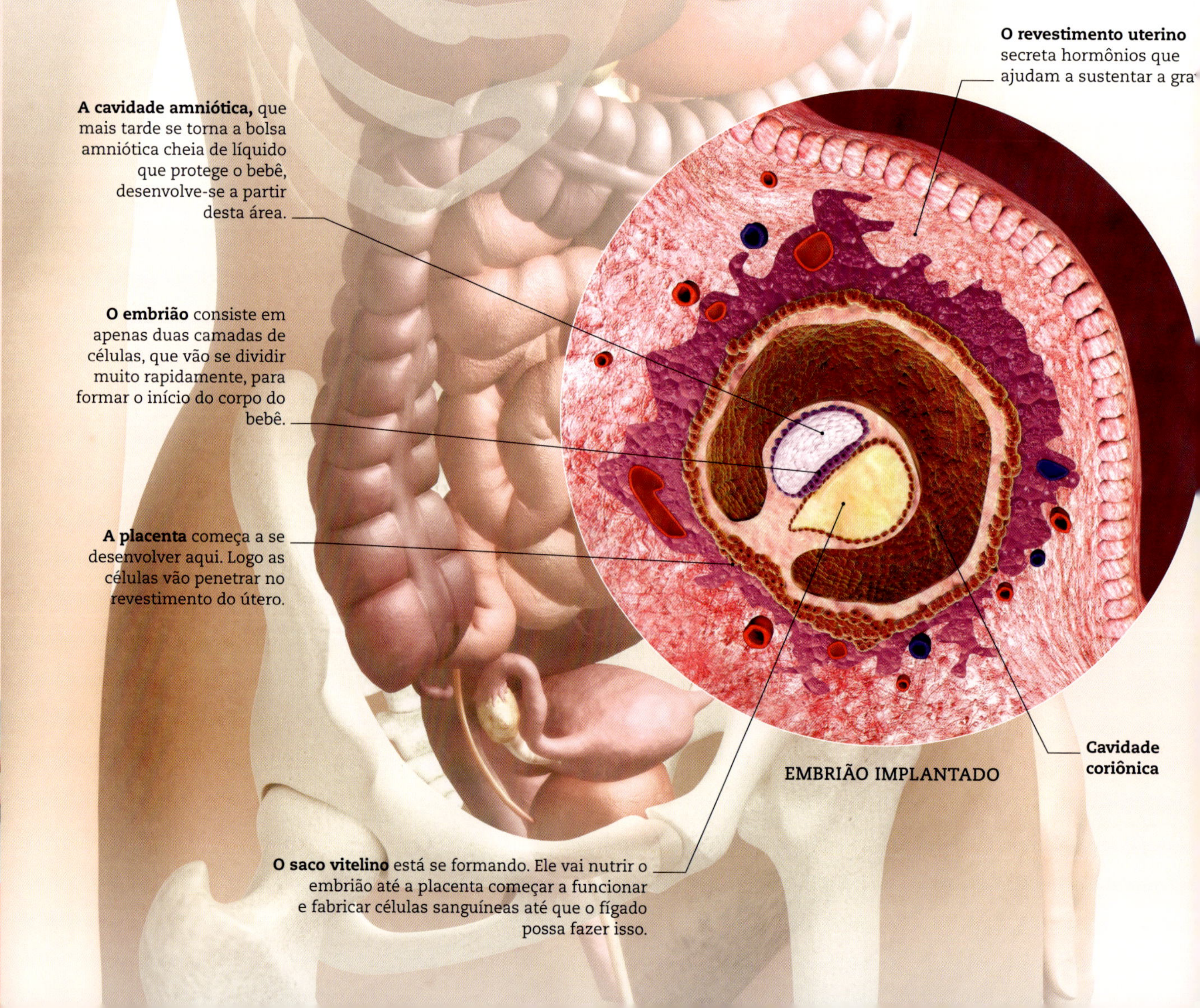

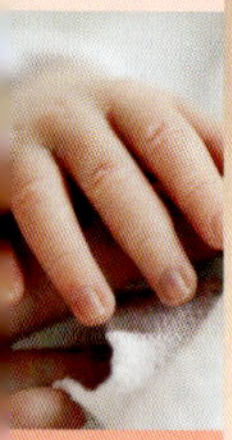

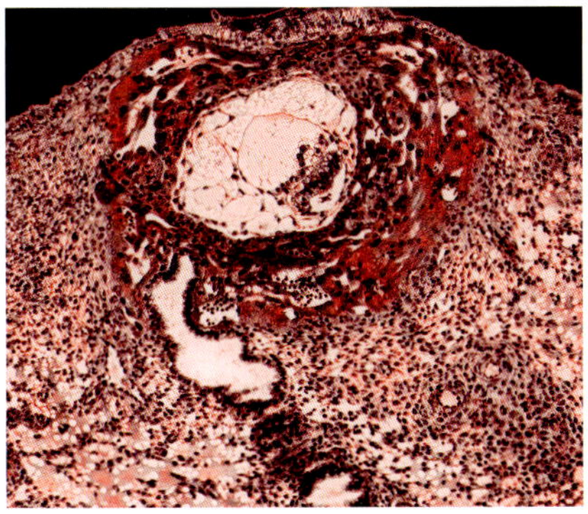

JÁ ESTÁ COM 3 SEMANAS E 1 DIA

Faltam 258 dias...

SEU BEBÊ HOJE

Este é um corte transversal da esfera de células já alojada no útero neste estágio inicial da gravidez. No centro, ela contém líquido e duas áreas de células brancas, com uma faixa de células mais escura entre elas – essa é a origem do embrião, que agora tem menos de 0,5 mm de comprimento.

Hormônios da gravidez estão sendo produzidos, mas pode ser difícil detectá-los, por isso é melhor esperar para fazer um teste.

Você pode estar inclinada a fazer um teste de gravidez quando entra na quarta semana do ciclo. A maioria das mulheres usa testes de farmácia para isso (ver p. 71). Seu uso é simples, e funcionam pela detecção dos níveis de hCG na sua urina – esse é o hormônio produzido assim que o embrião se implanta no revestimento do útero (ver p. 61).

Há testes de gravidez caseiros que afirmam detectar a gravidez seis dias antes da data prevista para a sua menstruação. Mas, se você usar um desses e fizer o teste antes, seus níveis de hCG (ver acima) podem não estar altos o suficiente para dar um resultado positivo, ainda que você esteja grávida.

PERGUNTE AO... OBSTETRA

Estou com receio de fazer o teste, pois meu parceiro vai ficar decepcionado se eu não estiver grávida. Isso afeta minhas chances de engravidar? Sentir-se sob pressão para engravidar é estressante e pode afetar o hipotálamo (ver p. 38) – a estrutura do cérebro que governa o ciclo menstrual. Por isso, a ansiedade de seu parceiro pode, de fato, ser contraproducente.

Seja sincera com ele quanto aos seus sentimentos. Explique que você partilha do entusiasmo dele em ter um bebê, mas que está se sentindo pressionada e receia que isso afete sua capacidade de engravidar. Inversamente, se não estiver 100% certa de que está pronta para ter um filho, agora também é o momento de discutir isso. A gravidez é um acontecimento que muda a nossa vida, e tanto você quanto seu parceiro devem estar inteiramente comprometidos, além de ter consciência de que a gravidez, em si mesma, pode ser estressante.

Divirtam-se juntos e tratem de garantir que a pressão para engravidar não acabe com a alegria e a espontaneidade nas relações sexuais de vocês (ver p. 49).

SEU DIÁRIO DA GRAVIDEZ

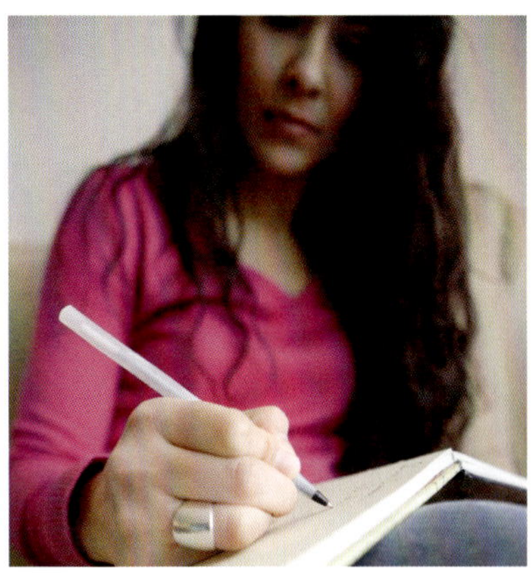

Tentar engravidar é uma experiência emocionante; então, por que não manter um registro por escrito? É uma boa maneira de passar o tempo, enquanto você está esperando para fazer um teste de gravidez. Em vez de apenas anotar as datas da sua menstruação e sinais de ovulação, use o caderno para registrar os altos e baixos até agora.

Depois de ficar grávida, você pode usar o diário para registrar os seus sentimentos: por exemplo, suas emoções quando viu o símbolo de positivo no teste de gravidez; como você revelou a novidade ao seu parceiro e a reação dele; que sensação teve quando o bebê chutou pela primeira vez; os melhores e os piores aspectos de estar grávida. Você também pode descobrir que desabafar sobre as manias do seu parceiro e as idiossincrasias da sua sogra é surpreendentemente terapêutico!

Além de proporcionar um registro único, manter um diário também pode ajudá-la nas próximas gestações: por exemplo, você pode achar reconfortante olhar para trás e perceber que a náusea e os vômitos foram só uma fase.

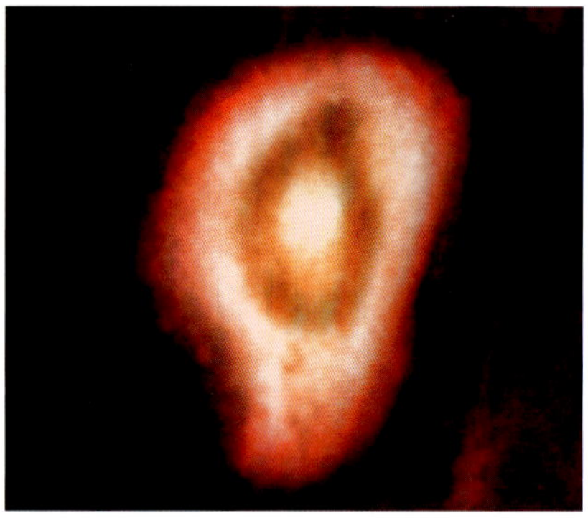

JÁ ESTÁ COM 3 SEMANAS E 2 DIAS

Faltam 257 dias...

SEU BEBÊ HOJE

Nesta imagem gerada por computadores, pode-se ver o blastócito inteiro alojado no revestimento uterino. As células que se desenvolverão dentro do embrião são vistas como a parte escura na posição de 12 h.

Adotar um estilo de vida saudável e melhorar seu bem-estar são medidas sensatas, agora que você pode estar grávida.

SABERES

Crenças culturais

Fatos em que algumas culturas acreditam:

- **Os pais hindus** repartem o cabelo de suas parceiras três vezes para cima, da frente para trás, para impulsionar o desenvolvimento do bebê em crescimento.
- **Em alguns países,** dá-se grande ênfase à proteção do futuro bebê. Na Tailândia, costumam pintar o abdome da mulher grávida para espantar maus espíritos. Também acreditam que dar presentes antes do nascimento atrai maus espíritos.

FALANDO NISSO...

Na fumaça do cigarro, há pelo menos 30 substâncias químicas cujos efeitos podem ser prejudiciais à fertilidade.

Como o fumo reduz a taxa de reprodução celular, ele pode causar grandes danos durante os primeiros dias e semanas de gravidez. Além de causar problemas na fertilidade da mulher, fumar pode ter efeitos negativos nos espermatozoides e reduzir a testosterona masculina.

Quando a gravidez for confirmada, mais ou menos na semana que vem, você vai achar que, mais do que nunca, está sendo bombardeada por informações de saúde. A sua dieta é equilibrada? Você precisa observar a quantidade de sal, açúcar e fast-food que come? Já começou a tomar seus suplementos de ácido fólico (ver p. 35) e sua vitamina D também (ver p. 79)? Está se exercitando o suficiente e com segurança? Mesmo que você ainda não saiba se está grávida, vale a pena estar ciente dessas recomendações e fazer algumas mudanças básicas na dieta e no estilo de vida. Volte às seções das páginas 14 a 29 para informações atualizadas. Também vale a pena estar ciente dos sinais iniciais da gestação, para você saber o que é normal.

Se tem alguma doença preexistente ou está tomando alguma medicação, busque orientação médica.

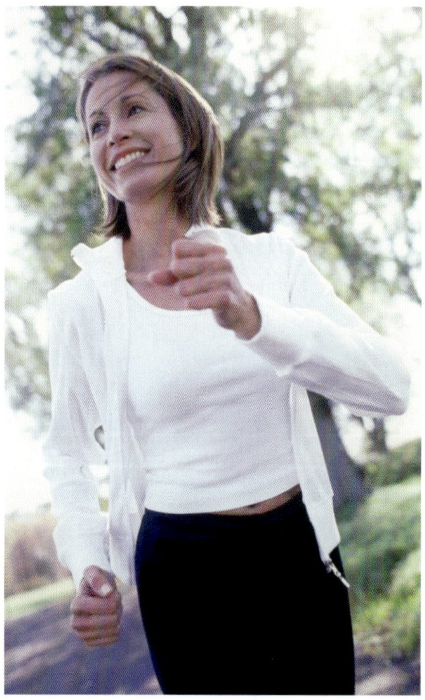

Faça exercícios suaves, como caminhar ou nadar, pois eles são ideais para antes, durante e depois da gravidez.

FOCO EM... SUA SAÚDE

Mudanças no estilo de vida

Se você fuma, deve parar (assim como o seu parceiro) por motivos de saúde. Não fumar reduzirá o risco de aborto espontâneo, óbito fetal, nascimento prematuro e morte súbita infantil.

Qualquer álcool em sua corrente sanguínea atravessará a placenta e entrará no feto. Quanto mais álcool você beber, maior o risco para o feto, então, para garantir, é melhor parar totalmente de beber durante a gravidez.

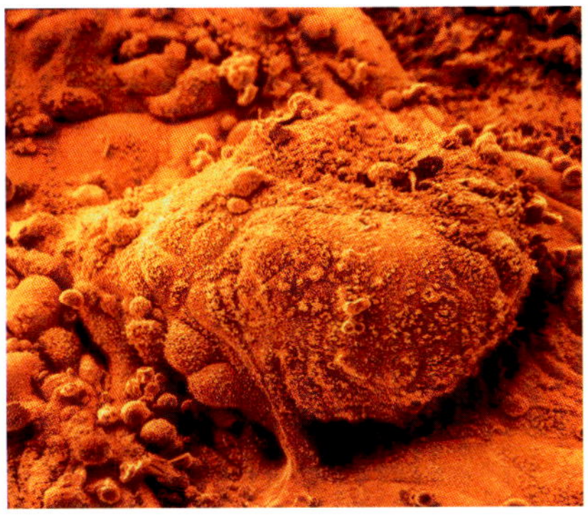

JÁ ESTÁ COM 3 SEMANAS E 3 DIAS

Faltam 256 dias...

SEU BEBÊ HOJE

O embrião está implantado no útero, e o ponto de entrada no revestimento do útero, onde ele se acomodou, agora está recoberto por um coágulo, visto na foto. O coágulo previne a perda de sangue e protege o embrião.

Tente manter-se ocupada, para não ficar constantemente imaginando se engravidou ou não: pense positivo.

PERGUNTE AO... MÉDICO

Fiz o teste de gravidez e, mais uma vez, pelo sexto mês consecutivo, não consegui conceber. A causa pode ser a minha menstruação irregular? Ciclos menstruais que, todos os meses, variam significamente em extensão são considerados irregulares. Um ciclo irregular pode ser problemático quando se está tentando engravidar, mas conhecer os sinais de ovulação (ver p. 43) pode ajudá-la a determinar quando está se aproximando da sua curta janela fértil.

As menstruações e ovulações irregulares explicam de 30% a 40% dos problemas de fertilidade. Muitos fatores determinam a fertilidade feminina – idade, muco cervical fluido o suficiente para amparar os espermatozoides ou tubas uterinas abertas –, mas o mais importante é a ovulação regular da mulher. Às vezes, acontece um problema chamado anovulação, em que há sangramento menstrual irregular, mas não há ovulação. Se você não liberar um óvulo por mês, não terá muitas chances de engravidar. Você pode tomar medicação para estimular a produção de óvulos e incentivar a ovulação.

Esperar a menstruação iniciar-se – ou melhor, não se iniciar – pode ser bastante estressante quando você está tentando engravidar. Se o seu ciclo menstrual é irregular, você pode não saber o momento da menstruação e, por isso, não saber se ela está atrasada e se você é ou não uma grávida em potencial. É provável que a incerteza a deixe ansiosa e, todas as vezes que você for ao banheiro, fique apavorada com medo de se deparar com a menstruação.

Tenha problemas de fertilidade ou não, a espera pode ser difícil. Se a menstruação chegar, a decepção pode ser amarga. Mês após mês, o ciclo habitual – menstruar, esperar a ovulação, desejar a gravidez e depois descobrir que você não engravidou – pode ser desgastante.

Se há um ano você está tentando engravidar, sem conseguir, é melhor procurar o médico para fazer alguns exames. Caso tenha mais de 35 anos ou imagine ter problemas de fertilidade, como tubas uterinas bloqueadas, só espere seis meses. Procure confiar seus problemas a uma boa amiga, assim terá alguém com quem conversar, mas tente não se tornar obsessiva e deixar que isso tome conta de todas as suas relações.

Se está tentando há pouco tempo, lembre-se de que, por mês, há apenas uma chance em quatro ou cinco de você engravidar. Portanto, é improvável que conceba na primeira tentativa!

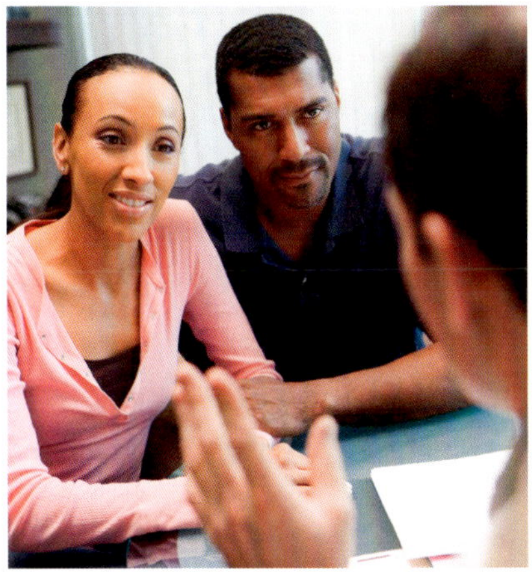

Se você tem mais de 35 anos e há seis meses está tentando engravidar, fale com o médico sobre testes de fertilidade. Vocês dois devem fazer os testes, pois os espermatozoides de seu parceiro também precisam ser checados. Serão prescritos exames de sangue.

FALANDO NISSO...

Cerca de uma em cada seis gestações na Grã-Bretanha não são planejadas.

Os resultados são parte da terceira Pesquisa Nacional de Atitudes Sexuais e Estilos de Vida de 2013. Ela revelou que 21,2% das gestações não planejadas estavam no grupo dos 16 aos 19 anos, mas a maioria estava na faixa dos 20 aos 34 anos simplesmente porque mais gestações ocorrem nessa faixa etária.

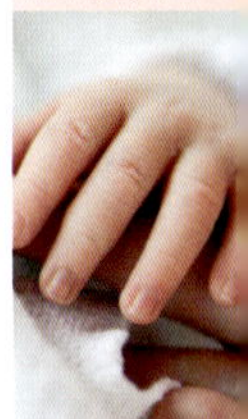

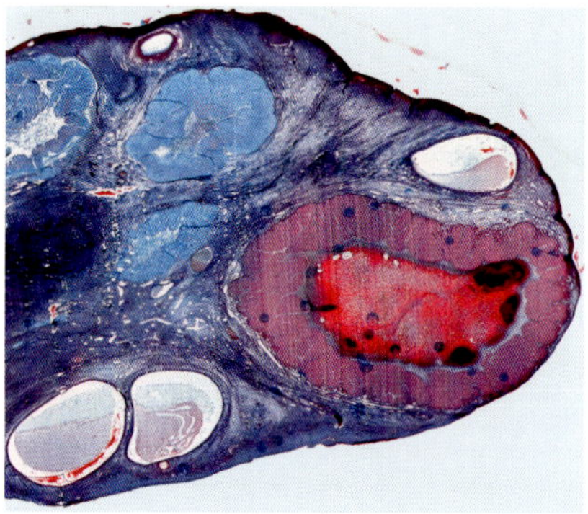

JÁ ESTÁ COM 3 SEMANAS E 4 DIAS

Faltam 255 dias...

SEU BEBÊ HOJE

Para se alojar no revestimento uterino, o futuro embrião precisa da ajuda da progesterona do corpo-lúteo (mostrado em cor-de-rosa neste corte transversal de um ovário) que o folículo esvaziado do óvulo secreta após a ovulação. A progesterona ajuda a espessar o revestimento.

Está se sentindo diferente? Você vai se surpreender analisando cada pontada em seu corpo, enquanto procura por sinais de gravidez.

FOCO EM... NUTRIÇÃO

Regime proibido

Não faça regime! Restringir sua ingestão de alimentos durante a gravidez pode privar seu bebê de valiosos nutrientes e aumentar o risco de complicações. Seu obstetra vai monitorar seu peso. Se você estiver abaixo do peso, ele a aconselhará sobre como adotar uma dieta balanceada.

Se você esperava perder peso antes de engravidar e não conseguiu, não faça regime agora. Pesquisas mostram que você pode administrar ganhos de peso durante a gravidez com segurança, o que reduzirá o risco de complicações como pré-eclâmpsia, diabetes gestacional, hipertensão gestacional e parto prematuro.

Se você já segue uma dieta restrita a conselho de um professional de saúde, procure orientações sobre como adaptar sua dieta durante a gravidez. Se você vem seguindo tendências alimentares que limitam alimentos ou grupos alimentares específicos, como "comer limpo" (*clean eating*), sem lactose ou sem glúten (ver à direita), procure aconselhamento para garantir que não faltem nutrientes essenciais em sua dieta.

Está bem no comecinho e é pouco provável que você já tenha sintomas da gravidez – embora possa ter um leve sangramento (ver página ao lado). Algumas mulheres afirmam "se sentirem" grávidas, mesmo antes de se tornarem visíveis as mudanças nos seios ou de sentirem enjoo. Outras dizem que elas simplesmente "sabem". Você pode estar muito sintonizada com o seu corpo e sentir que ele está mudando, até mesmo antes de poder fazer um teste. Infelizmente, às vezes a nossa mente pode nos enganar: você pode querer tanto engravidar, que é possível se convencer de que está se sentindo diferente. Se não sentir nenhuma diferença, não se preocupe, isso também é completamente normal.

De qualquer modo, a única maneira definitiva de saber se você está ou não grávida é fazer um teste de gravidez (ver p. 71). Não precisa ir ao médico para confirmar a gravidez, pois os testes que os médicos usam são os mesmos vendidos em farmácia. Se o teste der positivo, você está grávida!

PERGUNTE AO... NUTRICIONISTA

Posso manter uma dieta sem glúten durante a gravidez?
Se você tiver doença celíaca, é importante manter sua dieta sem glúten durante a gravidez para reduzir o risco de complicações. Ou você pode ingerir alimentos sem glúten se for intolerante a glúten. Em qualquer um dos casos, pode ser necessário um complemento de cálcio, ferro e vitamina B12, então procure incluir pelo menos três porções de laticínios ou substitutos por dia, e coma carne vermelha magra para ter o ferro e a vitamina B12, ou então tome suplementos.

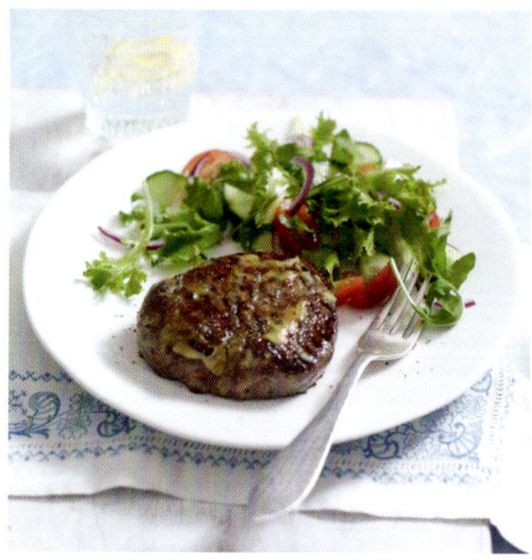

Como os pães sem glúten não são feitos de trigo, seus nutrientes precisam vir de alguma outra fonte.

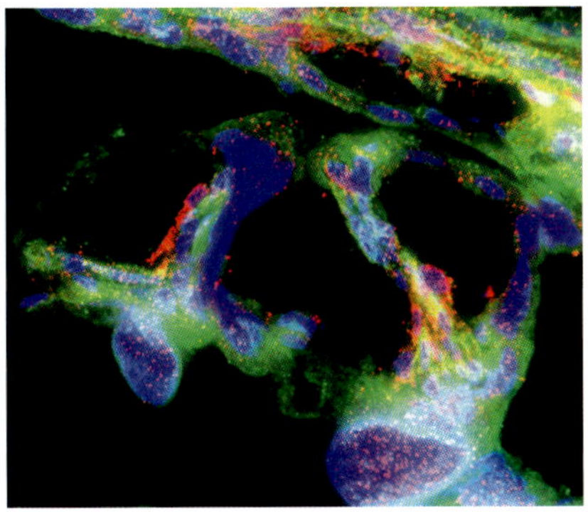

JÁ ESTÁ COM 3 SEMANAS E 5 DIAS

Faltam 254 dias...

SEU BEBÊ HOJE

Vê-se aqui o primeiro estágio do desenvolvimento da placenta – o sistema de suporte à vida do seu bebê. A imagem mostra, dentro de uma rede celular contínua, os núcleos (azul) que se tornarão as vilosidades placentárias. No início, as minúsculas vilosidades são sólidas; mais tarde, elas vão ter vasos sanguíneos.

Conforme o óvulo fertilizado se aloja completamente no útero, pode ocorrer um sangramento leve.

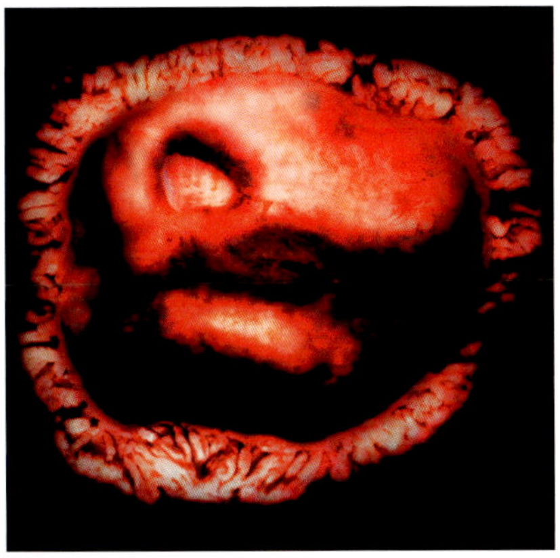

Esta imagem, gerada por computadores, mostra como se apresenta a esfera de células – o blastócito – situada dentro do útero. Pode-se ver com clareza o anel exterior de células interconectadas que, no final, vai formar a placenta.

FALANDO NISSO...

Acredita-se que cerca de 50% das gestações, antes da implantação, podem acabar em aborto espontâneo.

Até um terço das gestações acaba em aborto espontâneo até a quinta semana, e cerca de um quarto, entre a quinta e a sétima semanas (ver p. 94), acaba da mesma forma. Felizmente, o risco de aborto espontâneo diminui bastante à medida que as semanas passam, caindo drasticamente após a 12ª semana de gravidez.

A esfera celular conhecida como blastócito, que dará origem ao embrião, agora está completamente alojada no revestimento uterino, que se regenerou sobre ela.

Infelizmente, no complexo processo da concepção, aproximadamente metade dos óvulos fertilizados não chega a se tornar blastócitos, e, destes, metade não se implanta nem se aloja com sucesso e segurança no útero.

Quando o blastócito se aloja, pode haver algum sangramento, conhecido como "escape". Frequentemente, isso causa confusão em relação à datação da gravidez, ainda mais por poder ocorrer por volta do período em que você normalmente estaria menstruando.

A cor do sangue pode variar. Na maioria dos casos, ele é rosado, embora possa ocorrer um sangramento vermelho vivo (sangue novo) ou de uma cor amarronzada (sangue velho). Contanto que o sangramento não seja abundante, a cor não tem importância. Se o sangramento durar pouco e você não se sentir desconfortável, é provável que tudo esteja bem, mas consulte o médico para um *check-up*.

Cerca de 25% das mulheres têm sangramento no início da gravidez, mas a maioria chega até o final dela. Contudo, em alguns casos de hemorragia, especialmente se acompanhada de dores parecidas com cólicas menstruais, trata-se de um aborto espontâneo, então sempre informe seu médico a respeito.

DOBRANDO A TURMA

Assim como muitos pais, você pode ter pensado em ter o segundo filho. Não há intervalo ideal para isso, mas considere:

Os prós de uma diferença de idade pequena:

- **Você está com o "modo bebê" ligado** e acostumada à rotina e aos aspectos dos cuidados com o bebê, além de ter todo o equipamento necessário.
- **Uma criança de dois anos** pode aceitar seu novo irmão/irmã com mais facilidade do que uma criança de quatro, que está muito mais consciente de receber a total atenção dos pais.
- **Sempre haverá disputas,** mas crianças de idades próximas tendem a brincar melhor juntas.

Os contras de uma diferença de idade pequena:

- **É cansativo** cuidar de uma criança de um ou dois anos enquanto estiver grávida.
- **Seu corpo pode sentir a fadiga** por receber duas gestações próximas.
- **Se você tiver o segundo filho** antes que o primeiro aprenda a andar, pode ter de carregá-lo constantemente, aumentando a probabilidade de dores nas costas.
- **Você não terá tanto tempo** para conhecer seu primeiro filho, antes que o segundo entre em cena.

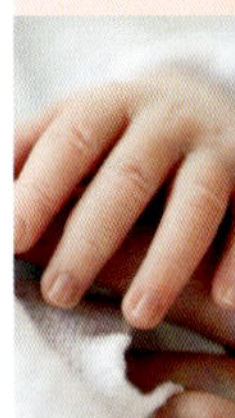

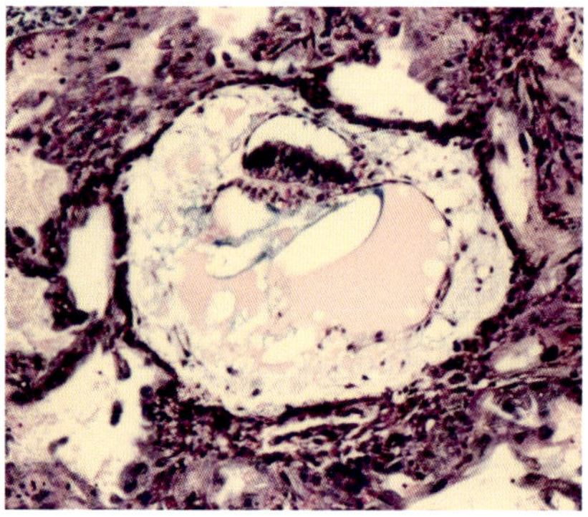

JÁ ESTÁ COM 3 SEMANAS E 6 DIAS

Faltam 253 dias...

SEU BEBÊ HOJE

Uma visão microscópica de um blastócito alojado mostra a cavidade amniótica (área semicircular branca superior), com as células que vão se desenvolver no bebê logo abaixo (forma oval escura na posição 12 h). O saco vitelino é a área rosa abaixo.

Para criar um ambiente seguro e acolhedor para o futuro bebê, mudanças complexas estão ocorrendo em seu útero.

A esfera celular alojada no útero já está construindo a base para a sua futura vida como embrião. Com duas camadas de espessura, as células germinativas formam um disco plano, que divide em duas câmaras a parte interior da esfera celular, preenchida de líquido. A maior dessas câmaras vai se transformar na bolsa amniótica. A câmara menor, mais próxima da futura placenta, vai se transformar no saco vitelino, que dá suporte ao embrião recém-formado. No final, o cordão umbilical se desenvolve próximo à câmara menor. As células germinativas internas vêm se desenvolvendo numa velocidade menor do que as camadas celulares externas, que se expandem rapidamente. No início, o cordão umbilical é uma simples haste, sem vasos sanguíneos, simplesmente ancorando o embrião à futura placenta (ver p. 76), que, no final, vai se transformar na corda de salvação do futuro bebê.

PERGUNTE AO... NUTRICIONISTA

Espero estar grávida, mas já estou preocupada com o peso que posso ganhar e com medo de nunca mais voltar a ser magra! Nos dias de hoje, é quase impossível passar por uma banca de jornal sem ver a última celebridade que, não apenas entrou direto nas suas roupas após ter um filho, como também pesa menos do que pesava antes de engravidar. Contudo, isso é preocupante para os profissionais da saúde, pois a drástica perda de peso após o parto não é boa nem para a mãe, nem para o bebê.

Se o seu índice de massa corporal (IMC, ver p. 16) estiver dentro do normal, a média de ganho de peso durante a gravidez será de 11 kg a 14,5 kg. O bebê e o sistema de apoio dele colaboram com boa parte disso, assim como o aumento dos líquidos, das gorduras e do útero que ocorre com a gravidez (ver p. 99). Grande parte desse peso adicional será perdida assim que o bebê nascer. Após o nascimento, parte desse peso extra também fornece nutrientes para a amamentação, que usa até 500 calorias por dia.

A abordagem mais sensata para controlar seu peso durante a gravidez é ter uma dieta saudável e fazer exercícios suaves para garantir que o ganho de peso não seja muito exagerado. Você só precisa de calorias adicionais no último trimestre da gravidez. Procure ingerir 200 calorias adicionais por dia, o equivalente a uma banana e um copo de leite.

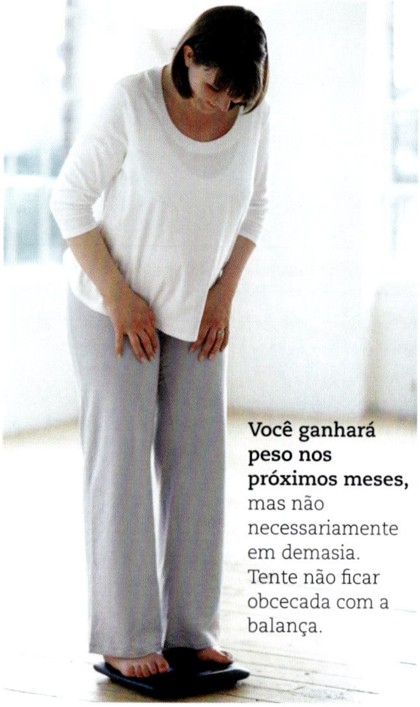

Você ganhará peso nos próximos meses, mas não necessariamente em demasia. Tente não ficar obcecada com a balança.

FALANDO NISSO...

Os recém-nascidos estão ficando mais pesados.

Isso se deve principalmente às melhorias na dieta e no padrão de vida. Outro fator, contudo, é a obesidade materna – se a mãe está com sobrepeso, há maior risco de diabetes (ver p. 473), o que pode aumentar o peso do bebê.

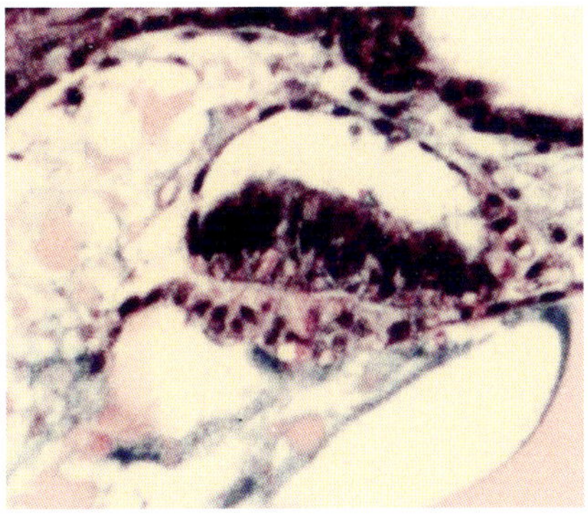

JÁ ESTÁ COM EXATAMENTE 4 SEMANAS

Faltam 252 dias...

SEU BEBÊ HOJE

Esta imagem altamente ampliada mostra que o embrião consiste em duas camadas de células – as da camada escura superior são mais retangulares e ficam ao lado da cavidade amniótica; e as da camada mais baixa, ao lado do saco vitelino.

Você está irritadiça e cansada, e seus seios estão mais sensíveis? Bem, você pode estar grávida!

A natureza tem um modo estranho de funcionar. Você pode ficar com baixo astral se tiver seus sintomas comuns de tensão pré-menstrual (TPM) e pensar que não engravidou, mas, na verdade, há muitas semelhanças entre os sintomas da TPM e aqueles do começo da gravidez. Isso porque os hormônios que causam a TPM ficam elevados na gravidez e, por essa razão, podem causar os mesmos sintomas. Além disso, você pode ficar irritadiça e sensível, sem nem mesmo estar com TPM, por causa apenas da ansiedade causada pelo desejo de estar grávida e pela espera para ver se a sua menstruação vai descer.

Enquanto você está no meio dessa tempestade de hormônios e emoções violentas, pode ser difícil manter a calma. Converse com seu parceiro sobre suas emoções e ansiedades – expressar o estresse em relação às coisas pode ajudar a atravessar esse momento tenso. Uma outra alternativa é desabafar com alguém do sexo feminino, uma amiga ou parente, que possa ser capaz de compreender o que você está sentindo.

É frustrante, mas, a esta altura, o melhor ainda é esperar; tudo o que você pode fazer até o teste de gravidez é tentar ser paciente. Se sua menstruação deveria descer hoje – o 28º dia do seu ciclo – e ainda não apareceu, você já pode fazer um teste hoje ou amanhã. Boa sorte!

FOCO EM... SEU CORPO

Comece a contrair!

Nunca é cedo demais para começar a fazer exercícios para o assoalho pélvico e, mais tarde, você vai ficar feliz por ter começado logo ao engravidar. O assoalho pélvico é uma ampla faixa de músculos que se estende entre as suas pernas e vai do osso púbico frontal até a ponta da coluna, nas costas. Ele sustenta e fixa a bexiga, o útero e o intestino, e controla os músculos que ficam perto do ânus, da uretra e da vagina.

Para tonificar o assoalho pélvico, tente estes passos:

- **Primeiro,** tente localizar seu assoalho pélvico: sente-se numa cadeira e feche os olhos – agora, visualize o feixe horizontal de músculos, da frente às costas do seu corpo, segurando o útero e a bexiga.
- **Depois,** contraia os músculos do seu assoalho pélvico, puxando para dentro e para cima, segure e conte até dez, depois solte. Repita pelo menos dez vezes por dia.
- **Teste:** se estiver com dificuldades para identificar os músculos, imagine que esteja tentando parar o fluxo da urina; os músculos que sentir contraindo são os do assoalho pélvico.

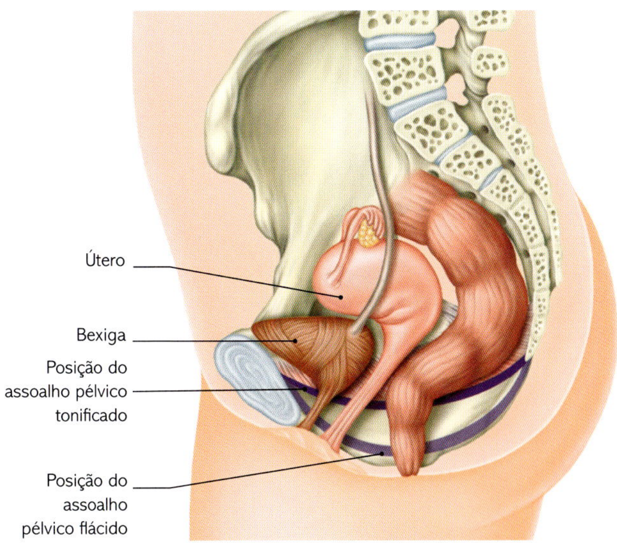

Sua 5ª semana

SE NÃO FICAR MENSTRUADA E O RESULTADO DO TESTE FOR POSITIVO, VOCÊ ESTÁ GRÁVIDA!

Confirmada sua gravidez, é natural ter uma miscelânea de emoções – excitação, descrença, alegria, ansiedade. Tudo está prestes a mudar para sempre, para você e seu parceiro. Deem tempo ao tempo, para assimilar a grande notícia. Você talvez ainda não se sinta grávida, mas estão ocorrendo mudanças importantes no mundo oculto do seu útero. Passo a passo, os blocos de formação da vida estão sendo colocados nos devidos lugares.

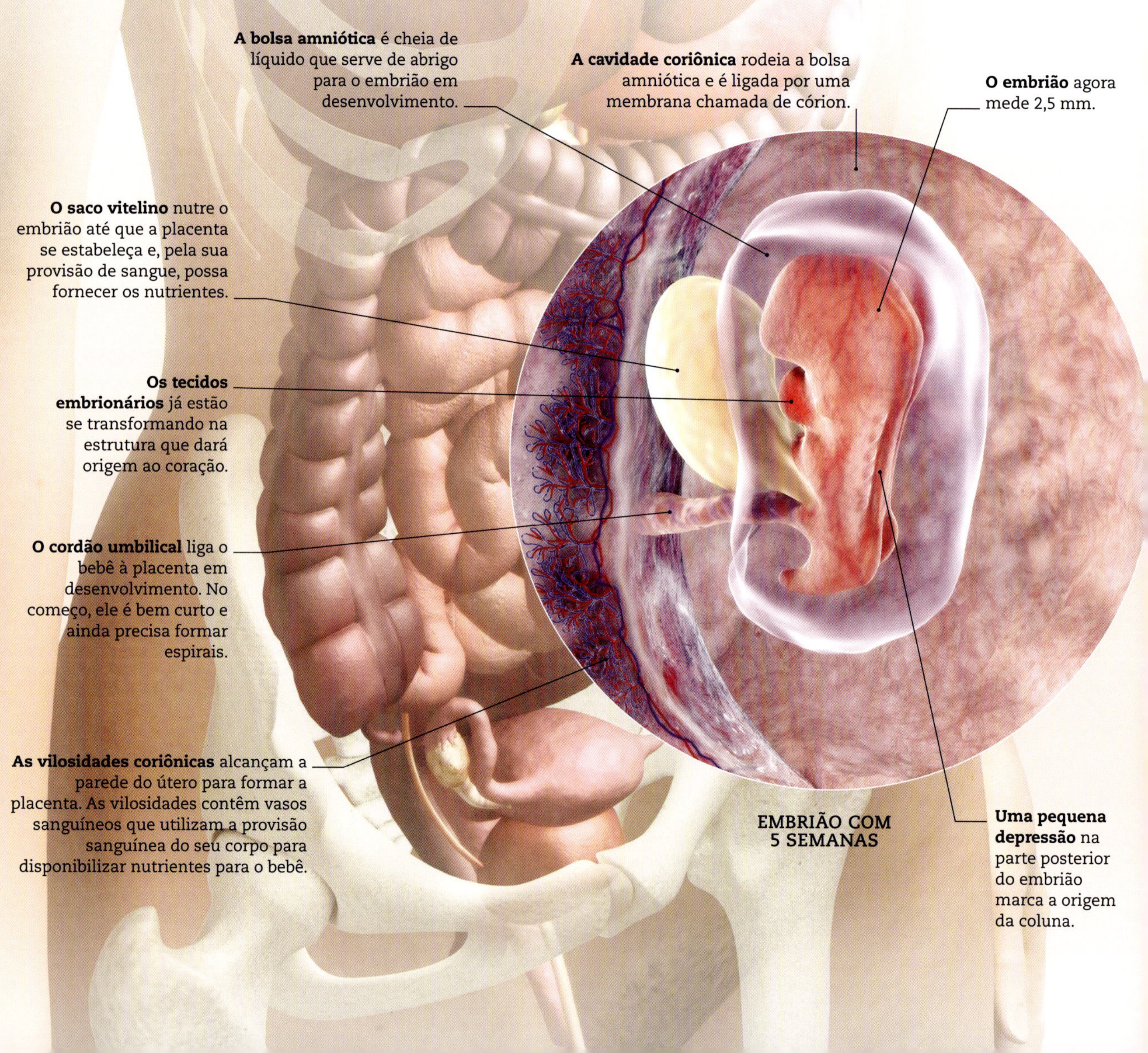

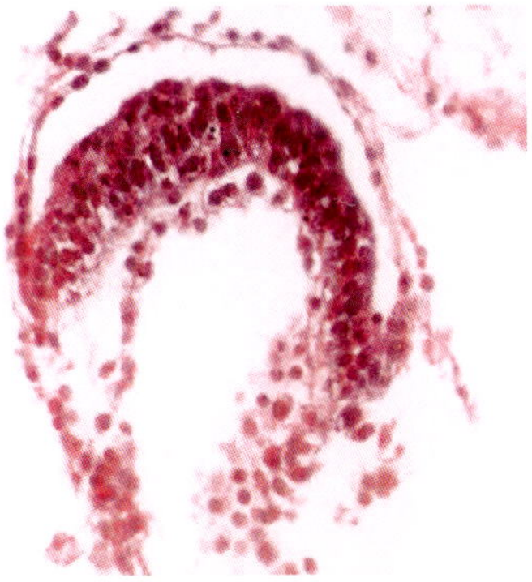

JÁ ESTÁ COM 4 SEMANAS E 1 DIA

Faltam 251 dias...

SEU BEBÊ HOJE

A visão microscópica da cavidade amniótica mostra um *close* das células que darão origem ao bebê. Essas células vão dividir-se e multiplicar-se repetidamente, tornando-se cada vez mais especializadas a cada estágio de desenvolvimento.

A espera acabou. Se a sua menstruação não começou, faça um teste de gravidez caseiro para descobrir se engravidou ou não.

Se a sua menstruação não desceu (supondo que seu ciclo normal não tenha mais de 28 dias e que, portanto, sua menstruação está atrasada), você pode querer fazer um teste de gravidez caseiro hoje.

O teste de gravidez caseiro, disponível em farmácias e drogarias, contém uma substância que reage se houver hormônio hCG (gonadotrofina coriônica humana) em sua urina; e ele vai estar lá se você estiver grávida, pois é produzido pelo embrião em fase de implantação. É provável que os níveis de hCG estejam acima de 50 mUI/ml no dia em que a sua menstruação deveria chegar. Com cerca de 97% a 99% de precisão, a maioria dos testes de farmácia tem sensibilidade suficiente para detectar essa quantidade, por isso eles podem ser usados no primeiro dia de atraso da menstruação: alguns deles até antes (ver p. 63).

Os testes só dão resultado positivo quando há uma determinada quantidade de hormônio hCG na urina: se fizer o teste muito cedo, o resultado pode ser negativo, mesmo que esteja grávida. Assim, se sua menstruação não descer, mas o resultado der negativo, faça o teste de novo após dois ou três dias. Se estiver grávida, os níveis de hCG terão aumentado, apresentando um resultado positivo.

Se o resultado for positivo, mas sua menstruação assim mesmo vier, pode ser que você tenha sofrido um aborto espontâneo bastante prematuro.

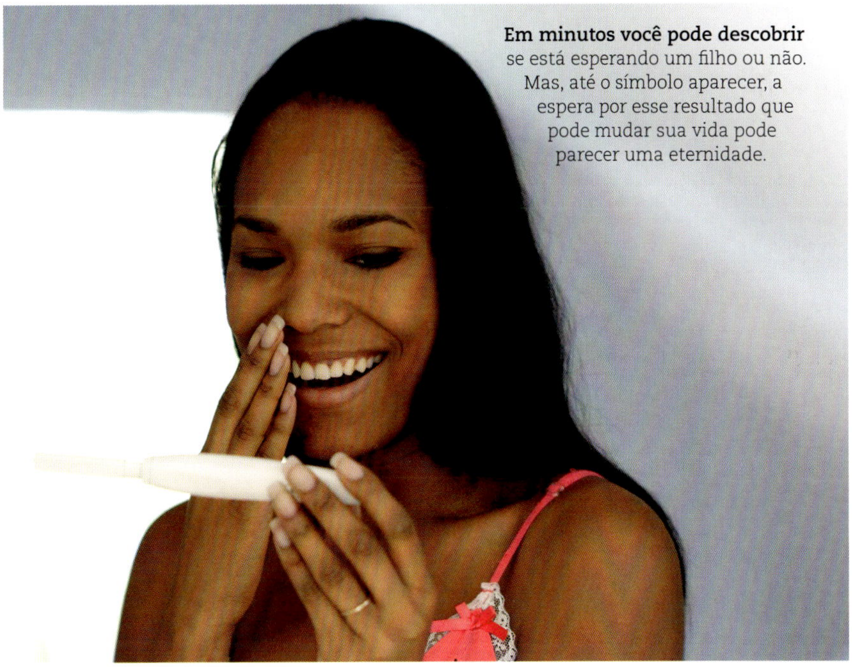

Em minutos você pode descobrir se está esperando um filho ou não. Mas, até o símbolo aparecer, a espera por esse resultado que pode mudar sua vida pode parecer uma eternidade.

COMO USAR O TESTE DE GRAVIDEZ CASEIRO

Leia sempre as instruções, mas a maioria dos testes funciona assim:

- **Você urina sobre um palito** e espera durante alguns minutos.
- **Vai aparecer um símbolo** na janela de controle, para indicar que o teste está funcionando (se não aparecer, o teste está com defeito). Se, então, um símbolo aparecer na janela de resultados, você está grávida.
- **É aconselhável fazer o teste** pela manhã, logo ao acordar, quando a urina está bem concentrada. Assim, é mais fácil detectar os níveis de hCG.
- **O símbolo de resultados** apaga-se gradualmente, por isso leia no tempo especificado, e não depois. Se ficar em dúvida quanto ao resultado, faça outro teste na manhã seguinte.

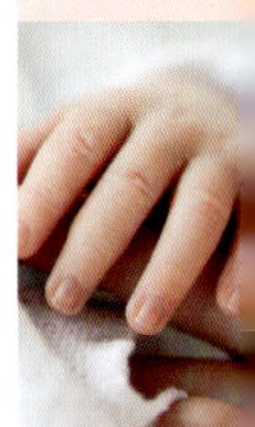

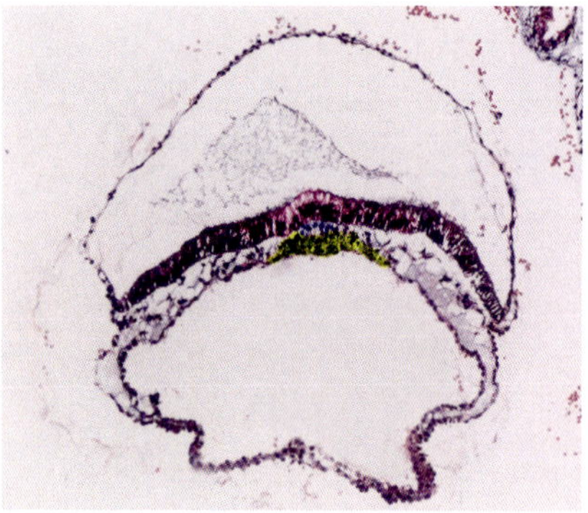

JÁ ESTÁ COM 4 SEMANAS E 2 DIAS

Faltam 250 dias...

SEU BEBÊ HOJE

Até este estágio de desenvolvimento, o embrião consiste em duas camadas de células. Agora, uma terceira camada de células começa a se tornar visível como um "volume" entre as outras duas – esse volume pode ser visto no centro desta imagem.

Nesta terceira semana desde a concepção, está se formando o precursor do cérebro e do sistema nervoso central.

Enquanto você está ocupada tentando se dar conta de que está grávida, existem mudanças incríveis acontecendo dentro de você. O grupo de células que vai se tornar seu bebê tem, no momento, o formato de um disco plano e passa por uma evolução significativa. Um sulco estreito começa a se formar no meio da célula. A ponta principal do sulco é ligeiramente mais aberta, formando um "nódulo" circular. As bordas exteriores do nódulo e do sulco são ligeiramente levantadas. As células se movem das bordas enroladas dessas estruturas primárias para o sulco, para se instalar entre as duas camadas originais de células. Isso cria três camadas de células, aquelas na superfície externa do disco e aquela inserida entre elas. O nódulo e o sulco não se expandem por todo o comprimento do disco.

Na extremidade da cabeça, surge um sulco separado, o sulco neural, que forma, por fim, o cérebro e a medula espinhal (o sistema nervoso central). Em quatro dias, o disco vai se estender e se alargar na ponta que formará a cabeça do bebê. Em seis dias, o sulco neural terá dobras de ambos os lados, que mais tarde vão se encontrar para formar o tubo neural.

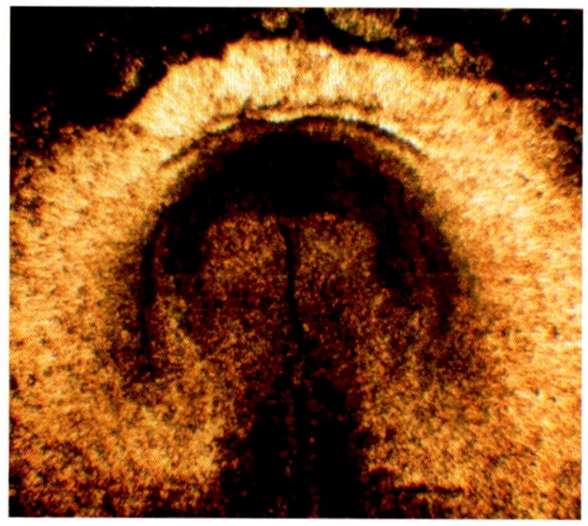

Aqui vemos o tubo neural de um embrião nos primeiros estágios da gravidez. O cérebro e a medula espinhal vão se desenvolver a partir do tubo neural. Se o tubo não se fechar totalmente, pode levar a doenças congênitas, em geral à espinha bífida.

PERGUNTE AO... MÉDICO

Tenho tido dificuldades para engravidar e agora recebi o diagnóstico de síndrome do ovário policístico. O que é isso? Esse problema faz com que o ovário fique maior do que o normal e produza um grande número de folículos que nunca chegam à maturidade. Como resultado, nenhum óvulo é liberado para ser fertilizado e as menstruações são irregulares.

A doença é uma causa comum de problemas de fertilidade. Os tratamentos têm por objetivo estimular a ovulação e reduzir alguns dos sintomas, como o aumento da quantidade de pelos no corpo e a acne. A síndrome do ovário policístico parece ser hereditária.

FOCO EM... RELACIONAMENTOS

"Você vai ser papai!"

Esse é o resultado positivo que você tanto esperava – tomara! –, mas como compartilhar isso com seu parceiro? Você pode dar a ele o envelope com o teste de gravidez positivo, ou explicar que você tem um "presente especial" para ele, mas que só vai ficar pronto, hum, daqui a nove meses. Não demore muito para lhe dar a notícia! De preferência, escolha um momento em que vocês dois estejam sozinhos e relaxados, para transformar este em um momento especial. Você pode querer fazer um novo teste junto com seu parceiro só para ter certeza. E também para que ele se sinta envolvido!

Mesmo que esteja entusiasmada e não consiga encontrar seu parceiro durante o dia, não se sinta tentada a contar primeiro para sua mãe e seus amigos íntimos. Caso outros saibam antes dele, seu parceiro pode se sentir excluído, e com toda a razão.

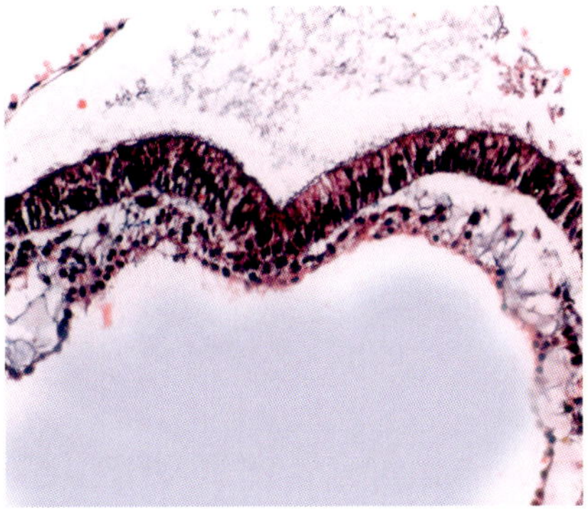

JÁ ESTÁ COM 4 SEMANAS E 3 DIAS

Faltam 249 dias...

SEU BEBÊ HOJE

Conforme o embrião muda de duas camadas de células para três, um sulco se desenvolve na parte de trás do embrião. Esse sulco (a parte escura no centro desta imagem) vai se transformar no tubo neural do embrião – o precursor do cérebro e da medula espinhal.

Entusiasmados, mas um pouco nervosos? Nenhum evento modifica mais a vida de um casal do que descobrir que serão pais.

SURPRESA POR ESTAR GRÁVIDA?

Se você engravidou enquanto usava métodos contraceptivos, é improvável que isso tenha causado algum dano ao bebê, mas é bom agir assim:

- **Pílula anticoncepcional:** pare de tomá-la.
- **Adesivo anticoncepcional:** remova-o.
- **Implante anticoncepcional:** vá ao seu médico para removê-lo.
- **Dispositivo intrauterino (DIU) ou sistema intrauterino (SIU):** consulte o médico o mais rápido possível, pois existe risco, pequeno, de que a gravidez seja ectópica (ver p. 93). Mesmo que o ultrassom mostre que ela não é ectópica, o DIU, ou o SIU, deve ser removido pois existe 50% a 60% de risco de aborto espontâneo. Após 12 semanas de gravidez, o dispositivo não deve ser removido, pois isso pode desencadear um aborto espontâneo.
- **Injeção contraceptiva:** procure o médico caso tenha engravidado enquanto estava fazendo uso dela. As pesquisas indicam que o medicamento não afetará o feto, mas você não deve tomar mais nenhuma injeção.
- **Pílula do dia seguinte:** depois de o óvulo se implantar, a pílula do dia seguinte não tem efeito. Por isso, ela não afetará o bebê. Mas procure o médico caso esteja preocupada.

Nestes poucos dias desde a concepção, você deve ter experimentado uma enorme profusão de sentimentos. Mesmo tendo planejado engravidar, é perfeitamente normal que o entusiasmo inicial seja substituído por alguma ansiedade, conforme vai se dando conta do fato de vir a ser mãe. Você pode também duvidar do resultado do teste que fez ou ainda não acreditar realmente nele até começar a experimentar alguns sintomas do início da gravidez.

Seu parceiro pode reagir de forma diferente. Se ele não parece tão entusiasmado, não interprete isso como sinal de que não está feliz com a novidade: nem todos reagem do mesmo jeito a grandes acontecimentos, e é possível demorar um tempo até ele se convencer da realidade de se tornar pai. A forma de ele ter um tempo para processar a informação pode ser a introspecção. Por outro lado, você pode descobrir que ele está mais entusiasmado com a notícia do que você!

Se vocês, por enquanto, tentarem manter a gravidez em segredo, pode tornar-se mais difícil lidar com seus sentimentos. A maioria dos casais decide não contar às pessoas sobre a gravidez até depois do ultrassom da 12ª semana, quando o risco de um aborto espontâneo se torna significativamente menor. Mas vocês podem descobrir que contar a alguns familiares e amigos mais próximos pode lhes dar o apoio tão necessário para falar sobre seus sentimentos.

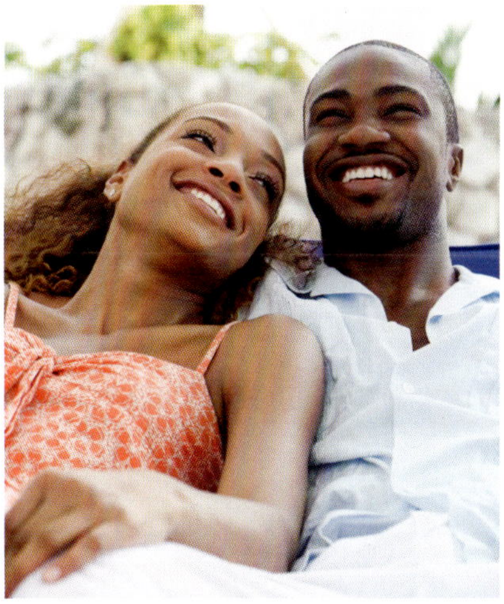

Descobrir que vão ser pais é uma ocasião importante e, provavelmente, você e seu parceiro vão viver uma renovada intimidade.

FALANDO NISSO...

É comum mulheres grávidas tentarem conectar-se a seus bebês por meio dos sonhos.

Você pode achar que é difícil conectar-se completamente ao bebê e acreditar que está realmente grávida. É comum durante a gravidez sonhar que está nadando – acredita-se que seja uma forma de "alcançar" o bebê, que, dentro de você, logo estará banhado em fluidos.

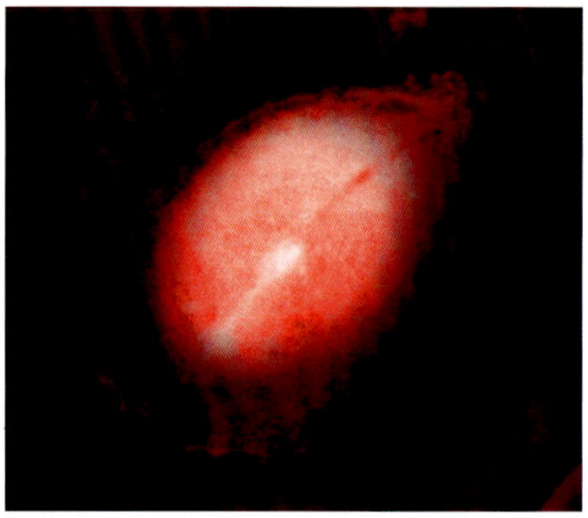

JÁ ESTÁ COM 4 SEMANAS E 4 DIAS

Faltam 248 dias...

SEU BEBÊ HOJE

Visto de cima, o embrião agora tem um sulco delicado (o sulco primitivo) e uma pequena depressão central (o nódulo primitivo), ambos em branco na foto. Essas mudanças começam no que vai se tornar a base da coluna, prosseguindo em direção à cabeça.

Você provavelmente está ansiosa para saber quando seu bebê vai nascer. A tabela abaixo lhe dirá a data provável do parto.

Até que, dentro de algumas semanas, você faça um primeiro ultrassom, a data do parto do bebê será calculada contando 280 dias a partir do primeiro dia de sua última menstruação (ver tabela abaixo). No primeiro ultrassom (ver p. 138), o bebê será medido e sua idade calculada. Por ser um exame considerado preciso, passa a ser usada, então, essa data.

A maioria dos bebês nasce no intervalo de duas semanas da data prevista para o parto. Se o parto for entre a 37ª e 42ª semanas, seu bebê terá nascido no prazo normal. Com isso, a data estimada do parto é somente isso, uma estimativa: o bebê poderá nascer antes ou depois.

QUANDO SEU BEBÊ VAI NASCER?

Para descobrir a data provável do parto (DPP) – o dia do nascimento –, você precisa saber quando começou o seu último período menstrual (UPM) (ver p. 35). Encontre a data do seu UPM na tabela abaixo para descobrir quando o bebê vai nascer. Por exemplo, se o seu UPM foi em 13 de janeiro, então seu bebê deverá nascer em 20 de outubro.

Janeiro	1	2	3	4	5	6	7	8	9	10	11	12	13	14	15	16	17	18	19	20	21	22	23	24	25	26	27	28	29	30	31
Out./Nov.	8	9	10	11	12	13	14	15	16	17	18	19	20	21	22	23	24	25	26	27	28	29	30	31	1	2	3	4	5	6	7
Fevereiro	1	2	3	4	5	6	7	8	9	10	11	12	13	14	15	16	17	18	19	20	21	22	23	24	25	26	27	28			
Nov./Dez.	8	9	10	11	12	13	14	15	16	17	18	19	20	21	22	23	24	25	26	27	28	29	30	1	2	3	4	5			
Março	1	2	3	4	5	6	7	8	9	10	11	12	13	14	15	16	17	18	19	20	21	22	23	24	25	26	27	28	29	30	31
Dez./Jan.	6	7	8	9	10	11	12	13	14	15	16	17	18	19	20	21	22	23	24	25	26	27	28	29	30	31	1	2	3	4	5
Abril	1	2	3	4	5	6	7	8	9	10	11	12	13	14	15	16	17	18	19	20	21	22	23	24	25	26	27	28	29	30	
Jan./Fev.	6	7	8	9	10	11	12	13	14	15	16	17	18	19	20	21	22	23	24	25	26	27	28	29	30	31	1	2	3	4	
Maio	1	2	3	4	5	6	7	8	9	10	11	12	13	14	15	16	17	18	19	20	21	22	23	24	25	26	27	28	29	30	31
Fev./Mar.	5	6	7	8	9	10	11	12	13	14	15	16	17	18	19	20	21	22	23	24	25	26	27	28	1	2	3	4	5	6	7
Junho	1	2	3	4	5	6	7	8	9	10	11	12	13	14	15	16	17	18	19	20	21	22	23	24	25	26	27	28	29	30	
Mar./Abr.	8	9	10	11	12	13	14	15	16	17	18	19	20	21	22	23	24	25	26	27	28	29	30	31	1	2	3	4	5	6	
Julho	1	2	3	4	5	6	7	8	9	10	11	12	13	14	15	16	17	18	19	20	21	22	23	24	25	26	27	28	29	30	31
Abr./Maio	7	8	9	10	11	12	13	14	15	16	17	18	19	20	21	22	23	24	25	26	27	28	29	30	1	2	3	4	5	6	7
Agosto	1	2	3	4	5	6	7	8	9	10	11	12	13	14	15	16	17	18	19	20	21	22	23	24	25	26	27	28	29	30	31
Maio/Jun.	8	9	10	11	12	13	14	15	16	17	18	19	20	21	22	23	24	25	26	27	28	29	30	31	1	2	3	4	5	6	7
Setembro	1	2	3	4	5	6	7	8	9	10	11	12	13	14	15	16	17	18	19	20	21	22	23	24	25	26	27	28	29	30	
Jun./Jul.	8	9	10	11	12	13	14	15	16	17	18	19	20	21	22	23	24	25	26	27	28	29	30	1	2	3	4	5	6	7	
Outubro	1	2	3	4	5	6	7	8	9	10	11	12	13	14	15	16	17	18	19	20	21	22	23	24	25	26	27	28	29	30	31
Jul./Ago.	8	9	10	11	12	13	14	15	16	17	18	19	20	21	22	23	24	25	26	27	28	29	30	31	1	2	3	4	5	6	7
Novembro	1	2	3	4	5	6	7	8	9	10	11	12	13	14	15	16	17	18	19	20	21	22	23	24	25	26	27	28	29	30	
Ago./Set.	8	9	10	11	12	13	14	15	16	17	18	19	20	21	22	23	24	25	26	27	28	29	30	31	1	2	3	4	5	6	
Dezembro	1	2	3	4	5	6	7	8	9	10	11	12	13	14	15	16	17	18	19	20	21	22	23	24	25	26	27	28	29	30	31
Set./Out.	7	8	9	10	11	12	13	14	15	16	17	18	19	20	21	22	23	24	25	26	27	28	29	30	1	2	3	4	5	6	7

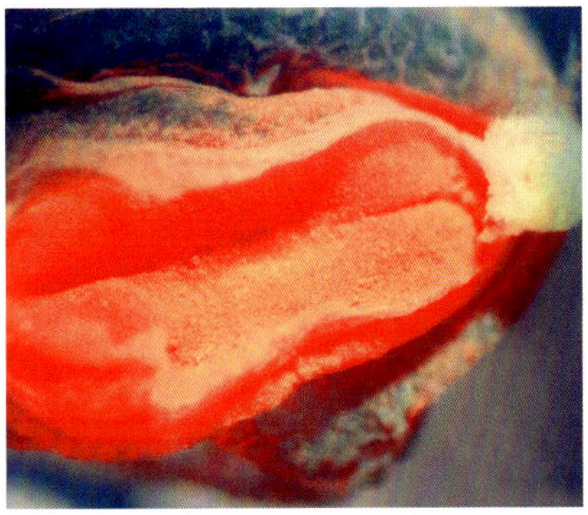

JÁ ESTÁ COM 4 SEMANAS E 5 DIAS

Faltam 247 dias...

SEU BEBÊ HOJE

O embrião, ainda com menos de 3 mm de comprimento, agora tem um sulco profundo e estreito estendendo-se por todo o seu comprimento. O sulco logo vai se tornar tão profundo e suas bordas se curvarão tanto que vão formar um tubo passando por toda a extensão do embrião.

Apesar de haver muita informação nova, tente aproveitar o momento e lembrar-se de que a gravidez é um processo natural.

PERGUNTE AO... MÉDICO

Tenho 40 anos e estou em boa forma. Mesmo assim, os médicos veem minha gravidez como sendo potencialmente de alto risco? Sim, a gravidez de qualquer mulher com idade superior a 35 anos é considerada de alto risco, independentemente do estado de saúde dela. Apesar de ser frustrante, o motivo para esse monitoramento tão minucioso é que, estatisticamente, mulheres com mais de 35 anos têm maior tendência a apresentar complicações durante a gravidez, como hipertensão, abortos espontâneos e diabetes gestacional. E o risco de o bebê ter doenças congênitas, como a síndrome de Down, também é maior.

O obstetra simplesmente vai querer observar você, para ter certeza de que a gravidez prossegue normalmente e que tanto você quanto o bebê estão saudáveis. Passando por monitoramentos regulares, qualquer problema potencial logo pode ser descoberto e, assim se espera, resolvido nos primeiros estágios.

Tente não ver isso como uma invasão. É ótimo que você já esteja em boa forma e que, se continuar a cuidar da saúde e fazer regularmente exercícios, vai reduzir os riscos.

Assim que descobriu estar grávida, você deve ter começado a se preocupar com todos os aspectos de seu estilo de vida e com a saúde de seu futuro bebê. Para colocar as coisas em perspectiva, lembre-se de que, para as gerações passadas, a gravidez era considerada um evento natural, e poucas mulheres faziam mudanças em seu estilo de vida para acomodar seu novo estado. Então, no passado, as mulheres grávidas basicamente continuavam a comer comidas pouco saudáveis, ingerir bebidas alcoólicas e fumar.

Além disso, os testes de gravidez tendiam a ser bem menos precisos e sensíveis, fazendo com que muitas gestações terminassem em abortos precoces, sem que as pessoas ao menos soubessem. Por essa razão, não eram analisados ou determinados muitos dos problemas hoje considerados fatores de risco para abortos ou complicações, nem as pessoas se preocupavam com isso.

Hoje, com o benefício de um grande número de pesquisas e da monitoração precisa da ovulação, da concepção e da gravidez, as mulheres estão bem cientes do que acontece com seu corpo e informadas sobre as potenciais armadilhas. Essa é uma faca de dois gumes: ao mesmo tempo que é importante evitar tudo o que sabidamente vai afetar o futuro bebê, é igualmente importante relaxar e aproveitar a gravidez, porque a tensão não é boa para você nem para o bebê.

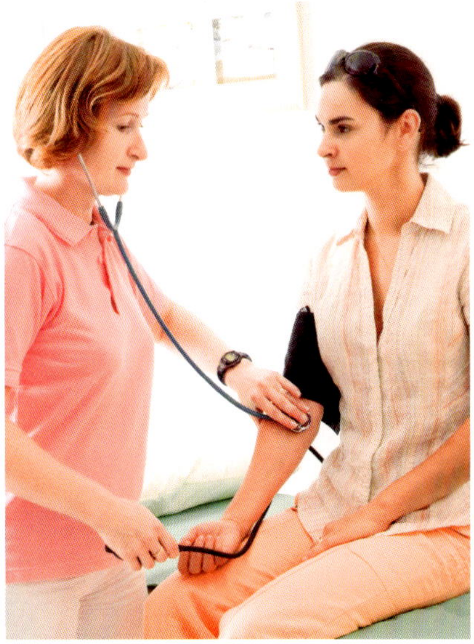

Por ser uma gestante mais velha, você vai passar por mais exames pré-natais. Hipertensão pode ser sinal de pré-eclâmpsia (ver p. 474), que é um risco muito significativo para uma primípara com mais de 40 anos.

FALANDO NISSO...

Alimentos orgânicos nem sempre são enriquecidos.

Em geral, alimentos orgânicos são preferíveis, mas talvez não sejam a melhor opção em alguns casos. Por exemplo, a farinha de trigo comum é enriquecida com ferro e ácido fólico, então, se optar por uma versão orgânica, verifique se ela também é enriquecida.

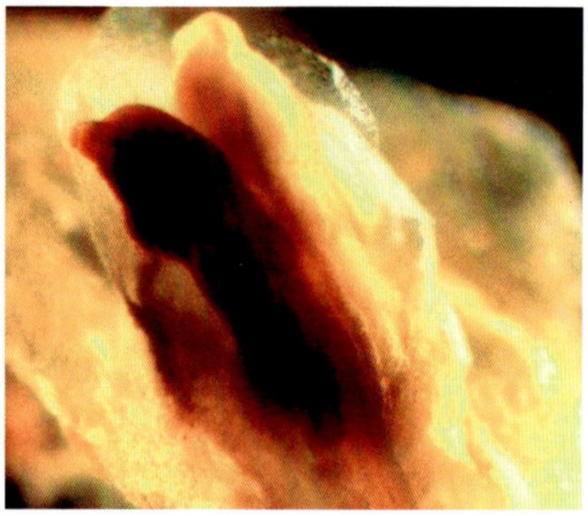

JÁ ESTÁ COM 4 SEMANAS E 6 DIAS

Faltam 246 dias...

SEU BEBÊ HOJE

A parte superior do embrião é mostrada aqui. Ao longo da parte posterior do embrião ainda existe uma enorme abertura, que agora, em poucos dias, vai se fechando gradualmente. As extremidades – a cabeça e a parte baixa da coluna vertebral – vão ser as últimas a fechar.

A placenta – estrutura que vai se tornar a "corda de salvação" do futuro bebê – está se formando.

O resultado do teste de gravidez pode ser o único sinal de que está grávida, mas estão acontecendo muitas mudanças dentro de você. As estruturas básicas para formar a placenta (ver p. 127) agora estão no lugar. A camada exterior de células, que originalmente era o revestimento do útero, agora está coberta por filamentos de tecido placentário, células externas que estão em contato direto com lacunas intercelulares formadas por seu sangue. Os filamentos placentários internos, ou frondes, são chamados "vilosidades". Algumas dessas vilosidades sustentam a gravidez em seus tecidos e, deles, nascem vilosidades menores, que flutuam livremente. Mais tarde, vão aparecer ramificações adicionais, formando um padrão semelhante a folhas de samambaia. Essas vilosidades ainda são imaturas e não estabeleceram por si mesmas um suprimento de sangue. Serão necessárias várias semanas antes que a placenta esteja madura para fornecer o oxigênio e os nutrientes de que o bebê necessita.

PERGUNTE A... UMA MÃE

Eu realmente queria um bebê, mas agora que o teste de gravidez deu positivo de repente não estou tão certa. Isso é normal? Eu me senti exatamente da mesma forma no início e, depois de conversar com algumas amigas, descobri que muitas tiveram esses sentimentos confusos, principalmente no início. Descobri que um bom jeito de superar isso era me concentrando nas razões de eu querer ter um bebê, e as escrevi. Então, tentei descobrir o que realmente estava me preocupando. Seria o pensamento de que eu estava perdendo minha liberdade? Preocupações com a parte financeira? A preocupação de não ser uma boa mãe? Isso me ajudou a colocar as coisas em perspectiva.

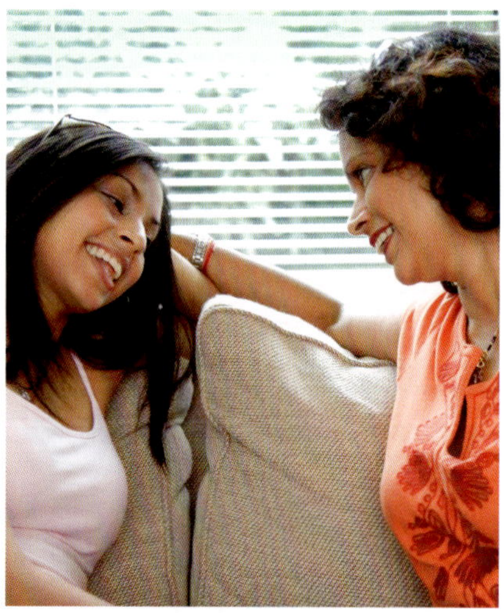

Se tiver qualquer dúvida durante a gestação, tente conversar com alguém próximo – talvez sua mãe ou uma amiga. Você verá que elas, em algum momento, tiveram dúvidas semelhantes, mas acabaram por aproveitar a gravidez e a maternidade.

HORA DE PENSAR EM...

Assim que você descobrir que está grávida, procure seu médico, que pode realizar alguns exames de rotina e explicar suas opções para cuidados pré-natais (ver abaixo). O médico a encaminhará para sua primeira consulta com o obstetra por volta da 8ª a 10ª semana (ver p. 122). Ou você também pode procurar uma maternidade.

- **Os testes caseiros** (ver p. 71) dão resultados muito precisos e seguros, e a maioria dos médicos confia nessas confirmações de gravidez, não pedindo um exame de sangue. No entanto, caso você ainda não tenha feito o teste, pode pedir ao seu médico que diagnostique a gravidez.
- **Alguns médicos** pedem uma coleta de urina para checagem de infecções urinárias ou qualquer outro problema que possa afetar a sua gestação.
- **Um breve histórico médico** vai ser feito, para registro de quantas gestações e nascimentos você já teve, e o histórico de sua família.
- **Seu peso** vai ser anotado e sua pressão arterial será checada.
- **Seu médico vai explicar** como funcionam os cuidados pré-natais e dar conselhos nutricionais e sobre estilo de vida.

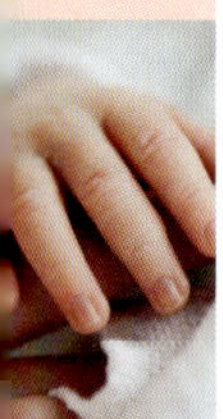

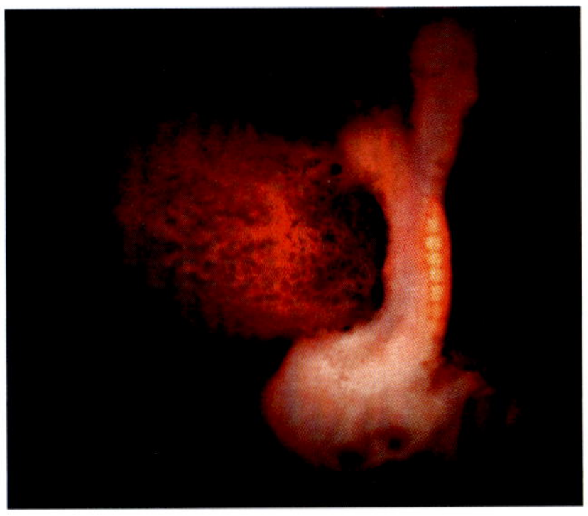

JÁ ESTÁ COM EXATAMENTE 5 SEMANAS

Faltam 245 dias...

SEU BEBÊ HOJE

O embrião agora tem um sulco profundo e estreito por toda a extensão de seu comprimento – algo em torno de 3 mm hoje. No final, a protuberância na parte inferior desta imagem vai se transformar na cabeça do seu bebê.

Neste estágio de desenvolvimento, os blocos que formarão a coluna vertebral do bebê estão sendo colocados no lugar.

No final da 5ª semana, começaram a se desenvolver elementos distintos que vão formar o embrião.

Começando pela parte que vai ser a cabeça, formam-se segmentos isolados, chamados "somitos". A cada dia, aparecem aproximadamente três novos pares de somitos, e cada um deles forma uma parte da coluna vertebral do bebê, assim como os músculos associados a cada segmento do corpo. Por fim, vai haver quatro somitos na cabeça, oito na região do pescoço, doze na altura do peito, cinco na região lombar e cinco na região pélvica.

Somitos adicionais desenvolvem-se abaixo da pelve, mas são transitórios e desaparecem. Em outros mamíferos, eles se desenvolvem na forma de cauda.

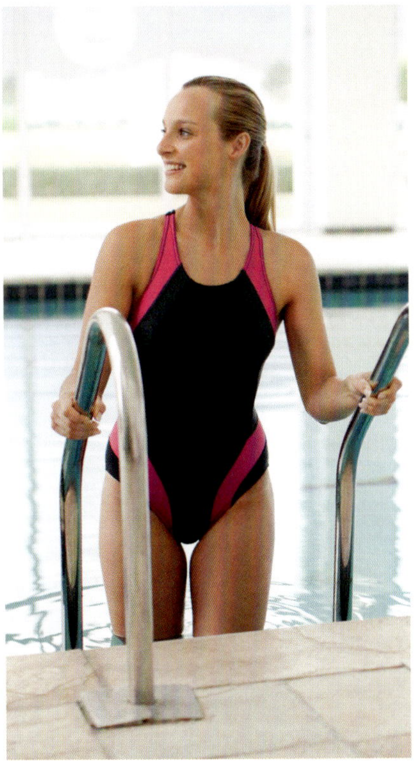

Fazer exercícios aeróbicos moderados regulares durante a gravidez – como caminhadas e nadar – será extremamente benéfico para você e seu bebê.

FOCO EM... SEU CORPO

Seu metabolismo

Os exercícios regulares aumentam sua taxa metabólica basal, que é a quantidade de calorias que seu corpo queima. Durante a gestação, seu metabolismo já ficará ligeiramente aumentado. Quando você se exercita, seu corpo naturalmente usa a energia armazenada em seus órgãos e músculos, mas guardará energia reserva suficiente para facilitar o crescimento do bebê. Os exercícios também vão ajudar seu corpo a regular a glicemia (ver p. 92) e o nível de energia.

PERGUNTE AO... NUTRICIONISTA

Estar abaixo do peso pode afetar de forma adversa minha gravidez? Ter um IMC (ver p. 16) inferior a 18,5 aumenta o risco de deficiências nutricionais durante a gravidez. Seu bebê pode ter um nascimento prematuro, baixo peso ao nascimento e ser vulnerável a problemas de saúde para toda a vida.

Fazendo refeições regulares e lanches que contenham proteína, carboidratos complexos e gorduras insaturadas (ver pp. 14-16), você poderá ganhar um peso apropriado às suas necessidades. Prefira alimentos densos em nutrientes e calorias como abacate e laticínios integrais, além de carne vermelha magra, peixes gordurosos, oleaginosas e sementes, e beba muitas vitaminas à base de leite e laticínios.

Se você tem um distúrbio alimentar, é essencial contar a seu obstetra para que ele possa assisti-la.

O TAMANHO REAL DO SEU BEBÊ

Com cinco semanas de gestação, o embrião tem 2,5 mm de comprimento.

5 semanas

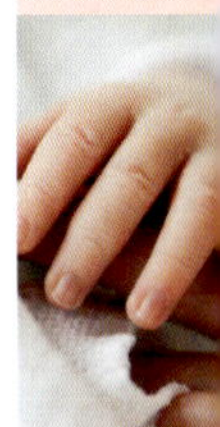

Sua 6ª semana

NESTA SEMANA, DEVERÁ SENTIR OS PRIMEIROS SINTOMAS DA GRAVIDEZ – MAS NÃO SE PREOCUPE

Nem todas as mulheres têm sintomas de gravidez no início. Algumas sentem um pouco de náusea ou sensibilidade nos seios, enquanto outras não sentem mudanças. É normal ansiar por uma "prova" de que a gravidez está progredindo, mesmo que seja por meio de enjoos matinais. Mas a falta de sintomas não significa que algo está errado: você está mesmo grávida e seu bebê está passando por alguns estágios vitais de desenvolvimento.

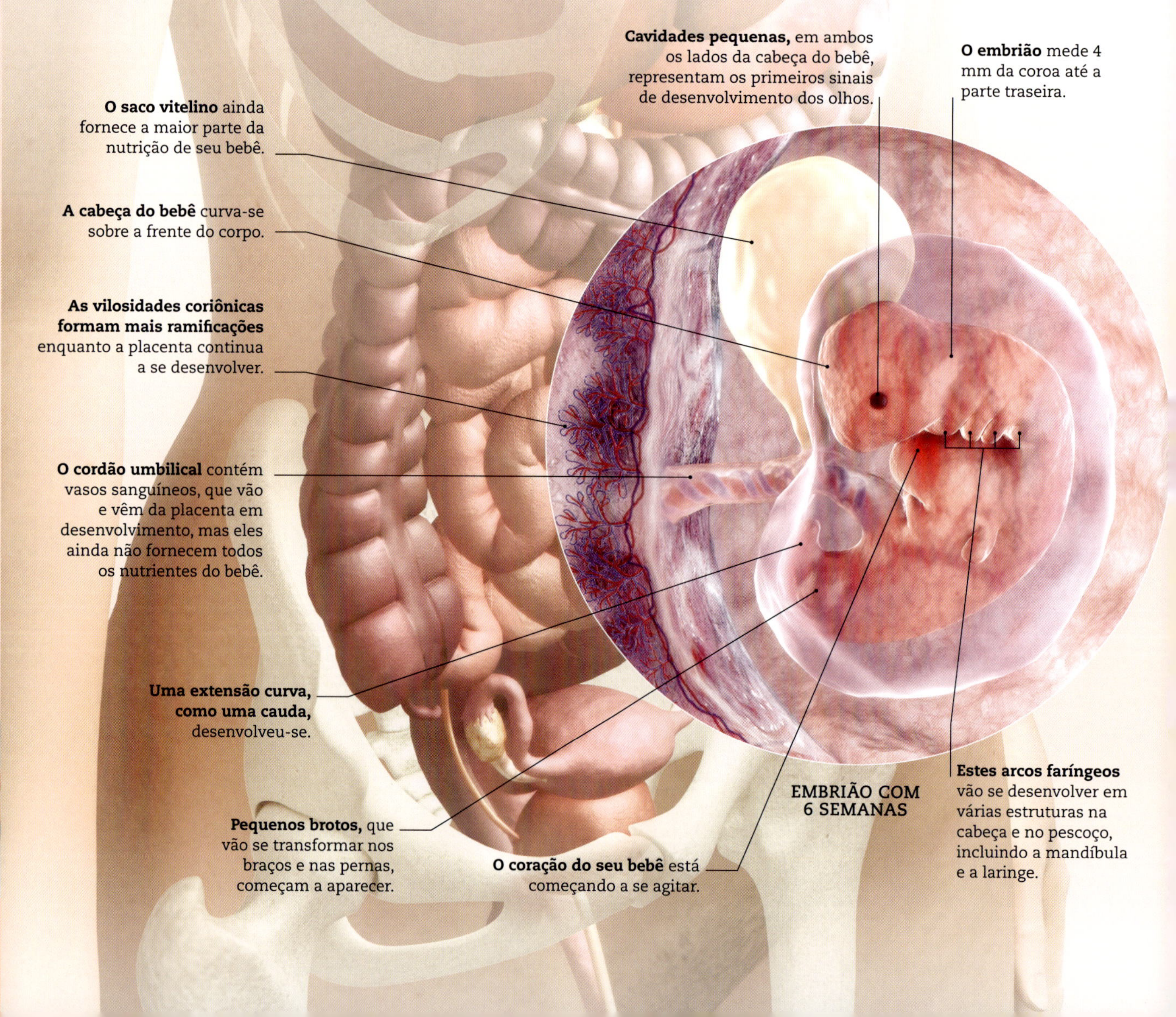

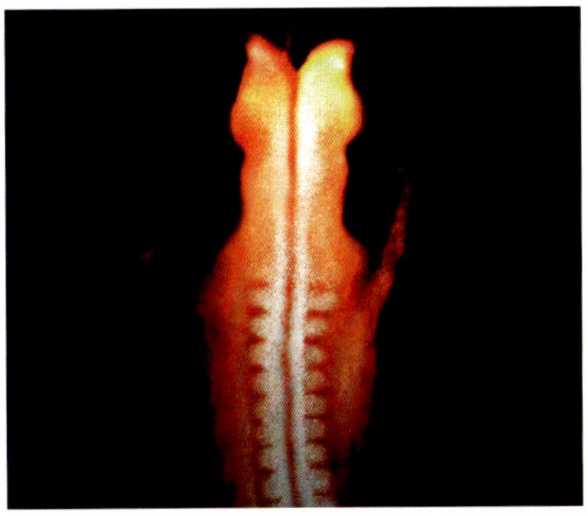

JÁ ESTÁ COM 5 SEMANAS E 1 DIA

Faltam 244 dias...

SEU BEBÊ HOJE

Hoje, o embrião tem 14 somitos – blocos que vão construir o sistema musculoesquelético do seu bebê. Aqui se veem os primeiros nove pares. A parte de cima da imagem mostra a extremidade superior do tubo neural, que agora está quase fechado.

Se você não teve nenhum sintoma até entrar na 6ª semana, deve estar buscando sinais de que, de fato, está grávida.

Provavelmente, você e seu parceiro são as únicas pessoas que sabem da sua gravidez, e você fica imaginando se isso é mesmo verdade. Nesse momento, você pode não ter nenhum sintoma, apesar das rápidas mudanças e do crescimento do embrião dentro de você. Essa ausência de sinais é completamente normal, não dando motivo a nenhuma preocupação. Tente lembrar-se de que a maioria das gestações ocorre sem complicação. É normal que uma gestante saudável tenha uma série de efeitos colaterais, ou nenhum deles. Então, não se preocupe se está se sentindo ótima – na verdade, considere-se uma mulher de sorte!

PERGUNTE AO... NUTRICIONISTA

Desde que fiquei grávida, não tenho tido muito apetite. Isso é normal? É comum perder o interesse por comida, especialmente se estiver sofrendo de enjoo (ver p. 81). Pode ser que você não consiga mais suportar o cheiro de suas comidas preferidas, mas é importante comer quando puder. Faça refeições menores, talvez opções frias, se o cheiro de comida cozida revirar seu estômago. Vitaminas à base de iogurte e sopas são opções nutritivas. Beba sempre muito líquido.

FALANDO NISSO...

Até 90% de seu estoque de vitamina D depende da exposição adequada à luz do sol.

A vitamina D ajuda seu corpo a absorver cálcio, que é vital para o desenvolvimento dos ossos do futuro bebê. Você pode aumentar seus níveis de vitamina D com exposição ao sol e comendo ovos, peixes gordurosos e carne vermelha. Mas é recomendável também que todas as grávidas tomem um suplemento de 10 mcg de vitamina D diariamente.

ULTRASSONOGRAFIAS INICIAIS

Algumas mulheres fazem ultrassonografia logo no início, mas a maioria só por volta da 12ª semana de gestação (ver p. 137). Geralmente, as ultrassonografias no início da gestação são via vaginal, com uso de sonda de exploração de imagens. Isso acontece pelas seguintes razões:

- **Se existe histórico de nascimentos múltiplos** em sua família (ou se você fez FIV ou usou algum outro tipo de concepção assistida), seu médico vai querer checar o número de fetos.
- **Caso você tenha tido um aborto espontâneo no passado,** ou mostre sinais de cólicas ou sangramentos (pequenos ou mais abundantes), a exploração de imagens pode ser feita para checar se ainda há batimentos cardíacos.
- **Para estabelecer a causa de sangramento vaginal.** Seu bebê pode ser saudável, mas fibroides ou outros problemas podem estar causando o sangramento. Isso será tratado pelo médico.

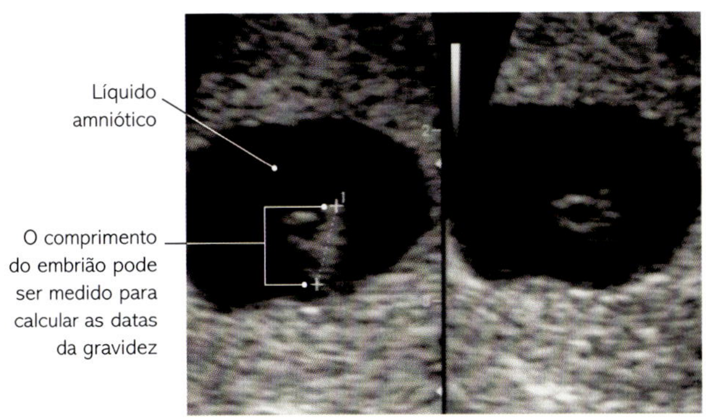

Ultrassonografias vaginais feitas no início da gestação não mostram muita coisa. Ao examinar, espera-se até que o embrião esteja na posição certa (esquerda) para ser medido.

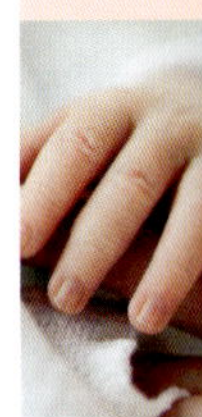

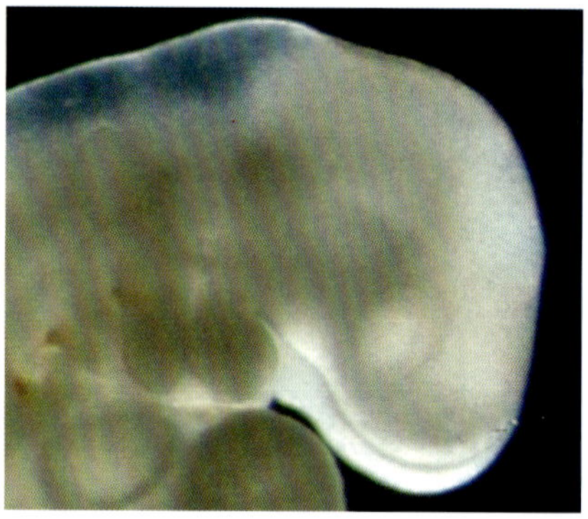

JÁ ESTÁ COM 5 SEMANAS E 2 DIAS

Faltam 243 dias...

SEU BEBÊ HOJE

O centro desta imagem mostra, em cinza mais escuro, o coração do bebê em desenvolvimento, estrutura ainda muito primitiva neste estágio. A cabeça do bebê está à direita na imagem. O embrião é quase completamente transparente.

Ainda por algum tempo não haverá sinais externos visíveis da gravidez, mas muitas mudanças estão acontecendo dentro de você.

Neste estágio inicial, tudo de que o futuro bebê precisa é fornecido pelo saco vitelino. Ligada ao embrião por uma haste, essa estrutura essencial, semelhante a um balão, indica o local da gravidez e, já a partir desta semana, normalmente pode ser vista pelo microscópio como uma esfera de 3 a 4 mm em posição lateral. A princípio, o saco vitelino é tão grande quanto o disco de células embrionárias que, no final, vai se tornar o seu bebê.

O saco vitelino contém células que realizam uma função semelhante à do fígado. Ele libera vários hormônios gestacionais e produz as primeiras células de sangue vermelho do embrião. Depois da 9ª semana, o fígado controlará essas funções, à medida que o saco embrionário, gradualmente, vai desaparecendo, e, por volta da 10ª semana de gestação, a placenta passa ao controle.

Nos próximos sete dias, muito antes de qualquer sangue circular na placenta (em torno da 10ª semana), desenvolve-se um sistema circulatório primitivo. E, no final desta semana, usando equipamento de ultrassom de alta qualidade, é possível ver os batimentos cardíacos do bebê. Neste primeiro estágio, o coração é simplesmente um tubo.

Se você não consegue ingerir grandes quantidades de comida, tente comer um combinado de porções menores em refeições e lanches.

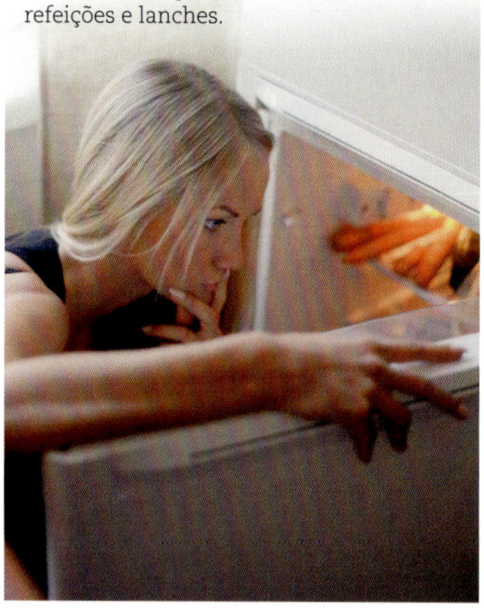

FALANDO NISSO...

Iodo é vital para o desenvolvimento do cérebro do seu bebê e para os hormônios da tireoide.

No Brasil, a principal fonte de iodo é o sal de cozinha, que é fortificado pela indústria com o mineral. Peixe, especialmente peixe branco, e alga marinha são ótimas fontes, mas evite comer *kelp*, pois ela contém iodo em excesso.

PERGUNTE AO... NUTRICIONISTA

Devo comer por dois? Infelizmente, a gravidez não é desculpa para você comer tudo e o que quiser. "Comer por dois" é um mito, e, se fizer isso, vai acabar ingerindo calorias demais e ganhando muito peso. O melhor conselho é usar o bom senso. Estudos mostram que mulheres grávidas que, naturalmente, comem de acordo com seu apetite, ingerem a quantidade certa e seu ganho de peso é saudável.

As calorias necessárias durante a gravidez variam muito de mulher para mulher, dependendo do peso antes da gestação e das atividades físicas. No entanto, você só precisa ingerir mais calorias no último trimestre de gravidez ou se estiver esperando por dois ou mais bebês.

No primeiro trimestre, quando mais de 80% das mulheres estão nauseadas ou enjoando, conseguir calorias suficientes, às vezes, pode ser um desafio. Como a maioria das mulheres grávidas, você pode ficar mais enjoada se estiver de estômago vazio. Um ótimo truque é beliscar. Comer cinco pequenas refeições em lugar de três grandes pode acalmar o estômago enjoado e, ao mesmo tempo, fornecer-lhe a energia e os nutrientes de que precisa.

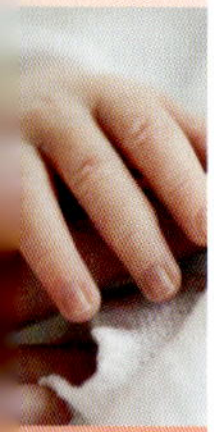

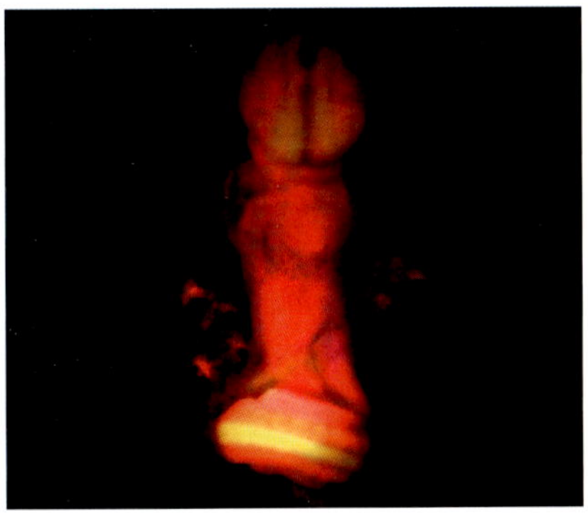

JÁ ESTÁ COM 5 SEMANAS E 3 DIAS

Faltam 242 dias...

SEU BEBÊ HOJE

Perspectiva frontal do embrião: a região da cabeça está curvada para baixo, permitindo ver o sistema nervoso central. A estrutura semelhante a um tubo na região da cabeça é a medula espinhal em desenvolvimento. A cauda do embrião está encurvada para cima.

O enjoo matinal é um dos sintomas mais comuns e menos bem-vindos da gravidez.

FOCO EM... SAÚDE

Aliviando a náusea

Infelizmente, não existe uma cura definitiva para o enjoo matinal na gravidez, mas você pode tentar os seguintes remédios naturais:

- **Coma menos e constantemente** – glicemia baixa pode piorar a náusea, por isso, mesmo que não esteja se sentindo bem, comer algo pode ajudar.
- **Tente comer uma bolachinha leve ou biscoito água e sal** pela manhã, antes de sair da cama.
- **Prefira alimentos suaves,** como cereais, massas, batata assada ou torradas. Evite alimentos gordurosos e apimentados.
- **Tente ingerir alimentos e bebidas que contenham gengibre** (ver à direita) ou hortelã-pimenta.
- **Beba bastante líquido,** se tiver vômitos, para evitar a desidratação. Leve sempre uma garrafa de água consigo e vá bebendo aos poucos ao longo do dia. Se perceber que está ficando desidratada (por exemplo, sua urina está concentrada), é melhor procurar um médico.

Se a náusea e o vômito forem muito difíceis de suportar, então consulte o médico: ele poderá receitar medicamentos contra o mal-estar.

Náusea e vômito são sintomas comuns no início da gravidez. Existem várias teorias para explicar por que os enjoos matinais acontecem: uma atribui a eles o aumento dos níveis do hormônio hCG (gonadotrofina coriônica humana) durante o primeiro trimestre. Infelizmente, eles não acontecem somente antes do café da manhã, podendo ocorrer mais de uma vez durante o dia e a qualquer hora.

Um dos maiores desafios do início da gravidez é mantê-la em segredo de seus colegas. Se você tem que ficar correndo para o banheiro por causa do enjoo, as pessoas acabam desconfiando. Também podem notar que você não parece bem e que está mais cansada do que o normal. Para ajudá-la a lidar com isso, talvez seja melhor contar a um ou dois de seus colegas, ou ao seu chefe, pedindo que, por enquanto, mantenham segredo. Vale a pena ter lenços umedecidos, pasta e escova de dentes na gaveta, junto com qualquer petisco que ajude a aliviar a náusea.

Se está achando difícil lidar com isso ou está preocupada por vomitar demais, aconselhe-se com o médico. Raramente os enjoos se tornam mais sérios e requerem tratamento (ver p. 111).

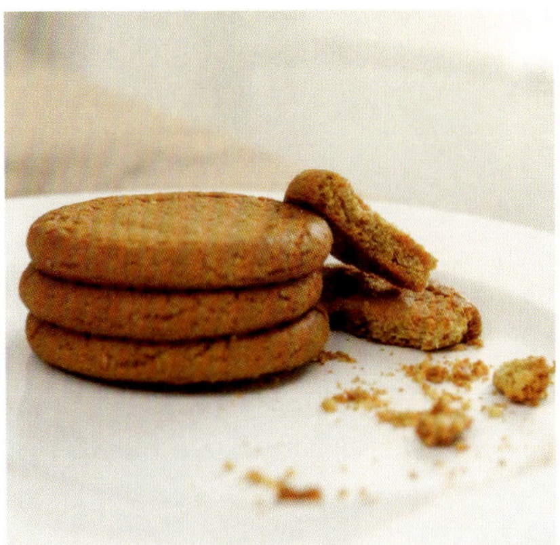

O gengibre possui propriedades que podem ajudar a aliviar a náusea. Coloque biscoitinhos de gengibre na mesinha ao lado da cama e, de manhã, "belisque" um antes de se levantar.

FALANDO NISSO...

Pesquisas mostram que o gengibre parece auxiliar contra o enjoo causado pela gravidez.

Uma pesquisa descobriu que a redução na náusea ocorria quatro dias depois da inclusão do gengibre na dieta diária, então insista nele. Coloque uma fatia de gengibre em uma xícara e despeje água fervente para fazer uma infusão, ou experimente gengibre cristalizado ou biscoito de gengibre. *Ginger ale* não costuma conter gengibre de verdade, e pode ser que o gás lhe cause repulsa.

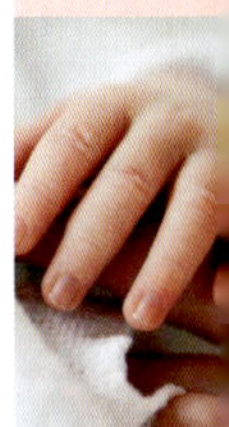

Um mundo em transformação

A família é uma unidade em constante transformação e passou por grandes alterações nas últimas décadas. Mas, apesar de os tempos terem mudado, seu papel como mãe é o mesmo: dar a seu filho cuidado, amor e lealdade.

AS ESTATÍSTICAS

Mudanças na vida em família

Estas estatísticas permitem uma compreensão da composição da vida em família hoje no Reino Unido.

- **Em 48% das famílias,** ambos os pais trabalham em tempo integral. Em famílias monoparentais, 57% dos pais trabalham em tempo integral.
- **Cerca de 25% das crianças com menos de cinco anos** cujas mães trabalham ficam com os pais em tempo integral, e 30% de casais que trabalham compartilham o cuidado das crianças.
- **47% dos pais** acreditam que se tornou financeiramente mais difícil manter uma família.
- **23% de todas as famílias** são monoparentais, um aumento de 12,1% em relação a 2005.
- **Mais de 25% de todos os partos no Reino Unido** são de mulheres que não nasceram no Reino Unido.
- **Mais de 47% dos bebês no Reino Unido** nascem de mulheres solteiras; nos Estados Unidos, 37% dos bebês nascem fora do casamento. Essa tendência se repete por todo o Ocidente, e os números estão em ligeira ascensão.
- **Existem 3.000** famílias de casais homossexuais com filhos dependentes.
- **1 de cada 5** avós cuida das crianças por pelo menos 10 horas por semana.

A DIFERENÇA DE SEXO

Menino *versus* menina

Historicamente, nasceram cerca de 106 meninos para cada 100 meninas – talvez esse tenha sido o meio de a natureza compensar o fato de os homens serem mais propensos a morrer em conflitos. Mas agora as meninas estão superando em número os meninos. Um fator pode ser o aumento do estresse (mulheres estressadas produzem mais meninas do que meninos), ou talvez o número de substâncias químicas em nosso ambiente que causam mudança de sexo, como estrogênios sintéticos, PCBs (bifenilos policlorados) e pesticidas.

A família hoje

Hoje, é grande a variedade de tipos de família. Apesar de pesquisas mostrarem os problemas da infância moderna, as crianças estão familiarizadas com diferentes práticas culturais, estilos de vida e de trabalho, e os toleram.

Mães maduras Hoje, há um número inédito de novas mães com mais de 35 anos, e o índice de grávidas com mais de 40 anos tem crescido mais do que entre outras faixas etárias. Mulheres mais velhas em geral estão mais estabelecidas, financeiramente estáveis e maduras.

Mães solteiras Em 2016, havia 1,69 milhão de mães solteiras com crianças dependentes. Crianças de famílias monoparentais podem ser desfavorecidas, mas acredita-se que isso se deva em boa parte a restrições financeiras, e aquelas que têm recursos socioeconômicos adequados se saem bem.

Famílias mosaicos São o tipo de família que mais cresce. Estima-se que 1 entre 3 crianças vá ter, na vida, uma situação familiar assim. A diferença de idade entre irmãos e irmãs pode ser desde mínima a muito grande.

Pais modernos

O pai de hoje está mais envolvido na vida familiar do que o das gerações passadas. Cerca de 96% assistem ao parto (comparado aos 5%, em 1965), e mais de 70% saem de licença-paternidade após o nascimento do bebê. Nos anos 1970, os pais de crianças com menos de cinco anos dedicavam menos de 15 minutos por dia a atividades com seus filhos; nos anos 1990, mais de duas horas. Pesquisas mostram que crianças cujo pai passa um tempo considerável com elas apresentam melhor desempenho escolar e profissional.

Cuidados da criança

Estudos mostram que um bom cuidado fora da família tem um impacto positivo nas habilidades sociais, no intelecto e na linguagem. Uma boa relação com os avós fornece estabilidade, valores de família, e acredita-se que melhore o desenvolvimento cognitivo.

Múltiplas culturas

A vida em uma sociedade multicultural tem impacto sobre a experiência educacional e as amizades. São grandes as chances de que a criança seja cuidada por alguém de outra cultura em algum momento.

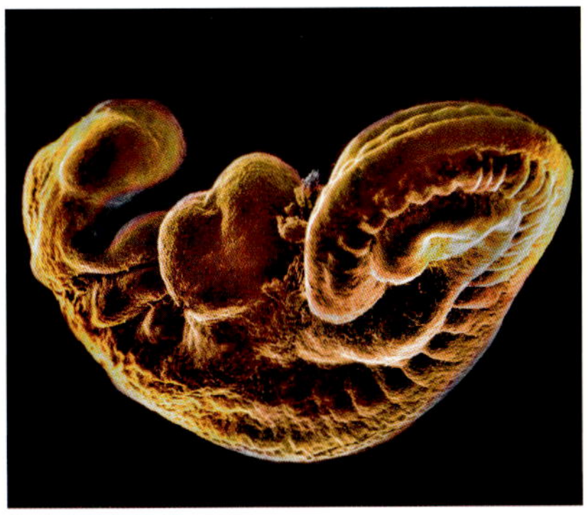

JÁ ESTÁ COM 5 SEMANAS E 4 DIAS

Faltam 241 dias...

SEU BEBÊ HOJE

Esta imagem mostra como o embrião está encaracolado neste estágio. A extremidade da cabeça do embrião está à esquerda. Agora, ao longo da parte posterior, ele tem 22 pares de somitos (blocos formadores do sistema musculoesquelético).

Este é um momento decisivo para o bebê, já que está se formando o tubo neural, que vai se tornar o cérebro e a medula espinhal.

HORA DE PENSAR EM...

Quando contar

Você está entusiasmada por estar grávida, mas já deve contar às pessoas?

- **Muitos futuros pais** esperam a 12ª semana, quando diminui o risco de aborto espontâneo, para espalhar a novidade. Você, no entanto, pode querer confidenciá-la à família e a alguns amigos íntimos. Se eles forem pessoas para as quais você contaria caso tivesse um aborto, então não há problema em fazê-lo.
- **Você ainda não precisa contar** ao seu empregador, mas é de bom-tom informá-lo o mais tardar 15 semanas antes da data estimada para o nascimento do bebê (ver p. 255). Mas, antes disso, se quiser algum tempo para as consultas pré-natais, vai ter de revelar.
- **Da mesma forma, caso seu trabalho** envolva algo que possa ser considerado um risco para a saúde ou para a segurança (por exemplo, erguer objetos pesados ou trabalhar com substâncias químicas), você deve informar seu empregador de imediato, para que ele possa adaptar sua função às novas circunstâncias. Também é sensato contar ao seu chefe antes que a notícia se espalhe pelo escritório.

Nesta semana seu bebê começa a crescer rapidamente, ao longo das próximas cinco semanas, vai ficando mais parecido com um bebê. Existem três tipos de células, cada um deles envolvido com uma função. O primeiro vai formar a pele e o sistema nervoso; o segundo, os vasos sanguíneos e os músculos; o terceiro, todo o sistema digestivo.

Neste estágio, as células que estão trabalhando são responsáveis pela coluna vertebral e o sistema nervoso. Mudando sua forma de disco plano, o embrião começa a se curvar. As pontas do sulco, que já estão parcialmente formadas ao longo da parte posterior, gradualmente começam a se unir, fechando-se e se fundindo para formar um tubo, que vai ser o cérebro e a medula espinhal. A última parte do tubo a se fechar é aquela bem no topo da cabeça e, por fim, a base da coluna, dois dias depois.

Tenha o cuidado de ingerir ácido fólico (ver p. 35) na dose adequada para o início da gestação: isso é essencial para garantir que o tubo neural se feche completamente, sem nenhuma falha.

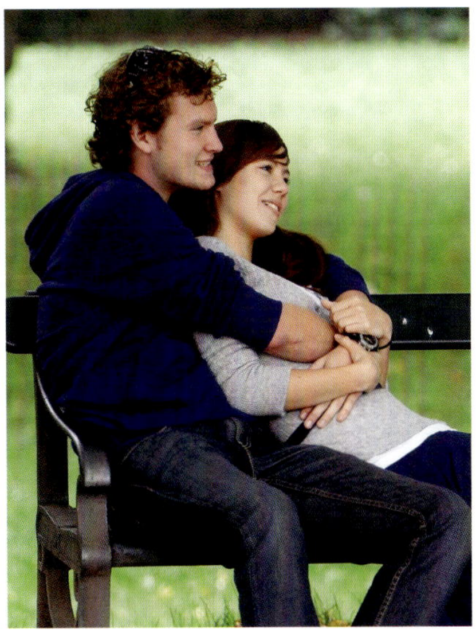

Contar a poucas pessoas (caso conte) vai dar a você e seu parceiro tempo para chegar a um acordo sobre a novidade.

FOCO EM... PAIS

Ficar quieto

Sua primeira reação ao descobrir que sua parceira está grávida pode ser querer espalhar para o mundo. Afinal, você pode estar entusiasmado ou nervoso e vai querer confidenciar às pessoas de sua confiança. Pense duas vezes antes de contar a muita gente e não faça isso sem antes conversar com sua parceira. É claro que ela vai achar difícil esconder certos aspectos da gravidez, como a náusea e o enjoo.

O mais importante é ter certeza de que os dois estão de acordo sobre a hora certa de contar aos outros.

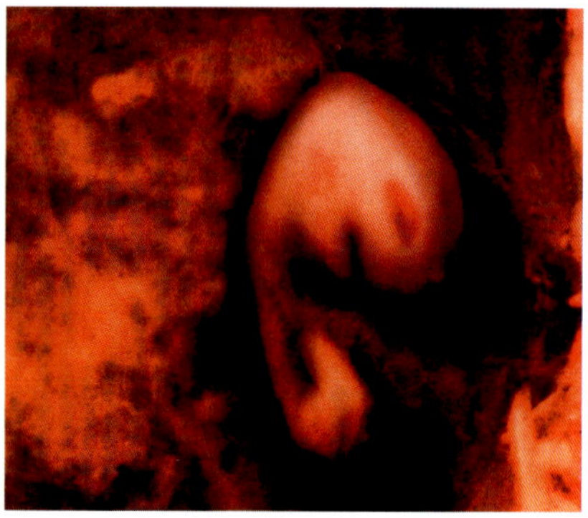

JÁ ESTÁ COM 5 SEMANAS E 5 DIAS

Faltam 240 dias...

SEU BEBÊ HOJE

Uma vista do lado direito de um embrião, com os filamentos das vilosidades coriônicas ao fundo. Vê-se claramente a forma curva do embrião. Começa a ser vista a ligação do cordão umbilical com o início da placenta.

Feliz em um momento e logo em seguida triste? Fique tranquila, porque essa é uma resposta normal aos hormônios da gravidez.

Talvez isso não aconteça agora, mas saiba que você pode se tornar muito sensível ou irritadiça e sofrer mudanças drásticas de humor, como chorar por situações que antes não a afetavam. Isso se deve a uma combinação da rápida variabilidade de seus hormônios com o fato de que a gravidez é uma mudança importante em sua vida.

As mudanças drásticas de humor podem ser difíceis tanto para você quanto para seu parceiro – tentem continuar se comunicando um com o outro e, sem se importar quão irracional possa parecer, explique para ele como você se sente.

MAIS VEGETAIS, POR FAVOR!

Seja criativa para estimular o apetite e obter fibras, vitaminas e minerais:

- **Faça uma sopa de legumes fácil** com ingredientes pré-preparados.
- **Inclua vegetais** na sua vitamina (ver p. 135) – pepino, aipo e cenouras têm sabor suave e são nutritivos.
- **Coloque abobrinha e cenoura ralada** em sopas, molhos e cozidos, ou inclua abóbora, ervilhas congeladas, brócolis, aspargos ou vagem num risoto.
- **Experimente fazer "macarrão" de legumes**, como espaguete de abobrinha. Faça combinações meio a meio entre o macarrão normal e o de legumes.
- **Coloque por cima da pizza** um pouco de pimentão, que é rico em vitamina C, além de ser crocante, colorido e nutritivo.
- **Experimente chucrute e kimchi** – vegetais fermentados são bons para a flora bacteriana.

FOCO EM... SUA SAÚDE

Atacando o cansaço

É possível que você sinta uma súbita falta de energia nos estágios iniciais da gravidez à medida que seu corpo se adapta, mas depois da 13ª semana você deve começar a se sentir com mais energia.

Uma das causas do cansaço é a anemia. Se você seguia uma dieta restrita quando engravidou, seus estoques de ferro podem estar baixos. Seu obstetra pode recomendar um hemograma e oferecer suplementos, se necessário.

Procure ingerir alimentos ricos em ferro. Existem dois tipos: o ferro heme, encontrado em produtos de origem animal, é absorvido facilmente – coma carne vermelha magra, sardinha enlatada e ovos –; o ferro não heme não é tão bem absorvido. É encontrado em cereais integrais, leguminosas, vegetais verdes e frutas secas. A vitamina C ajuda na absorção do ferro, então coma tomate e laranja. Chá e café inibem a absorção, então evite essas bebidas durante as refeições.

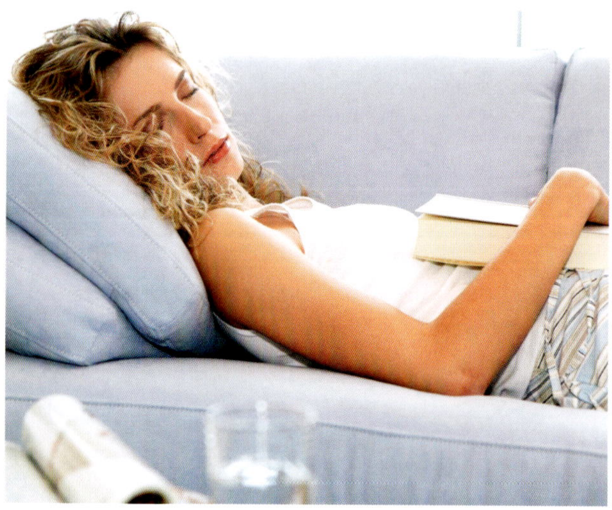

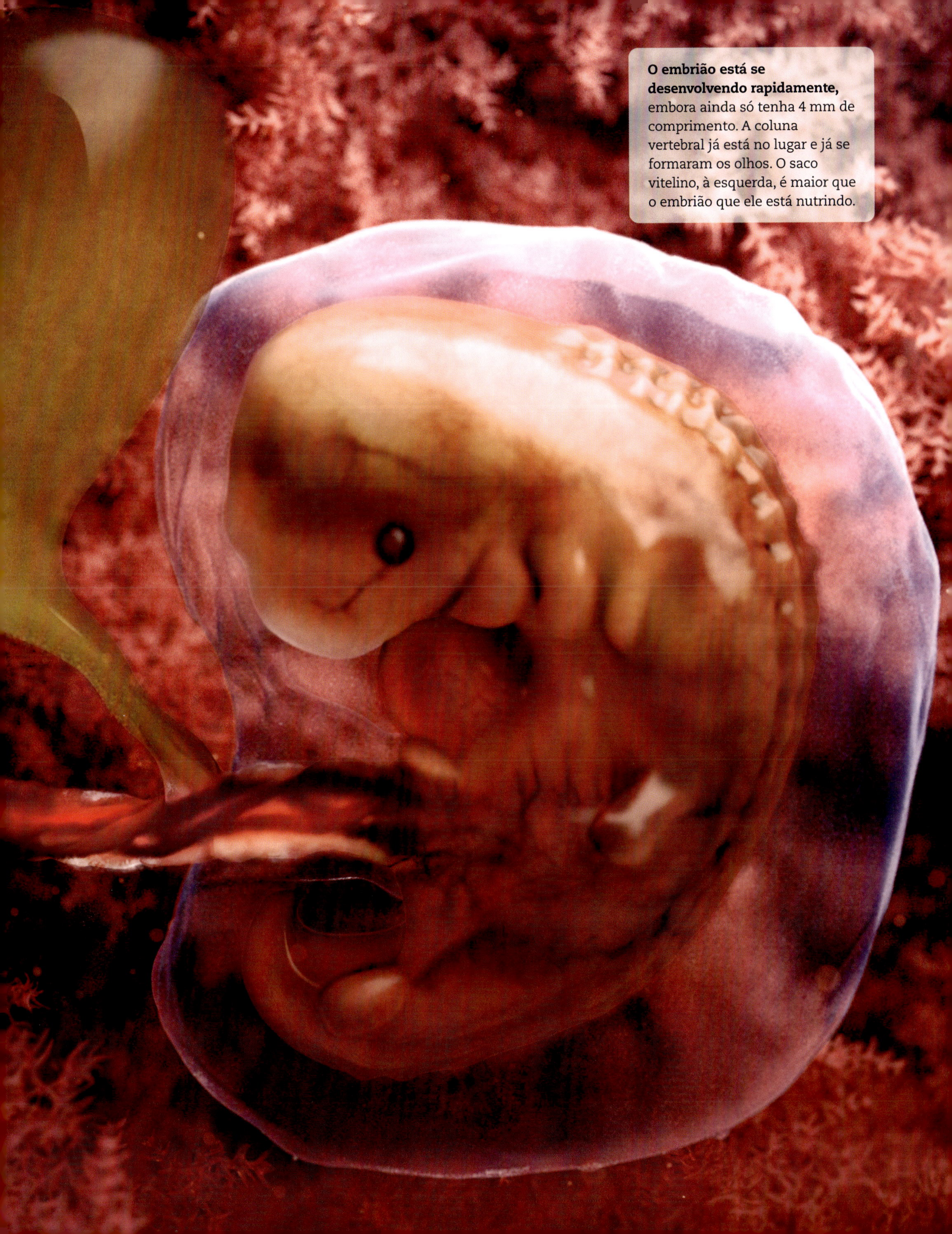

O embrião está se desenvolvendo rapidamente, embora ainda só tenha 4 mm de comprimento. A coluna vertebral já está no lugar e já se formaram os olhos. O saco vitelino, à esquerda, é maior que o embrião que ele está nutrindo.

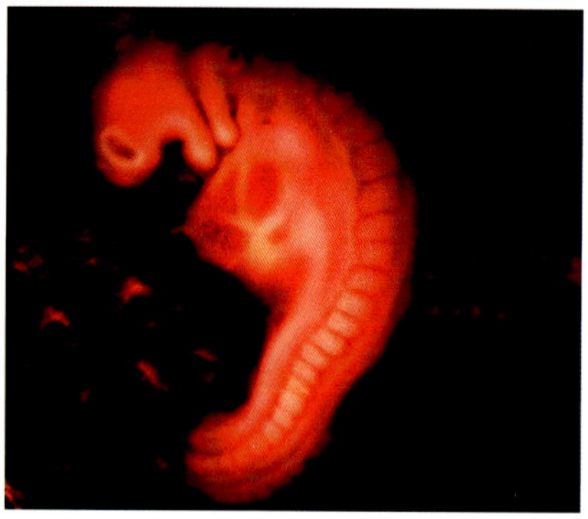

JÁ ESTÁ COM 5 SEMANAS E 6 DIAS

Faltam 239 dias...

SEU BEBÊ HOJE

O desenvolvimento da parte superior do corpo normalmente precede o da parte inferior – esta imagem mostra o volume contendo o coração e o fígado, e os primeiríssimos sinais de desenvolvimento dos membros superiores; mas, até este momento, não há sinais dos membros inferiores.

A primeira mudança que você pode notar no corpo é um aumento considerável no tamanho dos seios, mesmo neste estágio inicial.

A primeira parte de seu corpo a mudar de forma é, provavelmente, o tórax. Seus seios podem aumentar bem rápido de tamanho, parecendo maiores e mais pesados. Eles também podem ficar um tanto sensíveis ao toque.

Os mamilos mudam: a aréola (a pele mais escura em torno do mamilo) pode ficar com uma cor mais escura e os mamilos podem formigar. Enquanto os seios ficam maiores, podem aparecer pequenas veias azuis. Todas essas mudanças são causadas pelo estrogênio.

FALANDO NISSO...

Durante a gravidez, cada seio vai aumentar, em média, 5 cm, e 1,4 kg.

Por isso, é importante usar o sutiã correto desde as primeiras semanas da gravidez.

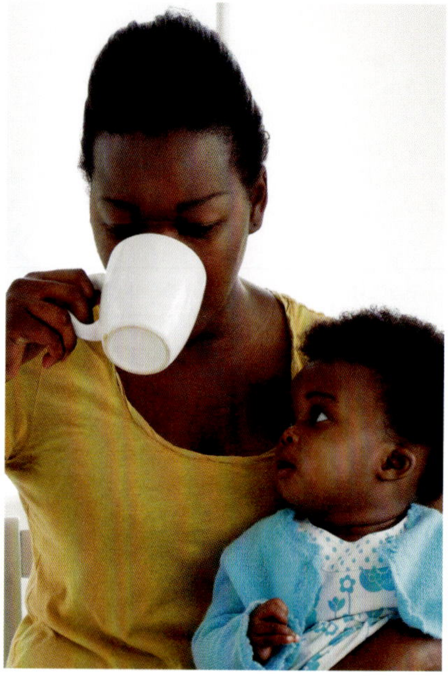

Pode ser difícil abrir mão do café, especialmente se você já for uma mãe cansada e ocupada, mas procure não exceder a ingestão recomendada de 200 mg de cafeína por dia (ver p. 16).

PERGUNTE AO... OBSTETRA

Como posso aliviar a sensibilidade dos meus seios? Usando o sutiã correto, você pode diminuir tanto a sensação de peso quanto a sensibilidade de seus seios, sintomas comuns na gestação. Caso os seios fiquem muito sensíveis à noite, tente usar seu sutiã enquanto dorme, se isso ajudar. Evite dormir de barriga para baixo se causar desconforto. Você vai perceber que massageá-los com um creme que contenha babosa (*Aloe vera*) e camomila traz alívio.

PERGUNTE AO... NUTRICIONISTA

Sou meio viciada em café! Devo parar de tomar agora que estou grávida? O Departamento de Saúde aconselha as gestantes a não tomarem mais do que 200 mg de cafeína por dia. Em geral, a cafeína é encontrada em café, chá, chocolate e bebidas de cola (ver p. 16).

Se você toma muito café, considere substituí-lo por variedades descafeinadas. Existem métodos diversos de descafeinação e, ao contrário da crença popular, existem poucas evidências de que o processo de remoção da cafeína tenha um efeito negativo sobre a saúde.

Muitas mulheres não suportam o cheiro e o gosto do café durante a gravidez, e esse pode ser um dos primeiros sinais de que você está grávida. Ainda que você não sinta repulsa, considere substituir algumas das xícaras de café (ou chá, caso você tome mais de 3 a 4 canecas por dia) por água, quente ou fria, com uma fatia de gengibre ou uma rodela de limão, ou por uma infusão de ervas ou frutas. Não se esqueça de que leite, sopas e caldos também fornecem líquidos, que são tão importantes, além de nutrientes úteis.

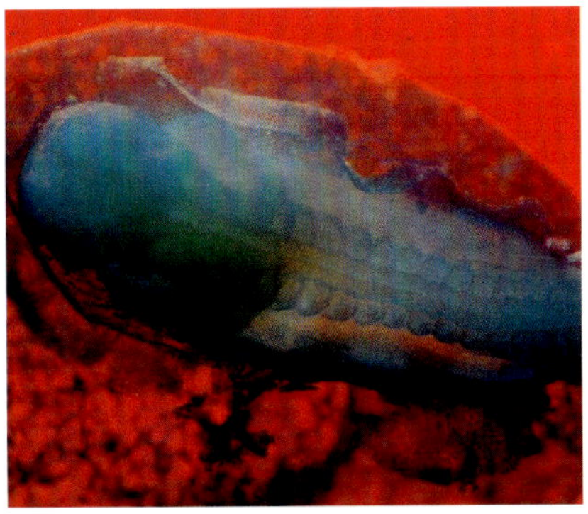

JÁ ESTÁ COM EXATAMENTE 6 SEMANAS

Faltam 238 dias...

SEU BEBÊ HOJE

Aqui as costas do embrião podem ser vistas repousando sobre o saco embrionário. A abertura no lado esquerdo, abrigando o cérebro em desenvolvimento, agora está fechada, e daqui a dois dias, isso será seguido pelo fechamento da abertura na base da coluna.

No final desta sexta semana, o coração vai se desenvolver rapidamente e fazer o sangue circular.

Seu embrião em desenvolvimento pode ainda ser pequeno, mas está passando por uma rápida e complexa evolução.

Agora está mais fácil de reconhecer o batimento cardíaco pelo ultrassom. O coração continua a se formar, a partir de um tubo simples, macio, que, à medida que fica mais musculoso, curva-se, dobra-se e divide-se para formar quatro câmaras. No lado esquerdo da câmara superior (átrio esquerdo), entra o sangue que vem dos pulmões. Daí, o sangue passa por uma válvula de mão única (a válvula mitral) para a câmara de bombeamento esquerdo (o ventrículo esquerdo). É quando o sangue é bombeado para fora do coração, para o corpo, pela artéria principal (a aorta). No lado direito do coração, a câmara superior (átrio direito) recebe o sangue que volta do corpo e o faz correr por outra válvula de mão única (válvula tricúspide) para a principal câmara direita de bombeamento (o ventrículo direito). Este bombeia sangue para os pulmões e o ciclo continua.

Neste estágio, a circulação é bastante básica, com o tubo do coração enviando sangue para seu bebê. Nenhum sangue passa da circulação do seu bebê para a placenta (ver p. 127).

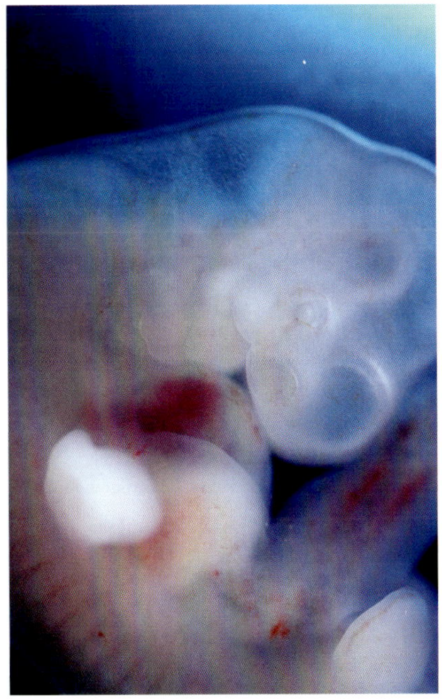

Este é o estágio inicial de desenvolvimento, mas o coração que se desenvolve pode ser visto aqui: é a forma vermelho-escura, logo acima da área vermelha maior e mais clara, que é o fígado. Sob o fígado está o cordão umbilical.

ABORTO ESPONTÂNEO

Sempre que acontece, um aborto é capaz de ser devastador. É normal sentir tristeza, choque e até mesmo uma sensação de fracasso. Também pode ser que você sinta raiva e achar que é injusto, especialmente quando outras pessoas parecem passar pela gravidez sem nenhum problema.

O mais importante que você pode fazer é gastar o tempo que for preciso para lamentar. Busque apoio de amigos e da família, mesmo que não esteja com vontade de falar: explorar suas emoções é parte importante do processo de cura. Seu parceiro pode estar sofrendo da mesma maneira, mas mostra sua tristeza de forma diferente e, embora pareça ter saído ileso da experiência, ele também precisa de apoio. Tente não se sentir desiludida. Muitas e muitas mulheres sofrem um ou mais abortos e depois passam a ter gestações – e bebês – saudáveis.

Lembre que o aborto espontâneo não ocorre por culpa sua, então não se sinta culpada – você não o causou, nem poderia tê-lo evitado. Oitenta por cento dos abortos espontâneos se devem a anomalias cromossômicas, e o resto geralmente se deve a problemas intrínsecos à gravidez.

O TAMANHO REAL DO SEU BEBÊ

Com 6 semanas, seu bebê mede 4 mm da coroa até a parte traseira.

5 semanas 6 semanas

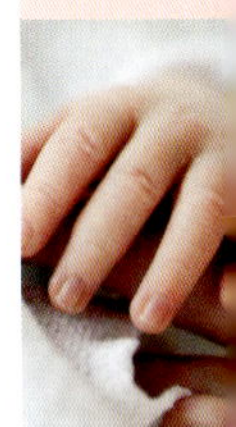

Sua 7ª semana

DETERMINE O PADRÃO DE BOA FORMA QUE QUER PARA VOCÊ EM SUA GESTAÇÃO

Entrar em forma agora vai lhe fazer muito bem à medida que a gravidez avança. Manter-se ativa é importante, então estabeleça uma rotina diária de exercícios para alongar sua musculatura e reduzir o cansaço – mas não se desgaste demais. Nesta semana, começam a se formar os órgãos vitais do bebê, incluindo os pulmões e o intestino. A cabeça dele já parece muito grande para o corpo, acompanhando o cérebro, que aumenta rapidamente.

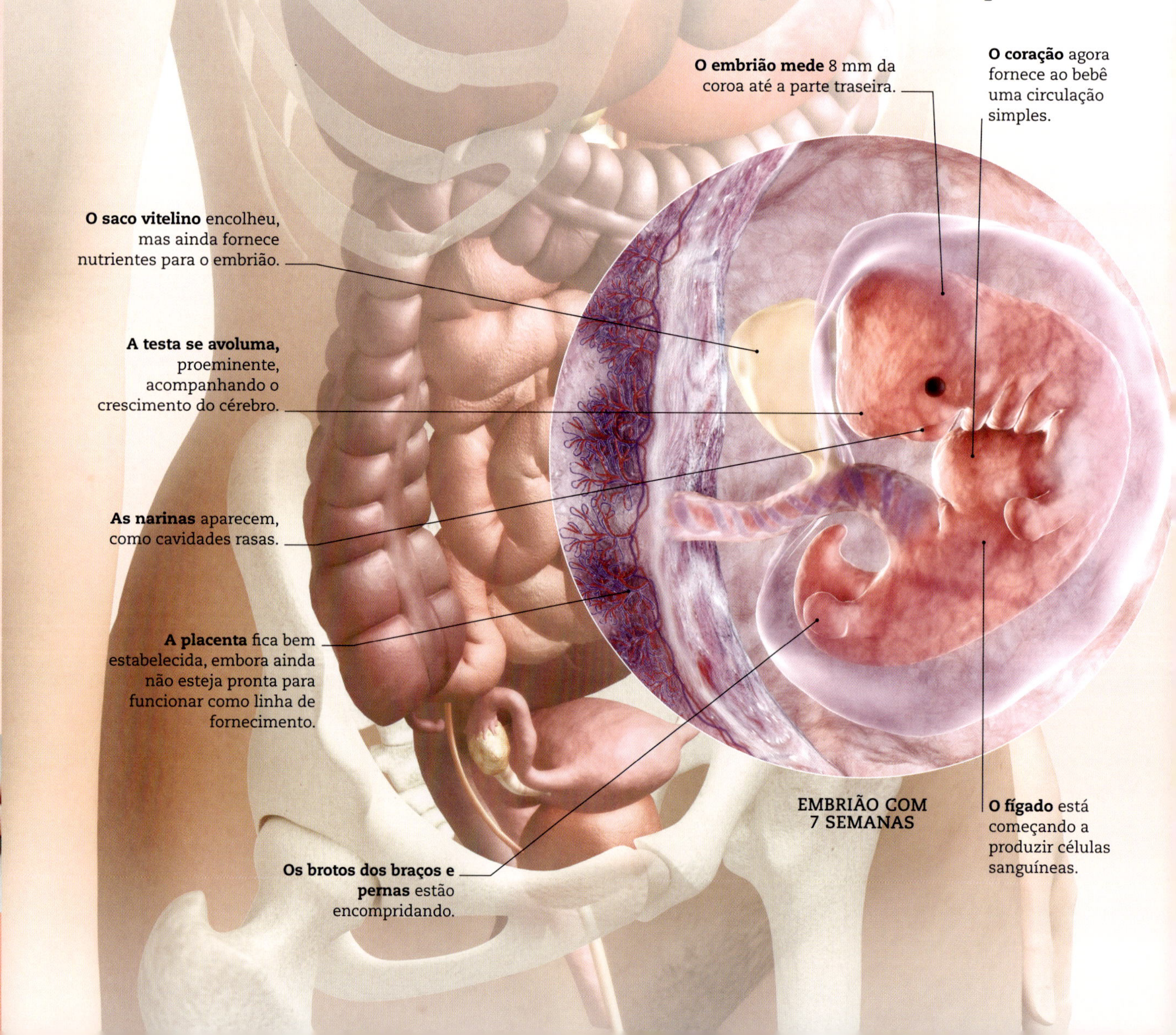

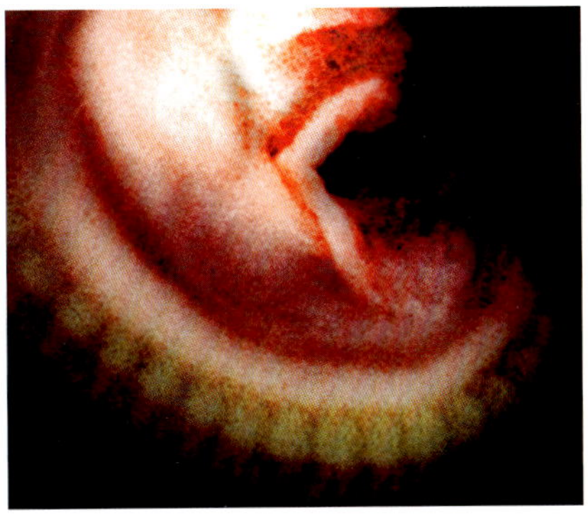

JÁ ESTÁ COM 6 SEMANAS E 1 DIA

Faltam 237 dias...

SEU BEBÊ HOJE

Nesta vista lateral do embrião, a medula espinhal, à medida que começa a se desenvolver, fica claramente curvada. As estruturas amarelo-pálidas ao longo das costas, formando cristas, são os somitos – o sistema musculoesquelético do bebê, em desenvolvimento.

Você está tentando ver algum sinal de sua barriguinha em frente ao espelho, mas ainda pode demorar semanas para aparecer.

Como a maioria das mulheres no início da gravidez, você provavelmente está à procura de uma barriguinha, mas é pouco provável que ela apareça agora. Em média, o quarto mês vai marcar o período de maior crescimento, em que a gravidez mais parece, com certeza, um abdome arredondado.

Se esta não for sua primeira gravidez, pode ser que apareça um pouco mais cedo, por volta da 8ª a 10ª semanas, pois os músculos de seu abdome estão mais relaxados. Já as mulheres com músculos abdominais mais firmes vão "arredondar-se" mais tarde. Se você está esperando gêmeos ou trigêmeos, pode ser que a gravidez apareça ainda mais cedo.

PERGUNTE AO... MÉDICO

Sexo durante a gravidez pode machucar o bebê? A não ser que você tenha sido instruída pelo médico para evitar sexo, por causa de problemas específicos, como um histórico de abortos ou sangramentos inexplicáveis, ele é seguro em qualquer estágio da gravidez.

Seu bebê está dentro do seu útero, acolchoado no líquido da bolsa amniótica e protegido por uma camada de muco no colo do útero. Mesmo a penetração profunda é inofensiva.

FORTALECENDO OS MÚSCULOS ABDOMINAIS

É seguro, deitada de costas, fazer exercícios abdominais durante o primeiro trimestre. No final do primeiro trimestre, ou quando você começar a "mostrar" a gravidez (ver à esquerda), deve parar de fazer exercícios abdominais deitada de costas (ver p. 250, com outros exercícios para fazer nesse momento).

Quando estiver fazendo exercícios abdominais, é importante que respire corretamente: lembre-se de inspirar ao começar e expirar a cada esforço.

O objetivo dos exercícios abdominais é fortalecer os músculos centrais. O músculo transverso do abdome, que passa horizontalmente por seu corpo, é vital para dar força e estabilidade central enquanto seu bebê cresce. O músculo reto do abdome, que se posiciona verticalmente, é aquele que vai se esticar e enfraquecer durante a gravidez; então, é de suma importância manter seu músculo transverso e os músculos dorsais fortalecidos, para ajudar sua postura e dar apoio à coluna.

Quanto antes você começar a fortalecer esses músculos, melhor. No primeiro trimestre, você poderá fazê-lo da forma mostrada abaixo.

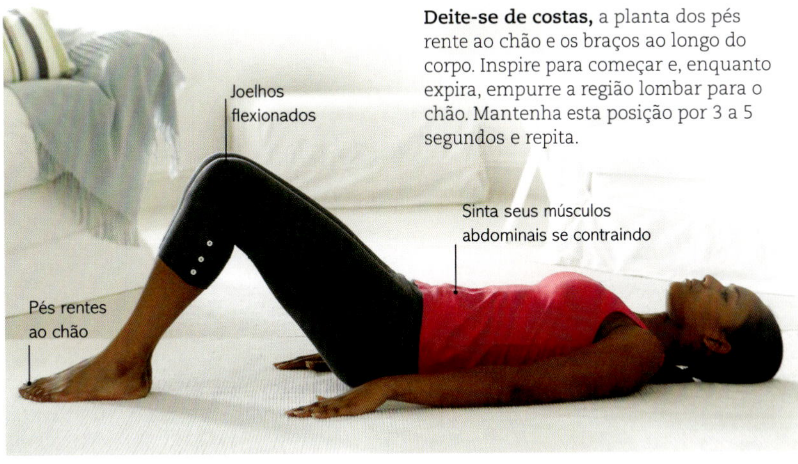

Joelhos flexionados
Sinta seus músculos abdominais se contraindo
Pés rentes ao chão

Deite-se de costas, a planta dos pés rente ao chão e os braços ao longo do corpo. Inspire para começar e, enquanto expira, empurre a região lombar para o chão. Mantenha esta posição por 3 a 5 segundos e repita.

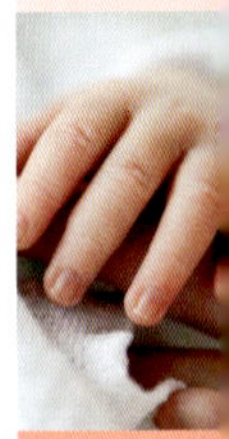

Exercícios para fortalecer e tonificar

Exercícios que fortalecem os músculos vão ajudá-la a lidar com as exigências adicionais da gravidez e a enfrentar melhor o trabalho de parto e o nascimento.

Os exercícios aqui mostrados às vezes são chamados de "realçadores de movimentos funcionais", pois aumentam a força dos músculos que você usa para as funções diárias, como andar, carregar e levantar objetos, sentar e ficar em pé. O treinamento pode ser feito com uma caminhada, natação ou qualquer outro exercício cardiovascular e devem ser feitos de 3 a 4 vezes por semana.

Aquecimento Marche no mesmo lugar, balançando os braços para a frente e para trás. Continue por 3 a 5 minutos até os músculos ficarem aquecidos.

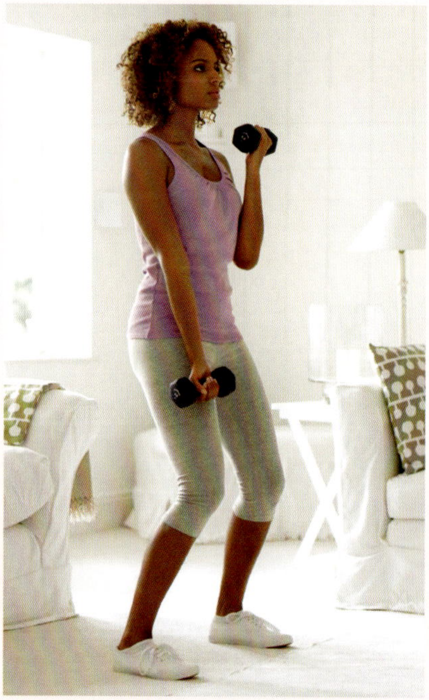

Rosca de bíceps O bíceps é um importante músculo para carregar e levantar peso. Para essa sequência, você pode usar pesos de 1-2 kg. Fique em pé, com os pés afastados até a largura dos quadris, os joelhos levemente flexionados, as costas eretas e os braços ao lado do corpo. Inspire e, depois, expire enquanto dobra um dos cotovelos, levantando a mão até a altura do ombro. Alterne os braços até ter feito 20 roscas de cada lado (40 no total). Se você achar isso fácil demais, tente fazer um total de 60 roscas.

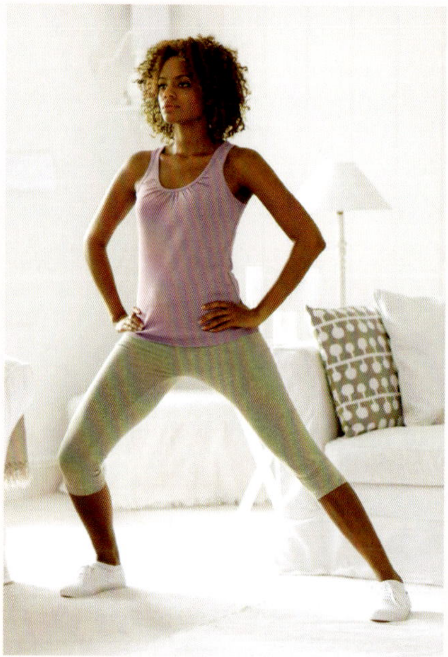

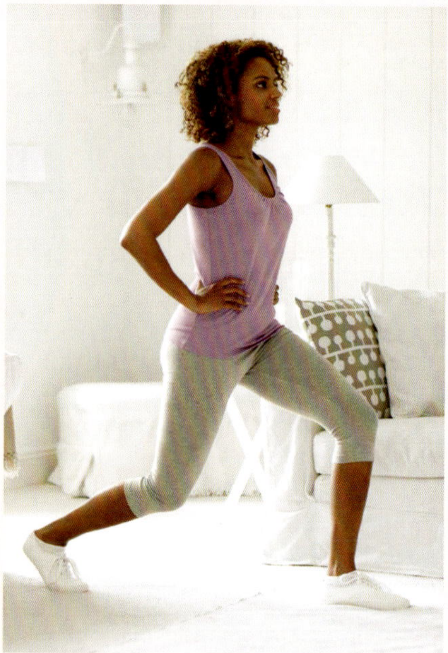

Agachamentos laterais (à esquerda). Estes (e os frontais, à direita) fortalecem os músculos abdominais e das coxas. Comece com as mãos nos quadris e as pernas afastadas até a largura dos quadris. Com uma perna, flexionando o joelho, dê um passo para o lado. Mantenha a outra perna esticada. Volte para a posição inicial, mantendo a barriga para dentro e o tronco reto. Faça dez agachamentos com cada perna. **Agachamentos frontais** (à direita) Comece com as mãos nos quadris e as pernas afastadas até a largura dos quadris. Dê um passo para a frente com uma perna, dobrando o joelho oposto em direção ao chão, permitindo que o calcanhar levante do chão. Volte para a posição inicial. Faça dez agachamentos com cada perna.

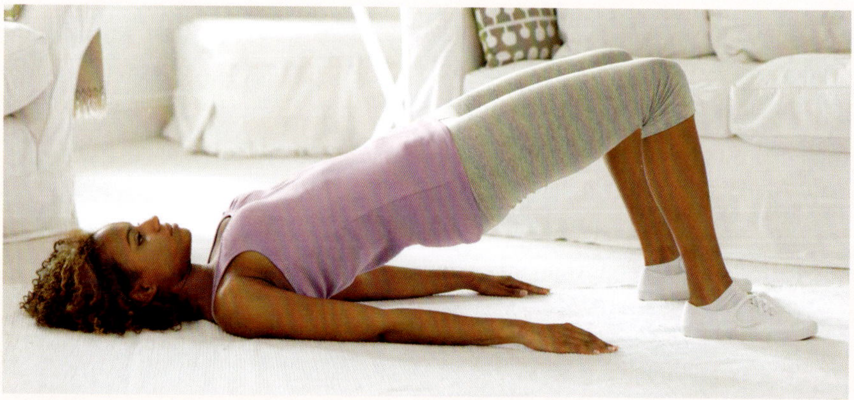

A ponte Esse exercício trabalha suas nádegas, os tendões das pernas e a parte interna da coxa, fortalecendo a constituição física da parte inferior do seu corpo para suportar sua crescente barriga. Deite-se de costas, com as pernas dobradas e os pés rentes ao chão, joelhos ligeiramente afastados. Levante os quadris (isto alivia a pressão sobre as costas e é seguro fazer durante o primeiro trimestre). Mantenha os braços retos, ao longo do corpo, com as mãos no chão. Vagarosamente, junte os joelhos enquanto contrai as nádegas; feche e abra os joelhos 10 vezes. Ao acabar, abaixe os quadris devagar e role para o lado.

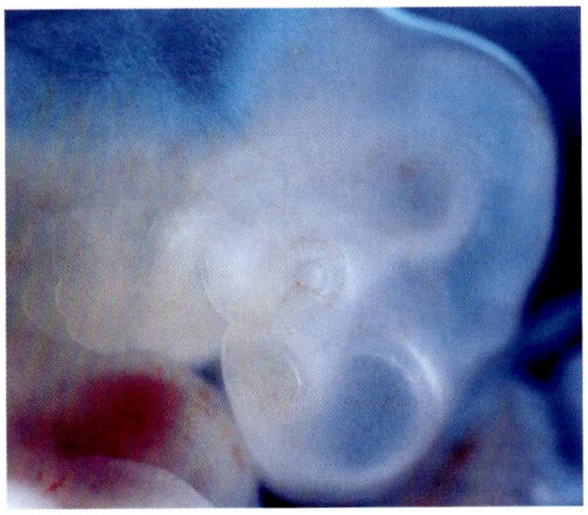

JÁ ESTÁ COM 6 SEMANAS E 2 DIAS

Faltam 236 dias...

SEU BEBÊ HOJE

Os olhos, visíveis no centro desta imagem como pequenos círculos em um círculo maior, são a primeira característica facial reconhecível a se formar. As áreas acinzentadas maiores são as câmaras, cheias de fluidos, do cérebro por trás.

Tente não se preocupar com seu estilo de vida antes de descobrir que estava grávida, mas comece a fazer algumas mudanças agora.

Você acabou de descobrir que está grávida? Nem todas as mulheres percebem, logo de início, que estão grávidas, principalmente se não foi planejado. Se você só descobriu agora, é natural que fique preocupada com as coisas que fez antes de saber disso, como tomar bebidas alcoólicas ou usar drogas, prejudicando o bebê. Use a gravidez como uma oportunidade para avaliar seu estilo de vida e melhorar sua saúde.

Pela maneira como a gestação é datada (ver p. 35), agora o bebê está com somente pouco mais de quatro semanas. Se você ainda não está tomando ácido fólico (ver p. 35), comece a ingerir suplementos a partir de hoje.

Se você está grávida e é solteira, não fique sozinha – compartilhe os altos e baixos com as pessoas próximas a você.

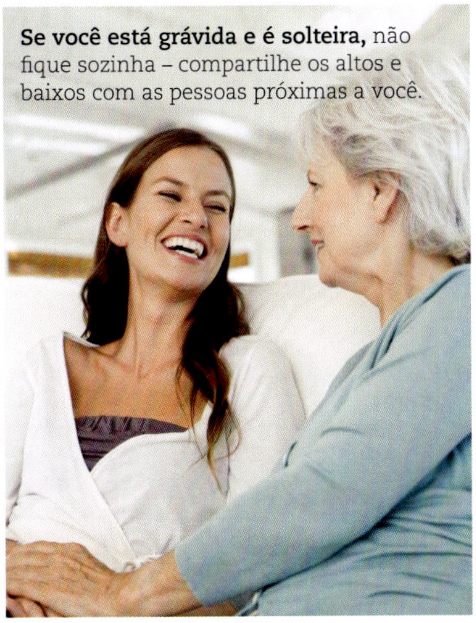

HORA DE PENSAR EM...

Cuidados pré-natais

As opções de pré-natal variam de lugar para lugar. Qualquer que seja o tipo de cuidado disponível para você, ultrassonografias, investigações e testes provavelmente serão feitos numa clínica ou hospital. Pode haver, ainda, opções como:

- Cuidados de responsabilidade compartilhada (público-privada)
- Cuidados de enfermagem obstétrica
- Cuidados de um treinador/*personal trainer* (acompanhamento físico)
- Parteiras

ASSUMINDO SOZINHA

A perspectiva de estar grávida e solteira, especialmente se não foi uma escolha sua, pode ser difícil. Certifique-se de:

- **Tomar conta de si mesma:** planeje uma dieta saudável e uma rotina de exercícios. Sempre que possível, descanse e tenha sono de qualidade. Peça a uma amiga que a estimule ou faça uma busca *on-line*, na sua região, por outras mulheres grávidas solteiras: você terá sua própria rede de apoio pronta para depois do parto.
- **Pedir a ajuda** de sua família e de amigos. Você provavelmente vai descobrir que estão encantados por se envolverem em sua gravidez e dispostos a acompanhá-la a consultas pré-natais e aulas: você pode até considerar pedir que um deles seja seu acompanhante no parto.
- **Discutir, com o pai do bebê, o sustento e o acesso** (se for apropriado) e, caso vocês não entrem em acordo, procure ajuda legal. Você e seu bebê vão se beneficiar caso consigam um acordo amigável e, quanto mais cedo se entender com ele, mais fácil a situação depois do nascimento.
- **Organizar apoio** para depois do parto. Uma pesquisa mostrou que os avós que estão ativamente envolvidos na vida de seus netos contribuem positivamente para seu bem-estar. Se você não tem família próxima, tente construir uma rede de apoio, que possa ajudá-la desde as primeiras semanas.
- **Começar a pensar logo** nas opções de carreira para depois do parto. Você não precisa tomar nenhuma decisão, mas é bom saber as escolhas que terá mais tarde.

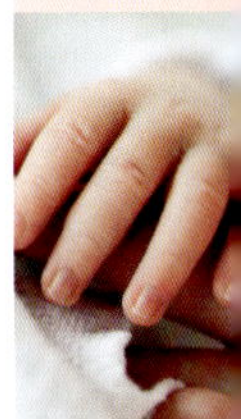

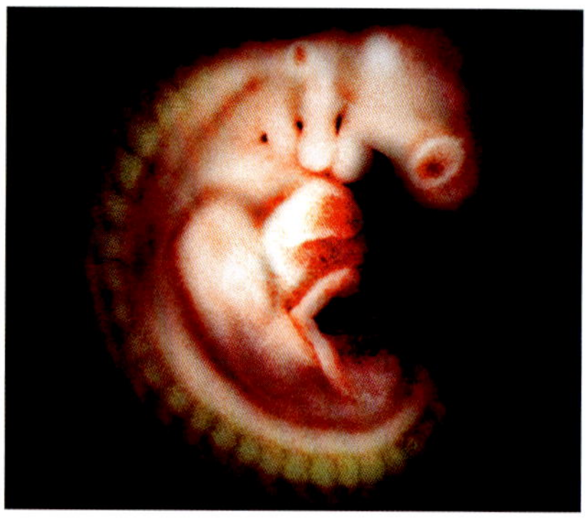

JÁ ESTÁ COM 6 SEMANAS E 3 DIAS

Faltam 235 dias...

SEU BEBÊ HOJE

Os olhos começam a criar vida, um de cada lado da face em desenvolvimento, como pequenas cavidades. Esta imagem mostra um olho primitivo (área circular no centro mais escuro), junto com a curva amarelo-pálida dos somitos do sistema musculoesquelético em desenvolvimento.

Precisar urinar constantemente é, infelizmente, um dos efeitos colaterais indesejados da gravidez.

PERGUNTE AO... MÉDICO

Por que, agora que estou grávida, tenho tanta saliva na boca? Chamado de ptialismo, o excesso de saliva é causado pelo aumento dos níveis hormonais. Não retenha a saliva na boca: se estiver babando, cuspa em um lenço ou num pequeno copo. Coloque uma toalha em seu travesseiro. Chupar fatias de limão ou cubos de gelo pode ajudar. O ptialismo tende a diminuir no final da gravidez.

Você está passando muito tempo no banheiro? Além de ter que lidar com sintomas como náusea e vômito (ver p. 81), se você for como a maioria das mulheres grávidas, também vai precisar urinar com mais frequência. Isso significa que não vai querer ficar muito distante do banheiro mais próximo.

Pode parecer que sua bexiga não consegue segurar muita urina, então você precisa voltar ao toalete não muito tempo depois de já ter ido, tanto de dia como de noite. Isso ocorre por existir mais sangue circulando nos rins; então, você produz mais urina. À medida que seu útero cresce, pressiona sua bexiga, por isso ela não consegue se expandir como de costume e você a sente desconfortavelmente cheia mais rapidamente do que o normal. Isso pode durar por toda a gestação, embora seja provável que você o sinta mais no primeiro e no terceiro trimestres.

Se, no entanto, você estiver preocupada com a quantidade de urina que faz e/ou sentindo dor ou pontadas enquanto está urinando, pode ter contraído uma infecção urinária e de imediato deve procurar o médico.

FOCO EM... NUTRIÇÃO

Conheça seus carboidratos

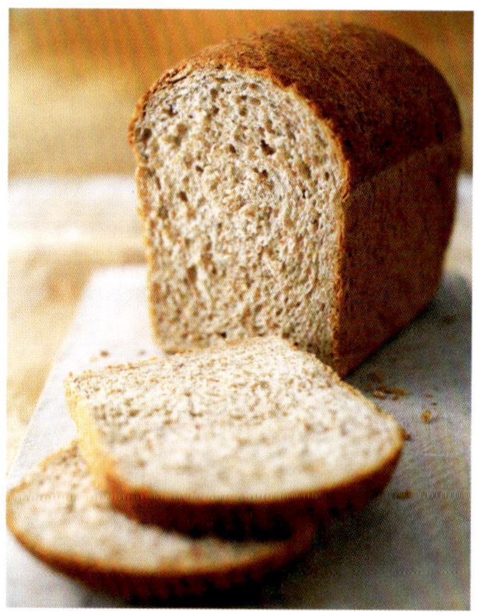

Torne os carboidratos parte de sua dieta balanceada, mas escolha os certos. Carboidratos complexos, como os grãos integrais, fornecem fibras que seu corpo digere lentamente, liberando glicose na corrente sanguínea de forma gradual. São alimentos de baixo índice glicêmico (IG). Outros carboidratos são metabolizados rapidamente (alto IG) – alguns exemplos são pão e arroz branco, purê de batata e produtos com alto teor de açúcar. Eles fazem o corpo liberar mais insulina para controlar a glicemia. Isso não é bom para você ou o feto. Níveis flutuantes de glicose e insulina podem levar a diabetes gestacional, além de influenciar no crescimento da placenta e do bebê.

Não restrinja a ingestão de alimentos ricos em carboidratos como massas, arroz, grãos, cereais matinais e pão, porque seu bebê está constantemente retirando glicose da sua corrente sanguínea, então uma liberação constante de glicose dá a ambos bastante combustível. Contudo, opte por grãos integrais, como quinoa, painço e cevada, macarrão e arroz integrais, e coma mingau ou cereal (müesli) no café da manhã. As fibras também ajudarão na sensação de saciedade e na prevenção de constipação.

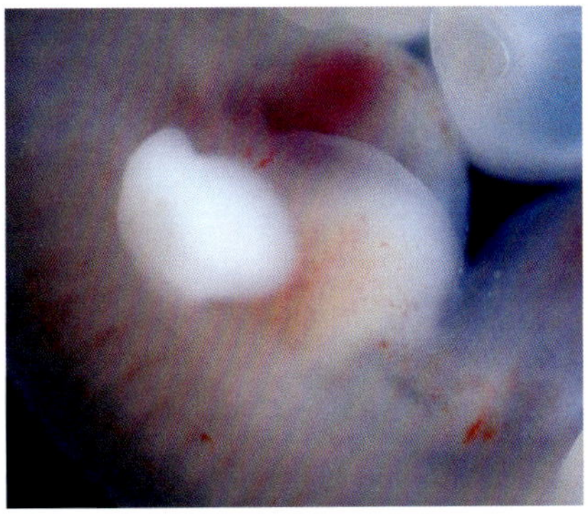

JÁ ESTÁ COM 6 SEMANAS E 4 DIAS

Faltam 234 dias...

SEU BEBÊ HOJE

Veja aqui a formação do broto de um membro que formará o braço direito de seu bebê (parte branca). Os brotos dos membros superiores aparecem antes dos inferiores. Neste estágio inicial, as mãos e os dedos ainda não começaram a se desenvolver.

Na gravidez, os pulmões do bebê só estarão completamente desenvolvidos mais tarde, mas a base para isso se forma agora.

GRAVIDEZ ECTÓPICA

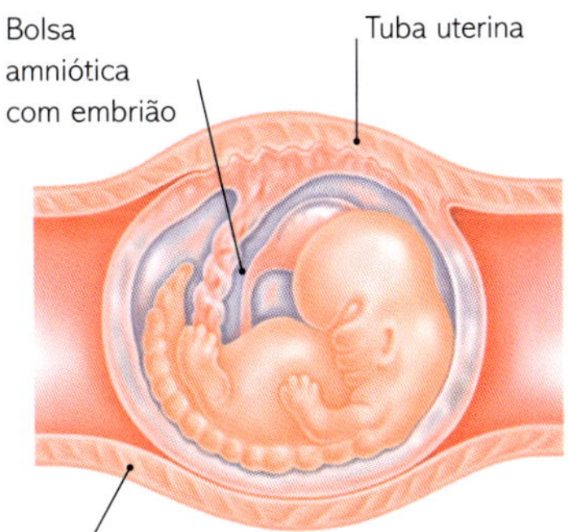

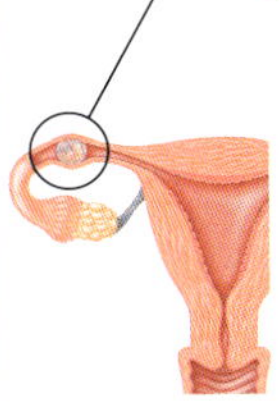

Numa gravidez ectópica, o embrião se desenvolve fora do útero, em geral na tuba uterina.

Uma gravidez ectópica pode causar dor abdominal de um só lado e sangramento vaginal irregular. Algumas mulheres sentem dores no ombro, causadas por hemorragia interna. Uma gravidez ectópica pode romper a tuba uterina, causando dores severas e sangramento. É essencial obter atenção médica emergencial.

Caso haja suspeita de uma gravidez ectópica, será preciso um ultrassom. Algumas vezes, a gravidez regride naturalmente; caso isso não aconteça, será necessária uma cirurgia.

Nesta 7ª semana de gravidez, estão começando a se desenvolver os pulmões do bebê. A princípio, surge um pequeno broto de pulmão se ramificando para fora da parte superior do tubo (esôfago) entre a boca e o estômago do bebê. Esse broto de pulmão forma o principal duto de ar ou traqueia, que então se divide em dois braços principais (brônquios) que, por fim, formarão os pulmões direito e esquerdo do bebê. Esses brônquios continuam a se ramificar em tubos menores, processo que vai se repetir muitas vezes.

O intestino do bebê também está começando a se desenvolver, da boca para baixo. No começo desta semana, o futuro sistema digestivo consistia em um tubo simples fechado em cada uma das extremidades, que se estendia por todo o comprimento do embrião. O tubo permanece fechado, mas, agora, o esôfago começa a se separar da traqueia e a se conectar com o estômago. A protuberância que vai se tornar o estômago do bebê forma-se no centro do corpo, mas passa por uma rotação de 90° para se estabelecer mais do lado esquerdo.

Brotos surgem do duodeno (a primeira parte do intestino que sai do estômago) e vão formar o pâncreas e o duto biliar até a vesícula biliar.

Em poucas semanas, seu bebê já vai estar com todos os órgãos e sistemas principais.

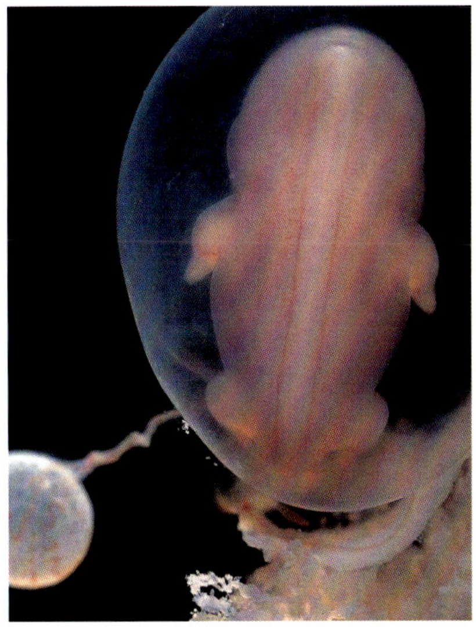

O embrião está seguro em seu casulo dentro da bolsa amniótica cheia de líquido. O saco vitelino pode ser visto no canto inferior esquerdo, ligado pelo que, agora, é um fio muito fino; gradualmente, sua função é substituída pela placenta.

FALANDO NISSO...

Musicoterapia é uma forma efetiva de reduzir o estresse.

Uma pesquisa mostrou que mulheres grávidas que escutaram músicas que imitavam batimentos cardíacos humanos tiveram seus níveis de estresse diminuídos, em comparação às que não receberam o tratamento.

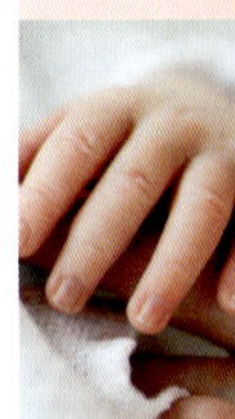

Aborto espontâneo

O aborto é a interrupção espontânea da gravidez antes que o feto esteja maduro o suficiente para sobreviver fora do útero. O aborto é comum, afetando de 15% a 20% das gestações, ocorrendo, em sua maioria, nas primeiras 12 semanas. Abortos tardios, depois do primeiro trimestre, acontecem em cerca de 1% das gestações.

DIAGNÓSTICO

Tipos de aborto

Diferentes termos são usados para descrever o aborto, dependendo do que é encontrado durante o ultrassom ou o exame interno.

- **Ameaça de aborto** é o termo usado quando há sangramento no início da gravidez, mas o colo do útero permanece fechado. Nesse caso, o sangramento cessa após alguns dias e é provável que a gestação continue.
- **Aborto inevitável** é quando há sangramento e o colo do útero está aberto, significando que o feto será perdido. Caso a gestação seja de menos de oito semanas, o sangramento pode se parecer com uma menstruação densa e dolorida. Depois de oito semanas, o sangramento poderá ser consideravelmente maior.
- **Aborto incompleto** ocorre quando há sangramento e o colo do útero está aberto, mas o útero não expele todo o seu conteúdo, permanecendo algum tecido gestacional dentro dele.
- **Aborto completo** é quando há sangramento, o colo do útero está aberto e o útero expele todos os tecidos gestacionais.
- **Aborto despercebido** é o menos comum. Pode não haver sintomas de um aborto, mas o feto cessa de se desenvolver e morre, e o aborto não é diagnosticado até o exame de rotina, por volta da 12ª semana.

Por que ocorre o aborto

Um aborto logo no início da gravidez deve-se normalmente a alguma anomalia cromossômica ou estrutural do feto. Também pode ser causado por um mioma (tumor uterino não canceroso), uma infecção ou alguma desordem no sistema imunológico. Abortos espontâneos normalmente acontecem em mulheres mais velhas, fumantes e em gestações múltiplas.

Caso você tenha tido um aborto, é importante que saiba que isso não se deve a nada que você fez. Também não há indícios de que o repouso reduza o risco de uma ameaça de aborto se tornar inevitável (ver quadro à esquerda).

O que vai ser feito

Se você sangrar no início da gravidez, seu médico solicitará uma ultrassonografia de viabilidade. Se o ultrassom mostrar um coração fetal saudável, a chance de aborto diminui.

Caso não haja batimentos cardíacos nem bebê em desenvolvimento, o médico vai avaliar se você teve um aborto completo ou incompleto, que é quando a gravidez foi interrompida, mas a dor e o sangramento ainda não começaram.

Um aborto completo não requer tratamento. Se o aborto tiver sido incompleto, você terá de tomar uma medicação para induzir um aborto ou realizar uma curetagem uterina. A medicação significa que você poderá evitar uma anestesia geral e riscos como infecções ou danos ao útero, algo mais raro. Contudo, você pode sangrar em maior quantidade e por mais tempo. Outra opção é esperar para ver se o aborto ocorre naturalmente. Se você tiver três ou mais abortos em seguida, seu médico pode providenciar exames. É incomum que se encontre uma causa, mas há algumas anomalias raras na coagulação sanguínea que são associadas ao aborto.

Depois de um aborto espontâneo

Após um aborto, você sangrará por alguns dias e será como o fim de um ciclo menstrual. Use absorventes higiênicos e não internos, e evite relações sexuais até que o sangramento pare. Você poderá engravidar novamente antes de menstruar, o que normalmente ocorrerá de 4 a 6 semanas após o aborto e pode ser mais intenso que o normal. Não existe nenhuma razão médica para evitar a gravidez, mas pode ser benéfico esperar até após sua menstruação para se permitir viver sua perda. Esperar também permitirá um cálculo preciso da data.

ABORTO TARDIO

Aborto após o 1º trimestre

É bem mais incomum ter uma gravidez interrompida após o primeiro trimestre do que um aborto precoce. Depois de 24 semanas, a interrupção da gravidez é chamada óbito fetal. Existem várias razões para ocorrer perda gestacional, incluindo infecção, anomalias uterinas ou no bebê, e incompetência do colo do útero ("colo fraco"). Caso você tenha tido um aborto tardio, o médico vai conversar com você sobre as possíveis causas e, se alguma delas for identificada, deve-se tomar algum cuidado numa futura gestação.

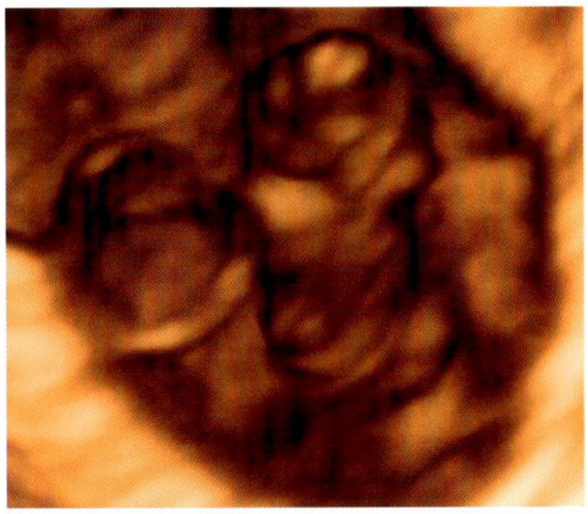

JÁ ESTÁ COM 6 SEMANAS E 5 DIAS

Faltam 233 dias...

SEU BEBÊ HOJE

Este ultrassom em 3D mostra o embrião e o saco vitelino, ligado à parede do útero. Até que o cordão umbilical esteja em pleno funcionamento, o saco embrionário fornece alimento ao embrião e produz células sanguíneas até que o fígado possa assumir esse papel.

Por volta deste estágio, você deve ter tido alguns episódios de tontura – são seu corpo e cérebro se ajustando à gravidez.

PERGUNTE AO... MÉDICO

Praticar exercícios pode aumentar o risco de aborto espontâneo? Contanto que você esteja saudável e tenha recebido sinal verde de seu médico, não há evidências que sugiram que o exercício aumente o risco de um aborto. Na verdade, os benefícios de uma prática moderada e regular de exercícios durante a gravidez superam em muito os riscos para você e o bebê.

Neste estágio inicial de sua gravidez, é importante se exercitar no mesmo nível ou menos do que fazia antes de engravidar. Não tente nenhuma atividade nova de alto impacto ou vigorosa, nem comece a praticar um esporte novo. Siga as orientações da página 18.

FALANDO NISSO...

Exercitar-se regularmente pode ajudar você a dormir melhor.

Você pode ter problemas para dormir em virtude de ansiedade ou desconfortos físicos. A prática de exercícios cansa naturalmente e ajuda a desestressar, melhorando sua chance de ter uma boa noite de sono.

Se você se sentir tonta, principalmente ao se levantar depois de passar um tempo deitada, tome cuidados adicionais. À medida que a gravidez avança e você vai ficando maior, são comuns os episódios de vertigem, pois seu coração precisa trabalhar mais, contra a força da gravidade, para levar o sangue para o cérebro.

Tente se levantar gradualmente: comece deitada, sente-se e, só então, levante-se. A tontura também pode acontecer se tiver ficado em pé por um longo período de tempo, já que o sangue terá ido para as pernas. Mantenha-se em movimento para estimular o sangue a circular.

Por outro lado, você pode sentir tontura por baixos níveis de glicose no sangue. Há também outros sintomas de baixo teor de glicose no sangue, como suores, tremores e fome. Mesmo que você esteja se sentindo mal, procure comer pouco e com maior frequência, para garantir que os níveis de glicose no sangue fiquem estáveis.

FIQUE EM MOVIMENTO

A última coisa que você tem vontade de fazer são exercícios, mas isso pode ter um papel significativo no alívio e na prevenção dos sintomas da gravidez. Apesar de uma corrida no parque ou uma caminhada até as lojas não parecerem tão atraentes quanto um cochilo gostoso no sofá, fazer exercícios é revigorante e os efeitos são duradouros. Tente encarar isso como "mantendo-se ativa" e não como "se exercitando".

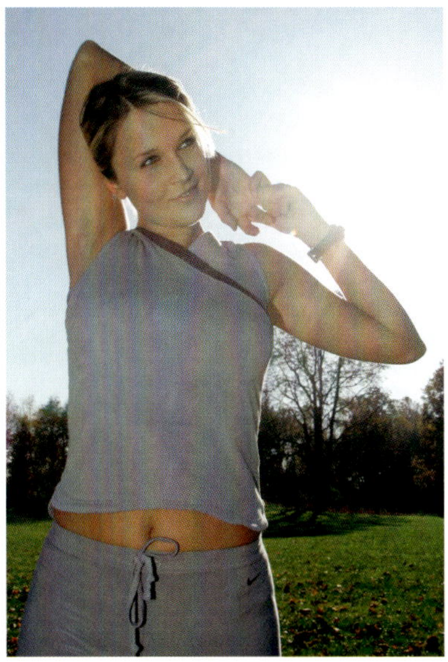

Se depois de completar uma atividade física você se sentir mais cansada, diminua o esforço e o tempo. Escute sempre seu corpo. Conforme vai se adaptando e a gravidez avança, esse cansaço deve diminuir; em geral por volta da 12ª à 14ª semana.

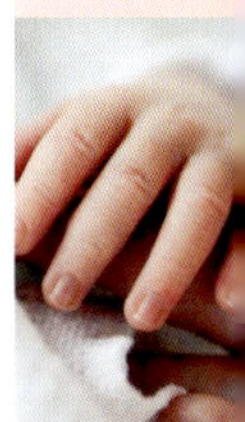

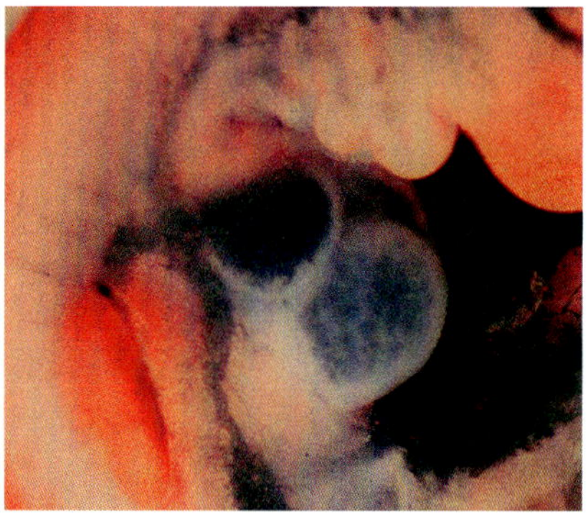

JÁ ESTÁ COM 6 SEMANAS E 6 DIAS

Faltam 232 dias...

SEU BEBÊ HOJE

Neste estágio do desenvolvimento do bebê, o coração é uma estrutura tubular, visível no centro desta imagem. No entanto, ele já está fornecendo ao bebê uma circulação sanguínea bastante simples..

Durante esta semana, está começando a se desenvolver o que vai se tornar as perninhas e os bracinhos do seu bebê.

Ainda serão necessárias algumas semanas para que o seu bebê – ainda um embrião – seja reconhecível como feto humano. No final desta sétima semana, no entanto, vai haver quatro brotos de membros, ligeiramente achatados nas pontas, e de cada um, durante as próximas duas semanas, vai formar-se uma mão ou um pé.

Com exceção do tônus muscular, que só aparece muito mais tarde na gravidez, todos os estágios do desenvolvimento dos membros superiores precedem os do desenvolvimento dos membros inferiores. Os olhos são os primeiros pontos de referência reconhecíveis. Eles consistem em duas reentrâncias simples na superfície, e então surge uma segunda reentrância no centro da primeira; o interior se torna o cristalino, e o exterior, o globo ocular. Os olhos do bebê ainda estão bastante separados, e as orelhas e o nariz ainda não se formaram.

FOCO EM... NUTRIÇÃO

Conheça seu peixe

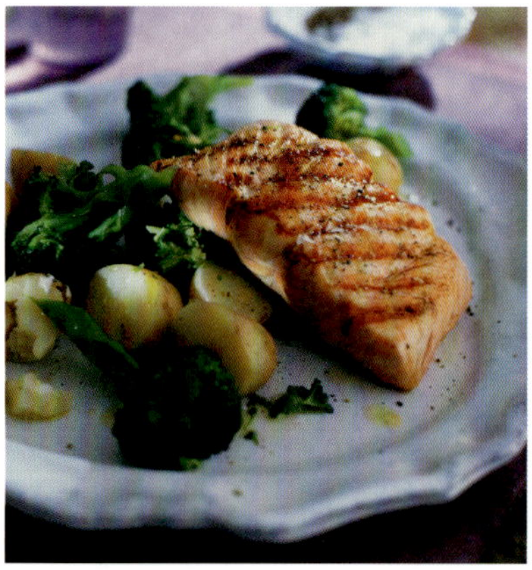

Peixe é uma ótima fonte tanto de proteína quanto de ácidos graxos ômega 3, que são essenciais para o desenvolvimento de seu bebê (ver p. 169).

Coma pelo menos duas porções de peixe por semana, inclusive uma porção de peixe gorduroso. Inclua peixe branco de origem confiável, como hadoque, bacalhau, saithe, linguado e merluza, pois são uma boa fonte de vitamina B e iodo.

Existe a preocupação de que alguns peixes possam conter poluentes. Não coma mais do que duas porções por semana de cação, robalo, brema, alabote, pregado, caranguejo, ou de peixe gorduroso, inclusive salmão, cavala, arenque, sardinha e truta.

Peixes gordurosos grandes podem conter altos níveis de mercúrio, então não coma tubarão, marlim ou peixe-espada. Pelo mesmo motivo, restrinja seu consumo de atum a quatro latas de tamanho médio (140 g drenado) ou dois filés frescos (cerca de 140 g cozido ou 170 g cru) por semana.

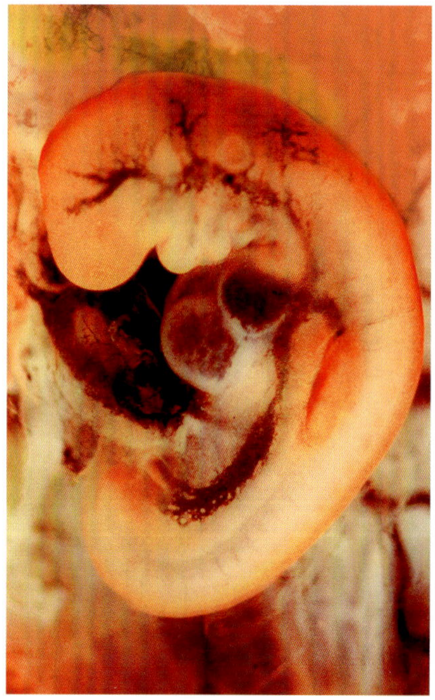

Nesta etapa do desenvolvimento do bebê, o sistema circulatório está num estágio bastante primitivo. O volume escuro na parte superior da imagem é o coração e, abaixo dele, o fígado, que começa a produzir as células sanguíneas.

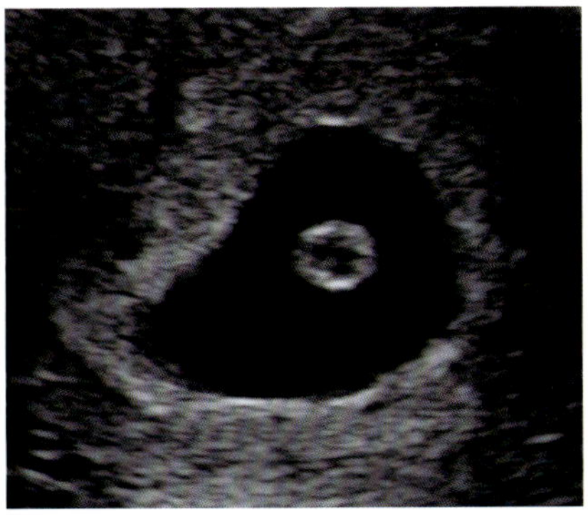

JÁ ESTÁ COM EXATAMENTE 7 SEMANAS

Faltam 231 dias...

SEU BEBÊ HOJE

Esta ultrassonografia transvaginal mostra os primeiros sinais da gravidez: a área preta central é a cavidade cheia de fluido, onde o bebê (não visível) está se desenvolvendo. No meio, há uma forma circular, o saco vitelino.

Não vai demorar muito para que sejam captados, no ultrassom, alguns movimentos muito pequenos do seu bebê.

Enquanto você está enfrentando os sintomas do início da gravidez, seu pequeno embrião está firmemente dobrado no útero.

As pontas dos brotos de membros do bebê são achatadas como remos e, na próxima semana, começam a aparecer pequenas formações que vão ser os dedos das mãos e dos pés. A princípio, estarão colados uns nos outros – então, assim como o resto do esqueleto, os dedos se conformam em torno de uma cartilagem suave que, gradualmente, vai endurecer até ossificar-se. Enquanto os brotos dos membros superiores se alongam, começam a se formar os cotovelos do bebê.

Os olhos do bebê continuam a se desenvolver, mas não estarão formados até a 20ª semana; as narinas agora aparecem como duas cavidades nasais rasas.

PERGUNTE AO... OBSTETRA

Socorro! Estou de novo grávida e meu filho tem somente 1 ano. Como vou enfrentar isso? A gravidez pode ser exaustiva, principalmente no primeiro trimestre, quando seu corpo está se ajustando às novas exigências. Ter, ao mesmo tempo, uma criança pequena para cuidar torna tudo ainda mais difícil.

Procure atividades mais calmas para compartilhar com seu filho e deixe as brincadeiras mais agitadas para outra pessoa. Encontre tempo para se alimentar bem, durma enquanto seu filho tira uma soneca ou simplesmente fiquem sentados no sofá enquanto assistem a um filme. Não se sinta culpada por ficar "de pernas para o ar": agora, deve diminuir um pouco o ritmo e lembrar que sua tarefa mais importante é deixar o novo bebê "crescer".

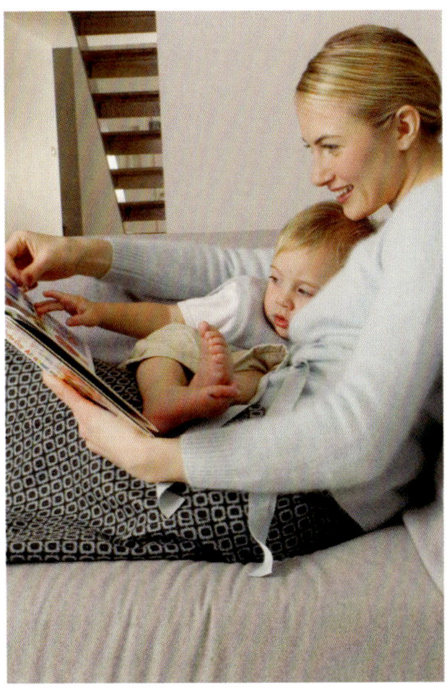

SABERES

Bons amigos

É difícil manter a gravidez em segredo nestas primeiras semanas. A decisão de contar que você está esperando um bebê é uma questão de foro íntimo, mas existe uma boa razão para manter isso em segredo por enquanto (ver p. 83).

Entretanto, você pode precisar conversar com alguém (além de seu parceiro); então, confie em uma amiga. Escolha alguém que não se importe com sua necessidade de conversar sobre tudo – desde os sintomas da gravidez aos medos do parto, ao nome para o bebê. A pessoa ideal é alguém que entenderá seus desejos alimentares, suas visitas ao toalete às 4 da manhã... E, a qualquer hora do dia ou da noite, providenciará taças de sorvete, pepinos em conserva, assim como conselhos.

O TAMANHO REAL DO BEBÊ

Com sete semanas, o bebê tem 8 mm da coroa até a parte traseira.

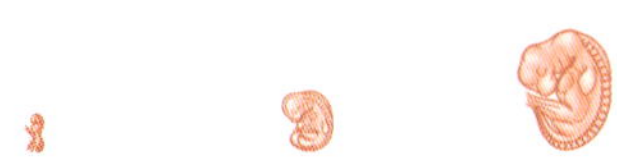

5 semanas | 6 semanas | 7 semanas

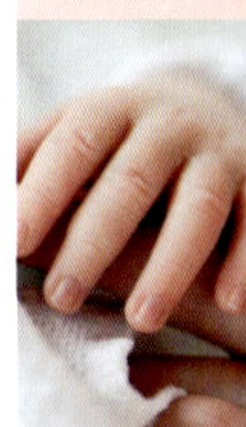

Sua 8ª semana

SEU HUMOR PODE TER ALTOS E BAIXOS, À MEDIDA QUE OS HORMÔNIOS E AS EMOÇÕES A DOMINAM

É provável que já esteja começando a se sentir diferente, apesar de não parecer grávida. Pode estar se sentindo um tanto deprimida e irritadiça em alguns momentos, o que se deve às mudanças dos níveis hormonais em seu corpo. Às vezes, você pode ter sentimentos confusos em relação a estar grávida, apesar de ter desejado tanto um bebê. Se a ideia de sair de férias lhe parece atraente, opte por viagens curtas e com clima agradável.

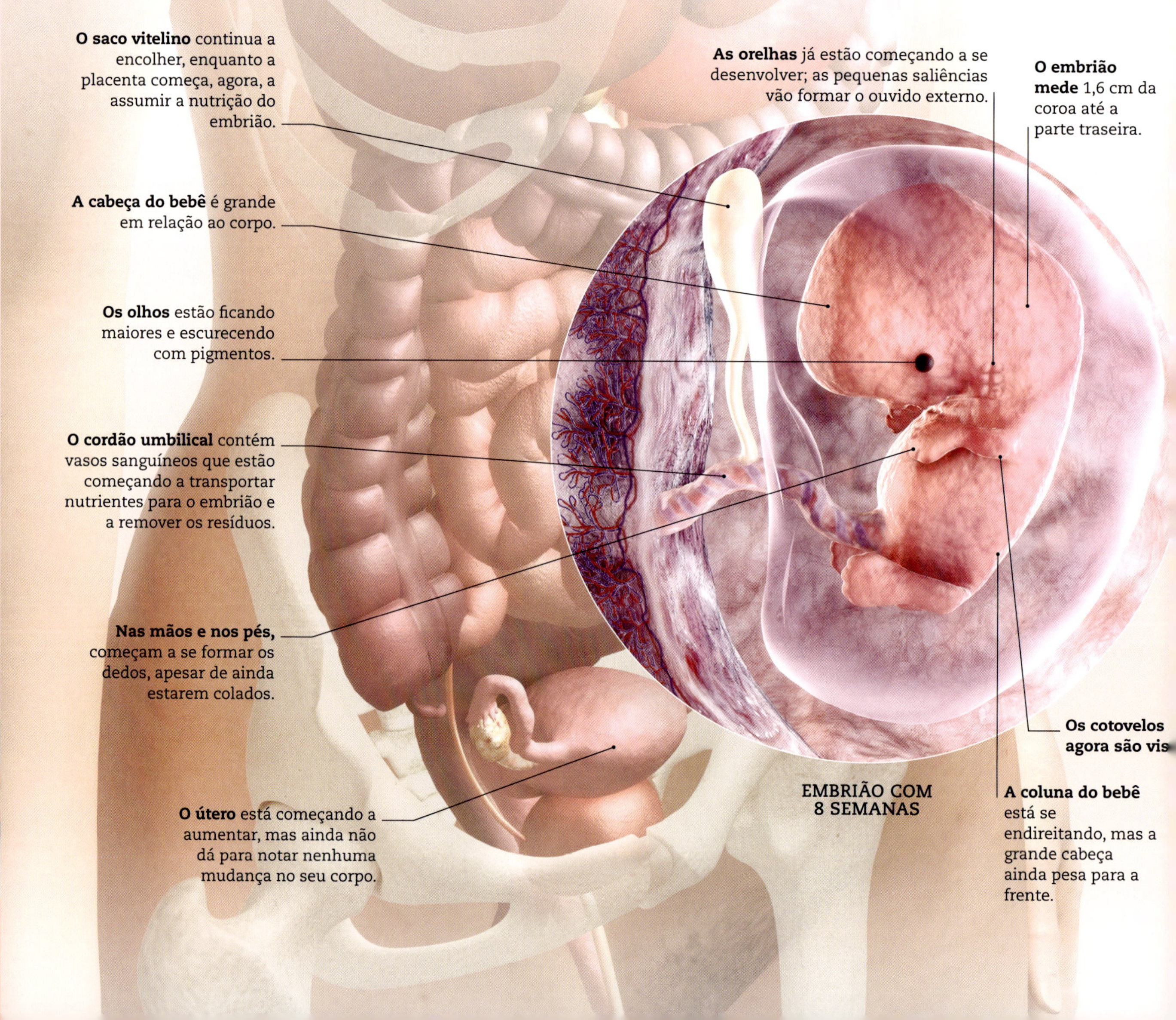

EMBRIÃO COM 8 SEMANAS

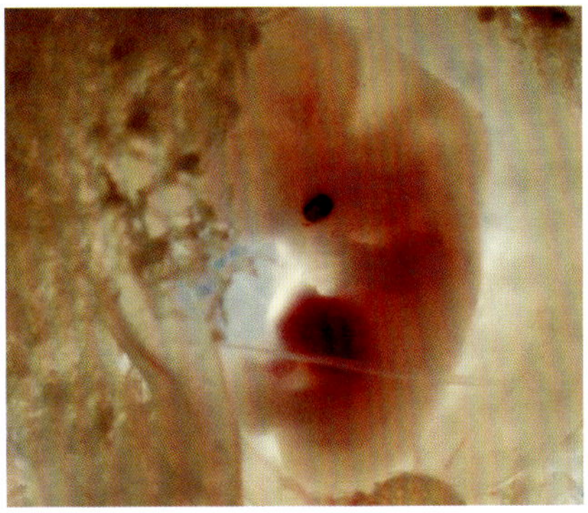

JÁ ESTÁ COM 7 SEMANAS E 1 DIA

Faltam 230 dias...

SEU BEBÊ HOJE

As frondes que vão formar a placenta inicial podem ser vistas claramente. Embaixo, separado do embrião, está o saco vitelino, que está se tornando ainda menor à medida que sua função está sendo assumida pela placenta.

À medida que seu corpo começa a mudar de forma, você pode começar a se preocupar com ganhar peso demais.

Espera-se que você ganhe peso durante a gestação e, embora esta não seja a hora de comer em excesso, também não é hora para dietas restritivas nem passageiras. Comendo sensatamente e fazendo exercícios com moderação, seu ganho de peso durante a gestação pode ser saudável.

O quanto de peso você deve ganhar vai depender de seu peso inicial. Se estava abaixo dele quando engravidou, terá de ganhar mais do que alguém que estava com o peso elevado. Esse peso inicial é calculado usando seu índice de massa corporal – IMC (ver p. 16), que é a medida do seu peso em relação à sua altura. É uma ferramenta muito útil para planejar quanto de peso você vai ganhar durante a gravidez.

Caso esteja abaixo do peso (com um IMC inferior a 18,5), seu ganho de peso esperado na gravidez será de 12,5 kg a 18 kg. Caso você tenha um peso saudável (com IMC entre 18,5 e 24,9), seu ganho de peso esperado na gravidez será de 11,5 kg a 16 kg. Se você estiver acima do peso (com IMC entre 25 e 30), seu ganho de peso esperado será de 7 kg a 11,5 kg. Se você estiver obesa (com IMC acima de 30), seu ganho de peso esperado será de 5 kg a 9 kg.

Pesquisas recentes indicam que embora seja arriscado para mulheres obesas e acima do peso fazerem regime durante a gravidez, não é arriscado administrar o ganho de peso por meio de exercícios e de uma dieta saudável.

O ganho de peso esperado será maior para uma gravidez múltipla.

QUANTO PESO VOCÊ DEVE GANHAR?

Cada gestante ganhará peso em diferentes ritmos, dependendo de seu peso no início da gravidez. Tente não focar demais em quanto peso está ganhando. O ganho de peso médio é de 10 a 12 kg, mas o estágio da gravidez em que esse peso será ganho varia de mulher para mulher.

Não tente ganhar peso ativamente e não coma por dois. Coma com sensatez e tente focar em uma dieta saudável (ver pp. 14-17). Além disso, exercite-se regularmente durante toda a gravidez.

Consulte seu obstetra se estiver preocupada com o ganho de peso. Ele poderá aconselhá-la a respeito de como conseguir um ganho de peso saudável e regular.

Componentes do ganho de peso

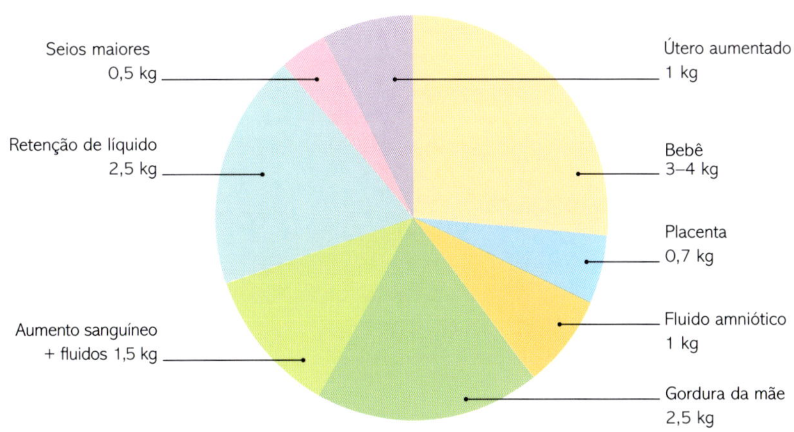

O peso que você ganha durante a gestação é a combinação do peso do bebê com o do sistema que o suporta, dos seus seios e do útero aumentados, dos estoques de gorduras essenciais e, ainda, dos fluidos corporais e sangue adicionais.

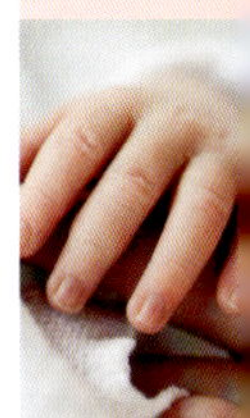

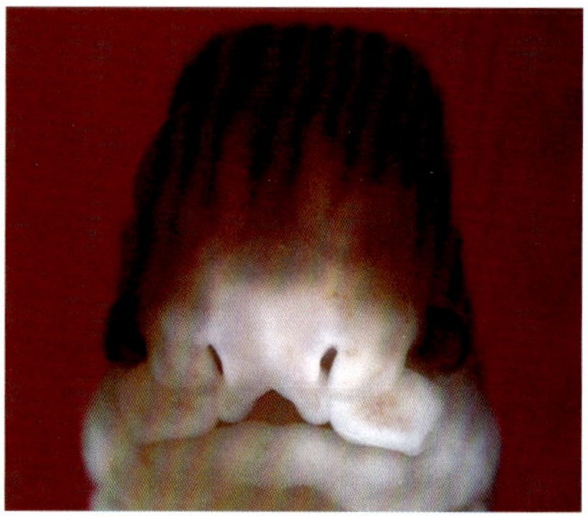

JÁ ESTÁ COM 7 SEMANAS E 2 DIAS

Faltam 229 dias...

SEU BEBÊ HOJE

Seu bebê ainda não tem uma aparência reconhecidamente humana, mas, conforme estas imagens mostram, o lábio inferior e o queixo estão formados: o lábio superior ainda não está completo e a boca parece muito grande. As orelhas estão se desenvolvendo abaixo da linha do queixo e os olhos estão bem separados.

Mesmo sendo bastante simples o modo como o cérebro do seu bebê está formado, ele está passando por mudanças formidáveis.

Este é um estágio realmente muito importante no desenvolvimento do seu bebê. Neste momento, o cérebro dele é uma estrutura oca, ligada à medula espinhal, mas agora está começando a se dobrar para formar cinco áreas distintas.

A parte inferior, ou rombencéfalo, é a primeira parte a crescer rapidamente e formar estruturas conhecidas como ponte, medula e cerebelo. Tais estruturas são as áreas mais primitivas do cérebro e determinam muitas das funções básicas, feitas sem esforço consciente, como respirar ou manter nosso equilíbrio.

Acima dele está o mesencéfalo, que leva os sinais do rombencéfalo, dos nervos periféricos e da medula espinhal para o prosencéfalo. Essa parte do cérebro consiste no tálamo – ligado às emoções e à percepção sensorial – e nos dois hemisférios cerebrais, ambos ainda bem homogêneos no momento. Cada hemisfério contém uma câmara cheia de fluido, onde é produzido o líquido cefalorraquidiano.

No ultrassom feito entre a 11ª e a 14ª semana (ver p. 138), verifica-se o desenvolvimento cerebral, para confirmar se o desenvolvimento do cérebro primário do bebê está normal.

FALANDO NISSO...

Peixes são, realmente, o alimento do cérebro!

Peixe contém iodo (ver p. 80), além de ácidos graxos ômega 3, que são essenciais para o desenvolvimento do cérebro de seu bebê. Procure comer um pouco toda semana, mas cuidado com certas variedades (ver p. 96).

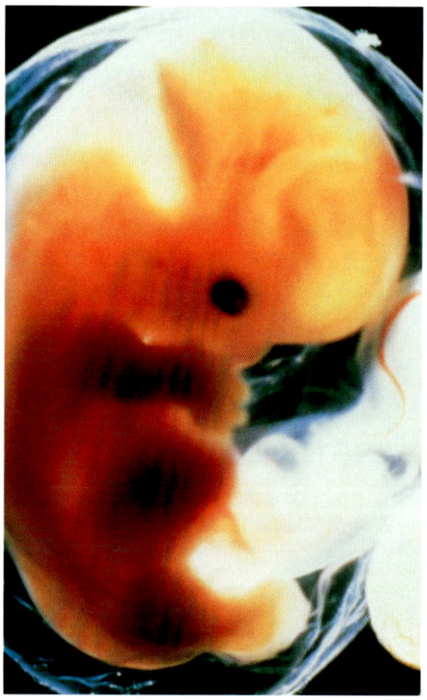

Os pontos que vão formar os olhos estão claramente visíveis agora. Ao lado da cabeça, vê-se uma fenda entre a parte frontal e a posterior do cérebro: isso é normal nesta idade.

PERGUNTE AO... MÉDICO

Estou grávida de oito semanas e tive um pouco de sangramento. Devo ficar preocupada? Os sangramentos são comuns no início da gravidez. Se for leve e não estiver acompanhado de cólicas ou dores, é improvável que haja alguma coisa errada. No entanto, para eliminar a possibilidade de qualquer complicação, consulte sempre o obstetra se, em qualquer estágio da gravidez, você tiver algum sangramento.

Algumas vezes, o sangramento no início da gestação se deve à erosão cervical, quando a superfície do colo do útero fica mais delicada. Isso é resultado de mudanças hormonais e não prejudica o bebê. Relações sexuais podem agravar a erosão cervical, causando sangramento.

O sangramento num estágio mais avançado da gravidez pode ser mais sério, pois pode indicar uma separação parcial ou total entre a placenta e a parede do útero, ou a ocorrência de placenta baixa (ver p. 212). Se, num estágio avançado de gestação, você estiver expelindo muco manchado de sangue, poderá ser um sinal do tampão mucoso (ver pp. 391 e 411).

JÁ ESTÁ COM 7 SEMANAS E 3 DIAS

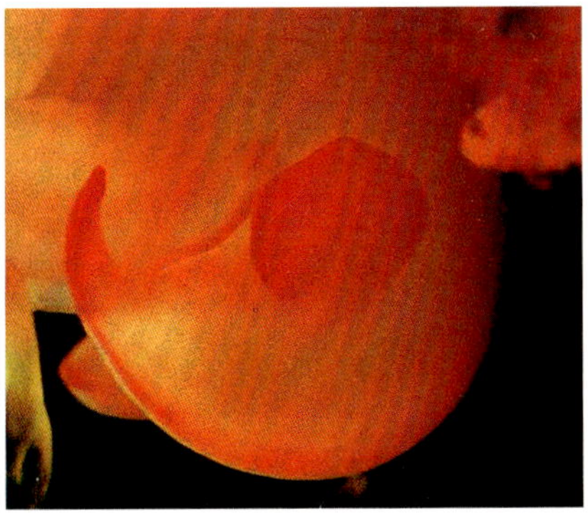

Faltam 228 dias...

SEU BEBÊ HOJE

Neste estágio, a "cauda" do bebê está começando a desaparecer. Os somitos desta área do sistema musculoesquelético vão, por fim, formar os quatro ossos unidos do cóccix do bebê – a parte inferior da coluna vertebral.

Você deve estar emocionada e entusiasmada por esperar um bebê, mas é normal, em alguns momentos, ter sentimentos confusos.

Suas emoções podem oscilar – num minuto você está rindo e no outro está irritada e gritando, ou chorando. Você pode se sentir confusa, pois, num momento em que deveria estar feliz, geralmente se sente tensa e chorosa. Esteja certa de que isso é um componente normal e temporário da gravidez.

Não seja tão severa com você mesma, pois essas mudanças de humor são causadas principalmente pelos hormônios gestacionais e estão fora de seu controle. São esses os mesmos hormônios que causam os sintomas da TPM – mudanças rápidas de humor, choros e irritabilidade –, que você já deve ter experimentado antes. Seja gentil consigo mesma durante esses momentos difíceis e faça o que for melhor para você, seja tirando um tempo para ficar sozinha ou compartilhando seus sentimentos com outras pessoas.

FOCO EM... SEGURANÇA

Proteja-se

A toxoplasmose é uma doença rara causada por um parasita que vive em certos animais que pode prejudicar o desenvolvimento do feto. Os sintomas mais comuns são um mal-estar semelhante a uma febre viral, glandular, ou gânglios inchados no pescoço.

Transmite-se pelas fezes dos gatos, então evite limpar a caixa de areia do gato e evite lidar com filhotes recém-nascidos de cordeiros. Seja meticulosa com a higiene e procure cozinhar totalmente os alimentos. É melhor evitar ou cozinhar carnes curadas de forma caseira, uma vez que o salgamento e a cura não destroem os parasitas. Outra alternativa é congelá-las primeiro.

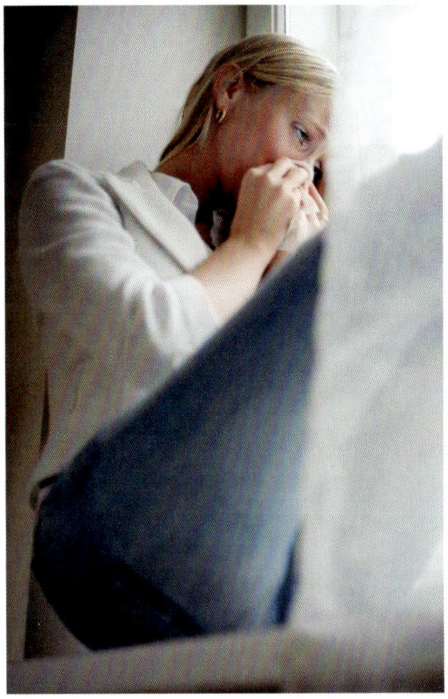

Quando tiver um dia ruim, lembre-se de que esses sentimentos vão passar; as mudanças de humor são parte normal da gravidez.

FALANDO NISSO...

1 em cada 10 mulheres grávidas às vezes tem sintomas de depressão.

Enquanto algumas podem nem sentir as mudanças de humor, outras sofrem com isso por semanas, principalmente no primeiro trimestre.

PERGUNTE AO... OBSTETRA

Estou lutando para conseguir lidar com as mudanças de humor da minha esposa. Essas mudanças são normais? Sim, sua parceira ficará emotiva, e tudo o que você poderá fazer é dar-lhe o máximo apoio, ser o mais paciente e compreensivo que puder.

Nesse estágio inicial da gravidez, seus níveis hormonais em alteração podem causar mudanças de humor e respostas emotivas inesperadas. Algumas vezes, coisas que nunca foram problema, como ouvir uma música específica, podem causar choro, ou ela pode explodir por algum motivo bem trivial. Com as emoções fora de controle, é provável que esteja tão frustrada e confusa com esse comportamento quanto você. Até que isso passe, espere sua vez, morda a língua e abrace-a.

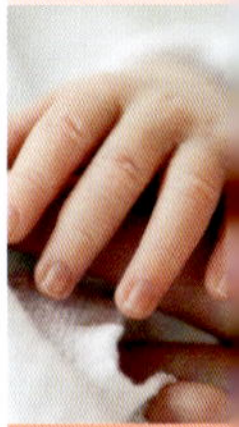

Opções em cuidados pré-natais

Durante a gestação, você estará sob os cuidados de um médico e de profissionais em enfermagem obstétrica. O objetivo do pré-natal é monitorar você e o bebê para poder identificar e resolver quaisquer problemas que apareçam.

Seu cuidado durante a gestação

No início da gravidez, terá de decidir quem gostaria que tomasse conta de você durante a gestação, no parto e no período pós-parto. Também terá de pensar onde gostaria de dar à luz, já que isso vai influenciar na escolha de quem cuidará de você. As principais opções estão listadas a seguir, apesar de variarem, dependendo do lugar onde mora. Quando você comparecer à sua primeira consulta pré-natal (também chamada de consulta de "primeiro contato"), por volta da 8ª a 10ª semana (ver pp. 122-123), informe-se sobre os serviços de pré-natal em sua região. Na checagem pré-natal feita nessa consulta, também vai constar uma avaliação de riscos, para ajudar a estabelecer a melhor escolha de cuidados pré-natais para você.

SUAS OPÇÕES

Escolha consciente

Ser capaz de escolher o tipo de cuidado que recebe é um dos aspectos mais importantes da gravidez e do parto. Certifique-se de que tem informações com base em evidências, as mais atuais possíveis. Os cuidados que vai receber precisam levar em conta todas as necessidades especiais que você tenha, como deficiências físicas, crenças religiosas ou culturais. Você deve ser capaz de discutir as opções com quem vai fazer o acompanhamento da sua gestação, ter a liberdade de perguntar o que quiser, mudar de opinião e saber que suas preferências, caso viáveis, independentemente das recomendações feitas pelo médico, serão levadas em consideração.

Tipos de cuidados pré-natais

Você estará sob os cuidados do médico ou da equipe de enfermagem obstétrica a maior parte do tempo. Na primeira consulta oficial, informe-se sobre os serviços de pré-natal de sua região.

Sob os cuidados de uma enfermeira obstétrica tradicional Com este tipo de cuidado, a pessoa que você conhece na primeira consulta pré-natal fornece a maior parte dos cuidados pré-natal e pós-parto, mas pode não estar envolvida no parto, a não ser que seja feito um parto doméstico.

Cuidados de responsabilidade compartilhada Você estará sob os cuidados da enfermeira obstétrica e dos médicos do posto de saúde da comunidade, dividindo a responsabilidade e alternando as consultas do pré-natal entre eles. Algumas mulheres também ficam sob os cuidados de um obstetra de uma equipe hospitalar.

Sob os cuidados de uma equipe de enfermagem obstétrica pública Você pode esperar que um ou dois profissionais de enfermagem especializada, ou uma pequena equipe deles, cuidem de você durante a gestação, no parto e no período pós-parto, seja em casa, na clínica, numa unidade pré-natal ou num hospital. Você deveria conhecer todos os que farão parte dessa equipe durante sua gestação.

Sob os cuidados de uma parteira Os cuidados normalmente são feitos em sua casa. Caso haja algum problema na gestação ou no parto, você vai precisar de atendimento médico, e seus cuidados terão de ser transferidos para um hospital. Uma parteira pode acompanhá-la até o hospital, mas não será capaz de lhe dar assistência direta se você precisar de internação, e só poderá lhe servir de apoio. Se você escolher uma parteira, terá de saber o nível de experiência dela ao lidar com complicações que possam surgir durante o parto; que tipos de serviços estão inclusos no preço; se ela trabalha sozinha; que garantias oferece de estar presente no parto; e quem fornece o auxílio necessário caso algum problema aconteça.

Aos cuidados de um hospital Se sua gestação for de alto risco, por exemplo, se você tem um problema médico preexistente, desenvolveu alguma restrição durante a gestação ou está esperando gêmeos ou mais bebês, a maioria das consultas será feita num hospital sob os cuidados de um médico ou obstetra.

Onde será o parto

Esta importante decisão não precisa ser tomada na primeira consulta oficial, mas, nesse momento, o médico vai falar sobre as opções. É aconselhável estar ciente dos riscos e benefícios de sua escolha. Se você tem um problema preexistente ou desenvolveu algum durante a gestação, deve considerá-lo ao decidir.

Em casa No Brasil, esta prática ainda é pouco comum. Se você escolher dar à luz em casa, provavelmente conhecerá quem fará o parto nas consultas de pré-natal. As evidências sugerem que é menos provável que ocorra intervenção cirúrgica nas mulheres que dão à luz em casa. Durante a gestação, a qualquer momento, você pode escolher ter o bebê em casa. No entanto, isso só é aconselhável para mulheres com baixo risco, sem nenhum problema preexistente. Considere também o tempo que vai levar a transferência para um hospital, caso ocorra algum problema durante o parto.

Em clínicas especiais Essas unidades fornecem acomodações semelhantes a uma casa. Devem ser dirigidas por obstetras e contam com instalações para nascimentos, como piscinas. O objetivo é ter menos rigidez nos prazos no trabalho de parto. Assim como no parto doméstico, é menos provável que as mulheres sofram intervenções cirúrgicas. Algumas dessas unidades são próximas ou fazem parte de maternidades: com isso, você pode ser transferida com rapidez para o hospital, caso necessário. Esta opção só é recomendada para gestações de baixo risco.

No hospital ou em maternidades
Algumas mulheres preferem dar à luz em hospitais ou maternidades, com médicos e equipamentos médicos por perto. Outras precisam de cuidados especiais e da interferência de outros profissionais, em razão de problemas existentes ou que ocorrem durante o parto. Nesse caso, o parto pode envolver outros especialistas além do obstetra.

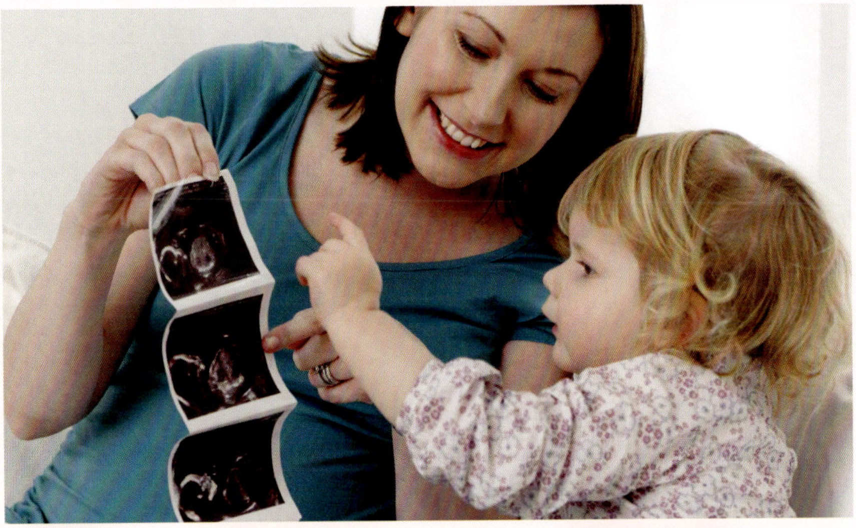

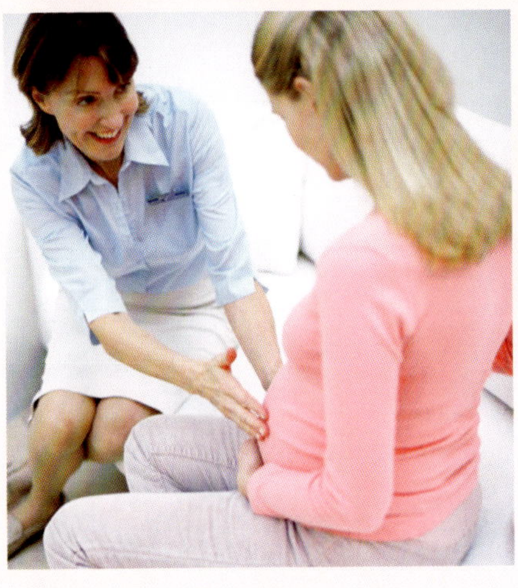

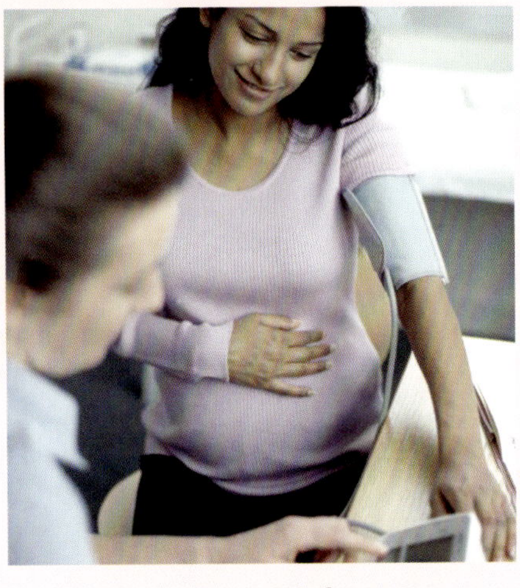

As ultrassonografias de rotina são exames muito importantes (no alto). **A enfermagem obstétrica fornece cuidados** em casa e na clínica do médico (embaixo à esquerda). **Os médicos** podem compartilhar os cuidados com outros profissionais especializados (embaixo à direita).

QUEM É QUEM

Quem cuidará de você

Durante a gestação, no parto e no período pós-parto, você será cuidada por um leque de profissionais.

A enfermagem obstétrica proporciona cuidados às mulheres grávidas, durante o parto e no período pós-parto. Os enfermeiros são treinados para cuidar de mães e bebês e para trabalhar com a equipe de obstetrícia. Alguns desses profissionais têm outras especializações, assim podem oferecer serviços como ultrassonografias, reflexologia e aromaterapia. Frequentemente contam com o apoio de assistentes sociais e outros profissionais das maternidades, que fazem exames de sangue e de rotina e ajudam na amamentação e em tarefas administrativas.

Os médicos da comunidade podem alternar as consultas do pré-natal com enfermeiras da equipe obstétrica.

Os obstetras, além dos atendimentos habituais, fornecem serviços altamente qualificados a mulheres com gestação de alto risco, que tinham problemas médicos preexistentes, ou a mulheres que os desenvolveram durante a gestação. Uma equipe obstétrica consiste em especialistas, que são chefes de equipe, seguidos por outros médicos com uma série de diferentes experiências clínicas.

Os pediatras são médicos com treinamento especial na saúde de bebês e crianças. Todos os bebês nascidos num hospital são examinados por um pediatra antes de receber alta.

Neonatologistas são especializados no cuidado de bebês recém-nascidos com problemas.

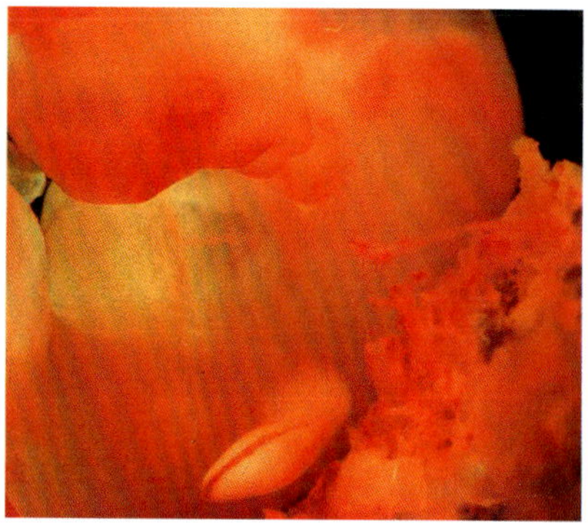

JÁ ESTÁ COM 7 SEMANAS E 4 DIAS

Faltam 227 dias...

SEU BEBÊ HOJE

Agora estão claramente visíveis os brotos dos membros superiores e inferiores que formarão os braços e as pernas. Seu bebê vai desdobrando-se aos poucos, enquanto o pescoço aumenta e a cabeça começa a se levantar do peito.

As feições do bebê começam a aparecer e, durante as próximas semanas, vão se tornar bem mais definidas.

FALANDO NISSO...

Pesquisas recentes mostram que o risco de um bebê desenvolver alergias não se reduz ao evitar alérgenos comuns.

Em um estudo recente, mulheres grávidas e lactantes evitaram alérgenos como amendoins e adiaram a introdução de determinados alimentos na dieta de seus bebês. Não houve uma redução de doenças alérgicas em bebês e crianças de até dois anos.

Seu bebê tem orelhas! Embaixo, perto da linha do queixo, as orelhas se formam, cada uma surgindo de seis pequenas elevações, unindo-se para dar ao bebê o formato único e individual de suas orelhas. À medida que a face e o queixo se formam e o pescoço do bebê se alonga, as orelhas vão subir: elas acomodam-se na altura da linha dos olhos por volta da 12ª à 13ª semana.

Agora estão começando a tomar forma os lábios e o nariz do bebê. Para formar o lábio superior, duas bordas separadas de tecido crescem de cada lado da face e unem-se, no meio, com um pequeno pedaço de tecido, que se estende para baixo sob o nariz (a parte com sulco do lábio superior).

Por volta deste estágio, o intestino delgado e o cólon aumentam. Por falta de espaço adequado para se expandir dentro do embrião, ainda muito dobrado, os intestinos aparecem como uma protuberância na superfície da parede abdominal. Essa protuberância está coberta por uma membrana e a ela se une o cordão umbilical. Até a 11ª ou 12ª semana, o intestino continuará a crescer nesse saco embrionário, que então vai ser reabsorvido para a cavidade abdominal, deixando somente a superfície onde o cordão está unido.

FOCO EM... SEGURANÇA

Cozinhando com cuidado

Seu sistema imunológico está sob pressão adicional, o que a torna mais suscetível a intoxicação alimentar, e algumas doenças transmitidas pelo alimento podem atravessar a placenta e afetar o feto. Tome cuidado com o seguinte:

- **Lave bem as mãos e regularmente,** com água quente e sabão. Seque-as completamente antes de preparar a comida, pois as bactérias se espalham mais facilmente na pele úmida. Além disso, lave bem os utensílios e as superfícies de trabalho.
- **Mantenha sua geladeira** abaixo de 5 °C. Mantenha os alimentos refrigerados até a hora do preparo.
- **Cozinhe os alimentos completamente** e sirva-os quentes.
- **Coloque as sobras na geladeira** de imediato e esquente-as até que estejam pelando uma única vez.
- **Aqueça bem refeições prontas** até que estejam pelando, especialmente se contiverem frango.
- **Use os alimentos dentro do prazo de validade.**
- **Lave bem frutas e vegetais.**

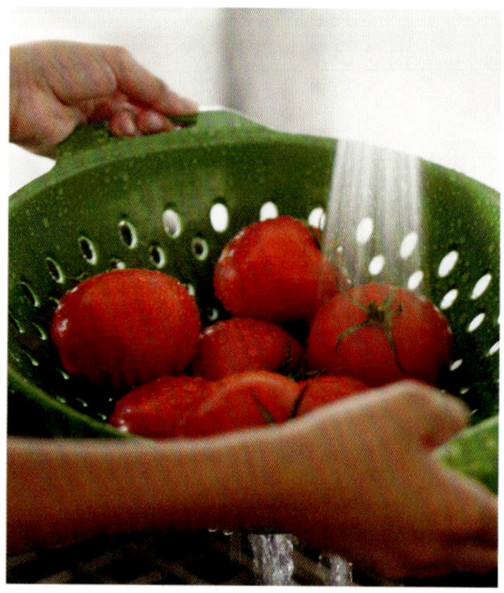

Reserve tempo para a preparação e tenha o cuidado de lavar todas as frutas e vegetais. Deixe os alimentos crus longe dos cozidos.

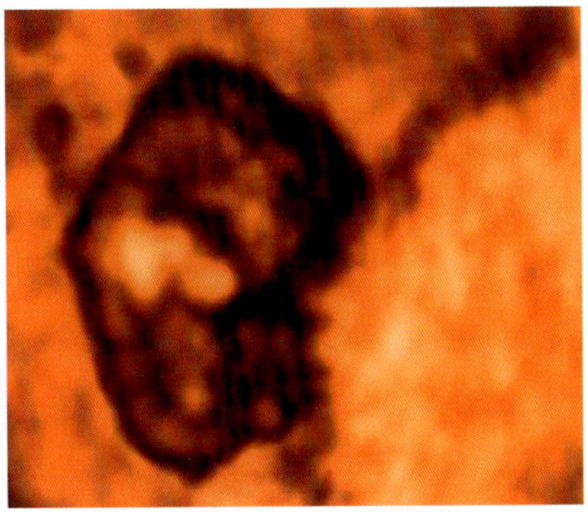

JÁ ESTÁ COM 7 SEMANAS E 5 DIAS

Faltam 226 dias...

SEU BEBÊ HOJE

Esta ultrassonografia do bebê, visto de lado, mostra que a cabeça (no alto) é relativamente grande comparada ao resto do corpo. A área mais clara e alongada no centro do corpo (mais escuro) do bebê é o broto de um braço.

A vida continua mesmo você estando grávida, mas certifique-se de buscar a ajuda certa caso fique cansada demais.

PERGUNTE AO... MÉDICO

Tenho uma viagem já marcada de férias num lugar de clima tropical. Posso tomar as vacinas, agora que estou grávida? A princípio, é recomendável evitar viajar para lugares do mundo onde haja alto risco de doenças, a menos que seja realmente necessário. O serviço de saúde local pode não ser adequado, e a água e a comida podem estar contaminadas, o que constitui grande risco.

Caso não seja possível mudar o destino de sua viagem ou adiá-la, certifique-se de fazer o seguinte:

- **Vacinas orais,** para proteger contra febre amarela, febre tifoide, poliomielite e antraz, por exemplo, são contraindicadas durante a gestação, mas seu médico poderá decidir, caso você precise mesmo viajar, se os riscos de tomar essas vacinas são menores do que os riscos associados a contrair tais doenças.
- **Algumas vacinas** (poliomielite e febre tifoide) podem ser dadas por injeção. Os comprimidos de mefloquina, que são dados para prevenção contra a malária, são considerados seguros após a 16ª semana.
- **É seguro tomar antitetânica** mesmo grávida: verifique se a sua ainda é válida.

O trabalho, às vezes, pode ser extenuante. Se você tem sintomas de fadiga e ainda não contou aos colegas que está grávida, isso pode tornar seu dia estressante e difícil. Se já contou a alguns dos colegas ou ao seu chefe, será mais fácil, mas você ainda pode sentir que precisa provar que é capaz de executar o trabalho com a mesma eficiência de antes.

As idas e vindas podem ser cansativas, então explore a possibilidade de trabalhar em horários flexíveis, assim evitará as horas de rush. Esteja certa de que, mesmo que não esteja na melhor forma, é pouco provável que o bebê seja afetado. No entanto, cuide de si mesma.

Se sentir que está com dificuldade para dar conta de seu volume de trabalho, converse com seu chefe (você pode pedir a ele que mantenha sua gravidez em segredo até estar pronta para contar) ou com alguém do departamento de recursos humanos, para ficar despreocupada. Se você tem colegas que são amigos próximos, conte com eles para ter apoio nessas primeiras semanas.

JÁ ESTÁ FAZENDO O NINHO?

Nada como um bebê chegando para inspirar você a terminar todos aqueles trabalhos que exigem "mão na massa". Para a maioria das mulheres, a vontade de arrumar o ninho acontece quando a gestação já está num estágio mais avançado, mas se você está impaciente por ter a casa em ordem antes disso, tome algumas precauções.

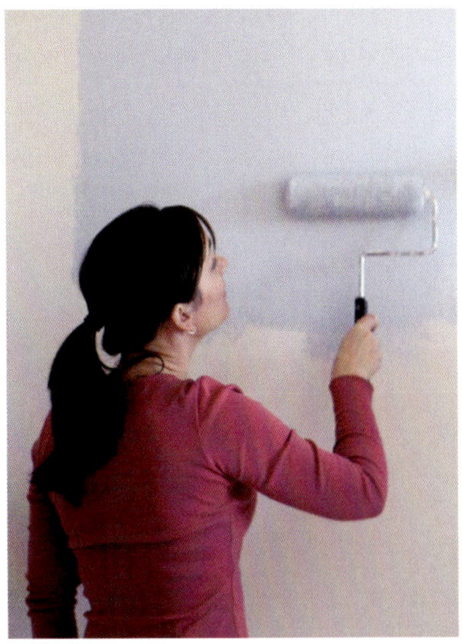

Antes de tudo, evite colocar em risco você e o bebê: não suba em escadas altas e não se curve ou se agache por longos períodos, pois isso poderá afetar sua circulação. Evite contato com tintas à base de óleo, com poliuretano (usadas para o piso), com quaisquer tipos de tintas *spray*, solventes ou outros tipos de removedores de tinta, e evite respirar pó de gesso.

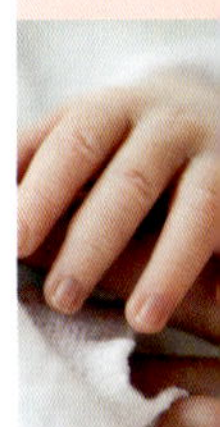

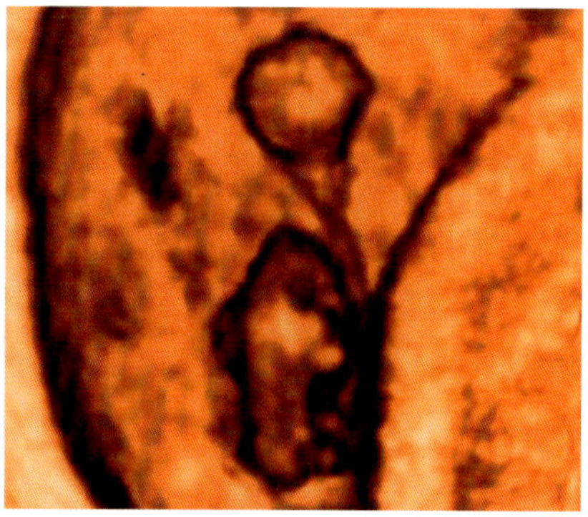

JÁ ESTÁ COM 7 SEMANAS E 6 DIAS

Faltam 225 dias...

SEU BEBÊ HOJE

O saco vitelino e sua fina haste podem ser vistos flutuando como um balão na cavidade amniótica. Conforme o embrião retira dele a nutrição, o saco vitelino gradualmente reduz de tamanho e de importância. Enquanto isso, a placenta (à direita) está se assentando.

Se está planejando férias, leve em consideração que pode não ter disposição para viajar longas distâncias.

RESPIRE MELHOR

Exercícios podem afastar a falta de ar e aumentar a eficiência do seu coração e pulmões (sistema cardiovascular), ajudando-a a aguentar as exigências físicas da gravidez.

O treinamento cardiovascular consiste em aumentar seus batimentos cardíacos por, pelo menos, 20 ou 30 minutos. No entanto, gestação não é hora de começar a treinar para uma maratona; faça treinos de intensidade moderada. Uma forma de saber se você está se exercitando no nível certo é conversar enquanto treina (ver p. 161) – se não conseguir, diminua a intensidade.

Tente fazer treinos intercalados, alternando cinco minutos de exercícios cardiovasculares com cinco minutos de exercícios para tonificar a parte superior do corpo (ver p. 196). Comece inspirando e expire enquanto levanta os pesos.

Respirar fundo permite que o oxigênio viaje para os seus órgãos vitais e ajuda o sistema cardiovascular a funcionar com eficiência. Durante a gravidez, evite respirações curtas e superficiais. Foque em expandir seu tórax e encher seus pulmões de ar, respirando profundamente.

Você pode ter marcado uma viagem antes de descobrir que estava grávida, ou simplesmente estar com vontade de sair um pouco. No entanto, se estiver se sentindo cansada, vomitando e com náuseas, provavelmente não vai ter vontade de viajar para muito longe.

Uma das vantagens de viajar é a possibilidade de passar um tempo proveitoso com seu parceiro.

Para onde quer que você viaje, certifique-se de que seu seguro de viagem está informado de que você está grávida e de checar as instalações médicas do seu destino. Se tiver algum histórico médico do pré-natal, leve-o com você. As companhias aéreas não costumam permitir que mulheres grávidas com mais de 34 semanas embarquem em aviões, embora cada companhia aérea tenha diretrizes diferentes (ver p. 28).

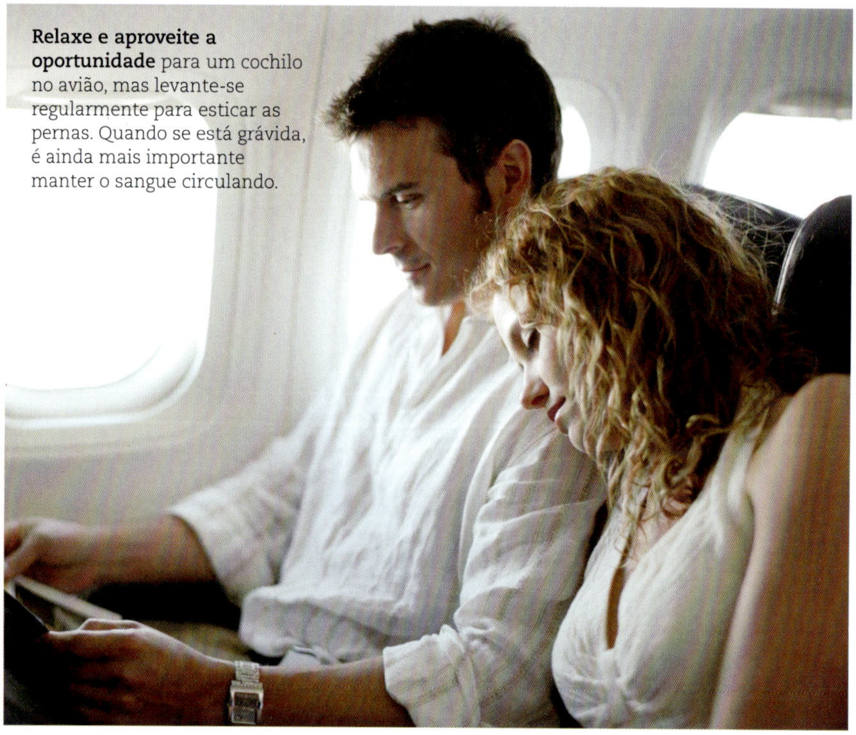

Relaxe e aproveite a oportunidade para um cochilo no avião, mas levante-se regularmente para esticar as pernas. Quando se está grávida, é ainda mais importante manter o sangue circulando.

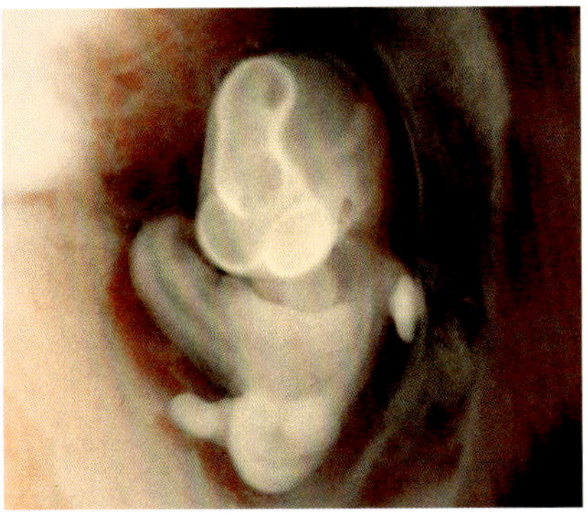

JÁ ESTÁ COM EXATAMENTE 8 SEMANAS

Faltam 224 dias...

SEU BEBÊ HOJE

Neste estágio, a cabeça é desproporcionalmente grande. No centro desta imagem estão as estruturas básicas do cérebro: o prosencéfalo dividiu-se em dois, e essas duas partes vão ser os dois hemisférios cerebrais do bebê.

Você, sem dúvida, já está imaginando se seu bebê é menino ou menina, mas os sinais físicos do sexo ainda não são aparentes.

O bebê tem seu sexo determinado no momento da fertilização, mas ainda não é claro se o embrião é do sexo feminino ou masculino.

Neste estágio de desenvolvimento, numa ultrassonografia, a genitália externa tem exatamente a mesma aparência (quase inexistente). Numa menina, nem útero nem tubas uterinas se formaram internamente. Hoje, o ovário (num embrião do sexo feminino) e os testículos (no do sexo masculino) são apenas saliências de tecido, sem nenhuma das características de órgãos reprodutivos.

Parece inacreditável, mas o coração do bebê já está desenvolvido, com quatro câmaras funcionando a aproximadamente 160 batimentos por minuto. O tubo comum, que sai do coração, dividiu-se em dois vasos principais: a aorta, que leva o sangue carregado de oxigênio para o corpo do bebê, e o tronco pulmonar, que o leva aos pulmões. As válvulas dentro do coração garantem que o sangue só viaje em uma direção, e agora já estão formadas todas as principais veias e artérias.

Os olhos do bebê parecem estar abertos porque as pálpebras começaram a aparecer, mas ainda precisam se unir. Na realidade, eles não se abrem, propriamente, até a 26ª semana. Os pigmentos estão apenas começando a se acumular na região da retina. O cristalino em desenvolvimento é alimentado por um único vaso (no nervo óptico), que desaparece mais tarde.

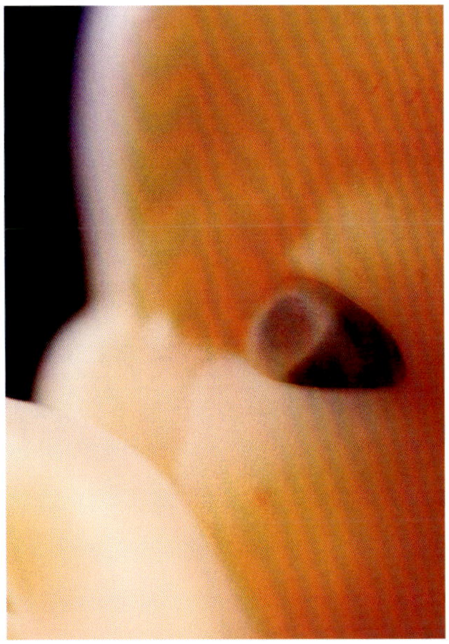

A cabeça do bebê é bem grande neste estágio, por causa da rápida expansão do cérebro, dando a impressão de uma testa saliente. A cabeça está curvada sobre o corpo, com o queixo apoiado no peito.

PERGUNTE AO... MÉDICO

Minha gravidez é de oito semanas e estou com uma infecção no ouvido e garganta. Posso tomar antibióticos? Seu médico poderá lhe receitar antibióticos, pois há alguns que podem ser administrados durante a gestação. Em geral, são antibióticos com base em penicilina ou, se você for alérgica a eles, o médico poderá oferecer alternativas seguras.

Nunca tome antibióticos que não tenham sido especialmente receitados para você. Não devem ser tomados, durante a gravidez, os seguintes antibióticos:

- **As tetraciclinas,** tomadas durante a gravidez, podem afetar adversamente o desenvolvimento dos ossos do feto e causar certa descoloração no esmalte dos dentes do bebê.
- **A estreptomicina** pode danificar os ouvidos do bebê em desenvolvimento e causar perda de audição.
- **As sulfonamidas** podem causar icterícia no bebê.

O TAMANHO REAL DO BEBÊ

Com oito semanas, o bebê mede 1,6 cm da coroa até a parte traseira.

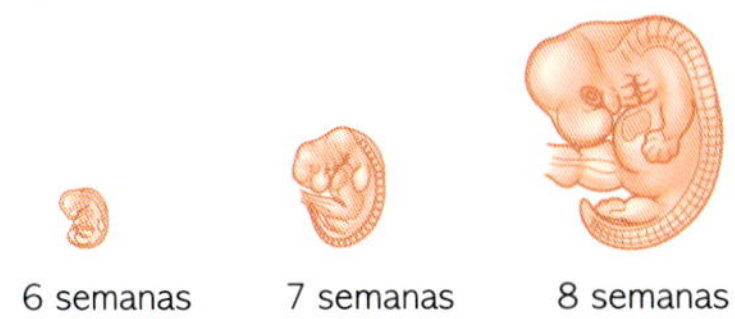

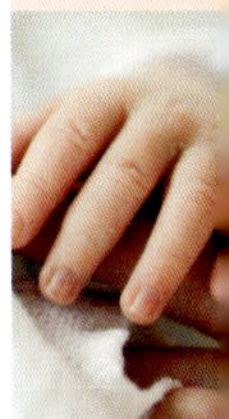

Sua 9ª semana

O BEBÊ TEM MÃOS E PÉS, E SEUS OSSOS ESTÃO CRESCENDO

Durante esta semana, o bebê começa a fazer pequenos movimentos. Você não vai notar, mas é emocionante pensar neles. A desvantagem é que você pode estar com náuseas e mal-estar. No entanto, muitas mulheres percebem que, a partir de agora, os enjoos começam a melhorar. Há muitas receitas caseiras que podem ser usadas para aliviar o mal-estar, mas, se estiver atrapalhando sua vida, converse com o obstetra.

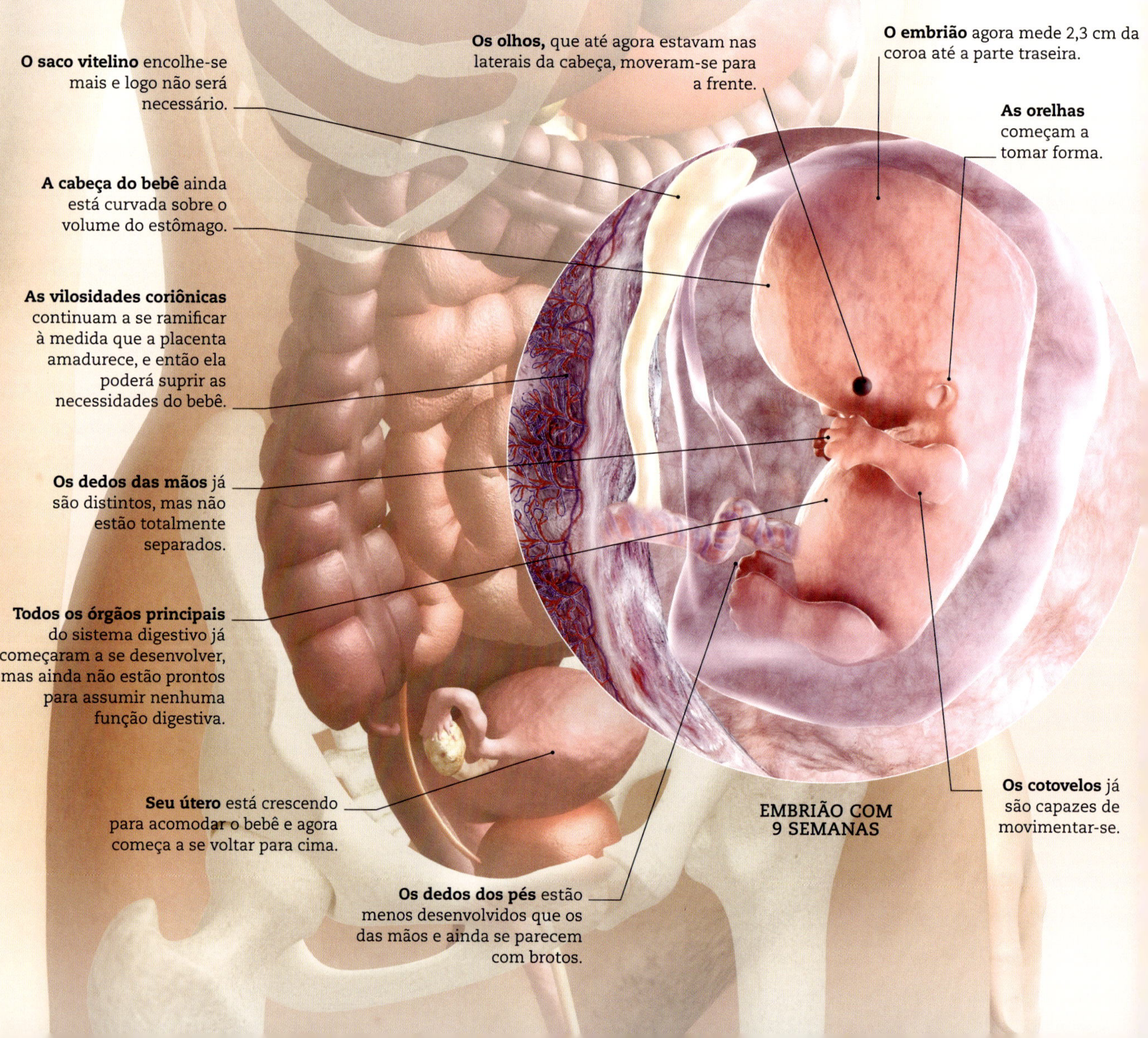

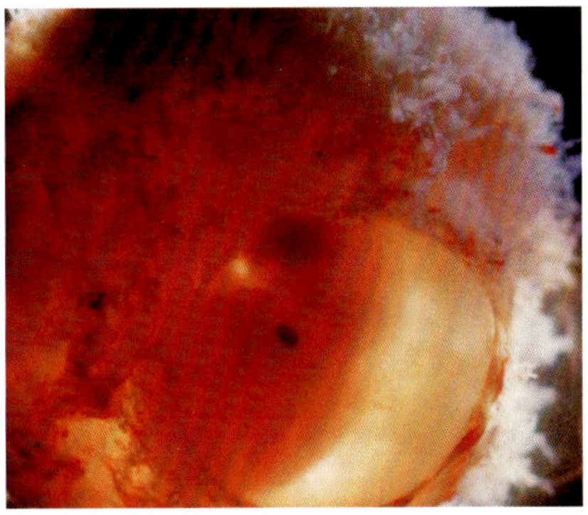

JÁ ESTÁ COM 8 SEMANAS E 1 DIA

Faltam 223 dias...

SEU BEBÊ HOJE

Neste estágio inicial da gestação, a placenta é muito maior do que o feto, que pode ser visto dentro da bolsa amniótica. As frondes (área branca) na superfície da bolsa constroem a placenta e, neste momento, circundam quase toda a bolsa amniótica.

Nem todas as mulheres têm desejos, mas muitas experimentam uma mudança em suas preferências alimentares.

Quando se está grávida, parece que o corpo instintivamente sabe o que você gosta de comer. Os pesquisadores não têm muita certeza de como isso acontece, mas parece que ele possui mecanismos naturais de proteção; certos alimentos não são bons para o desenvolvimento do bebê, então seu corpo a afasta deles; ou seu corpo tem deficiência de algum nutriente, então ele deseja um alimento que o forneça.

De repente, você não consegue suportar nem pensar em comidas e bebidas de que sempre gostou e se descobre desejando coisas de que nunca gostou antes, ou ansiando por combinações bizarras de alimentos. Aversões e desejos são frequentemente associados com náusea. É comum que se afaste de comidas gordurosas, pois só o cheiro a faz passar mal. Você pode começar a não gostar do cheiro ou do gosto de café ou chá, de cigarros e álcool.

É comum que sinta desejos por alimentos de gosto forte, como picles, por exemplo, talvez em razão de suas papilas gustativas mudarem durante a gestação. O que é conhecido como "alotriofagia" é um desejo doentio por coisas grotescas (ver p. 121).

Você deve procurar comer de forma saudável, mas existem alguns poucos alimentos que devem ser evitados (ver p. 16). Fora isso, coma as combinações que desejar – e não se preocupe com olhares estranhos!

PERGUNTE AO... NUTRICIONISTA

Devo parar de pôr sal na comida? A maioria das pessoas consome sal em excesso; boa parte dele vem de alimentos como pães e salgadinhos, além de refeições, molhos, pizzas prontas e alimentos curados, como presunto e bacon.

O consumo regular de sal além dos 6 mg diários recomendados pode levar à hipertensão, que aumenta o risco de pré-eclâmpsia (ver p. 474). Então reduza a ingestão de sal, mas aos poucos, de forma que seja menos perceptível do que simplesmente cortá-lo.

FOCO EM... PAIS

Satisfaça os desejos dela

Se é responsabilidade da futura mãe fazer o papel de hospedeira do bebê por nove meses, então, definitivamente, faz parte do trabalho do futuro pai garantir que sua parceira tenha tudo de que precisa. Os desejos normalmente acontecem no minuto em que as lojas se fecham, ou à noite, ou quando você está descansando. Esqueça os picles e os potes de sorvete de que sempre lhe falaram. Em vez disso, prepare-se para uma pequena incursão à lanchonete ou uma caminhada ao supermercado 24 horas, para comprar salgadinhos orgânicos sabor carne, beterraba, ou rosquinhas de chocolate.

Ajude-a aprimorando suas habilidades na cozinha, preparando refeições nutritivas e lanches de que ela goste. Ela apreciará suas refeições preparadas com amor e pode ficar menos tentada a consumir alimentos pouco saudáveis.

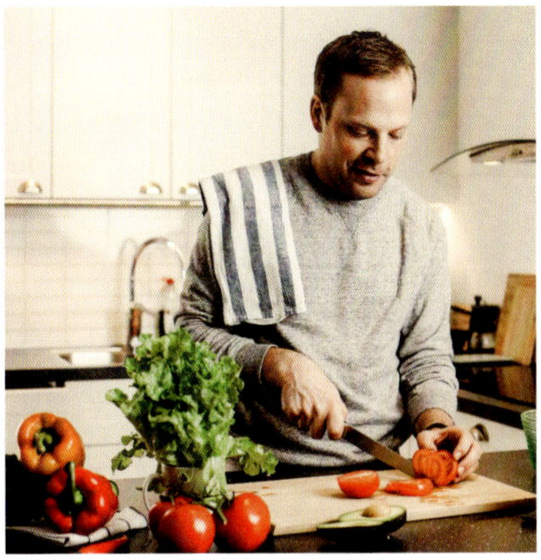

Preparar refeições saudáveis para sua companheira pode reduzir a probabilidade de comer alimentos não saudáveis.

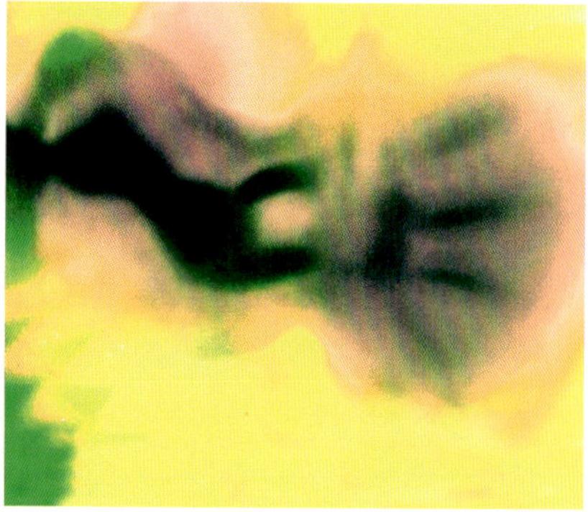

JÁ ESTÁ COM 8 SEMANAS E 2 DIAS

Faltam 222 dias...

SEU BEBÊ HOJE

As mãos do bebê (ao lado) e os pés estão se desenvolvendo gradualmente e ainda são formados por cartilagens, não por ossos. Veja, à direita na imagem, os pedúnculos unidos da mão, que vão se tornar os dedos.

Com quem seu bebê vai se parecer? Suas feições únicas começam a se formar nesta semana.

Se fosse fazer uma ultrassonografia esta semana, já seria possível reconhecer parte das feições do bebê.

As pálpebras unem-se e permanecem fechadas até por volta da 26ª semana. Os lábios já se formaram, e a pele em volta vai ter grande enervação. O músculo da língua aparece da base da boca do bebê, mas serão necessárias ainda duas semanas para aparecerem as primeiras papilas gustativas. O palato duro, que forma o céu da boca, surge de duas "conchas" que começam a crescer, uma de cada lado, sob a língua; essas conchas vão se mover para cima e se unir horizontalmente, permitindo que a língua desça para a boca. Uma vez unidas, o septo nasal cresce para encontrá-las.

Os pequenos brotos dos dentes do bebê já estão no lugar, e isto é vital para o desenvolvimento correto do queixo. Um conjunto de brotos de dentes forma os dentes de leite; um outro conjunto forma, no devido tempo, os dentes permanentes. Os dentes de leite desenvolvem-se lentamente, e a cobertura de esmalte dos dentes só se instala após o sexto mês de gestação.

O embrião ainda está bastante dobrado, com a cabeça repousando no peito. Nas próximas duas semanas, ao crescerem o queixo e o pescoço, a cabeça gradualmente vai se erguendo.

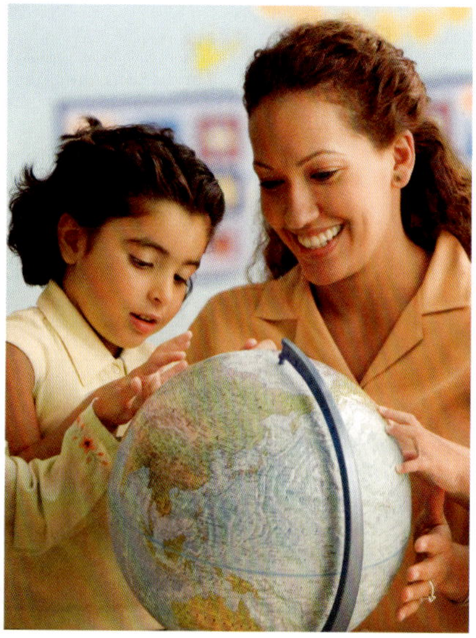

Se, durante a gestação, você tiver contato regular com crianças, é importante verificar sua imunidade às doenças típicas da infância.

DOENÇAS NA INFÂNCIA

Ter imunidade contra as doenças infecciosas comuns protegerá o seu bebê. Você pode ter imunidade natural por já ter contraído, na infância, algumas doenças, como catapora ou eritema infeccioso; e certamente já foi vacinada contra caxumba e sarampo: então, o bebê está protegido contra elas.

Se não tiver certeza sobre sua imunidade ou histórico médico, ou acha que pode ter estado em contato com alguma dessas doenças infecciosas, contate o médico imediatamente para maiores esclarecimentos (ver p. 22). Ele será capaz de fazer uma checagem e tranquilizá-la.

PERGUNTE AO... MÉDICO

Trabalho numa lavanderia a seco. Os produtos químicos usados podem afetar meu bebê? As preocupações com substâncias químicas de lavagem a seco surgiram de pesquisas mostrando que mulheres operadoras de máquinas de lavagem a seco têm risco maior de sofrer aborto espontâneo. Se tocados ou inalados, alguns solventes orgânicos (com carbono) usados em lavanderias podem passar através da placenta e é possível que isso aumente o risco de aborto ou de defeitos congênitos.

Converse com seu empregador para verificar se, durante o período da gravidez, suas atribuições podem ser remanejadas, para limitar seu contato com solventes orgânicos e outros produtos químicos industriais.

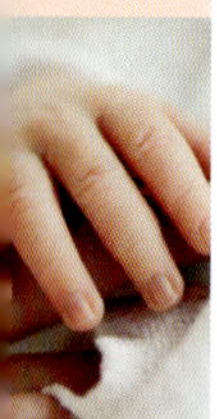

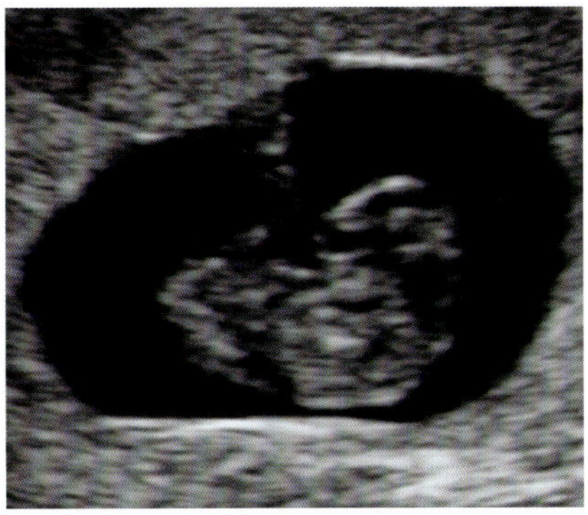

JÁ ESTÁ COM 8 SEMANAS E 3 DIAS

Faltam 221 dias...

SEU BEBÊ HOJE

Em questão de dias, os olhos do bebê evoluíram de pregas leves para cavidades claras em cada lado da face. Nesta fase, o rosto está se desenvolvendo com rapidez, e podem-se ver os batimentos cardíacos num ultrassom.

Faltam algumas semanas para se acalmarem os hormônios responsáveis por náuseas e enjoos, e isso logo passará.

Você deve estar imaginando quando vai poder acordar e não se sentir enjoada. Os níveis de hCG (gonadotrofina coriônica humana), que podem ser responsáveis pelos enjoos, começam a diminuir em cerca de três semanas e, nessa época, a maioria das grávidas se sente melhor. Mas, para algumas, a náusea pode durar ainda um tempo.

A náusea pode ter começado há apenas algumas semanas ou muitas semanas atrás e estão piores, mas, perto da 12ª semana, o pior já terá passado. Os enjoos diários, principalmente se estiverem associados a fadiga, podem ser exaustivos; assim, lembre-se de que são temporários. É normal sentir enjoos matinais, mas você deve ser capaz de manter algum alimento ou líquido no estômago.

No entanto, para uma minoria das mulheres grávidas – cerca de 1% –, o vômito é sério, ocorre regularmente e dura semanas. Essa forma mais grave de enjoos matinais é chamada de hiperêmese gravídica e pode levar à desidratação. Para reidratar-se, pode ser necessário fazer tratamento em hospital, com soro intravenoso e remédios contra enjoo.

Procure os conselhos do médico se estiver preocupada com a frequência dos vômitos ou se comida ou líquidos não param no estômago.

MUNHEQUEIRAS DE ACUPUNTURA

Uma solução simples para ajudar a aliviar a náusea é usar uma munhequeira de acupuntura. Disponíveis em farmácias, essas munhequeiras foram clinicamente testadas no tratamento de enjoos causados pela gravidez.

Elásticas, usadas uma em cada braço, funcionam com uma leve pressão no acuponto Neiguan (também conhecido por Pc6). Podem ser lavadas e reutilizadas quando necessário.

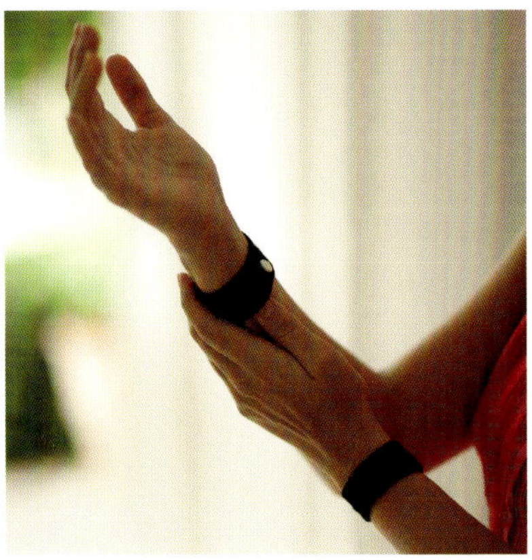

FOCO EM... SAÚDE

Bem – não refém

Caso você esteja se sentindo enjoada, não fique trancada em casa. Tente sair para uma caminhada vigorosa enquanto se concentra na respiração e na postura. Algumas vezes, beber goles frequentes de água ajuda a melhorar o mal-estar. Quem costuma fazer exercício pode perceber a ausência da náusea, apesar de ela voltar quando ele acaba. Posturas lentas de ioga podem ajudar a aliviar o enjoo.

Tenha cuidado – náusea e vômitos violentos podem ser sinais de excesso. Beba água antes, durante e depois de praticar atividades físicas.

FALANDO NISSO...

De 70% a 80% das mulheres grávidas sofrem de enjoos e vômitos.

Se você faz parte dos 20% a 30% restantes, fique grata. Você pode ficar ansiosa por não se sentir enjoada, pois o sintoma é muito comum, mas não se preocupe e considere-se uma mulher de sorte!

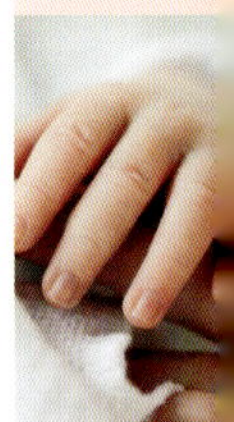

O sistema de suporte à vida do bebê

A placenta liga o suprimento de sangue do bebê ao seu e realiza todas as funções que ele ainda não pode fazer sozinho. Ela está enraizada no interior do seu útero e ligada ao bebê pelo cordão umbilical.

COMO FUNCIONA A TROCA DE SUBSTÂNCIAS NA PLACENTA

Dentro da placenta

A placenta tem uma enorme rede de pequenas ramificações, as vilosidades coriônicas, que se estende a partir de uma membrana, o córion, e contém os vasos sanguíneos fetais. As vilosidades coriônicas são banhadas pelo sangue materno, que passa pelos espaços intervilosos. Cada vilosidade possui a espessura de uma ou duas células, o que permite a troca de gases e nutrientes entre a mãe e o bebê, enquanto assegura que as duas circulações nunca entrem em contato direto. Pelo processo de difusão, o oxigênio e os nutrientes, como a glicose, principal fonte de energia do bebê, passam da mãe para a circulação do feto, e o que o bebê não usa é recolhido e levado embora pela corrente sanguínea da mãe. A membrana coriônica também funciona como uma barreira, impedindo que infecções e muitas substâncias nocivas atinjam o bebê.

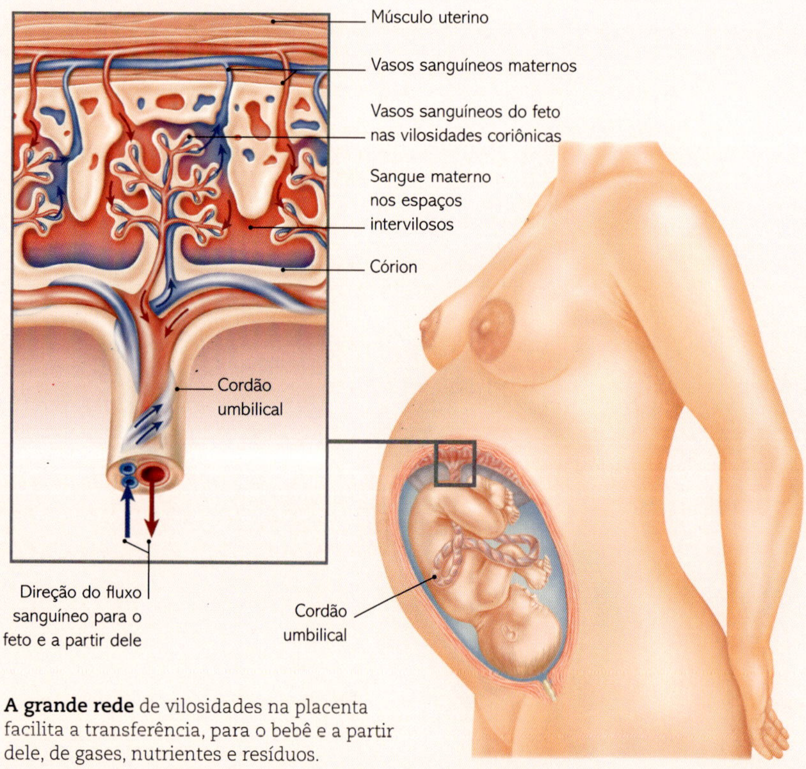

A grande rede de vilosidades na placenta facilita a transferência, para o bebê e a partir dele, de gases, nutrientes e resíduos.

Evolução da placenta

Pouco após o óvulo fixar-se no interior do útero, a placenta se forma de células do embrião. Seu crescimento inicial é rápido e, no começo do primeiro trimestre, ela é maior do que o bebê. No entanto, bebê e placenta se igualam em crescimento na 16ª semana e, ao final da gestação, o bebê está quase seis vezes mais pesado. O peso final da placenta fica entre 350 g e 600 g. No final do primeiro trimestre, quando sua estrutura está completa, ela assume muitas funções importantes pelo resto da gestação (ver ao lado).

Crescimento após o primeiro trimestre Durante todo o segundo trimestre, a placenta cresce. No terceiro trimestre, isso se desacelera, mas a eficácia da placenta aumenta continuamente, ao proliferarem – aumentando em quase quatro vezes sua superfície disponível – as vilosidades extras (através das quais a troca de substâncias é feita). As camadas de células também se tornam mais finas, para que as substâncias possam ser trocadas com mais eficiência.

O fluxo sanguíneo placentário é grande e muitas das mudanças em sua circulação são destinadas a suprir tais necessidades. No final da gestação, um aumento de dez vezes no suprimento sanguíneo placentário resulta em um quinto da sua circulação, fornecendo à placenta mais ou menos meio litro de sangue por minuto.

O envelhecimento da placenta

A placenta envelhece perto do final da gestação, principalmente depois da 40ª semana. No entanto, cerca de 60% a 80% de suas funções já estão encerradas antes de aparecer qualquer sinal de problemas com o fluxo sanguíneo no cordão umbilical.

O papel da placenta

São muitos os papéis essenciais da placenta, ajudando a sustentar sua gestação e permitindo que o bebê cresça e se desenvolva.

A troca de substâncias A placenta age como pulmões, rins e sistema digestivo do bebê, levando-lhe e trazendo dele substâncias, o que o mantém vivo.

Para obter oxigênio, as células sanguíneas do bebê captam moléculas de oxigênio da hemoglobina da mãe (a substância que transporta o oxigênio no sangue). A hemoglobina fetal tem uma estrutura modificada, que a liga prontamente ao oxigênio. O oxigênio necessário ao bebê é o dobro do que você necessita, levando em conta o peso de cada um, por isso a transferência de oxigênio precisa ser eficiente. O maior suprimento de sangue da placenta, a grande superfície e as características da hemoglobina fetal garantem uma transferência eficiente de oxigênio da mãe para o bebê.

Ao abrir mão do oxigênio, a hemoglobina aceita as moléculas de dióxido de carbono. Seus pulmões vão expirar um ar rico em dióxido de carbono, seu e do bebê, e o ciclo recomeça.

Para o bebê crescer e desenvolver-se, também são necessários aminoácidos (os blocos construtores das proteínas) e minerais, como cálcio e ferro, e eles passam da sua circulação para o bebê por meio da placenta.

Protegendo o bebê A placenta protege o bebê de infecções e de substâncias nocivas. Por ainda não ter entrado em contato com nenhuma ameaça externa, ele não produziu anticorpos protetores, as imunoglobulinas, que podem identificar ameaças como vírus e bactérias. Assim, ele depende da transferência, por meio da placenta, das imunoglobulinas da circulação da mãe para a dele. Isso significa que, dentro de seu útero, você é capaz de proteger seu bebê de doenças como a catapora. Depois de nascer, as imunoglobulinas que ele adquiriu de você vão ser perdidas, assim, mais tarde, já uma criança, ele se torna suscetível à catapora.

ESTRUTURA E FUNÇÃO

O cordão umbilical

O cordão umbilical, que liga o bebê à placenta, contém três vasos: duas artérias, que levam o sangue do bebê para a placenta, e uma veia, que leva sangue para o bebê. O sangue nas artérias contém os resíduos do metabolismo do bebê, como o dióxido de carbono, que, por meio da placenta, é transferido para a sua corrente sanguínea e, depois, para seus pulmões, onde é expirado. Das hemácias de sua circulação, o oxigênio é transportado, por meio da placenta, pela veia umbilical, para o bebê. Assim como o oxigênio, a veia umbilical transporta nutrientes da placenta para o bebê.

Os vasos do cordão umbilical são protegidos pela gelatina de Wharton, que os reveste, e o cordão fica espiralado como uma mola, para o bebê ficar livre para se movimentar. Em geral, o padrão espiral do cordão se estabelece por si mesmo perto da 9ª semana e, em geral, seu sentido é anti-horário. No entanto, o padrão espiral pode ocorrer mais tarde, e algumas vezes não se firma até a 20ª semana. Parece que os movimentos do bebê estimulam o cordão a se espiralar.

O cordão normalmente fica ligado ao centro da placenta, mas, às vezes, liga-se próximo à borda. Ocasionalmente, o cordão divide-se em vasos separados e liga-se à placenta só em seu final. O cordão, em geral, tem de 1 cm a 2 cm de diâmetro e 60 cm de comprimento, o dobro do comprimento necessário para garantir que não haja problemas no parto.

Após o parto, os vasos do cordão se fecham sozinhos. Primeiro, fecham-se as artérias, por terem paredes musculares mais grossas. Isso previne a perda de sangue do bebê para a placenta. A veia umbilical se fecha pouco mais tarde (começa depois de 15 segundos, mas só finaliza depois de 3 a 4 minutos). Isso permite que o sangue continue a retornar para o seu bebê durante os primeiros minutos de vida. Por isso, muitos acreditam que um ligeiro atraso antes de grampear o cordão pode ser benéfico para o bebê. Não há nervos no cordão: o bebê não sente dor quando ele é cortado após o parto.

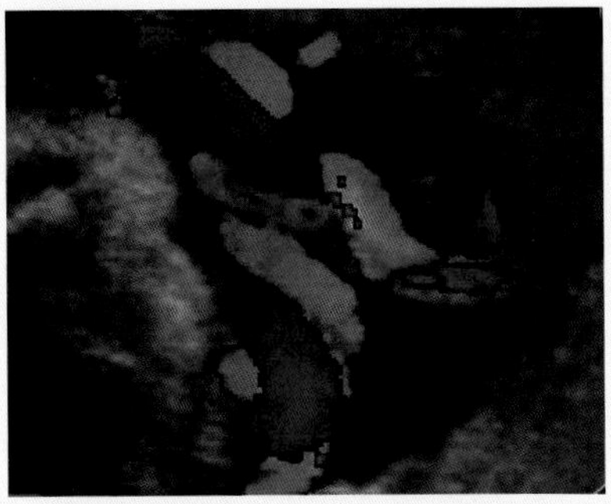

Esta ultrassonografia com doppler mostra os vasos sanguíneos do cordão umbilical. O sangue flui por uma só veia (azul) e duas artérias (vermelho).

Produção de hormônios A placenta produz hormônios, como o estrogênio e a progesterona, que são vitais para o bem-estar do bebê e levam seu corpo às muitas mudanças durante a gravidez.

Transferência de calor O alto metabolismo basal do bebê gera calor. A grande superfície da placenta e o alto fluxo sanguíneo dispersam o calor, controlando a temperatura do bebê.

FALANDO NISSO...

Algumas substâncias nocivas podem passar pela placenta.

Por esse motivo, é importante que você proteja o bebê e busque aconselhamento médico antes de usar qualquer tipo de medicamento durante a gestação.

JÁ ESTÁ COM 8 SEMANAS E 4 DIAS

Faltam 220 dias...

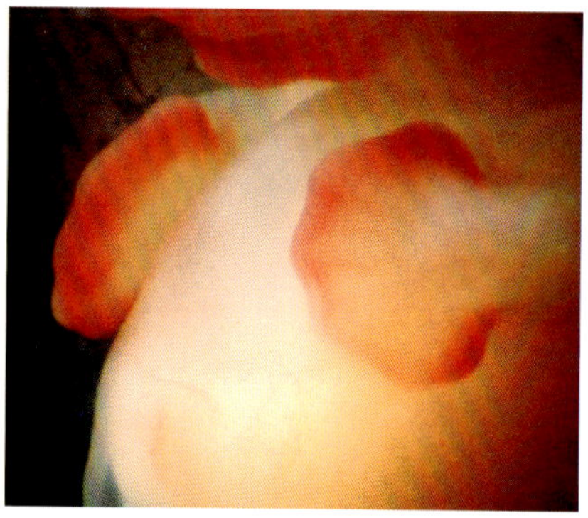

SEU BEBÊ HOJE

Nos brotos dos membros superiores, já pode ser identificada a expansão achatada que formará a mão. Os dedos estão se tornando mais visíveis e agora aparecem os primeiros sinais de movimento nos cotovelos.

Os ossos do bebê estão começando a se desenvolver – e continuam a crescer até a adolescência.

FOCO EM... NUTRIÇÃO

Fontes de cálcio

A fonte de cálcio mais fácil de se absorver são os laticínios. Se você não pode ou não come laticínios, procure obter uma quantia suficiente de cálcio por meio de:

- Substitutos de laticínios enriquecidos com cálcio, como iogurte ou leite de soja e de oleaginosas.
- Peixe enlatado com ossos macios, como sardinha e salmão.
- Figo ou damasco seco.
- Vegetais verdes, como quiabo, agrião, espinafre ou couve.
- Produtos de soja, como tofu.

Ainda por alguns meses, você não vai perceber as atividades de seu bebê dentro do útero, mas o fato é que estão se formando seus cotovelos, e ele pode fazer pequenos movimentos, mas com os pulsos ainda não.

A cada dia ele parece mais humano, as vértebras e as costelas agora já estão no lugar, e os dedos alongam-se gradualmente. O corpo está menos dobrado do que há algumas semanas.

Gradativamente, o esqueleto do bebê está se calcificando e endurecendo. Com exceção dos ossos do crânio, o núcleo de todos os ossos do corpo é uma cartilagem macia, que será reabsorvida mais tarde, quando os ossos endurecerem. Esse processo de endurecimento, a ossificação, tem início nas próximas cinco semanas de gestação, nos centros de ossificação primários. Neles, células especializadas formam ossos esponjosos, que vão endurecer à medida que o cálcio for sendo depositado. Dentro do osso endurecido, está a medula óssea que, nas semanas próximas ao final da gestação, vai se tornar a principal produtora dos glóbulos vermelhos do bebê.

No segundo trimestre, na extremidade de cada um dos ossos do bebê, desenvolvem-se centros de ossificação secundários.

A parte do osso entre os centros primário e secundário de endurecimento é conhecida como placa epifisária. Ela é responsável pelo contínuo alongamento dos ossos do bebê.

MAIS QUEIJO, POR FAVOR!

Existe muita confusão em torno de quais queijos são seguros para consumo durante a gravidez. Os que devem ser evitados são os feitos de leite cru e os de crosta mofada, como *brie*, *camembert* e *chèvre* (queijo de cabra mole). Esses tipos podem conter uma bactéria decompositora chamada *Listeria*. Queijos azuis moles, como *roquefort* ou *danish blue*, são suscetíveis à *Listeria* também. Contudo, todos os outros queijos são seguros e fornecem elementos essenciais como proteína, cálcio, fósforo, zinco e vitamina B12. Você pode comer:

- Queijos duros, como cheddar e parmesão
- Emmental
- Feta
- Ricota e queijo cottage
- Mascarpone e cream cheese
- Mozarela
- Queijo processado, tipo requeijão.

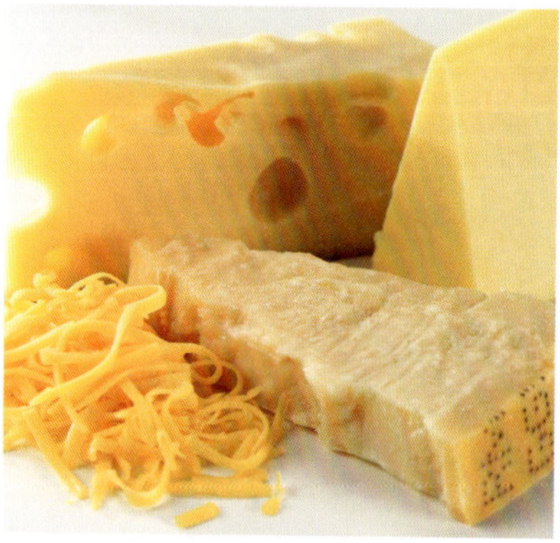

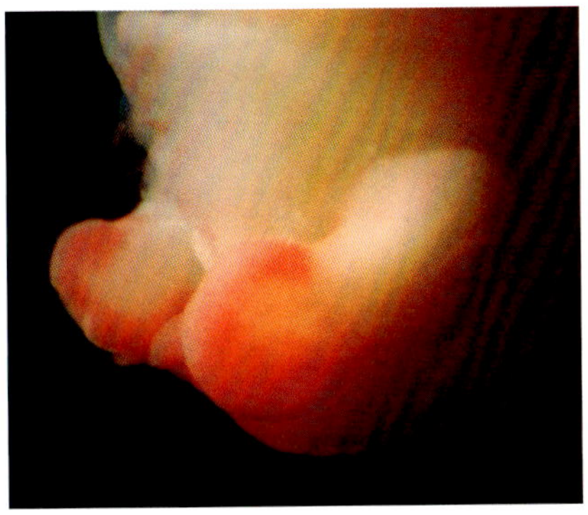

JÁ ESTÁ COM 8 SEMANAS E 5 DIAS

Faltam 219 dias...

SEU BEBÊ HOJE

O desenvolvimento dos brotos dos membros inferiores do bebê é sempre um pouco mais lento do que o dos membros superiores. Neste estágio, ainda não se distinguem os dedos dos pés, e as pernas ainda não estão dobradas nos joelhos.

É compreensível você ficar pensando na gravidez. Tente encontrar uma maneira de comunicar isso ao seu parceiro.

Ao querer se sentir próxima de seu parceiro, você pode perceber que o relacionamento está mudando e, em alguns aspectos, isso pode ser um tanto preocupante. É comum os homens falarem que suas parceiras grávidas estão mais sensíveis, ou que agora reagem de forma diferente às situações, e isso, para eles, pode ser bem difícil de lidar.

É inevitável que seu relacionamento mude – passar por uma gravidez juntos é muito importante –, mas só continuando a se comunicar vocês vão ser capazes de se apoiar mutuamente. Permanecer unidos agora permite que estejam bem preparados para o primeiro ano como pais.

Durante os primeiros estágios da gestação, seu parceiro pode achar meio difícil se relacionar com o fato de você estar esperando um bebê: as mudanças físicas no seu corpo ainda não são visíveis e ele ainda não viu o bebê na ultrassonografia. Você, ao contrário dele, está bem consciente da gravidez, já que está passando por várias mudanças físicas e emocionais.

Seu parceiro pode precisar de mais tempo que você para se acostumar com a ideia de se tornar pai. Ele pode estar mais preocupado com coisas práticas, as mudanças no estilo de vida de vocês, as implicações financeiras de ter um bebê. Falar abertamente um com o outro pode ajudar a aliviar a ansiedade dos dois. É bom lembrar que, apesar das muitas mudanças que estão acontecendo em seu corpo, essa é uma grande mudança na vida dele também: seu parceiro tem sentimentos. Se você contou à família e aos amigos que está grávida, a atenção pode estar toda focada em você. Ele pode estar se sentindo de fora e isso costuma piorar com a evolução da gravidez e após a chegada do bebê.

Arrume um tempo para descobrir as preocupações de seu parceiro e envolvê-lo mais na gestação, se for isso que ele quiser. Se tiverem um bom grupo de amigos, encoraje-o a conviver com os amigos que já passaram pela experiência de ser futuro pai.

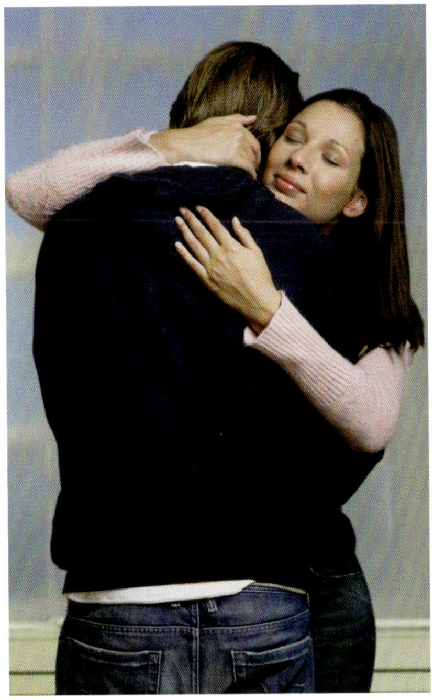

Apoiem-se mutuamente enquanto vivenciam emoções diferentes por se tornarem pais. Não percam seu relacionamento de vista e sejam compreensivos com as necessidades um do outro.

PERGUNTE A... UMA MÃE

Estou preocupada por não termos espaço suficiente no nosso "apertamento", mas seria aconselhável uma mudança agora que estou grávida? Não é aconselhável lidar com esse tipo de pressão quando se está grávida. Nós tentamos, mas ainda bem que não foi adiante, pois provou ser muito estressante. Ficamos em nosso apartamento até o bebê completar um ano e tudo deu certo. Lembre-se de que bebês pequenos têm pouquíssimas necessidades; e muita daquela parafernália "ideal" é desnecessária. Se você tem espaço para um berço, um carrinho de bebê, uma cômoda para as roupinhas dele e um canto para os brinquedos, neste primeiro momento vocês ficam bem mesmo num espaço pequeno.

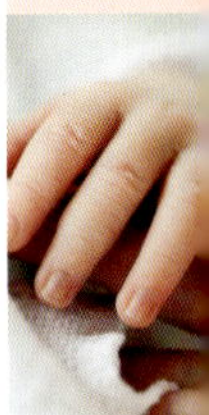

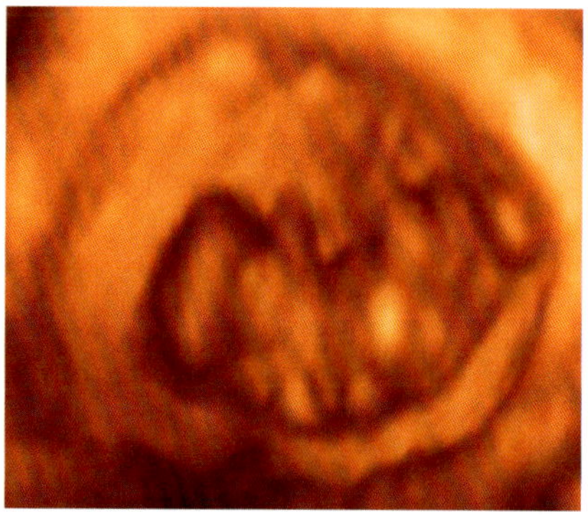

JÁ ESTÁ COM 8 SEMANAS E 6 DIAS

Faltam 218 dias...

SEU BEBÊ HOJE

A ultrassonografia em 3D mostra o bebê deitado de costas, exatamente na mesma posição que a imagem da página ao lado. É possível conseguir imagens dos brotos dos membros numa ultrassonografia feita neste estágio.

Não falta muito para você ir à sua primeira consulta pré-natal conversar com seu médico.

Dentro das próximas duas semanas, vai ser sua primeira consulta (ver pp. 122-123) com o obstetra. Se ainda não marcou, entre agora em contato com o médico para agendá-la. Informe-se das escolhas possíveis de hospital. Antes de tomar qualquer decisão, converse com mulheres que tenham tido bebês nesses hospitais e veja como foram as experiências. Por exemplo, alguns hospitais têm um centro neonatal anexo e tratam o parto de maneira menos "médica".

Comece a pensar agora no tipo de perguntas que quer fazer ao obstetra. É bom escrevê-las. Também anote, com antecedência, os detalhes principais do seu histórico médico e quaisquer sintomas que esteja sentindo na gravidez.

SEM RESFRIADOS

Há muitos componentes em remédios para gripes e resfriados, incluindo anti-histamínicos, que devem ser evitados na gravidez. Antes de tomá-los, leia a bula e fale com o médico ou o farmacêutico.

Antes de recorrer a remédios, tente medicamentos naturais, como inalações de vapor; ou tome paracetamol na menor dose e pelo mínimo tempo possíveis.

PERGUNTE A... QUEM SABE

É minha primeira gestação. Posso fazer o parto em casa?

Enfermeira obstétrica: se você goza de boa saúde e não tem nenhuma complicação, então o parto em casa é uma opção. Muitas mulheres gostam da experiência de dar à luz em casa, pois é menos provável que haja intervenções desnecessárias, que algumas vezes podem resultar em complicações. O trabalho de parto também parece ser mais rápido e mais tranquilo sem a interrupção do transporte até o hospital.

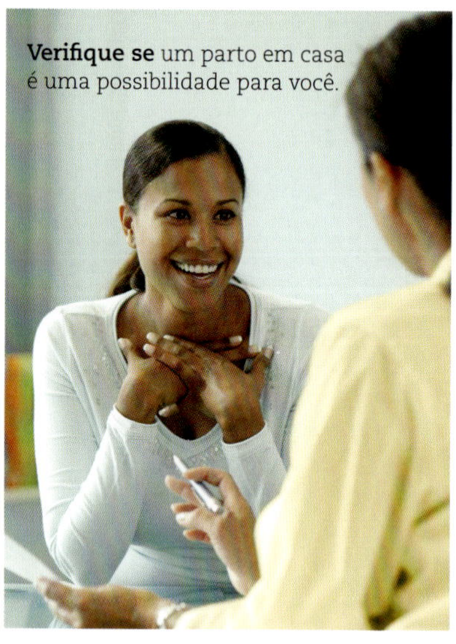

Verifique se um parto em casa é uma possibilidade para você.

Obstetra: em geral não há problemas, mas evite assumir riscos. Se há um histórico de trabalhos de parto longos e complicados em sua família, se o bebê estiver invertido ou for pequeno demais, se podem existir problemas com a localização do cordão umbilical ou da placenta, se você estiver acima do peso ou fora de forma ou se sofrer de doenças como diabetes, pode valer a pena ser prudente. O parto no hospital permite que, se houver necessidade, seja feita uma intervenção rápida e imediata. Você tem o direito de querer um parto mais natural, no entanto, é aconselhável ouvir os especialistas sobre isso. Dar à luz um bebê saudável é o mais importante.

Mãe: Sou inglesa. Tive meu primeiro bebê em casa e foi maravilhoso. Estava nervosa com a possibilidade de tudo dar errado, mas a enfermeira obstétrica me garantiu que estaria me monitorando e que me levaria para o hospital se houvesse algum problema. Também me explicou que eu podia mudar de ideia se começasse a detestar a experiência. E iríamos para um hospital, para o parto (e uma peridural!).

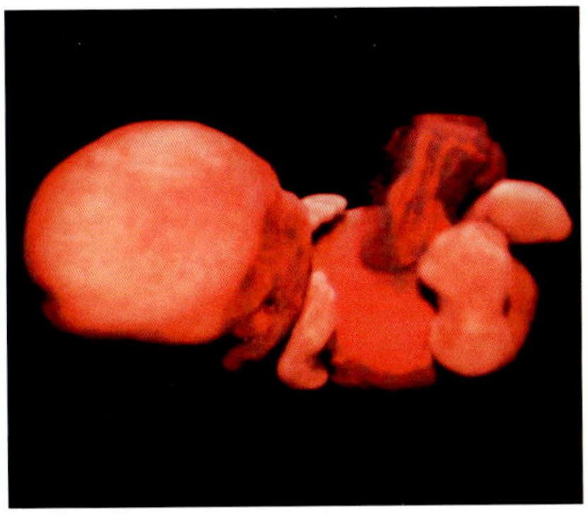

JÁ ESTÁ COM EXATAMENTE 9 SEMANAS

Faltam 217 dias...

SEU BEBÊ HOJE

Aqui são claramente visíveis as mãos do bebê, mas os dedos ainda estão unidos. Eles vão estar completamente separados em uma semana: logo começam os movimentos do pulso.

Ao final desta 9ª semana, o sistema digestivo do bebê desenvolve-se rapidamente, mas ainda não estará em pleno funcionamento.

Seu bebê está se desenvolvendo rapidamente dentro do útero. A ponta superior do tubo simples que forma os intestinos já passou pela maioria das mudanças. Agora, a ponta inferior dilata-se enquanto o tubo se divide no que, atrás, se transforma no reto e, depois, na frente, na bexiga e na uretra.

Apesar de ele estar de boca aberta para o fluido amniótico, ainda existe, no lugar, uma membrana, que dentro de uma ou duas semanas desaparece. O intestino grosso ainda não está maduro e não transporta resíduos ao longo de sua extensão.

O restante do intestino grosso e do delgado ainda está se estendendo. A primeira parte do intestino delgado, o duodeno, continua um tubo sólido. O pâncreas, a vesícula biliar e o fígado já brotaram, saindo do intestino delgado superior, mas nenhum deles contribui, ainda, para qualquer função digestiva.

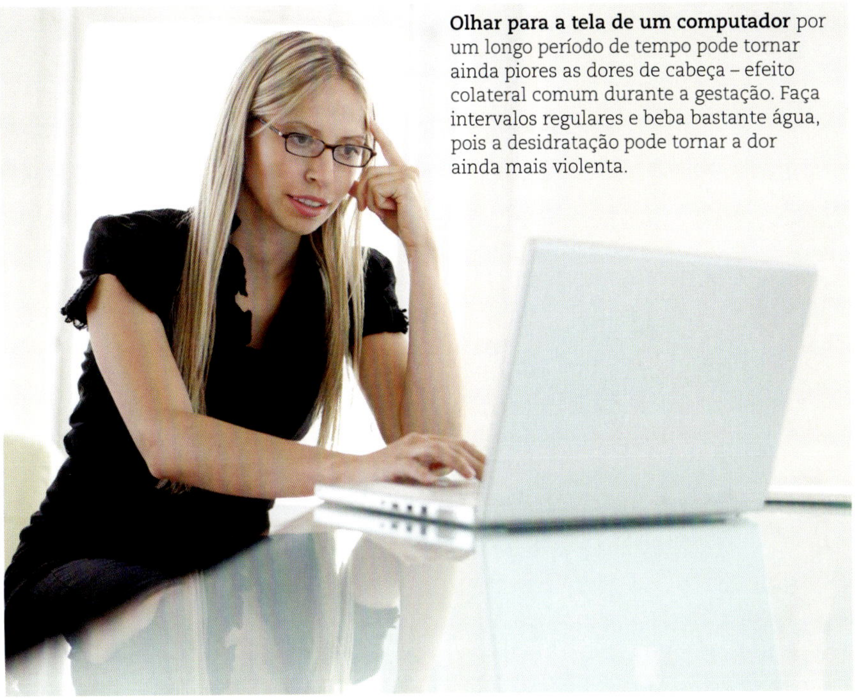

Olhar para a tela de um computador por um longo período de tempo pode tornar ainda piores as dores de cabeça – efeito colateral comum durante a gestação. Faça intervalos regulares e beba bastante água, pois a desidratação pode tornar a dor ainda mais violenta.

PERGUNTE AO... MÉDICO

Desde que engravidei, tenho tido dores de cabeça terríveis. Trabalhar no computador pode ser a causa? Dores de cabeça e enxaquecas causadas pela tensão são comuns durante a gestação, provavelmente por causa da oscilação hormonal; e, com o uso prolongado do computador, não é difícil ter dores de cabeça muito fortes. Isso pode ser causado pelo esforço dos olhos e por você ficar imóvel, o que pode provocar tensão.

Agora que está grávida, faça intervalos mais longos da tela do computador. As pausas para ir ao banheiro devem ajudar. Do contrário, pergunte se, por um tempo, pode não executar tarefas no computador. As dores de cabeça são piores no primeiro trimestre.

O TAMANHO REAL DO SEU BEBÊ

Com nove semanas, seu bebê mede 2,3 cm da coroa até a parte traseira.

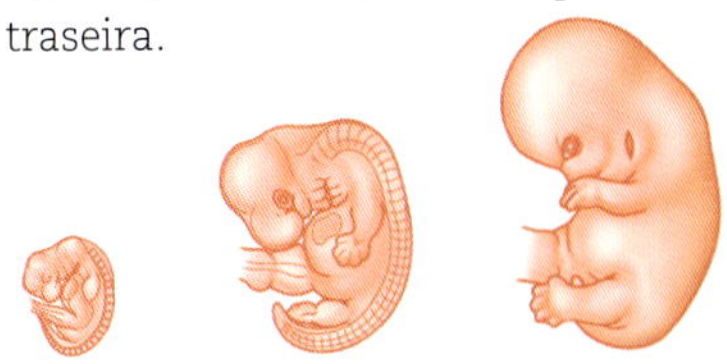

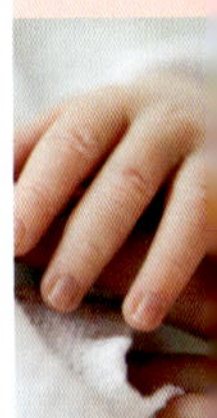

Sua 10ª semana

OS ÓRGÃOS MAIS IMPORTANTES DO SEU BEBÊ ESTÃO NO LUGAR, MAS AINDA SEM FUNÇÃO

Esta é a última semana do bebê como embrião; na próxima semana, ele passará a ser um feto. Seus órgãos principais estão no lugar, mas ainda não têm função. Há um bom caminho pela frente e, pelo resto da gestação (e depois dela também), seus sistemas corporais vão continuar amadurecendo. Já em você, a diferença mais visível está nos seios, que devem ter aumentado um número – ou mais.

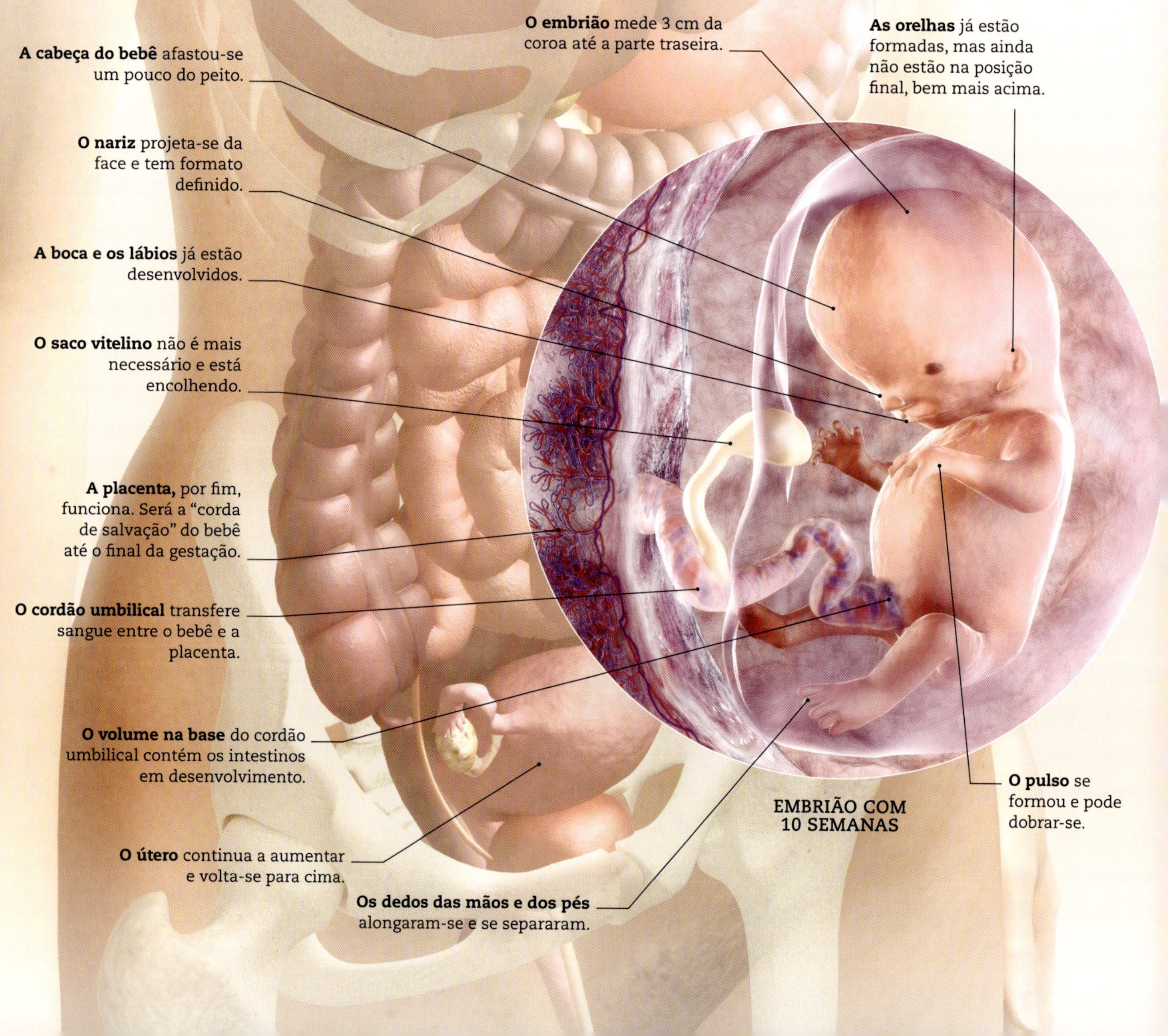

EMBRIÃO COM 10 SEMANAS

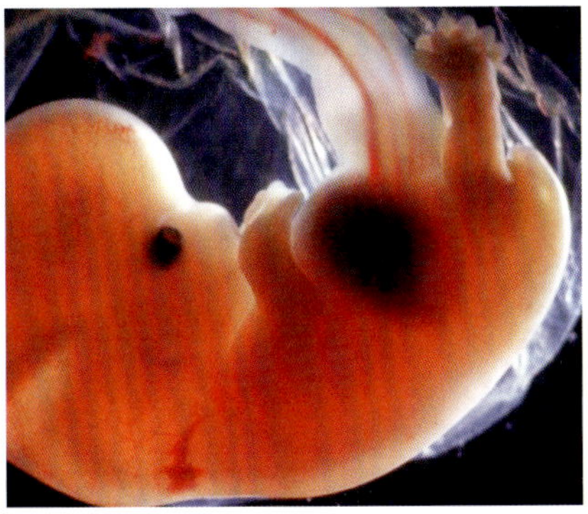

JÁ ESTÁ COM 9 SEMANAS E 1 DIA

Faltam 216 dias...

SEU BEBÊ HOJE

A maior parte dos sistemas de órgãos primários do bebê já está no lugar; pulsos e cotovelos, braços e pernas já se formaram, e há dedinhos nas mãos e nos pés; já podem ser vistos o nariz e a retina dos olhos. A grande massa escura é o fígado dilatado.

O bem-estar do seu bebê é a sua maior preocupação, mas esteja certa de que, não importa como você se sinta, ele estará recebendo sustento.

Você pode estar atenta à sua saúde e bem-estar, mas mesmo que tenha sentido indisposição, seu bebê vai retirar-lhe tudo de que precisa: você tem estoques internos de vários minerais e substâncias, como o ferro, e continuará absorvendo alguns nutrientes que ingere. Se segue uma dieta balanceada, está obtendo a maioria dos minerais e vitaminas de que você e seu bebê precisam. Você também deve tomar 400 mcg de ácido fólico e 10 mcg de vitamina D diariamente. Eles podem ser tomados como suplementos separados ou em multivitamínicos, que devem ser especiais para gravidez para garantir que não contenham substâncias prejudiciais, como vitamina A derivada de animais.

Se você não ganhar nenhum peso no primeiro trimestre, ou até perder um pouco, não há nenhum motivo de preocupação. A maior parte do ganho de peso ocorre no segundo e terceiro trimestres (ver p. 99). No entanto, se está enjoando muito e lutando para manter a comida no estômago (ver p. 111), não hesite em procurar o médico.

FOCO EM... SEU CORPO

Mudanças nos seios

As mudanças percebidas em seus seios são causadas pelo aumento tanto do suprimento de sangue quanto dos hormônios da gravidez, principalmente nas primeiras 12 semanas.

Antes de a gravidez ser confirmada, à medida que o fornecimento de sangue aumenta, você deve ter sentido uma sensação de formigamento (principalmente na região dos mamilos).

- **Por volta da 6ª à 8ª semana,** seus seios devem ter ficado maiores e mais sensíveis e podem ter começado a parecer diferentes, com algumas veias finas aparecendo.
- **Por volta da 8ª à 12ª semana,** os bicos escurecem e ficam mais eretos.
- **Por volta da 16ª semana** de gestação, pode vazar de seus seios o colostro, o primeiro leite.

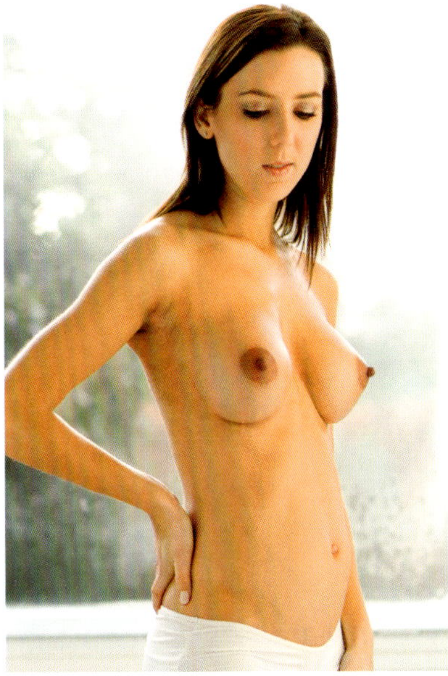

SABERES

Ele também está "grávido"

Será que seu parceiro, algum dia, vai entender o que você está passando? Segundo uma pesquisa britânica, há pais que sentem sintomas – conhecidos como síndrome da *couvade* – que vão desde o enjoo matinal até dores nas costas, mudanças de humor e desejos alimentares. Note-se, entretanto, que é sempre a mulher a alegar que seu parceiro tem esses sintomas.

Acredita-se que a síndrome aconteça porque o homem está profundamente envolvido na gravidez – apesar de alguns acharem que pode ser ciúmes (você está recebendo todas as atenções) ou culpa, por ser o responsável por você estar nestas condições (e, portanto, pelos seus sintomas).

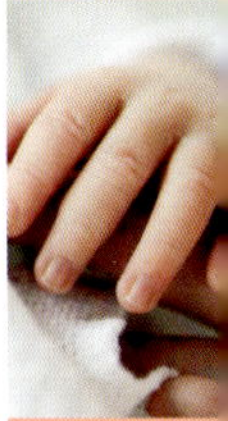

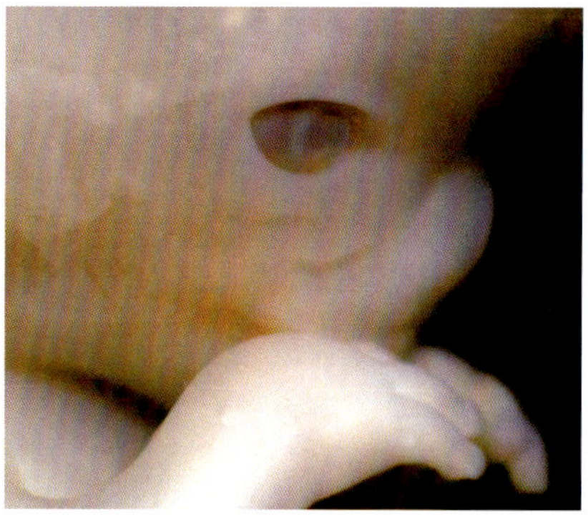

JÁ ESTÁ COM 9 SEMANAS E 2 DIAS

Faltam 215 dias...

SEU BEBÊ HOJE

O bebê agora começa a dobrar os pulsos. A posição natural é os membros ficarem ligeiramente flexionados nas articulações, principalmente nos primeiros estágios. Agora, percebe-se melhor a área do pescoço, pois a cabeça do bebê afastou-se um pouquinho do peito.

O diafragma, músculo que, no final, vai permitir que seu bebê respire – e soluce – está se desenvolvendo agora.

Enquanto os pulmões do bebê se desenvolvem no tórax, não há nada que os separe do estômago, do fígado e dos intestinos – o que, mais tarde, vai ser a cavidade abdominal.

Nos adultos, o tórax é separado do abdome pelo diafragma, que, na respiração, move-se enquanto as costelas se expandem. Esse processo permite que o ar entre nos pulmões.

O diafragma do bebê se forma a partir de quatro dobras de tecido. Vistas pela primeira vez agora, essas dobras gradualmente se expandem para dentro, unindo-se e fechando o espaço até o final desta semana.

No centro do diafragma há aberturas a fim de o esôfago passar para o estômago e para a aorta (a artéria mais importante do corpo) e a veia cava inferior (a principal veia do corpo que traz de volta o sangue da parte de baixo do corpo). À medida que a gravidez avança, as fibras musculares gradualmente fortalecem o diafragma do bebê, o que, mais tarde, vai permitir que respire.

FOCO EM... GÊMEOS

Exames para gêmeos

Se você está esperando gêmeos ou mais, os testes de triagem para Down, com base em exame de sangue, podem apontar falsos resultados, por usarem a quantidade de AFP (alfafetoproteína) em circulação e outros marcadores presentes em níveis muito mais altos quando existe mais de um bebê. Por isso, o exame mais confiável é a translucência nucal, por volta da 11ª à 14ª semana (ver à direita e p. 143).

O ultrassom de translucência nucal (ver p. 143) mede a quantidade de líquido sob a pele na prega nucal atrás do pescoço do bebê. O excesso de líquido aumenta a chance de o bebê ter uma anomalia cromossômica, como síndrome de Down ou uma cardiopatia. São necessários mais exames para um diagnóstico final.

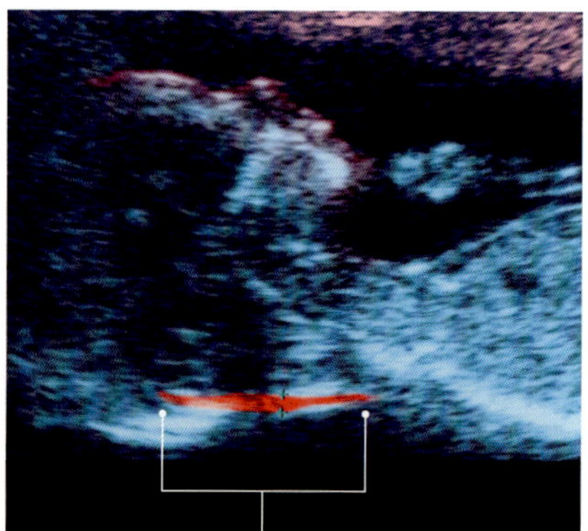

A área em vermelho mostra o fluido sob a pele, na parte posterior do pescoço do bebê.

HORA DE PENSAR EM...

Testes de triagem e exames diagnósticos

É bom ter uma ideia dos testes de triagem (ver pp. 142-143) e exames diagnósticos (ver pp. 152-153) das próximas semanas.
O médico vai explicar os prós e os contras de fazer cada um deles. Algumas anormalidades podem ser detectadas no ultrassom da 20ª semana.

- **Testes de triagem:** identificam o "fator de risco" para uma doença em particular, mas não confirmam, definitivamente, se o bebê tem a doença. Por exemplo, um teste de triagem para a síndrome de Down pode ter considerado um fator de risco de 1/200 para o bebê, ou seja, uma chance em 200 de ser afetado pela síndrome de Down – mas não significa que, de fato, ele tenha a doença.
- **Exames diagnósticos:** se exames auxiliares, como os testes de triagem, atribuírem ao bebê um alto fator de risco para alguma anomalia cromossômica, vão pedir que você faça exames complementares de diagnóstico, como amniocentese ou biópsia de vilosidades coriônicas, que fornecem um resultado definitivo informando se há ou não a doença.

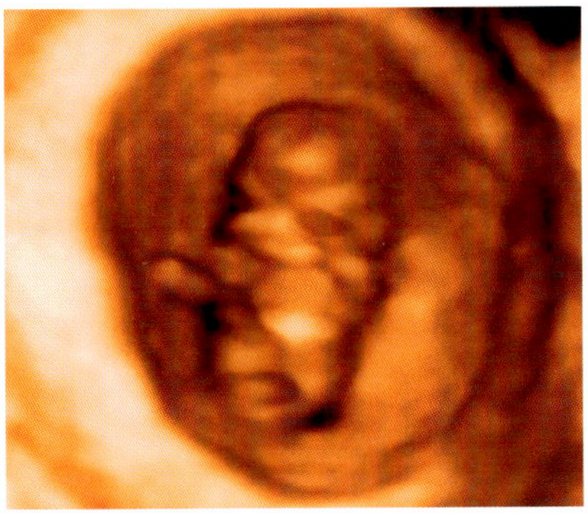

JÁ ESTÁ COM 9 SEMANAS E 3 DIAS

Faltam 214 dias...

SEU BEBÊ HOJE

Ombros, cotovelos e pulsos estão flexionados, e as mãos vão para a frente do rosto. Ainda é cedo demais para ter consciência dos movimentos do bebê, mas, neste estágio, alguns começam a ser visíveis num exame de ultrassom.

No momento, você ainda não precisa comprar um enxoval completo para gestantes, mas sutiãs maiores vão ser muito úteis!

Se os sutiãs comuns estão começando a ficar um tanto desconfortáveis, está na hora de um ajuste. Se ainda não fez isso, peça a alguém que tire as suas medidas corretas. Durante a gestação, é essencial usar um sutiã adequado, que dê apoio, para prevenir dores nas costas e seios flácidos.

Sempre que precisar de sutiãs novos, tire as medidas corretas, para ter certeza de que estará usando o tamanho certo. Apesar de, agora, os seios estarem crescendo muito depressa, no final do primeiro trimestre o crescimento se estabiliza. É pouco provável que ainda haja algum crescimento dos seios até você chegar ao terceiro trimestre, ou mesmo depois do parto.

Durante a gestação, não é recomendável usar sutiãs com armação de metal, pois podem forçar a pele dos seios aumentados e danificá-la, podendo até mesmo causar problemas na produção do leite; além de poder machucar a pele, também podem ser bem desconfortáveis. Para o período gestacional, os melhores são os sutiãs esportivos: sem armação, com alças largas, para dar bastante apoio.

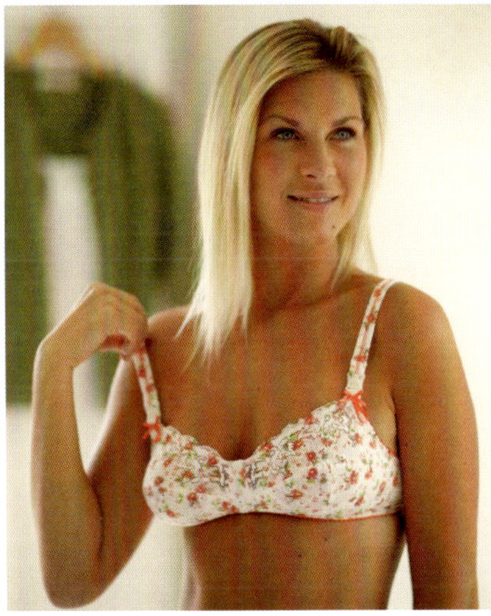

Procure sutiãs que se abram na frente, para poder usá-los como sutiãs para amamentação, depois do parto. Há alguns modelos muito bonitos e femininos.

FALANDO NISSO...

Alotriofagia, do grego *allótrios*, "estranho; incompatível", é uma perversão do apetite. Grávidas podem estar sujeitas a tê-la.

Se você sente vontade de mastigar carvão, comer neve ou lamber pasta de dente, provavelmente tem alotriofagia, ou pica, que é um transtorno bastante comum. Existem diversas teorias sobre a causa da pica; uma delas a atribui à deficiência de ferro ou zinco na dieta. Evite ingerir itens tóxicos, como giz, cola, terra e sabão, e consulte seu médico

FOCO EM... NUTRIÇÃO

Necessidades veganas

Se é vegana, certifique-se de que sua dieta forneça os nutrientes necessários para você e seu bebê.

Uma dieta vegana bem planejada fornece muita fibra, folato, vitaminas C e E, e carboidratos complexos. Como uma futura mãe vegana, os nutrientes que precisa incluir são:

- Proteína (ver p. 14)
- Ferro (ver p. 84)
- Zinco (ver p. 17)
- Cálcio (ver p. 114)
- Vitamina A (ver p. 17)
- Vitamina B12 (ver p. 17)
- Iodo (ver p. 80)
- Ácidos graxos ômega 3 (ver p. 169)

Praticamente não há fontes vegetais de vitamina B12, então, tome um suplemento e coma alimentos enriquecidos com B12, como extrato de levedura. O zinco, que é vital para muitas funções metabólicas, inclusive ajuda seu corpo a usar o ácido fólico, é fornecido por sementes, especialmente gergelim, oleaginosas e gérmen de trigo.

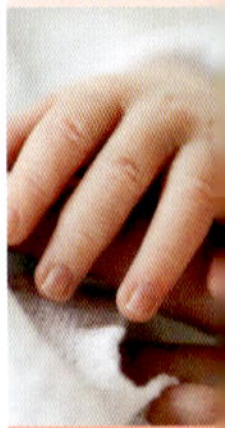

Sua primeira consulta pré-natal

Sua primeira consulta pré-natal normalmente ocorre entre a 8ª e a 10ª semana. Nessa consulta, seus dados e histórico médico vão ser anotados. É o momento de conversar com seu médico sobre todo e qualquer assunto de sua gravidez.

Na consulta, você vai entrar em contato com quem cuidará de você e do bebê durante a gravidez. Vão ser feitas perguntas sobre sua saúde no passado e no presente, e sobre as condições médicas da sua família. E pedidos de exames de sangue e de urina. A data do seu parto será calculada com base na data do seu último período menstrual (ver p. 35).

Histórico médico

Seu médico levantará seu histórico completo para saber se existe algum problema de saúde e classificar sua gestação como de alto ou baixo risco. Caso exista algum problema, será explicado como isso pode afetar a sua gravidez. Se você tem alguma doença preexistente, seu médico lhe dirá como isso afeta sua saúde na gravidez e se deve mudar ou não seu tratamento. Informe a ele quaisquer medicamentos que esteja tomando; alguns deles, como aqueles para pressão alta, podem ser mudados (ver doenças e medicamentos, pp. 20-21).

Ele fará perguntas pessoais sobre uso de drogas, doenças sexualmente transmissíveis e abortos. É importante ser honesta para que ele possa identificar e prevenir problemas em potencial. Caso seu parceiro não esteja ciente de algum acontecimento passado e você se sinta constrangida, diga em particular a seu médico para que não fique documentado em seu prontuário.

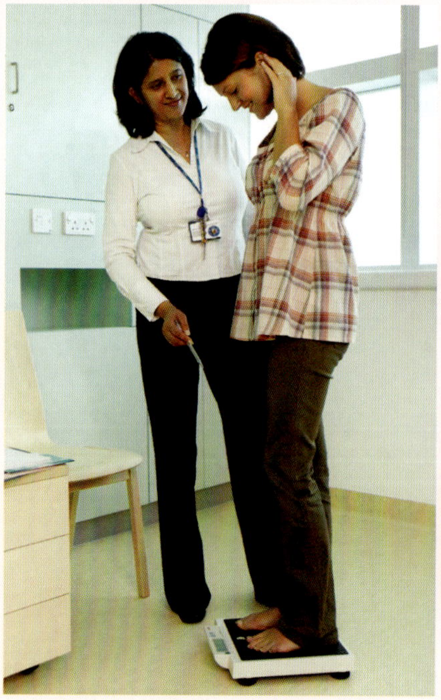

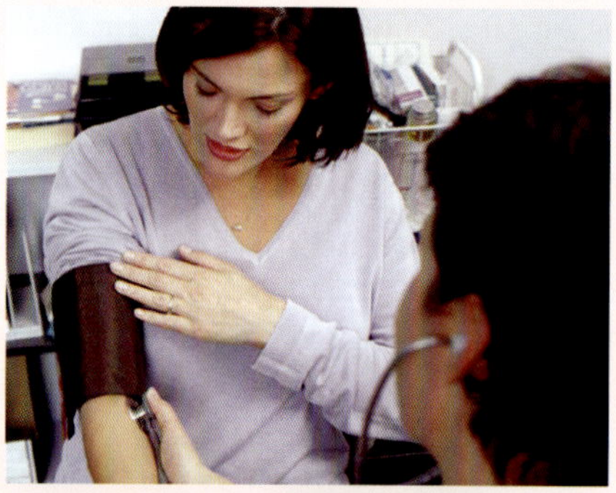

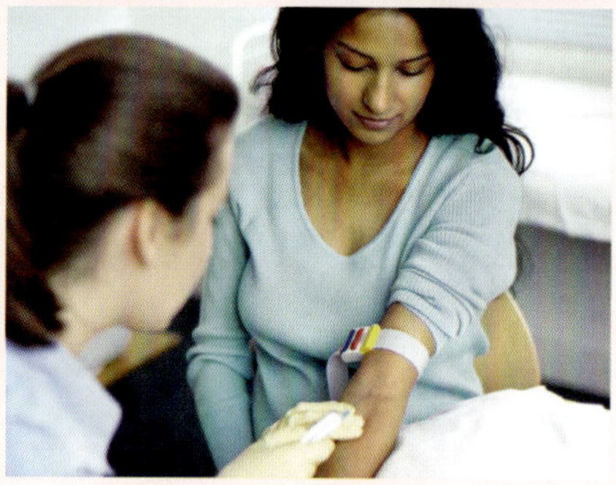

A pesagem inicial é feita durante a consulta (esquerda). **Sua pressão arterial** é aferida em cada consulta e qualquer mudança é investigada (alto à direita). **Uma amostra de sangue** é coletada, para identificar seu tipo sanguíneo e checar diversas doenças (embaixo à direita).

Histórico familiar

O médico vai perguntar quais são os problemas de saúde da sua família e da de seu parceiro. Algumas são doenças genéticas, e há disponibilidade de exames auxiliares (testes de triagem) para saber se afetaram seu bebê.

Peso e altura

Medem-se peso e altura atuais, para calcular seu índice de massa corporal (IMC) (ver p. 16).

Um IMC acima de 30 a coloca em um grupo de maior risco para complicações na gravidez. Perder peso na gravidez não é recomendado, mas seu médico lhe dará conselhos sobre alimentação saudável e exercícios para evitar um ganho de peso excessivo.

Pressão arterial

Em sua primeira consulta pré-natal, afere-se a pressão arterial. No início da gravidez, em geral, a pressão cai. Vai aumentar por volta da 26ª semana; e, em torno da 32ª, volta ao índice normal de antes da gravidez. Se sua pressão inicial for alta, ou mesmo normal, provavelmente vai ficar acima do normal durante o 3º trimestre e pode haver necessidade de um tratamento.

Exames de sangue rotineiros

Será tirada uma amostra de seu sangue para determinar seu tipo sanguíneo e verificar a existência ou não de anemia e diversas infecções, como HIV, sífilis e hepatite B.

É importante detectar e tratar infecções logo no início, pois isso pode prevenir ou reduzir em muito o risco de transmissão para seu bebê.

Hemograma completo É para detectar anemia, que pode ser devida a baixos níveis de ferro, ácido fólico ou vitamina

B12. Se estiver anêmica, será aconselhada a consumir alimentos ricos em ferro (ver p. 84) e talvez vá precisar de um suplemento de ferro.

Grupo sanguíneo A tipagem determina qual seu grupo sanguíneo (A, B, O ou AB) e se você é Rhesus positivo (Rh+) ou Rhesus negativo (Rh-) (ver p. 127). Durante a gravidez e no parto, um pequeno número de hemácias do feto vazam para dentro da circulação da mãe. Se você for Rh- e seu bebê for Rh+, seu corpo criará anticorpos para destruir as células fetais em sua circulação. Esses anticorpos, por sua vez, podem atravessar a placenta, destruindo as células do bebê e causando anemia. É improvável que isso seja um problema na primeira gestação, mas pode se agravar em cada gravidez subsequente.

Para evitar que isso aconteça, você receberá uma injeção anti-D durante a gravidez por volta da 32ª semana. Após o parto, o tipo sanguíneo de seu bebê será verificado e, se confirmado como Rh+, você receberá mais uma dose de anti-D. Se você tiver qualquer sangramento na gravidez ou após uma amniocentese, talvez também precise de uma injeção anti-D.

Rubéola Esse exame de sangue verifica sua imunidade contra a rubéola. Uma infecção por rubéola no início da gravidez pode causar problemas graves para o bebê. Se você ainda não está imune, não pode ser vacinada durante a gestação, mas em geral será vacinada após o parto, e assim estará protegida em gestações futuras.

Hepatite B Este exame identifica mulheres que estejam infectadas pelo vírus da hepatite B, uma doença viral do fígado, que pode ser transmitida para o bebê durante a gestação e o parto.

Sífilis O exame de sangue verifica se algum dia você já contraiu sífilis. A sífilis ativa pode passar pela placenta e causar sérias complicações ao bebê.

HIV Você pode fazer um teste para o vírus da imunodeficiência humana (HIV). Se você tiver HIV, poderá reduzir as chances de transmiti-lo ao bebê se tomar agentes antirretrovirais e não amamentar.

Anemia falciforme ou talassemia
Este exame é para detectar se é portadora de anemia falciforme ou de talassemia, doenças genéticas que afetam a capacidade de transporte de oxigênio dos glóbulos vermelhos. Tais doenças são mais comuns em pessoas de origem africana, hispânica ou mediterrânea. Se for portadora, seu parceiro também deverá fazer o exame; se ele também for portador, há a possibilidade de o bebê desenvolver a doença. Neste caso, você terá chance de um diagnóstico pré-natal e de aconselhamento.

Exames de urina de rotina

Será checado o nível de proteína em sua urina, para poder detectar infecções ou, menos comumente, doenças nos rins. Se for encontrada proteína, uma amostra de urina será testada em busca de bactérias. Cerca de 15% das mulheres têm bactérias, mas nenhum sinal de infecção. Caso sejam encontradas bactérias patogênicas, você pode precisar de antibióticos para interromper a infecção nos rins, algo muito comum na gestação, que pode causar complicações. Caso não seja encontrada nenhuma infecção, serão feitos exames adicionais para verificar as funções dos rins. Com a gravidez mais avançada, as proteínas na urina podem ser sinal de pré-eclâmpsia (ver p. 474).

Sabendo os resultados

Se tudo correr bem, você vai ficar sabendo o resultado de seus exames provavelmente só na próxima consulta. Se houver algum motivo de preocupação, você será contatada para conversar sobre as medidas a serem tomadas.

EXAMES ADICIONAIS

Triagens extras

Exames adicionais:

- **Citologia cervical** Clamídia e gonorreia podem não apresentar sintomas, então faça o exame caso ache que está em risco.
- **Hepatite C** Pode ser solicitado que faça um exame, caso você esteja na faixa de alto risco.
- **Varicela** Um exame pode confirmar se você tem imunidade à catapora (varicela). Se você não for imune e for exposta à infecção, há tratamentos que podem prevenir a gravidade da doença durante a gravidez.
- **Toxoplasmose** Você estará protegida de uma infecção se já tiver sido infectada no passado.

PRÓXIMOS CUIDADOS PRÉ-NATAIS

O que vem por aí

Na primeira gravidez, se sua gestação for de baixo risco, você vai fazer algo em torno de 10 consultas pré-natais (e umas sete na segunda e outras). Após um primeiro contato, e a primeira consulta, a próxima visita será por volta da 16ª semana.

Em cada consulta, serão feitos exames de rotina, inclusive medição da pressão e exames de urina em busca de proteína, cuja presença pode indicar uma infecção ou, mais para o final da gravidez, uma pré-eclâmpsia (ver p. 474). Você não será pesada regularmente a não ser que haja preocupações específicas.

Depois de mais ou menos 16 semanas, o batimento cardíaco do bebê poderá ser ouvido com um aparelho específico, o sonar. Por volta da 25ª semana, sua barriga será medida para monitorar o crescimento (ver p. 284).

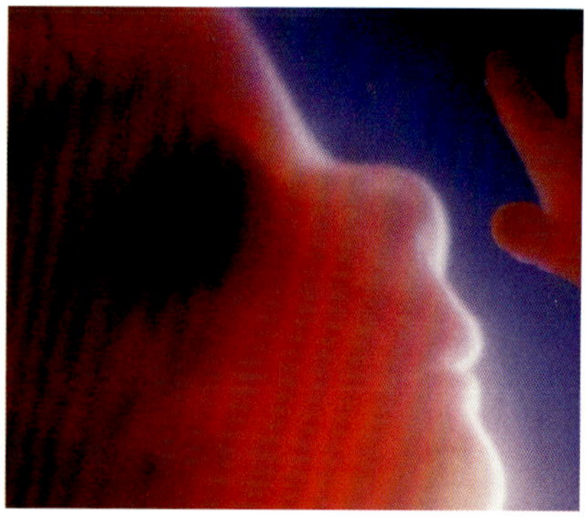

JÁ ESTÁ COM 9 SEMANAS E 4 DIAS

Faltam 213 dias...

SEU BEBÊ HOJE

As feições do bebê estão se tornando mais perceptíveis neste estágio. As pálpebras, muito finas, agora completas, uniram-se sobre os olhos ainda em desenvolvimento: elas permanecem fechadas até mais ou menos a 26ª semana de gestação.

Agora que já se acostumou com a ideia de estar grávida, pode descobrir que está esperando mais de um bebê.

Você tem alguma intuição de estar esperando gêmeos?

Algumas mulheres, mesmo bem no início da gestação, só por se sentirem "mais grávidas", suspeitam estar carregando mais de um bebê. Os sinais de uma gestação múltipla incluem seios extremamente sensíveis, náuseas e enjoos incrivelmente fortes e muito cansaço. Numa gestação múltipla, o útero também pode ficar maior do que o esperado. O médico poderá senti-lo se elevando em seu baixo abdome a partir desta semana, e não da 12ª semana, como na gestação de um único feto.

Suspeitando, ou não, de alguma coisa, a primeira ultrassonografia (ver p. 138) mostra, de forma definitiva, se você está esperando mais de um bebê.

FOCO EM... GÊMEOS

O susto

A notícia de que você está esperando dois ou mais bebês nem sempre é dada com muito tato. Por exemplo, o técnico da ultrassonografia pode olhar para a tela e dizer que "algo precisa ser confirmado". Isso preocupa, é claro, mas, lembre-se, ele só está tomando cuidado antes de dar uma notícia que mudará sua vida. O técnico também pode estar examinando o tamanho dos gêmeos, para descartar qualquer problema. Depois disso, provavelmente, só vai haver entusiasmo e parabéns.

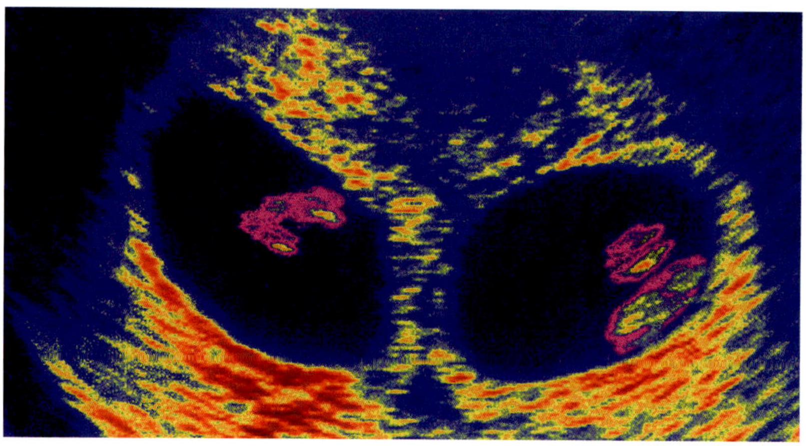

PERGUNTE A... UMA MÃE

Fiquei encantada ao saber que esperava gêmeos, mas como vou dar conta? Senti a mesma coisa quando estava grávida e tive muitas preocupações – "Será que vou ser capaz de amamentar dois bebês? De quantas fraldas vou precisar?". No princípio, é provável que a sua cabeça rode com pensamentos desses, até você se acostumar com a ideia de ter gêmeos.

Para conseguir um tempo para se acostumar com a novidade, é capaz de você preferir guardar segredo por algumas semanas. Vai perceber, então, que a família e os amigos reagem de forma diferente. As reações vão desde a mais pura alegria à preocupação.

Para nós, foi de grande ajuda conversar com outros casais que esperavam ou que já eram pais de gêmeos. Entre em contato com um grupo de apoio para pais de gêmeos ou procure salas de bate-papo *on-line*.

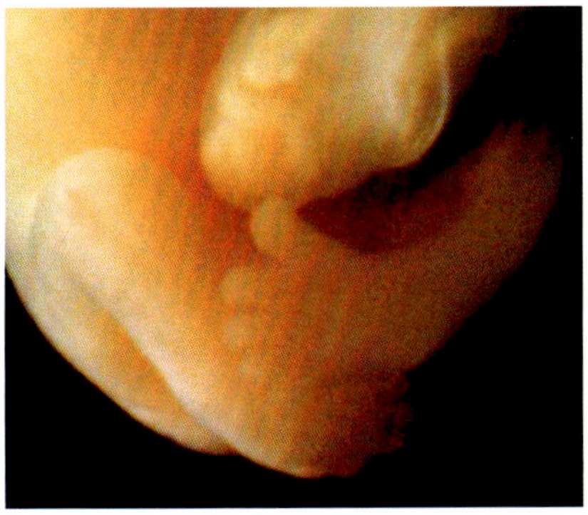

JÁ ESTÁ COM 9 SEMANAS E 5 DIAS

Faltam 212 dias...

SEU BEBÊ HOJE

Os membros inferiores agora estão flexionados nas articulações dos quadris e joelhos, e as pernas podem estar cruzadas. Os dedos dos pés, separados, já podem ser identificados. Como as coxas e os ossos das canelas crescem mais, o comprimento dos pés fica proporcional ao restante das pernas.

Um dos aspectos negativos da gravidez é estar sujeita a ter infecções urinárias, portanto, você precisa estar atenta aos sinais.

Durante a gravidez, é importante estar alerta a qualquer sinal de infecção urinária; mesmo não sendo muito séria e sendo facilmente tratável, você pode passar sem essa complicação.

Uma infecção pode dar vontade de urinar com mais frequência, o que também é um sintoma do início da gravidez e, por isso, mais difícil de servir como sinal inconfundível. Mas, se enquanto estiver urinando sentir pontadas e desconforto, dores no baixo ventre ou perceber que há sangue na urina, você pode estar com uma infecção urinária. Tais problemas são muito comuns nas mulheres em geral, porque o ânus é muito próximo da uretra (o tubo que liga a bexiga e leva a urina ao exterior do corpo), e as bactérias não precisam viajar muito para criar uma infecção.

Durante a gravidez, os altos níveis de progesterona relaxam os tubos do sistema urinário, tornando ainda mais fácil a entrada de bactérias, que podem infectar a bexiga ou até mesmo os rins. É muito importante o médico examinar sua urina, caso você apresente os sintomas de uma infecção urinária. De modo geral, as infecções urinárias são fáceis de tratar durante a gravidez. Caso a infecção exista, o médico lhe receitará antibióticos seguros para o seu estado (ver p. 23). Se a infecção não for tratada, poderá prejudicar seus rins e aumentar o risco de um parto prematuro.

CONTINUANDO ATIVA

Se você fazia exercícios regularmente antes de engravidar, é importante que continue com alguma forma de atividade física. Parar com tudo, só por causa da gravidez, seria um choque para o seu corpo ativo e você pode perder os benefícios da boa forma física que conquistou até agora.

Há algumas contraindicações para a prática de exercícios durante a gravidez (ver p. 18), mas se o médico a liberou, siga os seguintes passos para continuar se exercitando de forma segura e eficaz.

- **Continue com atividades,** como caminhadas rápidas, ciclismo e natação, enquanto se sentir confortável.
- **Ouça seu corpo –** com muito cuidado –, dê atenção a sinais de que você precisa diminuir o ritmo ou fazer uma pausa.
- **Repouse tempo suficiente** entre os exercícios, beba água antes, durante e depois de todos os tipos de exercício.
- **Exercite-se com moderação –** você tem de ser capaz de fazer o teste da conversa (ver p. 161).
- **Execute atividades de baixo impacto** e baixo risco (evite esportes que envolvem contato e risco de queda).
- **Use as roupas corretas:** as de algodão permitem que seu corpo disperse calor. E é vital, para os seios em crescimento, um sutiã para esportes, com bastante apoio, principalmente se você estiver correndo.

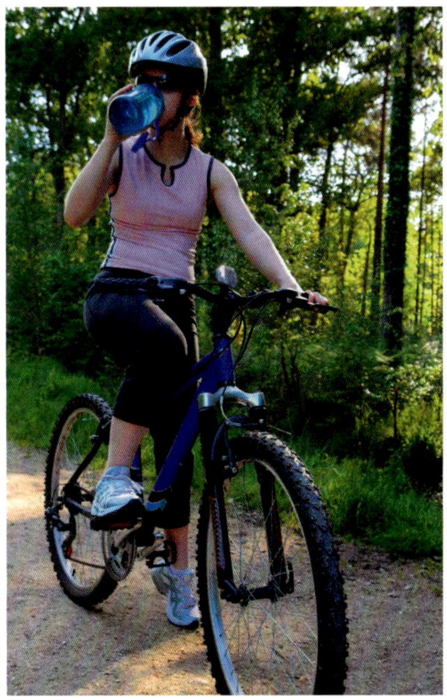

Se estava acostumada a fazer ciclismo, não pare, mas atenha-se a percursos seguros. À medida que a gravidez avança e você fica maior, a mudança de seu centro de gravidade pode tornar esse esporte arriscado.

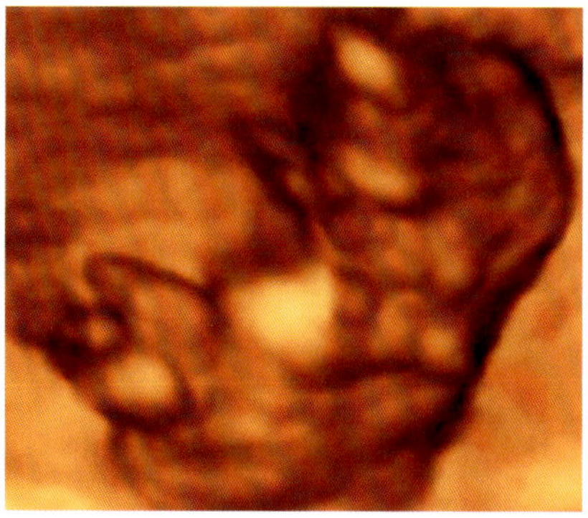

JÁ ESTÁ COM 9 SEMANAS E 6 DIAS

Faltam 211 dias...

SEU BEBÊ HOJE

O cordão umbilical expande-se ao entrar no abdome do bebê, pois isso é necessário para acomodar os intestinos, que, neste estágio do desenvolvimento, estão se formando logo abaixo. Os ossos da cabeça ainda não estão totalmente formados.

De forma básica, os sistemas de órgãos do bebê estão todos presentes, marcando o final de um importante estágio de desenvolvimento.

O período embrionário de desenvolvimento completa-se amanhã, começando o período fetal. O desenvolvimento do embrião iniciou-se como um disco plano, com três linhas de células, cada uma desenvolvendo determinados tipos de tecido e órgãos, à medida que, a partir desse disco, evoluíam para um formato humano. Muitas das mudanças aconteceram simultaneamente, mas, no início, desenvolveram-se o coração, a circulação e o sistema nervoso, seguidos dos intestinos, membros e rosto.

Durante a próxima semana (sua 11ª semana), os rins e o aparelho reprodutor do bebê passarão por seu desenvolvimento mais rápido. Todos os órgãos do bebê precisam amadurecer completamente, e muitos deles, como o cérebro, os pulmões e os rins, continuarão a amadurecer durante toda a gestação e depois do nascimento.

Na próxima semana, também as feições do bebê se tornam mais reconhecíveis. As orelhas assumem a forma definitiva, mas ainda não vão estar na posição final.

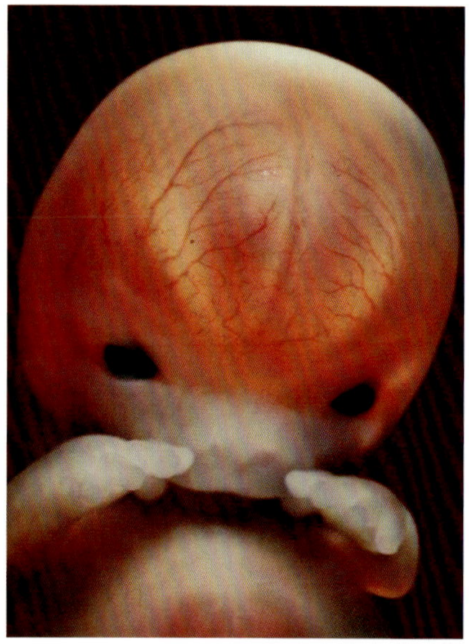

Os olhos, no início nas laterais do rosto, começaram a mover-se para a posição frontal. O nariz já é visível e a forma da cabeça tornou-se mais arredondada.

FOCO EM... NUTRIÇÃO

Futura mamãe vegetariana

A maioria das vegetarianas obtém proteínas suficientes para suas necessidades durante a gravidez, caso comam ovos e laticínios.

Poucas vegetarianas sofrem falta de fibras dietéticas caso comam vegetais e grãos integrais, mas devem estar cientes de que o ferro pode ser comprometido por outros compostos vegetais, e beber chá ou café com as refeições impede a absorção desse mineral. Pode ser necessário um suplemento de ferro.

A biotina é uma vitamina B pouco discutida, mas é vital para o desenvolvimento inicial da estrutura genética de um bebê. As melhores fontes são carne, peixe e frango, mas as vegetarianas podem obtê-la por meio do consumo de ovos, amendoim e amêndoas.

Embora o corpo consiga converter ácidos graxos ômega 3 chamados ácido alfalinoleico (AAL) em EPA e DHA necessários ao seu bebê (ver p. 169), seria sensato tomarem um suplemento que forneça esses ácidos graxos ômega 3 de base marinha. Procure suplementos de EPA/DHA adequados para vegetarianos.

Coma também muitos alimentos ricos em AAL, inclusive óleo de canola, linhaça, sementes de abóbora e nozes, o mais regularmente possível.

FALANDO NISSO...

Há disponível um novo exame pré-natal não invasivo (EPNI) para diagnosticar a síndrome de Down (ver p. 142).

Esse exame de sangue, que também testa a síndrome de Edwards e a síndrome de Patau, detecta 99% das anomalias cromossômicas.

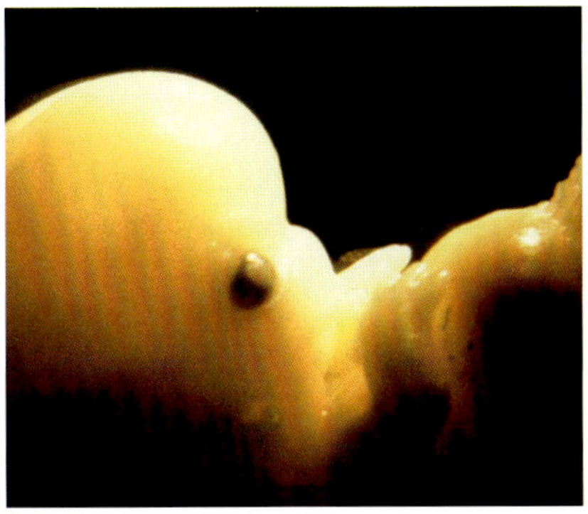

JÁ ESTÁ COM EXATAMENTE 10 SEMANAS

Faltam 210 dias...

SEU BEBÊ HOJE

Os ossos frontais do crânio começam a crescer sobre a testa do bebê e adensam-se, passando de cartilagem a ossos. Para acomodar o cérebro do bebê em rápido desenvolvimento, a testa ainda é um tanto saliente, e o topo da cabeça, muito flexível.

A placenta agora está formada e madura o suficiente para iniciar o suprimento de todas as necessidades do bebê, que continua a crescer.

FOCO EM... NUTRIÇÃO

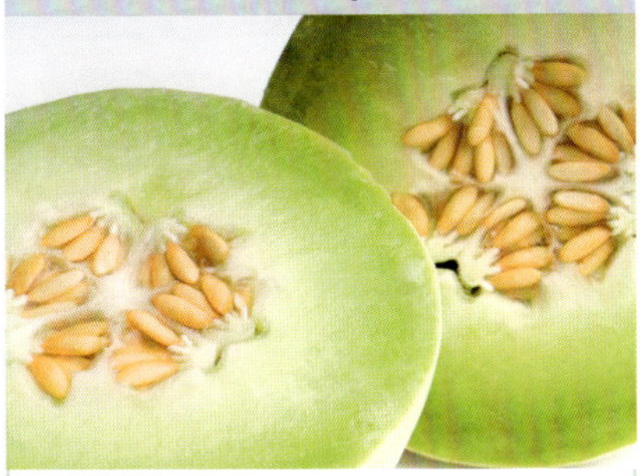

Melões refrescantes

Para se manter hidratada, coma frutas que contenham muita água. A água contida nas frutas é facilmente absorvida pelo corpo porque elas contêm açúcares naturais que atraem água para dentro da corrente sanguínea.

Melancia e melões como cantalupo e *honeydew* são todos naturalmente ricos em água e ajudam a manter a hidratação. Eles também fornecem bastante folato, e os cantalupos são repletos de betacaroteno. Como são menos ácidos que certas frutas, os melões são uma boa opção para quem tem problemas digestivos.

Melões são um alimento de alto índice glicêmico (ver p. 92), então, se você tiver diabetes gestacional, coma melão com queijo cottage ou iogurte, salpicado de müesli, para um lanche saudável.

É um grande marco no desenvolvimento do seu bebê o momento em que a placenta assume o papel, anteriormente do saco vitelino, de fornecer os nutrientes para ele. A placenta, como o bebê, precisou crescer e desenvolver uma circulação para suportar as exigências sempre crescentes dela exigidas.

Uma semana depois da fertilização, a placenta formou camadas distintas de células, uma interna e a outra externa, que com suas vilosidades penetraram gradualmente o revestimento do útero. Nesse estágio da implantação, você pode ter tido um pequeno sangramento (ver p. 67). Cada vez mais filamentos disseminaram-se pela parede do útero, e este passou por uma transformação, o que permite a cada filamento ou vilosidade sua "laguna" particular de sangue materno, as intervilosidades coriônicas, permitindo que a transferência de oxigênio e nutrientes entre você e seu bebê aí ocorra.

Até agora, esse fluxo sanguíneo estava limitado a punhados de tecido, mas, neste estágio da gestação, essas "ilhas" começam a emendar-se, significando que a placenta está suficientemente desenvolvida para resistir à pressão do sangue materno em cada delicada vilosidade.

PERGUNTE AO... MÉDICO

Soube que talvez eu seja Rh-. O que isso significa? O sangue de todos os indivíduos tem um fator Rh, um antígeno que existe (Rh+) ou não (Rh-). Os problemas só surgem se uma mulher Rh- estiver esperando um bebê Rh+, pois herdou o tipo sanguíneo do pai (Rh+). Se, durante o parto, o sangue da mãe entrar em contato com o sangue do bebê, o organismo dela pode produzir anticorpos contra ele.

Embora não seja necessariamente um problema na primeira gravidez, os anticorpos podem afetar um bebê nas gestações seguintes, levando à anemia. Para evitar isso, você receberá uma injeção anti-D durante a gravidez por volta da 32ª semana e possivelmente mais uma vez após o parto.

O TAMANHO REAL DO BEBÊ

Com dez semanas, o bebê mede 3 cm da coroa até a parte traseira.

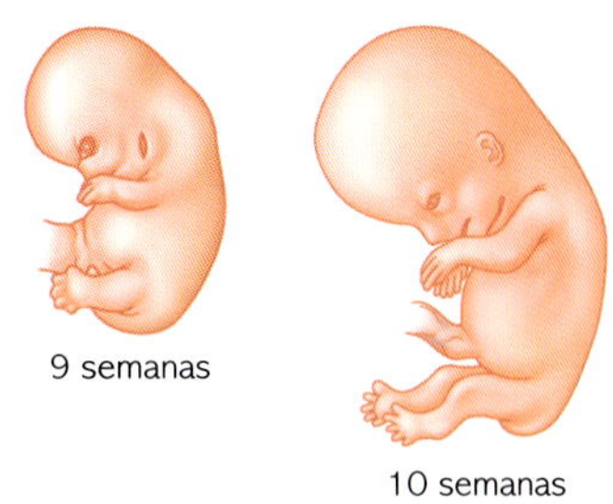

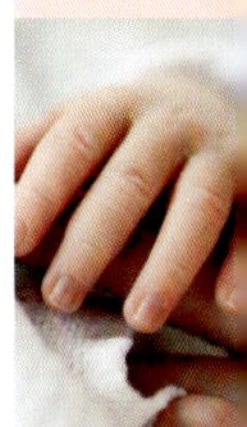

Sua 11ª semana

AGORA DEFINE-SE O TIPO DE CUIDADO MÉDICO PARA APOIÁ-LA NOS PRÓXIMOS MESES

Agora a aparência de seu bebê é, sem dúvida, humana, e o corpo está passando por muitas mudanças complexas, como o desenvolvimento dos órgãos sensoriais. Para marcar esse novo *status*, passa a chamar-se feto. Se até agora você ainda não estava bem convencida de estar grávida, logo isso mudará. É hora de algumas ações práticas, como o seu primeiro *check-up* pré-natal. Procedimentos como ultrassonografias e exames de sangue estão para se tornar parte da sua rotina gestacional.

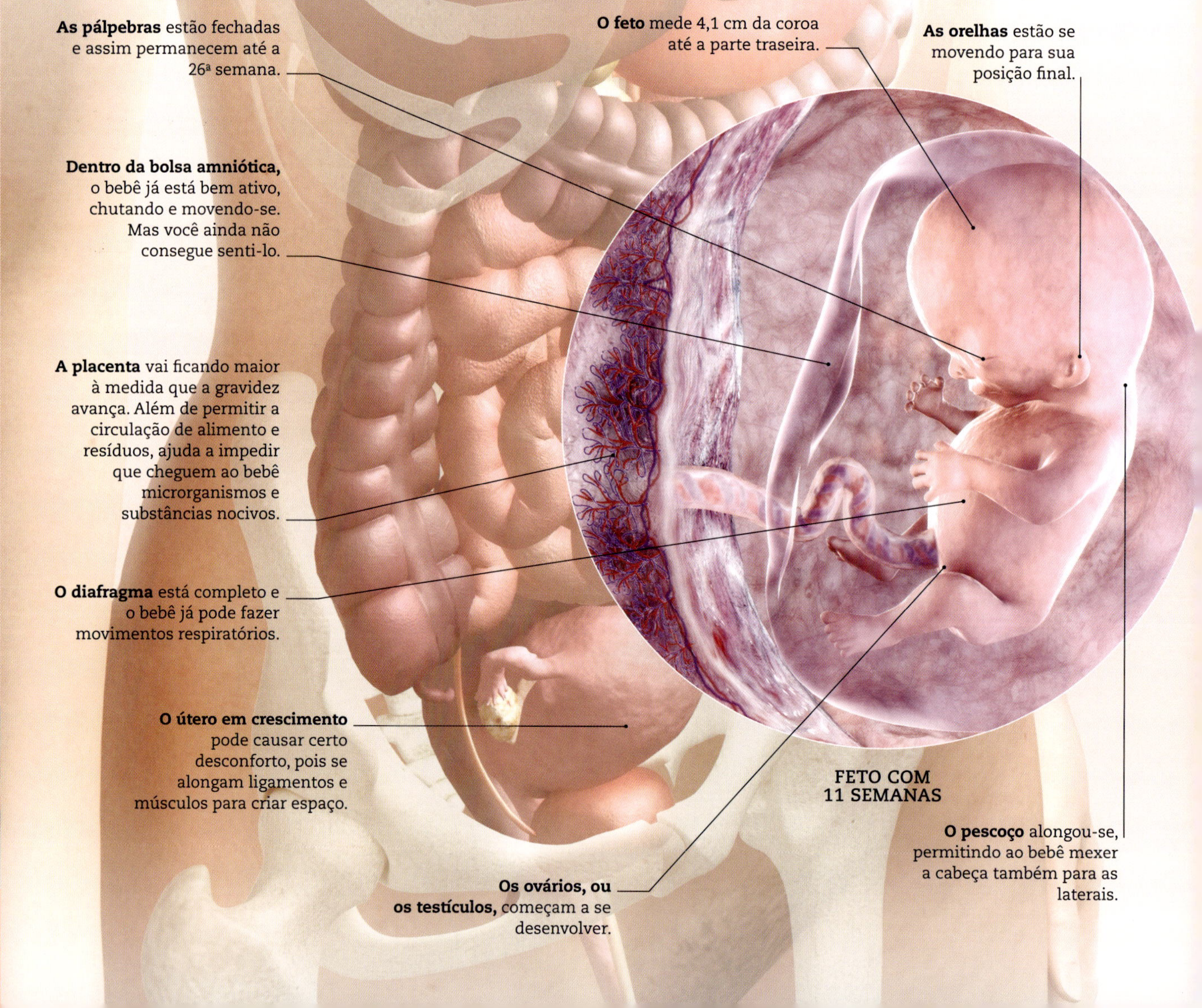

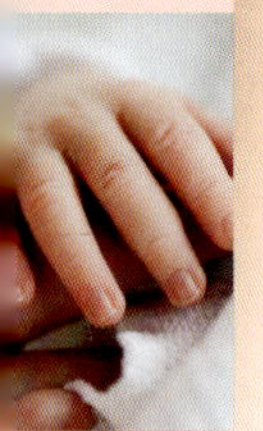

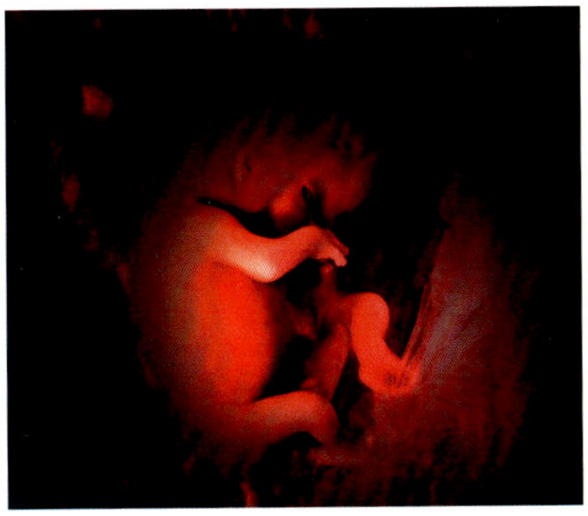

JÁ ESTÁ COM 10 SEMANAS E 1 DIA

Faltam 209 dias...

SEU BEBÊ HOJE

Nesta imagem lateral do feto, o olho e a orelha direitos estão visíveis, e a mão e a perna direitas podem ser vistas na característica posição dobrada. A estrutura avermelhada em forma de tubo, à direita da imagem, é o cordão umbilical.

As informações começam a ser anotadas na primeira consulta, o encontro mais abrangente com quem escolheu para atendê-la.

Sua primeira consulta deve estar para acontecer (ver pp. 122-123), e você conhecerá o obstetra que cuidará de sua saúde. O momento exato dessa consulta variará de acordo com o lugar onde seus cuidados pré-natais estão sendo realizados. A não ser que tenha optado por atendimento domiciliar (ver pp. 91 e 102), a equipe do seu pré-natal provavelmente constará de várias pessoas – médicos, enfermeiros e outros – que vão cuidar de você durante a gestação.

O objetivo dessa consulta é que o obstetra obtenha seu histórico médico, passe informações, aconselhe você com relação a dietas e exercícios e planeje os cuidados que terá consigo. Essa também é a sua chance de fazer qualquer pergunta e conversar sobre o agendamento das futuras consultas, exames de sangue, ultrassonografias e aulas de pré-natal. Você provavelmente vai ter acesso a brochuras, folhetos informativos, etc.; e a telefones de contato importantes.

O obstetra vai perguntar sobre seu histórico médico, o de sua família, o do seu parceiro e o da família dele; e sobre qualquer outra gestação que você tenha tido; e como esta gravidez foi até agora.

Suas respostas vão ajudar a identificar fatores que podem afetar sua gestação – se existe histórico familiar de pré-eclâmpsia (ver p. 474), por exemplo. Nesta e nas outras consultas do pré-natal vão ser pedidos alguns exames médicos, como exame de urina.

FALANDO NISSO...

A palavra obstetra vem do latim *obstetrix*, "parteira"; e, *obstare*, "ficar na frente da passagem", significa "quem faz o parto".

O papel do obstetra é respeitar a habilidade da mulher de dar à luz de maneira independente e só interferir quando essencial.

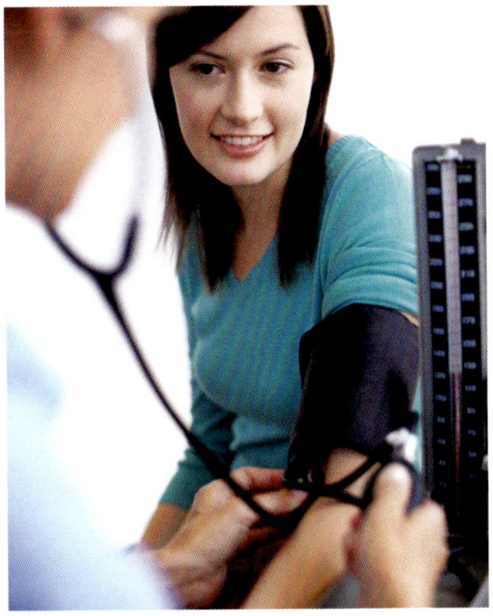

Nas suas consultas do pré-natal, fazem-se exames de rotina, que incluem medir sua pressão arterial. É trabalho do obstetra cuidar de sua saúde durante a gestação.

PERGUNTE AO... OBSTETRA

Como decidir quais exames fazer? Seu obstetra dará as informações sobre exames, informando quais os de rotina e quais os especiais. Existem dois tipos diferentes de exames: os testes de triagem (ver pp. 142-143) e os diagnósticos (ver pp. 152-153). O objetivo dos testes de triagem é verificar o risco de existir algum problema – com base no resultado, você pode ser aconselhada a fazer um exame diagnóstico para acompanhamento.

A maioria das mulheres escolhe fazer testes de triagem, mas vale considerar até onde você está disposta a continuar com esse processo. Por exemplo, se você recebeu uma classificação de alto risco no teste de triagem, optaria por fazer um exame diagnóstico? Se o fizer e os resultados forem positivos, vai querer continuar com a gravidez?

Tais considerações são difíceis, mas importantes. Por exemplo, se você sabe que, não importa o que aconteça, você e seu parceiro vão querer continuar com a gestação, então pode decidir não fazer os exames ou, ainda, fazê-los para se preparar para um bebê com problemas em potencial.

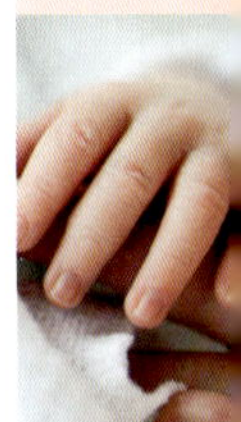

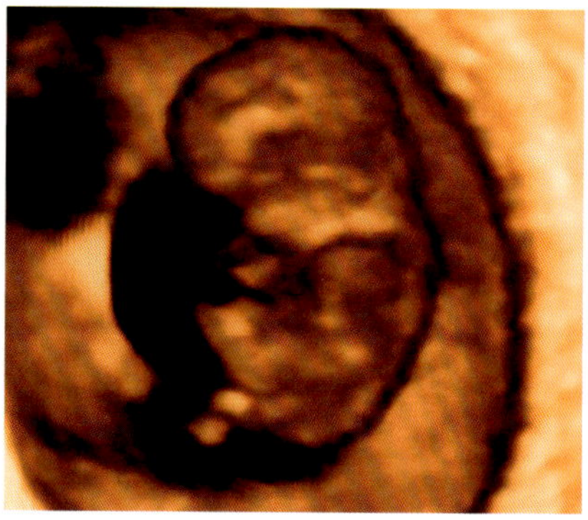

JÁ ESTÁ COM 10 SEMANAS E 2 DIAS

Faltam 208 dias...

SEU BEBÊ HOJE

A cabeça do bebê tem pouco menos da metade do comprimento do seu corpo. Seus membros ainda são relativamente curtos, mas mãos e pés podem parecer bem grandes. Os movimentos primários básicos do tronco e dos membros estão começando, mas neste estágio ainda é muito cedo para senti-los.

Será menino ou menina? Mudanças significativas estão acontecendo permitindo o desenvolvimento dos órgãos sexuais do bebê.

Agora, é a vez de hormônios influenciarem o desenvolvimento do seu bebê; começam a formar-se os ovários ou os testículos. Gradualmente, os testículos vão descer até seu lugar, mas o desenvolvimento estrutural não ficará completo até seu filho chegar à puberdade. Já os ovários produzirão óvulos (ver p. 226), mas vão permanecer nos estágios primários de desenvolvimento.

A genitália externa é formada por um minúsculo tubo, mas, neste estágio, ambos os sexos parecem iguais. O que não surpreende, pois o falo só tem 2,5 mm de comprimento.

Agora, a bexiga e o reto do bebê já estão separados. Os rins ainda demoram algum tempo para desenvolver-se totalmente: dois brotos crescem da bexiga, transformando-se nos tecidos formadores dos rins, um de cada lado. Os chamados botões uretéricos formam os ureteres – tubos que transportam a urina dos rins para a bexiga Conforme os botões uretéricos se expandem para cima, os rins primários, que estão se desenvolvendo na pelve, sobem para se alojar no abdome.

PERGUNTE AO... MÉDICO

Tenho febre do feno. Posso tomar anti-histamínicos? Não são conhecidos os potenciais efeitos colaterais dos anti-histamínicos durante a gravidez, então é melhor pecar por cautela e não tomá-los. No entanto, se seus sintomas são graves, existe um anti-histamínico disponível com prescrição médica que pode ser tomado durante a gestação. Descongestionantes nasais e colírios também podem ser usados. Fale com seu médico.

FOCO EM... GÊMEOS

Um sistema compartilhado de suporte à vida

As bolsas amnióticas de gêmeos não idênticos são sempre independentes, cada um com sua placenta. Se os bebês forem idênticos, podem compartilhar a mesma placenta e/ou bolsa amniótica, com uma única membrana, o córion, em torno deles. São chamados de gêmeos monocoriônicos e necessitam de maior monitoramento. Uma ultrassonografia pode avaliar a posição da placenta e da bolsa amniótica.

Quando gêmeos compartilham uma placenta, seus sistemas circulatórios também podem estar conectados. Com isso, um gêmeo pode receber sangue demais, o que pode lhe causar problemas cardíacos; o outro gêmeo recebe muito pouco sangue e seu crescimento não se dá na proporção correta. Isso é chamado de síndrome da transfusão feto-fetal e acontece em cerca de 10% a 15% das gestações monocoriônicas. Pode-se corrigir tal desequilíbrio drenando-se o fluido amniótico que está em volta do gêmeo com maior suprimento de sangue, ou usando um tratamento a laser para lacrar alguns dos vasos sanguíneos da placenta. Pode ser necessário um parto prematuro.

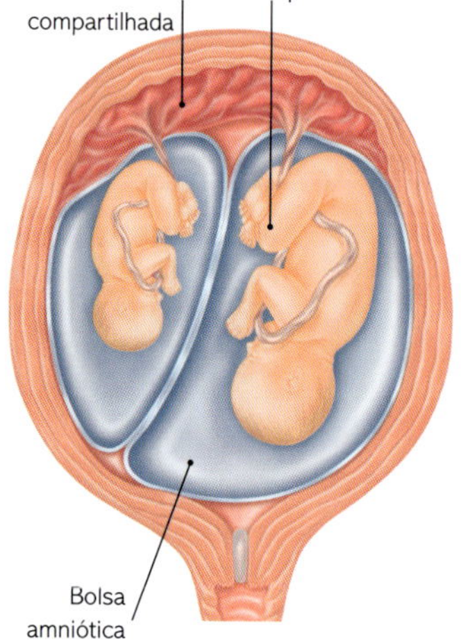

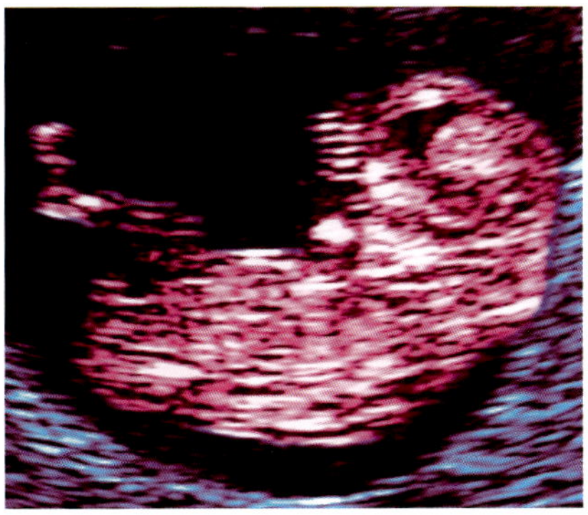

JÁ ESTÁ COM 10 SEMANAS E 3 DIAS

Faltam 207 dias...

SEU BEBÊ HOJE

Esta ultrassonografia em 2D colorida mostra o bebê deitado de costas com a cabeça para a direita. Essa é a posição ideal para medir, sempre em linha reta, a altura da coroa (cabeça) até a parte traseira (nádega), e determinar o tempo de gestação.

Enquanto seu corpo vai acomodando o útero em crescimento, você pode começar a sentir algum desconforto na região da pelve.

Sentir algumas dores incômodas nas costas durante a gravidez não é algo para se preocupar. Elas acontecem porque os ligamentos e músculos da pelve estão se expandindo para acomodar o útero em crescimento, o que pode causar algum desconforto, mas não deve ser doloroso.

Se você sentir dores semelhantes a cólicas, e houver algum sangramento, ou se a dor for muito forte e constante, então você deve procurar o médico ou ir ao hospital para ser examinada e descartar a hipótese de um aborto espontâneo (ver p. 94) ou uma gravidez ectópica (ver p. 93).

PERGUNTE AO... NUTRICIONISTA

Sou intolerante a laticínios e derivados. O que posso comer para garantir que meu bebê vá receber os nutrientes que eles fornecem? Laticínios são uma excelente fonte de proteína, cálcio e fósforo, todos nutrientes essenciais para o desenvolvimento dos dentes e dos ossos de seu bebê, de riboflavina (vitamina B2), que ajuda na produção de energia, e de iodo (ver p. 80), que ajuda no desenvolvimento do cérebro do bebê.

A vitamina A também é encontrada na gordura dos laticínios, sendo fornecida pelo queijo e pelo leite integral ou semidesnatado.

- **Para o cálcio:** coma alternativas enriquecidas, como leite de soja ou de oleaginosas, tofu e figo seco. Coma peixe enlatado com ossos pequenos, como sardinha.
- **Para a riboflavina (vitamina B2):** opte por cereais matinais enriquecidos, carne magra, frango e peru.
- **Para a vitamina A:** na forma de retinol (ver p. 46), coma gema de ovo, cavala, salmão ou algum outro peixe gorduroso. Na forma de caroteno (de plantas), coma cenoura, batata-doce, pimentão vermelho, espinafre, couve, melão-cantalupo, manga e mamão.

FOCO EM... SEGURANÇA

Boa viagem

Quando for viajar, é importante estar preparada (ver também pp. 28-29):

- **Verifique se você está apta a viajar** – fale com o médico ou obstetra.
- **Pesquise se você precisa de qualquer tipo de vacina** e converse com seu médico (ver p. 105). Evite viagens para regiões onde há riscos altos de doenças.
- **Adquira um seguro de viagem** que dê cobertura também à gravidez.
- **Carregue o tempo todo consigo as anotações de pré-natal** e sempre fique próxima de atendimento médico.
- **Não fique sentada** por longos períodos durante o trajeto e mantenha-se hidratada. Use meias elásticas para reduzir o risco de TVP (ver pp. 29 e 186).
- **Use proteção solar adequada,** caso vá para um local de clima quente.
- **Tenha cuidado com o que come e beba água engarrafada.**
- **Evite comer comida de rua,** pois isso pode colocá-la em risco de intoxicação alimentar.

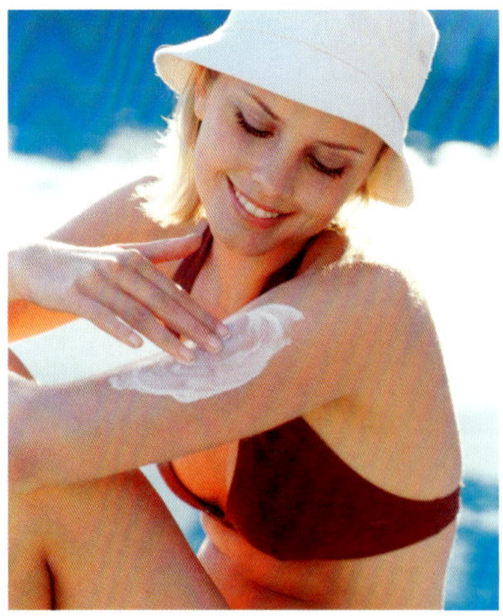

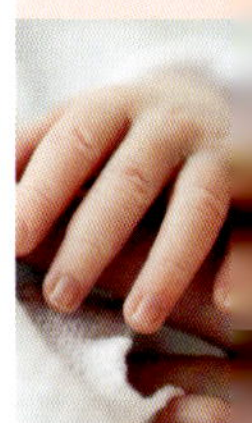

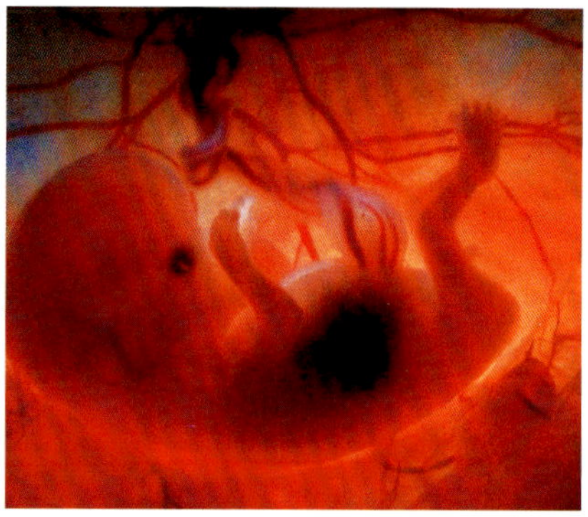

JÁ ESTÁ COM 10 SEMANAS E 4 DIAS

Faltam 206 dias...

SEU BEBÊ HOJE

O cordão umbilical gradualmente se torna mais espiralado com o avançar da gravidez, como se vê na imagem à esquerda. Imagina-se que essas curvaturas se devam aos muitos movimentos que o bebê faz.

Os membros do bebê estão mais desenvolvidos, ele se move mais, e uma ultrassonografia mostra claramente suas mãos e seus dedos.

A aparência do bebê humaniza-se cada vez mais com o alongamento do pescoço, permitindo à cabeça aumentar a distância em que é vista em relação ao corpo. A cabeça ainda representa quase metade do comprimento total do bebê, que pode ser medido, em linha reta, numa ultrassonografia, da cabeça (coroa) até a nádega (parte traseira). Isso se chama CCN (comprimento cabeça--nádega). A largura da cabeça também é medida: é o diâmetro biparietal (DBP) – a distância entre os ossos parietais, um de cada lado da cabeça do bebê.

Agora que o pescoço se desenvolveu ainda mais e estão formadas todas as articulações dos membros, o bebê pode fazer vários movimentos. Nos intestinos, é o duodeno do seu bebê que se forma primeiro, estendendo-se para cima em comprimento; já o intestino delgado começa a girar e se prepara para retornar à cavidade abdominal.

Na boca do bebê, o palato duro está formado; a língua, relativamente grande, significa que, a cada respiração, é mais fácil para o bebê movimentar o fluido amniótico pelo nariz do que pela boca.

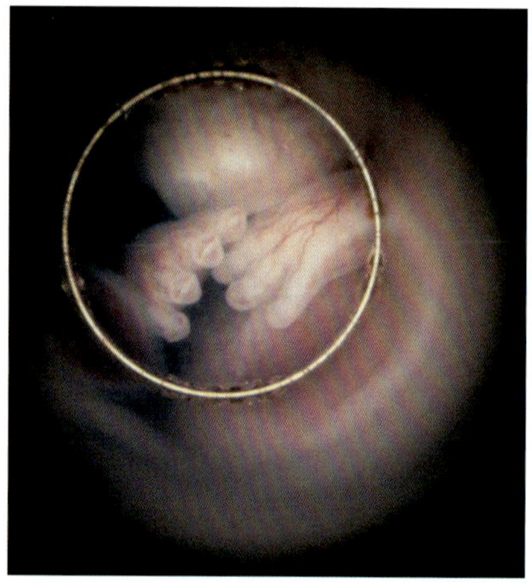

Esta imagem endoscópica, obtida introduzindo-se no útero uma sonda finíssima com emissão de luz, mostra as mãos do feto cobrindo o rosto.

HORA DE PENSAR EM...

Testes de Down

Após 10 semanas de gestação, é possível fazer um teste para avaliar o risco de seu bebê ter uma anomalia cromossômica, como síndrome de Down.

- Ele pode ser feito por meio de um exame de sangue e de um ultrassom entre a 10ª e a 14ª semana, ou de um exame de sangue após a 14ª semana.
- Um novo exame de sangue, conhecido como exame pré-natal não invasivo (EPNI), pode ser feito após a 10ª semana (ver p. 142).
- Caso os resultados de qualquer um desses testes mostrem um alto risco, um teste diagnóstico é oferecido (ver pp. 152-153).

FOCO EM... GÊMEOS

Problema em dobro

Seu corpo carregar dois ou mais bebês em crescimento vai lhe causar alguns efeitos "físicos". Mas nisso há um lado positivo: se os sintomas forem fortes, normalmente é sinal de que os bebês estão indo bem.

- **Nos três primeiros meses,** seu coração precisa trabalhar mais para bombear fluidos adicionais por seu corpo, o que pode significar maior sensação de fadiga.
- **Náusea e vômito** podem ser mais fortes, por causa da maior quantidade de hormônios gestacionais.

Se achar os sintomas muito "pesados", fale com o médico, mas lembre-se de que só desconforto não é grave. O que você pode fazer é antecipar a consulta, caso suspeite estar esperando gêmeos e, com isso, haverá mais consultas pré-natais e mais ultrassonografias. Você pode precisar de acompanhamento médico mais vezes e, talvez, frequentar uma clínica especializada em gestações múltiplas.

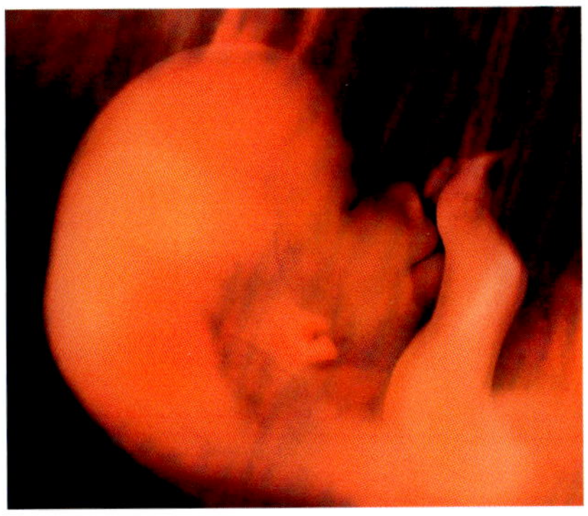

JÁ ESTÁ COM 10 SEMANAS E 5 DIAS

Faltam 205 dias...

SEU BEBÊ HOJE

O formato da orelha agora se apresenta mais definido, à medida que se move para a posição definitiva. Os olhos também já estão muito próximos da posição final, e o pescoço continua a alongar-se. As mãos do bebê tocam a boca com frequência, fornecendo um *feedback* sensorial importante.

Durante a gestação, são essenciais dentes e gengivas saudáveis. Não descuide, escove-os bem e vá regularmente ao dentista.

Cuide bem dos dentes e das gengivas. A progesterona enfraquece os tecidos da gengiva e, com isso, é bem provável que sangrem durante a escovação ou inflamem.

É ainda mais importante do que o normal escovar os dentes regularmente e usar fio dental, pelo menos uma vez por dia. Pense em sua dieta, também. Evite bebidas e alimentos açucarados e, se estiver sofrendo de enjoo matinal, faça bochechos com água depois de vomitar para remover o ácido do estômago.

O Sistema Único de Saúde (SUS) oferece tratamento dental gratuito. Avise seu dentista sobre a gravidez para que ele possa avaliar se é seguro tomar anestesia local antes dos procedimentos. E, caso você precise de antibióticos para tratar de uma infecção dentária, lembre ao dentista de que está grávida, para que receite medicamentos seguros para a gestação.

Se o dentista precisar tirar radiografias de sua boca, ele vai proteger o bebê cobrindo sua barriga com um avental de chumbo.

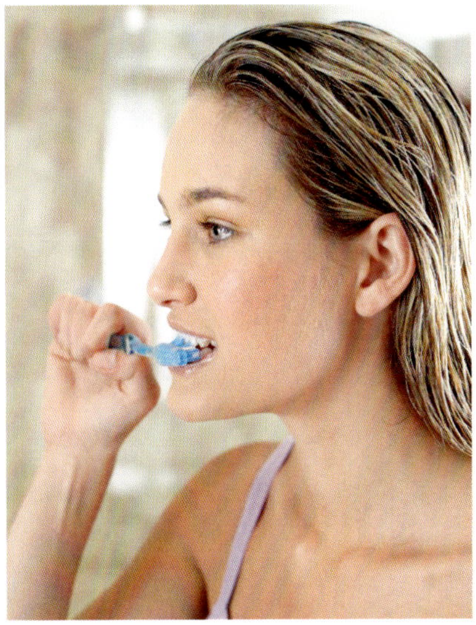

Escove os dentes regularmente, ou até mesmo com mais frequência do que o normal. Isso reduzirá o risco de suas gengivas infeccionarem.

PERGUNTE AO... MÉDICO

Por que, desde que engravidei, meu corrimento vaginal aumentou?
Durante a gravidez, a camada de músculos vaginais se espessa e multiplicam-se as células que a forram, em resposta ao aumento do estrogênio, o hormônio gestacional. Essas mudanças preparam a vagina para o parto. Como efeito colateral, as células extras provocam leucorreia, um aumento do corrimento vaginal fisiológico.

Mas se você está se sentindo dolorida na região vaginal, ou tem coceira, e o corrimento tem alguma coloração além de branco ou levemente creme, ou, ainda, se tiver cheiro, o médico precisará colher uma amostra para verificar se há infecção.

Algumas infecções, como a candidíase, causam corrimento vaginal fora do normal. O tratamento mais eficaz para a candidíase são cremes e pessários (para inserir na vagina), vendidos em farmácias. Não prejudicam a gravidez e, em geral, uma só aplicação resolve o problema. Mas consulte seu médico e não use medicação oral para tratar a candidíase.

FALANDO NISSO...

Um estudo norte-americano detectou que, em média, mulheres com um filho tinham perdido dois ou três dentes; as com quatro ou mais filhos, entre quatro e oito dentes.

Assim, o dito popular "mais um filho, menos um dente" pode ter alguma base de verdade, pois não há dúvida de que as mudanças hormonais que ocorrem na gravidez tornam a mulher mais propensa a gengivites (ver acima).

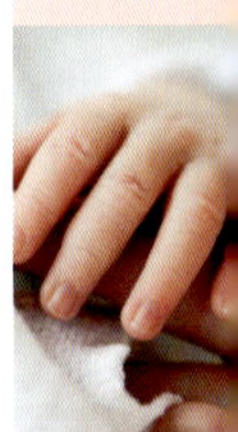

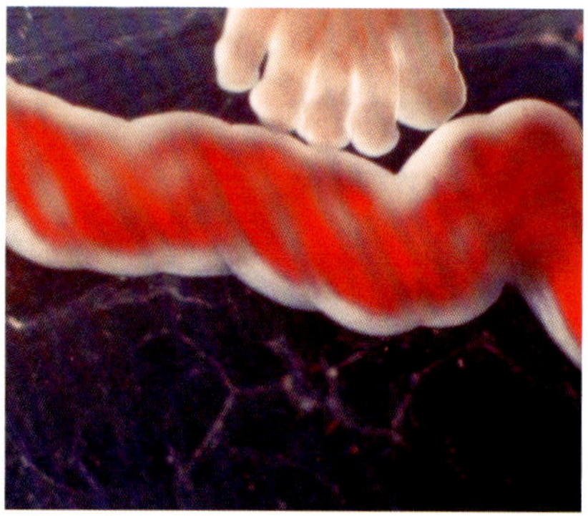

JÁ ESTÁ COM 10 SEMANAS E 6 DIAS

Faltam 204 dias...

SEU BEBÊ HOJE

Esta imagem, bem próxima, do cordão umbilical do feto mostra as duas artérias espiraladas que carregam o sangue desoxigenado do bebê para a placenta. A placenta também tem uma veia que leva para o bebê em desenvolvimento o sangue nela oxigenado.

Sexo é a última coisa que passa pela sua cabeça? Ou sua libido aumentou? Parece que cada mulher é diferente...

PERGUNTE AO... NUTRICIONISTA

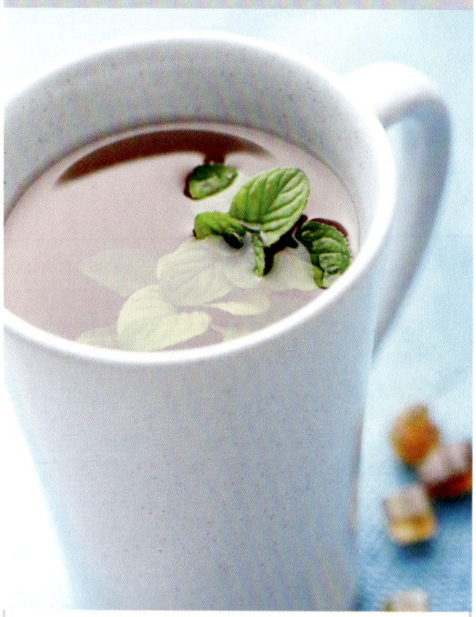

É seguro beber chá de ervas? Embora chás de ervas não contenham cafeína, o efeito de grandes quantidades de um único tipo não é conhecido. Aconselha-se que não se bebam mais do que quatro xícaras por dia dos tipos já sabidamente seguros, como frutas, hortelã, gengibre e camomila. Evite chá de folha de framboesa e verbena em altas doses, pois são estimulantes uterinos; guarde-os para as últimas semanas e para o parto. Observe que o chá verde contém cafeína, a menos que a embalagem afirme o contrário.

O futuro filho traz proximidade emocional ao casal, mas não necessariamente proximidade física. Enquanto algumas mulheres percebem que sua libido aumentou durante a gestação, e muito, para grande surpresa de seus parceiros, a maioria delas sente que, nas primeiras semanas, seu apetite sexual diminui.

No primeiro trimestre, muitas mulheres são afetadas pelo cansaço e pela náusea e, assim, a última coisa em que pensam é fazer sexo. Se esse é o seu caso, não deixe de explicar ao seu parceiro como você se sente, para que ele não se sinta rejeitado.

Tentem encontrar outras maneiras de manter contato físico: talvez você ainda possa aproveitar alguns aspectos das preliminares, se não o sexo com penetração. Caso você não consiga, dê um jeito para que continuem, pelo menos, a ser carinhosos um com o outro.

Pode ser que seu parceiro é que esteja tenso com o sexo. Muitos homens pensam que, com a penetração sexual, vão machucar o bebê, apesar de não haver nenhuma possibilidade de isso acontecer.

Lembre: se você quiser fazer sexo, exceto se o médico afirmou o contrário, é seguro fazê-lo durante a gravidez.

FOCO EM... SEU CORPO

Lidando com as "aranhas" vasculares

As "aranhas" ocorrem quando pequenos vasos sanguíneos se dilatam e ramificam-se logo abaixo da pele. Isso é causado pelo aumento dos níveis de estrogênio durante a gravidez. É comum que apareçam no rosto, tórax, pescoço, braços e pernas. E costumam desaparecer logo após o parto, por isso não são motivo para preocupação e podem ser facilmente escondidas com maquiagem. Você pode tentar evitar essas veiazinhas se:

- **Aumentar seu consumo de vitamina C,** que colabora com a elasticidade das suas veias e vasos capilares.
- **Evitar cruzar suas pernas,** o que pode aumentar o problema.
- **Fazer exercícios regularmente,** pois isso mantém sua circulação em movimento.
- **Evitar ficar, por longos períodos, sentada ou em pé** e, enquanto estiver sentada, manter seus pés elevados.
- **Evitar comer alimentos muito condimentados:** algumas mulheres garantem que isso ajuda a prevenir a telangiectasia.

Se você, de repente, notar muitos vasos estourados sob a pele, é conveniente entrar em contato com seu obstetra para aconselhamento.

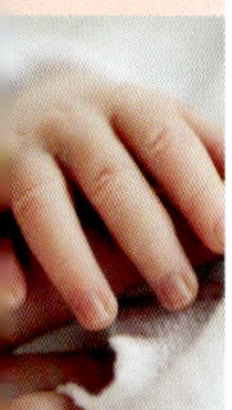

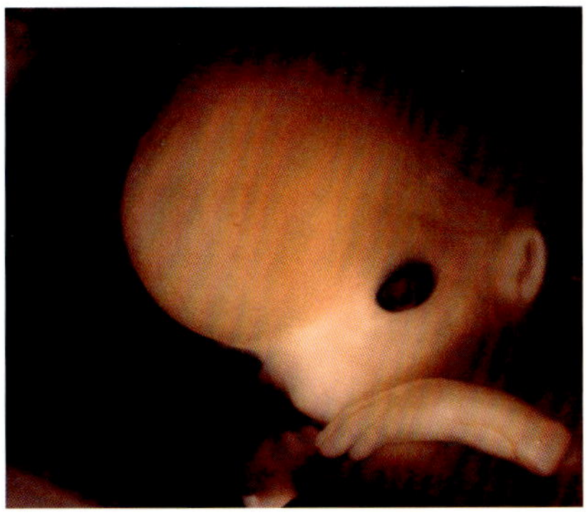

JÁ ESTÁ COM EXATAMENTE 11 SEMANAS

Faltam 203 dias...

SEU BEBÊ HOJE

É frequente o bebê trazer as mãos para perto do rosto, e o pescoço do bebê, mais longo, permite que ele o flexione e faça movimentos laterais. Nesta imagem, estão claramente visíveis as orelhas e os olhos do bebê.

Os órgãos dos sentidos que permitem ao bebê ver, ouvir e sentir o gosto estão se desenvolvendo, e ele começa a “passear” em seu ventre.

VITAMINAS SUPERNUTRITIVAS

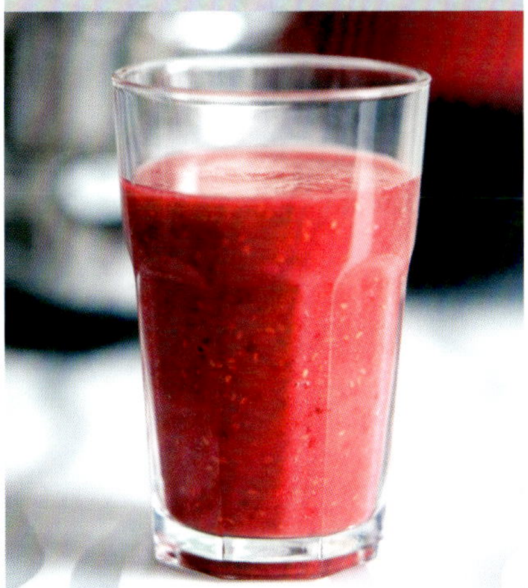

Vitaminas e sucos são uma ótima fonte de vitamina C, mas têm alto teor de açúcares naturais. Caso esteja sofrendo de diabetes gestacional e precise manter seus níveis de glicemia estáveis, reserve sua ingestão de vitaminas e sucos para a hora das refeições.

O tamanho recomendado para a porção de sucos de fruta e vitaminas é de 150 ml. Aqui algumas sugestões:

- **Morango/banana:** morangos frescos ou congelados, banana, iogurte natural e suco de laranja.
- **Framboesa/laranja:** framboesas frescas ou congeladas, *sorbet* de laranja e suco de laranja.

No útero, e depois que nasce, o bebê confia muito em seus sentidos, e neste momento está acontecendo uma importante evolução.

As orelhas continuam a se mover para a localização final, mas, neste estágio, o bebê ainda não pode ouvir. A audição exige a completa maturação das estruturas dos ouvidos médio e interno, e que estes completem suas conexões nervosas com o cérebro. A audição, no entanto, será um dos primeiros sentidos a se desenvolver e isso pode ser testado vendo se o bebê responde a ondas sonoras dentro do útero. É mais difícil saber quando o paladar se forma, mas as papilas gustativas já começaram a aparecer em sua língua.

Os olhos do bebê já têm cristalino e retina primários, mas, mesmo com as pálpebras abertas, ainda não seria capaz de enxergar sinais de luz. O cristalino ainda é denso, e os nervos óticos não respondem aos sinais vindos da retina.

Surgem mais sinais de movimentos corporais, mas, mesmo sendo bastante ativo, o bebê ainda é muito leve para que você perceba os “chutes”. Mas, daqui a mais ou menos dois meses, você vai estar bem ciente deles (ver p. 213).

PERGUNTE AO... MÉDICO

Fiz exercícios e tive um pequeno sangramento. Devo ficar preocupada? Se tiver sangramento vaginal durante os exercícios, com ou sem cólicas, pare imediatamente e procure um médico. É improvável que o exercício seja a causa, mas você deve ser examinada o mais rápido possível e antes de voltar a se exercitar.

No primeiro trimestre, os sangramentos podem ser causados por uma série de situações sem qualquer relação com os exercícios, mas é importante que você descarte o problema logo no início. Depois de ser liberada pelo médico, você pode voltar a se exercitar.

O TAMANHO REAL DO BEBÊ

Com 11 semanas, seu bebê mede 4,1 cm da coroa até a parte traseira.

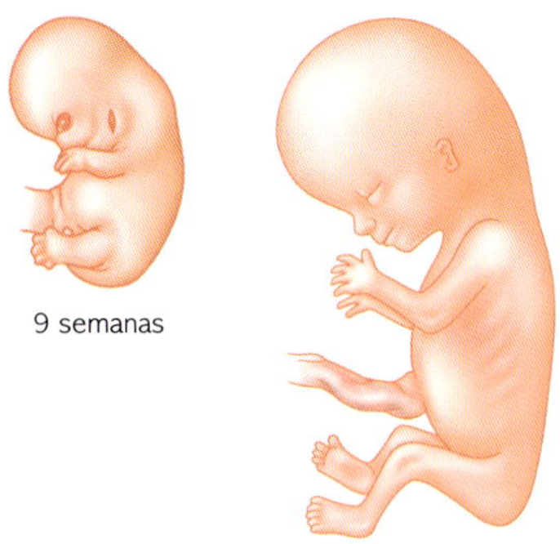

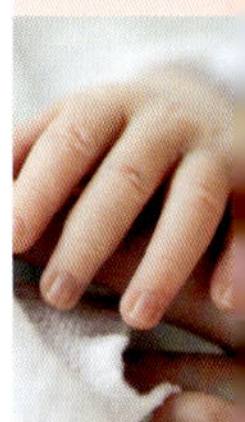

Sua 12ª semana

NO FINAL DO PRIMEIRO TRIMESTRE, É ATINGIDO UM MARCO IMPORTANTE

Bocejando, mexendo braços e pernas – o bebê está em movimento e pode ser visto em ação. A maioria das mulheres faz sua primeira ultrassonografia nesta semana e é a grande emoção do primeiro trimestre. Até agora, você pode ter preferido manter a gestação como um segredo precioso. Depois da ultrassonografia, provavelmente vai se sentir mais confiante para dar a notícia, principalmente quando tiver as "fotos" para provar que realmente há algo especial acontecendo!

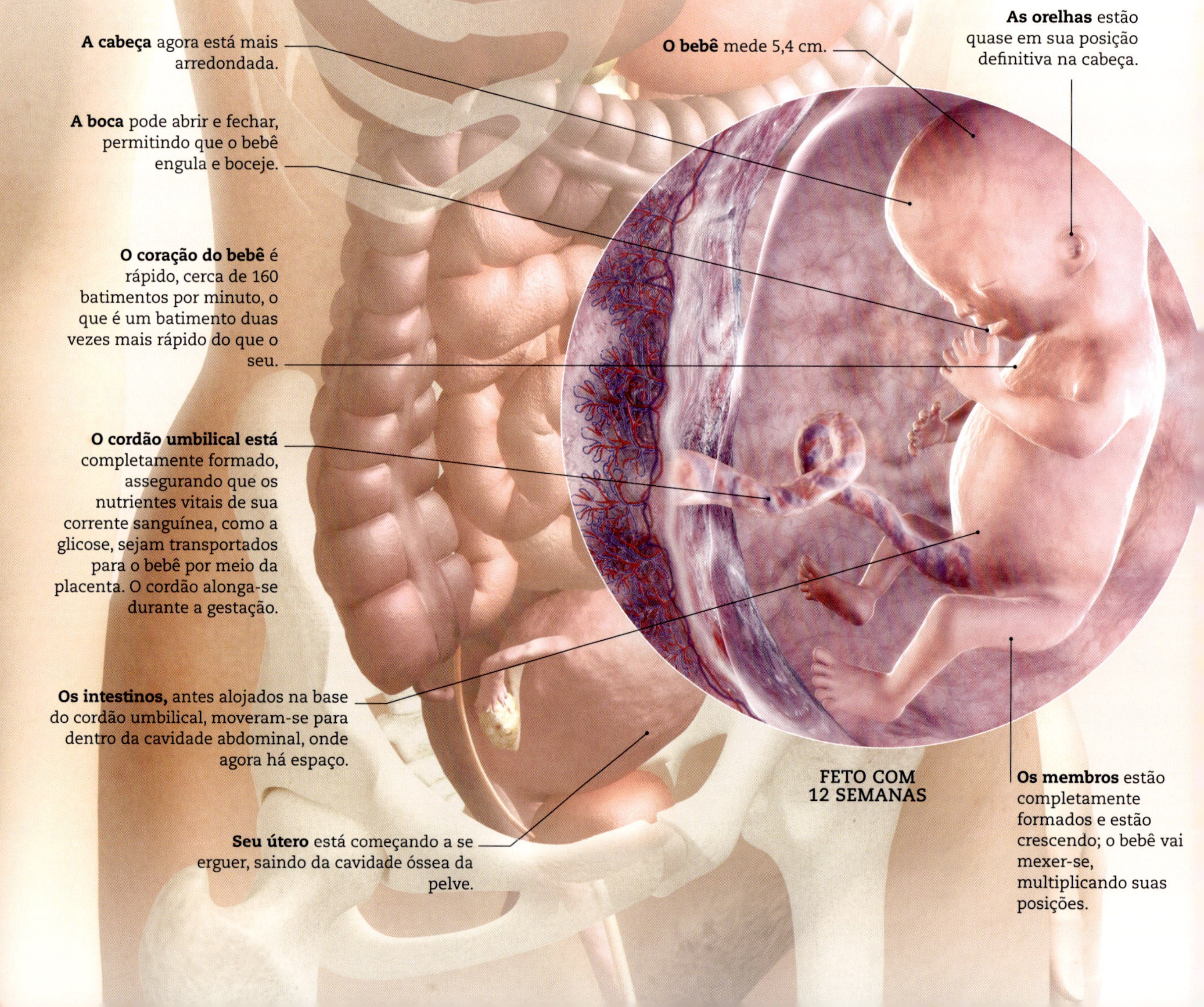

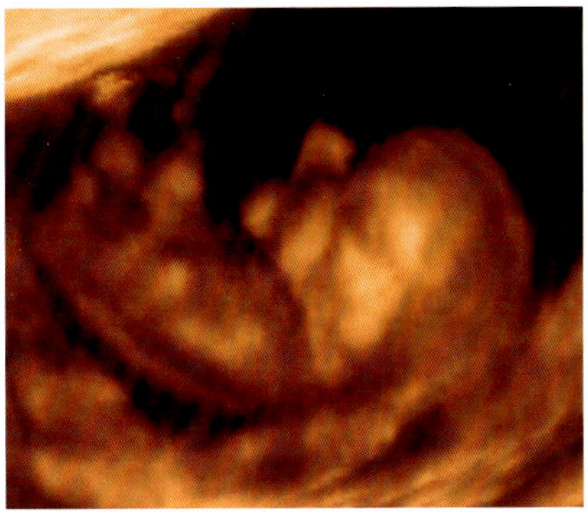

JÁ ESTÁ COM 11 SEMANAS E 1 DIA

Faltam 202 dias...

SEU BEBÊ HOJE

Embora na ultrassonografia possa parecer que o bebê está descansando deitado de costas, o fluido na bolsa amniótica mostra que ele está flutuando em um ambiente praticamente sem gravidade e facilmente pode mudar para qualquer posição dentro do útero.

É provável que, nesta última semana do seu primeiro trimestre, faça sua primeira ultrassonografia e veja o bebê pela primeira vez.

Você e seu parceiro atingiram um marco emocionante. Vocês marcaram a primeira ultrassonografia: vão ver o bebê! Isso pode ajudar a se sentirem mais ligados a ele. Para muitos homens, ver o bebê na tela durante essa ultrassonografia pode ser o momento em que a gravidez se torna real.

Nesse exame, mede-se o comprimento do bebê (ver p. 139) e, com isso, se calcula sua idade. Até por volta da 14ª semana, todos os bebês crescem de forma semelhante. Então, não importa se você ou seu parceiro são altos ou baixos: até este estágio de desenvolvimento, o seu bebê tem o mesmo tamanho que os de outros casais.

Nem sempre o cálculo da data estimada do parto (ver p. 74) com base no primeiro dia de sua menstruação é exato, principalmente se seu ciclo for longo ou irregular. A ultrassonografia pode fornecer uma data mais exata para o nascimento, mas não dá certeza – pouquíssimos bebês nascem na data esperada.

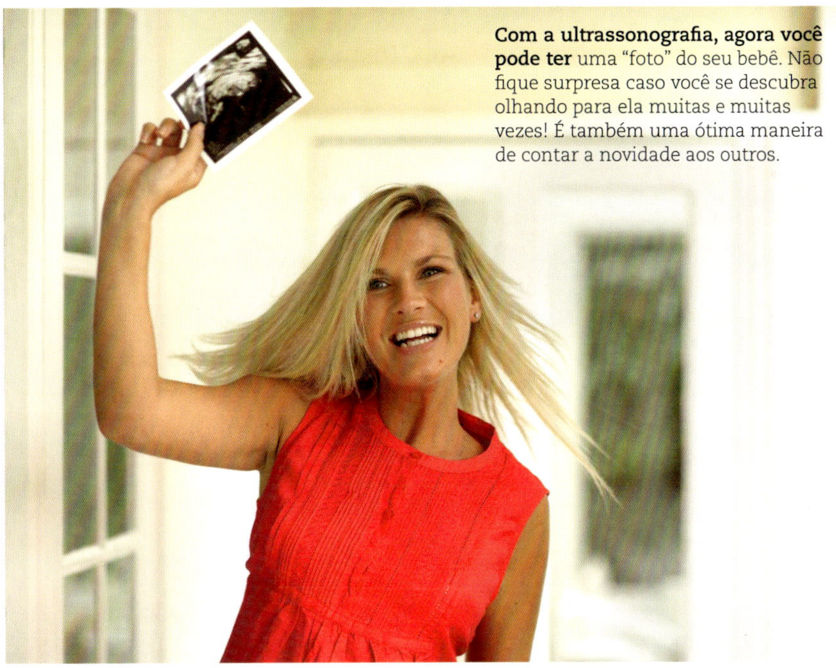

Com a ultrassonografia, agora você pode ter uma "foto" do seu bebê. Não fique surpresa caso você se descubra olhando para ela muitas e muitas vezes! É também uma ótima maneira de contar a novidade aos outros.

FOCO EM... PAIS

Está mesmo acontecendo!

Como "quase" papais, ir à primeira ultrassonografia pode ser um momento tanto de grande entusiasmo como de alguma inquietude. É normal que vocês queiram saber se o bebê está bem e fiquem ansiosos.

A primeira ultrassonografia pode parecer um tanto técnica, pois é usada para ouvir os batimentos cardíacos do bebê e tirar algumas medidas, mas também é muito emocionante. Na realidade, a primeira ultrassonografia lhe dá a primeira visão dessa nova vida: permite que veja o bebê se mexendo, com as pernas chutando e os braços se agitando, mesmo que sua parceira ainda não possa sentir esses movimentos.

Talvez o maior choque nesse exame seja o fato de ficar frente a frente, pela primeira vez, com a evidência física de que o bebê realmente existe. Sua parceira pode estar mais acostumada com a ideia da gravidez, pois está carregando o bebê. Mas este ultrassom torna a gravidez muito mais real, e você pode até se surpreender com o quanto vai se emocionar.

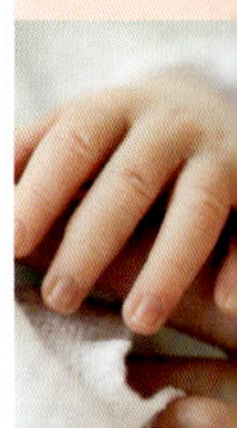

O primeiro ultrassom

O primeiro ultrassom, entre a 10ª e a 14ª semana, pode informar o tempo de sua gestação com uma margem de erro de cinco a sete dias. Isso ajuda a prever a data do parto e a definir o momento certo de se fazerem outros exames.

Sua primeira ultrassonografia

Essa primeira ultrassonografia ajuda a determinar com exatidão a idade gestacional do bebê. Isto é bastante útil se você não tiver certeza de quando foi sua última menstruação, se suas menstruações forem irregulares ou se você engravidou logo depois de parar de tomar algum contraceptivo. Neste estágio da gravidez, o bebê pode ser medido da coroa até a parte traseira (do topo da cabeça até as nádegas). Determinar com precisão o início de sua gravidez é importante não somente para estimar a data do parto e dos testes diagnósticos e de triagem, mas também porque ajuda a evitar diagnósticos errados de problemas como crescimento fetal restrito (ver p. 284). A data do parto pode ser reajustada neste exame, caso a diferença entre a data com base na menstruação e a com base no tamanho coroa-nádegas for maior do que 5-7 dias.

Se você tiver sangramento ou dores, a ultrassonografia pode ser solicitada antes da 10ª semana para descartar a possibilidade de um aborto ou gravidez ectópica (ver p. 93).

Como o exame é feito Durante a ultrassonografia, ondas sonoras de alta frequência emitidas por um aparelho manual chamado transdutor passam pelo abdome: conforme batem no tecido sólido, são traduzidas em imagens que podem ser vistas na tela de um computador e interpretadas por um técnico.

Vão pedir que, antes do exame, beba bastante água, para elevar o útero e fornecer uma imagem mais nítida. O técnico colocará um pouco de gel frio sobre seu abdome para maximizar o contato com a pele e moverá o transdutor gentilmente pela região.

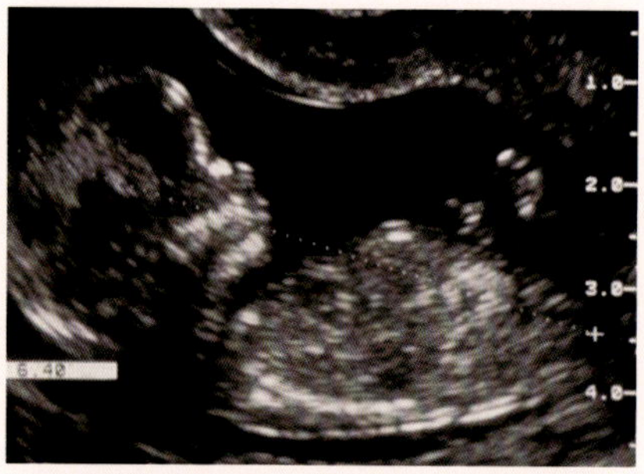

Na 12ª semana, o feto é uma pessoa em miniatura. A testa, as cavidades oculares e o narizinho são visíveis de perfil.

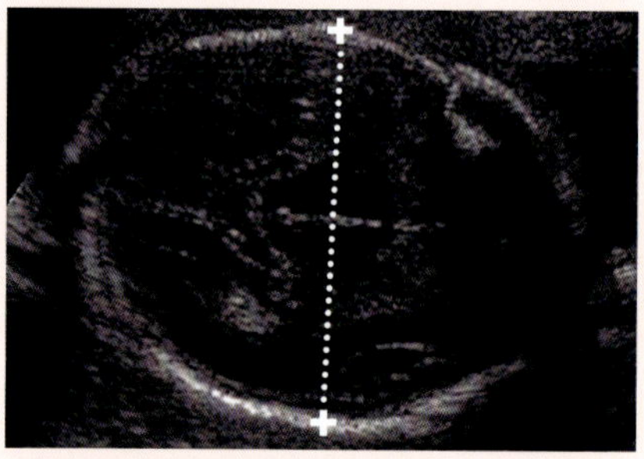

Medir o diâmetro biparietal da cabeça do bebê ajuda a avaliar seu crescimento e a datar a gestação.

O QUE O ULTRASSOM MOSTRA

O que se vê no primeiro?

Além de confirmar as datas, a primeira ultrassonografia pode revelar algumas outras informações muito úteis.

- **O exame vai confirmar se** sua gestação é única ou múltipla (gêmeos, trigêmeos ou mais).
- Pode revelar **anomalias uterinas,** como útero didelfo, embora seja raro. Também podem ser identificados miomas (tumores benignos).
- **O exame pode detectar um cisto ovariano** (corpo-lúteo) no ovário que produziu o óvulo. Eles são comuns e podem persistir no primeiro trimestre.
- Pode mostrar **anomalias fetais,** mas esse diagnóstico é mais apurado no ultrassom da 20ª semana, quando se veem mais nítidos os órgãos (ver p. 214).

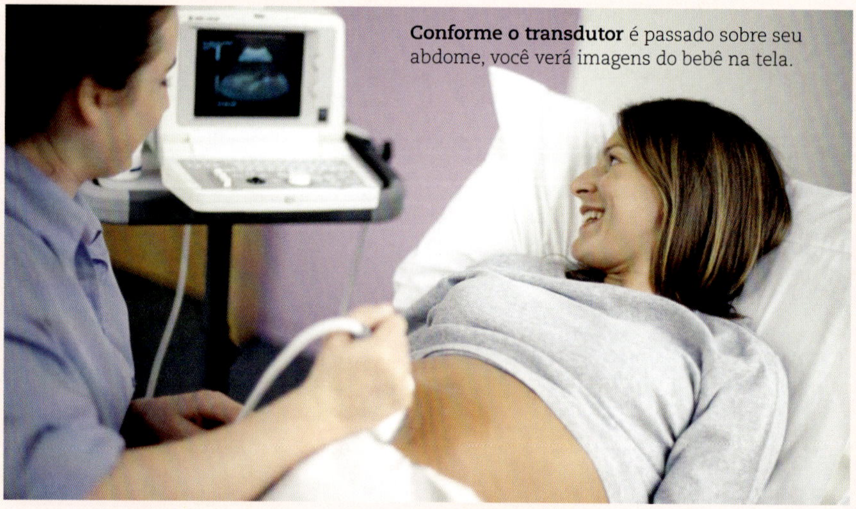

Conforme o transdutor é passado sobre seu abdome, você verá imagens do bebê na tela.

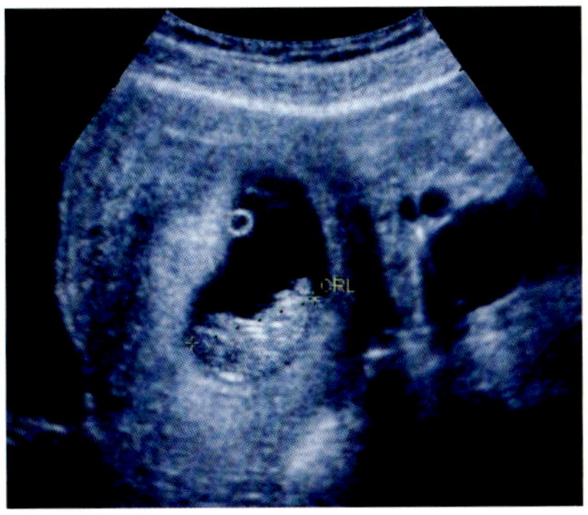

JÁ ESTÁ COM 11 SEMANAS E 2 DIAS

Faltam 201 dias...

SEU BEBÊ HOJE

Esta imagem mostra, em cima, o saco vitelino com a placenta, à esquerda, vista como um revestimento mais espesso do útero. O bebê está na parte inferior, deitado de costas.

O primeiro ultrassom é tranquilizante: uma oportunidade de checar o progresso e o desenvolvimento do bebê.

No ultrassom, sua gravidez é datada com base no comprimento do bebê da coroa até a parte traseira, pois ele está – e permanecerá – "dobrado". Essa medida é o CCN (comprimento cabeça-nádega).

Quando o bebê já consegue flexionar a coluna vertebral e mover o pescoço, essa medição precisa ser feita com o bebê numa posição específica e isso pode demorar certo tempo para ser realizado. Usa-se para estimar a data de nascimento, que pode diferir da que você calculou (p. 74).

Nesse primeiro ultrassom, deverá ser possível identificar as pernas e os braços, as mãos e os pés do bebê, a coluna vertebral, alguns aspectos do desenvolvimento do cérebro, a barriga cheia de líquido e a bexiga. De agora em diante, os rins do bebê produzem pequenas quantidades de urina, e a bexiga dele começa a encher.

FALANDO NISSO...

O exame de ultrassom dá apenas uma estimativa. A probabilidade de o bebê nascer na data prevista é de apenas cerca de 5%.

Então, mantenha a data prevista de nascimento em mente, mas não espere que o bebê seja pontual!

PERGUNTE AO... OBSTETRA

Minha gravidez provocou alguns sintomas e agora sinto que meu corpo não faz parte de mim. Como posso relaxar e aproveitá-la? Nem todas as mulheres se adaptam bem à gravidez e, para algumas, lidar com sintomas, preocupações e problemas, como o ganho de peso, faz com que se sintam fora de controle. A melhor maneira de lidar com esses sentimentos é aceitar as mudanças e continuar em contato com o corpo, exercitando-o e reservando um tempo para focar-se no que está acontecendo dentro de você. Passamos a maior parte da vida ouvindo todas as coisas que acontecem do lado de fora do nosso corpo, mas gastamos pouco tempo nos concentrando no que acontece dentro dele.

Dedique alguns minutos do seu dia para praticar respiração profunda e para relaxar: considere a possibilidade de aprender algumas técnicas de meditação e ioga para grávidas (ver à direita).

As mudanças drásticas que acontecem em seu corpo podem refletir-se em alterações emocionais e de sentimentos que vivencia durante a gravidez. Em alguns dias, pode estar animada e entusiasmada com a perspectiva de se tornar mãe; em outros, ficar oprimida e ansiosa.

Talvez os nove meses de gestação sejam a maneira de a natureza dar tempo para acostumarmo-nos à ideia da maternidade, a lidarmos com nossas emoções e nos prepararmos para o nascimento. Portanto, tente relaxar, mas, se estiver se sentindo muito ansiosa, aconselhe-se com o obstetra.

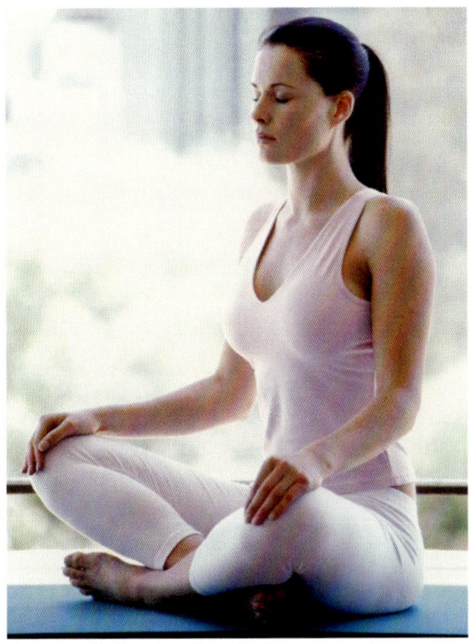

Esta posição simples de ioga permite relaxar inteiramente o corpo e a mente. Considere a possibilidade de participar de aulas de ioga para grávidas, pois é uma ótima maneira de aprender técnicas e também de conhecer outras futuras mamães.

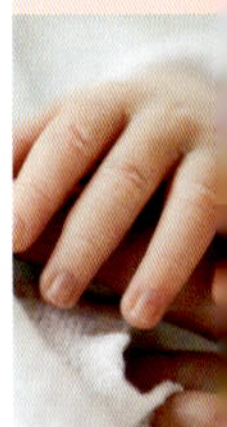

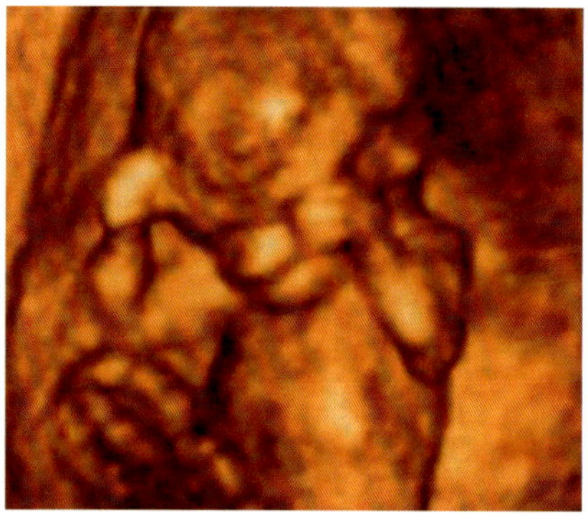

JÁ ESTÁ COM 11 SEMANAS E 3 DIAS

Faltam 200 dias...

SEU BEBÊ HOJE

O bebê agora flutua no líquido amniótico e seus membros estão mais desenvolvidos, permitindo que faça muitos movimentos. Os lábios e os dedos, já completamente separados, estimulam os sentidos.

Seu rosto está cheio de espinhas, como na adolescência? Não se preocupe, são novamente os hormônios e isso vai passar.

Durante a gravidez sua pele está suscetível a alterações. Algumas mulheres desenvolvem manchas ou acne, em razão dos altos níveis de progesterona. O contrário também pode ocorrer e você pode ficar com a pele seca, também por causa dos hormônios. A secura pode piorar na região abdominal conforme o bebê se desenvolve e sua pele estica.

As sardas e pintas podem ficar mais escuras. Você também pode perceber pequenas linhas vermelhas no peito ou nas pernas: são as chamadas "aranhas" vasculares (ver p. 134), cuja causa é o maior fornecimento de sangue à pele, dilatando os vasos e tornando-os mais visíveis.

Outras mulheres acham que os elevados níveis de estrogênio melhoram a condição da pele, se comparada ao período anterior à gravidez. O "brilho" da gravidez se deve ao maior afluxo de sangue durante esse período, que lhe confere uma aparência mais saudável.

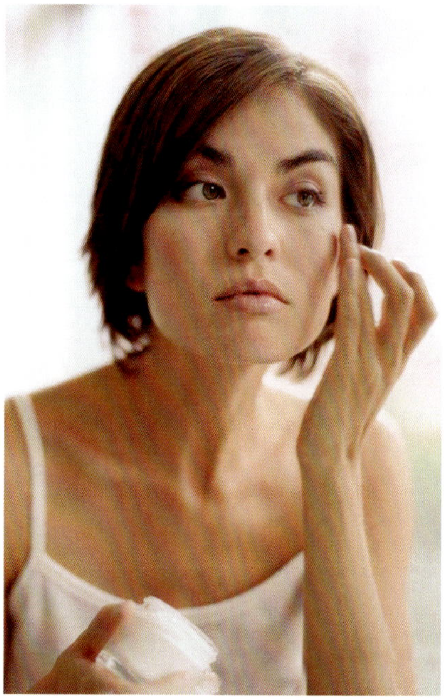

A pele pode se tornar seca e quebradiça no rosto, e em outras partes do corpo. O uso de um bom hidratante deve ajudar.

PERGUNTE AO... OBSTETRA

Desde que fomos fazer o ultrassom, meu parceiro ficou superprotetor. Isso é normal? Demonstrando esses sentimentos e cuidando de você, seu parceiro está reconhecendo sua responsabilidade e seu carinho em relação ao bebê. Se você acha que ele está se preocupando demais, conversem sobre outras maneiras de ele se sentir envolvido na gravidez e preparado para a chegada do bebê. Tente acompanhar o envolvimento e o entusiasmo do seu parceiro – é uma ótima maneira de fortalecer o relacionamento e, juntos, se prepararem para o que está por vir.

HORA DE PENSAR EM...

Comunicar ao empregador

Assim que seu empregador souber que você está grávida, as leis trabalhistas que a protegem serão aplicadas; portanto, é aconselhável informá-lo o mais rápido possível. A maioria dos "futuros pais" espera até a 12ª semana para contar, quando se reduz o risco de aborto espontâneo.

- **É recomendável** que você informe, por escrito, ao seu empregador sobre a gravidez e a data prevista de nascimento.
- **Seu empregador** deve avaliar os riscos em seu ambiente de trabalho. Quaisquer perigos identificados devem ser removidos ou, se isso não for possível, devem-se tomar medidas alternativas.
- **Converse sobre** quando começará a licença-maternidade, quando sairá de férias, entre outros direitos. Se o bebê nascer antes do esperado ou sua licença-maternidade começar mais cedo do que o previsto por causa de alguma doença, o acordo pode ser alterado no curto prazo.
- **Seu empregador** deve respeitar seu direito à confidencialidade, caso você deseje manter sua gravidez em sigilo.

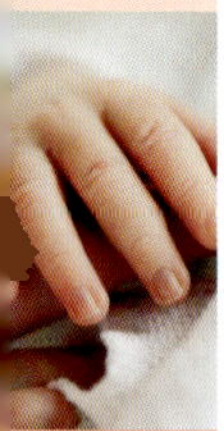

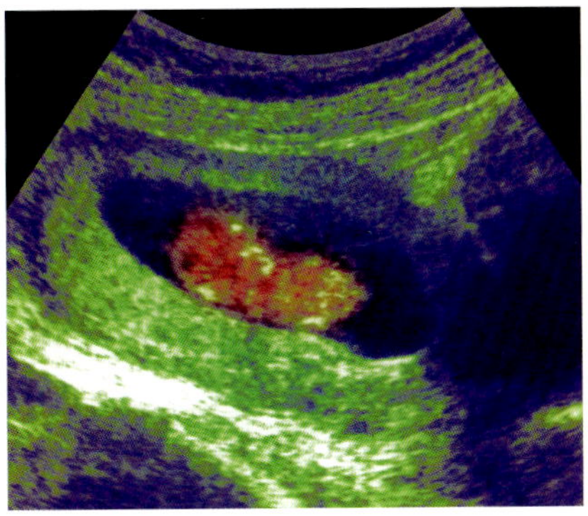

JÁ ESTÁ COM 11 SEMANAS E 4 DIAS

Faltam 199 dias...

SEU BEBÊ HOJE

Neste ultrassom colorido, vê-se o feto dentro do útero. Nesta fase de desenvolvimento, ele mede aproximadamente 5,4 cm da coroa até a parte traseira e pesa cerca de 14 g.

Por volta desta 12ª semana, os batimentos cardíacos do bebê podem ser ouvidos com o estetoscópio.

Nesta fase, o coração do bebê bate cerca de 120 a 160 vezes por minuto, pelo menos duas vezes mais rápido do que o seu. O coração e seu sistema interno de condução elétrica estão estruturalmente completos, mas a inervação externa ainda é bastante imatura. Os nervos ligados ao coração influenciam seu ritmo, reduzindo gradualmente o número de batimentos no decorrer da gravidez.

O coração do bebê é pequeno e, para manter uma potência adequada, não é capaz de aumentar a quantidade de sangue que bombeia a cada batida (como nós fazemos), em vez disso aumenta o número de batidas por minuto.

A cavidade abdominal é grande o suficiente para conter os intestinos. Antes eram saliências fora do corpo do bebê, agora se encaixam na cavidade abdominal. Os intestinos, ainda do lado de fora, haviam começado uma rotação, que agora, dentro da cavidade abdominal, se completa. Uma vez lá dentro, a posição do intestino permanece fixa e aumenta o seu diâmetro, à medida que as alças do intestino se tornam ocas.

TABAGISMO: OS FATOS

Se você apenas reduziu o fumo, em vez de parar, continue a ler. Muitos fumantes inalam mais profundamente quando fumam menos, aumentando a ingestão de toxinas prejudiciais. Veja como o fumo afeta o seu bebê:

- **O monóxido de carbono,** a nicotina e outras substâncias que você inala passam dos seus pulmões para a corrente sanguínea e atravessam a placenta.
- **A nicotina** aumenta os batimentos cardíacos do bebê enquanto ele luta para obter mais oxigênio, o que pode afetar o crescimento.
- **Fumar aumenta o risco** de aborto espontâneo, parto prematuro e baixo peso ao nascer. A exposição às substâncias químicas do tabaco torna o bebê mais propenso a sofrer de doenças como asma e infecções pulmonares após o nascimento, o que pode ser suficientemente grave para garantir uma internação.
- **Há também um risco maior** de óbito fetal, se você ou seu parceiro fumarem. Seu parceiro também deve parar.
- **Se você vive com um fumante,** estará inalando milhares de substâncias químicas, tóxicas e cancerígenas que são liberadas no ar ao seu redor.
- **Vários estudos** confirmaram que o tabagismo passivo pode resultar em problemas de saúde e aumentar o risco de aborto espontâneo e parto prematuro.

FOCO EM... GÊMEOS

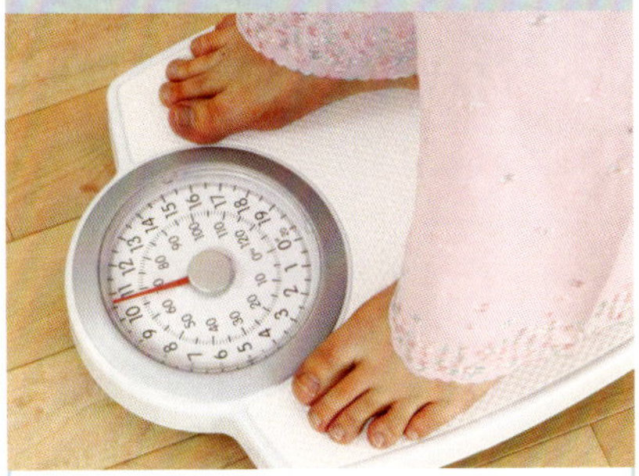

Alimentando dois?

Se você está esperando gêmeos, já ganhou em torno de 5 kg. Em geral, o ganho de peso precoce é algo bom, especialmente no seu caso, pois esse é um momento vital para a formação e o desenvolvimento dos órgãos do bebê. Um bom ganho de peso recomendado é:

- **Para gêmeos,** o ganho de peso total é de 16 kg a 20 kg, de preferência 11 kg até a 24ª semana, seguidos de um aumento gradual até o nascimento.
- **Para trigêmeos,** o ganho de peso total é de 23 kg a 27 kg, de preferência 16 kg até a 24ª semana, seguidos de um aumento gradual até o nascimento.
- **Para quadrigêmeos,** o ganho de peso total é de 31 kg a 36 kg; idealmente, a maior parte do peso até a 24ª semana.

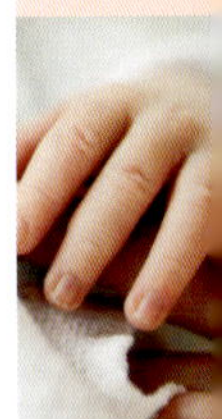

Testes para anomalias cromossômicas

Testes de rotina opcionais avaliam o risco de doenças cromossômicas, como as síndromes de Down, de Edwards e de Patau. Se o risco for alto, vão lhe oferecer um exame diagnóstico (ver pp. 152-153) para um resultado definitivo.

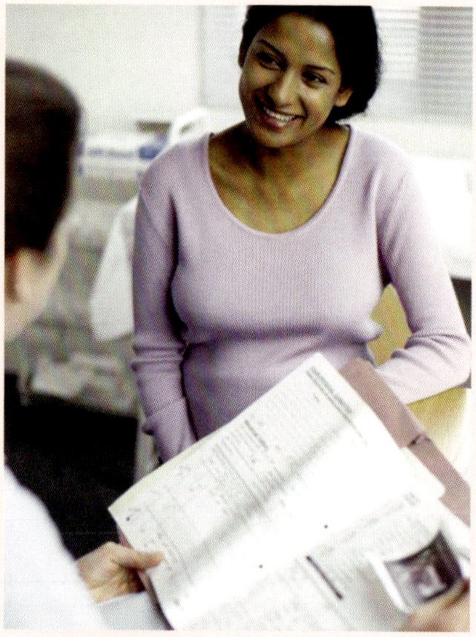

Seu obstetra vai explicar com antecedência os testes de triagem disponíveis, para que você esteja inteiramente informada antes de fazer qualquer teste.

Para que servem os testes

Além da síndrome de Down, os testes de triagem também avaliam o risco de outras anomalias cromossômicas, como síndrome de Patau (trissomia 13) e síndrome de Edwards (trissomia 18). Os bebês com essas patologias apresentam anomalias físicas e mentais mais graves do que os bebês com síndrome de Down e raramente sobrevivem mais de um ano. Essas patologias são raras e, a cada ano, cerca de um em cada 10 mil bebês nasce com trissomia 13 e um em cada 6 mil bebês nasce com trissomia 18, comparando-se a um em cada 800 bebês que nascem com síndrome de Down.

O teste "combinado"

O teste de triagem recomendado para a síndrome de Down é o teste "combinado", realizado entre a 10ª e a 14ª semanas. O teste combinado é recomendado por ser de alta precisão e seus resultados são obtidos rapidamente. O teste usa da combinação de um exame de sangue com um ultrassom do bebê. O ultrassom mede a espessura da pele na nuca do bebê, chamada de prega nucal (ver o quadro ao lado). O exame de sangue observa os níveis de duas substâncias químicas: a proteína plasmática A (PAPP-A) associada à gravidez e um dos hormônios da gravidez, a gonadotrofina coriônica humana (hCG). O resultado do exame de sangue é combinado com a idade da mãe e a medição da prega nucal. Uma fórmula matemática é, então, utilizada para calcular o risco de o bebê ter síndrome de Down.

Se você fizer o exame de sangue antes do ultrassom, normalmente receberá o resultado logo após o ultrassom. Se seu sangue for colhido no momento do ultrassom, os resultados chegarão alguns dias depois. O risco de o bebê ter síndrome de Down, segundo o teste combinado, pode ser maior, menor ou igual ao teste com base somente na idade da mãe.

Exame pré-natal não invasivo (EPNI)

O DNA é o material genético recebido de nossos pais que determina características como a cor dos olhos e qualquer doença genética. Durante a gravidez, há DNA livre do bebê presente na circulação materna. Quando se analisa sangue da mãe em busca da presença do cromossomo 21, 18 e 13, uma quantidade maior que a média prevê que o bebê pode ter uma dessas síndromes. Esse teste é o teste de triagem mais preciso disponível para a detecção das síndromes de Down, Edwards e Patau, com índices de detecção de 99% para as síndromes de Down e Edwards e de 92 a 99% para a

ENTENDENDO OS EXAMES

A precisão dos testes de triagem

A taxa de detecção da síndrome de Down, que costuma ser avaliada somente pela idade materna, aumentou significativamente com a quantidade atual de testes de triagem disponíveis. O objetivo desses testes de triagem é fornecer uma alta taxa de detecção da síndrome de Down e uma baixa taxa de "falso resultado positivo". O falso resultado positivo significa que o teste de triagem indicou um alto risco da síndrome de Down, mas diagnósticos posteriores esclareceram que a mãe teria sido exposta a testes desnecessários.

Testes	Período (semanas)	Taxa de detecção	Falso resultado positivo
Teste combinado	11-14	85%	5%
Teste DNA fetal livre	Após a 10ª semana	99%	0,2%
Teste quádruplo	15-22	76%	5%

síndrome de Patau. É retirada uma amostra de sangue da mãe após a 10ª semana completa e os resultados são disponibilizados dentro de 10 dias.

O teste consegue prever o sexo e o tipo sanguíneo do bebê, e pode ser usado também para detectar gravidez de gêmeos, embora não consiga determinar o sexo dos bebês. O resultado desse teste é positivo, negativo ou inconclusivo. Se o resultado for inconclusivo, significa simplesmente que não houve quantidade suficiente de DNA fetal livre, então você poderá repetir o teste.

Testes quádruplos

Se seu hospital não oferece o exame de translucência nucal, pode oferecer, em seu lugar, o teste triplo ou quádruplo. Se você agendar após a 14ª semana e quiser fazer um exame de triagem para a síndrome de Down, vão oferecer a você o teste quádruplo, que mede níveis de hCG, AFP, estriol e inibina A, cujos níveis se alteram em gestações de bebês com síndrome de Down. O teste para as síndromes de Down e de Patau é feito por ultrassom após a 20ª semana.

Um teste positivo

É importante lembrar que um resultado positivo não significa que o bebê tenha a síndrome de Down. Por exemplo, se houver risco de 1 em 100 da síndrome de Down, o teste será "positivo". Se seu risco for maior que 1 em 150 (de 1 em 2 até 1 em 150), esse é um resultado de risco mais elevado. Contudo, um risco de 1 em 150 significa que há uma chance de 149 em 150 de que seu bebê não tenha uma síndrome cromossômica. Fale com seu médico ou conselheiro genético para entender seus riscos e decidir se você quer ter um exame diagnóstico (ver pp. 152-153) para um resultado definitivo.

Entre os fatores que podem afetar sua decisão de fazer um teste diagnóstico estão seu nível de ansiedade, seu medo de que aconteça um aborto espontâneo e o que você faria se descobrisse que seu bebê tem uma síndrome cromossômica. Algumas pesquisas sugerem que as mulheres têm maior probabilidade de desfrutar de sua gravidez e aceitar o diagnóstico se souberem de antemão que seu bebê tem síndrome de Down. Portanto, há várias questões envolvidas nos testes diagnósticos.

Se o seu teste de triagem for positivo para algum outro distúrbio cromossômico mais grave, como a trissomia 13 ou 18, o médico vai conversar com você sobre a perspectiva do bebê nessas condições – a maioria morre cedo, às vezes na primeira semana de vida – para ajudá-la a decidir o que fazer. Em alguns casos, essas doenças estão associadas a anomalias detectadas no primeiro ultrassom (ver p. 138), e a presença delas, combinada a um teste positivo, pode confirmar o diagnóstico. No entanto, muitas mulheres optam por fazer um teste diagnóstico antes de decidir se convém buscar, ou não, uma licença para interromper a gravidez.

Teste de triagem posterior

Outra opção é fazer um ultrassom especializado para procurar marcadores da síndrome de Down entre a 17ª e a 22ª semanas. Se o ultrassom não mostrar nenhum sinal da síndrome de Down, o risco de o bebê ser afetado é reduzido. No entanto, no segundo trimestre, um ultrassom não é um exame tão preciso para detectar a síndrome de Down como os outros testes de triagem, e, por isso, essa opção só deve ser considerada se você se opuser terminantemente à realização de um exame diagnóstico, como a amniocentese, e sinta que não precisa de um diagnóstico definitivo.

COMO O TESTE É FEITO

Teste da translucência nucal

Um ultrassom, conhecido como translucência nucal, é realizado entre a 11ª e a 14ª semana de gravidez para ajudar a avaliar o risco de o bebê ter a síndrome de Down. Durante o exame, é medida a profundidade do líquido sob a pele na nuca do bebê, conhecida como prega nucal. Se essa medida for alta, há líquido em excesso presente, o que significa que o bebê tem um risco maior de ter a síndrome de Down. A medição é então combinada com os resultados dos exames de sangue e o risco médio com base na sua idade, para avaliar o risco individual para a síndrome de Down em seu bebê. Se o risco for maior do que 1 em 250, você será aconselhada a fazer um exame diagnóstico, como a amniocentese ou a biópsia de vilo corial, para obter um resultado definitivo (ver p. 152).

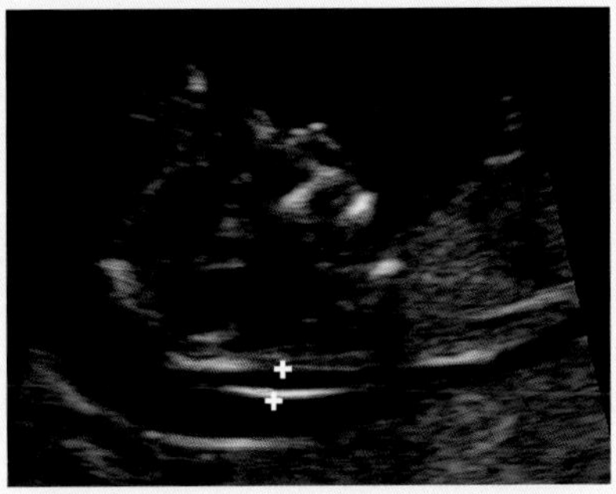

A pequena profundidade do líquido visto na prega nucal deste ultrassom significa que o feto tem baixo risco de nascer com a síndrome de Down.

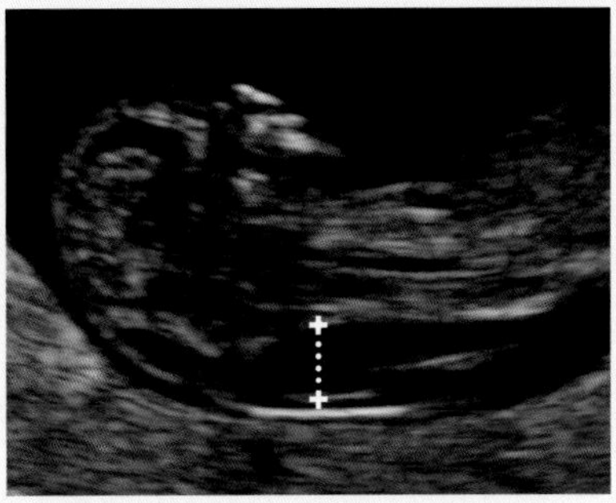

A prega nucal mais grossa, vista neste ultrassom, indica que o feto corre maior risco de nascer com a síndrome de Down: convém conversar sobre um exame diagnóstico.

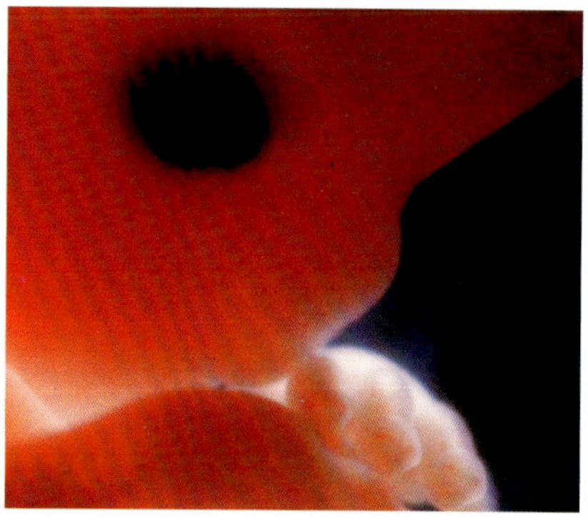

JÁ ESTÁ COM 11 SEMANAS E 5 DIAS

Faltam 198 dias...

SEU BEBÊ HOJE

Neste estágio, os olhos ainda não estão na posição definitiva e dominam a aparência do rosto. Também não são sensíveis à luz, ainda, e permanecem bem protegidos por trás da cobertura da pálpebra.

Fazer o primeiro ultrassom nesta semana e saber que seu risco de aborto é reduzido significa que você pode começar a relaxar.

Este pode ser um momento muito positivo para você, principalmente se estiver ansiosa desde o primeiro dia da gravidez. O risco de aborto cai conforme a gravidez avança e, ao final da 12ª semana, já não passa de 1%.

Assim que entrar no segundo trimestre, você vai começar a se sentir melhor (ver ao lado), e isso, combinado à informação de que o momento mais perigoso já passou, pode ajudá-la a relaxar. Se você manteve a gravidez em segredo, agora também pode aproveitar para contar aos outros.

FOCO EM... SEGURANÇA

Ultrassons seguros

O ultrassom é usado há anos e é considerado seguro. Crianças expostas a ultrassom pré-natal não apresentaram diferenças na fala, audição, visão ou desempenho escolar, ou qualquer aumento de risco de câncer. No entanto, o ultrassom só deve ser utilizado quando necessário.

FALANDO NISSO...

O ultrassom médico é utilizado desde o início dos anos 1960.

No entanto, a primeira descoberta de técnicas de ecos sonoros de alta frequência, nas quais o ultrassom se baseia, foi em 1880, em Paris. No início do século XX, o ultrassom foi usado como uma ferramenta de terapia e, até a década de 1940, não havia sido utilizado como ferramenta de diagnóstico.

PERGUNTE AO... NUTRICIONISTA

Gosto muito de comer doces. Posso comê-los enquanto estiver grávida? Não precisa se abster de doces durante toda a gravidez, mas bolos e biscoitos em excesso podem empanturrá-la sem suprir outros nutrientes vitais para as necessidades de seu bebê. Então, não há problemas em comer guloseimas ocasionalmente, mas não deixe que elas substituam alimentos mais nutritivos. Uma pequena guloseima após uma refeição é preferível a um bolo grande no lugar do almoço.

É uma boa ideia levar consigo petiscos nutritivos ou deixá-los no trabalho. Dessa forma, quando você tiver vontade, é melhor que tenha algo à mão para beliscar do que ficar tentada por algum doce. Prepare saquinhos com damascos, ameixas secas e uva-passa, que são doces e também fornecem fibras e nutrientes essenciais como ferro.

Para ajudar a segurar a vontade de doces, faça refeições regulares. Isso ajuda a estabilizar seu nível de glicemia e pode reduzir o desejo por açúcar. Procure beber muita água todos os dias, pois às vezes você pode estar desidratada e não com fome. Beba um copo d'água antes de ceder ao doce e, se continuar com fome, coma algo leve e saudável, como um sanduíche, um iogurte, legumes com patê ou um pedaço de fruta.

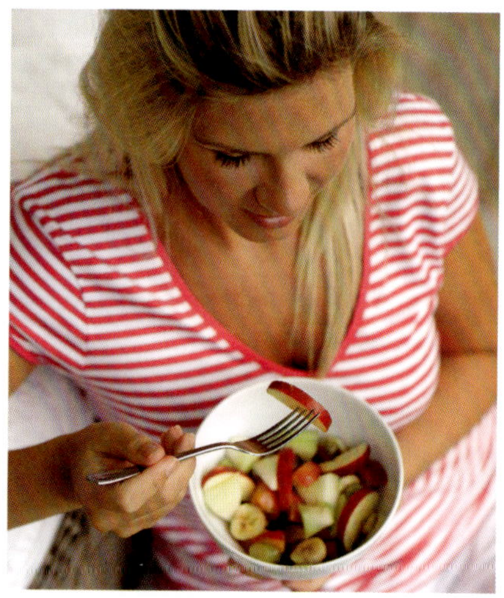

Com o açúcar das frutas, é possível satisfazer o desejo por doces. Você pode descobrir que se sente bem melhor após comer uma salada de frutas do que após comer uma barra de chocolate.

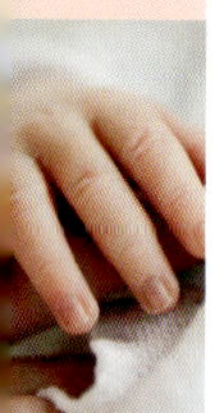

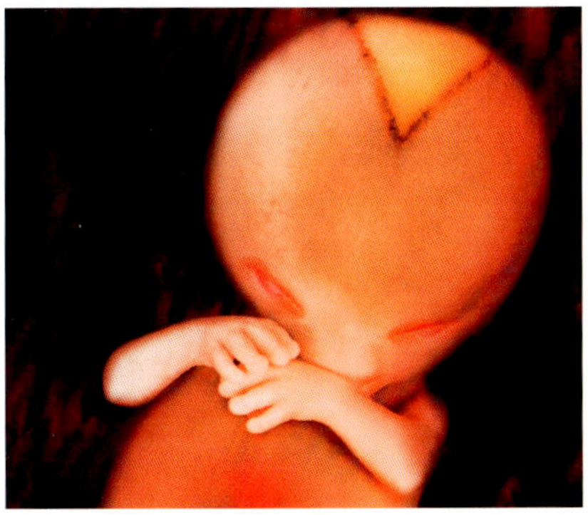

JÁ ESTÁ COM 11 SEMANAS E 6 DIAS

Faltam 197 dias...

SEU BEBÊ HOJE

Os ossos da frente do crânio continuam a se expandir e a recobrir a cabeça, protegendo as estruturas do delicado cérebro que aí está. O ponto frágil (moleira) entre os ossos do crânio (no centro) continua durante a gravidez e a infância.

Se você sentir falta de ar ao chegar ao topo da escada, entenda isso como um efeito colateral normal da gravidez.

Até o final do primeiro trimestre, é normal sentir um pouco de falta de ar. Isso porque o seu coração e os seus pulmões têm de trabalhar muito mais para suprir seu corpo com oxigênio, em razão de todas as mudanças que estão ocorrendo para que o bebê cresça.

A quantidade de oxigênio de que você precisa durante a gravidez é cerca de 20% a mais do que o normal: parte dele vai para a placenta (ver p. 127) e para o bebê, e o resto vai para os seus próprios órgãos. Para obter esse aumento na quantidade de oxigênio, você respira mais rápida e profundamente, quase hiperventilando, por isso sente falta de ar, especialmente ao se exercitar.

À medida que a gravidez continua, você pode notar que essa falta de fôlego ou impressão de que não está respirando muito profundamente continua ou está pior. Enquanto o bebê cresce, o útero vai se expandir para cima e seus órgãos abdominais vão reorganizar-se para obter mais espaço. Seus órgãos e o útero empurram o diafragma para cima, de modo que fica mais difícil respirar profundamente. Para obter todo o oxigênio de que precisa, você tem de respirar muito mais rápido. A progesterona também pode afetar sua frequência respiratória.

Caso tenha alguma preocupação quanto à falta de ar, não hesite em conversar com o médico.

FOCO EM... SAÚDE

Sentindo-se melhor?

Até o final deste trimestre, muitos dos sintomas iniciais da gravidez tendem a desaparecer.

- **A náusea** começa a diminuir e pode ser um alívio completo acordar de manhã sem se sentir mal. Seu apetite vai melhorar e você pode parar de se preocupar com o fato de o bebê estar sendo alimentado corretamente, o que muitas vezes é uma preocupação comum nas mulheres que sofrem de náuseas e vômitos. Se o mal-estar ainda não passou, não se preocupe – em algumas mulheres, ele dura mais (ver p. 159).
- **Você não precisará urinar** com tanta frequência, o que é uma ótima notícia, caso já tenha gasto uma enorme quantidade de tempo no banheiro. Isso porque seu útero está subindo na cavidade abdominal e, portanto, fazendo menos pressão sobre a bexiga.
- **A fadiga** que você pode ter sentido nesses primeiros meses provavelmente melhorou, e espera-se que esteja dormindo melhor agora que está mais relaxada.

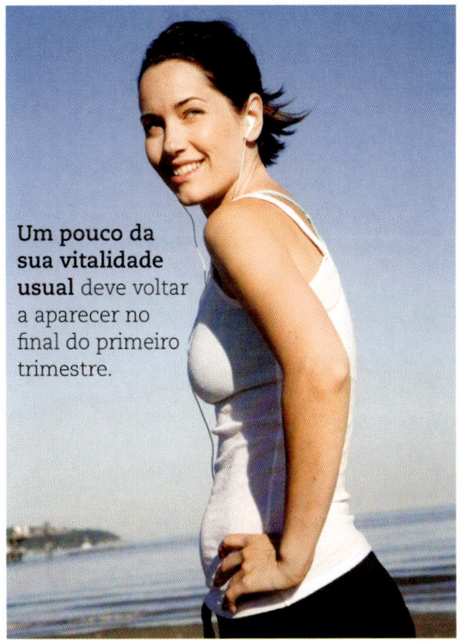

Um pouco da sua vitalidade usual deve voltar a aparecer no final do primeiro trimestre.

PERGUNTE AO... OBSTETRA

Aumentei o tamanho do meu sutiã. Será que esse aumento vai durar para sempre? A maioria das mulheres que teve bebês relata que o aumento no tamanho dos seios permanece, mas é pouco provável que seja a esse ponto! O efeito do estrogênio faz com que a gordura seja depositada nos seios e, após o parto, quando o leite chegar, seus seios vão ficar ainda maiores, mas se reduzem novamente quando você parar de amamentar.

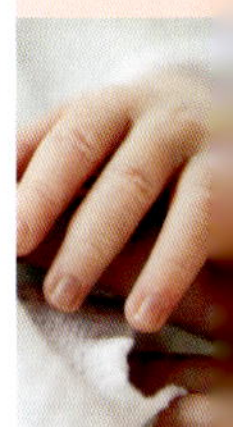

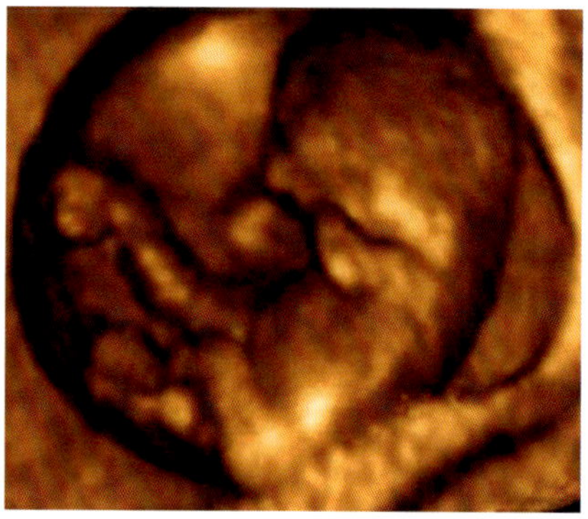

JÁ ESTÁ COM EXATAMENTE 12 SEMANAS

Faltam 196 dias...

SEU BEBÊ HOJE

Aqui, as pernas estão cruzadas e os braços estendidos. Nesta fase, o cordão umbilical é grosso e curto, mas vai encompridar à medida que o bebê crescer, tornando-se muito mais fino e espiralado.

Você alcançou o final do primeiro trimestre e, durante esse período, seu bebê evoluiu de uma esfera celular para um feto ativo.

SUA ENFERMEIRA OBSTÉTRICA

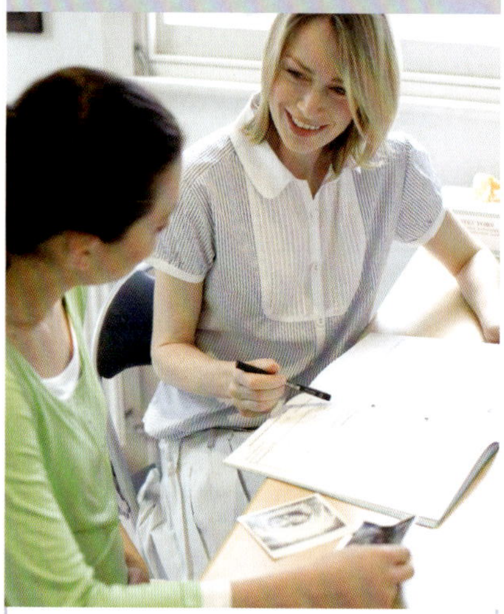

A maioria das mulheres desenvolve um bom relacionamento com a enfermeira obstétrica, que pode ser uma fantástica fonte de informações, conforto e segurança.

É importante que você seja muito honesta com ela. Como muitas mulheres, você pode relutar em revelar suas preocupações ou admitir alguns hábitos que não são saudáveis, talvez por medo de ficar envergonhada ou de ser repreendida. É muito provável que ela já tenha ouvido tudo isso e será capaz de ajudá-la e aconselhá-la – com sugestões previamente testadas.

É surpreendente a quantidade de coisas que o bebê já pode fazer, inclusive abrir a boca, bocejar e engolir. A capacidade de engolir se desenvolve mais cedo do que a sucção. O bebê vai começar a engolir o líquido amniótico, mas os movimentos de sucção não poderão ser identificados até entre a 18ª e a 20ª semanas. A deglutição incentivará o desenvolvimento do intestino. O líquido amniótico, então, entrará no estômago, e não nos pulmões, que agora são protegidos pelas cordas vocais e pela maior pressão do próprio líquido do pulmão. O líquido amniótico posteriormente é excretado como urina, assim que os rins do feto começarem a funcionar.

Depois de passar pelo estômago, o líquido amniótico entra no intestino delgado. As paredes intestinais estão desenvolvendo camadas musculares, mas estas ainda não se contraem de forma coordenada para mover o líquido ao longo do trato digestivo. Ainda vão se passar 20 semanas antes que a organização estrutural do intestino esteja finalmente completa. Muitas enzimas digestivas estão começando a ser liberadas no intestino, mas isso atualmente funciona mais como um estímulo para o desenvolvimento do que para servir à absorção de nutrientes.

Seu bebê depende de um fluxo constante de glicose, que é armazenada como glicogênio no fígado. Esse processo continua durante toda a gravidez.

O nível correto de glicose da mãe é controlado pela insulina secretada pelo pâncreas. A placenta, porém, tem pouco controle sobre a quantidade que tira da sua corrente sanguínea e passa adiante. Por essa razão, se o seu nível de glicose estiver muito alto, como no caso de um diabetes mal controlado, o bebê terá níveis elevados de glicose. Para manter um nível normal de glicose, ele vai secretar insulina, mas isso leva a um aumento da deposição de gordura e ganho de peso.

O TAMANHO REAL DO BEBÊ

Com 12 semanas, o comprimento do seu bebê da coroa até a parte traseira é de 5,4 cm.

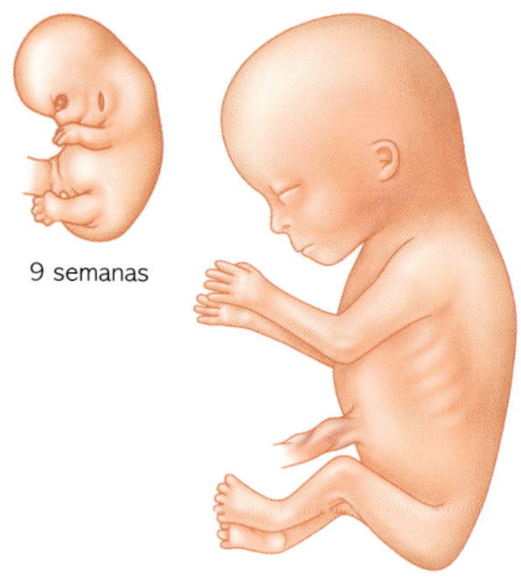

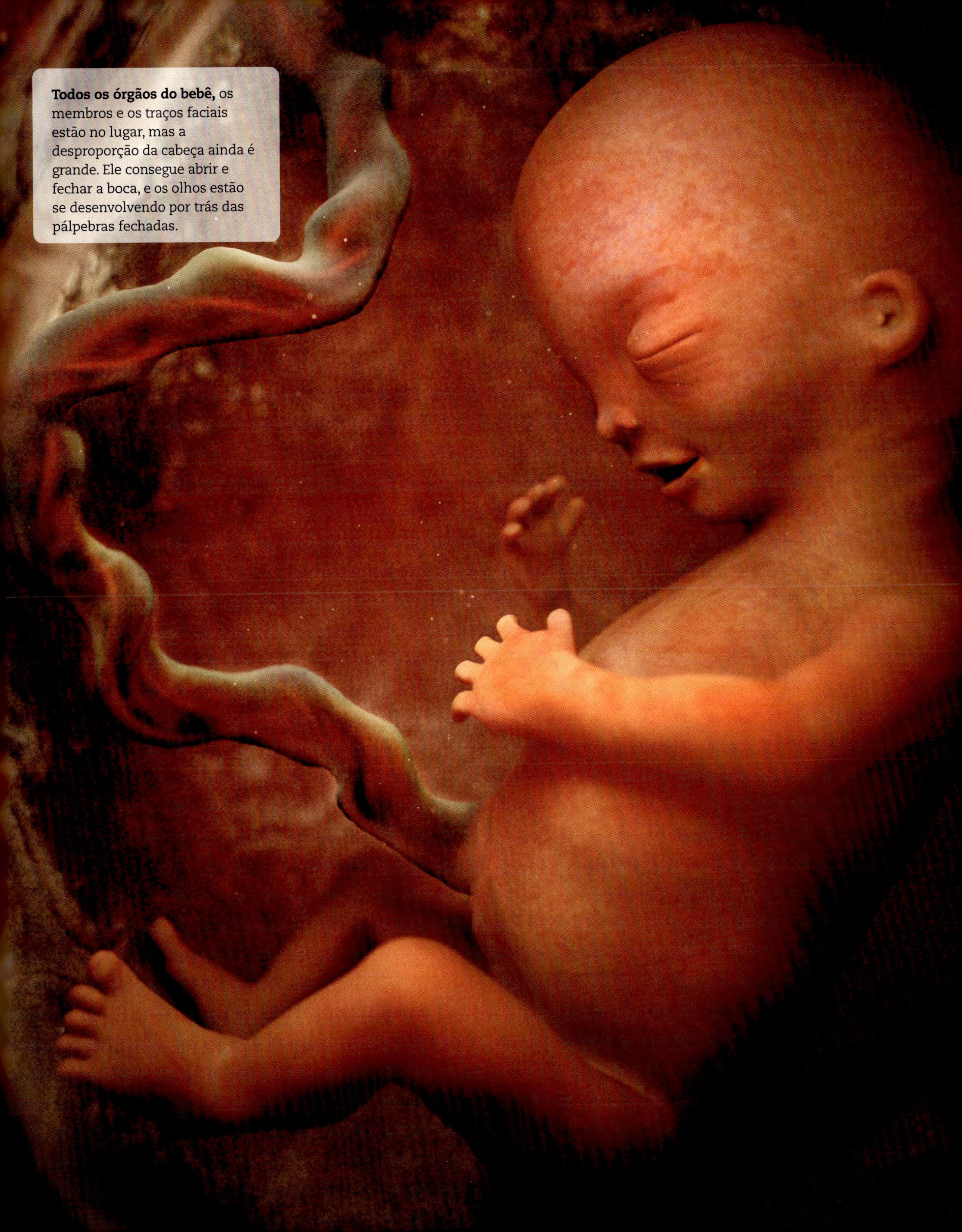

Todos os órgãos do bebê, os membros e os traços faciais estão no lugar, mas a desproporção da cabeça ainda é grande. Ele consegue abrir e fechar a boca, e os olhos estão se desenvolvendo por trás das pálpebras fechadas.

Bem-vinda ao seu 2º trimestre

SEMANA 13 | 14 | 15 | 16 | 17 | 18

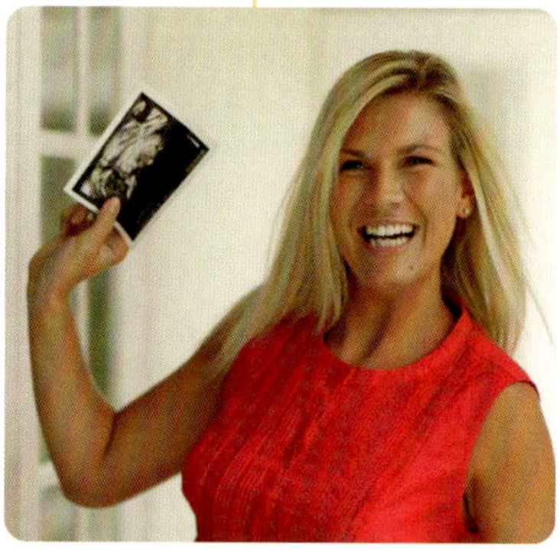

Espalhando a notícia Passado o primeiro trimestre com segurança, você provavelmente vai querer contar a boa notícia para todo mundo.

Visivelmente grávida Com o crescimento da sua barriga e o desaparecimento da cintura, você vai começar a parecer grávida e a se sentir assim.

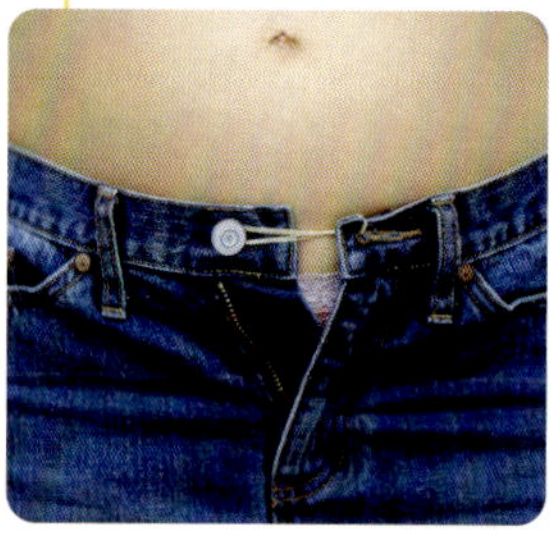

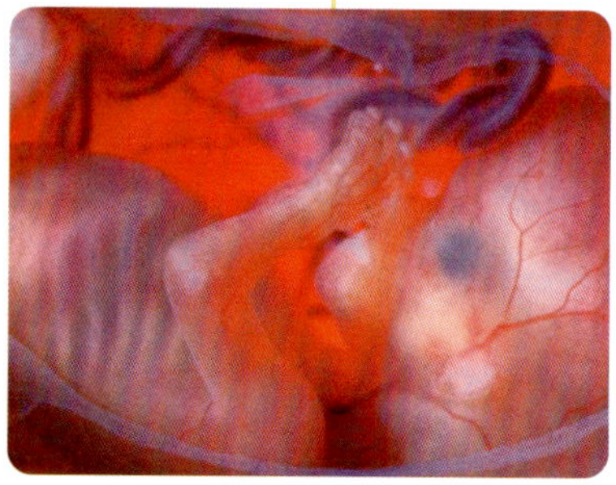

Na 16ª semana, a forma do bebê é visivelmente clara e humana. O corpo e os membros estão bem crescidos, e uma camada translúcida de pele revela os vasos sanguíneos sob ela.

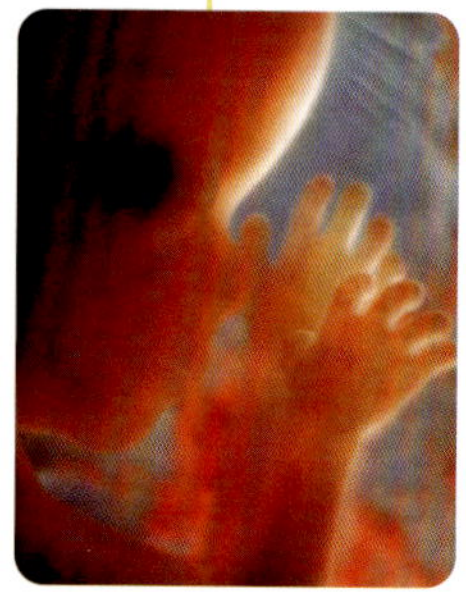

Na 17ª semana, os braços e as mãos já estão bem desenvolvidos, os dedos agora se movem livremente e podem segurar.

No terceiro mês, a sua gravidez se torna perceptível. No quinto mês, não dá para esconder.

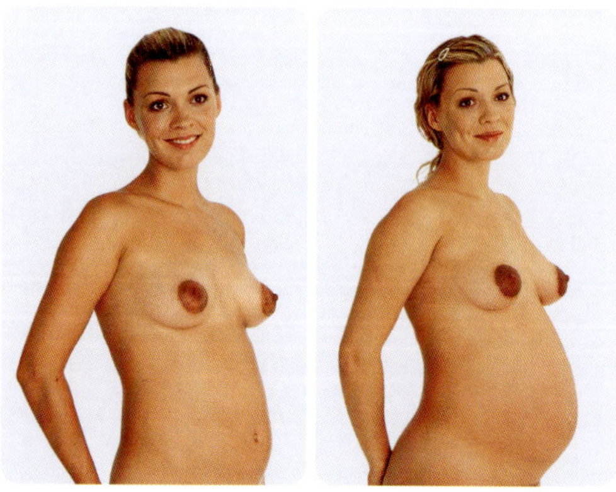

Segundo trimestre Conforme a gravidez começa a aparecer, você pode sentir uma energia renovada, pois desaparecem o cansaço e as náuseas do início da gestação. **Boa aparência** No final deste trimestre, você vai parecer absolutamente grávida, com seu bebê crescendo dia a dia.

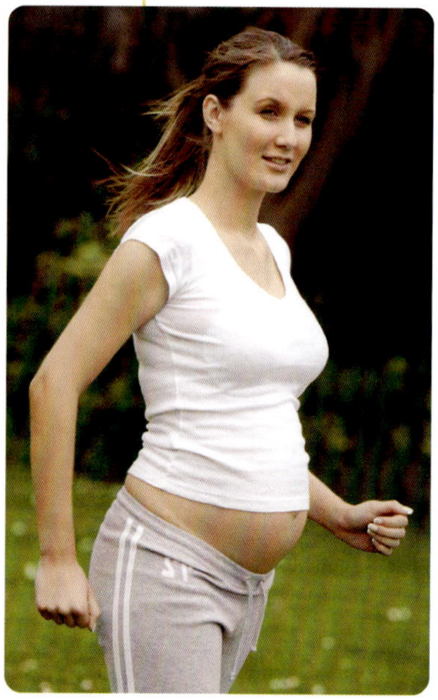

Disposta O exercício físico regular durante toda a gravidez vai beneficiar você e o bebê nos próximos meses e também ajudar a preparar seu corpo para o trabalho de parto.

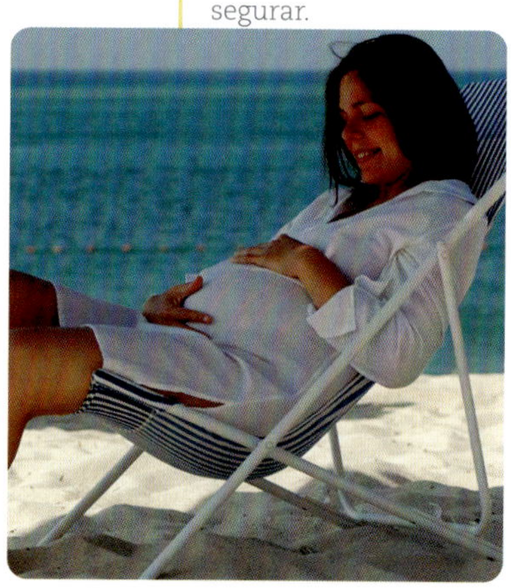

Hora de tirar férias O segundo trimestre é o momento ideal para se afastar de tudo, já que seus hormônios sossegam, seus níveis de energia aumentam e o parto ainda está a uma distância segura.

Fatos e números Mesmo no ventre, movimentos rítmicos, como numa caminhada, fazem o bebê dormir.

Agora, a sua gravidez começa a parecer “real” conforme o seu corpo muda e o bebê se mexe.

19 | 20 | 21 | 22 | 23 | 24 | 25

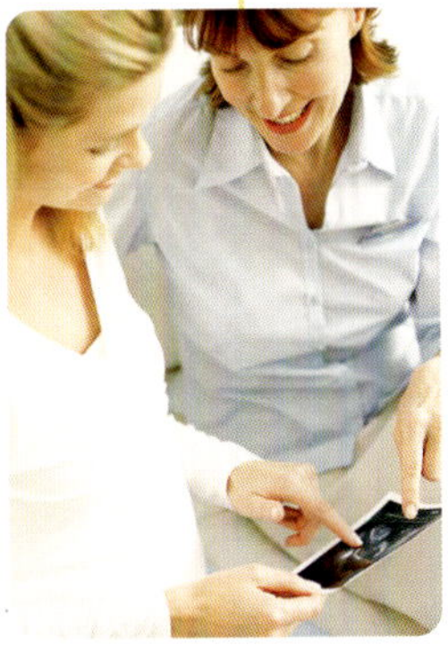

O ultrassom da 20ª semana Os principais órgãos do bebê estão claramente visíveis e vão ser estudados com mais detalhes para assegurar que seu desenvolvimento seja normal.

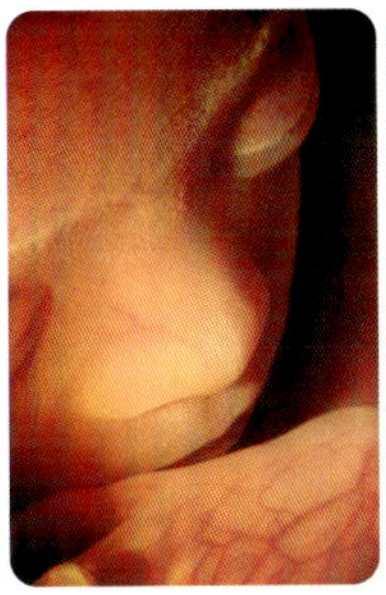

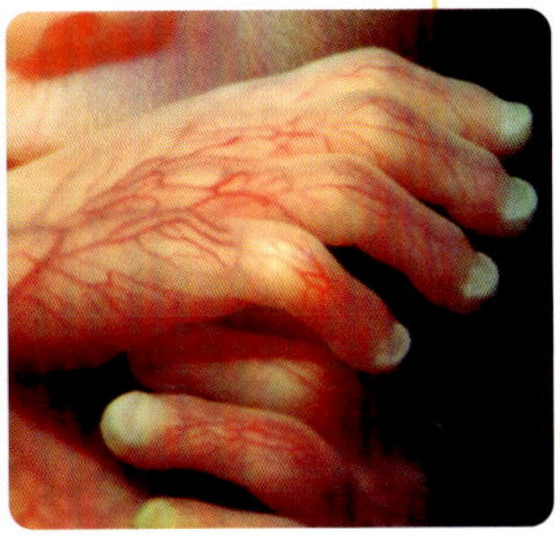

Com 23 semanas, as características faciais do bebê são claras, com sobrancelhas e cílios visíveis. Nas mãos, as unhas começam a crescer.

Fatos e números Com 21 semanas, seu bebê mede cerca de 27 cm da coroa ao calcanhar.

Alto e claro Com 24 semanas, o bebê pode ouvir os sons do exterior e pode reagir movimentando-se.

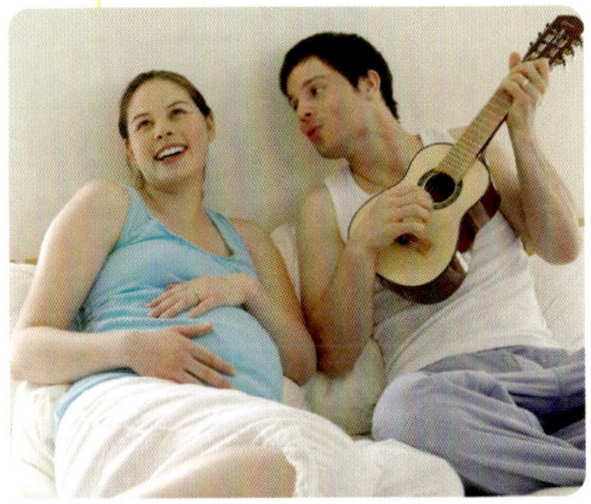

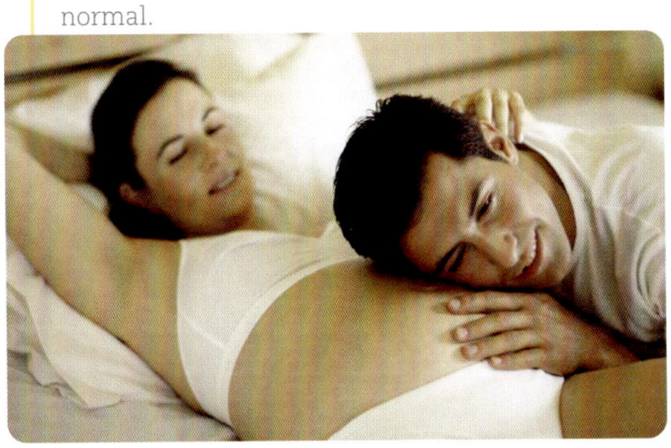

Começa o alvoroço Os movimentos do bebê aumentam, ficam mais fortes, e seu parceiro pode compartilhar a experiência da gravidez.

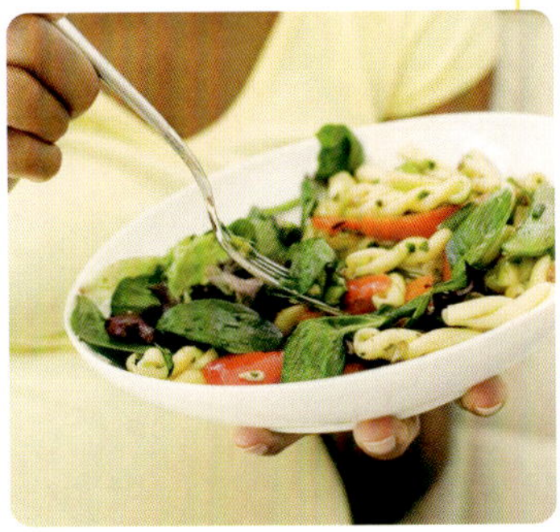

Refeições nutritivas Uma dieta variada, com muitos vegetais, beneficia sua saúde e a do bebê.

Exercícios Exercícios pré-natais são criados para atender a suas necessidades na gravidez e são uma ótima maneira de conhecer outras futuras mamães.

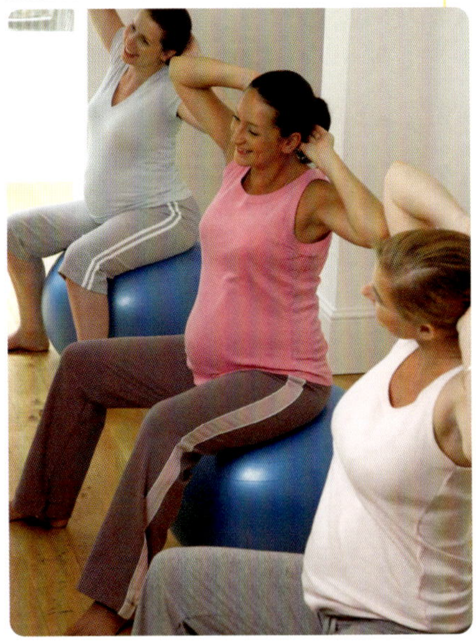

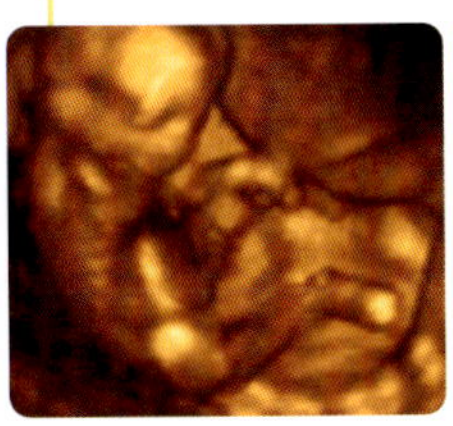

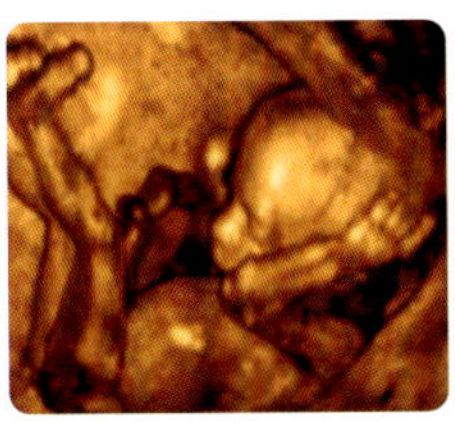

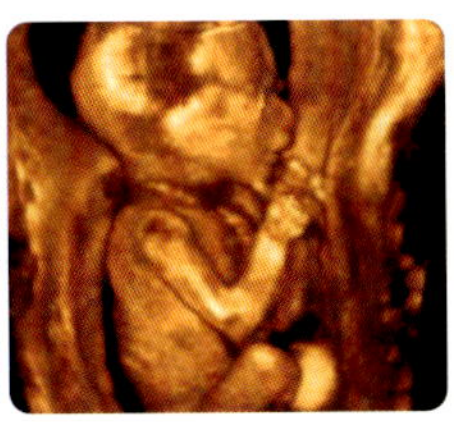

Seu bebê ativo Cercado e amortecido pelo líquido amniótico, o bebê movimenta-se livre dentro do útero, sem risco de se ferir.

Sua 13ª semana

AO ENTRAR NO SEGUNDO TRIMESTRE, O SEU CORPO SE AJUSTA À GRAVIDEZ

Para a maioria das mulheres, neste trimestre começam a desaparecer os eventuais desconfortos da gestação. Estão retrocedendo os níveis altos de hormônios da gravidez, que se acredita contribuírem para os enjoos, e a fadiga deve diminuir. Enquanto isso, o bebê flutua tranquilo na bolsa amniótica. Conforme ele cresce, a bolsa vai se expandindo, dando-lhe muito mais espaço para chutar e alongar-se. O cérebro do bebê se desenvolve em ritmo rápido.

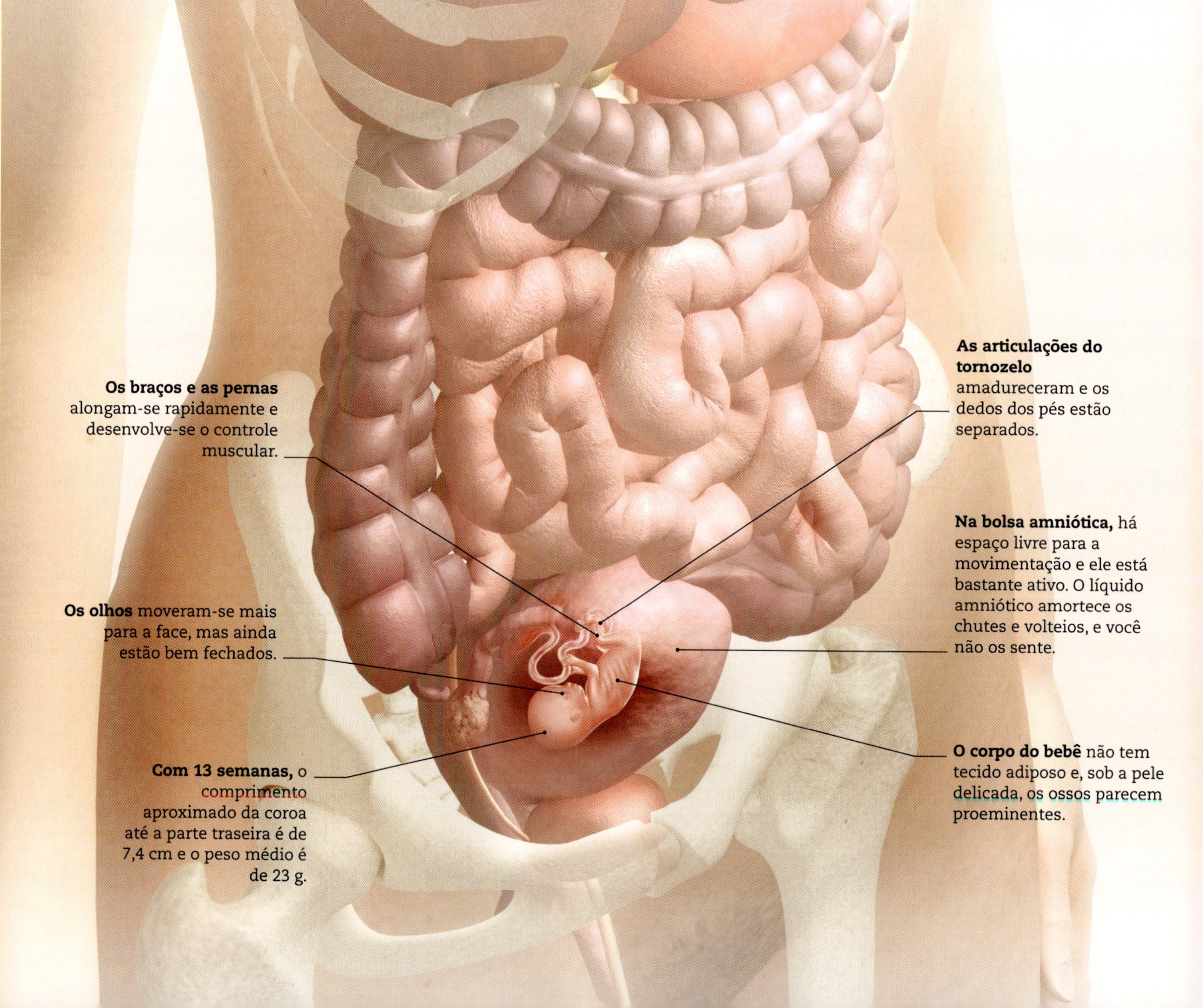

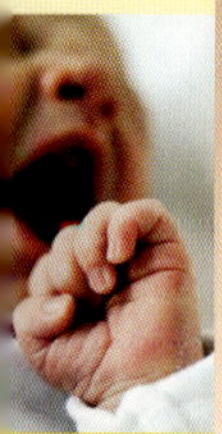

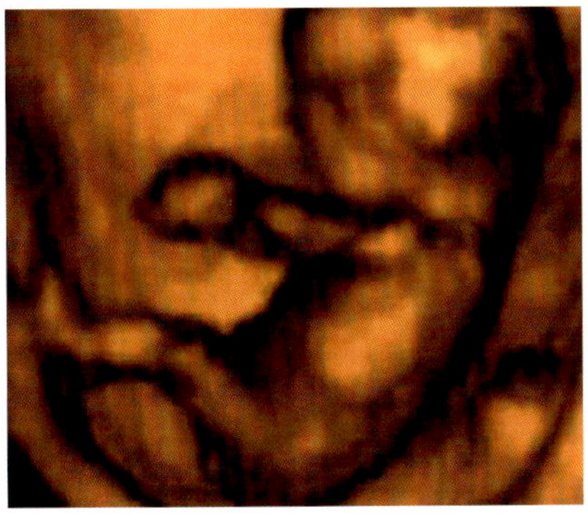

JÁ ESTÁ COM 12 SEMANAS E 1 DIA

Faltam 195 dias...

SEU BEBÊ HOJE

Este ultrassom em 3D mostra que os braços e as pernas do bebê agora estão totalmente definidos e bem mais proporcionais em relação ao tronco. Todas as articulações do bebê já estão formadas, dando-lhe uma gama completa de movimentos.

Este é um bom momento para contar a notícia às pessoas importantes de sua vida – antes que elas descubram sozinhas.

Agora que está no seu segundo trimestre e já fez o seu primeiro ultrassom (ver p. 138), você talvez queira começar a contar que está grávida a um círculo maior de pessoas. Você pode se sentir segura ao fazer isso, sabendo que o risco de aborto espontâneo foi reduzido para menos de 1% após a 12ª semana. Além disso, sua barriga, se já não está aparecendo, começa a aparecer em algumas semanas, e vai ficar difícil esconder a gravidez.

Caso você e seu parceiro tenham optado por manter a gravidez em segredo no primeiro trimestre, anunciar a gravidez agora será um grande alívio, e compartilhar a notícia pode ser uma experiência positiva. Mas, ao fazer isso, esteja preparada para ouvir uma onda massacrante de conselhos e histórias que as pessoas têm para contar sobre suas próprias experiências de gravidez e parto!

Às vezes, contar aos outros que você está grávida pode ser difícil. Seja compreensiva com os sentimentos deles: amigos que querem ser pais, mas estão com dificuldade em conceber, talvez achem difícil compartilhar sua felicidade de imediato. É preferível contar-lhes pessoalmente, em vez de deixá-los saber por boatos. Mesmo que não reajam positivamente nem queiram falar o tempo todo sobre a sua gestação, dê-lhes tempo para que aceitem a notícia em seu próprio ritmo. Lembre-se de que podem estar tristes por eles mesmos e, ao mesmo tempo, felizes por você.

HORA DE PENSAR EM...

Exames do segundo trimestre

Se você ainda não fez o teste de detecção para a síndrome de Down, será oferecido o teste quádruplo.

- **O teste quádruplo** (ver p. 143) mede quatro hormônios em seu sangue e prevê as chances de se ter um bebê com síndrome de Down.
- **Você pode querer também** fazer um novo exame de sangue EPNI (ver p. 142).
- **Para detectar outras anomalias,** utiliza-se a ultrassonografia.

FOCO EM... SEU CORPO

Abuse dos truques na roupa!

Embora, nesta etapa, suas roupas possam estar um pouco apertadas na cintura, é provável que você ainda não esteja preparada para vestir as largas roupas de grávida: então, é hora de ser criativa! Basta atar o espaço entre o botão e a casa com um elástico (ver à direita) ou costurar uma faixa elástica. Supondo que seu parceiro seja maior do que você, tente assaltar o guarda-roupa dele – camisetas, camisas e agasalhos podem ser usados com um cinto rebaixado.

Verifique o que já existe em seu guarda-roupa: vestidos soltinhos vão servir durante a maior parte da gravidez, batas podem ser sobrepostas a camisetas justas, calças de cintura baixa ficam logo abaixo da barriga, cobertas com uma camiseta grande. Um item que você pode querer comprar são as calças de gestante – elásticas com a cintura ajustável.

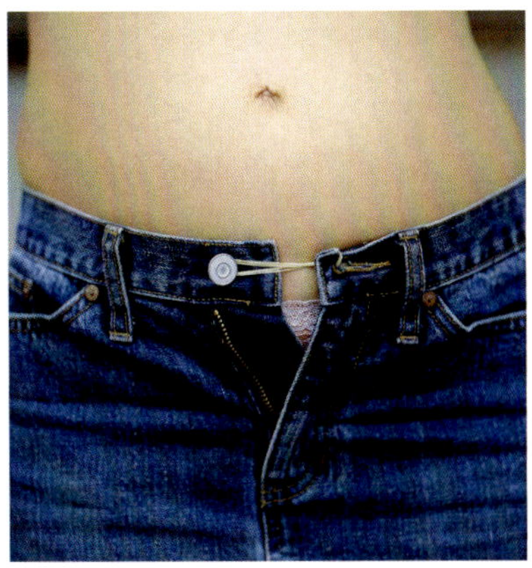

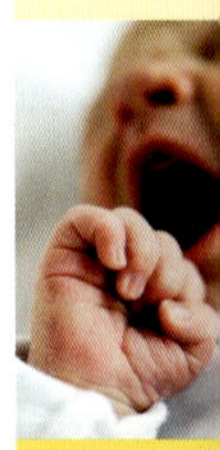

Exames diagnósticos

Se você obteve um resultado positivo para a síndrome de Down ou outra anomalia genética, há um exame diagnóstico que define com certeza se o bebê tem uma anormalidade ou não.

O que são exames diagnósticos?

Exames diagnósticos envolvem a retirada de uma amostra de placenta, de líquido amniótico ou de sangue fetal. A amostra é, então, enviada a um laboratório especializado em anomalias cromossômicas ou genéticas, para ser examinada. Os dois principais exames diagnósticos são a amniocentese e a biópsia de vilo corial (BVC). Como os dois exames oferecem um risco, pequeno, de aborto espontâneo (ver ao lado), considere com cuidado as vantagens e desvantagens dos exames antes de decidir por qualquer um deles.

BVC As vilosidades coriônicas são fragmentos de tecido placentário. Como a placenta tem origem no óvulo fertilizado, os cromossomos das células que compõem a placenta representam os cromossomos do seu bebê. Durante a BVC, uma pequena quantidade de tecido é retirada da placenta e testada em laboratório para revelar se o bebê tem algum problema cromossômico, como a síndrome de Down ou algum outro tipo de anomalia, como as síndromes de Edwards e de Patau. A BVC é realizada entre a 11ª e a 14ª semanas de gestação e os resultados em geral estão disponíveis em 7 a 10 dias. O procedimento também pode identificar o sexo do bebê, se o desejar. Se não quiser receber essa informação, deixe isso claro antes do exame. Em 2% a 3% dos casos, o médico não será capaz de executar a BVC por causa da posição da placenta. Se assim for, você pode ser convidada a retornar para um exame de amniocentese na 16ª semana.

Amniocentese Esse é o teste mais comum de diagnóstico, realizado por volta da 15ª à 20ª semana de gravidez. O líquido amniótico em torno do bebê consiste principalmente em urina dele e contém células da pele e do trato urinário. Durante a amniocentese, são coletadas várias células do líquido amniótico, que são enviadas para um laboratório e colocadas em cultura, até que haja um número suficiente para analisar os cromossomos do bebê e identificar se ele tem uma anomalia cromossômica, como a síndrome de Down. Às vezes, por razões muito

COMO O EXAME É FEITO

Biópsia de vilo corial (BVC)

Há duas maneiras de fazer a biópsia de vilo corial. No método transabdominal, uma agulha fina é inserida através do abdome para recolher fragmentos da placenta. No procedimento transcervical, um tubo fino (cateter) é inserido no útero. Normalmente é realizado por meio do método transabdominal. Durante o procedimento, é utilizada orientação ultrassonográfica, para que o médico possa ver a posição da placenta.

A BVC também pode ser realizada numa gravidez múltipla usando qualquer um dos métodos de coleta – transabdominal ou transcervical.

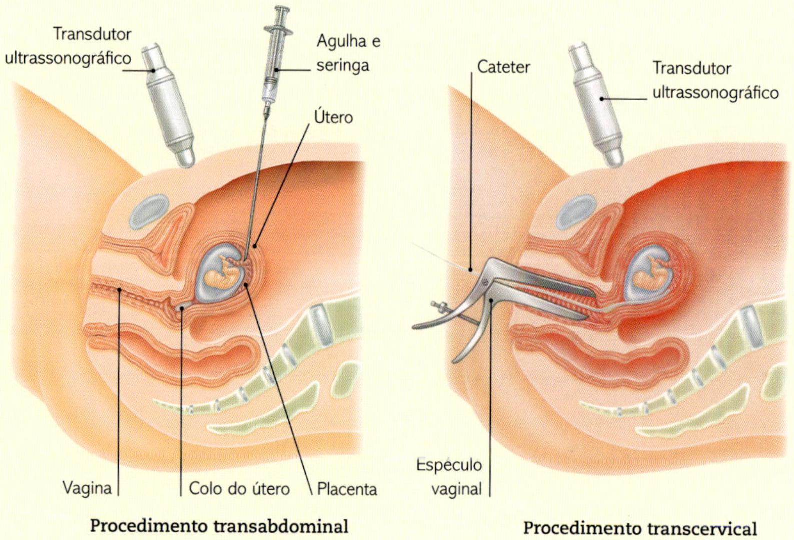

Procedimento transabdominal | **Procedimento transcervical**

QUANDO SE PREOCUPAR

Se, após o procedimento, você sentir dores abdominais intensas, tiver febre superior a 38 °C, sangramento vaginal, ou uma grande jorro de líquido claro saindo pela vagina, chame imediatamente o médico.

COMO O EXAME É FEITO

Amniocentese

Durante a amniocentese, o médico usa o ultrassom para localizar um forâmen com líquido amniótico. Orientando-se continuamente pelo ultrassom, uma agulha fina é inserida através da pele do abdome e, em seguida, no útero e no líquido amniótico. Uma quantidade pequena de líquido é retirada com a agulha e a seringa. Pode ser aplicada uma anestesia local, no abdome, antes do procedimento, para aliviar qualquer desconforto.

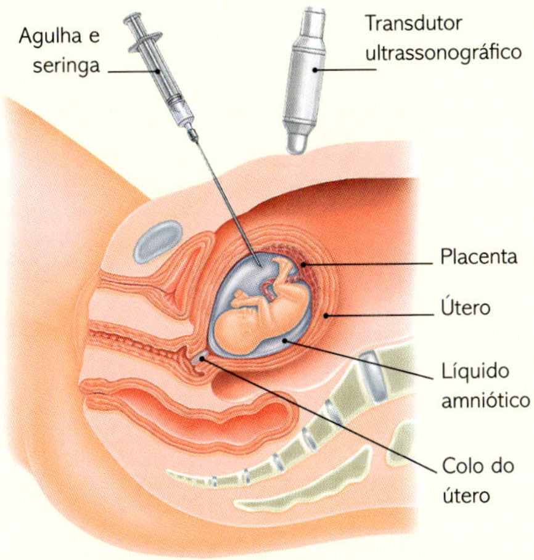

específicas, testa-se o líquido amniótico em busca da presença da toxoplasmose ou do citomegalovírus.

Como você pode se sentir

Você pode estar preocupada com a realização do procedimento, mas a maioria das mulheres não o considera dolorido. Em um procedimento transabdominal, a picada da agulha normalmente não dói mais do que em um exame de sangue. Às vezes, uma pequena quantidade de anestésico local é dada antes do procedimento transabdominal para tirar a sensibilidade da região – a anestesia em si pode doer um pouco. Embora seja comum sentir cólicas uterinas posteriormente, parecidas com cólicas menstruais, tranquilize-se, pois elas sozinhas não significam que você tenha um risco maior de aborto.

Se o seu tipo sanguíneo é Rh- (ver p. 127) e for diferente do tipo sanguíneo do feto, tem de ser aplicada, em você, uma injeção de anti-D após o procedimento, para prevenir complicações que possam ocorrer nesta ou em futuras gestações.

Após o procedimento

Acredita-se que fazer atividades após uma biópsia de vilo corial ou amniocentese não aumente seu risco de aborto. Contudo, talvez você se sinta melhor se não se exercitar intensamente logo na sequência; não é preciso ficar de cama. Na maioria dos casos, você provavelmente estará apta fisicamente a voltar ao trabalho mais ou menos em um dia após o procedimento diagnóstico.

Recebendo os resultados

Os resultados iniciais de ambos os procedimentos ficam disponíveis dentro de 48 horas e o resultado é confirmado dentro de duas semanas aproximadamente.

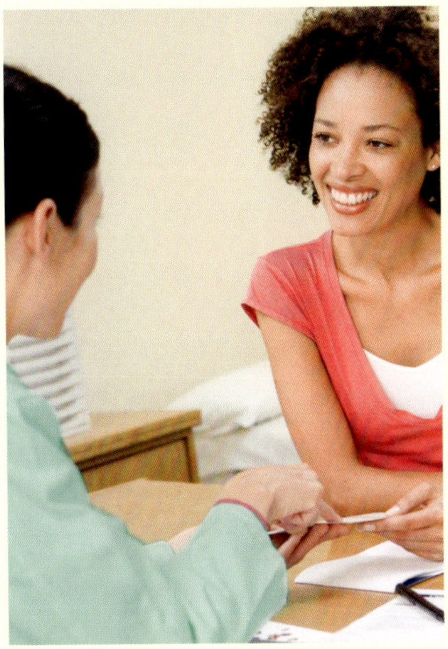

Se você estiver apreensiva antes de um teste diagnóstico, converse com seu médico. Ele explicará o que vai acontecer durante o procedimento e informá-la sobre quaisquer riscos.

RISCOS E BENEFÍCIOS

Comparando a BVC e a amniocentese

Ambos os exames têm um risco de 0,5% a 1% de aborto espontâneo, mas você deve ponderar as vantagens e desvantagens de cada um.

BVC: os prós

- A BVC pode ser feita em até cinco semanas antes da amniocentese, então se for encontrada uma anomalia que permita a interrupção da gravidez e isso for decidido, o procedimento pode ser feito de uma forma segura e menos traumática.
- Como se coleta mais material genético, os resultados podem chegar mais cedo, diminuindo a espera.

BVC: os contras

- O risco de aborto espontâneo após a BVC é maior do que na amniocentese por ser realizado em um estágio anterior da gestação. O risco é o mesmo para um procedimento transabdominal e transvaginal (ver ao lado).
- No passado, algumas mulheres que fizeram a BVC depois tiveram bebês com anomalias nos membros. Esses casos ocorriam quando a BVC era feita antes da 10ª semana, quando os membros estavam começando a se formar. O risco de defeitos nos membros sem BVC é de 1 em 1.700 e de 1 em 1.000 com a BVC.

Amniocentese: os prós

- A amniocentese é precisa.

Amniocentese: os contras

- Como ela é feita após a BVC e os resultados podem demorar mais, se houver autorização legal para um aborto, e isso for decidido, terá de ser induzido.

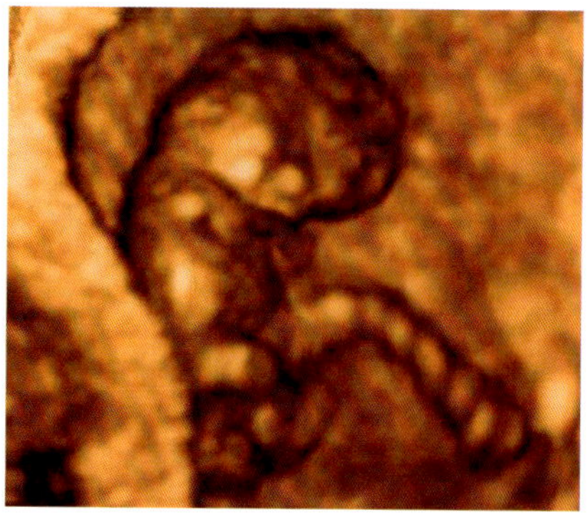

JÁ ESTÁ COM 12 SEMANAS E 2 DIAS

Faltam 194 dias...

SEU BEBÊ HOJE

Neste ultrassom, o bebê está flutuando no líquido amniótico, com muito espaço para movimentar-se. Mais adiante na gravidez, o bebê vai excretar resíduos no líquido, mas sua bexiga ainda é pequena e as funções renais ainda não foram estabelecidas.

A bolsa de líquido amniótico é a casa do bebê – ela o manterá seguro e livre de infecções até que esteja pronto para vir ao mundo.

Seu bebê está em segurança, protegido no líquido amniótico que o envolve e ajuda-o a manter uma temperatura estável, além de lhe dar espaço para mover-se e crescer.

Na 7ª semana, o volume de líquido é de apenas 1 ml, mas neste estágio da gravidez já é de 25 ml. Dentro de seis semanas, vai haver cerca de 60 ml, com espaço suficiente para o bebê dar muitas cambalhotas.

Até a 32ª semana de gestação, o líquido amniótico aumenta regularmente e, depois, permanece constante até a 37ª semana. Em seguida, sofre uma pequena redução: cerca de 8% por semana.

Mais adiante na gravidez, os resíduos excretados na urina do bebê vão ser, por meio do líquido, absorvidos de volta na sua corrente sanguínea. Na 37ª semana, o bebê vai urinar, todos os dias, a surpreendente quantia de um quarto a um terço de seu peso corporal. Compare isso à sua própria produção de urina, que é de 2% a 3% do peso de seu corpo.

Sua temperatura influencia diretamente a temperatura do bebê. O controle de temperatura não é um requisito importante, exceto nos estágios mais avançados da gravidez, quando a elevada taxa metabólica do bebê faz com que ele precise transferir calor para você, para que ele próprio possa se esfriar.

PERGUNTE AO... NUTRICIONISTA

Meu apetite voltou, mas quantas calorias devo ingerir neste estágio da gravidez? Como muitas outras mulheres, o segundo trimestre lhe trouxe alívio para os desconfortos do início da gestação. Por isso, deve ter notado que está menos nauseada e com maior apetite.

Tecnicamente, suas necessidades calóricas não aumentam nesse estágio da gestação, embora você possa estar sentindo mais fome agora caso tenha sentido muita náusea no primeiro trimestre e não tenha ganhado peso. Siga as orientações do médico e não restrinja sua alimentação, mas continue fazendo refeições e lanches que sejam nutritivos. Faça lanches com um copo de leite e uma banana, um punhado de frutas secas e oleaginosas ou uma torrada com manteiga de amendoim ou queijo.

Não se esqueça de que se você estiver se exercitando regularmente, você precisa se permitir obter uma energia extra. Depois de fazer exercícios, evite isotônicos e dê preferência a um copo de leite, que hidrata e também contém proteínas.

FOCO EM... NUTRIÇÃO

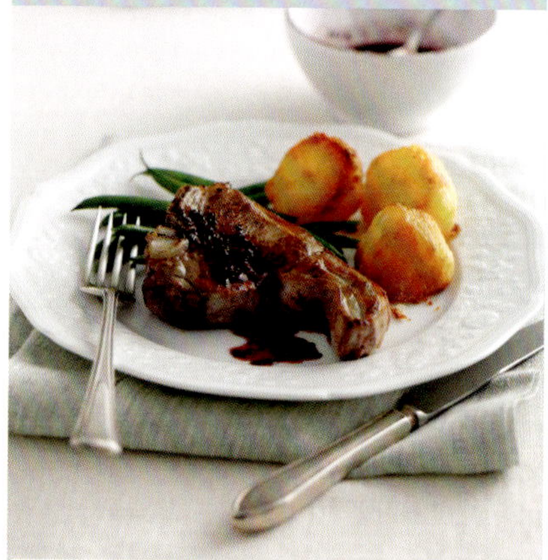

Alimentos ricos em ferro

A anemia é bastante comum na gravidez e mais provável quando se inicia a gravidez com baixos estoques de ferro. Isso pode acontecer se você engravidou inesperadamente, teve um bebê nos últimos 18 meses, teve fluxos menstruais muito intensos ou não come carne vermelha ou peixe.

Ainda que você não possa voltar atrás nessas questões, você pode começar a aumentar sua ingestão de alimentos ricos em ferro, uma vez que anemia durante a gravidez pode influenciar não somente o tamanho da placenta, como também pode aumentar o risco de parto prematuro ou de um bebê menor.

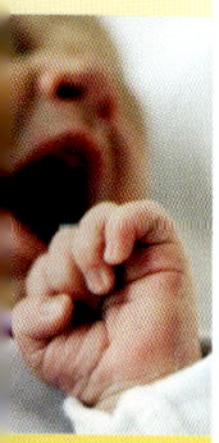

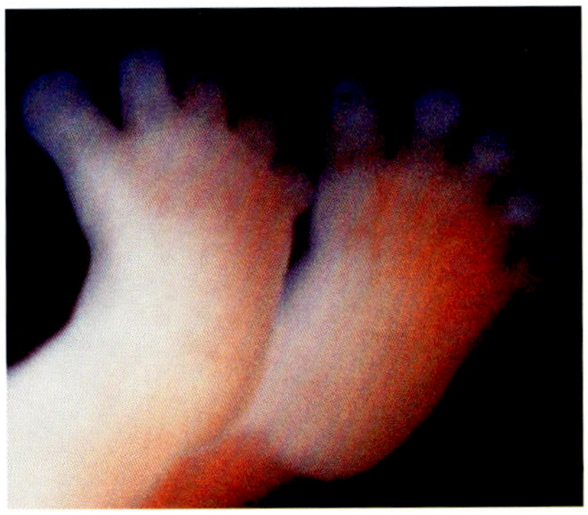

JÁ ESTÁ COM 12 SEMANAS E 3 DIAS

Faltam 193 dias...

SEU BEBÊ HOJE

Os dedos, agora separados, são todos do mesmo comprimento. As articulações do tornozelo estão maduras o suficiente para funcionar, embora ainda se passem muitas semanas até você poder sentir os chutes do bebê.

À medida que seu útero cresce para acomodar o bebê, pode ser que você comece a sentir pequenas pontadas na região pélvica.

Há, na sua pelve, uma faixa resistente de tecido conjuntivo apoiando o útero. Conhecida como ligamento redondo do útero, essa faixa tem de esticar-se à medida que seu útero se expande, o que pode causar algum desconforto. Em geral, a dor é sentida na virilha ou no abdome inferior e pode ocorrer de ambos lados. Embora comece na pelve, ela pode subir para o quadril. A dor sentida pode ser de uma pequena pontada ou algo mais prolongado.

Você logo se adapta e encontra as melhores posições para ficar, sentada ou deitada, com o menor desconforto possível. É seguro tomar paracetamol durante a gravidez, mas tome a menor dose eficaz e pelo menor tempo possível. Ou, para aliviar a dor, tente métodos naturais alternativos, como um banho quente, por exemplo.

A dor no ligamento redondo do útero é comum na gravidez e não é motivo de preocupação. Mas consulte o médico se as dores abdominais ou pélvicas agudas não pararem rapidamente ou se sua dor se transformar em cólica; se houver algum sangramento; se houver queimação ao urinar; ou se você estiver febril. Qualquer dúvida, busque sempre orientação médica.

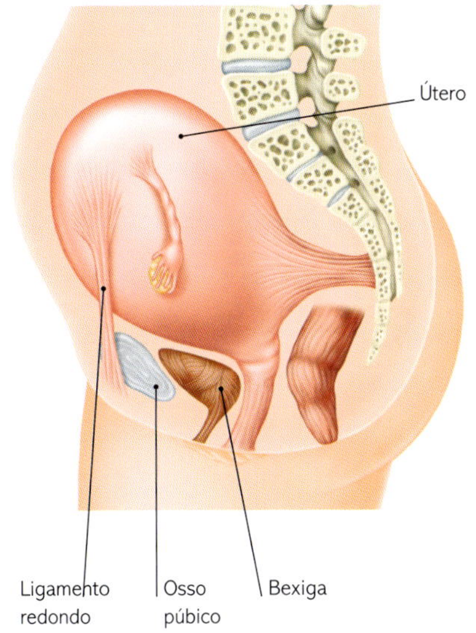

À medida que seus ligamentos e músculos se alongam para acomodar o útero em crescimento, é normal sentir algum desconforto na região pélvica.

FALANDO NISSO...

O impacto do tratamento da infertilidade no número de gestações múltiplas foi enorme.

Antes dos tratamentos para infertilidade, a ocorrência natural de nascimentos múltiplos era de 1 em 90, a de trigêmeos era 1 em 8.100, a de quadrigêmeos era 1 em 729 mil e a de quíntuplos era de 1 em 65,61 milhões.

Com o aumento do número de tratamentos para a infertilidade, aproximadamente 1 em cada 45 nascimentos são múltiplos, na grande maioria gêmeos.

FOCO EM... GÊMEOS

Grávida de gêmeos

Se você está esperando dois ou mais bebês, é bom saber que, em sua maioria, as gestações múltiplas são simples e descomplicadas. No entanto, estar grávida de múltiplos vai ser um desafio bem maior para o seu corpo do que se estivesse carregando apenas um bebê.

É importante conhecer o risco ligeiramente maior para alguns problemas que podem ocorrer. Eles incluem:

- Placenta prévia (ver p. 212)
- Polidrâmnios (ver p. 473)
- Crescimento deficiente de um bebê (ou mais), por causa da síndrome da transfusão feto-fetal (ver p. 130)
- Parto prematuro (ver p. 431)

Como qualquer um deles pode ocorrer, para antecipá-los e minimizar seus efeitos vão ser precisos mais exames pré-natais.

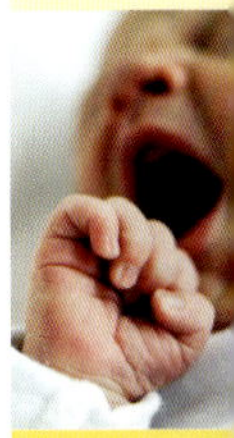

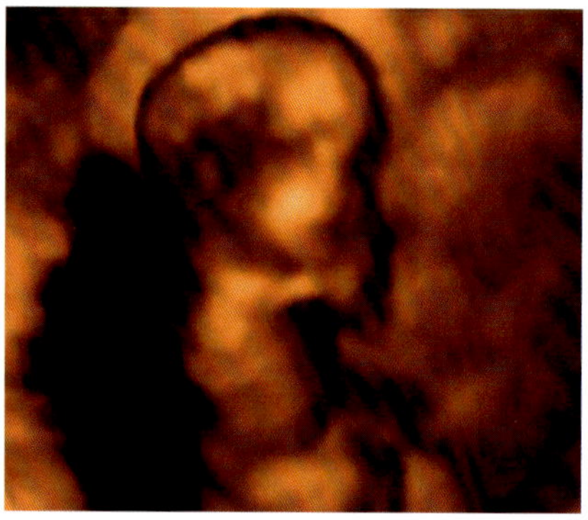

JÁ ESTÁ COM 12 SEMANAS E 4 DIAS

Faltam 192 dias...

SEU BEBÊ HOJE

Agora, a testa já está alta e saliente, e os pontos de junção são visíveis nas placas dos ossos que envolvem o crânio. Nesta fase de desenvolvimento, os olhos já estão na face.

Gradualmente, o complexo desenvolvimento do cérebro torna o bebê mais receptivo e móvel.

O cérebro do seu bebê está passando por um rápido desenvolvimento. Os hemisférios cerebrais direito e esquerdo começam a se conectar. Cada hemisfério controla o lado oposto do corpo; assim, o lado direito do cérebro controla os músculos do lado esquerdo do corpo, e o lado esquerdo controla os músculos do lado direito.

As fibras motoras (aquelas que controlam o movimento) amadurecem primeiro, assim o bebê pode realizar movimentos cada vez mais complexos com os membros. Os nervos sensoriais (que controlam os sentidos) amadurecem mais tarde e fazem-se presentes primeiro nas mãos e na boca do bebê. O cérebro vai amadurecer depressa nas próximas 3 semanas e estará completo em cerca de 10 semanas, à medida que o resto dos membros superiores e inferiores e o tronco atingem níveis adultos de sensibilidade a estímulos. Nesta fase, todos os nervos do bebê ainda são muito imaturos e ele ainda não tem percepção de posição, dor, temperatura ou toque.

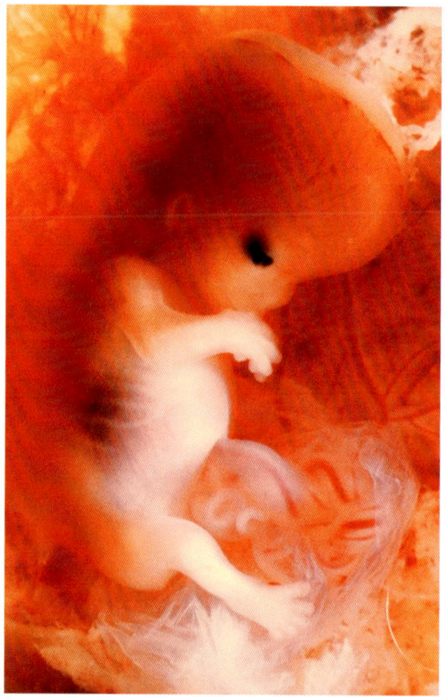

À medida que o cérebro do bebê se desenvolve, ele é capaz de fazer movimentos mais amplos com os braços e as pernas, mas nesta fase as atividades ainda não são bem coordenadas.

FOCO EM... NUTRIÇÃO

Delícia de iogurte

Para um lanche recheado de cálcio, aposte no iogurte. Aquele com as chamadas "bactérias amigáveis" pode ser ingerido durante a gravidez e talvez a ajude na digestão. Opte por variedades naturais ou com menos açúcar. Se você consome iogurtes não lácteos, escolha os enriquecidos com cálcio.

PERGUNTE AO... OBSTETRA

Estou com diabetes. Como isso afeta minha gravidez? Quer tenha desenvolvido o diabetes na gravidez (chamado diabetes gestacional), quer tenha diabetes preexistente, você vai precisar dos cuidados especiais de uma equipe de saúde para diabéticos e de um obstetra especialista. Isso porque o diabetes apresenta riscos na gravidez, especialmente se o controle da glicemia for deficiente.

As exigências de insulina aumentam durante e gravidez. Você aprenderá como medir sua glicemia em casa e os resultados determinarão se você precisa de tratamentos adicionais para o diabetes com medicação oral ou injeções de insulina.

As mulheres grávidas diabéticas correm maior risco de ter pressão alta, coágulos sanguíneos e pré-eclâmpsia (ver p. 474). Se você tem nefropatia diabética ou retinopatia diabética (uma doença que afeta a retina), há possibilidade de piorar na gravidez. Para o bebê, há um risco maior de anomalias congênitas, e o crescimento pode ser muito rápido ou muito vagaroso.

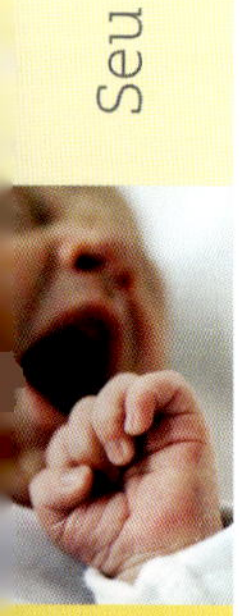

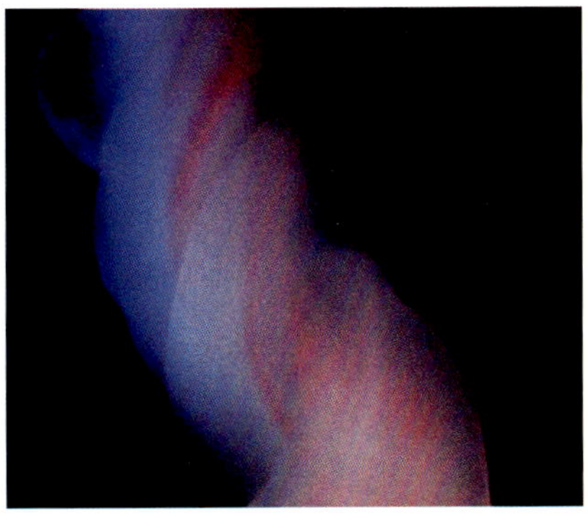

JÁ ESTÁ COM 12 SEMANAS E 5 DIAS

Faltam 191 dias...

SEU BEBÊ HOJE

Esta imagem é um close do cordão umbilical do bebê. As artérias do cordão umbilical podem ser vistas transportando o sangue do bebê para a placenta. Como não existem fibras nervosas no cordão, o bebê não sabe que isso está acontecendo – nem que o cordão está lá.

Você e seu parceiro desenvolvem um relacionamento afetuoso especial, só de vocês, com o bebê.

Nesta altura da gravidez, você não consegue sentir o bebê se mover. Também levará algum tempo até que seu bebê consiga ouvir (ver p. 238) e reconhecer sua voz e a de seu parceiro, ou ouvir outros sons, como música. No entanto, algumas mulheres ainda gostam de conversar com seus bebês, por sentirem que isso os aproxima, e mal certamente não faz! Faça o que lhe parecer natural, seja falando em voz alta ou dentro da sua cabeça.

Você pode pensar em um nome provisório para o bebê. Pode ser o "barrigão" ou o "feijãozinho", ou um apelido com significado especial para você e seu parceiro. Pode ser útil dar ao bebê uma identificação, pois é difícil falar sobre ele nesta fase em que ainda não se sabe o sexo.

Se, em alguns ambientes, ainda está mantendo a gravidez em segredo, usar uma frase codificada para se referir à gravidez pode ser útil em algumas circunstâncias.

FALANDO NISSO...

Os diferentes movimentos de seu bebê são vitais para seu desenvolvimento.

Quando seu bebê gira e estica o corpo, agita os braços e as pernas e mexe a cabeça, ele está ajudando sua pele a crescer normalmente e seus ossos, músculos e articulações a amadurecerem.

ATIVIDADES A EVITAR NO SEGUNDO TRIMESTRE

Em geral, o segundo trimestre é um momento em que a fadiga melhora, e você começa a sentir mais energia. É um ótimo momento para continuar o seu programa de exercícios, fazendo bom uso desse aumento, antes de ficar muito grande e desconfortável para se movimentar e curtir estar em plena atividade.

Embora você se sinta encorajada a continuar com seus exercícios durante o segundo trimestre, existem alguns considerados de alto risco que devem ser evitados. Aqui se inclui qualquer atividade que possa causar tombos ou exija um alto grau de equilíbrio e agilidade e, especificamente, os exercícios que a forcem a ficar deitada de costas por longos períodos de tempo ou a torcer o tronco. Mudanças no centro de gravidade por causa do tamanho de sua barriga, podem aumentar suas chances de tropeçar, machucando você e seu bebê.

É melhor evitar as seguintes atividades durante o seu segundo (e terceiro) trimestre:

- Exercícios vigorosos em altitudes elevadas (a menos que você esteja acostumada com isso)
- Mergulho e *scuba diving*
- Ciclismo de estrada ou montanha
- Escalada
- Esqui, *snowboard* e esqui aquático
- Patinação no gelo, hóquei no gelo
- Equitação
- *Bungee-jumping*!

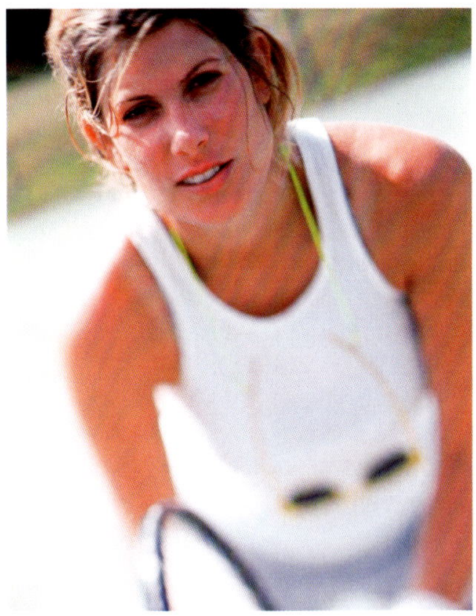

Esportes sem contato físico, como tênis e badminton, são ideais no segundo trimestre, pois o risco de lesão é baixo. Jogue contra adversários de nível semelhante ao seu, não superior, para não se esforçar demais.

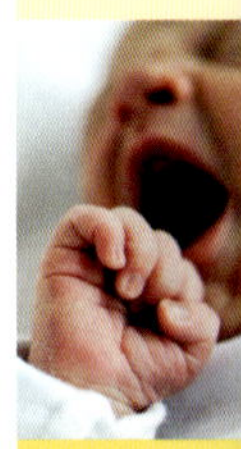

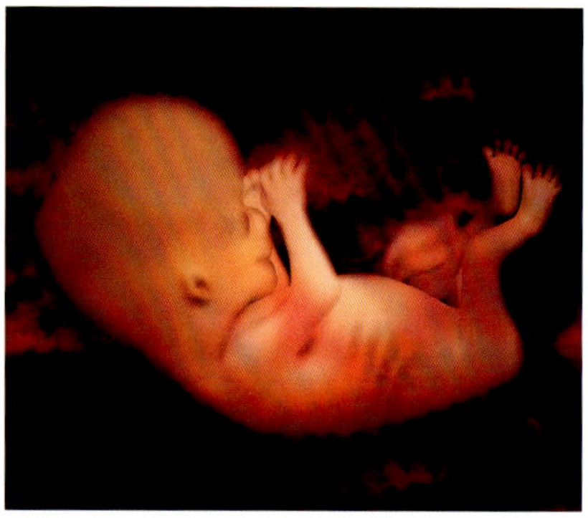

JÁ ESTÁ COM 12 SEMANAS E 6 DIAS

Faltam 190 dias...

SEU BEBÊ HOJE

Os olhos em desenvolvimento agora olham para a frente. O olho direito e a orelha direita do bebê podem ser vistos aqui. Ele passa a maior parte do tempo em posição curvada, muitas vezes com as pernas cruzadas e as mãos perto do rosto.

Nunca é cedo demais para começar a planejar o que você vai comprar para o bebê, mesmo que ainda não queira ir às compras.

Agora que alcançou o segundo trimestre, que é mais seguro, você pode ficar tentada a começar a comprar alguns itens para o bebê. Um bom motivo para começar a fazer compras neste trimestre é que os seus níveis de energia estão no pico gestacional. Nos meses seguintes, você vai achar muito cansativo andar para lá e para cá, de loja em loja. É bem possível que, mais tarde, olhar vitrines do shopping não vá ser seu passatempo favorito.

Se ainda não estiver fazendo compras, comece a planejar. Peça a seus amigos dicas sobre carrinhos, berços, cangurus e assentos para o carro preferidos. Em seguida, verifique os preços, para planejar o orçamento. A família e os amigos podem oferecer objetos de segunda mão: dados, emprestados ou barganhados.

Se quiser comprar roupas de bebê novas, verifique as etiquetas e a política de trocas da loja, caso o bebê seja grande demais para as roupas de recém-nascido ou se você decidir trocar alguns itens.

FOCO EM... SEU CORPO

Enfrentando o crescimento dos pelos

As mudanças hormonais podem provocar um caos no crescimento dos pelos. Para lidar com qualquer novo pelo indesejado:

- **Raspe as áreas maiores** e arranque os fios isolados.
- **Cremes depilatórios e descolorantes** provavelmente são de uso seguro, mas não há estudos suficientes: talvez eles possam ser absorvidos através da pele.
- **Se for usar cera** ou solução açucarada, fique atenta, pois sua pele pode estar mais sensível.
- ***Laser* e tratamentos de eletrólise** são seguros, pois não penetram na pele o bastante para serem considerados prejudiciais.

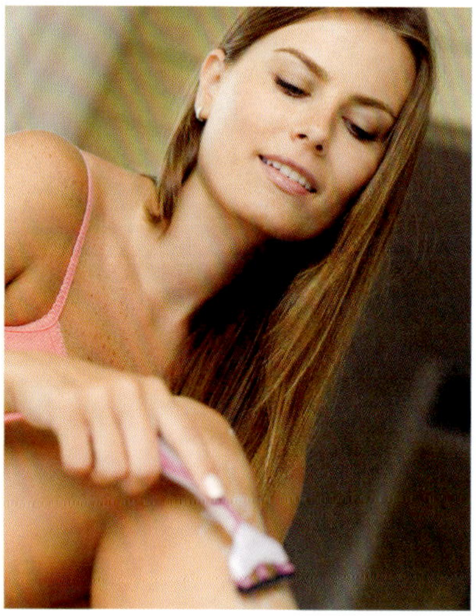

PERGUNTE AO... OBSTETRA

Disse a meus pais que estou grávida, mas eles reagiram de forma muito negativa: não gostam do meu parceiro. O que posso fazer? Em primeiro lugar, dê a eles tempo para aceitar a notícia. Conceber um bebê com alguém é o compromisso máximo e marca uma mudança importante na vida. Para seus pais, é sinal de que seu parceiro vai ficar, por mais que desgostem dele.

Quando tudo se acalmar, sugira a seus pais que encarem a gravidez como uma oportunidade para restabelecer a relação deles com o seu parceiro e esquecer o passado. Tranquilize-os dizendo que você e seu parceiro querem muito que eles façam parte da vida do neto e que vocês gostariam de desfazer os mal-entendidos agora, para que não haja nenhum sentimento negativo ou tensão quando o bebê nascer.

Lembre-se de que é provável que, quando seus pais segurarem o neto tão amado nos braços, tudo seja esquecido e, como parte do bebê vem do seu parceiro, isso pode ajudá-los a sentir mais afeto por ele.

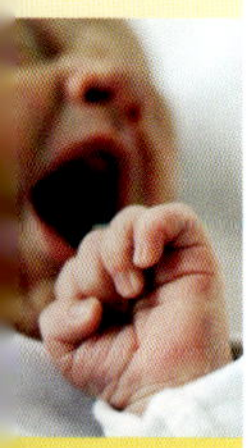

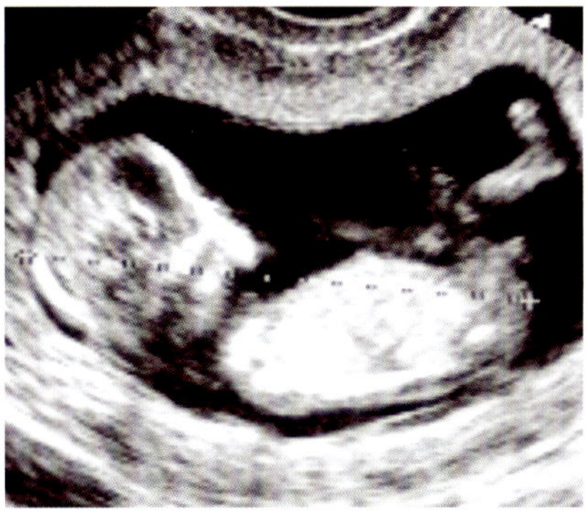

JÁ ESTÁ COM EXATAMENTE 13 SEMANAS

Faltam 189 dias...

SEU BEBÊ HOJE

Este ultrassom em 2D em preto e branco é semelhante ao ultrassom que você talvez já tenha feito e visto. O bebê é a área branca, e o líquido amniótico, a preta. Esse tipo de ultrassom é a melhor maneira de medir o comprimento do bebê nesta fase.

Seus hormônios trabalharam para estabelecer sua gravidez e, conforme se assentam, isso também acontece com suas náuseas.

FALANDO NISSO...

Seu sistema imunológico se enfraquece durante a gravidez, para impedir que seu organismo rejeite o bebê em desenvolvimento.

Infelizmente, isso a torna mais suscetível a resfriados e bactérias. Como fardo adicional, os hormônios da gestação podem agravar a congestão nasal e as náuseas.

O enjoo matinal em geral desaparece por volta do início do segundo trimestre. Acredita-se que as rápidas mudanças hormonais necessárias para estabelecimento e manutenção da gravidez nos primeiros estágios possam causar o enjoo. Nesta fase, sua gestação está bem estabelecida e os principais órgãos internos do bebê estão totalmente formados, de modo que os níveis hormonais começam a se estabilizar. Essa pode ser a razão pela qual a náusea desaparece. Além disso, existe uma teoria de que a náusea é a maneira que o corpo tem de proteger o bebê de substâncias nocivas nas primeiras fases cruciais do desenvolvimento: assim, você se torna naturalmente hostil ao álcool e a alimentos pouco saudáveis.

Se a náusea e o mal-estar não diminuírem nesta fase, não se preocupe, pois em alguns casos eles continuam no segundo trimestre. Consulte o médico ou o obstetra se estiver preocupada com o seu nível de enjoo.

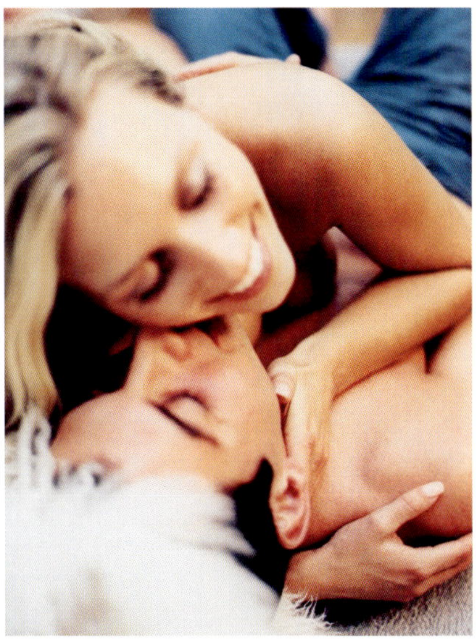

Não precisa haver perda de intimidade, mesmo que você e seu parceiro estejam tendo menos relações sexuais. Dediquem um tempo para si mesmos.

PERGUNTE A... UMA MÃE

Meu parceiro não quer mais ter relações sexuais desde que eu engravidei. Será que ele vai se sentir atraído por mim novamente? Sim! Embora seja difícil, não leve a relutância dele em fazer sexo para o lado pessoal. Quando eu estava grávida, meu marido não queria fazer sexo com penetração e grande parte dos seus medos envolvia machucar o bebê ou a mim. Isso foi agravado pelo fato de que demorei muito tempo para engravidar e também estava tendo uma gravidez difícil, com muitas náuseas e mal-estar.

Conversamos com a nossa obstetra e ela tranquilizou o meu parceiro, dizendo-lhe que não prejudicaria o bebê fazer sexo com penetração. Ela também nos explicou que não era incomum, por uma série de razões, que tanto o homem quanto a mulher reduzissem o desejo sexual durante a gravidez. Embora muitas mulheres tenham aumento da libido nesta fase da gravidez, o mesmo pode não acontecer com seus parceiros.

É importante que você converse com seu parceiro para descobrir os medos dele e explicar os seus próprios pensamentos e sentimentos. Não discutam por causa dessa questão. Cada casal é diferente, e vocês terão de conversar para encontrar a melhor solução para isso.

Você também pode achar útil falar com alguém que não esteja tão envolvido no assunto, como seu obstetra, seu médico ou alguém de confiança.

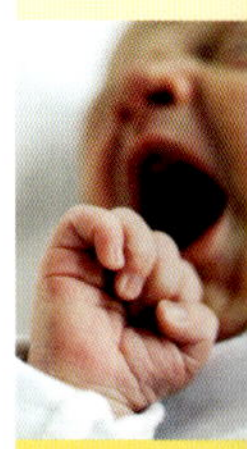

Sua 14ª semana

ESTÃO OCORRENDO MUDANÇAS SUTIS EM SUAS FORMAS QUE SÓ VOCÊ PODERÁ NOTAR

Seu bebê não é grande o suficiente para que sua barriga seja evidente, mas você com certeza vai ver sua cintura se tornar mais espessa. Nesta fase da gravidez, muitas mulheres se sentem revigoradas, com uma forte sensação de bem-estar. A alimentação saudável é muito importante, por isso fique atenta às melhores escolhas alimentares. Em particular, seu corpo precisa de muita proteína; e o bebê também, para sustentar seu rápido crescimento.

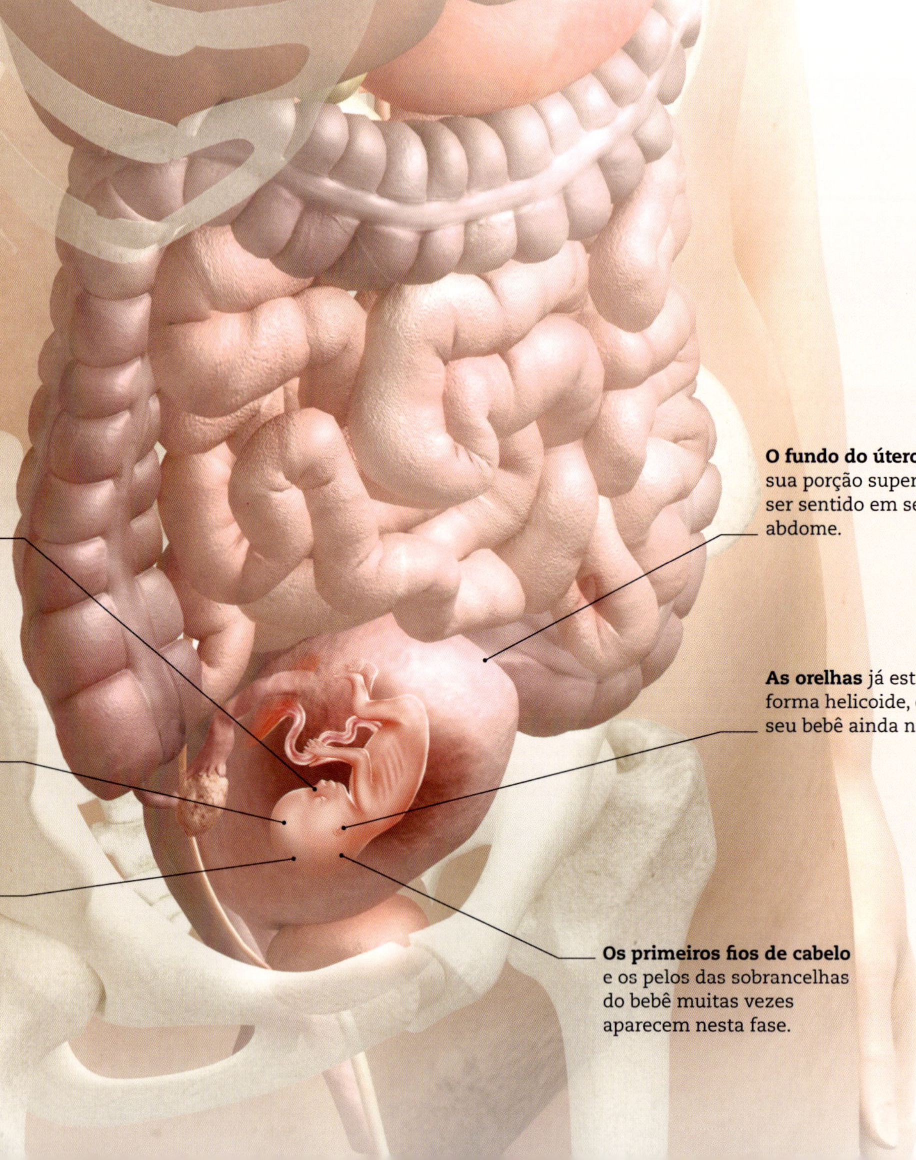

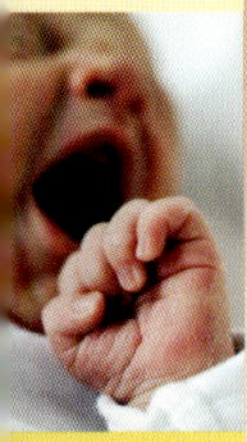

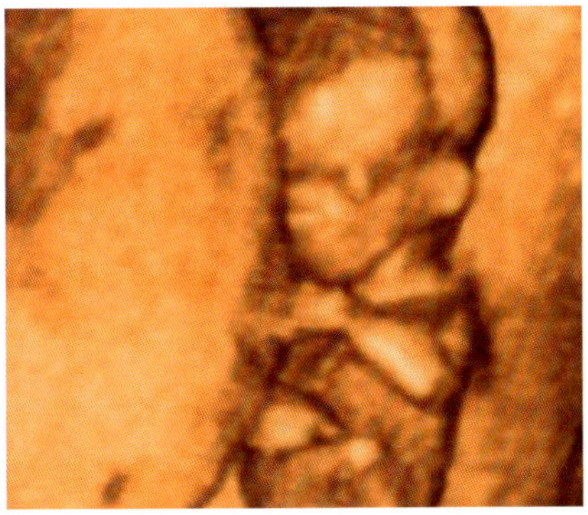

JÁ ESTÁ COM 13 SEMANAS E 1 DIA

Faltam 188 dias...

SEU BEBÊ HOJE

No ultrassom, é fácil ver onde estão os ossos do bebê, que aparecem como as áreas mais luminosas. Já outras características podem ser mais difíceis. Se você tiver um ultrassom e não souber ao certo o que está vendo, peça ao médico que lhe explique.

Alívio, emoção, apreensão... É normal sentir tudo isso e muito mais nesta fase da gravidez.

Embora você esteja se sentindo melhor fisicamente e é provável que tenha muito mais energia, ainda pode ter altos e baixos na parte emocional. Isso é totalmente normal.

Este estágio da gravidez pode ser um momento de muita sensibilidade: chegar ao segundo trimestre da gravidez é um marco e coincide com a hora de ver o bebê no ultrassom (ver p. 138). Agora, as chances de sofrer um aborto espontâneo são mínimas. No entanto, como muitas mulheres grávidas, você talvez perceba que o sentimento de alívio que acompanha a chegada a essa fase é seguido de ansiedades ocasionais.

Uma boa válvula de escape para toda essa energia emocional é exercitar-se, o que você pode achar mais fácil agora que a fadiga do primeiro trimestre passou. O exercício físico libera endorfinas, os hormônios que fazem com que a gente se sinta bem, e isso melhora o seu bem-estar físico e emocional, mas lembre-se sempre de se exercitar com segurança (ver o boxe abaixo).

FALANDO NISSO...

Exercitar-se pode reduzir o tempo do trabalho de parto.

Uma pesquisa mostrou que mulheres que praticam atividades físicas com intensidade de moderada a alta podem reduzir o tempo do parto em até três horas e tendem a ter partos menos complicados do que aquelas que não praticam atividades físicas.

OUVINDO O SEU CORPO

Consulte o obstetra para verificar se há motivos que a impeçam de se exercitar: há certos problemas gestacionais, como a placenta prévia (ver p. 212) e o risco de parto prematuro, que podem vetar exercícios.

Ao se exercitar, sempre use o bom senso; escute seu corpo e fique atenta aos sintomas que possam indicar que você está se esforçando demais. Normalmente, os exercícios aeróbicos são controlados pela medição da frequência cardíaca, mas isso é difícil durante a gravidez, pois há um aumento natural da frequência cardíaca, mesmo quando em repouso. Então, a maneira mais eficaz de manter os exercícios em nível seguro é o teste da conversa: você deve conseguir conversar enquanto se exercita. Isso indica que não está treinando à exaustão e, potencialmente, restringindo o fluxo de oxigênio para o bebê.

Existem outros sintomas que indicam se você está se exercitando demais ou se não deveria estar se exercitando de forma alguma:

- Sangramento vaginal
- Tonturas e dores de cabeça
- Dor no peito ou dor abdominal aguda
- Fraqueza muscular excessiva
- Dor na panturrilha e inchaço nas pernas
- Vazamento de líquido amniótico

Se você apresenta algum dos sintomas acima, ainda que momentaneamente, pare de se exercitar e procure aconselhamento médico.

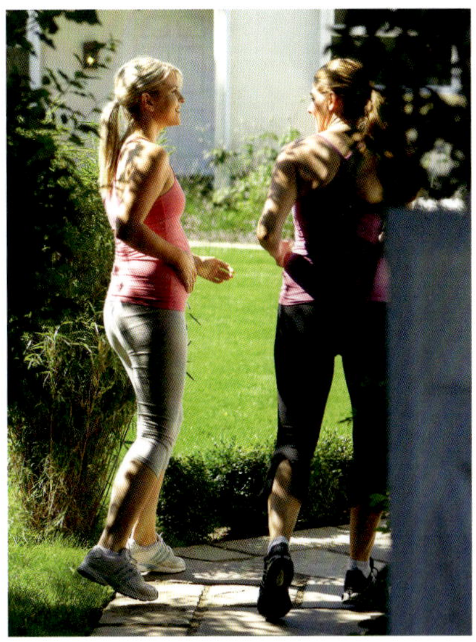

Em vez de passear, tente caminhar em ritmo acelerado, mas certifique-se de que ainda consegue conversar. Isso vai assegurar que está se exercitando num nível aeróbico moderado.

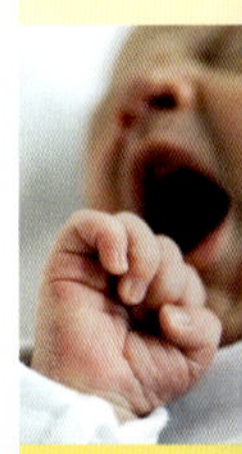

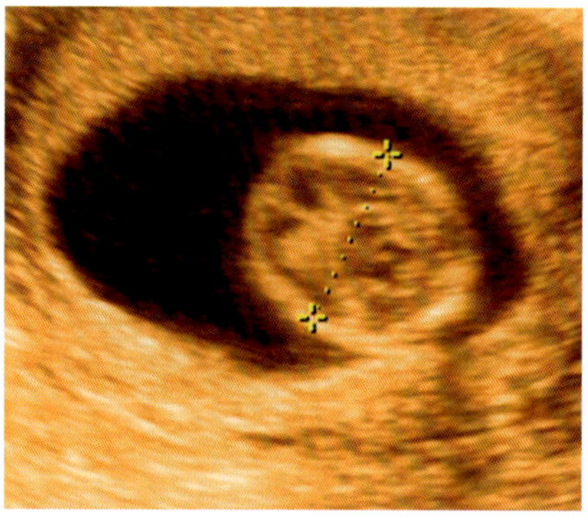

JÁ ESTÁ COM 13 SEMANAS E 2 DIAS

Faltam 187 dias...

SEU BEBÊ HOJE

Este ultrassom mostra uma seção transversal do cérebro do bebê, com os dois hemisférios claramente visíveis. A partir de agora, a medida do cérebro do bebê, de um lado até o outro, é feita logo acima da orelha e é usada como um indicador confiável de seu crescimento e desenvolvimento.

Nesta fase inicial de desenvolvimento, o bebê começou a urinar, embora em quantidades muito pequenas.

A bexiga do bebê agora se enche e se esvazia a cada 30 minutos: ele engole o líquido amniótico, filtra-o nos rins e, depois, libera-o como urina. Nesta fase, o volume da bexiga é minúsculo e, até a 32ª semana, vai ser de apenas 10 ml, atingindo 40 ml na 40ª semana. Seu bebê produz uma urina muito diluída, e sua capacidade de reabsorver água no rim para concentrar a urina é limitada. No entanto, a placenta desempenha a maioria das funções renais até o nascimento.

O sistema sanguíneo do bebê agora pode criar coágulos sanguíneos e acabar com eles. A placenta formou coágulos durante algum tempo, reduzindo o risco de hemorragia. Um pequeno número de glóbulos brancos está sendo produzido agora pelo seu bebê, mas ele ainda precisa de você para combater as infecções. Os glóbulos vermelhos dele contêm hemoglobina, que transfere o oxigênio para todas as células do corpo. Antes do nascimento, ele tem várias formas de hemoglobina, diferentes da sua. Elas são mais estáveis, têm menor acidez e ligam-se mais facilmente ao oxigênio. Isso permite que o corpo do bebê extraia o oxigênio da hemoglobina para uso próprio.

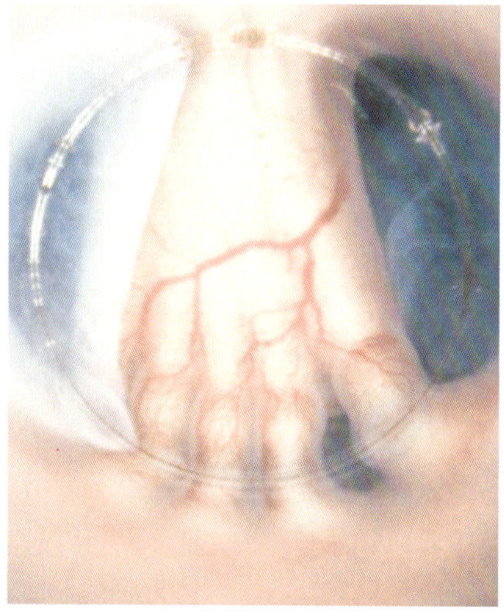

Os pés estão se desenvolvendo rapidamente – os dedões estão se formando e se separando, como visto na imagem endoscópica.

PERGUNTE AO... MÉDICO

Estou esperando trigêmeos. Quais as implicações disso em meu pré-natal? Todos os riscos comuns da gravidez são maiores nas mulheres que esperam mais de um bebê. Isso se deve parcialmente ao fato de que, ao ser mais de um, os níveis hormonais são mais elevados e, no seu caso, será um trabalho difícil para o seu corpo transportar e nutrir três fetos.

Você provavelmente será encaminhada a um obstetra, que vai planejar seus cuidados pré-natais junto com você. Fará consultas e ultrassons com maior frequência, para verificar a saúde e o progresso dos bebês. Embora muitos dos riscos estejam fora de seu controle, se você comparecer a todas as suas consultas e exames e cuidar da sua saúde, vai ter, provavelmente, três bebês saudáveis.

Com trigêmeos, é possível que precise fazer uma cesariana. A duração média da gravidez de trigêmeos é de 34 semanas.

HORA DE PENSAR EM...

Amniocentese

Esse exame testa o líquido amniótico que envolve o bebê e normalmente é feito da 15ª à 20ª semana (ver pp. 152-153). Ele pode ser oferecido nas seguintes circunstâncias:

- **Quando existir** histórico familiar ou gestacional de algum problema genético.
- **Quando um teste de triagem** (ver pp. 142-143) mostra que existe um alto risco de o bebê nascer com alguma anomalia cromossômica.

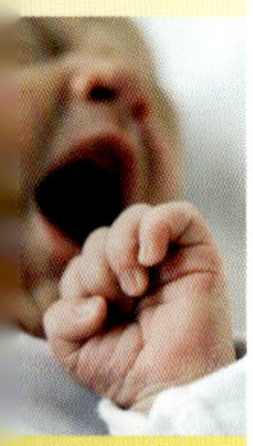

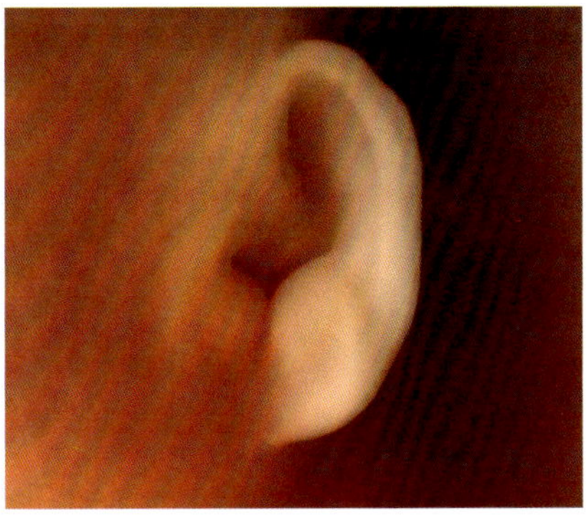

JÁ ESTÁ COM 13 SEMANAS E 3 DIAS

Faltam 186 dias...

SEU BEBÊ HOJE

É surpreendente o detalhamento já presente no corpo do bebê. Este *close* da orelha mostra que o padrão helicoidal de dobras está quase inteiramente desenvolvido, embora ainda seja cedo para o bebê ouvir qualquer coisa.

Sua cintura aumentará e a forma do seu corpo mudará, mas é pouco provável que sua barriga esteja muito proeminente.

Na 14ª semana, se você ficar de calcinha e sutiã em frente ao espelho, verá mudança na forma do seu corpo, mas para o mundo exterior você pode não parecer muito diferente. A barriga das mulheres que já engravidaram antes tende a aparecer mais cedo do que a das que estão grávidas pela primeira vez, pois seus músculos abdominais já se estenderam uma vez e, por isso, agora é mais rápido.

As mulheres costumam dizer que esse é o momento em que sentem que ganharam peso e engordaram, mas que não se sentem grávidas! Logo sua barriga estará visível e o mundo vai confirmar a gravidez.

Se você está se sentindo desconfortável e pesada, certifique-se de que escolhe a roupa certa. Consulte a página 151 para ver algumas dicas sobre como adaptar seu guarda-roupa.

USANDO ÓLEOS ESSENCIAIS

A aromaterapia utiliza óleos essenciais extraídos de fontes vegetais. Esses remédios podem ser eficazes contra algumas queixas, mas nem todos são seguros na gravidez (ver abaixo e à direita). Os óleos essenciais devem ser diluídos em óleo carreador ou podem ser adicionados ao seu banho, espargidos no ambiente em um candeeiro ou difusor. Sempre verifique as instruções na etiqueta do produto.

Você pode usar:

- Lavanda
- Camomila
- Rosas
- Laranja
- Bergamota
- Toranja
- Limão
- Néroli
- Patchuli
- Sândalo
- Hortelã
- Melaleuca
- Vetiver.

Por razões óbvias, os óleos essenciais não foram testados em mulheres grávidas, mas, com base em suas propriedades, o conselho é pecar pela cautela e evitar aqueles que são conhecidos por causar cólicas ou contrações, bem como os que afinam o sangue.

Não use: manjericão, cedro, canela, sálvia silvestre, cipreste, cravo-da--índia, erva-doce, hissopo, jasmim, zimbro, capim-limão, mirra, salsa, poejo, alecrim, manjerona, tomilho e hortelã-pimenta.

PERGUNTE AO... OBSTETRA

É seguro fazer terapias complementares? As terapias complementares podem aliviar alguns desconfortos da gravidez. Se você está indo a algum profissional, certifique-se de que ele é registrado e que tem experiência no tratamento de mulheres grávidas. "Natural" não significa "seguro": durante a gravidez, só faça terapias reconhecidamente seguras.

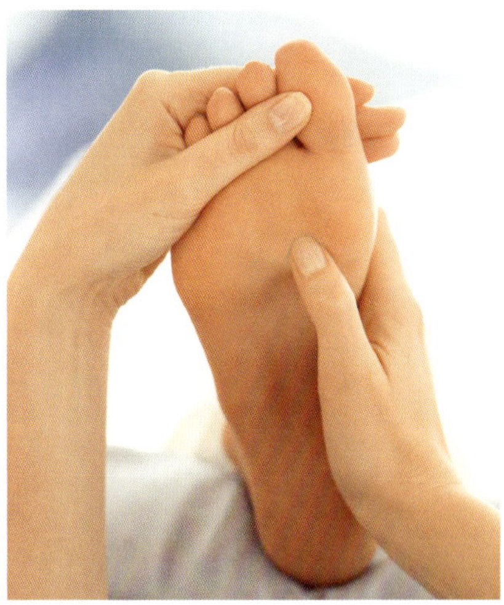

A reflexologia é uma terapia complementar que envolve a aplicação de pressão nas mãos e nos pés. Acredita-se que possa aliviar enjoos matinais, dores nas costas, retenção de líquidos e inchaço durante a gravidez.

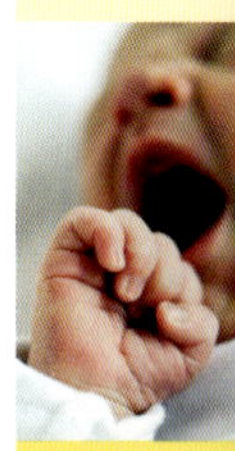

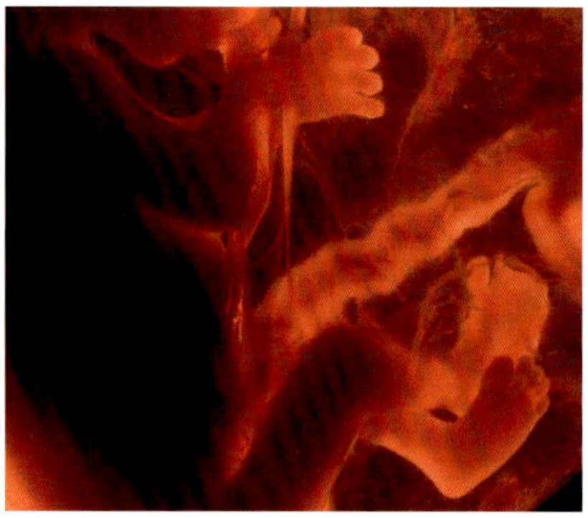

JÁ ESTÁ COM 13 SEMANAS E 4 DIAS

Faltam 185 dias...

SEU BEBÊ HOJE

Neste estágio, é difícil um ultrassom revelar se seu bebê é menino ou menina, esteja de pernas cruzadas ou não: os sexos masculino e feminino ainda são muito parecidos para distingui-los com certeza.

O sistema nervoso central do seu bebê, incluindo o cérebro e a medula espinhal, tem agora todos os componentes básicos.

O desenvolvimento do núcleo do sistema nervoso central do seu bebê já está acontecendo, e agora vai se aperfeiçoar ainda mais usando quatro processos simultâneos. O número de neurônios aumenta e suas posições se alteram durante a migração – um processo em que as células se movem para sua posição final e desenvolvem funções específicas. As conexões entre cada neurônio se tornam mais organizadas e as fibras se isolam.

PERGUNTE AO... OBSTETRA

Posso continuar fazendo *cooper*? Não existe nenhum motivo para desistir do *cooper* se você costumava correr antes de ficar grávida, mas vá com calma!

Você deve evitar ficar muito quente, então não corra em dias de muito calor e, independentemente da temperatura, beba bastante água. Use roupas esportivas que deem boa sustentação aos seus seios e à sua barriga. Procure correr em terrenos macios para reduzir o impacto em suas articulações, principalmente nos joelhos.

O *cooper* é uma boa atividade aeróbica, mas só se você já estava acostumada a correr. Não o adote como uma atividade física nova durante a gravidez. Troque-o por caminhadas vigorosas em um estágio mais avançado da gravidez.

O crescimento do sistema nervoso agora entra em sua fase mais ativa. O reflexo disso é a cabeça ter metade do tamanho de todo o comprimento do corpo do bebê. Tanto os neurônios quanto as células de apoio aumentaram em quantidade. Apesar de a maioria dos neurônios ser produzida durante a gestação, as células de apoio continuam a aumentar em número durante o primeiro ano do bebê. Elas ajudam no processo migratório, que está quase completo por volta da 22ª semana.

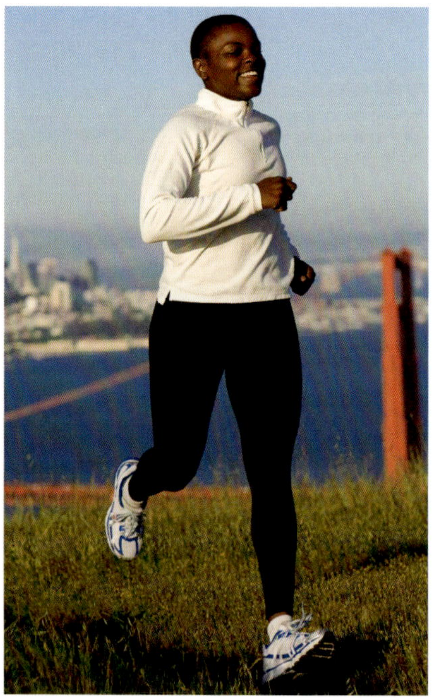

FOCO EM... NUTRIÇÃO

Vitamina C

Essa importante vitamina não é estocada pelo corpo, então você deve incluí-la na dieta. Ela tem muitas funções, uma delas de proteção como antioxidante. Durante a gravidez, a vitamina C, juntamente com as vitaminas A e E, sustenta o sistema imunológico, e a ingestão regular de vegetais e frutas ricos em vitamina C ajudará a fortalecer sua imunidade.

Vitamina C nunca é demais, uma vez que o excesso sai pela urina. Contudo, as vitaminas não se comportam da mesma forma quando tomadas como suplemento, então não exceda 2 g por dia de vitamina C em suplemento. Ela ajuda seu corpo a absorver o ferro dos alimentos, então tome um copo de suco de frutas cítricas ou coma tomates nas refeições. No entanto, ela é destruída com facilidade, então, para minimizar as perdas, corte os vegetais em pedaços grandes antes de cozinhá-los, use um mínimo de água e sirva o quanto antes. O cozimento no vapor ou por micro-ondas preserva a vitamina C. Sobras de vegetais retêm pouca vitamina C, então cozinhe somente a quantidade necessária.

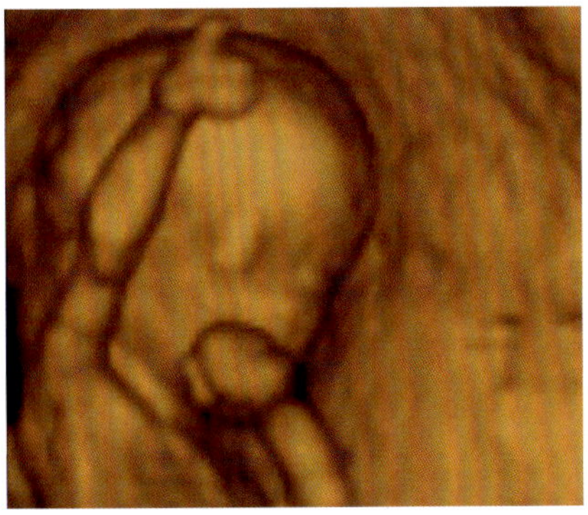

JÁ ESTÁ COM 13 SEMANAS E 5 DIAS

Faltam 184 dias...

SEU BEBÊ HOJE

Neste estágio, a cabeça, apesar de ainda grande, tem formato bem mais arredondado e, enquanto a mandíbula e o pescoço se alongam, o queixo move-se e se afasta do pescoço. Um ultrassom, agora, já vai mostrar o polegar separado dos outros dedos.

É apenas um pequeno sintoma da gravidez, mas a congestão nasal pode acontecer na maior parte do tempo – e fazê-la roncar à noite!

Seu parceiro fica cutucando você à noite porque não o deixa dormir? É normal que uma mulher grávida ronque. Isso, na maioria das vezes, ocorre pela dilatação das fossas nasais, mas também pode acontecer pelo aumento de peso e pelo fato de você rolar à noite e ficar de barriga para cima.

O nariz entupido deve-se ao aumento de volume sanguíneo em seu corpo durante a gravidez, o que pode causar congestão e também obstruir os ouvidos. Na gravidez também são muito comuns os sangramentos nasais: algumas mulheres percebem que, ao assoarem o nariz, sempre há um pequeno sangramento. Isso se deve ao fato de serem os vasos sanguíneos nasais muito frágeis e, com o aumento do volume de sangue que aí flui, eles tendem a sangrar com mais facilidade. No entanto, é um sangramento bem leve.

Para tratar sangramentos nasais, incline sua cabeça para a frente e aperte o meio do nariz (a parte macia) com força. O sangramento deve parar depressa. Se isso não acontecer, aplique gelo no nariz para tentar provocar a contração dos vasos. Num raro caso de sangramento forte, vá ao hospital. Se estiver tendo sangramentos fortes com frequência, procure aconselhamento médico.

PERGUNTE AO... NUTRICIONISTA

Durante a gravidez, é seguro comer oleaginosas? Todas as mulheres, a menos que tenham alergia a oleaginosas, podem comê-las com segurança durante a gravidez. Ao comer oleaginosas, sempre opte pelas versões sem sal, se possível.

Alguns bons motivos para continuar comendo oleaginosas:

- **Amendoins são uma boa fonte** de proteína, gordura saudável e vitamina E.
- **Amendoins fornecem o cobre,** elemento valioso que ajuda seu corpo a fabricar hemácias.
- **Amêndoas,** castanhas-do-pará e castanhas-de-caju também são ótimas para beliscar. Elas são um lanche especialmente bom para os vegetarianos, uma vez que fornecem alguns dos minerais que os vegetarianos têm dificuldade para obter em sua dieta.
- **Castanhas-do-pará** têm um alto teor de vitamina E e o antioxidante selênio, e tanto amêndoas quanto avelãs são ricas em biotina.

FOCO EM... PAIS

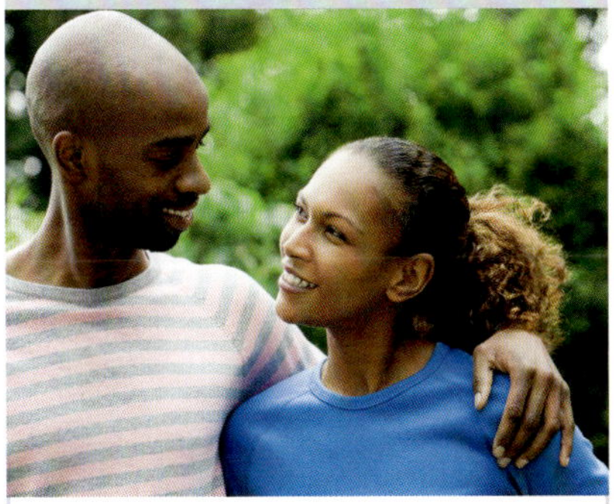

Aguardando o futuro

Durante o primeiro trimestre, é provável que você tenha aguardado ansiosamente o desenvolvimento da gestação e apoiado sua parceira a atravessar os momentos difíceis. Agora que os sintomas do início da gravidez, como a náusea, o vômito e o cansaço, provavelmente passaram e o risco de um aborto é menor, você pode começar a se sentir diferente em relação à gravidez e ao futuro.

À medida que sua parceira começa a mostrar mais força e energia, e você nota as mudanças no formato do corpo dela e a pequena protuberância em sua barriga, você pode descobrir que a realidade da gravidez finalmente está aí e seus temores vão ser substituídos por otimismo, enquanto vocês dois aguardam o futuro.

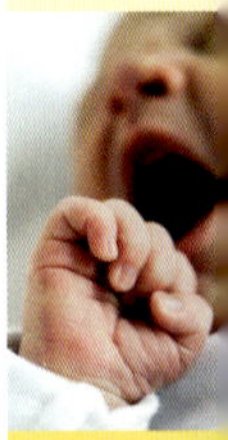

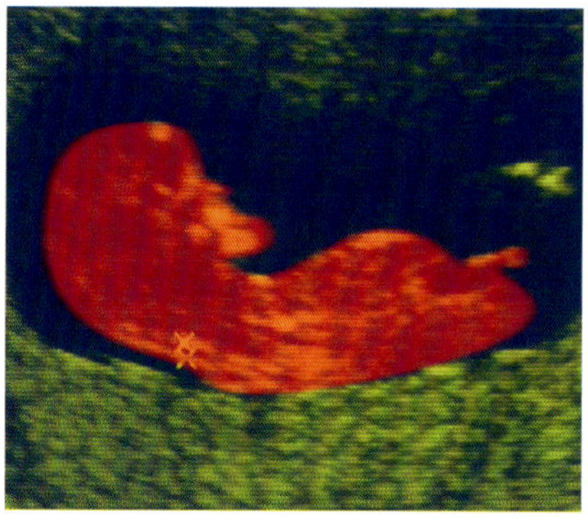

JÁ ESTÁ COM 13 SEMANAS E 6 DIAS

Faltam 183 dias...

SEU BEBÊ HOJE

Neste ultrassom de imagem colorida, o bebê está em vermelho e a placenta em verde. É possível ver as duas cruzes que medem a profundidade de líquido na parte posterior do pescoço, na prega nucal (ver p. 143). Esta é a última oportunidade de medir com segurança.

Seu bebê está crescendo e ficando mais forte a cada dia e tudo isso graças a seu sistema de apoio à vida – a placenta.

O rápido crescimento do bebê continua e o peso dele vai aumentar de 43 g para 140 g nas próximas três semanas. O crescimento muscular e ósseo avança, mas, apesar de todas as articulações já estarem presentes, ainda só daqui a três semanas o esqueleto começa a substituir cartilagens por ossos.

Agora o bebê depende totalmente da placenta para nutrir-se. Neste estágio, os fatores ambientais quase não têm influência no tamanho do bebê.

A placenta é maior que o bebê e fornece todos os nutrientes de que ele necessita. Para ajudar seu crescimento, a placenta extrai aminoácidos da circulação da mãe e passa-os ao bebê em níveis bastante altos. Os aminoácidos são os blocos formadores, constituídos de proteína, de onde se desenvolvem músculos e órgãos.

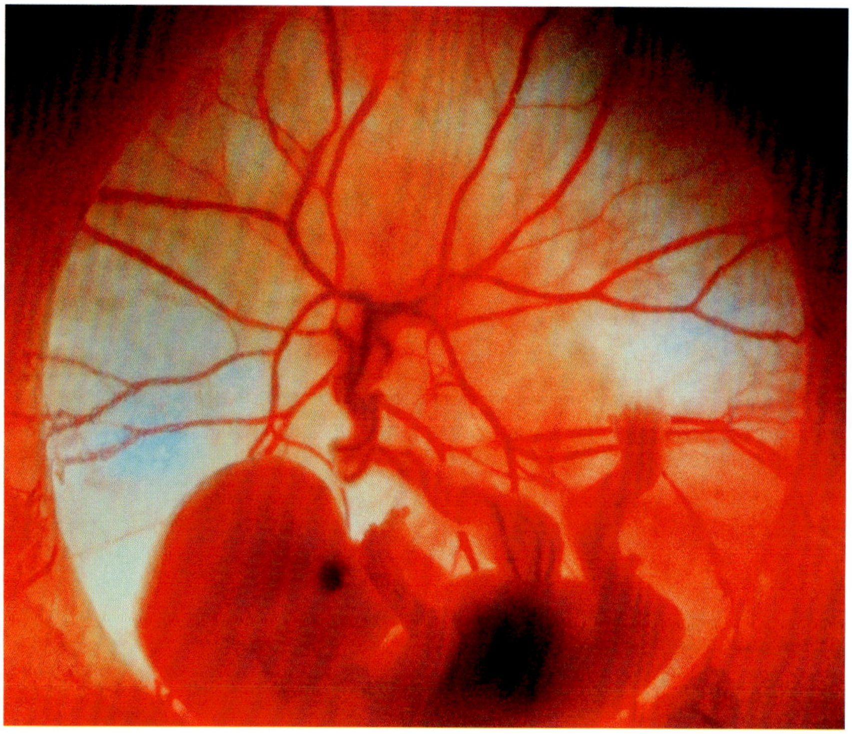

FOCO EM... NUTRIÇÃO

Mais proteína

Você e seu bebê precisam de um suprimento regular de proteína durante toda a gravidez para o desenvolvimento físico das células do bebê e da placenta, e para a expansão dos tecidos que você está começando a ver em seu corpo.

A maioria das gestantes consegue facilmente a quantidade de proteína (cerca de 51 g) em sua dieta. As que mais correm risco de não obter as proteínas adequadas são as veganas (ver p. 126) ou as que seguem uma dieta restrita. Ao comer uma variedade de alimentos em cada refeição, inclusive feijão, ervilha e lentilhas, além de grãos, oleaginosas e sementes, as veganas obterão todos os aminoácidos essenciais.

Carne magra, peixe, aves e ovos têm um alto teor de proteína, então procure comer uma porção em duas refeições diariamente. Esses alimentos ricos em proteínas também fornecem vitaminas e minerais vitais (ver p. 17).

O cordão umbilical pode ser visto ligando este feto de 13 semanas à placenta que o alimenta. Claramente visíveis, ao fundo, estão os incríveis vasos sanguíneos da placenta.

JÁ ESTÁ COM EXATAMENTE 14 SEMANAS

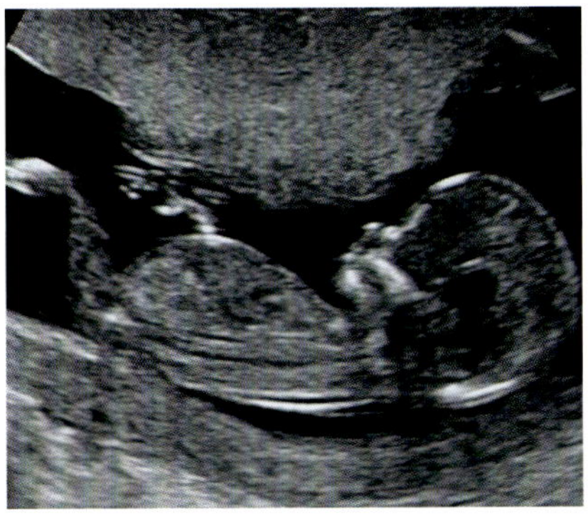

Faltam 182 dias...

SEU BEBÊ HOJE

O perfil do bebê está particularmente nítido neste ultrassom em 2D. Pode-se ver o osso nasal na ponta do nariz, assim como as formas claras da mandíbula superior e inferior; e o cordão umbilical ligado ao centro do abdome.

Pode ser difícil evitar o excesso de informações – ao que parece, todos têm um conselho para lhe dar.

PERGUNTE AO... MÉDICO

Por que é comum ter varizes na gravidez e como posso evitá-las? Seu volume sanguíneo aumenta em quase 30% durante a gravidez, em razão das exigências adicionais do bebê e do seu corpo em expansão. Além disso, o hormônio relaxina (que produz um amolecimento dos ligamentos e das articulações) também amolece a parede dos vasos sanguíneos. O relaxamento dos vasos sanguíneos, o aumento do volume de sangue e o peso extra do bebê a tornam suscetível às varizes.

Para reduzir a probabilidade de ter varizes:

- **Evite ficar sentada ou em pé na mesma posição** durante longos períodos de tempo: ande regularmente, movendo seus braços para aumentar o fluxo de sangue em seu corpo.
- **Exercite-se diariamente:** a maioria dos exercícios cardiovasculares ajuda a aumentar sua circulação sanguínea. A hidroaeróbica é uma boa escolha, já que a pressão da água ajuda a aumentar o fluxo sanguíneo.
- **Durma com as pernas ligeiramente elevadas,** colocando um travesseiro embaixo do lençol aos pés da cama.

Um efeito colateral da gravidez que todas as mulheres têm de enfrentar é a quantidade de informações e conselhos conflitantes. Um artigo diz para fazer uma coisa enquanto uma amiga diz exatamente o contrário. Isso pode ser confuso e irritante. Sendo de um jornal ou da televisão, você pode escolher parar de ler ou mudar de canal. Mas é mais difícil evitar o conselho indesejável de outras mulheres. É ainda mais difícil se o conselho vier de parentes próximos, de sua mãe ou sogra. Você vai precisar do apoio da sua família e de amigos e, por essa razão, não quer se indispor com eles. Mas não se sinta pressionada a agir como eles querem. Também não rejeite tudo de imediato – alguns conselhos podem ser úteis e corretos.

Se alguém insistir em lhe dar conselhos, explique que já está sobrecarregada de informações e que, naquele momento, prefere não falar da gravidez. Ou escute os conselhos da pessoa, sorria com educação e depois faça como quiser. Você pode sutilmente dar a entender que vai pedir os conselhos quando e se precisar deles.

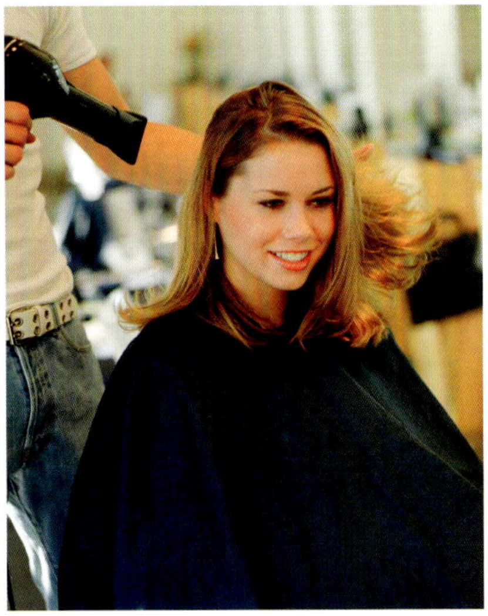

O segundo trimestre é um ótimo momento para você curtir um novo corte de cabelo e uma nova cor, algo que vai complementar o brilho da sua pele.

FOCO EM... SEU CORPO

Desafio ao estilo

Renove o visual do cabelo.

- **Não há evidência** de que substâncias químicas de tinturas de cabelo sejam perigosas na gestação quando usadas nas pequenas quantidades necessárias para colorir o cabelo e com intervalos de alguns meses entre as aplicações.
- **Se você está preocupada,** use tinturas naturais ou faça somente luzes, que não colocam todo o couro cabeludo em contato com a tintura.
- **Quando você mesma estiver colorindo seu cabelo,** faça-o em um ambiente muito bem ventilado e sempre use as luvas fornecidas junto com o produto.

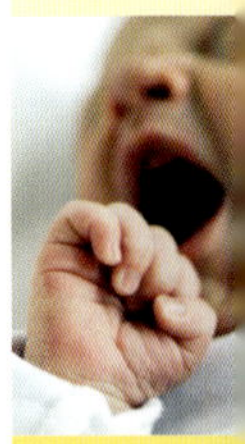

Sua 15ª semana

COMECE A FALAR COM SEU BEBÊ – ELE PODE OUVIR A SUA VOZ

No segundo trimestre, como a maioria das mulheres grávidas, você deve estar colhendo os benefícios do "brilho" da gravidez, pois os hormônios melhoram a aparência da sua pele e cabelos. Aproveite bem este momento e a atenção que normalmente chega com ele. Surpresa! Os ouvidos do bebê já se desenvolveram o suficiente para ele poder ouvi-la falar. Quando vier ao mundo, ele vai reconhecer sua voz e a do seu parceiro.

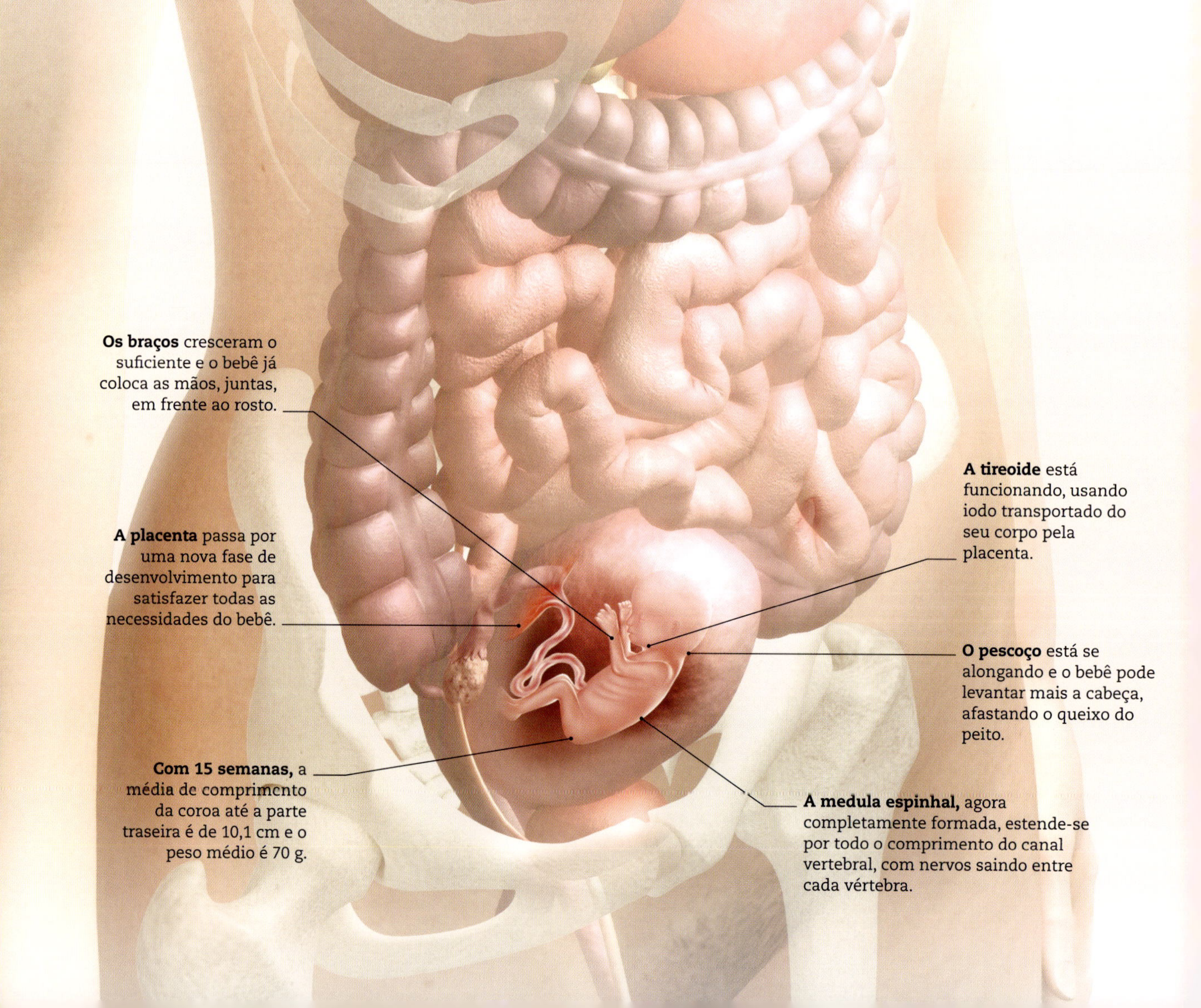

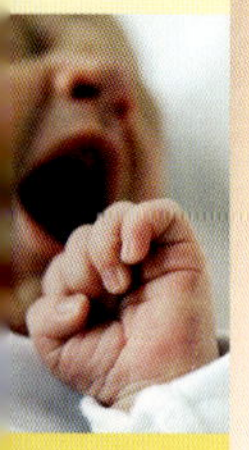

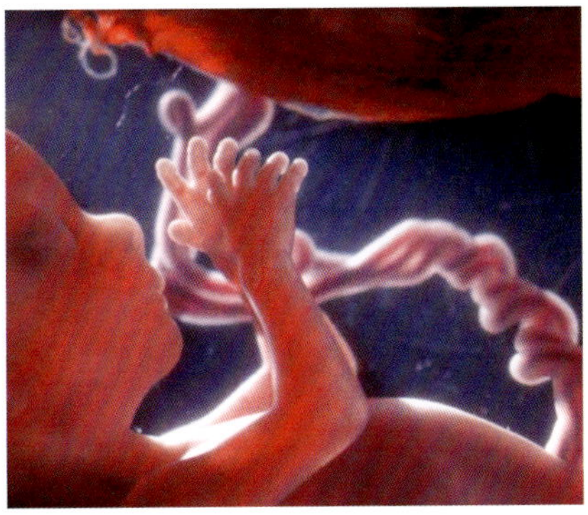

JÁ ESTÁ COM 14 SEMANAS E 1 DIA

Faltam 181 dias...

SEU BEBÊ HOJE

Neste estágio, os antebraços, os pulsos, as mãos e os dedos estão todos bem diferenciados. Os olhos, visíveis como áreas escuras por trás das pálpebras fechadas, moveram-se das laterais para a frente da cabeça.

Agora que alguns dos desconfortos passaram, você pode se sentir estranhamente "normal" enquanto espera por seu bebê.

Neste momento, você pode não estar se sentindo grávida. O início do segundo trimestre é um período de transição interessante: você sabe que está esperando um bebê – viu o ultrassom –, mas pode não se sentir ou parecer grávida, e ainda por várias semanas não vai sentir o bebê se mexer (ver p. 213).

Os sintomas físicos, comuns no primeiro trimestre – como náuseas e cansaço –, podem ter melhorado muito ou cessado de vez.

Muitas mulheres dizem se sentir normais e acham isso estranho, pois pensam que "deveriam" sentir algo. Tente aproveitar esse momento e, caso precise se lembrar de que o bebê está aí, olhe sempre para a foto do ultrassom. Quando chegar ao terceiro trimestre e um pouco daquele cansaço voltar, você vai querer se sentir normal.

O PODER DO ÔMEGA 3

Ácidos graxos ômega 3 são essenciais e obtidos somente por meio do que comemos – a principal fonte são frutos do mar, mas também são encontrados em algas. DHA e EPA são necessários para ajudar no desenvolvimento dos olhos, do cérebro e do sistema nervoso do bebê. No último trimestre, o cérebro do seu bebê cresce rapidamente, então você precisa de uma dieta rica em DHA. Seu corpo também consegue armazenar um pouco de DHA, de forma que, quando estiver amamentando, seu bebê continuará recebendo DHA por meio do leite – isso ajudará no desenvolvimento do cérebro.

As diretrizes variam, mas costuma se recomendar 200 mg de DHA diários, que se atingem facilmente com a ingestão de 140 g de salmão assado (cerca de 2 g de DHA) ou 140 de cavala grelhada (2,5 g de DHA). Peixes brancos, como robalo e bacalhau, contêm menos. Se você não come peixe, considere tomar um suplemento de ômega 3. É possível comprar suplementos vegetarianos à base de algas.

Alguns estudos demonstram um melhor desenvolvimento cognitivo, da linguagem e do QI em bebês cuja mãe tenha tomado suplementos de ômega 3 durante a gravidez, mas são necessárias mais pesquisas antes que a suplementação de rotina durante a gravidez possa ser recomendada. Certifique-se sempre de que um suplemento é seguro durante a gravidez e evite os que contenham óleo de fígado de bacalhau, que não é seguro por seus altos níveis de vitamina A.

FOCO EM... PAIS

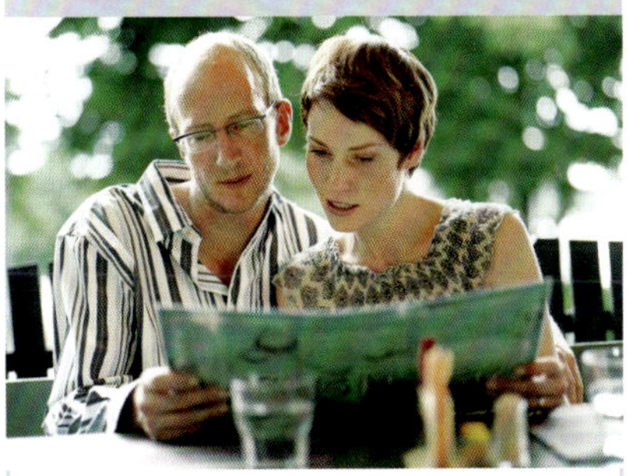

Vocês dois

Faça um esforço e arrume um tempo para você e sua parceira grávida ficarem sozinhos. Seja tirando uma tarde de folga por semana ou aquele final de semana fora que você estava lhe prometendo há séculos, faça isso agora! Lembre-se, o segundo trimestre também é ótimo para sair de férias (ver p. 185).

Quando um bebê chega, é comum haver mudanças fundamentais no relacionamento. Alguns pais novatos se sentem um pouco excluídos, principalmente nas primeiras semanas. Passando algum tempo juntos agora, vocês estarão criando um laço mais forte para quando o bebê nascer e vão sentir-se satisfeitos por, juntos, terem aproveitado tantos momentos agradáveis durante a gravidez.

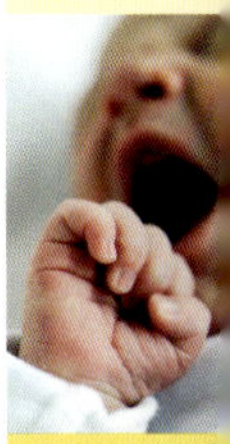

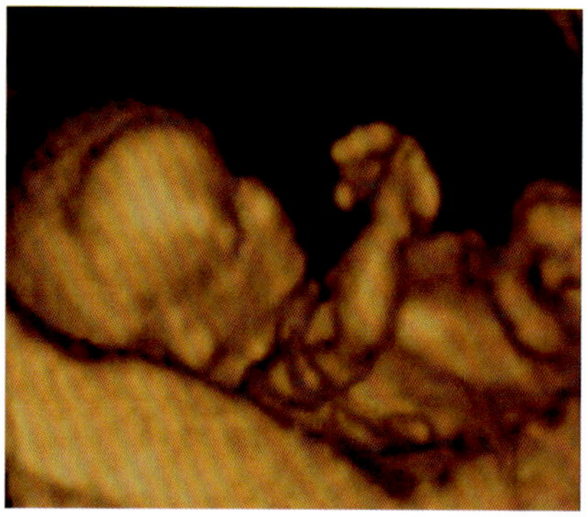

JÁ ESTÁ COM 14 SEMANAS E 2 DIAS

Faltam 180 dias...

SEU BEBÊ HOJE

Neste ultrassom em 3D, o bebê está deitado de costas. Os braços e as pernas cresceram e ele os movimenta livremente. Se comparada ao corpo, a cabeça ainda é relativamente grande, e a testa, proeminente.

A aparência externa já está bem desenvolvida, e os órgãos internos do bebê continuam a amadurecer.

O pescoço do seu bebê está crescendo e cada vez mais suas feições se humanizam. Internamente, a glândula tireoide se desenvolve; primeiro, na base da língua, mas gradualmente se move para baixo até posicionar-se no pescoço, em frente à traqueia. A glândula tireoide está produzindo o hormônio tiroxina, usando iodo que vem do seu organismo pela placenta.

Os rins do bebê estão começando a funcionar. Os néfrons nos rins estão se estendendo e amadurecendo: essas unidades essenciais permitem que o rim funcione, filtrando o sangue e eliminando resíduos do organismo.

Novos néfrons serão produzidos até próximo à 37ª semana e os rins vão continuar a crescer cerca de 1 mm por semana durante toda a gravidez.

TRABALHANDO DURANTE A GESTAÇÃO

Ao descobrir que uma funcionária está grávida, boa parte dos patrões dá apoio. No entanto, caso haja algum problema, as leis trabalhistas protegem mulheres grávidas:

- **Você não pode ser demitida** durante a gestação e a licença-maternidade (120 dias), a não ser que desobedeça aos termos do contrato de trabalho (justa causa).
- **Se for demitida desconhecendo estar grávida,** terá de ser reintegrada, pois as garantias legais dependem do estado gravídico e não da comunicação deste à empresa.
- **Sua vaga até pode ser "extinta"** enquanto você está grávida ou de licença-maternidade. No entanto, a lei garante estabilidade provisória durante a gravidez e até 5 meses após o parto. E a Lei nº 11.770/2008 estabelece que esse prazo pode ser prorrogado por até 60 dias, por requerimento da empregada (se deferido), ou quando a própria empresa aderir voluntariamente ao programa.
- **Seu empregador** tem responsabilidades adicionais com você e isso inclui garantir que seu local de trabalho seja seguro.
- **A falta por sintomas da gravidez** é justificada por atestado médico.

PERGUNTE AO... MÉDICO

Apareceu em minha barriga uma linha vertical escura, de cima a baixo, que passa pelo umbigo. O que é isso? Essa linha é chamada

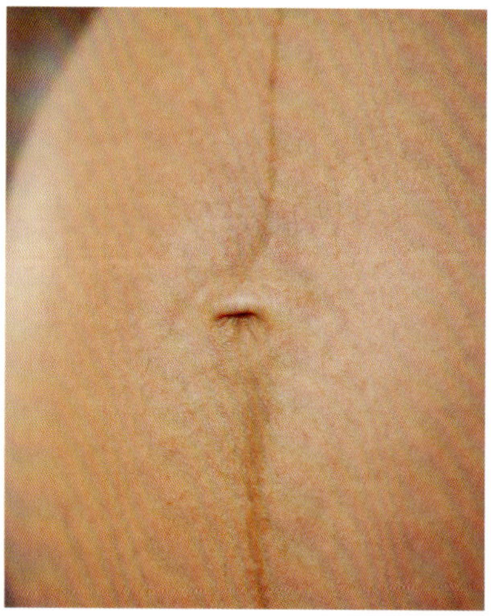

de linha *nigra*, que ocorre por causa das mudanças na pigmentação da pele. É extremamente comum, afetando cerca de 90% de todas as mulheres grávidas, e é mais frequente em mulheres de pele mais escura.

Você também pode perceber um escurecimento na pele em volta dos bicos dos seios e o escurecimento de sardas, verrugas e sinais de nascença. Algumas poucas mulheres também percebem manchas marrons no rosto, chamadas de cloasma ou "máscara gravídica" (ver pp. 190 e 467).

Essas mudanças são causadas pelas quantidades adicionais do hormônio estrogênio durante a gestação, que afeta a produção das células de melanina. Essas mudanças de coloração são normais e em geral desaparecem com o nascimento do bebê.

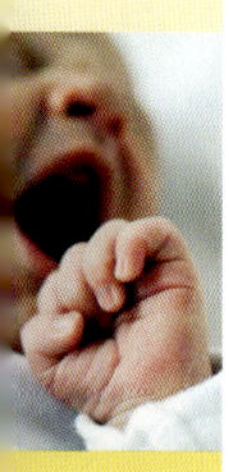

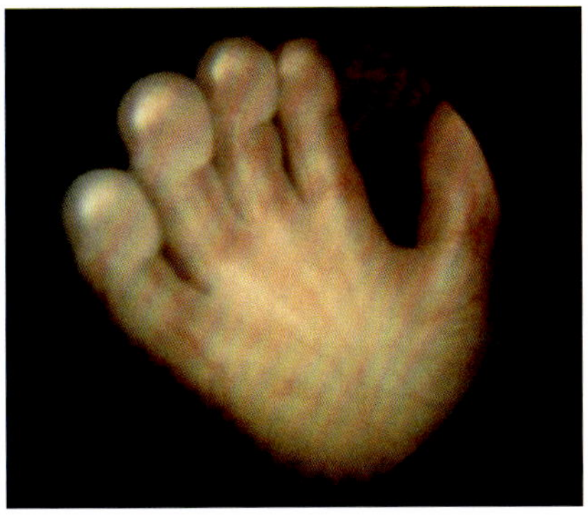

JÁ ESTÁ COM 14 SEMANAS E 3 DIAS

Faltam 179 dias...

SEU BEBÊ HOJE

Neste estágio, as mãos estão bem desenvolvidas, mas, como se pode ver, a pele é muito fina e transparente, o que possibilita visualizar, também, os ossos dos dedos em desenvolvimento e os vasos sanguíneos.

Os órgãos sexuais externos de seu bebê agora estão visíveis e talvez seja possível identificar o sexo com um ultrassom.

Por volta desse estágio, o sexo dos genitais externos do bebê se torna aparente. Quando os genitais começaram a se formar por volta da 4ª semana, eles eram os mesmos em meninos e meninas. Consistiam em uma saliência arredondada chamada tubérculo genital e duas protuberâncias chamadas intumescências labioescrotais, separadas por uma membrana. A partir da 6ª semana aproximadamente, as diferenças começam a ocorrer, movidas pela presença ou ausência de um cromossomo masculino (Y) (ver p. 200). Na 14ª semana, o tubérculo genital nos meninos já se alongou, formando o pênis, e as intumescências labioescrotais se fundiram, formando o escroto. Nas meninas, as intumescências labioescrotais permanecem separadas, formando os lábios, enquanto o tubérculo genital forma o clitóris.

MAGIA ANIMAL

Conviver com um gato ou cachorro na primeira infância pode reduzir o risco de desenvolver sintomas da asma. Crianças que moram com gatos são mais propensas a terem anticorpos relativos a alergias a felinos. Mas nunca deixe seu bebê sozinho com um gato ou cachorro.

PERGUNTE AO... OBSTETRA

Como posso aliviar minha prisão de ventre? Esse é um sintoma comum na gravidez, principalmente por causa da progesterona, que desacelera o funcionamento dos intestinos, tornando tudo mais preguiçoso. Muitas mulheres, durante a gravidez, se exercitam menos do que o normal, o que pode causar ainda mais bloqueios. Por fim, os suplementos de ferro, que podem ser receitados para anemia, são famosos por causarem constipação. Ainda bem que existem algumas maneiras de aliviar o problema:

- **Coma mais fibras:** inclua grãos integrais, vegetais e frutas em sua dieta. Ameixas secas contêm sorbitol natural, além de fibras, então acrescente uma ou duas ameixas secas ao seu cereal matinal. Procure ingerir muito líquido para ajudar no seu trânsito intestinal.
- **Seja natural:** estudos mostram que o *psyllium*, da casca das sementes da planta *Plantago ovata*, é eficaz, assim como semente de linhaça moída.
- **Experimente reflexologia:** esse tratamento tem se mostrado eficaz. Um estudo revelou que 85% das mulheres relataram resultados positivos e movimentos intestinais regulares. Procure um terapeuta registrado, experiente no tratamento de mulheres grávidas. Ou faça você mesma em casa: massageie a base do seu calcanhar e o arco do pé, empurrando o polegar de maneira uniforme e com força contra a pele do pé.
- **Massagem:** massageie gentilmente seu abdome com duas gotas de óleo básico de bergamota, misturado com uma colher de sopa de óleo vegetal leve, como o óleo de semente de uva.

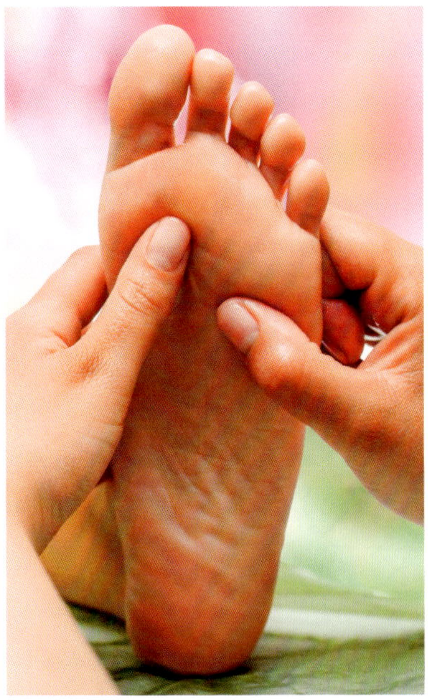

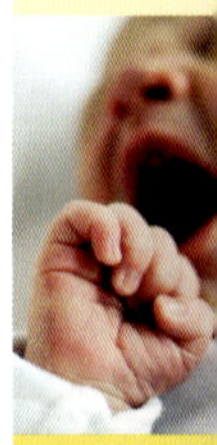

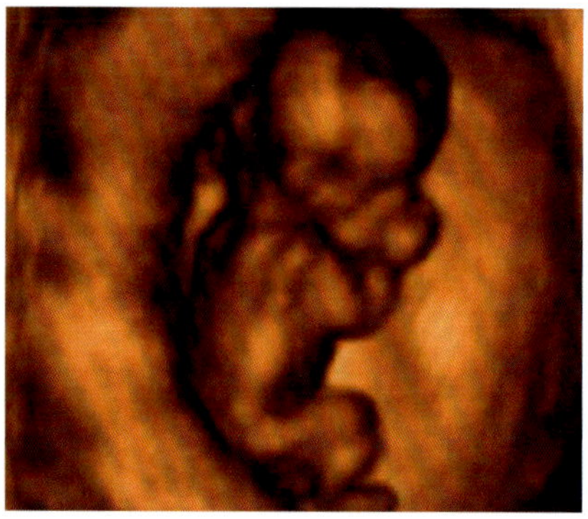

JÁ ESTÁ COM 14 SEMANAS E 4 DIAS

Faltam 178 dias...

SEU BEBÊ HOJE

Nesta imagem, a placenta está à esquerda do bebê. Para suprir suas necessidades, ela ainda é muito maior do que ele, que está crescendo com rapidez tão grande e, mais tarde, vai ultrapassá-la em tamanho e peso.

Para funcionar corretamente, a placenta precisa de um bom suprimento de sangue materno para as artérias na parede do útero.

A placenta entra agora numa segunda onda de crescimento que dura quase seis semanas. Nela, as camadas celulares externas movem-se para as artérias espiraladas, no útero, destruindo sua parede muscular. Isso causa dilatação nas artérias, resultando em baixa resistência ao fluxo sanguíneo. Somente as artérias sob a placenta (de 80 a 100 vasos) são invadidas dessa forma pelas células placentárias. Se essas células se moverem muito profundamente, elas podem se unir muito intimamente à musculatura do útero e ter dificuldade em separar-se após o parto. No entanto, se a onda de células invasoras for insuficiente, a baixa resistência ao fluxo sanguíneo não se desenvolve. Isso aumenta o risco de pré-eclâmpsia para a mãe (ver p. 474) e pode causar problemas de crescimento para o bebê.

FALANDO NISSO...

No Havaí, acreditam que a placenta faz parte da criança.

É tradição plantar, juntas, a placenta e uma árvore, que, então, cresce junto com a criança.

PERGUNTE AO... MÉDICO

Estou tentando evitar a exposição ao sol, mas posso usar loções autobronzeadoras? O uso de loções autobronzeadoras provavelmente é seguro, mas elas ainda não foram testadas em mulheres grávidas. É melhor pecar pela cautela e não ficar bronzeada enquanto estiver grávida. Tenha em mente que elas não protegem sua pele e, portanto, se decidir usá-las, vai ser necessária uma proteção adicional quando se expor ao sol.

Em hipótese alguma tome pílulas bronzeadoras: contêm doses altas de betacaroteno e cantaxantina, podendo ser tóxicas para o bebê. Também são conhecidas por causarem hepatite e problemas de visão.

REMÉDIOS PARA DORMIR

Apesar de, à noite, já não precisar ir tanto ao banheiro quanto no primeiro trimestre e ainda não estar sofrendo de dores e desconfortos com o "peso", no segundo trimestre de gravidez o sono ainda pode lhe faltar.

Durante esse período de grandes mudanças em sua vida, seus sonhos podem tornar-se bastante "realistas", o que pode interromper seu sono. Mesmo que se sinta bem, é fundamental que durma o suficiente: afinal de contas, seu corpo está trabalhando intensamente para criar uma outra vida.

Para dormir mais:

- **Tome uma bebida quente à base de leite** ou um iogurte antes de se deitar.
- **Use óleo de lavanda** no banho; coloque algumas gotas no travesseiro, para ajudá-la a dormir.
- **Evite bebidas com cafeína** (ver p. 16) e prefira tomar chá de camomila antes de dormir.
- **Tome um banho antes de se deitar** e, além das gotas de lavanda, certifique-se de que a água não esteja muito quente, já que isso pode estimular em vez de relaxar.

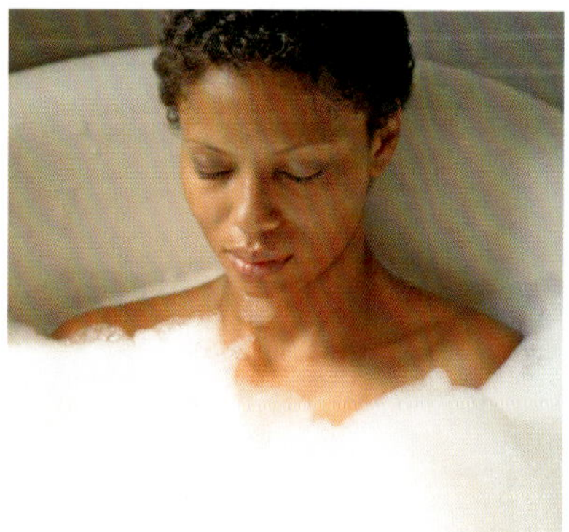

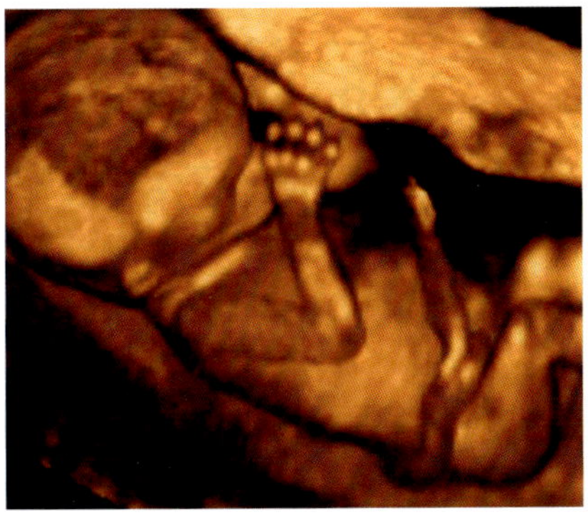

JÁ ESTÁ COM 14 SEMANAS E 5 DIAS

Faltam 177 dias...

SEU BEBÊ HOJE

Neste ultrassom em 3D, as mãos estão posicionadas em frente ao rosto. Os joelhos parecem "nodosos", sendo visíveis todos os ossos. Pode-se ver, também, na cabeça do bebê a fontanela, a popular moleira, aquela parte macia que protege o cérebro enquanto possibilita o seu rápido crescimento.

Neste estágio da gestação, é comum estar radiante de saúde: é provável que você receba elogios.

É frequente descreverem uma mulher grávida como "poderosa" e "radiante", principalmente durante o segundo trimestre. A imagem ideal é a de uma mulher com cabelos bastos e brilhantes, e uma pele perfeita, de coloração muito saudável.

O melhor aspecto de sua pele se deve ao estrogênio e ao aumento do suprimento de sangue na pele; os inúmeros vasos sanguíneos sob a pele lhe conferem uma cor saudável ou, pelo menos, não fazem você parecer pálida e cansada. As glândulas também secretam mais oleosidade, dando à sua pele um brilho que transmite uma aparência saudável.

Ainda por causa das mudanças hormonais, seu cabelo pode parecer mais volumoso. Durante a gravidez, os cabelos crescem mais rápido e caem menos do que o normal. Depois do parto, pode acontecer de seu cabelo parecer cair mais do que o normal, visto que você vai perder o cabelo que nasceu durante os nove meses. A perda normal varia de 100 a 125 fios por dia; depois do parto, você pode perder até 500 por dia.

Se você acha que não está com toda essa imagem de boa saúde, pode ser porque não consegue se ver assim, ainda mais se estiver tentando se acostumar com a gravidez. Se estiver pálida e cansada, fale com o seu médico, pois pode estar anêmica e talvez precise aumentar seu consumo de ferro (ver p. 154).

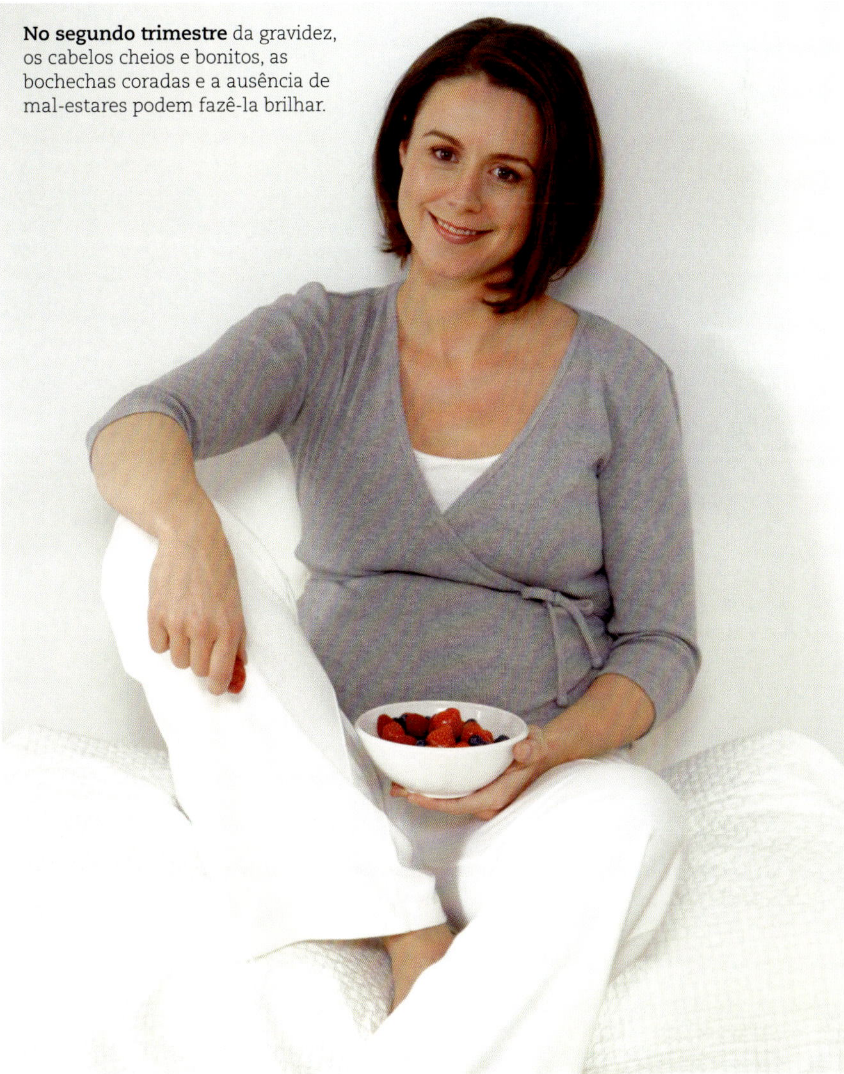

No segundo trimestre da gravidez, os cabelos cheios e bonitos, as bochechas coradas e a ausência de mal-estares podem fazê-la brilhar.

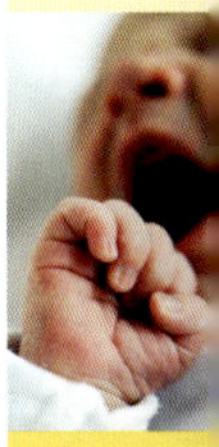

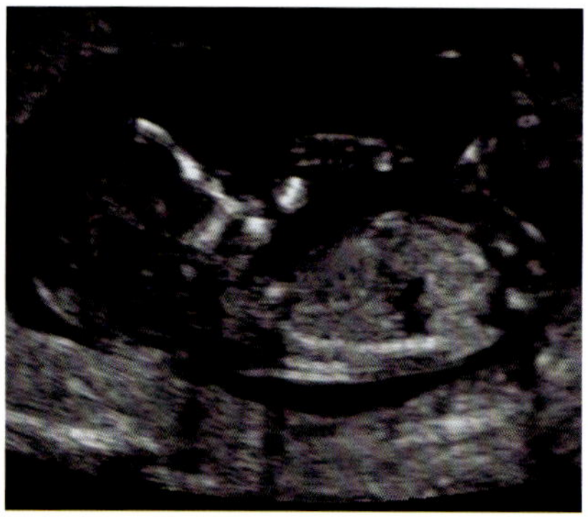

JÁ ESTÁ COM 14 SEMANAS E 6 DIAS

Faltam 176 dias...

SEU BEBÊ HOJE

Seu bebê está começando a engolir mais regularmente o líquido amniótico, aqui visto no estômago (o círculo escuro no centro do abdome). A bexiga, pequena, também é vista como uma estrutura escura, cheia de líquido, no meio da pelve.

O tubo neural desenvolveu-se nas primeiras semanas. Agora, a medula espinhal está completamente formada.

Os nervos da medula espinhal do bebê brotam de cada intervalo de vértebras, mas, conforme o bebê cresce em comprimento, a medula espinhal não acompanha o ritmo.

Em virtude dessa diferença no ritmo de crescimento, a extremidade inferior da medula espinhal acaba no meio da região lombar, no meio do caminho entre os quadris e a última costela.

Abaixo da região lombar média da coluna vertebral, os nervos que saem da medula espinhal se alongaram, de forma que ainda saem entre as vértebras inferiores. Na vida adulta, a medula espinhal termina ligeiramente acima.

Pelo fato de a medula espinhal não se estender por todo o comprimento do canal vertebral, um espaço cheio de líquido completa a porção inferior.

FALANDO NISSO...

Seu bebê pode estar sintonizando seu programa de televisão favorito!

Uma pesquisa comparou bebês cujas mães assistiam à série *Neighbours* quando grávidas com bebês de mulheres que não assistiam. Depois do nascimento, os bebês expostos à música da série dentro do útero "prestaram atenção" na canção, enquanto o outro grupo de bebês a ignorou.

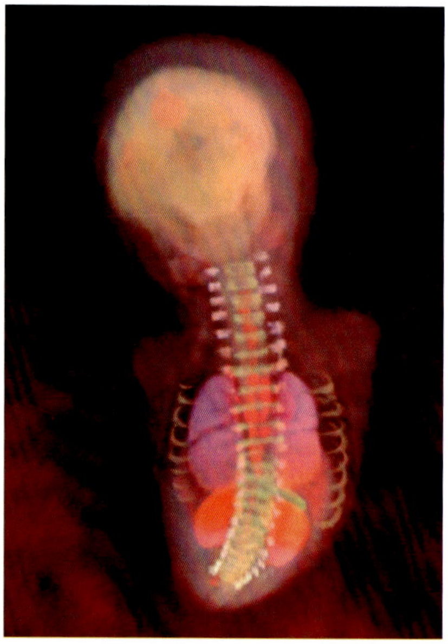

Nesta imagem gerada por computador, podem-se ver os órgãos internos do feto. O crânio, a coluna vertebral e a caixa torácica são claramente visíveis. Os pulmões (cor-de-rosa) estão protegidos pela caixa torácica; os rins (vermelhos) estão abaixo.

PERGUNTE AO... MÉDICO

Quando meu bebê vai chupar o dedo pela primeira vez? Ultrassons mostraram bebês chupando os dedos entre a 12ª e 14ª semanas de gravidez. No entanto, neste estágio, é mais provável que seja um reflexo, já que o cérebro ainda não tem nenhum controle consciente sobre os movimentos até que, mais adiante na gravidez, o feto esteja bem mais desenvolvido.

Algumas pesquisas sugerem que, se um bebê mostra preferência por chupar, por exemplo, o dedo direito, então ele vai preferir deitar com a cabeça virada para o lado direito depois de nascer. A mesma pesquisa sugere que essa preferência pode ser usada para prever se o bebê será destro ou canhoto quando for mais velho.

DANDO ENERGIA A SEU BEBÊ

Você está dando constantemente toda a energia necessária a seu bebê durante a gravidez. A glicose de sua corrente sanguínea é transportada pelo seu sangue para a corrente sanguínea do bebê pela placenta. Seu nível de glicemia é mais alto que o de seu bebê para ajudar nesse processo. A proteína na forma de aminoácidos (unidades fundamentais na formação de proteínas) é transportada ativamente pela placenta, então, os níveis no sangue de seu bebê são sempre mais altos que os do seu sangue.

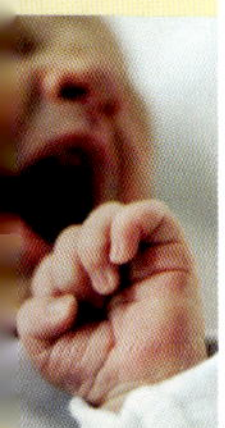

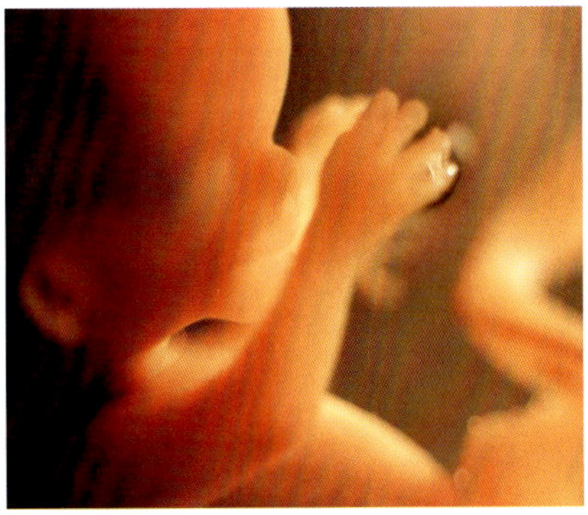

JÁ ESTÁ COM EXATAMENTE 15 SEMANAS

Faltam 175 dias...

SEU BEBÊ HOJE

Esta imagem de perfil mostra a saliência mínima da ponta do nariz e que os olhos ainda dominam o rosto. A mandíbula está se alongando e o queixo mantém-se longe do peito. As mãos (com os dedos esticados) estão na posição normal: perto do rosto.

Vale a pena encontrar agora posições confortáveis para dormir: vão ser úteis no restante da gestação.

FOCO EM... SEU BEBÊ

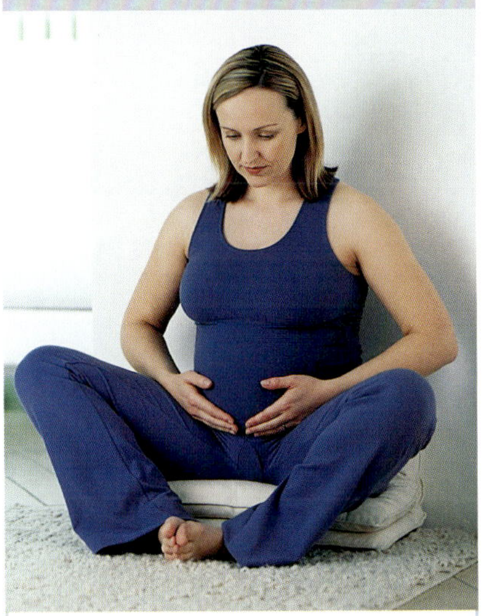

Momentos tranquilos

Momentos em que você pode se concentrar tranquilamente em seu bebê são oportunidades preciosas de ligar-se a ele e uma excelente forma de relaxamento. Experimente visualizar o bebê flutuando no líquido amniótico.

Tente a posição de "borboleta", com as solas dos pés juntas. Coloque as mãos no abdome e massageie o bebê fazendo diferentes carícias. Pense nele e libere suas preocupações em cada expiração.

A cada dia que passa sua barriga vai ficar maior, e você pode achar incrivelmente difícil ficar confortável quando estiver deitada, principalmente durante a noite.

Para evitar dormir de costas na segunda metade da gestação, comece a praticar agora algumas novas posições. Isto porque o peso do seu útero vai pressionar as veias mais importantes que devolvem o sangue ao coração, o que pode ter como resultado tonturas, pressão baixa e até redução do fluxo de sangue no útero. De preferência, deite-se do lado esquerdo (mas se for do direito, não vai fazer nenhum mal, nem a você, nem ao bebê), já que essa é a melhor posição para vocês dois, pois melhora o fluxo de sangue para a placenta e ajuda seus rins a eliminar resíduos e líquidos. Não se preocupe se acordar e perceber que está deitada de costas: simplesmente vire de lado e, se for necessário, apoie-se num travesseiro.

Se você preferir, não há problema em deitar-se de bruços (seu bebê está seguro, acolchoado em líquido amniótico), mas, quanto maior você ficar, mais difícil isso vai se tornar.

PERGUNTE AO... OBSTETRA

Meu obstetra é ótimo, mas sempre está com pressa. Como fazê-lo responder às minhas perguntas? Esse é um problema comum. As clínicas públicas e conveniadas de pré-natal em geral estão muito cheias, com muitas mulheres para o obstetra ver. O resultado é que a maioria das consultas dura de 10 a 15 minutos por gestante, mal dando tempo para fazer os exames físicos básicos. No entanto, é importante que suas perguntas sejam feitas, e pode ajudar se você as escrever, para não esquecer o que quer perguntar. Se seu obstetra não tiver tempo para conversar com você sobre suas dúvidas durante a consulta, peça a ele um horário para conversar em outro momento, conveniente para ambos. Pode ser a distância (e-mail, telefonema) ou outra consulta na clínica. Ou ele pode indicar outras fontes de informação, como livros, folhetos, websites ou outros profissionais da saúde.

É parte importante do seu pré-natal sentir-se confortável com os que cuidam de você e ter a oportunidade de discutir quaisquer questões ou dúvidas que apareçam.

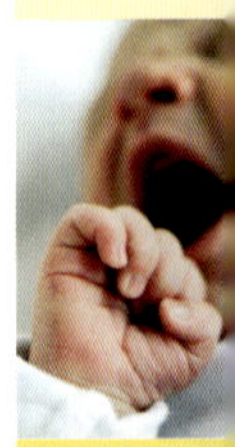

Sua 16ª semana

SUA BARRIGA COMEÇA, AQUI, A ANUNCIAR SUA GRAVIDEZ AO MUNDO

Vai haver dias em que sua barriga em desenvolvimento será fonte de um enorme orgulho; em outros, você pode lamentar sua atual aparência arredondada. Aproveite as mudanças de suas formas – você provavelmente descobrirá que seu parceiro também as adora. Para muitos casais, esta pode ser uma época de aumento do interesse pelo sexo. Se você tem alguma preocupação emocional ou física, não perca a oportunidade de discuti-las com o obstetra. É provável que nesta semana haja outra consulta pré-natal.

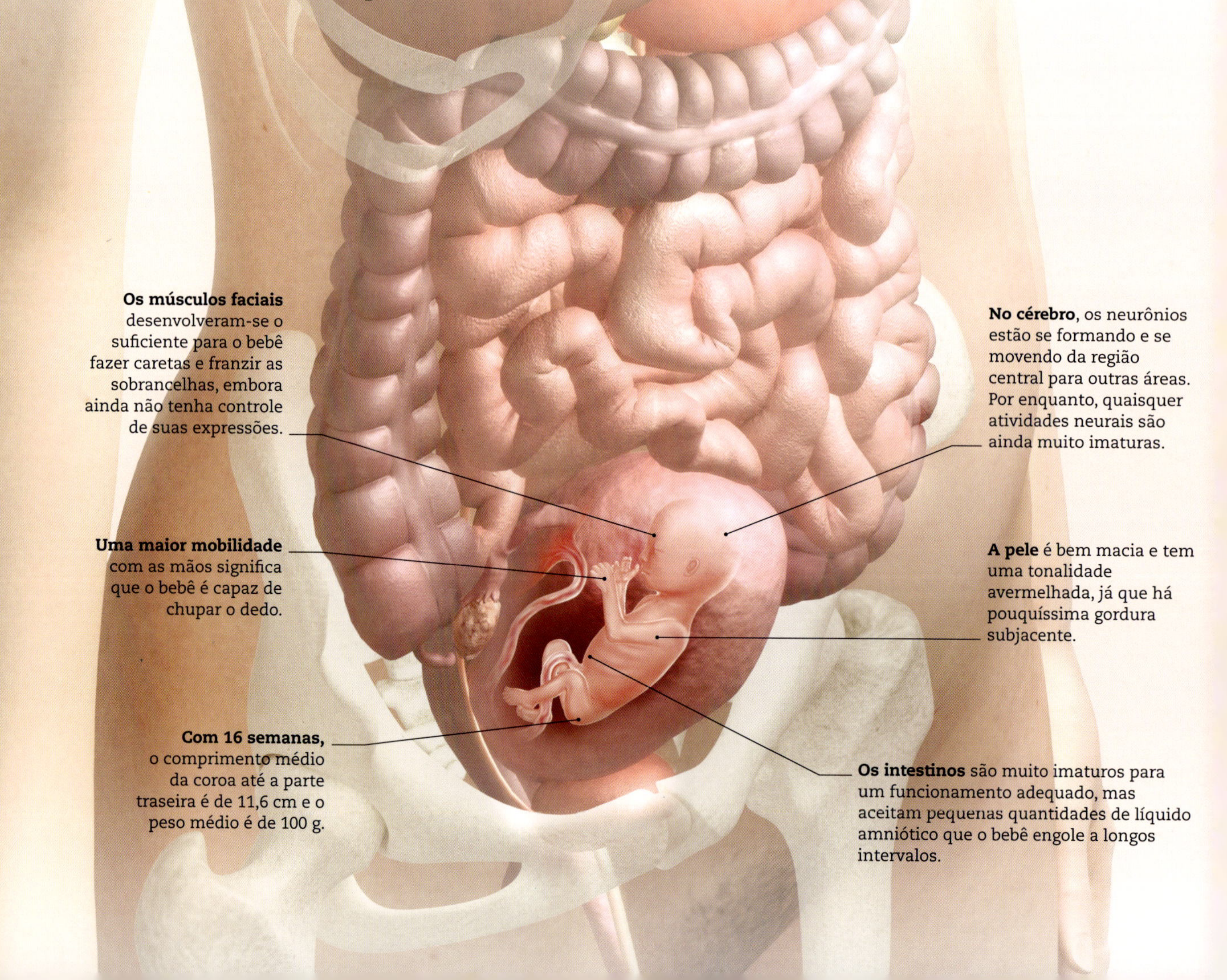

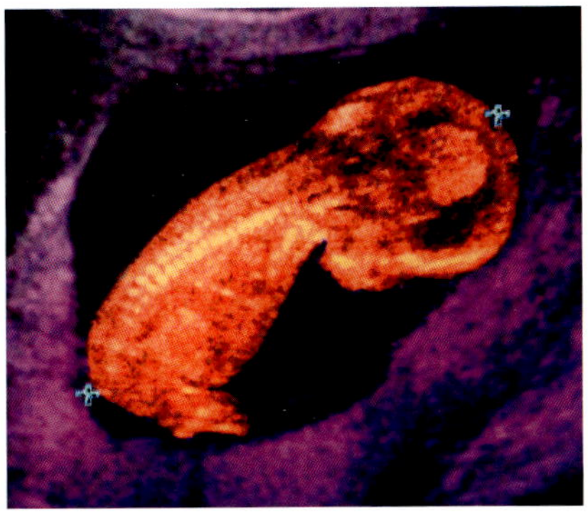

JÁ ESTÁ COM 15 SEMANAS E 1 DIA

Faltam 174 dias...

SEU BEBÊ HOJE

Neste ultrassom do bebê dentro do útero (com colorido artificial), a coluna vertebral está especialmente clara. As duas cruzes azuis, no topo da cabeça do bebê e nas nádegas, indicam onde a medida coroa-nádega é feita.

Sua barriga é claramente visível nesta 16ª semana de gestação e você vai ficar surpresa de ver o quanto ela cresce, e depressa.

Por volta deste estágio, você começa a "expor", ou seja, em vez de uma cintura ligeiramente maior, a "barriguinha" se desenvolve e você começa a parecer grávida. Pode até notar que os olhares das pessoas dirigem-se para seu abdome. Se preferir manter a gravidez ainda em segredo em alguns círculos – por exemplo, no trabalho –, use roupas largas.

Enquanto a barriga de algumas mulheres é menor e concentrada na frente, outras têm barrigas mais espalhadas. A sua vai ter tamanho e formato únicos, por isso, tente não comparar. Há lendas de que, se sua barriga for redonda, então você está esperando um menino, e, se for espalhada sobre o quadril, é uma menina; mas nada disso foi comprovado.

Se não comprou nenhuma roupa de gestante, talvez queira fazer isso agora, ou adaptar algumas roupas suas (ver p. 179).

FALANDO NISSO...

Entre irmãos gêmeos, o vínculo acontece bem antes de nascerem.

Tecnologia avançada de vídeo capturou o relacionamento especial entre gêmeos dentro do útero. Foram vistos interagindo entre si e até mesmo dando-se as mãos.

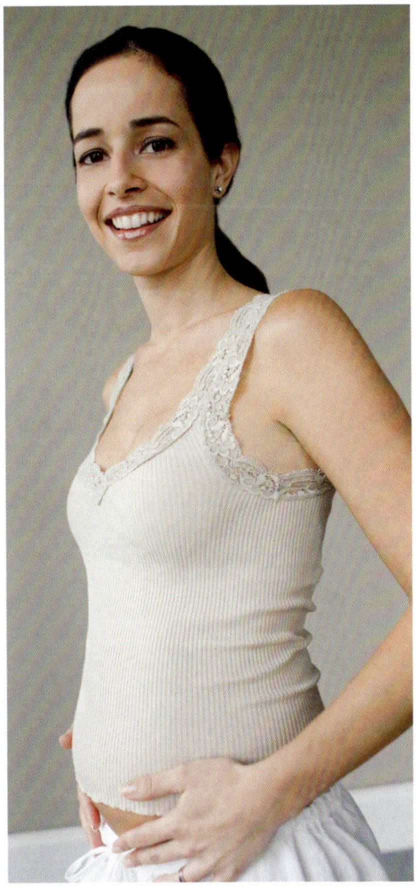

Quando você está usando roupas largas, sua barriga pode não ser óbvia para os outros, mas, com roupas mais justas, ela está bastante saliente. Embora a forma mude aos poucos, algumas mulheres percebem que, em algumas semanas, a barriga delas aumenta mais depressa do que em outras.

PERGUNTE AO... NUTRICIONISTA

Tenho acordado à noite com fome – o que devo fazer? É normal sentir fome noturna durante a gravidez, mas é irritante, principalmente quando você já está tendo problemas de sono.

Tente antecipar a fome noturna fazendo um pequeno lanche antes de se deitar, e procure ingerir muitos carboidratos complexos (ver p. 14) para ajudar na liberação lenta de glicose.

- **Coma uma tigela de mingau** ou de cereal matinal integral como lanche antes de dormir. Ou procure comer grãos integrais, como quinoa ou arroz integral, em sua refeição noturna no lugar de massas ou batatas.
- **Triptofano,** um aminoácido encontrado em ovos, laticínios, atum e peru, pode ajudar no sono por produzir um neurotransmissor chamado serotonina.
- **Deixe um lanchinho ao lado da cama** para quando a barriga roncar. Algumas boas opções são oleaginosas, iogurte ou meio sanduíche embalado em filme plástico. Se acabar não comendo um lanche perecível durante a noite, você pode comer como café da manhã no dia seguinte.

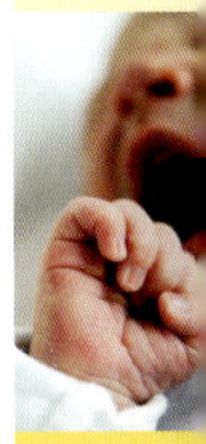

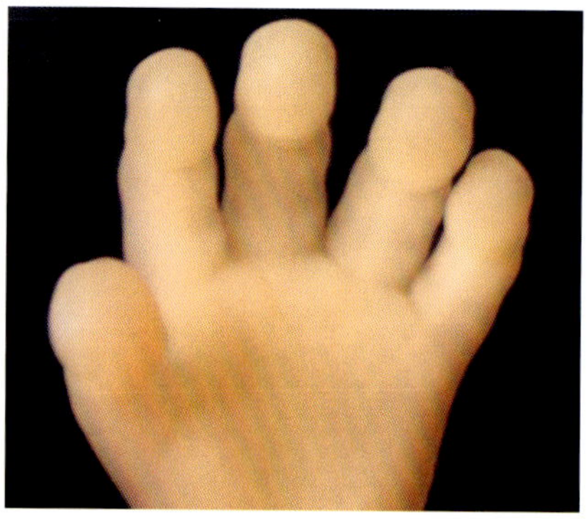

JÁ ESTÁ COM 15 SEMANAS E 2 DIAS

Faltam 173 dias...

SEU BEBÊ HOJE

As pontas dos dedos são salientes. Todos os dedos já estão separados e movimentam-se independentes uns dos outros. Com o polegar e os dedos esticados, em vez de curvados sobre o punho fechado: essa é a posição mais confortável para a mão.

É pouco provável que você sinta o bebê se mexendo, mas ele está cada vez mais ativo dentro do útero.

Agora, seu bebê pode ficar ativo por até cinco minutos seguidos. Nas próximas semanas, você começa a perceber alguns movimentos leves, "esvoaçantes", ainda mais se essa não é a sua primeira gestação (ver p. 193). Mas percebe apenas os movimentos em que seu bebê entra em contato com a parede muscular do útero.

A placenta pode servir como um acolchoado, absorvendo todo o impacto dos movimentos do bebê, com exceção dos mais fortes. Por esse motivo, mulheres com placenta anterior (aquela posicionada em frente à parede do útero – a mais próxima da pele), normalmente, sentem os movimentos num estágio muito mais avançado da gestação do que outras, com a placenta posicionada na posição posterior (que fica mais próxima das costas).

O cérebro do bebê continua a se desenvolver. Os neurônios que vão formar a massa cinzenta externa começam a se centralizar no cérebro e precisam se mover em direção ao exterior, para ocupar suas posições finais. Esse processo acontece, em ondas, da 8ª à 16ª semana. O processo de migração não estará completo até a 25ª semana e a atividade elétrica não poderá ser detectada até a 29ª semana. Mesmo depois desse ponto, a massa cinzenta continua, durante toda a gestação, a amadurecer e a organizar conexões neurais no cérebro. Agora, pela primeira vez, o corpo do bebê é maior do que a cabeça.

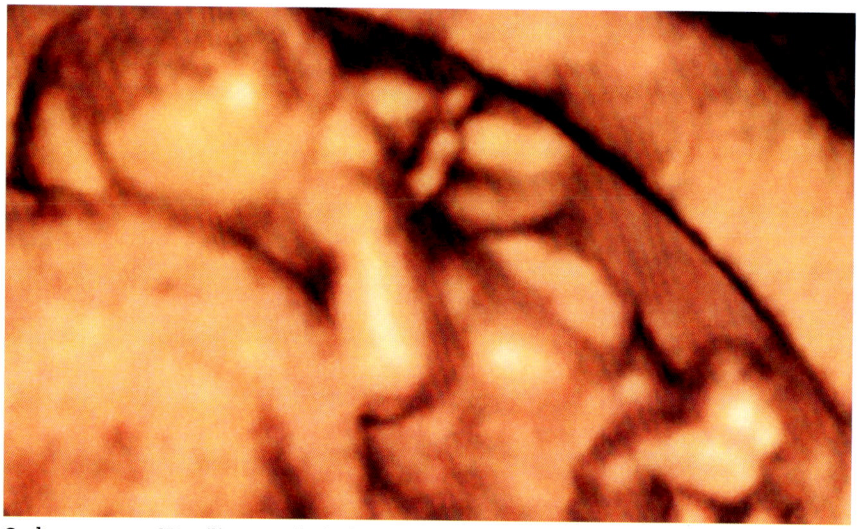

O ultrassom em 3D utiliza tecnologia de computador para produzir imagens mais detalhadas que as convencionais, em 2D. Este ultrassom mostra, dentro do útero, um feto de 15 semanas. Neste estágio, todos os órgãos estão formados, assim como as cordas vocais.

PERGUNTE AO... MÉDICO

Câmaras de bronzeamento e banheiras de hidromassagem podem prejudicar meu bebê? Apesar de não haver evidências de que tais bronzeamentos e hidromassagens possam prejudicar seu bebê, já foi relatado que o aumento da temperatura da mãe pode aumentar a temperatura do feto. Temperaturas superiores a 39 °C têm sido associadas a malformações da coluna vertebral em desenvolvimento e, se o aumento da temperatura for mantido por longo tempo, pode causar dano cerebral. A temperatura do líquido amniótico também pode aumentar, e acredita-se que, se o aumento for grande, pode haver problemas com o fluxo sanguíneo para o bebê.

Portanto, limite o uso de câmaras de bronzeamento e das hidromassagens, não tome banhos quentes demais e tenha cuidado com climas muito quentes (ver p. 185).

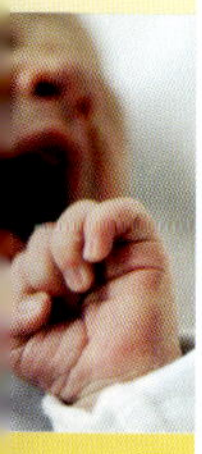

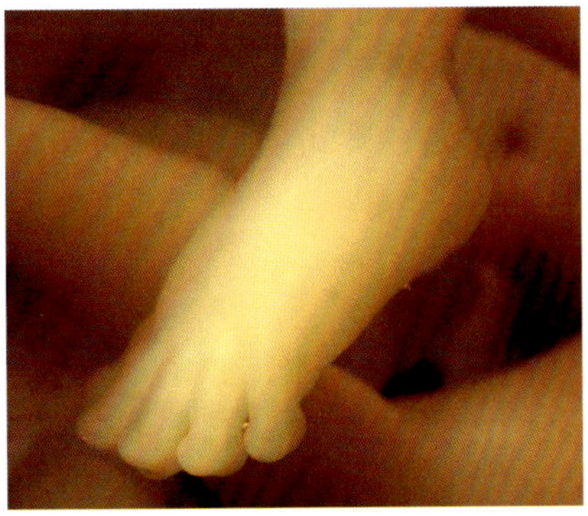

JÁ ESTÁ COM 15 SEMANAS E 3 DIAS

Faltam 172 dias...

SEU BEBÊ HOJE

Agora, no pé, os dedos estão se alongando e um arco suave está começando a tomar forma. Seu bebê consegue pegar os pés quando quer, mas tem dificuldade em trazê-los até a boca: com a gravidez um pouco mais adiantada, isso não será problema.

Está na hora de outra consulta pré-natal de rotina, para garantir que tudo esteja progredindo como esperado.

É provável que você tenha uma nova consulta pré-natal por volta da 16ª semana. Depois da consulta de primeiro contato (ver p. 122), essa normalmente é sua primeira consulta de rotina com o obstetra.

Sua urina será examinada e a pressão arterial, medida. Além disso, ele ouvirá os batimentos cardíacos do bebê (ver p. 188), o que pode ser bastante tranquilizador.

As mulheres que não fizeram o exame de translucência nucal (ver p. 143) por volta da 11ª à 14ª semana de gravidez podem ter a opção de fazer o teste quádruplo (ver p. 143) no segundo trimestre, que é um teste de detecção da síndrome de Down.

Esta consulta também oferece a oportunidade para conversar sobre quaisquer preocupações que tenha e ser informada dos resultados dos exames de rotina (ver pp. 122-123) que fez.

Se os resultados de seus exames de sangue mostrarem que seus níveis de hemoglobina estão baixos, o comum é receber uma prescrição de ferro.

FALANDO NISSO...

As roupas para gestantes surgiram por volta da metade do século XIX.

Nessa época, a sociedade, puritana, acreditava que gravidez era algo para ser escondido. Por essa mesma razão, e para o bem-estar da mãe e do bebê, as mulheres eram encorajadas a ficar em casa, na cama, nas semanas antes do parto.

FOCO EM... SEU CORPO

Minha barriga parece grande nesta roupa?

Você vai precisar de roupas que acomodem sua barriga em crescimento, mas isso não significa investir de imediato num guarda-roupa completo de gestante.

Há boas ideias que vão ajudá-la a se manter confortável e aumentar a vida útil de suas roupas normais por pelo menos mais algumas semanas:

- **Calças de gestante, com suporte:** elas esticam com você e aliviam o peso nas costas, dando-lhe ao mesmo tempo um contorno mais suave.
- **Extensor de cós:** é um cinto elástico que, mesmo com uma "barriguinha", permite ainda usar seus jeans. Como alternativa, passe um elástico de cabelo – ou, para uma circunferência maior, corte uma tira de meia-calça – em volta do botão, através da casa e novamente pelo botão.
- **Faixa elástica:** é uma faixa larga de tecido elástico com que você envolve a barriga para "vestir" o espaço entre a blusa e o cós da calça.
- **Extensor de sutiã:** prenda-o ao fecho, na parte de trás do sutiã, para acrescentar até 8 cm.
- **Pegue emprestado:** você pode pegar roupas emprestadas do seu parceiro ou de amigas que sejam ligeiramente maiores que você.

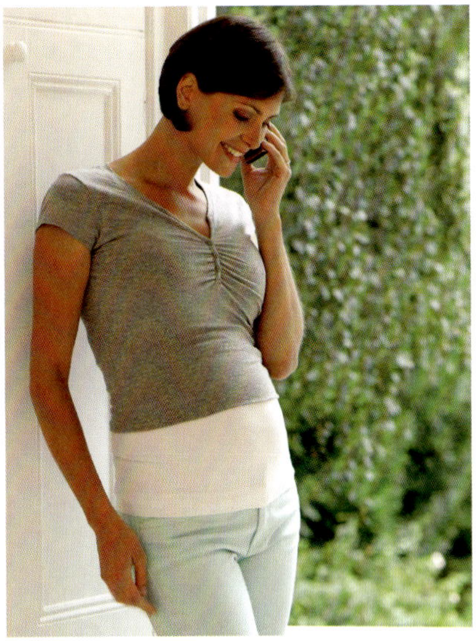

A faixa elástica é um item versátil, que cobre sua barriga, permitindo que você continue a usar algumas de suas blusas favoritas.

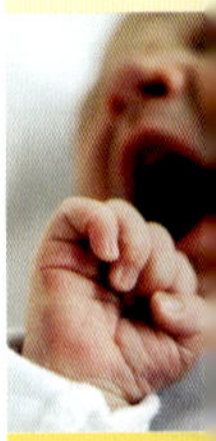

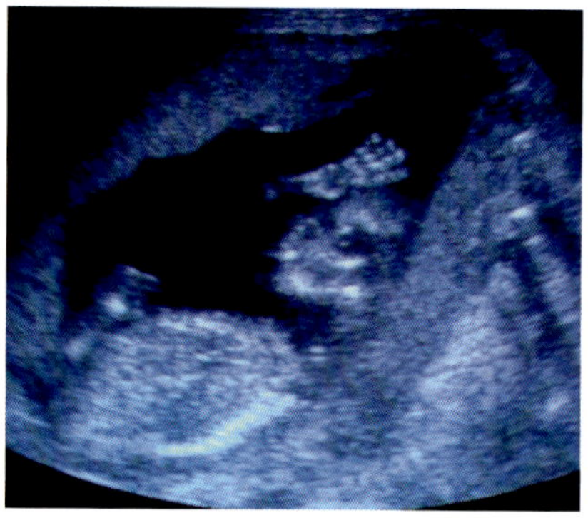

JÁ ESTÁ COM 15 SEMANAS E 4 DIAS

Faltam 171 dias...

SEU BEBÊ HOJE

Neste ultrassom em 2D, o topo da cabeça do bebê está em áreas de sombra, apesar de ser possível ver as mãos em frente ao rosto. Neste estágio da gravidez, todos os ossos estão crescendo e amadurecendo.

Nesta fase da gestação, a pele do bebê ainda é transparente e já se vê um pouco de tecido adiposo (gordura) sob ela.

A pele do bebê é composta de três camadas. A camada externa é a epiderme, e sob ela estão a derme e a camada subcutânea. A epiderme começou como uma camada simples de células, mas agora tem três ou quatro células de espessura. A camada de células epidérmicas da superfície se afina, e só mais tarde vai ficar resistente.

A derme é feita de células conectivas, tendo colágeno (90%) e fibras de elastina, que permitem a flexibilidade e a resistência. Na derme, estão vasos sanguíneos que mantêm a epiderme e nervos que fornecem resposta sensorial. A princípio, a conexão entre a derme e a epiderme é suave, mas, cada vez mais, formam-se as cristas dérmicas e ela se torna irregular.

Ao mesmo tempo, o bebê começa a desenvolver folículos capilares. Não existe presença significativa de gordura subcutânea nesse estágio e a pele é quase transparente. A gordura exerce um papel no controle de temperatura e age como uma barreira para a passagem de água. Essas barreiras ainda não se formaram, e a pele está bastante permeável.

FALANDO NISSO...

Nos casos de mulheres que estão sob alto risco de desenvolver pré-eclâmpsia, pode ser receitada uma pequena dose de aspirina durante a gestação.

A pré-eclâmpsia (ver p. 474) causa coagulação sanguínea excessiva, e uma dose pequena de aspirina pode ajudar a conter isso. Busque sempre aconselhamento médico antes de tomar qualquer tipo de medicamento durante a gestação.

FOCO EM... PAIS

A “deusa” interior

Sua parceira pode ter sentimentos confusos com relação às mudanças no formato do seu corpo. Em alguns momentos, ela pode parecer a “deusa grávida” que adora o fato de estar carregando um bebê. Afinal, não existe nada mais feminino do que ser capaz de conceber e dar à luz. Quando ela se sente otimista em relação a isso, pode parecer forte e satisfeita.

No entanto, há momentos em que, em vez de amar sua barriga, ela se sente deprimida por estar ganhando peso e vendo seu corpo perder a forma. Quando algumas revistas de moda mostram mulheres extremamente magras como símbolo de “beleza”, é fácil imaginar que a chegada de uma barriga possa desencadear uma série de sentimentos conflitantes numa mulher grávida, fazendo-a duvidar de sua boa aparência e abalando sua autoestima.

Você pode ajudar sua parceira levando-a para o seu lado mais “deusa” e tranquilizando-a quanto à sua aparência. Vale a pena lembrá-la de que o que ela está fazendo é incrível e que você acha que ela é absolutamente linda.

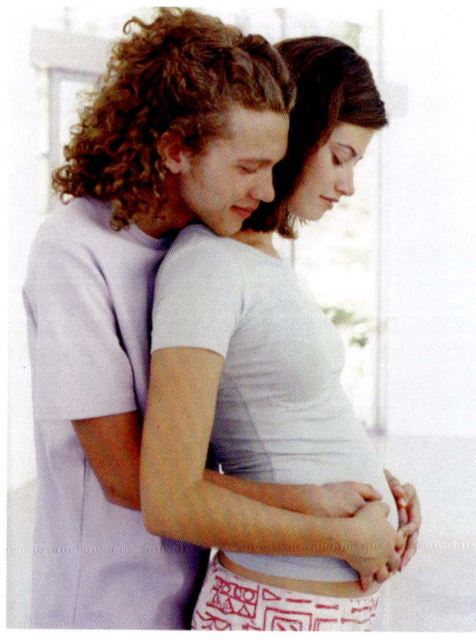

Colabore para a autoestima: faça com que ela se sinta bonita e desejada.

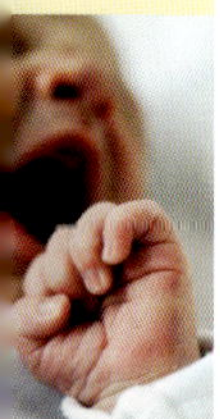

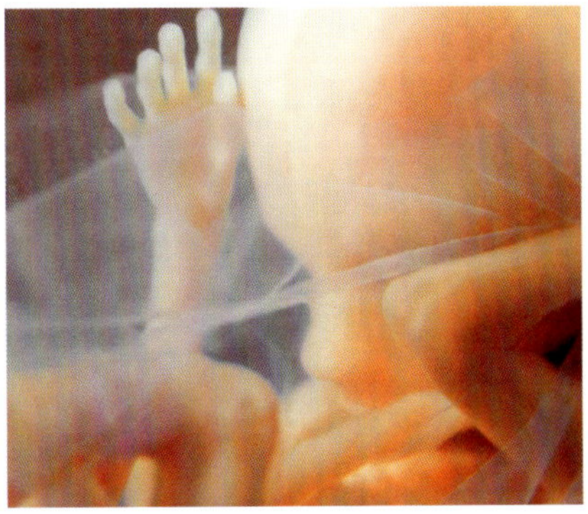

JÁ ESTÁ COM 15 SEMANAS E 5 DIAS

Faltam 170 dias...

SEU BEBÊ HOJE

Aqui, seu bebê é visto dentro da bolsa amniótica. Pela primeira vez, a cabeça é menor que o corpo, marcando outra fase de desenvolvimento. Ter uma cabeça grande e pesada não é problema no ambiente quase sem gravidade que é o útero.

Seu obstetra pode conversar com você sobre o tipo de parto e nascimento que você vai querer.

O objetivo de um planejamento para o parto é comunicar àqueles que estão cuidando de você seus desejos para o trabalho de parto e o nascimento. Um planejamento escrito ajuda você a especificar os aspectos do seu trabalho de parto, como métodos para aliviar a dor e quem você gostaria que estivesse presente no nascimento. Isso também lhe dá a chance de tirar dúvidas sobre procedimentos, como indução e outros tipos de intervenção médica. Fazer esse planejamento também é uma ótima maneira de deixar a pessoa que ficará com você na hora do parto ciente de seus desejos, para ela poder comunicá-los a quem for necessário.

Tenha em mente que as circunstâncias podem fazer com que nem todas as suas preferências sejam cumpridas, mas existe uma maior probabilidade de você ter o seu parto como quer se pensar bem sobre ele e escrever seus desejos. Estar o mais informada possível sobre o trabalho de parto e suas escolhas (ver pp. 302-303) vai ajudá-la a se preparar com antecedência.

PERGUNTE AO... MÉDICO

Estou com os olhos ressecados e acho difícil usar minhas lentes de contato. O que posso fazer? Durante a gestação, mudanças hormonais podem deixar seus olhos ressecados e com uma certa queimação, coceira e sensação de que existe algum objeto estranho sob sua pálpebra. Isso é comum durante a gravidez. O ressecamento dos olhos também pode ocorrer durante a menopausa, quando acontecem flutuações hormonais semelhantes.

Esse problema parece ser causado por uma mudança na composição e quantidade de lágrimas, deixando os olhos ressecados e com lubrificação insuficiente. O desconforto pode ser remediado com "lágrimas artificiais" (ver à direita), receitadas por um oftalmologista e disponíveis na farmácia. Normalmente, desaparece depois que o bebê nasce. Enquanto isso, limite o tempo de uso das lentes de contato e utilize os óculos com mais frequência, principalmente se fica olhando para a tela do computador .

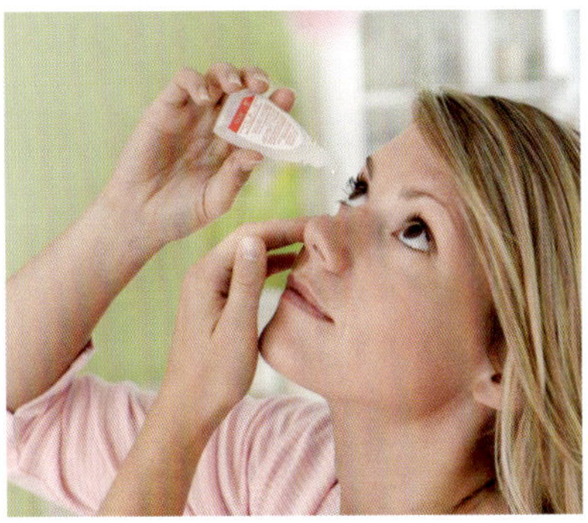

HORA DE PENSAR EM...

Seu planejamento para o parto

Escrever um planejamento para o parto é uma oportunidade para pensar sobre como você gostaria que fosse seu trabalho de parto. Converse sobre seu planejamento com o obstetra e o acompanhante do parto ainda esta semana, para que eles saibam o que você quer (ver pp. 302-303).

- **Escreva tudo:** seu(s) acompanhante(s) de parto, preferência de analgésicos, se gostaria ou não de um trabalho de parto ativo e o ambiente em que prefere dar à luz. Você pode querer dar à luz em um hospital, ou em casa, ou ainda numa clínica dirigida por especialistas, que oferecem o estilo caseiro, mas com suporte da tecnologia médica.
- **Seja específica:** por exemplo, você pode querer fazer seu parto na água ou dar à luz em pé, ou de cócoras. E pode querer a menor intervenção médica possível.
- **Seja flexível:** trabalho de parto nem sempre acontece como planejado e o mais importante é o nascimento seguro do bebê.

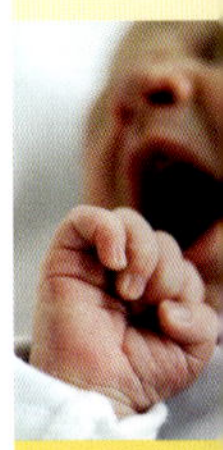

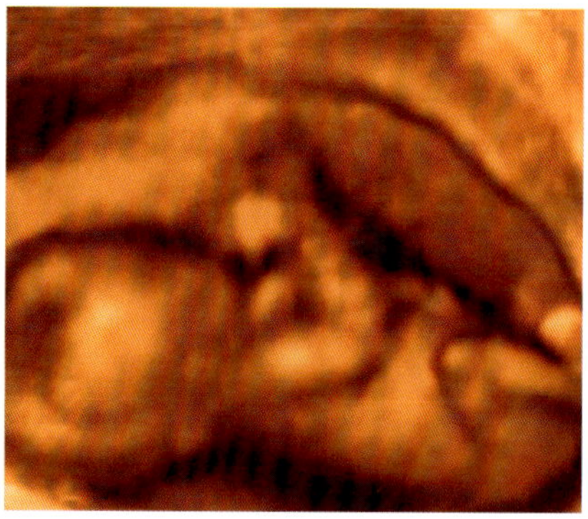

JÁ ESTÁ COM 15 SEMANAS E 6 DIAS

Faltam 169 dias...

SEU BEBÊ HOJE

Os membros superiores estão bem diferenciados – antebraços, pulsos, mãos e dedos – e desenvolvem-se de forma mais rápida que os inferiores, uma característica que continua mesmo depois do nascimento.

Para ajudar os pulmões do bebê a se preparar para a respiração, a parede torácica precisa ser banhada por líquido amniótico.

FOCO EM... RELACIONAMENTOS

Surpreendentemente sexy

Você pode ser surpreendida pelo aumento repentino da sua libido. No segundo trimestre, é frequente se sentir muito mais energizada e atraente. O aumento do fluxo sanguíneo para a região pélvica combinado ao aumento da lubrificação da vagina significa que, em teoria, fazer sexo pode ser melhor do que nunca.

Os altos níveis de progesterona e estrógeno fazem seus seios e sua vagina ficarem supersensíveis, então você se excitará muito mais depressa durante as preliminares. Pode ser também que atinja o orgasmo mais rápido do que o normal. O útero se contrai quando você alcança o clímax, então esteja preparada para isso.

Seu parceiro pode ficar deliciado com essa mudança. Porém, se a resposta dele não for positiva, conversem a respeito.

Os pulmões do bebê continuam a se ramificar e dividir-se. As células da parte interna do canal de ventilação constantemente produzem líquido que sai dos pulmões quando o bebê faz movimentos respiratórios. A liberação desse líquido é regulada pelas cordas vocais dentro da laringe.

Além do líquido, os pulmões têm glândulas que produzem muco. Células com estrutura semelhante a pequenos fios de cabelo, chamadas cílios, parecem ajudar o muco a se mover. Ao nascer, a produção de muco é importante para prevenir que o constante fluxo de ar resseque o interior dos pulmões, para reter pequenas partículas de poeira e para agir como uma barreira contra infecções.

Como os intestinos ainda estão muito imaturos, o aumento gradual no líquido amniótico se deve à baixa frequência relativa com que o bebê engole. Por volta da 37ª semana, o bebê estará engolindo, a cada dia, quase um litro, que é metade do volume de líquido amniótico.

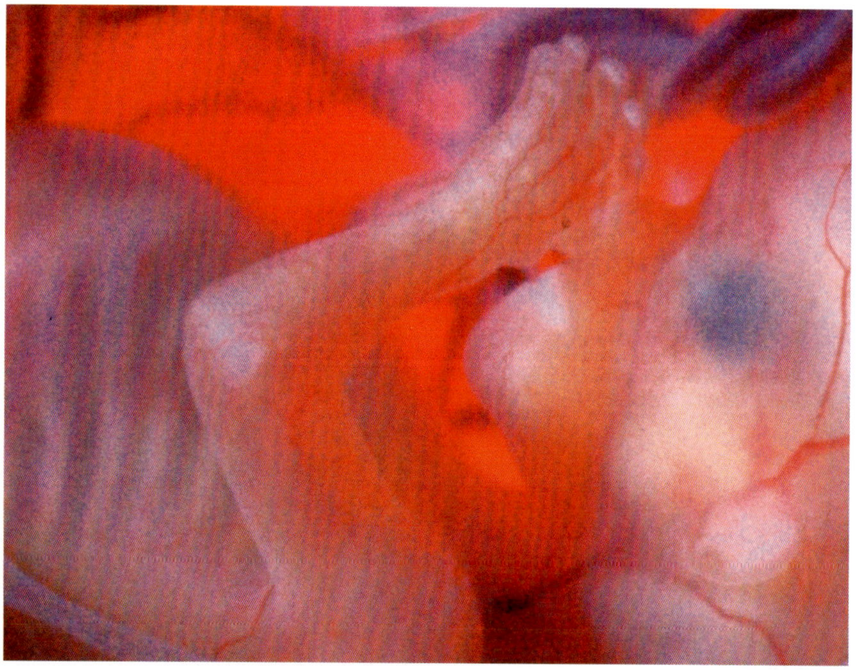

Neste close se veem o braço esquerdo e a caixa torácica do bebê. Como a pele é quase transparente, enxergam-se as costelas com facilidade. Neste estágio, elas são muito tenras e predomina a cartilagem.

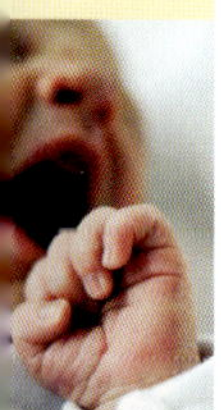

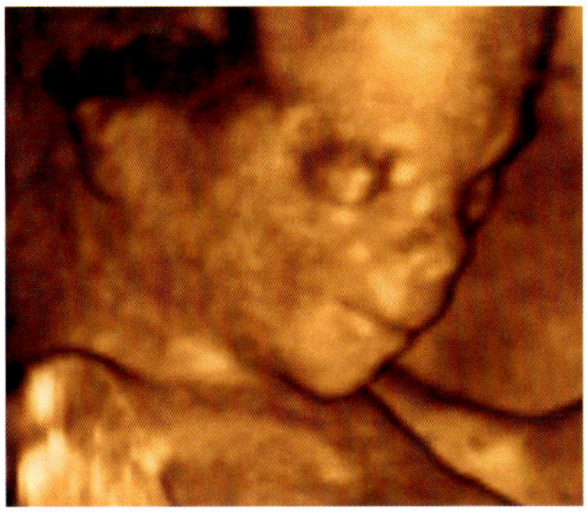

JÁ ESTÁ COM EXATAMENTE 16 SEMANAS

Faltam 168 dias...

SEU BEBÊ HOJE

Conforme a pele do bebê fica mais impermeável, cada vez mais é produzido líquido amniótico a partir da urina produzida pelos rins e pela bexiga do bebê. Essa urina não contém resíduos, já que esses são transportados pela placenta.

É natural que seu parceiro queira proteger você e o bebê, mas é preciso ajudá-lo a encontrar o equilíbrio correto.

FALANDO NISSO...

O futuro pai costuma ter sonhos mais nítidos do que o comum.

A futura paternidade faz um homem pensar a respeito de sua própria história e raízes, provocando sonhos com pais e avós. Conforme for se tornando mais protetor e cuidadoso, pode até sonhar que está grávido.

Seu parceiro está preocupado, pois você bebeu um gole de vinho ou exagerou um pouco no chocolate? Ou fica constantemente perguntando se você descansou o suficiente? É evidente que ele se tornou muito protetor com relação a você e ao bebê; e enquanto algumas mulheres gostam desse tipo de atenção, outras a consideram irritante. Se isso a aborrece, pergunte a ele por que acha que precisa protegê-la tanto. Se entender seus sentimentos e preocupações, talvez fique mais fácil. Explique com calma como se sente e, se tudo está bem e você se sente ótima, conte isso a ele. Explique que gravidez não é doença, mas um processo natural, e tranquilize-o, garantindo que está sendo bem cuidada. Para deixá-lo mais sossegado, dê a ele algum material de leitura e envolva-o, convidando-o para ir junto com você a uma consulta pré-natal. Ele pode ter algumas dúvidas específicas que gostaria de resolver.

FORTALECENDO SUAS PERNAS

Deixe seus membros inferiores fortes e tonificados com os exercícios mostrados abaixo. Fortalecer esses músculos torna muito mais fáceis tarefas do dia a dia, como andar e subir escadas, à medida que a barriga cresce. Fortalecer os músculos das pernas também pode ajudá-la a se preparar para algumas posições do trabalho de parto, como de cócoras.

Deite de lado. Posicione ambas as pernas em frente ao seu corpo, flexione os joelhos num ângulo de 90°. Devagar, levante a perna de cima e, depois, abaixe-a voltando à posição inicial. Repita 30 vezes, caso esteja confortável. Se for preciso, você pode colocar um travesseiro embaixo da barriga para apoio. Repita com a outra perna.

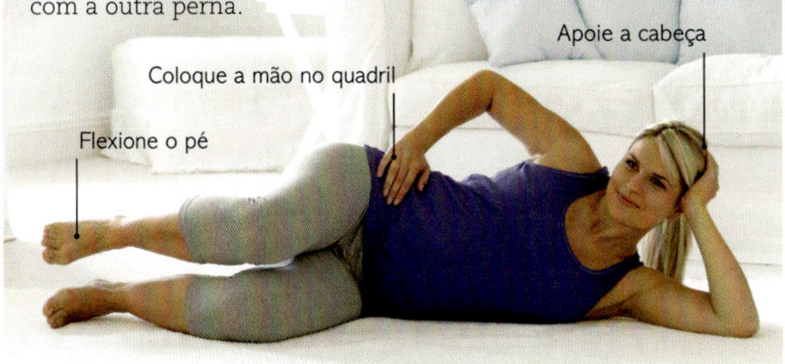
Apoie a cabeça
Coloque a mão no quadril
Flexione o pé

Deite de lado, com o joelho de baixo ligeiramente flexionado e a perna de cima posicionada num ângulo de 45°. Levante um pouco a perna (cerca de 10 cm), segure por 10 segundos, abaixe e volte aos 45°. Repita por 30 vezes, se se sentir confortável. Repita com a outra perna.

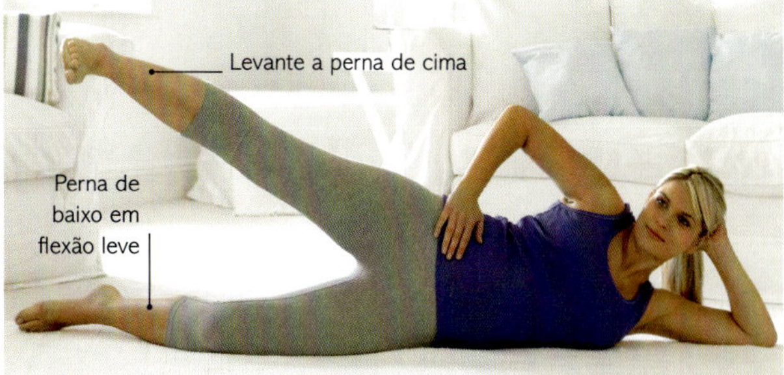
Levante a perna de cima
Perna de baixo em flexão leve

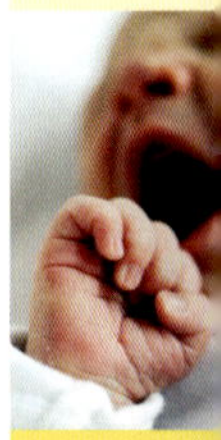

Sua 17ª semana

SEU BEBÊ ESTÁ AUMENTANDO OS MOVIMENTOS E ATÉ DANDO CAMBALHOTAS

As transformações estão ficando mais vivas em seu útero. O bebê tem espaço de sobra para se movimentar e aproveita ao máximo para estender-se e virar-se. Toda essa atividade é boa para seu futuro desenvolvimento físico e mental. Você pode se sentir relaxada, então pense em tirar uma folga. O segundo trimestre em geral é considerado a melhor época da gravidez para viajar e passear por aí.

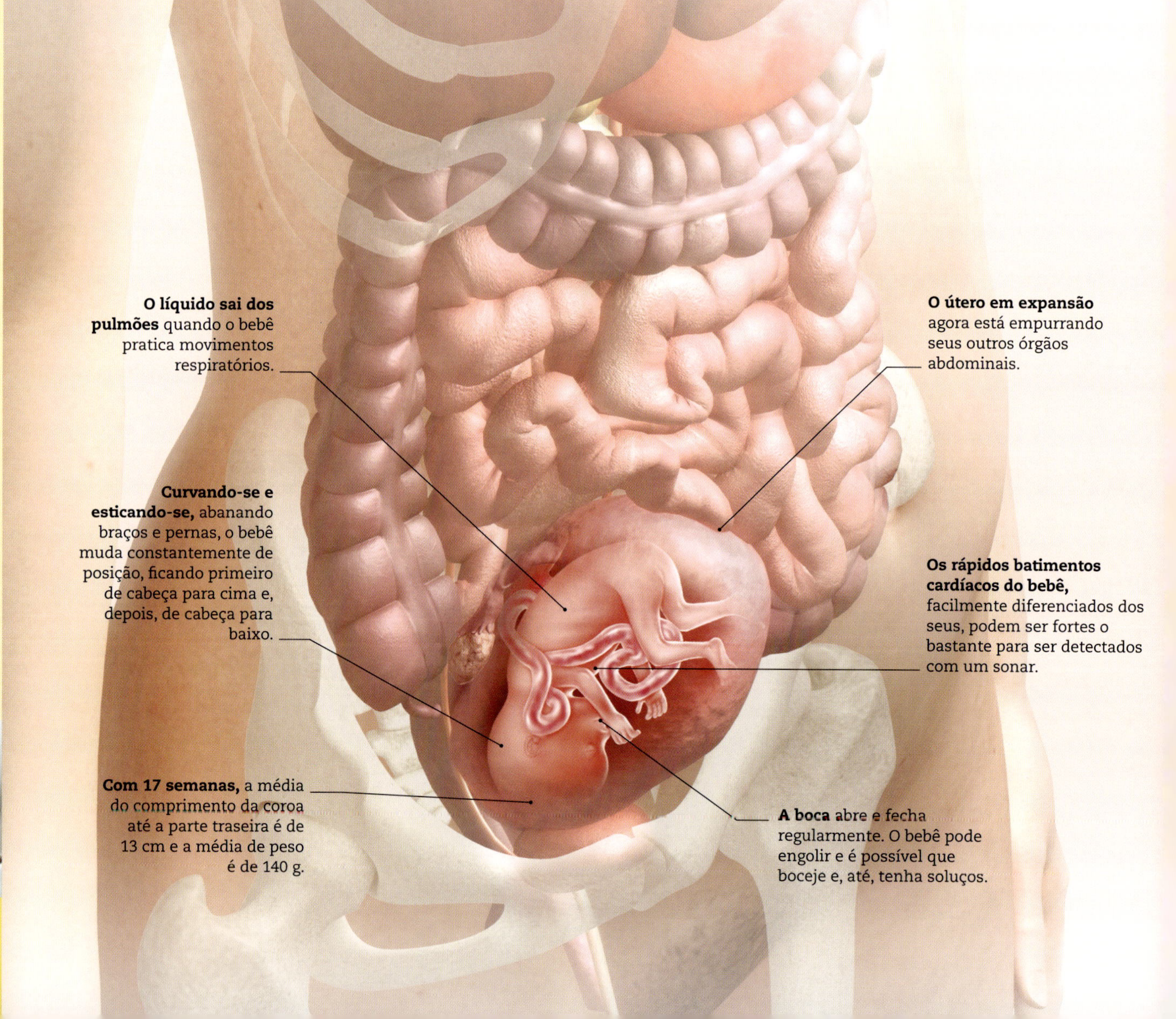

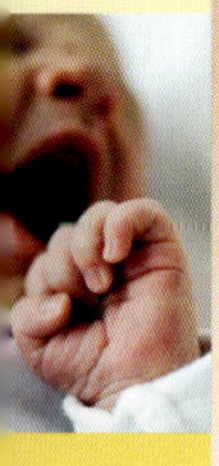

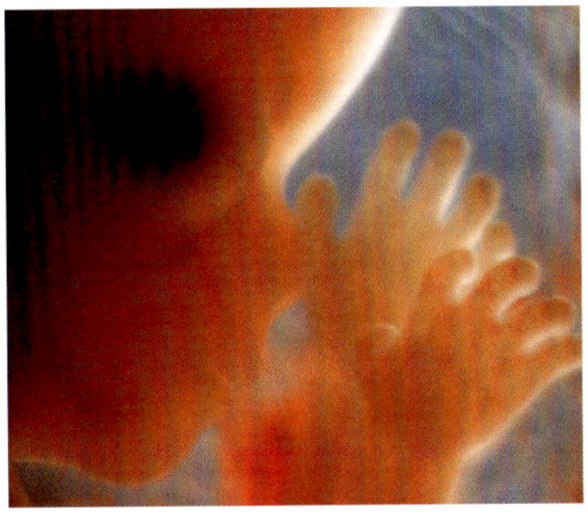

JÁ ESTÁ COM 16 SEMANAS E 1 DIA

Faltam 167 dias...

SEU BEBÊ HOJE

Neste estágio de desenvolvimento, os lábios e a boca do bebê estão bem formados e ele pode abrir e fechar a boca e engolir. Dentro da boca, as papilas gustativas agora estão maduras, mas ele ainda não pode sentir o gosto de nada, pois as conexões nervosas ainda estão imaturas.

Como este é considerado um estágio seguro, com nenhum ou poucos sintomas, o momento é perfeito para sair de férias.

Neste momento, o mal-estar e o cansaço do primeiro trimestre foram embora e você ainda não está pesada ou desconfortável, com uma barriga grande demais. Também pode descansar com maior facilidade, sabendo que o bebê está se desenvolvendo bem, com mínima chance de ocorrer um aborto espontâneo. Sair de férias é uma ótima oportunidade de passar um tempo de qualidade com seu parceiro, mimá-lo e ser mimada.

Relaxe e divirta-se, mas esteja ciente dos cuidados extras com a saúde que você precisa tomar durante a gestação (ver abaixo e pp. 28-29). Se você teve alguma complicação, verifique com o médico se é seguro sair de férias.

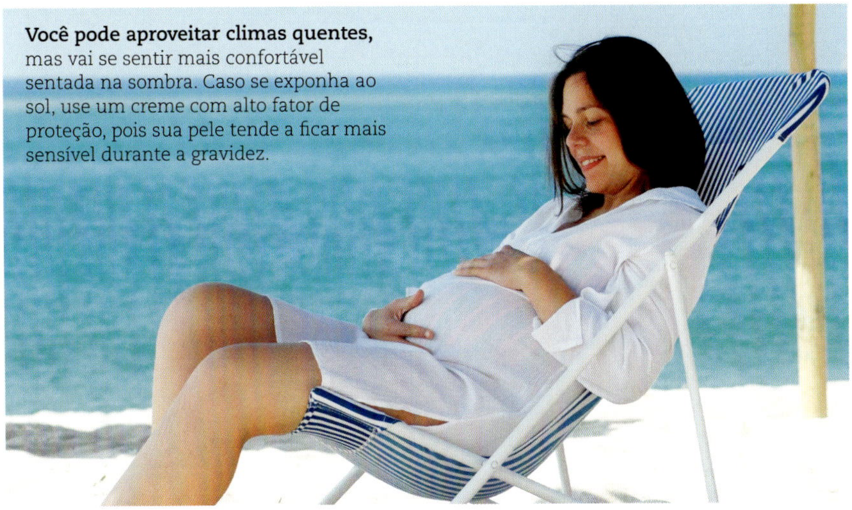

Você pode aproveitar climas quentes, mas vai se sentir mais confortável sentada na sombra. Caso se exponha ao sol, use um creme com alto fator de proteção, pois sua pele tende a ficar mais sensível durante a gravidez.

FOCO EM... SEGURANÇA

Aproveitando férias saudáveis

Se vai sair em férias enquanto estiver grávida, há mais alguns fatores a considerar:

- **Dê a si mesma tempo suficiente** para terminar todos os preparativos e detalhes da viagem; preparar-se para viajar pode ser estressante. Tenha bom-senso ao fazer as malas para não ter de carregar bolsas muito pesadas.
- **Planeje uma viagem de carro com cuidado,** tendo em mente que vai haver mais paradas para ir ao banheiro e pausas para lanches do que o normal.
- **Ver pontos turísticos** torna-se mais cansativo do que o normal, então diminua o ritmo e permita-se ficar num café, apenas vendo o mundo passar.
- **Se estiver no exterior,** beba muita água engarrafada, principalmente se estiver num clima quente. Evite tomar bebidas com gelo dentro, pois não se sabe com que água foi feito.
- **Tire a casca das frutas** ou lave as frutas e os vegetais com água engarrafada.
- **Leve petiscos** caso não consiga encontrar rapidamente um lugar onde comer. Saquinhos de grissini e biscoitos de arroz são uma ótima opção.
- **Se você tiver diarreia,** é ainda mais importante que beba muita água para repor o líquido que perdeu. Não tome medicamentos antidiarreicos, mas é seguro tomar soluções orais reidratantes, que têm o equilíbrio correto entre os sais de sódio e potássio e glicose. Se a sua urina estiver muito concentrada, ou se você não conseguir reter o líquido, procure um médico.

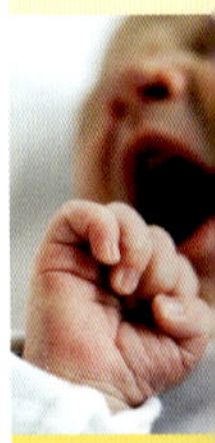

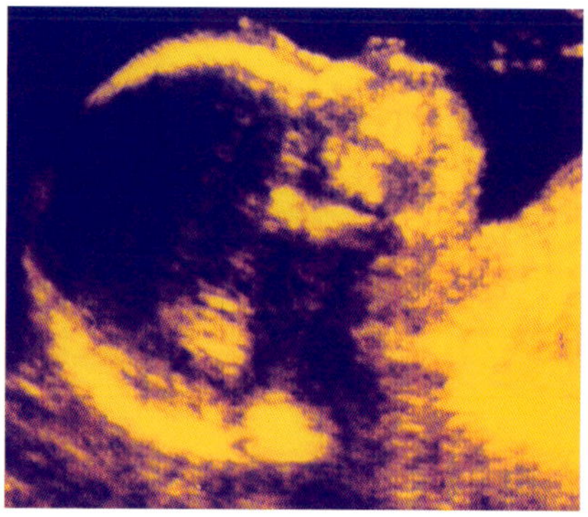

JÁ ESTÁ COM 16 SEMANAS E 2 DIAS

Faltam 166 dias...

SEU BEBÊ HOJE

Neste ultrassom em 2D, o bebê está olhando para cima. Os ossos do crânio refletem o foco de ondas com mais eficácia e correspondem às áreas mais claras. O osso frontal da testa, curvado, está logo acima do pequeno osso nasal, formando a ponte do nariz.

Seu bebê agora se encontra na fase mais ativa e pode até estar dando cambalhotas em seu útero.

PERGUNTE AO... MÉDICO

O que é TVP, e se viajar de avião há maior risco de tê-la? Trombose venosa profunda (TVP) é uma doença que acontece quando um coágulo de sangue se forma numa veia profunda da perna. A TVP bloqueia parcial ou completamente o fluxo sanguíneo da veia, causando dor e desconforto. A mais séria forma de TVP é a embolia pulmonar, quando parte de um coágulo se desprende e viaja até os pulmões, bloqueando uma artéria pulmonar. Isso pode causar dores no peito, dificuldade para respirar e muco manchado de sangue ao tossir. Em casos mais graves, a embolia pulmonar pode ser fatal.

A gravidez é considerada uma condição pró-trombótica, o que significa que pode levar à formação de coágulos nos vasos sanguíneos, por isso você corre maior risco de ter TVP mesmo que não esteja viajando de avião. As mulheres que já tiveram TVP ou que são obesas correm maior risco de ter esse problema.

Usar meias de compressão (ver p. 225), beber bastante líquido e movimentar-se durante o voo pode ajudar a prevenir a TVP. Caso precise andar de avião e esteja em risco maior de TVP, converse com seu médico.

Agora, o bebê pode se movimentar de várias maneiras: pode curvar e esticar o tronco, mover a cabeça para cima, para baixo e para os lados, e mexer os braços e as pernas separadamente. Os movimentos respiratórios da caixa torácica são regulares, e pode haver soluços ocasionais. A boca movimenta-se, abrindo e fechando, e o bebê pode bocejar e engolir o líquido amniótico. Ele põe as mãos próximas ao rosto e prefere deitar de lado a deitar de costas. Há espaço de sobra para que se movimente.

Com 10 semanas, as papilas gustativas começaram a surgir na língua do bebê e, agora, a aparência delas já é bem semelhante à das papilas gustativas maduras. Elas também se suprem de nervos próprios, conectados a uma ramificação dos nervos faciais. Como as conexões neurais ainda não estão maduras, ainda é muito cedo para o bebê sentir o gosto de algo.

FOCO EM... GÊMEOS

Como os seus bebês interagem

Agora você deve estar começando a sentir seus gêmeos se mexerem. O contato entre eles provavelmente começou há algumas semanas, muito antes de você perceber, e torna-se mais complexo à medida que seus cérebros se desenvolvem. Nesse estágio da gestação, o bebê já tem os circuitos cerebrais elementares que o ajudam a sentir as partes do seu corpo e a avaliar suas posições, então não é de se admirar que agora seus bebês interajam em nível básico.

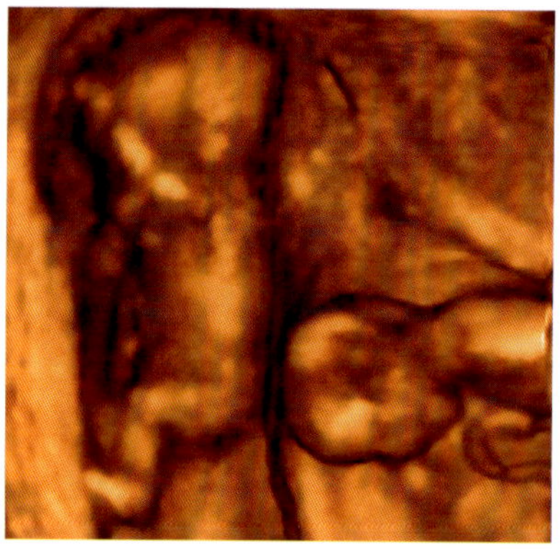

Seus bebês se mexem 50 vezes por hora e podem se tocar, mesmo na minúscula porcentagem de casos em que estão em bolsas amnióticas separadas e, assim, há uma membrana entre eles. Estudos em ultrassom mostram que bebês gêmeos fazem contato físico e, algumas vezes, reagem ao toque ou pressão um do outro.

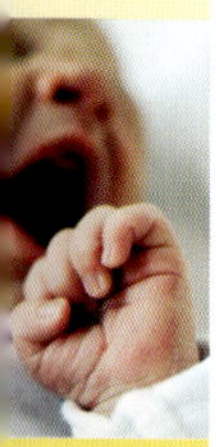

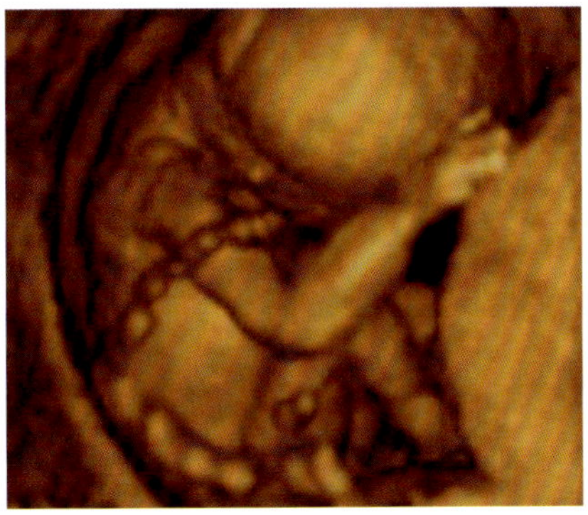

JÁ ESTÁ COM 16 SEMANAS E 3 DIAS

Faltam 165 dias...

SEU BEBÊ HOJE

Este ultrassom em 3D tem seu ponto de vista acima da cabeça do bebê e está direcionado por sobre o ombro, e, como o bebê está curvado, o rosto não pode ser visto. A placenta está à direita na imagem, e o cordão umbilical sobre o braço do bebê.

Enquanto você estiver grávida, é ainda mais importante que encontre maneiras de aliviar o estresse e controlar as preocupações.

ALIVIANDO O ESTRESSE

Aprenda a reconhecer os sinais que indicam seu estresse: você pode sentir seu coração acelerar ou a temperatura do corpo aumentar. Quando sentir que está estressada, tome uma atitude.

- **Identifique o motivo** e tente controlá-lo. Libere o estresse respirando fundo e relaxando os músculos. Imagine-se soprando o estresse para fora à medida que expira.
- **Mantenha-se ocupada –** às vezes, ter muito tempo livre para pensar pode deixá-la mais estressada.
- **Faça natação:** é uma ótima maneira de aliviar o estresse e também um jeito fantástico de manter a forma.
- **Reserve um tempo para relaxar,** principalmente se tiver muitas coisas para pensar e fazer. Coloque os pés para cima, assista à televisão, leia um livro ou pense em seu bebê crescendo.
- **Fale com seu parceiro** ou uma amiga íntima sobre seus problemas. Se está preocupada com algum aspecto de sua saúde ou com o desenvolvimento do bebê, procure o médico para tranquilizar-se.
- **Se o trabalho for o problema,** seja honesta com seu chefe ou com o departamento de recursos humanos, assim eles poderão ajudá-la. O seu trabalho mais importante, agora, é cuidar do bebê.

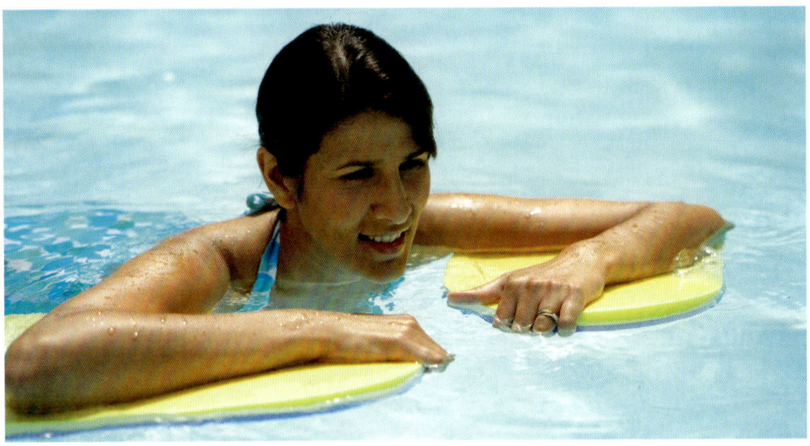

Você pode estar grávida e feliz, mas a vida continua: isso significa que talvez você ainda esteja trabalhando em tempo integral, além de administrar a casa, e você certamente terá dias e momentos estressantes, em que sente que não vai aguentar. E, é claro, embora esteja no segundo trimestre, você ainda está lidando com aqueles difíceis hormônios da gravidez que podem causar altos e baixos emocionais.

Como muitas outras mulheres, você pode ficar estressada com as grandes mudanças que estão por acontecer – nada transforma mais uma vida do que ter um filho – e se preocupar com fatores como finanças, se você será uma boa mãe e como seu relacionamento vai mudar. É importante manter suas preocupações controladas e também o equilíbrio emocional, pois ficar estressada não é bom nem para a sua saúde, nem para a do bebê.

Encontre maneiras simples de lidar com o estresse e reduzi-lo – ver sugestões à esquerda. Atividades como natação podem exigir algum planejamento, mas tente encontrar uma brecha em sua agenda para elas toda semana.

Às vezes, você pode aliviar o estresse simplesmente compartilhando com outras pessoas, então converse com os outros para colocar suas preocupações em perspectiva. Ou, se não quiser dividir suas preocupações, coloque-as no papel.

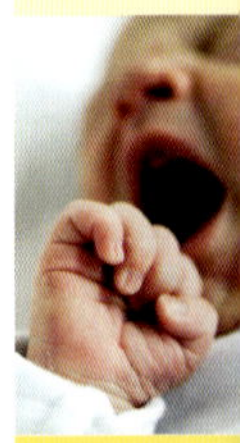

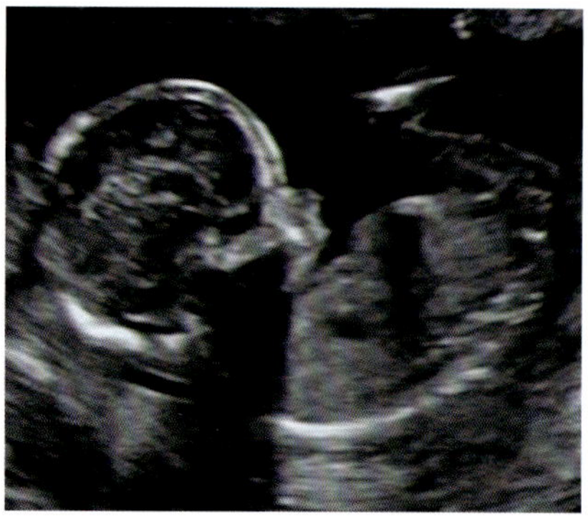

JÁ ESTÁ COM 16 SEMANAS E 4 DIAS

Faltam 164 dias...

SEU BEBÊ HOJE

Neste ultrassom em 2D, a cabeça do bebê está à esquerda, e não se veem os braços, só o joelho e a parte inferior da perna. Nesta fase, tornam-se bem mais aparentes os detalhes do desenvolvimento do cérebro sob o crânio.

Até você sentir o bebê se mexer, a melhor forma de ligar-se a ele é ouvir seus batimentos cardíacos.

MONITORANDO OS BATIMENTOS CARDÍACOS FETAIS EM CASA

Meu parceiro está muito interessado em alugar um sonar para que possamos ouvir os batimentos cardíacos do nosso bebê. Vocês acham que é uma boa ideia?

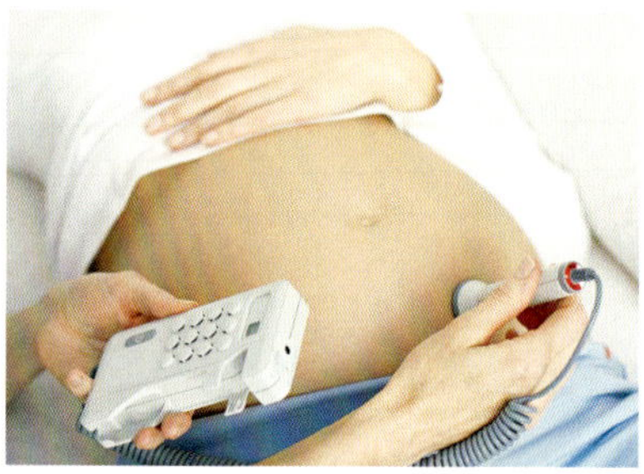

Médico: os equipamentos de sonar ou dopplers, que permitem aos pais escutar os batimentos cardíacos do bebê em casa, já são muito populares nos Estados Unidos e agora estão sendo oferecidos para aluguel ou compra. Os pais são informados de que podem escutar o bebê "com completa segurança a partir da 10ª semana de gestação" e "quantas vezes quiserem", sugerindo que não existe limite para a frequência da exposição.

No entanto, pesquisas foram feitas sobre os efeitos da exposição frequente, que seria maior do que as recebidas pelo bebê durante o pré-natal. Um doppler não é um brinquedo, e usá-lo dessa forma é um risco desnecessário.

Obstetra: usar seu próprio doppler pode ajudar a tranquilizá-la, caso esteja muito ansiosa com o bem-estar do bebê, mas é provável que, se você não conseguir captar o batimento cardíaco, tenha o efeito contrário. Identificar diferentes sons requer prática e se você tiver dificuldade em encontrar o batimento cardíaco (isso acontece com obstetras também!), pode ser angustiante. Se você está preocupada com o bebê por alguma razão, basta um telefonema para ter ajuda e conselho.

Mãe: eu usei um doppler, pois sou muito preocupada, e isso me deu paz de espírito. Não usei com muita frequência, somente quando tinha algum bom motivo para isso. Por exemplo, num determinado momento da minha gestação, eu tive sangramento e coágulos. Depois disso, fiquei muito preocupada com a saúde do bebê e escutar seu batimento cardíaco ajudou a me acalmar, e isso beneficiou também o bebê. Eu não acho que um doppler seja um substituto para o conselho médico, mas é algo positivo.

Neste estágio da gravidez, o médico será capaz de ouvir os batimentos cardíacos do bebê usando um sonar doppler portátil. Como as ondas ultrassonoras não viajam bem no ar, um gel é aplicado no final da sonda ou "transdutor" antes de ser colocado em seu abdome. Ele, então, detecta os batimentos e os converte num som que podemos escutar.

É muito fácil distinguir os seus batimentos cardíacos dos do bebê, já que os dele são quase duas vezes mais rápidos. No entanto, a frequência cardíaca do bebê teve seu pico há aproximadamente cinco semanas e, desde então, vem ficando mais lenta, à medida que amadurecem os nervos que controlam o ritmo cardíaco.

Durante a segunda metade da gestação, o alcance dos batimentos cardíacos fica entre 120 e 160 batimentos por minuto e estará suscetível a vários estímulos e às atividades do bebê.

FALANDO NISSO...

A frequência cardíaca do bebê não é uma indicação do sexo.

Uma pesquisa feita na metade dos anos 1990, usando mais de 10 mil aferições, acabou com a teoria de que a rapidez dos batimentos cardíacos do bebê podia prever se ele seria menino ou menina.

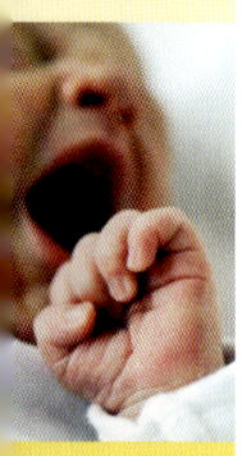

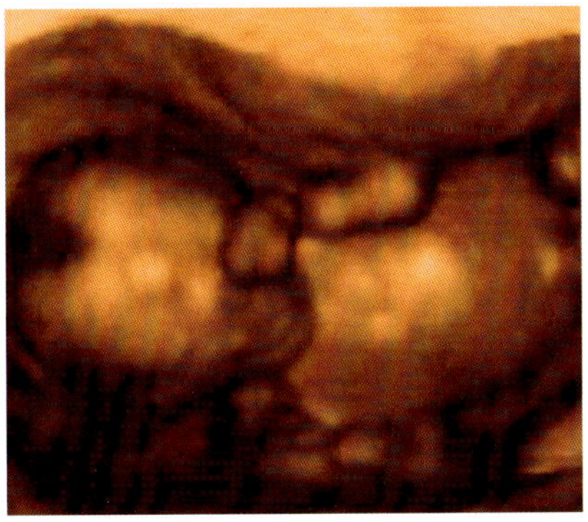

JÁ ESTÁ COM 16 SEMANAS E 5 DIAS

Faltam 163 dias...

SEU BEBÊ HOJE

O rosto do bebê está parcialmente encoberto pela mão nesta imagem em 3D. Os bebês neste estágio são pequenos o bastante para caber na tela de um ultrassom, mas, depois da 20ª semana, só é possível ver uma pequena parte do bebê de cada vez.

Garantir uma boa ingestão de líquidos é essencial para a boa saúde na gravidez, então sempre carregue sua garrafa de água.

Manter-se hidratada durante a gravidez pode ser um desafio. Em razão das mudanças hormonais, alguns líquidos que você ingere vazam para os tecidos do seu corpo em vez de ficarem em sua corrente sanguínea.

É difícil recomendar a quantidade exata de líquido que você deve tomar para se manter hidratada, já que depende de muitos fatores, como os alimentos que consome, seu tamanho, a quantidade de exercícios que faz, e o calor e a umidade do ambiente. Por essa razão, você deve ouvir seu próprio corpo para determinar se está adequadamente hidratada. Uma das melhores maneiras de fazer isso é olhar a sua urina. Se ela está para o amarelo-claro, você está hidratada. Se está para um amarelo forte ou alaranjado, você provavelmente está desidratada.

Beber bastante água é importante. Em alguns momentos, no entanto, se você estiver enjoada, ou simplesmente cansada de beber água, pode tentar outras opções de hidratação, como beber um copo de leite, experimentar um chá de frutas, uma sopa leve, um caldo ou um suco de frutas sem açúcar. Lembre-se de que bebidas que contenham cafeína, como o café, alguns chás e refrigerante de cola, não são hidratantes; a cafeína tem um efeito diurético, o que significa que você sentirá vontade de urinar mais vezes.

Uma ótima forma de se manter hidratada é comendo frutas. Muitas têm alto teor de água, especialmente melão, uva e morango. Essa água é muito bem absorvida pelo seu corpo porque é associada ao açúcar, que ajuda a água a permanecer na sua corrente sanguínea. E, é claro, as frutas são extremamente nutritivas.

FOCO EM... NUTRIÇÃO

Sementes fantásticas

Sementes são uma fonte poderosa de ácidos graxos essenciais (ver p. 169), além de fonte de vitaminas e minerais. Sementes de abóbora e de linhaça contêm ferro, magnésio e zinco, e sementes de gergelim fornecem cálcio. Coma essas sementes como petiscos, coloque no cereal e inclua tahine (pasta de gergelim) em pastas e molhos. Todas as sementes contêm vitamina E, que aumenta a imunidade e pode protegê-la contra a pré-eclâmpsia.

PERGUNTE AO... OBSTETRA

Devo parar de pegar meu filho pequeno no colo enquanto estiver grávida? Você deve estar sentindo algumas dores nas costas e desconfortos à medida que seus hormônios começam a lassear seus ligamentos. Isso significa que suas articulações estão menos estáveis do que o normal e pode ocorrer uma lesão.

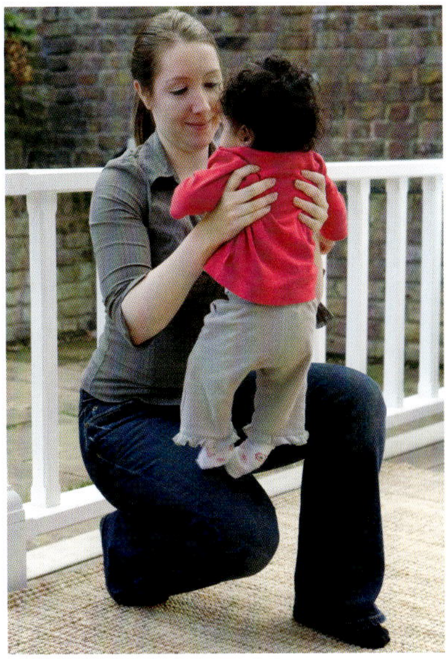

Pegar seu filho no colo não vai prejudicar o bebê, mas pode lhe causar desconforto e você também pode estar mais propensa a perder o equilíbrio. Peça ao seu filho que suba em uma cadeira, assim não será necessário curvar-se para pegá-lo. Para levantá-lo do chão, agache-se e use suas pernas para suportar o peso. Evite curvar-se, para não forçar as costas.

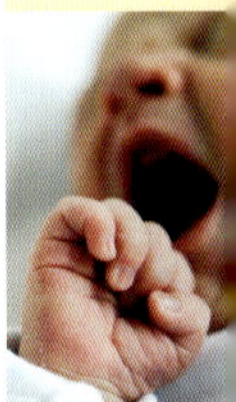

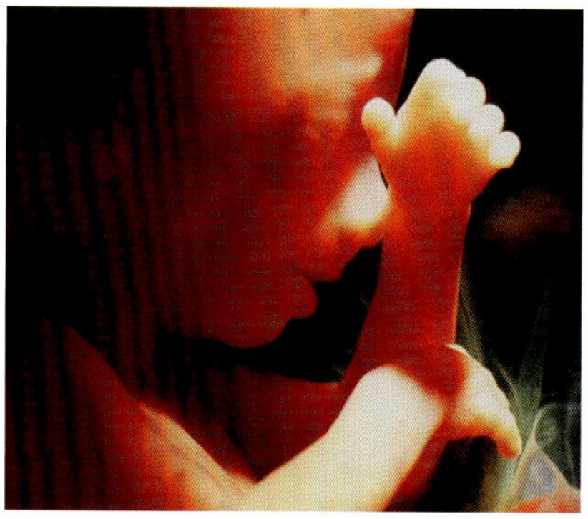

JÁ ESTÁ COM 16 SEMANAS E 6 DIAS

Faltam 162 dias...

SEU BEBÊ HOJE

Neste estágio, seu bebê frequentemente leva as mãos ao rosto e, algumas vezes, chupa o polegar. O ato de sugar, entretanto, não é bem coordenado, e provavelmente o polegar entra na boca mais por sorte do que por intenção. Os braços agora estão proporcionais em relação ao resto do corpo.

O bebê está praticando seus movimentos de respiração, vitais para os músculos peitorais e o crescimento dos pulmões.

Enquanto está no útero, o bebê pratica movimentos de respiração e isso também ajuda no desenvolvimento de seus pulmões. Ao inspirar, o diafragma move-se para baixo, e a caixa torácica, para dentro.

Cada "respiração" do bebê dura menos de um segundo. Neste estágio, ela é ocasional e, quando ocorre, tanto pode ser regular como irregular.

Seu bebê também pode abrir a mandíbula e engolir, fazendo, ao mesmo tempo, um movimento respiratório. Um único movimento respiratório com um grande movimento do diafragma pode parecer um suspiro.

Para que os movimentos da caixa torácica sejam eficazes, a quantidade de líquido amniótico tem de estar adequada (ver p. 182). Isso é particularmente verdade da 16ª semana à 26ª semana, importante período de desenvolvimento dos pulmões.

Na 24ª semana de gravidez, em cada 24 horas, o bebê vai passar cerca de três horas praticando movimentos de respiração; e, nas últimas oito semanas de gravidez, cerca de oito horas.

FALANDO NISSO...

Quando uma mulher grávida fuma, reduz o número de vezes que o bebê pratica movimentos respiratórios.

Uma pesquisa do *British Medical Journal* revelou que a proporção de tempo em que o bebê praticava movimentos respiratórios caía depois de cinco minutos que a mãe começava a fumar seu cigarro.

FOCO EM... GÊMEOS

Taxa de crescimento

Enquanto muitos gêmeos crescem quase no mesmo ritmo, de agora em diante alguns não o fazem.

É quase certo que seus bebês estão desenvolvendo todos os órgãos na hora apropriada, mesmo quando há discrepância de tamanho entre eles. Entretanto, se um ultrassom detectar alguma diferença no crescimento de seus gêmeos, devem ser feitos ultrassons adicionais, para monitorar isso. Pouca diferença no crescimento, em geral, não é problema. De hábito, os médicos não se preocupam, a menos que ela seja de mais de 15%.

PERGUNTE AO... OBSTETRA

Por que estão começando a aparecer manchas escuras no meu rosto? A proporção de grávidas que percebem mudanças na cor de sua pele chega a 70%. Você pode notar cloasmas ou "máscaras da gravidez", nome das manchas marrons que aparecem na testa, maçãs do rosto e pescoço. Mulheres de pele mais escura podem desenvolver manchas mais claras.

O cloasma é causado por um aumento na produção de melanina, o pigmento que dá à pele e ao cabelo sua tonalidade natural. Depois do parto, as manchas desaparecem gradualmente. Para minimizá-las, procure, tanto quanto possível, não tomar sol, use protetor solar de alto fator, e não dispense o chapéu quando estiver ao ar livre. Tente cobrir as manchas maiores com um hidratante ou base colorida, e use um corretivo sobre as manchas menores.

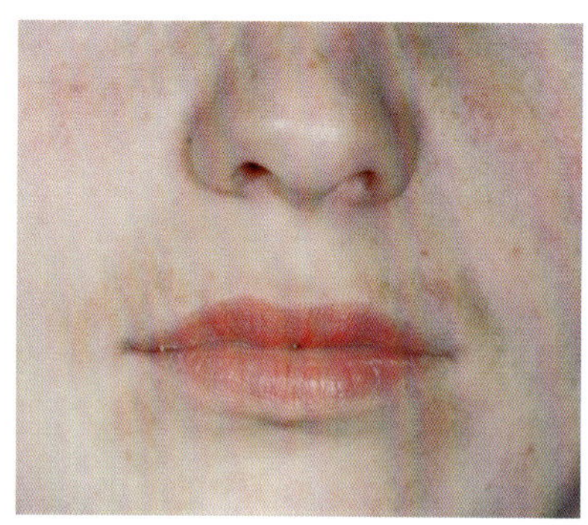

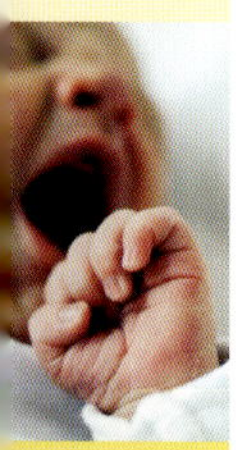

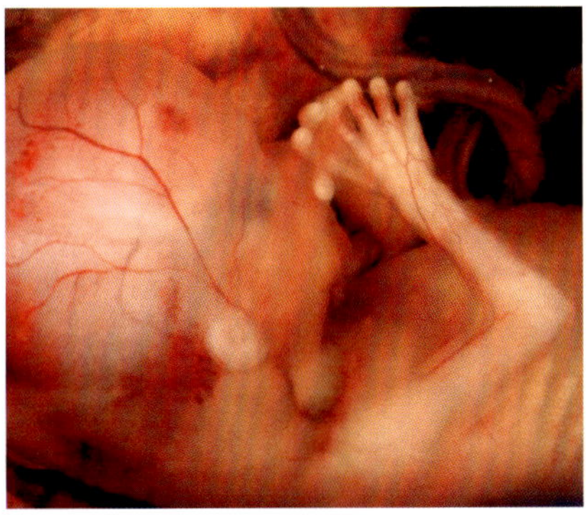

JÁ ESTÁ COM EXATAMENTE 17 SEMANAS

Faltam 161 dias...

SEU BEBÊ HOJE

Para crescer, é fornecido a cada órgão de seu bebê um suprimento intensificado de sangue. Nos ultrassons, é fácil ver os vasos sanguíneos, pois há pouca gordura depositada sob a pele, que ainda é bem transparente.

Enquanto seus níveis de energia estiverem no máximo, aproveite para comer fora de casa, mas seja sensata ao escolher as refeições.

UNHAS MAIS FORTES

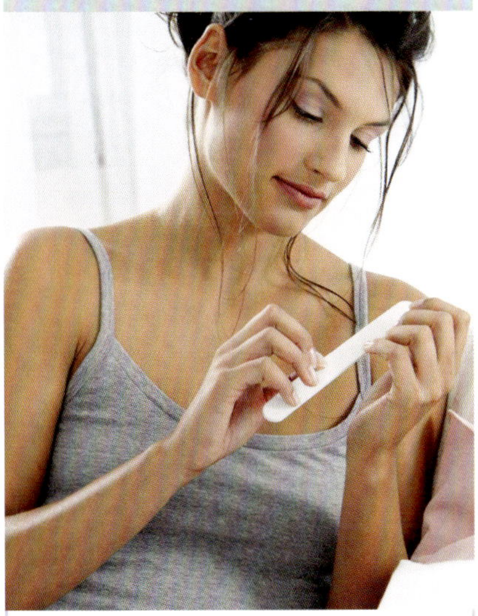

É provável que suas unhas estejam mais fortes e saudáveis do que nunca por causa das mudanças hormonais que ocorrem durante a gravidez.

Como elas estão em boas condições, basta lixá-las para ficarem bonitas, mesmo sem esmalte. Se decidir fazer as unhas, certifique-se de fazê-las em um aposento bem ventilado. Evite usar esmaltes que contenham dibutilftalato (DBP), ingrediente vinculado a defeitos de nascimento em animais.

É possível comer fora com segurança. No entanto, talvez você precise perguntar o que há em pratos específicos para evitar alimentos que não sejam recomendados durante a gravidez (ver p. 16).

Caso peça carne ou ave, solicite que venha bem-passada. Você pode verificar o ponto espetando uma faca afiada – se os sucos ainda estiverem rosados, peça para que cozinhem novamente. Pergunte se os laticínios são feitos de leite pasteurizado. Se frituras ou comidas gordurosas lhe dão dor de estômago e causam azia, atenha-se a alimentos que tenham sido assados ou feitos no vapor e evite cortes gordurosos de carne.

Muitos sushis contêm crustáceos, mas você só deve comer crustáceos cozidos durante a gravidez. Crustáceos crus contêm vírus e bactérias nocivas. Se lhe servirem sushi, pergunte se o crustáceo foi cozido e se qualquer outro peixe usado foi congelado primeiro. Se for o caso, seu consumo provavelmente será seguro.

PERGUNTE AO... NUTRICIONISTA

Sou vegetariana, mas fico desejando carne. Isso é normal? Quando você está grávida, é comum que seu corpo anseie por certos alimentos. Uma das teorias diz que você pode ter desejo por carne porque seu corpo não está obtendo ferro suficiente de sua dieta.

Para algumas futuras mães, especialmente se elas costumavam comer carne no passado, uma ou duas porções de carne por semana serão suficientes para satisfazer suas vontades. No entanto, se o desejo for em decorrência de uma deficiência nutricional de ferro e você não quiser comer carne vermelha, que é a melhor fonte de ferro, você precisa buscar uma boa quantidade de fontes vegetais, então, coma muitos grãos integrais, micoproteína (Quorn), vegetais verdes como couve e espinafre, leguminosas como lentilha, soja e feijão, e frutas secas como damasco, uva-passa branca e preta.

Significa também que você deve procurar absorver o máximo possível de ferro, evitando tomar chá ou café até pelo menos 30 minutos depois de comer, e melhorar a absorção tomando vitamina C ou algum ingrediente rico em proteínas ao mesmo tempo. Para facilitar, isso significa beber seus 150 ml diários de suco cítrico com sua refeição ou incluir tomates ou pimentão em um sanduíche ou uma salada.

Um molho feito de suco de limão ou incluir kiwi ou mexerica em uma salada verde também ajuda.

Sua 18ª semana

VOCÊ VAI DESCOBRIR QUE ESTÁ GANHANDO PESO SEMANA A SEMANA, O QUE É PERFEITAMENTE NORMAL

Nem todo o peso que você está ganhando é do bebê. De fato, a maior parte do aumento ocorre porque partes de seu corpo, como os seios, e o volume de seu sangue estão aumentando. Você pode começar a pensar em fazer aulas de preparo pré-natal agora, para não deixar tudo para a última hora e não encontrar vaga. Elas são uma grande fonte de informação, assim como uma maneira interessante de fazer amigas e comparar experiências com outras mulheres grávidas.

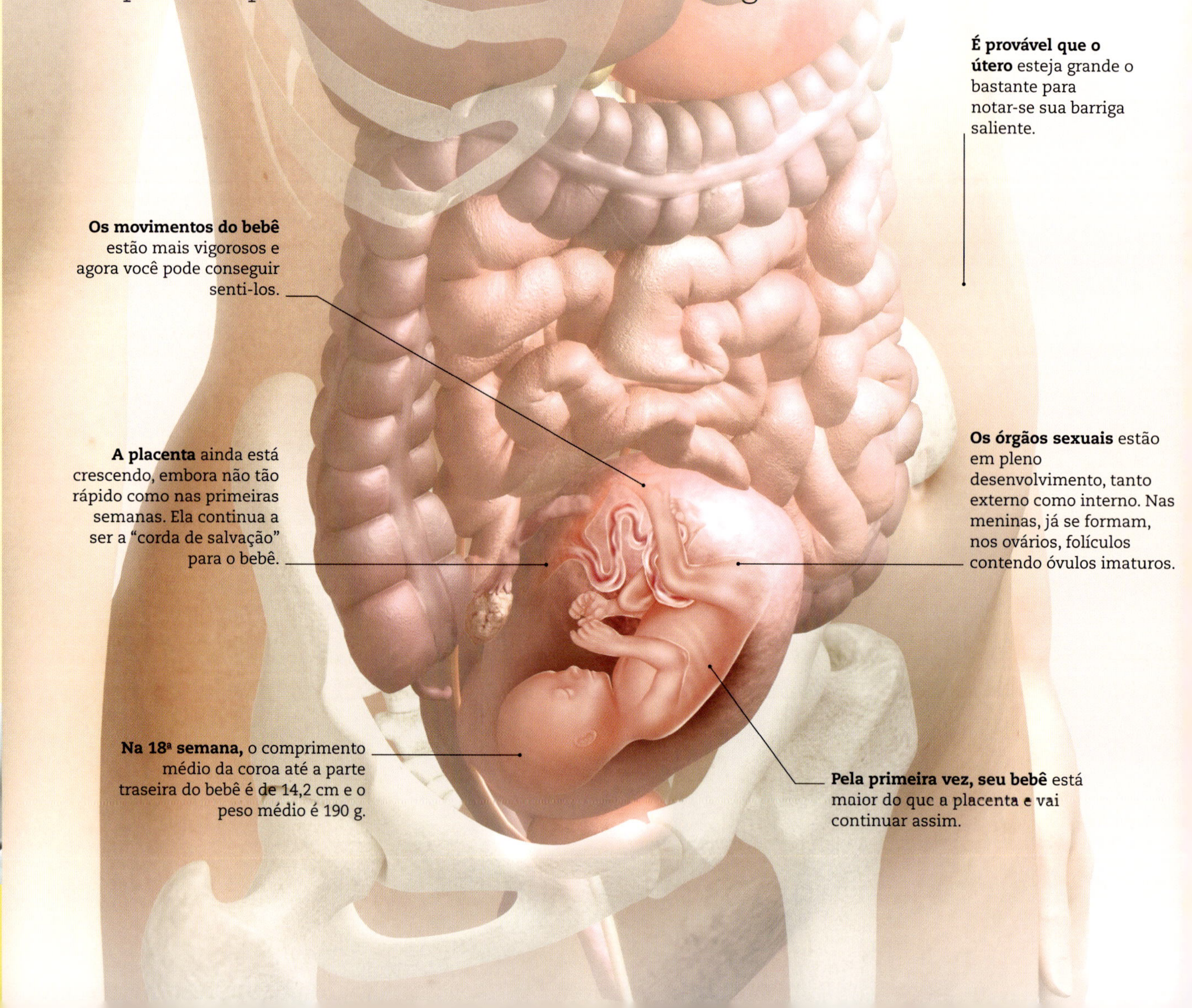

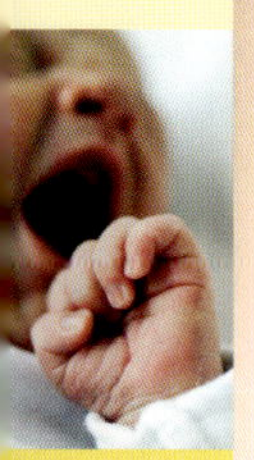

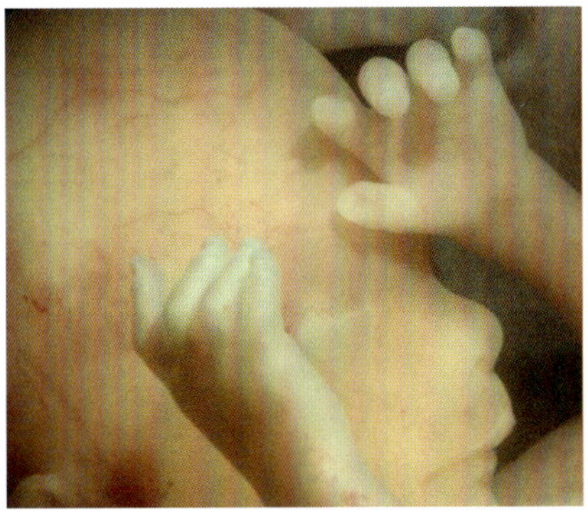

JÁ ESTÁ COM 17 SEMANAS E 1 DIA

Faltam 160 dias...

SEU BEBÊ HOJE

Durante toda a gravidez, a mandíbula do bebê continua a crescer, mas ainda pode parecer bem curta. Nos dois maxilares, os primeiros brotos dentários estão adensando-se e, como nos outros ossos, o cálcio está sendo depositado para reforçar suas estruturas.

Você já pode perceber seu bebê se movendo, mas algumas mulheres só percebem os primeiros movimentos bem mais tarde.

Embora seu bebê seja muito ativo, ainda não é grande o bastante para você sentir os pontapés, a não ser os mais fortes nas paredes do útero. Esses primeiros movimentos são sentidos como voos de borboleta ou um borbulhar no baixo abdome. Você pode não notá-los, ou não perceber que são do bebê: no início, dão a impressão de gases.

Se esta não é sua primeira gravidez, vai estar mais familiarizada com a sensação e será capaz de reconhecê-la. As que são mães de primeira viagem em geral sentem os movimentos um pouco mais tarde, com cerca de 18 a 20 semanas (ver p. 213), portanto não se preocupe se não sentiu nada ainda. Com o tempo, os borboleteios se tornam mais persistentes, definidos e, por fim, os pontapés e cotoveladas são reconhecíveis.

Assim que puder sentir a atividade, você ficará muito consciente dela e poderá descobrir um padrão nos movimentos.

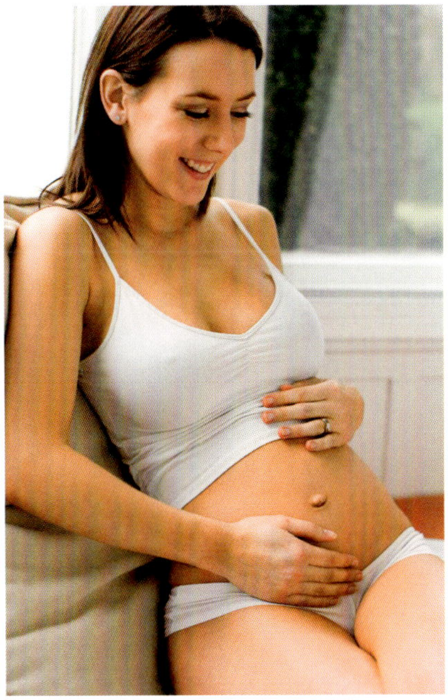

Por volta desta época, você pode começar a sentir algumas sensações leves quando seu bebê se movimentar.

SABERES

Aquela sensação engraçada

Eram gases ou o bebê se mexeu?

A primeira vez que você percebe o bebê se mexendo marca o começo de um novo capítulo no processo de vinculação.

Em muitas culturas, até o advento dos testes de gravidez, esses movimentos eram a primeira evidência conclusiva da gestação e era considerado o ponto em que começava a vida humana.

Segundo as crenças do Antigo Egito, Grécia, América e Índia, o primeiro movimento marcava o momento em que a alma entrava no feto. Os aborígenes consideram o local em que se sente o primeiro movimento altamente significativo para o bebê.

FOCO EM... PAIS

Ser paciente

Quando sua companheira lhe disser que sente o bebê se mover, a emoção será grande e esse também será um grande marco da gravidez. No entanto, quando você toca a barriga de sua parceira, pode ficar desapontado ao não sentir nada. Tenha um pouco de paciência, pois haverá muitas oportunidades no decorrer da gestação para sentir os movimentos.

FALANDO NISSO...

Os bebês mexem-se quando estão dormindo e acordados.

O motivo pelo qual é menor a probabilidade de você sentir seu bebê se mexendo enquanto está ativa é que você provavelmente está distraída e perde algum movimento.

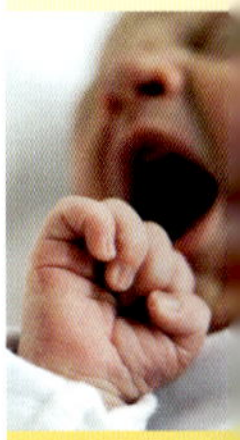

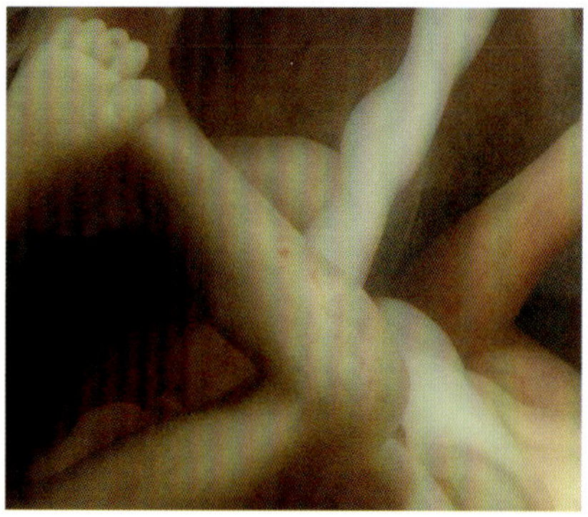

JÁ ESTÁ COM 17 SEMANAS E 2 DIAS

Faltam 159 dias...

SEU BEBÊ HOJE

Aqui as pernas do bebê estão cruzadas, sua posição típica. O braço direito está no lado direito da imagem. Os membros e o cordão umbilical parecem emaranhados, mas o cordão é cheio de um fluido semelhante a um gel e não fica comprimido.

O minúsculo embrião, no início, parecia um anão ao lado da placenta, mas agora o bebê é maior que ela e vai continuar assim.

Nos estágios iniciais da gravidez, a placenta crescia em uma proporção muito maior do que o bebê. Agora, ele a alcançou e, daqui em diante, será maior.

A estrutura da placenta muda durante as próximas semanas, à medida que a segunda onda de células se move para as artérias em espiral no útero (ver p. 172). Atualmente, a placenta está bem espessa, mas, à medida que crescer, mesmo mais lentamente durante algum tempo, vai ficar mais fina.

O crescimento mais rápido do bebê significa que, com 140 g, ele agora está mais pesado do que a placenta e, passados os nove meses, será seis ou sete vezes maior do que ela. Assim como os nutrientes fornecidos pela placenta, o crescimento do bebê é, em parte, regulado por sua própria produção de insulina e fatores de crescimento a ela semelhantes.

Embora a concentração de hormônio de crescimento (o responsável pelo crescimento após nascer) no bebê seja relativamente alta, isso não parece desempenhar papel importante no crescimento dele durante a gravidez.

FOCO EM... SAÚDE

Atacando a azia

Se você estiver enfrentando azia, tente estas soluções:

- Faça refeições menores e mastigue bem
- Evite pratos apimentados, pesados e gordurosos
- Não fume nem beba álcool e evite bebidas gaseificadas, inclusive água com gás
- Beba leite com baixo teor de gordura
- Experimente tomar chá de hortelã ou camomila
- Masque alho cru
- Mastigue chiclete depois de comer
- Sente-se ereta após as refeições
- Não faça refeições tarde da noite
- Levante 15 cm a cabeceira da cama e deite-se do lado esquerdo

Se essas soluções não tiverem efeito, consulte seu médico.

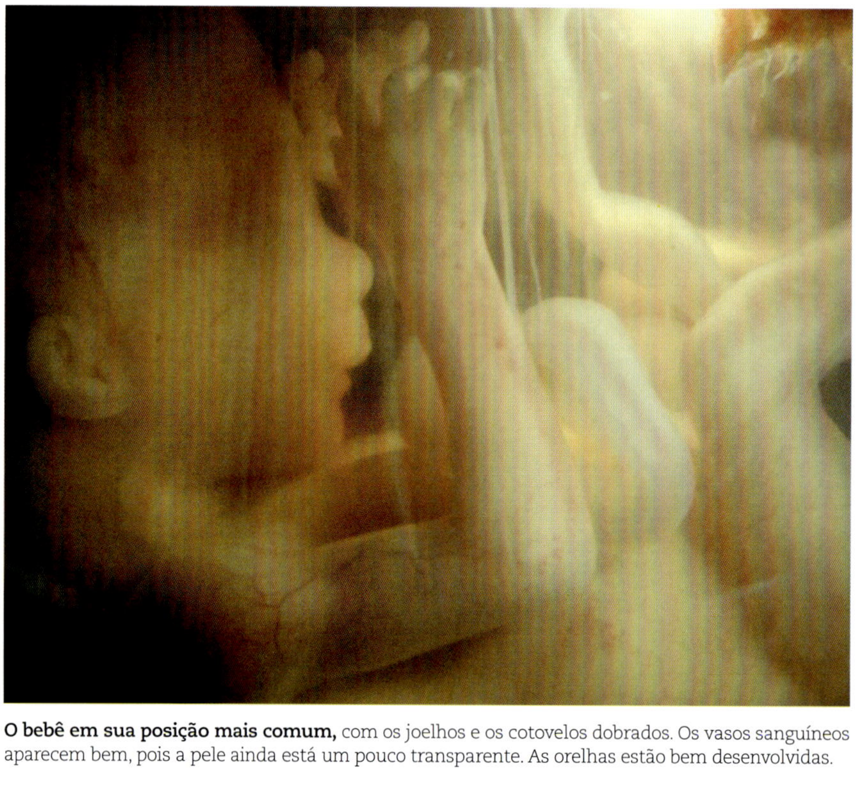

O bebê em sua posição mais comum, com os joelhos e os cotovelos dobrados. Os vasos sanguíneos aparecem bem, pois a pele ainda está um pouco transparente. As orelhas estão bem desenvolvidas.

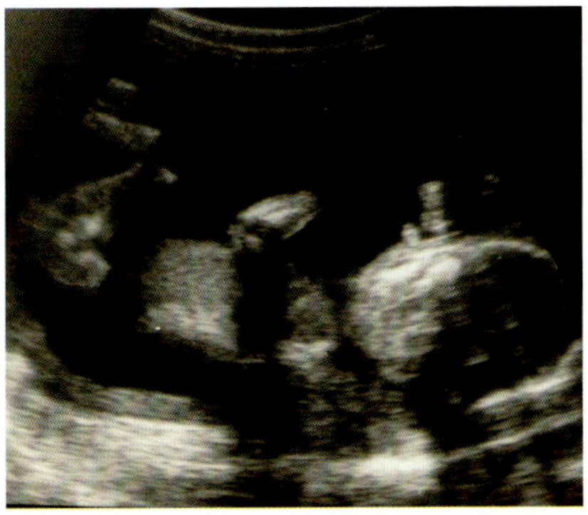

JÁ ESTÁ COM 17 SEMANAS E 3 DIAS

Faltam 158 dias...

SEU BEBÊ HOJE

Embora o bebê esteja de lado e não se possa ver o rosto, esta imagem mostra muito bem a perna e o pé. Como o ultrassom em 2D só mostra uma "parte" do bebê, pode parecer que faltem pedaços, como o braço que, aqui, termina no meio do caminho.

É normal e saudável que você ganhe mais peso no segundo trimestre do que nos primeiros meses de gravidez.

Você pode ter ganhado pouco peso no primeiro trimestre, mas do segundo trimestre em diante ganhará peso toda semana. Em média, a partir do segundo trimestre até o final da gravidez, as mulheres engordam de 0,5 kg a 1 kg por semana, embora o peso ganho tenda a desacelerar nas últimas semanas. A quantidade de peso que você deve ganhar depende de muitos fatores, em particular do seu índice de massa corporal (IMC) (ver p. 16). As metas de seus ganhos de peso estão detalhadas abaixo.

Nem todo peso ganho é do bebê. De fato, o feto constitui apenas uma pequena parte: o resto do peso é do útero crescente, do líquido amniótico, dos seios e do aumento do volume sanguíneo e da gordura (ver p. 99).

Se você tem qualquer preocupação com seu peso, aconselhe-se com seu obstetra. Nas consultas rotineiras de pré-natal, seu peso pode até não ser verificado, mas seu obstetra a pesará se estiver preocupado com os quilos a mais que você está ganhando.

PERGUNTE AO... MÉDICO

Tenho calores a toda hora. Isso é normal? Muitas mulheres experimentam calores durante a gravidez, como resultado do aumento do nível de progesterona. Isso estimula os vasos sanguíneos a dilatar-se – banhando-os com sangue e calor. Além disso, quando você está grávida, seu metabolismo se acelera, produzindo mais calor. Isso para não mencionar o pequeno aquecedor que você tem crescendo dentro de você.

Use agasalhos fáceis de tirar, evite comer alimentos muito temperados e beber álcool e cafeína, para não estimular os calores. O exercício pode ajudar, melhorando a circulação, e ioga e outros exercícios de relaxamento contribuem para manter a serenidade e a calma.

GANHO DE PESO

Seu alvo quanto a ganho de peso para o segundo trimestre é de não mais que 5,5 kg a 9 kg, que é cerca do dobro do alvo do primeiro trimestre. Se você, por causa dos desconfortos da gravidez (enjoos matinais, etc.), teve um primeiro trimestre difícil e não ganhou muito peso, agora é um bom momento para aumentar suas calorias e tentar compensar isso. Se você ganhou muito peso no primeiro trimestre, focalize-se em permanecer ativa e encha o prato com frutas e hortaliças de baixas calorias, mas ricas em nutrientes.

Ganho de peso

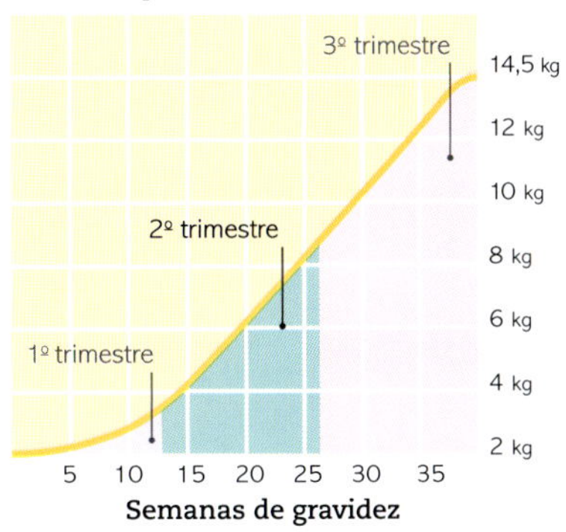

Tenha em mente o peso desejado. O ganho em peso recomendado total durante a gravidez é de 11 kg a 14,5 kg para mulheres cujo índice de massa corporal (IMC) (ver p. 16) está na faixa normal, entre 20 e 25.

Se no início da gravidez você estava com excesso de peso, seu ganho total deverá ser de 7 kg a 11 kg. Se estava abaixo do peso, você deverá ganhar de 12,5 kg a 18 kg. Se estiver esperando gêmeos, seu objetivo será um ganho total de cerca 16 kg a 20 kg.

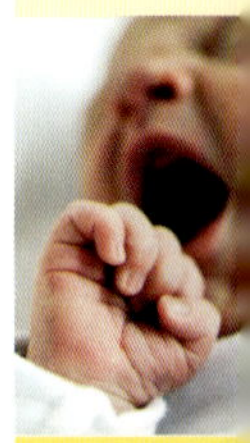

Exercícios seguros

Exercícios que alternam a parte superior e a inferior do corpo mantêm sua frequência cardíaca estável. Solicite a aprovação do médico antes.

Este exercício é eficaz e seguro no segundo trimestre e pode ser feito de três a quatro vezes por semana para tonificar os músculos e manter a forma. Use pesos de 2 kg.

Aquecimento Fique em pé, ereta, coloque uma perna para o lado, depois traga a outra perna para encontrá-la. Continue este passo e o movimento de toque por um minuto. Depois, adicione um movimento de braço, por um minuto; com cada passo e toque, levante os braços até a altura dos ombros e, depois, abaixe-os. Aí, com as mãos nos quadris, erga o joelho esquerdo até a barriga. Alterne as pernas por dois minutos. Fique ereta, passe o braço esquerdo em torno do corpo e de volta ao lado; repita com o outro braço. Continue por 5 minutos.

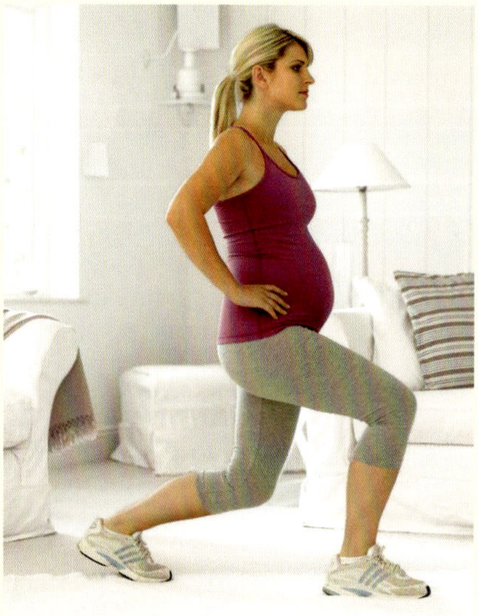

Arremeter para a frente Fique em pé com as mãos nos quadris. Dê um passo à frente com a perna direita, depois, com o pé esquerdo no lugar, dobre o joelho esquerdo em direção ao chão até que o joelho direito esteja quase em ângulo reto. Alterne os lados, até que você tenha repetido cerca de 30 vezes no total. (Depois do segundo trimestre, você talvez precise segurar no espaldar de uma cadeira.) Mantenha a barriga encolhida, as costas retas, a cabeça para cima e os ombros relaxados.

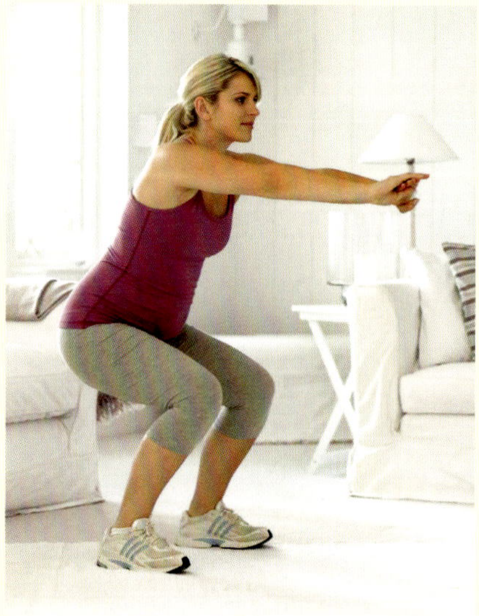

Agachar-se Fique em pé com os pés separados, na mesma largura dos ombros. Com os braços estendidos para a frente, até o nível dos ombros, agache-se, mantendo os músculos abdominais encolhidos e os pés firmes no chão. Baixe os quadris em direção ao solo, depois se levante voltando à posição inicial. Expire quando se abaixar e inspire ao se levantar. Certifique-se de que os joelhos não ultrapassem a ponta dos dedos do pé. Repita 20 vezes.

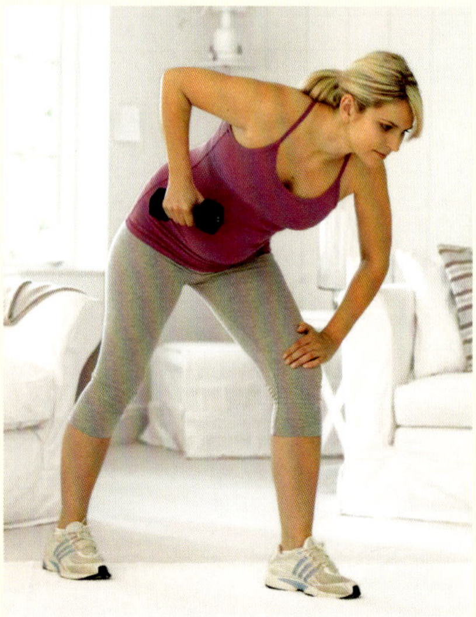

Arrancadas para a frente Com um peso de 2 kg na mão direita, fique em pé com a perna esquerda adiante de você e os joelhos ligeiramente fletidos; abaixe a parte superior do corpo devagar, em direção ao joelho esquerdo e descanse a mão esquerda sobre o joelho para apoiar-se. Comece com o braço direito reto para baixo, depois levante o braço, mantendo o cotovelo junto ao corpo. Repita 20 vezes em cada braço.

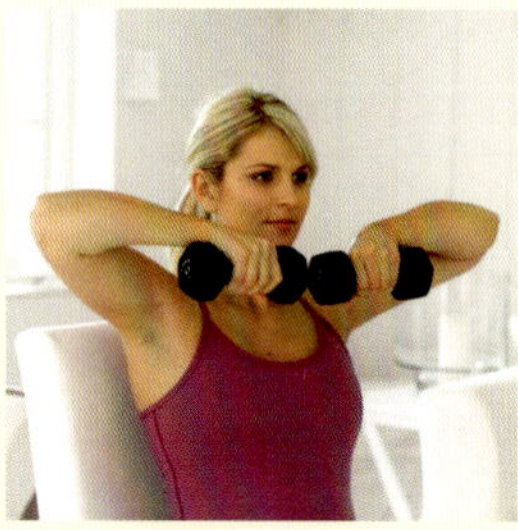

Remo vertical Sente-se numa cadeira reta, com os pés separados na largura dos quadris. Segure os pesos embaixo, com os braços diante do corpo. Expirando lentamente, levante os pesos até a altura do pescoço, parando sob o queixo. Depois inspire e abaixe os pesos até o ponto de partida. Repita 20 vezes.

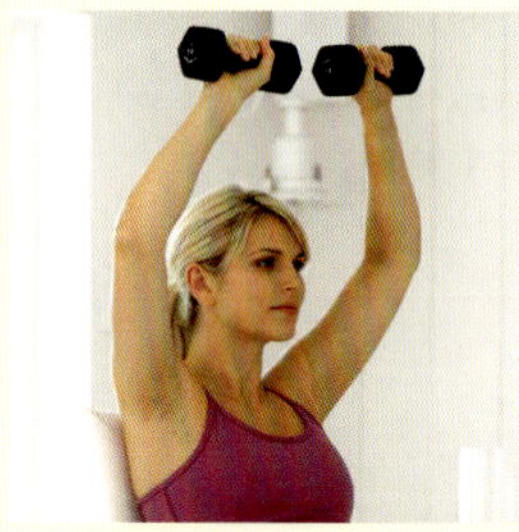

Pressão nos ombros Fique em pé ou sente-se, como no exercício anterior. Segurando um peso em cada mão, dobre ligeiramente os braços nos cotovelos e segure as mãos acima dos ombros. Depois, enquanto expira, levante os braços lentamente em direção ao céu até ficarem retos. Repita 20 vezes.

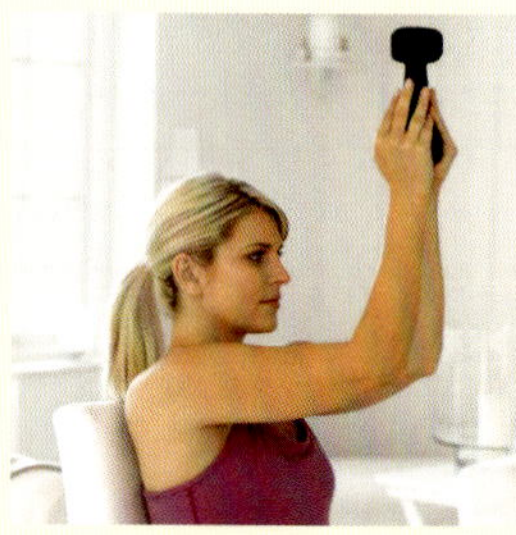

Peitoral Sente-se ou fique em pé como antes. Segurando um peso, coloque os braços diante de você na altura dos ombros. Dobre os cotovelos em ângulo reto, mantendo a parte superior dos braços paralela ao solo. Com os cotovelos juntos, movimente os braços para cima e para baixo. Repita 20 vezes.

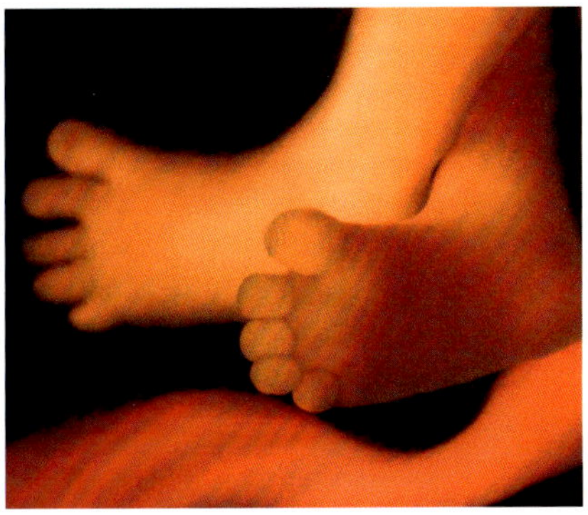

JÁ ESTÁ COM 17 SEMANAS E 4 DIAS

Faltam 157 dias...

SEU BEBÊ HOJE

A pele do bebê é extremamente lisa e macia. Nesta imagem, podem-se ver as solas e os dedos dos pés, sem qualquer crista. Na próxima semana, aparecem na pele as cristas de impressões digitais, nos dedos da mão e nos do pé.

Os pulmões do bebê ainda estão imaturos e ainda não estarão totalmente desenvolvidos até a 35ª semana.

O complexo desenvolvimento dos pulmões do bebê continua. Para acompanhar seu crescimento e desenvolvimento, imagine os pulmões como uma árvore: o tronco se desenvolveu (a traqueia) e bifurcou-se em ramos menores e de tamanho médio (brônquios), mas ainda não se formaram os gravetos (bronquíolos) que seguram as folhas (alvéolos). Os alvéolos têm paredes tão finas que permitem a absorção do oxigênio do ar que o contém e a saída do dióxido de carbono via corrente sanguínea.

De agora em diante, até a 28ª semana, os "gravetos" estão se formando e vão dar suporte aos alvéolos que, por sua vez, ficarão cheios de ar depois do nascimento. Esses "gravetos" terão habilidade limitada de transferir os gases, mas os pulmões só vão ser completamente eficazes com o desenvolvimento dos alvéolos. O crescimento dos vasos sanguíneos que suportam os pulmões quase se iguala ao crescimento dos próprios pulmões. Depois do nascimento do bebê, esses vasos sanguíneos são essenciais para a transferência de oxigênio.

Ao nascer, todo sangue que sair do lado direito do coração entrará na circulação pulmonar, mas, antes do nascimento, com os pulmões cheios de líquido e não utilizados para respirar, para os vasos só é dirigida uma pequena quantidade (cerca de 10% a 15%).

ALONGAMENTOS SEGUROS

A relaxina é um dos hormônios mais importantes relacionados à gravidez. Como o nome sugere, a relaxina relaxa o tecido conectivo, os tendões e os ligamentos para permitir que o diafragma se expanda, dando espaço para o bebê crescer. Ela também afrouxa os ligamentos e tendões o suficiente para facilitar a abertura do canal do nascimento para um parto vaginal.

A relaxina atinge a maior parte de seu corpo e, por isso, a coluna vertebral, a pelve e a maior parte de suas articulações parecerão menos estáveis. Preste atenção à sua postura e ao seu alinhamento durante o exercício.

- **Quando estiver em pé,** sempre mantenha os quadris em posição neutra. Não os mova para um só lado, especialmente ao carregar peso.
- **Cuidado para não alongar demais** a parte inferior das costas e em torno de seus ombros.
- **Mantenha todos os movimentos lentos** e controlados e permaneça em sua zona de conforto. A flexibilidade ampliada de seus músculos e tendões pode resultar em alongar-se demais em atividades como ioga ou pilates, ou movimentos rápidos em uma aula de dança ou musculação.

A relaxina também é responsável pelo relaxamento do sistema circulatório: as paredes das veias relaxam-se, o que algumas vezes provoca veias varicosas (ver p. 167). Fazer exercícios cardiovasculares ajuda a aumentar o fluxo de sangue e pode reduzir a ocorrência de varizes.

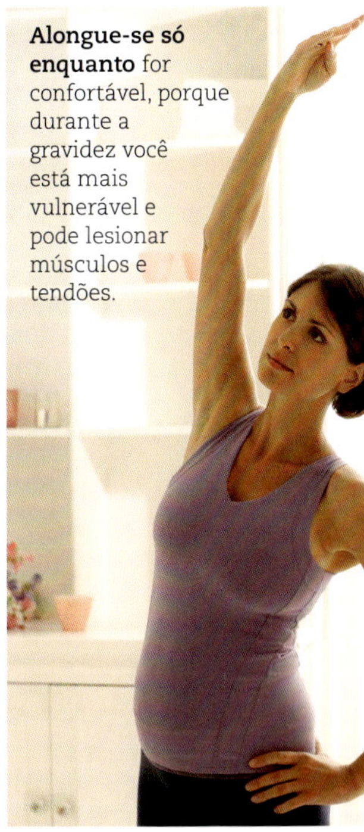

Alongue-se só enquanto for confortável, porque durante a gravidez você está mais vulnerável e pode lesionar músculos e tendões.

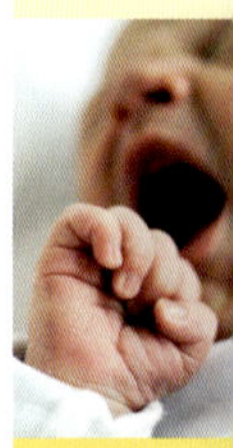

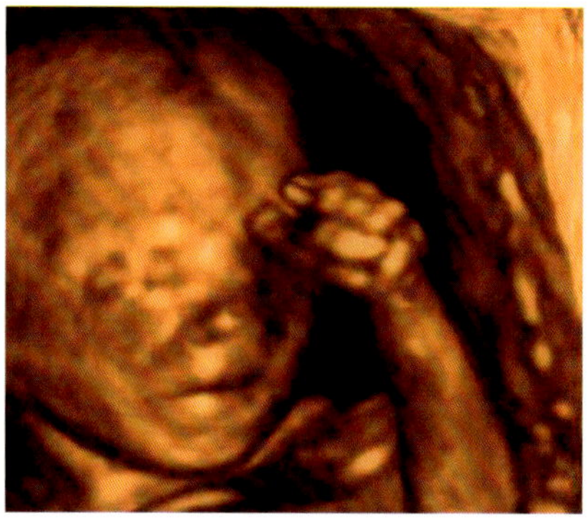

JÁ ESTÁ COM 17 SEMANAS E 5 DIAS

Faltam 156 dias...

SEU BEBÊ HOJE

Esta imagem mostra como a fontanela, no topo da cabeça do bebê, tornou-se bem menos evidente agora. Aqui se veem bem os dedos e, à medida que o bebê cresce, torna-se cada vez mais fácil o ultrassom mostrar esse nível de detalhe.

À medida que sua barriga começa a crescer e se torna mais evidente, a gravidez vira o foco de atenção das pessoas.

Você está chamando mais atenção do que gostaria? Quando a barriga se torna muito visível, você pode começar a sentir que "vocês duas" são propriedade pública. Fascinados por seu abdome cada vez maior, alguns amigos e a família, ou mesmo estranhos, podem querer vê-la, tocá-la ou até beijá-la. Isso pode parecer muito esquisito porque, de hábito, as pessoas tendem a não tocar a barriga das outras!

Se você não se sente bem quando tocada, peça cortesmente às pessoas que não toquem sua barriga ou simplesmente vá embora. Entretanto, há algumas vantagens quando as pessoas notam que você está grávida: sua barriga é uma espécie de aviso para que não a empurrem em meio a multidões e os outros tendem a ceder o assento no transporte público.

FALANDO NISSO...

Consumir sal demais pode levar à hipertensão.

Tem sido difícil para os cientistas estudarem a ingestão de sal durante a gravidez e recomendarem se ele deve ser reduzido e quanto, se for o caso. O caminho mais sensato é ter cuidado para não consumir muitos alimentos salgados e só acrescentar sal à mesa quando necessário.

Outra intrusão indesejada é que todos parecem se sentir à vontade para fazer perguntas sobre sua história médica e sobre o bebê. Isso pode deixá-la sem graça, em especial se você é naturalmente reservada. Gente que você nunca viu antes pode fazer comentários sobre sua figura e discutir se você vai ter um menino ou menina

Algumas mulheres grávidas gostam dessa atenção, enquanto outras sentem que as pessoas estão se intrometendo onde não deviam. Se você não se sente bem com isso, responda vagamente às perguntas ou tente mudar de assunto: peça à pessoa que fale dela mesma, por exemplo. Uma outra maneira de evitar a atenção indesejada é usar roupas largas, que fazem sua barriga parecer menos saliente ou atraente de tocar.

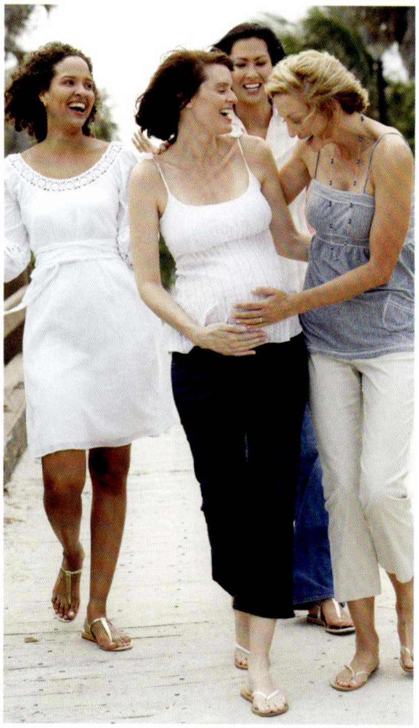

Esteja preparada para algumas pessoas que ficam olhando, comentando e querendo sentir sua maravilhosa barriga, à medida que ela cresce. Se você for tímida, pode ser um pouco difícil lidar com essa situação.

PERGUNTE AO... MÉDICO

Estou com tanto prurido que me coço até sangrar. O que fazer? A maior parte do prurido durante a gravidez, especialmente na barriga, se deve ao esticamento da pele (ver p. 255), às mudanças hormonais e ao calor. A aplicação de creme hidratante deve ajudar.

Se ficar insuportável, consulte o obstetra ou o médico, para determinar se você tem colestase obstétrica (ver p. 473), uma doença séria, porém rara, que afeta o fígado e ocorre em cerca de 1% das gestações.

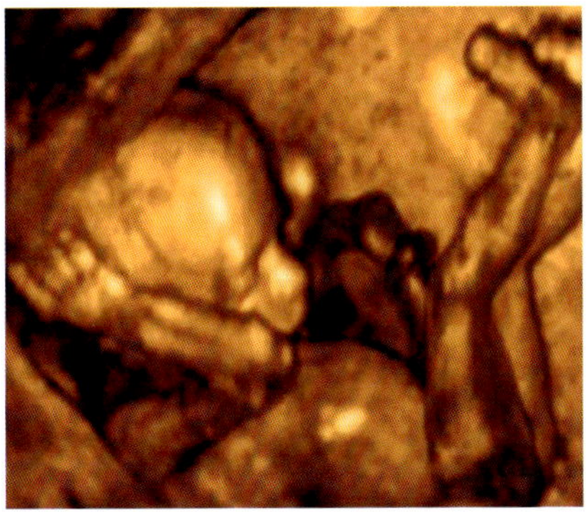

JÁ ESTÁ COM 17 SEMANAS E 6 DIAS

Faltam 155 dias...

SEU BEBÊ HOJE

Esta imagem mostra o bebê inteirinho. As pernas, estendidas, agora vão chutar com mais força; nas próximas semanas, especialmente se já teve um bebê antes, você vai ficar cada vez mais consciente desses movimentos.

Você pode querer matricular-se em aulas de pré-natal agora, pois em muitos lugares é difícil achar vagas.

As aulas de pré-natal ajudam a prepará-la para o nascimento do bebê. Em geral, elas começam no sexto ou sétimo mês. Você vai aprender sobre os sinais de que está em trabalho de parto, técnicas de respiração e de relaxamento, opções para aliviar a dor, possíveis intervenções médicas, além de receber conselhos práticos de como cuidar do recém-nascido, que, se for seu primeiro filho, podem ser valiosos.

Dependendo do lugar em que vive, há vários tipos de aulas. Consulte o site do Ministério da Saúde para ter orientações sobre programas gratuitos de auxílio à gestante. Você está legalmente autorizada a se ausentar do trabalho para comparecer às aulas. Elas são uma maneira excelente de conhecer outras gestantes, e com isso você ganha um valioso sistema de suporte mútuo, por todo o resto de sua gravidez e as primeiras semanas com o bebê.

Se comparecer às aulas de pré-natal com você, seu parceiro poderá ajudá-la a preparar-se para o trabalho de parto e para as primeiras semanas com o bebê. As aulas também são uma excelente maneira de ele conhecer outros futuros papais. O papel significativo que os pais podem desempenhar durante o trabalho de parto e nas primeiras semanas com o bebê tem amplo reconhecimento e, por isso, as aulas pré-natais tornaram-se bem mais abertas aos pais.

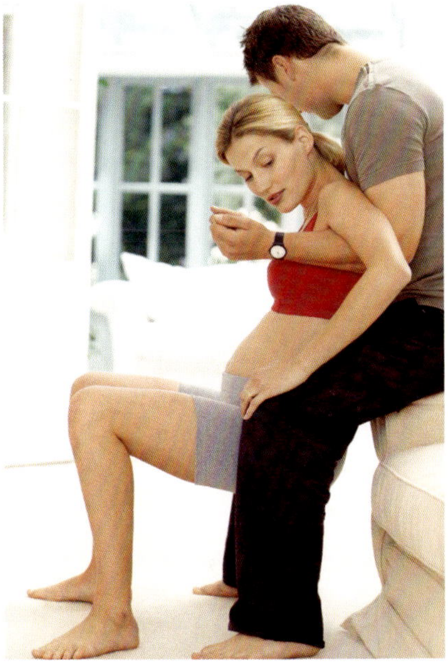

Comparecendo às aulas, você e seu companheiro podem praticar e sentirem-se mais confiantes sobre as técnicas que você vai usar no trabalho de parto.

FOCO EM... GÊMEOS

Aulas para dois

Como é provável que os gêmeos cheguem antes do tempo, você deve matricular-se agora no curso pré-natal para começar logo. Além disso, sua barriga pode ficar muito grande perto do final, e você se sentirá menos disposta a sair para assisti-las. Como gêmeos às vezes precisam de cuidados especiais, você também deveria programar uma visita à unidade neonatal de cuidados especiais.

Em algumas áreas, em geral à noite, há sessões especiais de pré-natal para quem está próximo de ter dois ou mais bebês. Se o seu hospital não as oferecer, pode ser que algum outro nas redondezas o faça. Pergunte ao seu obstetra.

ENCONTRE UMA COLEGA

Se você for solteira, não precisa comparecer sozinha às aulas. Não há razão para não levar uma amiga ou parenta – de preferência a pessoa que vai estar presente no nascimento. Se preferir não fazê-lo, pode descobrir se em sua área há aulas para gestantes solteiras. O ambiente pode ser mais confortável para você e vai ter a oportunidade de conhecer outras mulheres que estão na mesma situação.

Não falte às aulas só porque é solteira: elas são uma maneira valiosa de aprender sobre a gestação, o trabalho de parto e ser mãe.

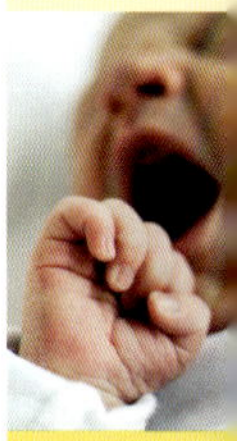

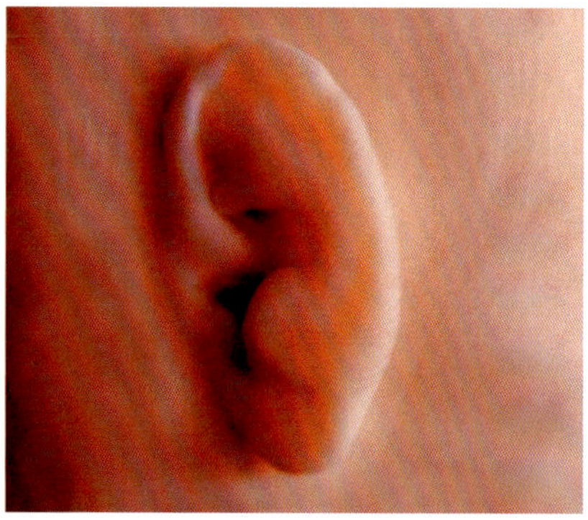

JÁ ESTÁ COM EXATAMENTE 18 SEMANAS

Faltam 154 dias...

SEU BEBÊ HOJE

Igual à sua, a orelha de seu bebê é feita de cartilagem macia e flexível. Embora o ouvido externo esteja bem desenvolvido neste estágio, as estruturas do ouvido interno ainda não estão maduras o bastante para permitir (por ainda cinco semanas) que seu bebê ouça.

É menino ou menina? Você e seu parceiro podem começar a pensar se gostariam de descobrir.

O ultrassom, agora, já deve mostrar o sexo de seu bebê, mas você só vai vê-lo em uma ou duas semanas (ver p. 211).

O bebê ser menino ou menina depende da presença, ou não, de um cromossomo Y. Os meninos são XY e o cromossomo Y instrui as glândulas reprodutivas (gônadas) para se tornarem testículos. Esses, em parte, produzem a testosterona, que inibe o desenvolvimento de órgãos internos femininos e, em parte, estimulam o desenvolvimento normal da genitália externa masculina.

Se não houver o cromossomo Y, a gônada se transformará em um ovário e, por padrão, os genitais internos são femininos; não é o ovário que dita o desenvolvimento de órgãos reprodutivos femininos, mas a falta de testosterona. Na mulher, o útero forma-se primeiro e a vagina se estende para cima para encontrá-lo.

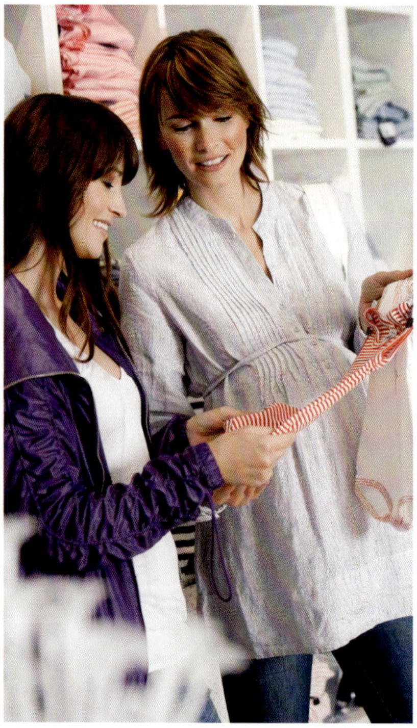

Algumas gestantes preferem adiar a compra de roupas para o bebê até saberem seu sexo, mas isso não quer dizer escolher entre azul ou cor-de-rosa.

POLÍTICA HOSPITALAR

Tenha em mente que nem sempre é possível descobrir o sexo do bebê pelo ultrassom da 20ª semana. Enquanto a maior parte dos hospitais tem uma política expressa de revelar o sexo do bebê na 20ª semana se os pais pedirem a informação, em outros a política é não dizer a ninguém, com base apenas no ultrassom, o sexo do bebê, em parte porque pode não ser 100% preciso.

Se você quiser saber a política de seu hospital ou clínica, pergunte ao obstetra ou ao médico.

PERGUNTE A... UMA MÃE

Logo vou fazer o ultrassom da 20ª semana. Eu quero saber o sexo do bebê, mas meu parceiro não quer. O que devemos fazer? Em um relacionamento, quando um quer algo que o outro não quer, pode haver tensões.

Como você, eu queria descobrir o sexo do meu bebê, mas meu companheiro não queria. Nós dois explicamos nossas razões: eu achava que saber o sexo ia me ajudar a me preparar para o nascimento, tanto do lado emocional como do prático; meu companheiro disse que queria a surpresa de descobrir o sexo do bebê na hora do nascimento.

O melhor é um conversar com o outro abertamente e tentar chegar a um acordo. Não deixe a situação sair do controle e, se necessário, considere voltar atrás. É importante que vocês se sintam unidos nesse período especial.

Ao conversar, pode ser que percebam que nenhum de vocês quer ser inflexível. Você poderia concordar em saber o sexo, mas não dizer a ninguém mais. Mas, se descobrir, lembre-se de que o resultado não é 100% seguro.

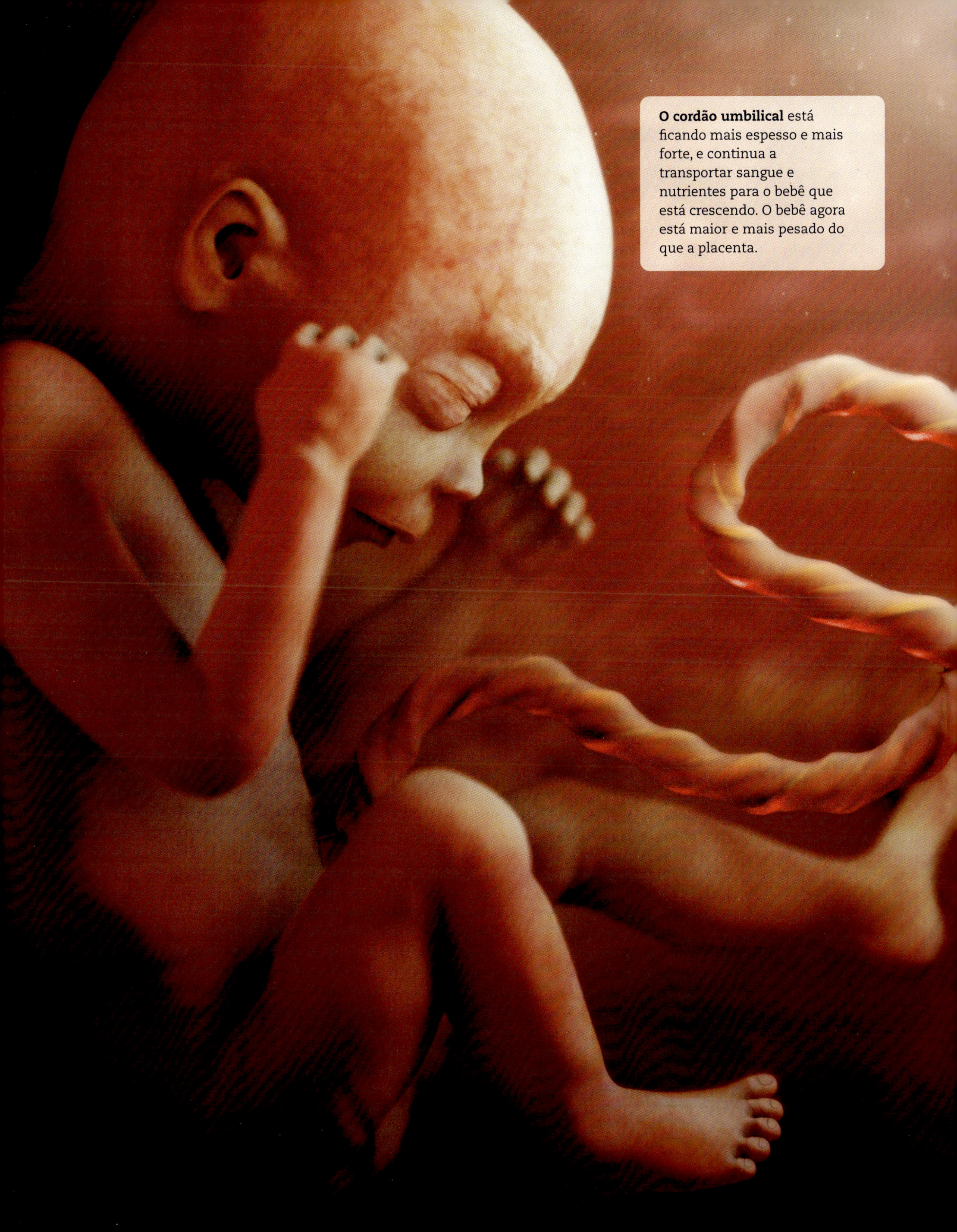

O cordão umbilical está ficando mais espesso e mais forte, e continua a transportar sangue e nutrientes para o bebê que está crescendo. O bebê agora está maior e mais pesado do que a placenta.

Sua 19ª semana

VOCÊ PROVAVELMENTE VAI DESCOBRIR QUE, A CADA DIA QUE PASSA, SE AFEIÇOA MAIS AO BEBÊ

É mais fácil, agora, pensar no bebê como uma pessoa real, especialmente vendo-o em outro ultrassom. Ele está quase que inteiramente formado e seus órgãos já têm funções bem avançadas. As responsabilidades maternas vão ser encaradas mais seriamente, mas não deixe a ansiedade aumentar. Fale com seu companheiro e com o obstetra de quaisquer preocupações que tenha; muitas gestantes também pedem conforto e conselhos às suas mães.

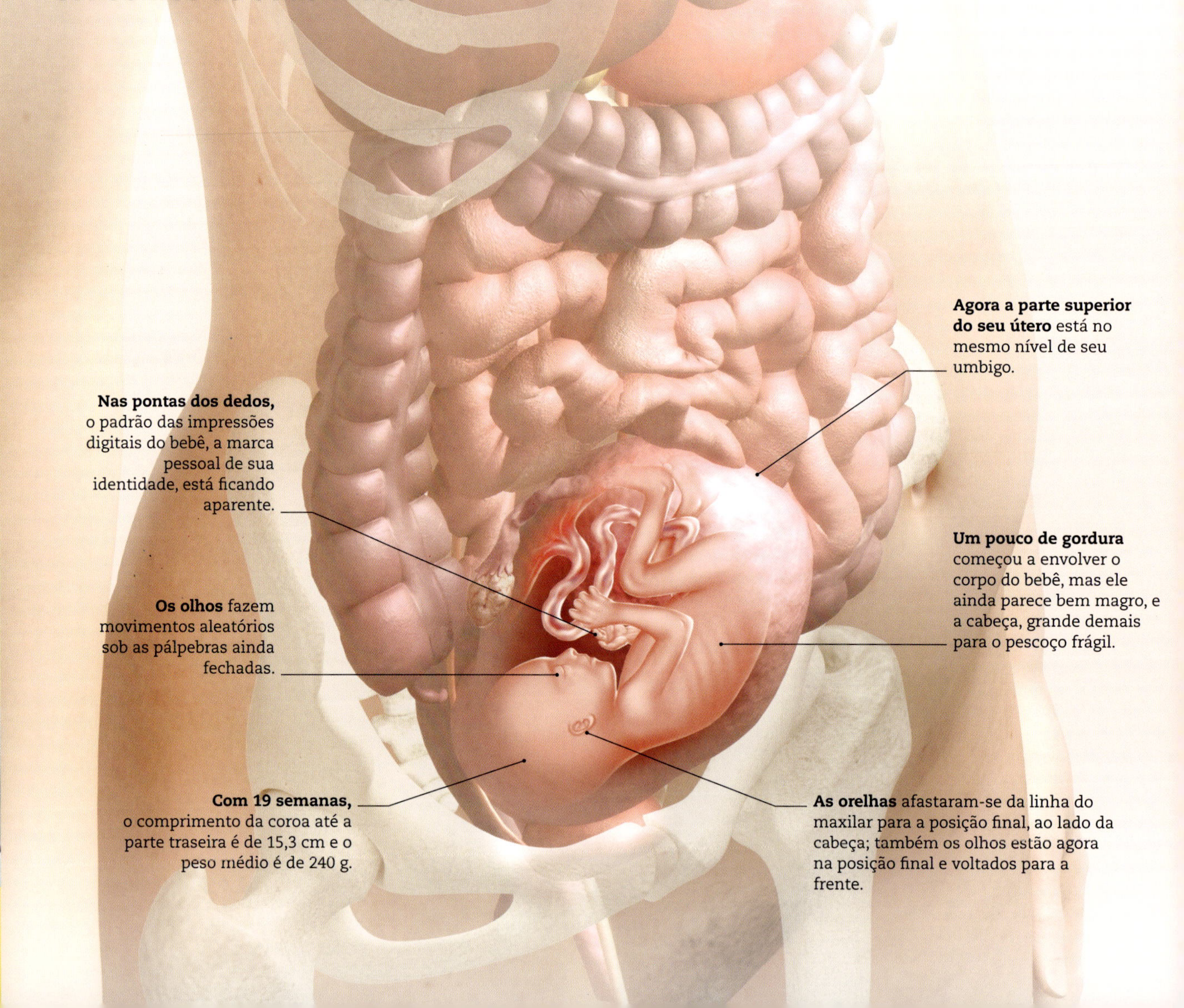

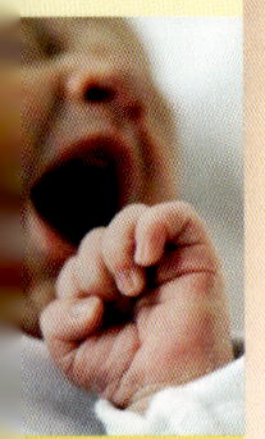

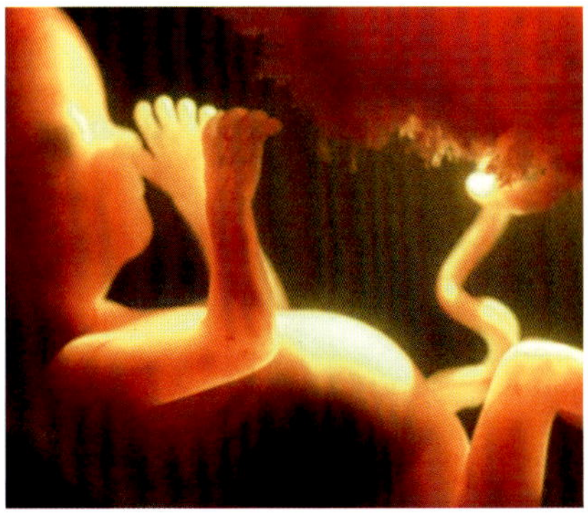

JÁ ESTÁ COM 18 SEMANAS E 1 DIA

Faltam 153 dias...

SEU BEBÊ HOJE

Ancorado à placenta pelo cordão umbilical, seu bebê flutua em líquido amniótico. Seu útero fornece a ele um ambiente quente e protetor, com bastante espaço para mover-se em condições quase sem peso.

Ainda na metade do período gestacional, você continuará admirada por haver um bebê crescendo dentro de você!

Quanto mais adiantada estiver a gravidez, mais afeiçoada e protetora você se sentirá em relação ao bebê. O que começou sendo um minúsculo feixe de células, agora se parece com um bebê quase completamente formado – e você vai continuar a se surpreender por, juntamente com seu parceiro, ter feito este bebê, e pelo incrível processo que está acontecendo dentro de seu corpo.

Nas próximas semanas, ao sentir o bebê se mover (ver p. 213), a afeição por ele vai crescer mais ainda. Mesmo se, de vez em quando, tiver alguma ansiedade, tente relaxar e desfrutar de sua gravidez – logo ela terá terminado.

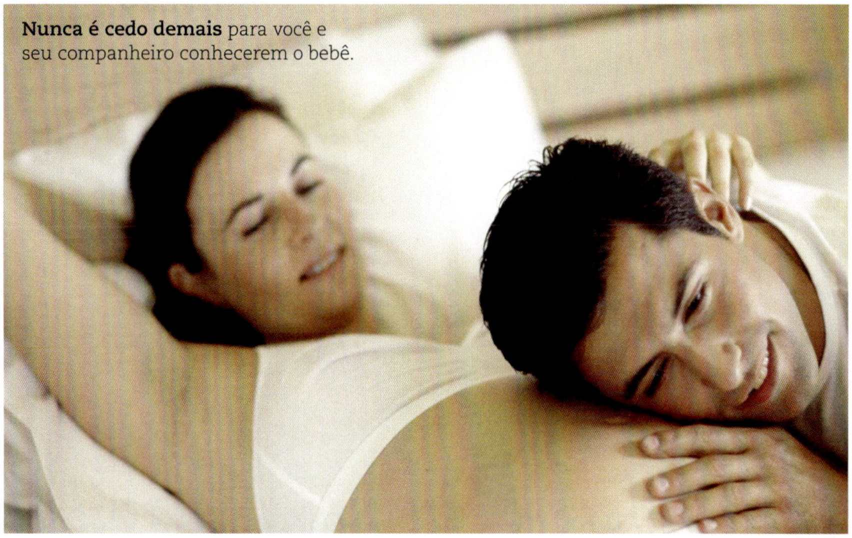

Nunca é cedo demais para você e seu companheiro conhecerem o bebê.

PERGUNTE AO... OBSTETRA

Tenho uma carreira de sucesso e, desde que fiquei grávida, quase não tive tempo para pensar a respeito do bebê. Isso vai impedir de nos relacionarmos bem? Mesmo que você trabalhe em período integral durante a gravidez, não necessariamente isso tem um efeito negativo sobre o seu relacionamento com o bebê. À medida que ele cresce, é provável que você desenvolva um bom relacionamento com sua "barriga", antecipando os movimentos do bebê e talvez conversando com ele. Reserve licença-maternidade suficiente antes da data do nascimento, pois isso vai lhe dar tempo para preparos práticos e emocionais, assim como tempo para descansar. Há evidências sugerindo que estresse demais sofrido pela mãe pode afetar o desenvolvimento do cérebro do nascituro (ver p. 187). Isso sublinha a importância de assegurar oportunidades regulares para relaxar durante a gravidez; portanto, se seu trabalho for estressante, talvez agora seja a época certa de examinar suas prioridades.

FOCO EM... SUA SAÚDE

Tudo embaçado

A retenção de água na gravidez pode afetar os olhos. Tanto o cristalino como a córnea podem ficar espessados, aumentando o humor vítreo e causando pressão e visão embaçada. Em geral, isso se resolve por si só, depois do nascimento. Exercitar-se para manter o fluido em movimento e evitar o uso de lentes de contato pode ajudar. Avise o médico se tiver problemas de visão.

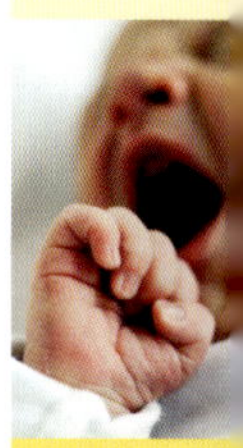

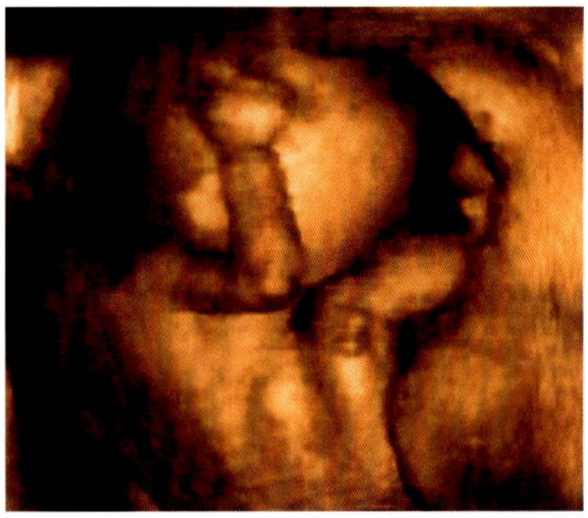

JÁ ESTÁ COM 18 SEMANAS E 2 DIAS

Faltam 152 dias...

SEU BEBÊ HOJE

O som do músculo cardíaco de seu bebê batendo rapidamente pode ser detectado por um aparelho manual simples – a mudança de frequência que produz é convertida em um som fácil de você e de seu médico ouvirem.

Os soluços de seu bebê ficaram mais fortes e mais frequentes com o avanço da gravidez, e talvez você consiga senti-los agora.

FOCO EM... NUTRIÇÃO

Gorduras boas

A gordura é um nutriente importante que fornece energia e vitaminas A, D, E e K. Alguns alimentos fornecem gorduras melhores que outros. Uma dieta balanceada deve incluir gorduras, mas prefira as boas gorduras.

As gorduras em geral são compostas de uma mistura de diferentes tipos de ácidos graxos, alguns saturados, outros insaturados. No geral, as gorduras insaturadas, que são mais prevalentes em óleos vegetais e óleos de sementes, são melhores para o coração do que as gorduras saturadas. Abacate, oleaginosas e sementes são uma boa fonte de ácidos graxos insaturados.

As gorduras insaturadas dividem-se em monoinsaturadas e poli-insaturadas, e é melhor dar prioridade às monoinsaturadas, como azeite de oliva, no lugar das poli-insaturadas, como pasta de girassol ou de soja, porque temos uma quantidade suficiente delas em nossa dieta. Além disso, algumas gorduras poli-insaturadas chamadas ômega 6 competem com os ácidos graxos essenciais encontrados no ômega 3 (ver p. 169).

Assim como os seus, os soluços de seu bebê são contrações breves e fortes do diafragma, que causam um fluxo repentino de ar que fecha a abertura entre as cordas vocais.

É comum os soluços seguirem-se uns aos outros, em rápida sucessão, e muitas vezes são acompanhados de movimentos suaves dos membros. Ninguém sabe ao certo por que os bebês soluçam. Talvez isso se deva à imaturidade dos nervos do diafragma, ou ao estômago pequeno, que se distende rapidamente.

As orelhas e os olhos do bebê agora ocupam a posição definitiva no rosto. As orelhas saíram da linha do maxilar para cima, e os olhos moveram-se do lado da cabeça e ficaram mais próximos, voltados para a frente. Os olhos já se movem sob as pálpebras, mas ainda não de maneira coordenada. Eles vão se abrir por volta da 26ª semana.

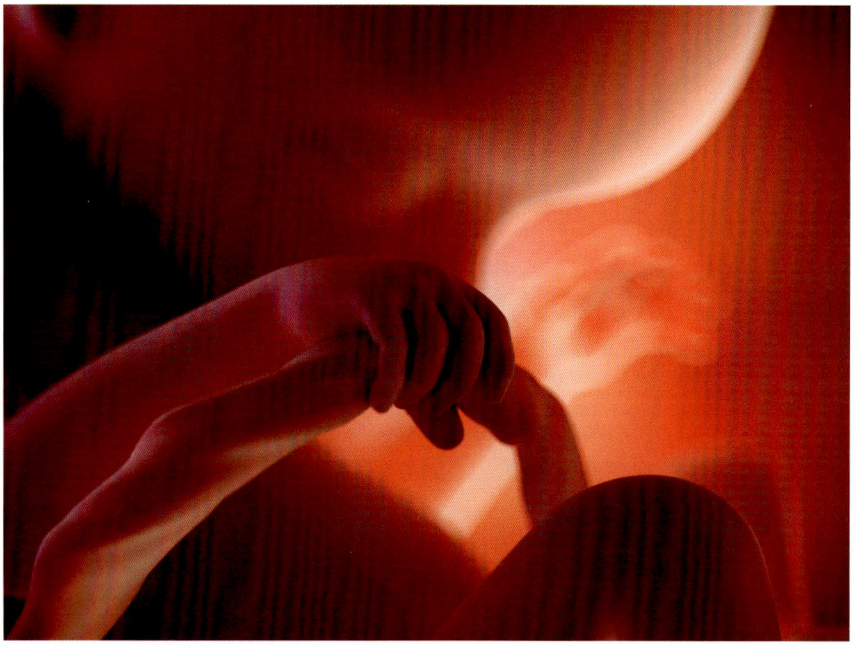

A cada dia, seu bebê está parecendo mais humano e bem formado, com as feições e os membros bem desenvolvidos – e ele até pode ter soluços.

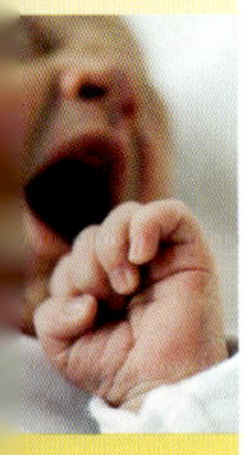

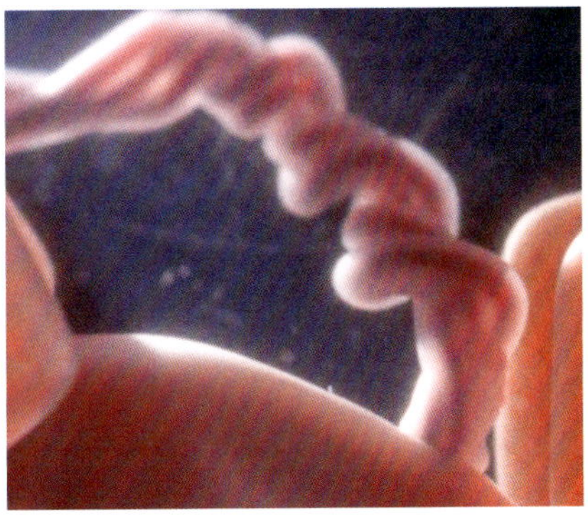

JÁ ESTÁ COM 18 SEMANAS E 3 DIAS

Faltam 151 dias...

SEU BEBÊ HOJE

O cordão umbilical agora está bem espiralado. Essa espiral impede o cordão de dobrar-se e de pressionar as artérias e veias umbilicais. As espirais asseguram que haja um fluxo contínuo de sangue tanto na placenta como no bebê.

Querer proteger seu bebê é um instinto maternal natural e provavelmente já se iniciou.

É compreensível que você queira que o bebê tenha o melhor começo na vida, mas isso pode levá-la a uma ansiedade desnecessária em relação à sua saúde e bem-estar.

Você pode se preocupar com coisas que antes não a incomodavam. Por exemplo, só agora a preocupa o uso regular de um computador, pela radiação que ele pode produzir (ver boxe ao lado).

Tente relaxar e manter suas preocupações sob controle; lembre-se de que o bebê é muito resistente e está bem protegido dentro do útero. Se você se preocupa com o estilo de vida ou como seu bebê está se desenvolvendo, seu obstetra pode lhe fornecer informações e tranquilizá-la.

Enquanto isso, você pode cuidar bem de si mesma comendo bem, exercitando--se com regularidade e comparecendo a todas as consultas pré-natais.

FALANDO NISSO...

No computador não há radiação significativa que possa afetar um bebê no útero.

Há leis que limitam a quantidade e os tipos de emissão em um computador. Por essa razão, eles não são prejudiciais durante a gravidez.

PERGUNTE AO... OBSTETRA

Existem riscos se eu ganhar peso demais? Se você ganhar muito peso durante a gravidez, pode ser mais difícil perder após o parto, então vale lembrar que você não está comendo por dois.

Se você começou a gravidez acima do peso ou se ganhou muito peso, pode estar mais propensa a ter complicações de saúde, como diabetes gestacional, hipertensão (ver p. 473) e pré-eclâmpsia (ver p. 474). No entanto, todos esses problemas podem ser administrados com seu obstetra, então não se preocupe desnecessariamente. A maioria das mulheres que estão acima do peso tem uma gravidez descomplicada e dá à luz um bebê saudável.

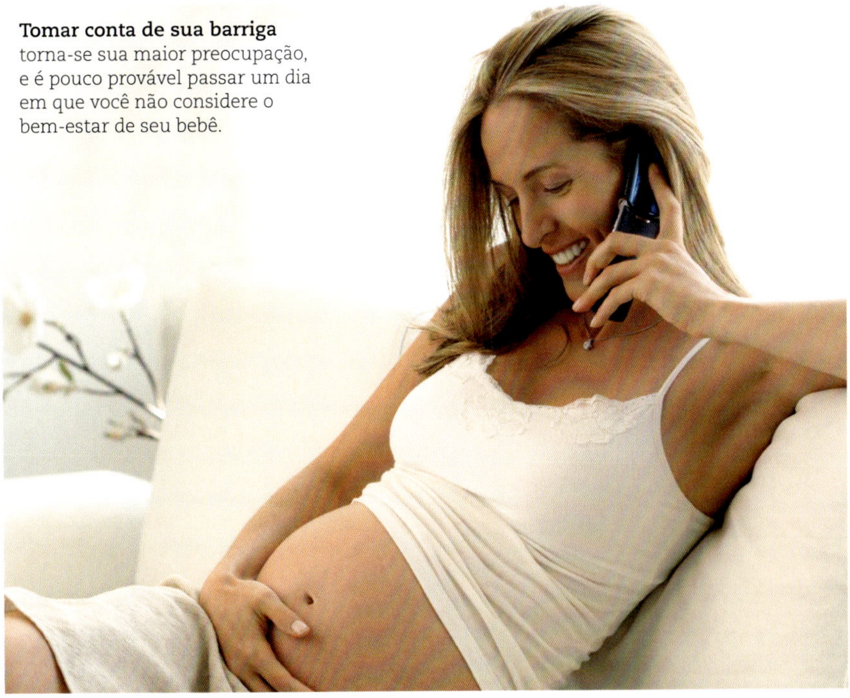

Tomar conta de sua barriga torna-se sua maior preocupação, e é pouco provável passar um dia em que você não considere o bem-estar de seu bebê.

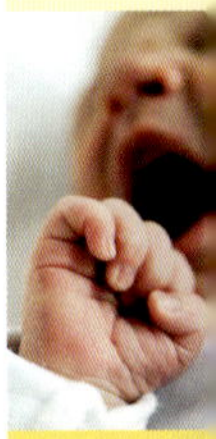

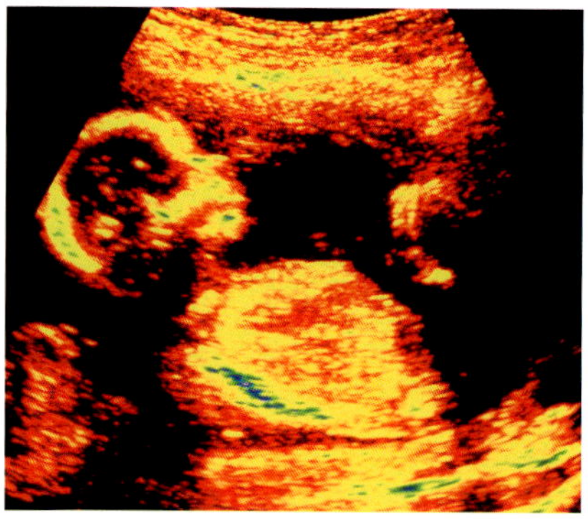

JÁ ESTÁ COM 18 SEMANAS E 4 DIAS

Faltam 150 dias...

SEU BEBÊ HOJE

Neste ultrassom, a visão lateral mostra a cabeça do bebê no alto à esquerda. A aparência do bebê, completamente humana, mostra todos os dedos das mãos e dos pés já desenvolvidos. A pele agora está coberta de pelos protetores muito finos, a lanugem.

Não faz nenhum mal estimular o bebê a mover-se para aumentar a probabilidade de você sentir suas reviravoltas.

Se estiver esperando sentir os primeiros movimentos do bebê, seja paciente. Embora senti-lo se mexer tranquilize você, ficar estressada a esse respeito não será bom para nenhum de vocês. Lembre-se, muitas mulheres grávidas – especialmente as mães estreantes – não sentem os primeiros movimentos até por volta da 18ª à 20ª semana, ou até mais tarde (ver p. 213).

Pode ser que você tenha andado tão ocupada e ativa que não percebeu os movimentos de seu bebê. Então, faça uma pausa e relaxe um pouco; quando estiver descansando, os movimentos serão muito mais evidentes.

Lembre-se também de que o bebê não se mexe continuamente, e haverá períodos em que o bebê não se mexerá.

Há algumas coisas que você pode fazer para estimular seu bebê a se mexer – quanto mais ele se move, maior a chance de você senti-lo. Talvez ajude se você se deitar de lado, com a barriga apoiada. Isso pode estimular seu bebê a se mexer, enquanto ele muda de posição para se adaptar à sua. Se nada funcionar, sente-se e descanse enquanto come ou bebe algo doce. Pode funcionar, pois os bebês respondem a uma elevação do açúcar no sangue da mãe.

PERGUNTE AO... OBSTETRA

Ouvi dizer que os bebês reagem a sons com um "reflexo de susto", então posso incentivar meu bebê a se mexer tocando música alta?
Seu bebê ainda não consegue ouvir, então tocar música alta não terá nenhum efeito neste estágio.

Com cerca de 22 semanas, seu bebê conseguirá ouvir alguns sons (ver p. 238); com 24 a 25 semanas, ele reagirá a vários sons diferentes, e sons repentinos podem provocar uma resposta de susto (ver p. 256).

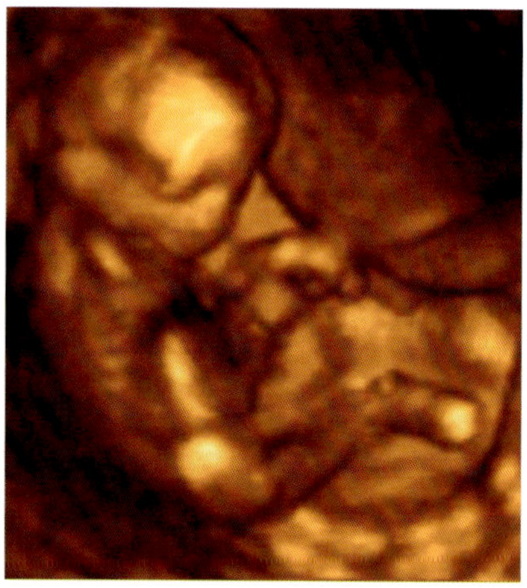

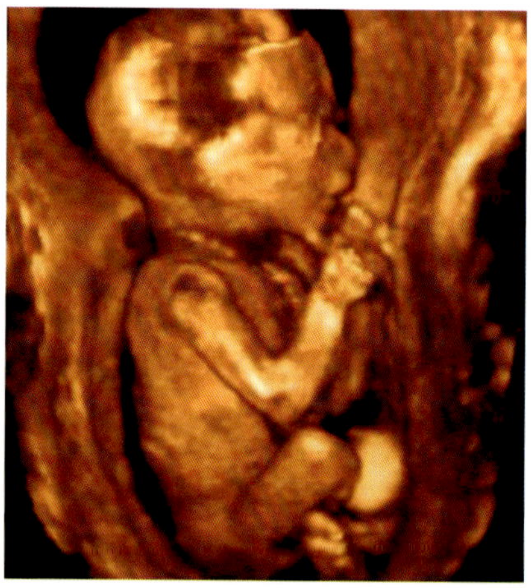

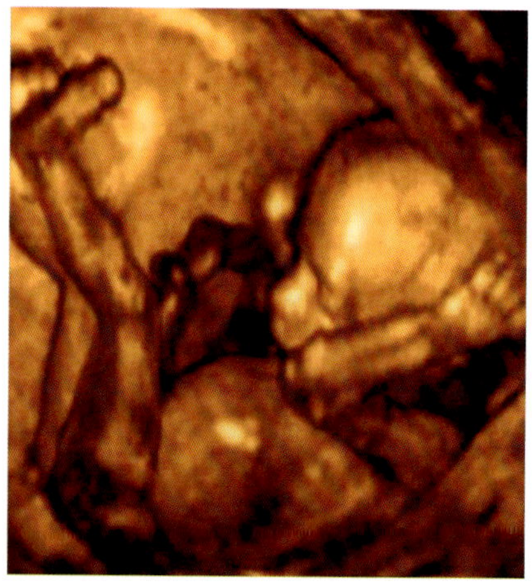

Pode ser que você ainda não consiga sentir o bebê se mover, mas ele está incrivelmente ativo em seu útero. Cambalhotas e alongamentos fazem parte da rotina diária dele, assim como chupar o dedão da mão e os dedos dos pés. Esteja desperto ou dormindo, o bebê se move: neste estágio, ele não tem controle sobre seus movimentos. Entre os períodos inativos, os ultrassons revelam vários movimentos.

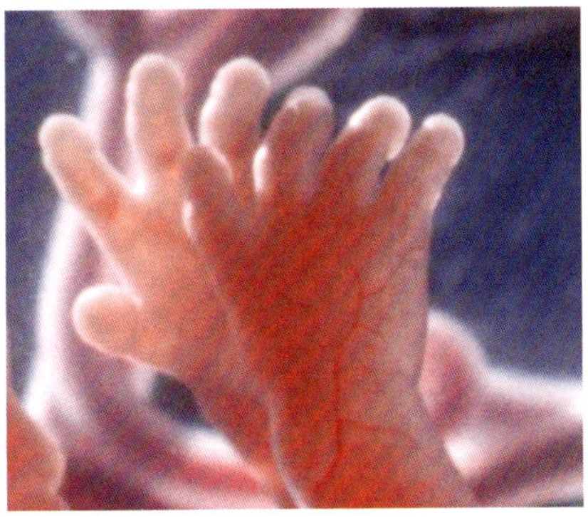

JÁ ESTÁ COM 18 SEMANAS E 5 DIAS

Faltam 149 dias...

SEU BEBÊ HOJE

Neste estágio da gravidez, as mãos e os pés do bebê parecem muito grandes: é como se ele precisasse de tempo para crescer em proporção aos membros. Nas últimas semanas, mudanças rápidas foram vistas nas mãos e nos pés; agora é a hora de braços e pernas os alcançarem.

Os dedos das mãos e dos pés estão inteiramente desenvolvidos e as impressões digitais começam a se formar.

Seu bebê vai ser um indivíduo único e suas impressões digitais serão prova disso. Neste estágio da gravidez, estão completamente desenvolvidos os padrões das cristas na derme que, ao final, formam as impressões digitais (das mãos e dos pés). Essas cristas são geneticamente determinadas e, como a maior parte dos desenvolvimentos, ocorrem cerca de uma semana antes nas mãos do que nos pés.

As glândulas sudoríparas apareceram na pele do bebê na 8ª semana e vão continuar a crescer até a 28ª semana, mas não funcionam até o nascimento. A cor da pele do bebê se deve à melanina, um pigmento produzido por "melanócitos", células especializadas da pele, que agora migraram para dentro dela. Diferentes tons de pele não se devem a diferentes números dessas células, mas à quantidade e ao tom do pigmento que cada célula produz. A melanina protege a pele dos raios ultravioleta.

Embora os bebês produzam pigmentos de melanina ainda no útero, esses pigmentos dermatológicos não atingem sua quantidade final senão quando os bebês chegam à infância. Por essa razão, todos os bebês recém-nascidos são particularmente vulneráveis às queimaduras solares. É provável que, ao nascer, bebês cuja pele vá ficar mais escura tenham um tom de pele claro.

FALANDO NISSO...

Comer alimentos ricos em vitamina E, especialmente abacate, aumenta sua imunidade.

A vitamina E é uma vitamina antioxidante transportada em óleos e gorduras. A fonte mais conhecida de vitamina E é o abacate, um ótimo alimento para a gravidez, por ser rico em óleos monoinsaturados (ver p. 204) e potássio, e também por ter um índice glicêmico baixo (ver p. 92). O abacate também é um ótimo alimento para o desmame, então adote o hábito de comprá-lo!

ACUPUNTURA

Na acupuntura, associados a canais energéticos ou meridianos, certos pontos do corpo são estimulados pela inserção de agulhas finas. Acredita-se que elas conduzem energia vital ou "chi" para todo o corpo. A doença ou os sintomas são associados a um desequilíbrio dessa energia vital.

O uso da acupuntura tem sido amplo e com sucesso durante a gravidez, e aplicações regulares podem ajudar a tratar vários problemas:

- Dor e náusea – um estudo recente mostrou que a acupuntura é eficaz no alívio das náuseas e vômitos ou da hiperêmese gravídica potencialmente mais perigosa (ver p. 111)
- Azia (ver p. 194)
- Hemorroidas (ver p. 468)
- Estresse (ver p. 187)
- Síndrome do túnel do carpo (ver p. 471)

A acupuntura obteve sucesso em "virar" crianças "sentadas" (ver p. 433), e também pode ser usada durante o parto para aumentar a energia e aliviar a dor.

Procure sempre acupunturistas registrados, que tenham experiência em tratar mulheres grávidas.

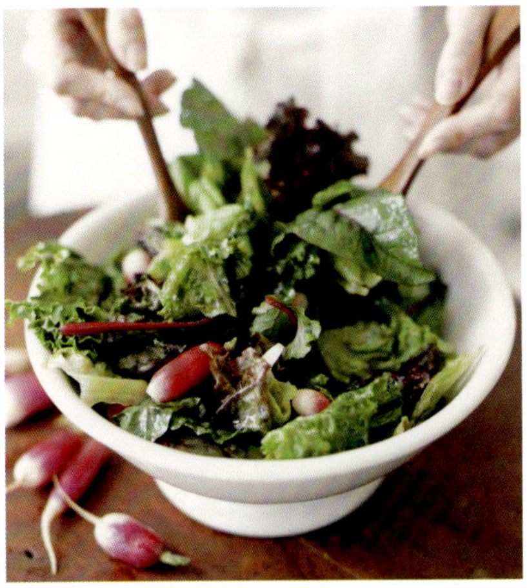

Aumente a ingestão de vitamina E comendo saladas e vegetais de folhas verdes, frutos secos, abacates, ovos e gérmen de trigo.

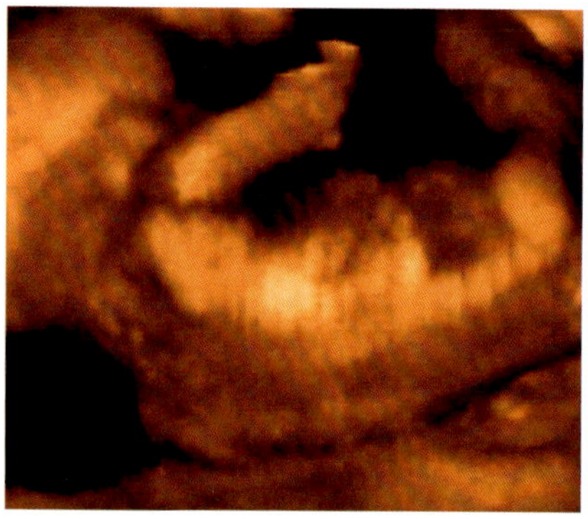

JÁ ESTÁ COM 18 SEMANAS E 6 DIAS

Faltam 148 dias...

SEU BEBÊ HOJE

Nos ultrassons iniciais, seu bebê parece ser bem magro. Os estoques de gordura ainda não se formaram sob a pele, que pode parecer muito fina, quase transparente. A imagem do ultrassom também realça os ossos do esqueleto, aumentando esse efeito.

Por volta desta época, você vai fazer outro ultrassom, e seu bebê vai ganhar um *check-up* completo.

Da 18ª à 20ª semana está previsto um ultrassom detalhado, o chamado "ultrassom morfológico do segundo trimestre", usado para verificar o desenvolvimento geral do bebê e examinar seus sistemas orgânicos e corporais (ver pp. 214-215), para assegurar-se de que não há problemas.

Para a maior parte das mulheres e de seus parceiros, esse ultrassom vai garantir-lhes que tudo está indo bem, com a gestação e o desenvolvimento do bebê.

O ultrassom pode ser um pouco longo, em razão das mensurações detalhadas e das investigações a fazer. O exame só é válido quando o bebê ficar na posição correta, e isso pode ser um desafio, visto que o bebê provavelmente se move bastante. Se a posição do bebê dificultar fazer todas as avaliações, podem lhe pedir para andar um pouco e depois voltar, ou até voltar depois de uma ou duas semanas para outra tentativa.

EXERCITANDO-SE NA ÁGUA

É ótimo se exercitar na água durante a gravidez: a sustentação adicional para sua barriga e a resistência extra permitirão que você mantenha a forma e a tonicidade. Ao ficar de pé, a água deve estar logo acima da sua cintura com seus joelhos levemente dobrados – se estiver fundo demais, você não terá estabilidade suficiente; se estiver raso demais, você não terá sustentação suficiente da água.

- ***Jogging* no mesmo lugar:** traga os joelhos até a altura de sua cintura e mova as mãos para a frente e para trás debaixo d'água. Faça isso por 3 a 4 minutos, se possível, mas pare sempre que se sentir cansada. Este exercício traz benefícios cardiovasculares, é um ótimo aquecimento e vai ajudá-la a tonificar as pernas e os braços.
- **Exercício de bicicleta:** fique em pé na água e coloque uma boia em cada braço. Incline-se para trás ligeiramente e mova as pernas diante de você, como se estivesse pedalando uma bicicleta. Continue esse movimento por 3 a 4 minutos, se possível, mas pare sempre que se sentir cansada. Este exercício vai ajudá-la a manter a boa forma e a tonificar as pernas. Também é uma boa maneira de reforçar as costas e os braços. Pare se você sentir qualquer tipo de dor.
- **Exercícios de braços:** fique em pé com os pés separados e os joelhos ligeiramente dobrados, depois se agache para submergir os ombros na água. Levante os braços para o lado até a altura dos ombros e para baixo novamente. Empurre os braços, em sua direção, para baixo, na água, e empurre-os para cima tão forte quanto puder (ver à direita). Este exercício vai ajudar a tonificar os músculos dos braços, costas e abdome. Sempre mantenha os braços submersos na água.

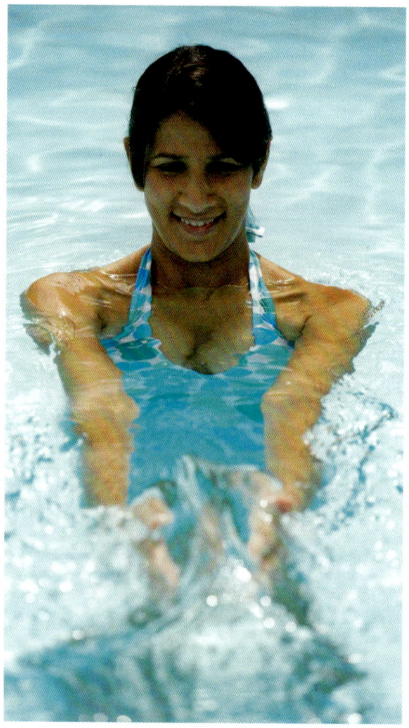

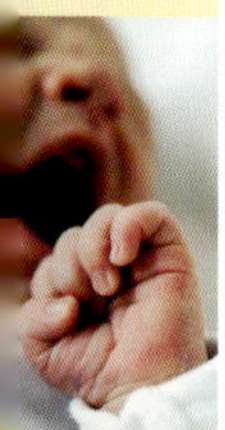

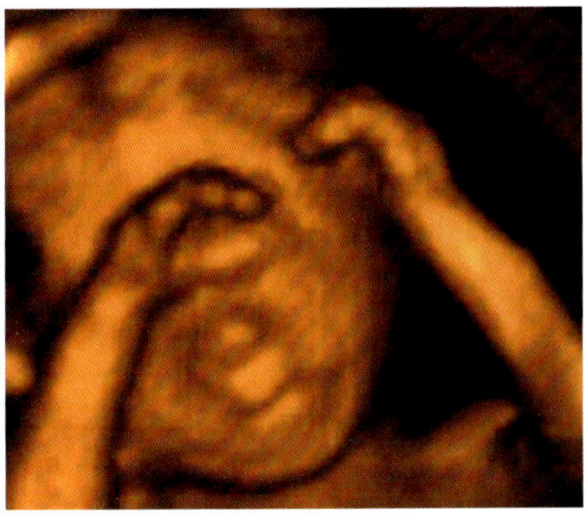

JÁ ESTÁ COM EXATAMENTE 19 SEMANAS

Faltam 147 dias...

SEU BEBÊ HOJE

Seu bebê tem articulações altamente flexíveis, permitindo erguer os braços para o alto. Isso ocorre porque os ossos inicialmente são feitos de cartilagem, que é macia e flexível. Gradualmente, a cartilagem vai sendo substituída por ossos, que contêm cálcio.

Você receberá conselhos de toda parte, mas há uma pessoa que você vai querer ouvir – sua mãe.

FOCO EM... SEU CORPO

Tirando a tensão

Há várias mudanças em seu corpo durante a gravidez que causam impacto sobre o modo de exercitar-se e na maneira como seu corpo se move:

- **O peso adicional** do bebê, da placenta, do útero aumentado, do sangue extra e do tecido mamário pode sobrecarregar seu corpo, especialmente seus músculos e seu esqueleto.
- **As mudanças na postura,** por causa da mudança do centro de gravidade, aumentam a probabilidade de você ter problemas nos quadris, nas costas e nos joelhos.
- **A relaxina** (ver p. 197), um hormônio que afeta os ligamentos, pode aumentar a flexibilidade e causar um alinhamento inadequado da coluna vertebral e da pelve.

Os exercícios efetivos e seguros são a melhor maneira de manter e melhorar sua postura, minimizando o estresse sobre o corpo (ver p. 196 para um excelente exercício para o segundo trimestre).

Os exercícios regulares (especialmente com carga, como caminhada e uso de pesos) em geral melhoram a densidade de seus ossos e sua força muscular.

Próxima, ou não, de sua mãe, é provável que estar grávida afete o relacionamento de uma com a outra. Durante a gestação, muitas mulheres se sentem naturalmente mais próximas da mãe quando passam por essa etapa significativa da vida, voltando-se para elas para obter ajuda e tranquilizar-se, querendo que elas estejam lá nos dias e semanas seguintes ao nascimento do bebê.

É normal que a mãe reaja à gravidez da filha sendo muito protetora, por isso, espere mais telefonemas do que de hábito. É provável que sua mãe ofereça muitos conselhos. Não importa se você vai segui-los ou não, mas ouça-os – você pode descobrir que alguns deles são úteis.

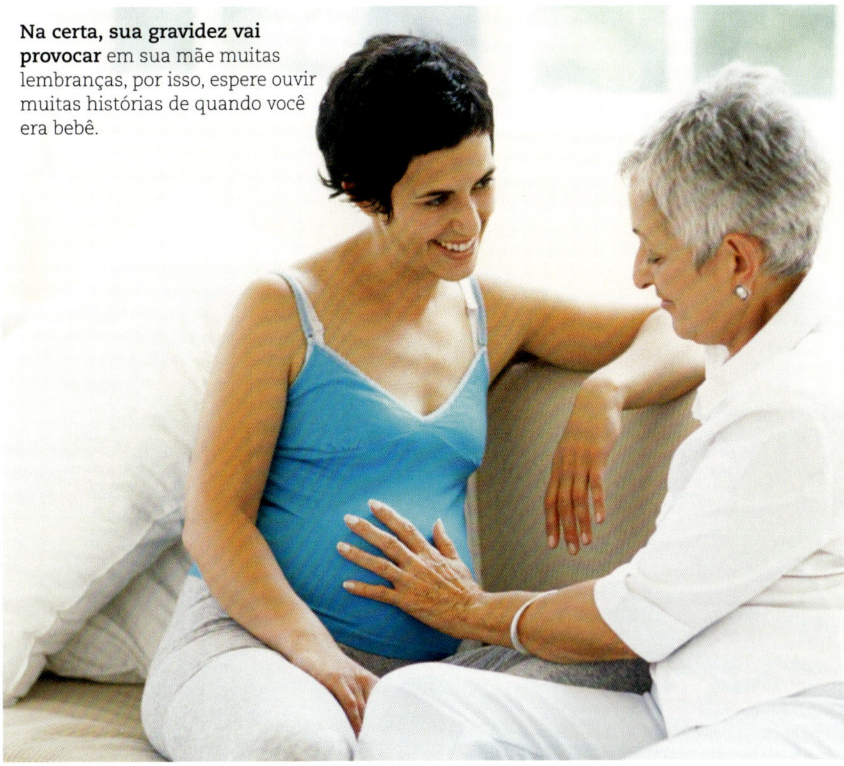

Na certa, sua gravidez vai provocar em sua mãe muitas lembranças, por isso, espere ouvir muitas histórias de quando você era bebê.

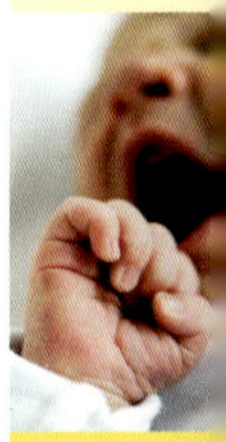

Sua 20ª semana

AQUELA SENSAÇÃO DE BORBOLETA NA BARRIGA PODE SER MAIS DO QUE APENAS GASES

Pode ser que nos próximos dias você sinta os movimentos do bebê pela primeira vez. A pequena agitação pode ser uma sensação tão minúscula que muitas mulheres acham que são gases. Mas que momento maravilhoso quando você se dá conta da verdade! Se quiser descobrir o sexo do bebê, ele pode ser revelado no ultrassom que você vai fazer nesta semana.

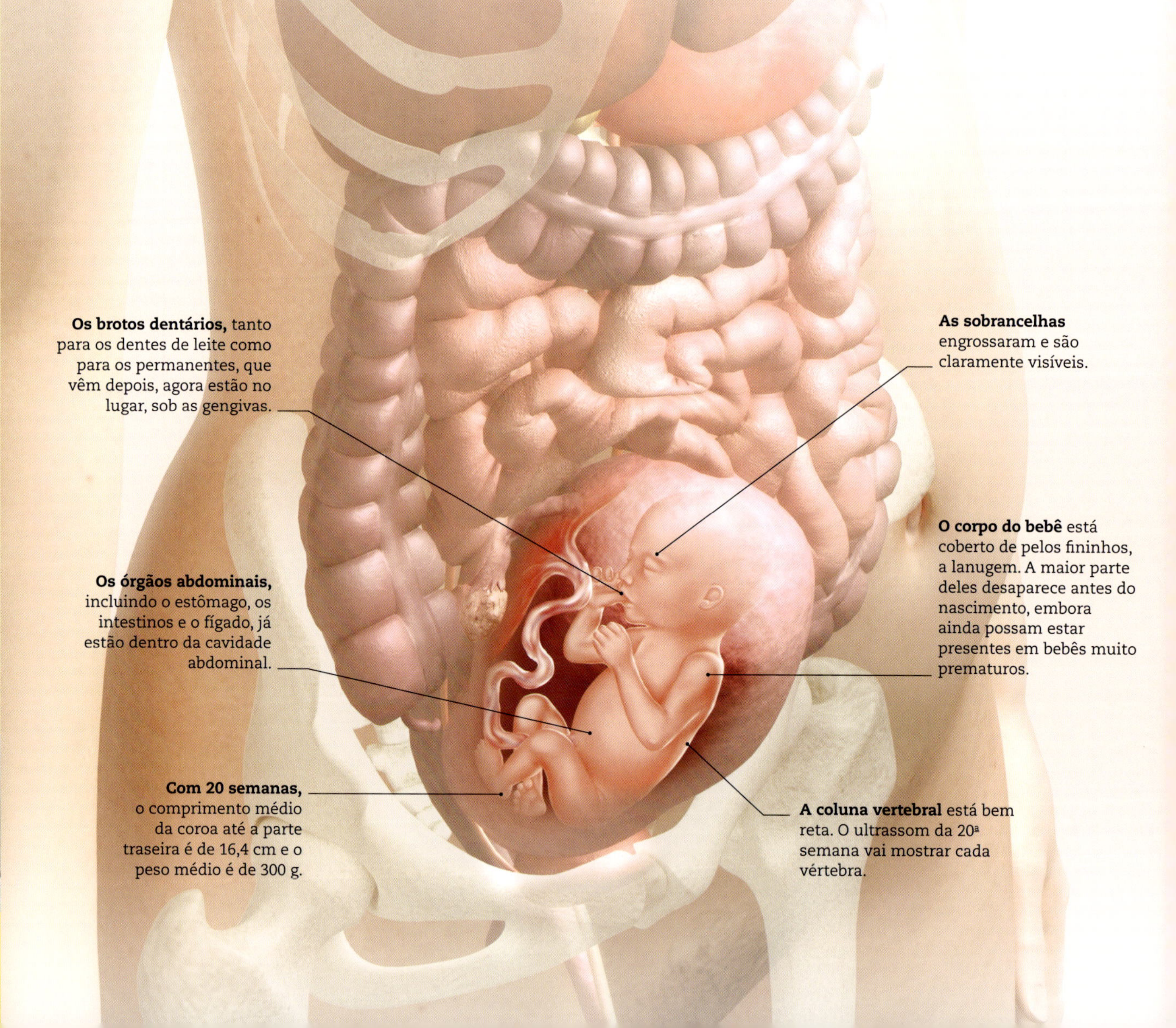

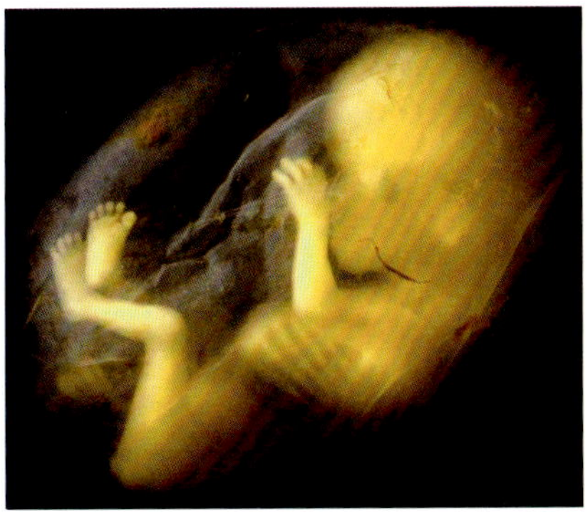

JÁ ESTÁ COM 19 SEMANAS E 1 DIA

Faltam 146 dias...

SEU BEBÊ HOJE

Esta imagem mostra o bebê completo dentro da bolsa amniótica. Podem-se ver todos os dedos das mãos e dos pés, e até mesmo as costelas inferiores, no peito. Embora a cabeça ainda seja bem grande, os membros estão muito mais proporcionais ao corpo.

Se quiser saber se é menino ou menina, nesta semana já dá para descobrir.

Nesta semana você vai fazer um ultrassom e pode ter a oportunidade de descobrir o sexo do bebê. Identificar o sexo depende de vários fatores, inclusive da perícia do examinador, da qualidade do equipamento usado, da posição do bebê, especificamente, das pernas, que podem obstruir os genitais. Mesmo se todos esses fatores forem favoráveis e os genitais forem vistos, há um fator de erro, portanto, a informação recebida nunca é 100% precisa. Você pode conseguir identificar os genitais por si mesma porque está olhando para o monitor; portanto, se não quiser saber, é melhor olhar para o outro lado.

Se fizer uma amniocentese (ver pp. 152-153) e quiser saber o sexo do bebê, neste caso ele pode ser identificado com 100% de exatidão.

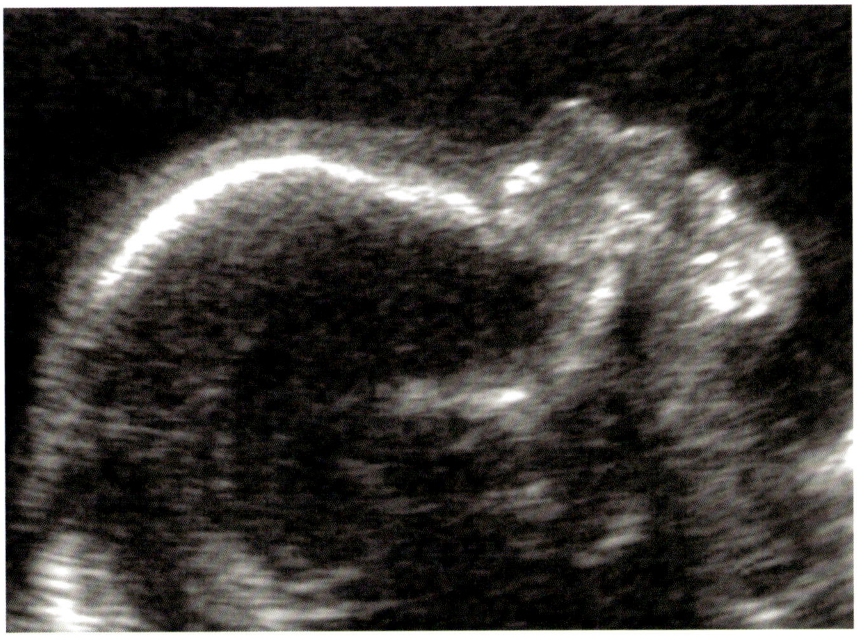

Este ultrassom em 2D é um *close* do perfil do bebê mostrando o claro osso frontal da testa, o nariz, os lábios e o queixo. O osso nasal aparece como uma área luminosa na ponte do nariz.

HORA DE PENSAR EM...

Descobrir o sexo do seu bebê

Descobrir o sexo do bebê antes que ele nasça é uma boa ideia?

Sim...

- **Poder chamar o bebê** de "ele" ou "ela" em lugar de "o bebê" ajuda você e seu companheiro a afeiçoar-se a ele ou ela.
- **Saber o sexo** significa que você pode escolher um nome antes do grande dia. Mas tenha em mente que o nome escolhido deve ser, na vida, conveniente para ele ou para ela.
- **Decorar o quarto do bebê** e comprar suas roupas pode se tornar mais simples.

Não...

- **Não saber é,** para muitas mulheres, um grande motivador durante o trabalho de parto e o nascimento, e a expectativa de descobrir no final pode ajudá-la a se manter focada em todos os estágios do trabalho e do parto.
- **Lembre-se de que,** a menos que você tenha feito uma amniocentese ou um BVC (ver pp. 152-153), não há maneira segura de saber com certeza o sexo do bebê. É comum o examinador errar (por isso, não se apegue demais ao nome que escolheu neste momento).

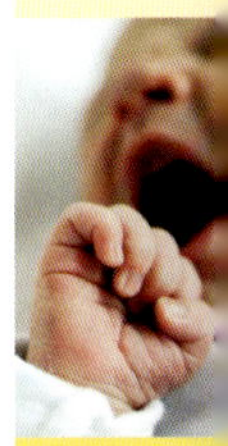

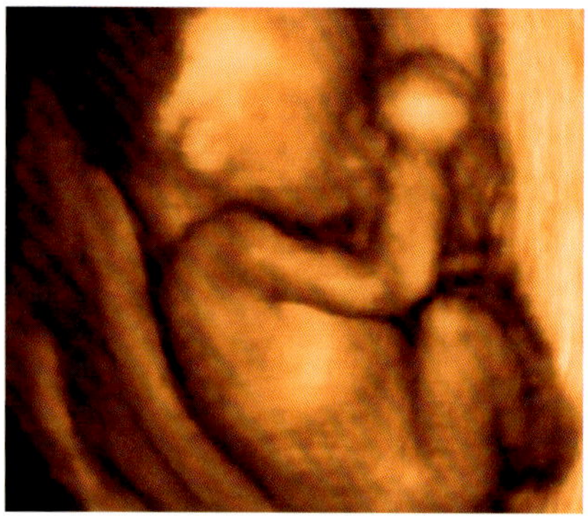

JÁ ESTÁ COM 19 SEMANAS E 2 DIAS

Faltam 145 dias...

SEU BEBÊ HOJE

Cada vez mais o bebê está usando as mãos e os pés para explorar o ambiente que o cerca. Todos os membros têm uma grande variabilidade de movimentos livres, e as pontas dos dedos são extremamente sensíveis. Nesse estágio, a maior parte dos movimentos é resposta reflexa.

Flutuando confortavelmente na bolsa cheia de líquido amniótico, seu bebê é composto quase completamente de água.

FALANDO NISSO...

Sardinha em lata é um alimento extremamente nutritivo.

Uma lata de sardinha contém ômega 3, ferro, zinco, vitamina B12 e, se você comer a espinha, cálcio também. Experimente incluir na salada ou comer com torradas.

Como a água pode passar através da pele e o bebê está flutuando em líquido amniótico, seu conteúdo de água é realmente alto, quase 90%. À medida que a pele do bebê se espessa e se torna menos permeável, e seus rins regulam melhor a quantidade de água perdida na urina, sua proporção de água se reduzirá para 70% no parto e, novamente, para cerca de 60% aos 10 anos, pois o funcionamento dos rins continua a aperfeiçoar-se.

Os líquidos conduzem ondas sonoras, mas o ouvido interno ainda está imaturo, e passarão três semanas antes que se possa ver, no ultrassom, a resposta assustada de seu bebê aos sons. À medida que tanto a parede uterina como os tímpanos ficarem mais finos, ele pouco a pouco responde a frequências mais altas e a sons mais graves.

FOCO EM... SEU BEBÊ

Placenta baixa

A placenta baixa, ou prévia, ocorre quando a placenta cobre o colo do útero em parte (placenta prévia parcial) ou completamente (placenta prévia total). Na placenta prévia total, o bebê não pode nascer pela vagina, por haver alto risco de hemorragia tanto nos últimos estágios da gravidez como durante o trabalho de parto, que é tratado como emergência.

Se uma placenta baixa for detectada no ultrassom da 20ª semana, você terá de fazer um novo ultrassom por volta da 34ª semana; a placenta pode “subir” à medida que o útero cresce e não estará mais baixa. Em alguns casos, pode ser necessária internação hospitalar no final da gestação em caso de sangramento profuso.

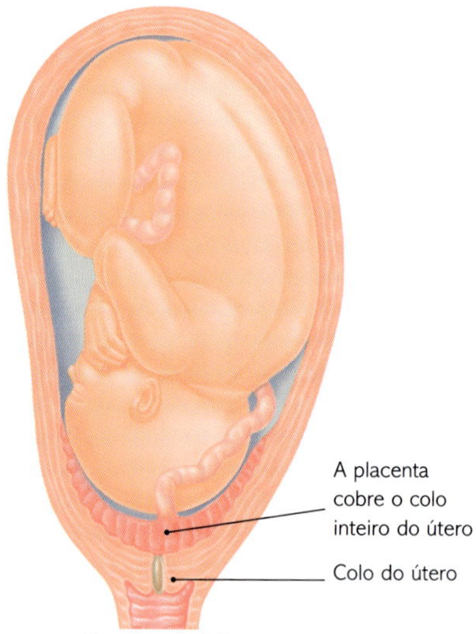

Placenta prévia total

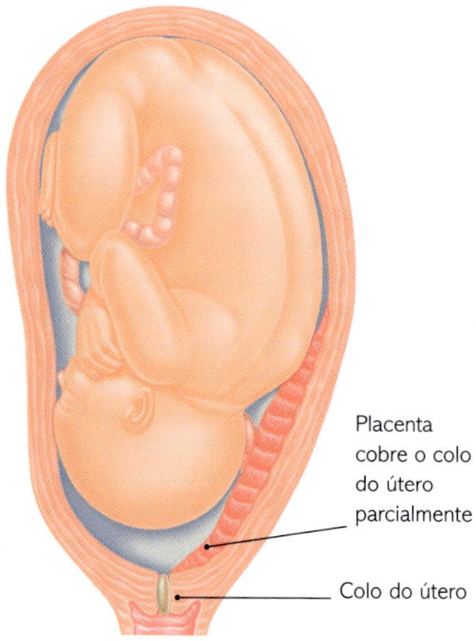

Placenta prévia parcial

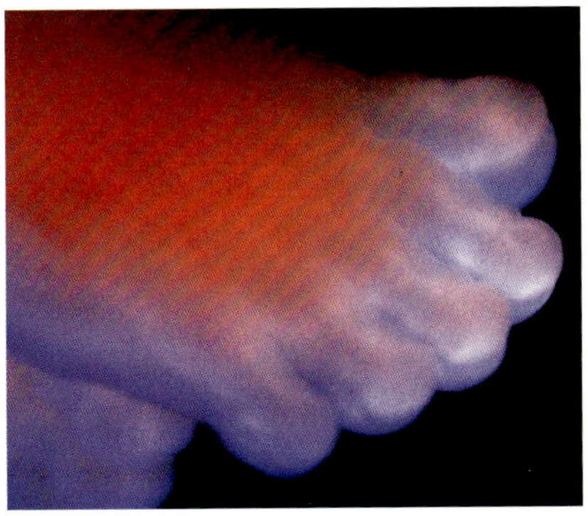

JÁ ESTÁ COM 19 SEMANAS E 3 DIAS

Faltam 144 dias...

SEU BEBÊ HOJE

Os dedos do pé se encolhem e alongam-se tanto quanto os da mão. Nessa época, o bebê é extremamente flexível e, para explorar pés e mãos com a boca e os lábios tão sensíveis, é provável que leve um ou os dois pés até ela, como faz com as mãos.

Você está sentindo o bebê chutar? Ele está informando que está presente – uma experiência maravilhosa da gestação.

Por volta dessa época, é provável que você sinta aquele arrebatador primeiro chute. O bebê esteve se movendo no útero desde aproximadamente a 6ª semana de gestação, mas só neste estágio seus movimentos são sentidos sem qualquer sombra de dúvida (embora algumas mulheres os sintam a partir da 15ª ou 16ª semanas). A época de sentir o bebê se mexer pode ser afetada por seu peso, pela posição do bebê, pela localização da placenta e pelo fato de essa ser ou não sua primeira gravidez.

Experimentar a primeira sensação de movimento do bebê, seja como bolhas, borboletas, peixinhos nadando ou até mesmo um retumbante chute, provavelmente será um momento carregado de emoção. Afinal, esta é a primeira vez que o bebê se comunicou com você, mesmo sem ter consciência do que está fazendo.

Depois de sentir o movimento do bebê, talvez queira que ele repita – só para ter certeza de que não foi imaginação. Entretanto, é possível que não sinta outro movimento por alguns dias. Um bom momento para sentir o bebê se mexer é quando você está relaxada e descansando. Seu parceiro poderá querer colocar a mão em sua barriga, para ele mesmo ter essa experiência. O bebê não vai se machucar se você brincar com ele, por isso pressione levemente a barriga quando ele chutar.

TRAJES DE BANHO

Nadar é um fantástico exercício durante a gravidez, mas você pode ter de investir em maiôs novos, pois os seios e o abdome crescem.

- **Conforto e suporte:** os maiôs da maternidade têm suporte adicional. São desenhados para serem mais altos nas costas e dar mais suporte aos seios. Para confeccioná-los, usa-se tecido elástico, que é confortável e cede à medida que a barriga cresce.
- **Experimente um sunquíni:** esse é um maiô de duas peças, com partes maiores: a superior cobrindo mais do que um sutiã e a inferior deixando entrever sua barriga, sem revelar demais.
- **Se você não quer "exibir"** sua barriga, use um sarongue. E se preferir mostrá-la apenas a mulheres, vá em horários exclusivos na piscina de seu clube ou academia.

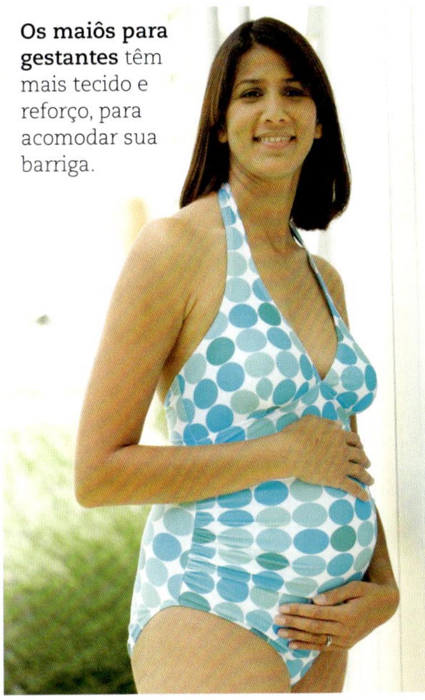

Os maiôs para gestantes têm mais tecido e reforço, para acomodar sua barriga.

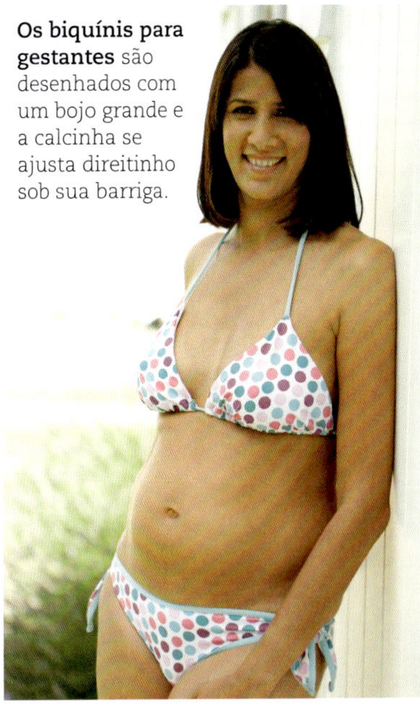

Os biquínis para gestantes são desenhados com um bojo grande e a calcinha se ajusta direitinho sob sua barriga.

O ultrassom da 20ª semana

O ultrassom morfológico do segundo trimestre verifica em detalhes como se desenvolveram os órgãos e os sistemas corporais mais importantes do bebê, e também a placenta e o volume do líquido amniótico.

O CHECK-UP DO BEBÊ

O que o ultrassom verifica

Neste ultrassom, os órgãos do bebê são examinados em detalhe e, portanto, pode demorar um pouco mais de tempo do que os anteriores. Para a maioria, o exame fornece a tranquilidade de que o bebê está se desenvolvendo normalmente. As áreas checadas são:

- **O cérebro,** incluindo seus espaços internos cheios de líquido amniótico, e o cerebelo.
- **A coluna vertebral,** para verificar se há espinha bífida ou outros problemas.
- **O lábio superior,** para verificar se há lábio leporino (ver p. 476).
- **O coração,** para eliminar dúvida de malformação cardíaca. Os batimentos cardíacos também são verificados.
- **O estômago** e o diafragma.
- **Os rins e a bexiga,** para certificar-se de que há dois rins, e sem obstruções ou malformações.
- **A parede abdominal,** para verificar o fechamento e a ausência de gastrosquise.
- **Os membros do bebê,** para certificar-se de que não há malformações nas mãos ou nos pés, como pés tortos.
- **O cordão umbilical,** para verificar se o número de vasos sanguíneos é normal (ver p. 113).

O que o ultrassom revela

Realizado entre a 18ª e a 20ª semana, quando os órgãos principais do bebê e os sistemas corporais estão bem desenvolvidos e são vistos claramente, o exame verifica se há qualquer indicação de problemas (ver boxe na página ao lado). Na maioria dos casos, trata-se de uma garantia de que o desenvolvimento do bebê está normal.

Se for verificado qualquer problema, um especialista em medicina fetal precisa confirmar os achados do ultrassom e serão feitos outros, de acompanhamento, durante todo o resto da gravidez. Também será necessário falar com o neonatologista ou pediatra que vai atender o bebê ao nascer, para assegurar-se de que eles têm informações suficientes para cuidar dele.

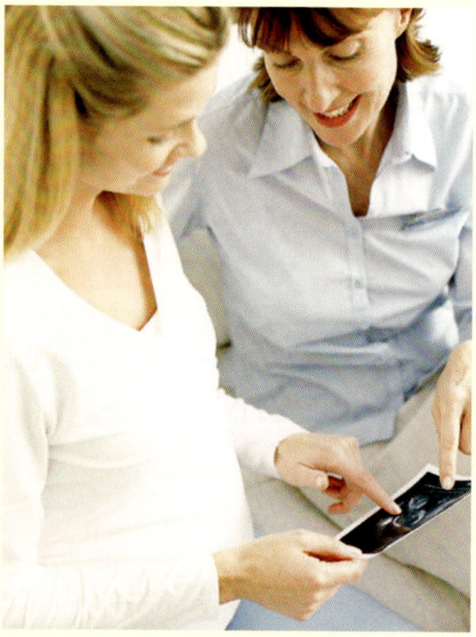

O seu ultrassom da 20ª semana mostra os incríveis detalhes que se veem nesse estágio da gravidez.

A data do nascimento

Se você fez um ultrassom no primeiro trimestre para datar a gravidez, é pouco provável que essa data mude depois do segundo trimestre. Isto porque, no início, a datação é mais precisa, pois todos os bebês basicamente crescem na mesma proporção. Mais tarde, começam a aparecer diferenças individuais no crescimento, tornando mais difícil dizer se o bebê está grande para o tempo de gravidez ou se sua gravidez está mais avançada do que você pensa.

Entretanto, se você não fez o ultrassom do primeiro trimestre, pode ser que a data seja alterada, se o bebê estiver de 10 a 14 dias menor, ou maior, do que o esperado. Se sua data foi confirmada pelo ultrassom do primeiro trimestre, tal variação no crescimento esperado pode ser sinal de um problema no crescimento do bebê (ver p. 284), embora isso seja raro.

Medindo seu bebê Como o bebê inteiro já não "cabe" no monitor, o comprimento do topo da cabeça às nádegas não será medido. Em vez disso, o tamanho do bebê será calculado por fórmula matemática, numa combinação de uma série de medidas. Vão ser medidos a largura (diâmetro biparietal) e a circunferência da cabeça do bebê, a circunferência abdominal e o comprimento do fêmur. Essas medidas ajudam a estimar o tamanho do bebê e a checar se isso está dentro da variabilidade normal para este estágio da gravidez.

Placenta e líquido amniótico

Examina-se a placenta para comprovar sua normalidade e se não está bloqueando o colo do útero, a passagem do bebê. No início da gestação, a placenta pode estar baixa (ver p. 212). Isso é mais comum em gestações subsequentes,

COMO O ULTRASSOM É INTERPRETADO

Durante o ultrassom, produz-se, numa tela, uma imagem de seu bebê, criada por ondas de som de alta frequência que chegam até os órgãos e tecidos de seu bebê e retornam, expondo, nessa tela, os "obstáculos" que encontraram. Nessa imagem, sólidos como os ossos são brancos, enquanto o tecido mais macio aparece cinzento. As áreas que contêm fluidos, como os vasos sanguíneos ou o estômago, assim como o líquido amniótico, não respondem às ondas sonoras e, portanto, aparecem como áreas negras na tela. O ultrassonografista estudará esses detalhes para avaliar como o bebê está se desenvolvendo no útero.

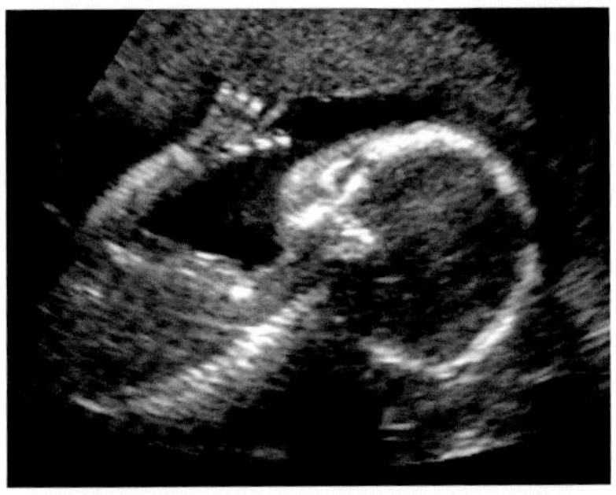

O crânio agora está bem desenvolvido, e veem-se claramente características como as orelhas.

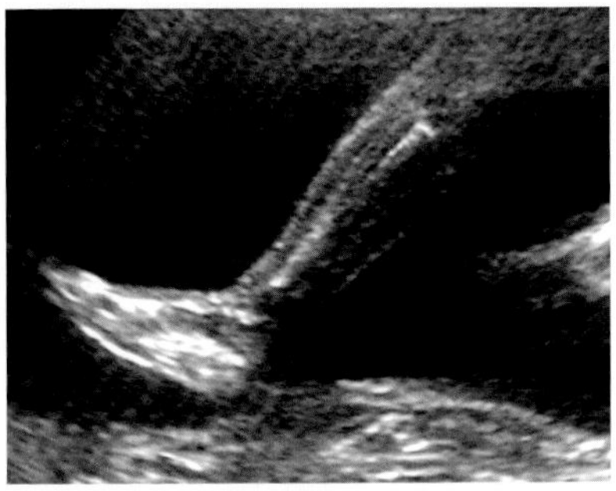

Os ossos da perna são medidos para avaliar como o bebê está crescendo.

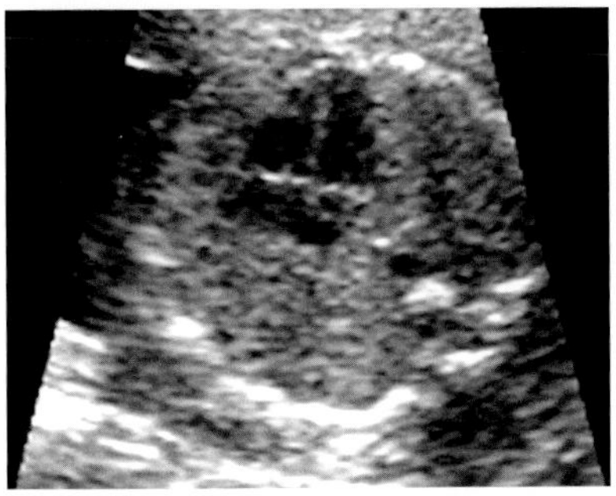

As quatro câmaras do coração podem ser identificadas, para verificar se há defeitos.

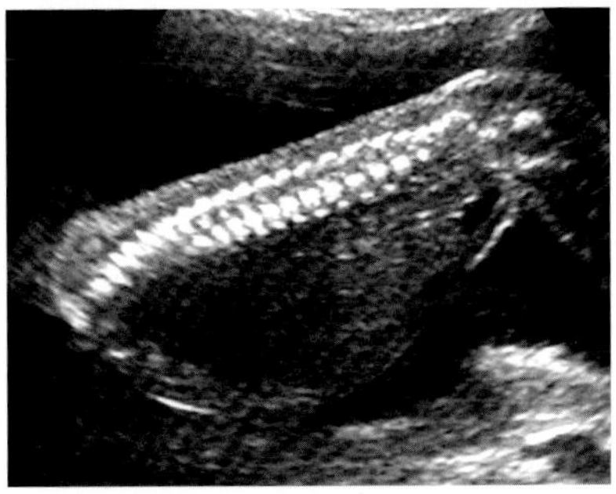

As vértebras da coluna vertebral são contadas, para descartar espinha bífida.

porque a placenta não pode se prender à mesma área uterina duas vezes. Na maioria dos casos, a placenta sobe e desobstrui o caminho durante o terceiro trimestre, à medida que o útero cresce. Se sua placenta está baixa, um ultrassom de acompanhamento, em data posterior, será solicitado para checar se a placenta subiu. Se o ultrassom mostrar que não houve movimento, comprova-se um problema chamado placenta prévia (ver p. 473), e você vai ser monitorada até o nascimento.

O volume de líquido amniótico também é avaliado. Se houver líquido demais, é possível drenar uma parte, usando a amniocentese (ver p. 152), para reduzir o risco de complicações posteriores, como trabalho de parto prematuro (ver p. 431) Líquido a menos pode indicar um problema com o crescimento fetal ou com o trato renal do bebê e pode ser necessário monitorá-lo. Uma redução de líquido em volta do bebê também pode ocorrer em virtude de uma ruptura precoce da membrana.

Detectando marcadores

O ultrassom neste estágio da gestação não é uma maneira confiável de detectar a síndrome de Down (SD) – somente cerca de 60% dos bebês têm marcadores ou sinais dessa síndrome. Alguns desses marcadores, como um ponto brilhante no coração do bebê, líquido extra nos rins, além de braços e/ou pernas curtas, podem ocorrer mesmo quando o bebê não é afetado pela SD. Algumas anomalias específicas estão associadas a um risco muito mais elevado de SD ou outras anomalias cromossômicas, que incluem certos tipos de defeitos cardíacos e outras malformações importantes, como anomalias no intestino.

Uma ultrassonografia consegue detectar quase todos os bebês com síndrome de Edwards e de Patau (ver p. 142), pois essas doenças são associadas a anomalias muito significativas. No entanto, um teste diagnóstico ainda será exigido para confirmar essas doenças raras.

O que acontece em seguida Se os marcadores forem detectados, um exame diagnóstico (ver p. 152) será sugerido, especialmente se o risco de SD estiver ampliado. Entretanto, um resultado prévio negativo significa que você pode ter certeza de que os cromossomos de seu bebê são normais. Se for vista uma anormalidade óbvia e você não fez um exame diagnóstico, isso decerto vai ser recomendado. Ter informações do ultrassom ajuda a decidir se quer fazer o teste. Seja qual for a sua decisão, quaisquer anormalidades associadas serão monitoradas durante toda a gestação.

MENINO OU MENINA?

A menos que o bebê esteja enrolado ou com as pernas bem fechadas, o médico ultrassonografista dará um bom prognóstico se você vai ter um menino ou uma menina. Alguns locais seguem a política de não revelar o sexo, portanto cheque isso com antecedência. Se lhe disserem qual é o sexo do bebê, resista à tentação de sair e gastar dinheiro em decoração toda azul ou cor-de-rosa porque os exames podem errar! Se não quiser saber o sexo, informe o médico no início do exame.

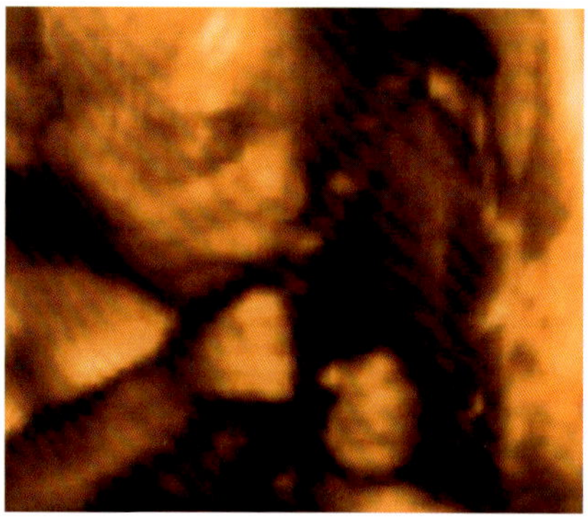

JÁ ESTÁ COM 19 SEMANAS E 4 DIAS

Faltam 143 dias...

SEU BEBÊ HOJE

Por causa do rápido crescimento do cérebro, a cabeça do bebê ainda é dominada pela testa proeminente. A mandíbula pode parecer pequena, mas, à medida que os brotos dos dentes crescem e se expandem no maxilar, ela se estende e muda a proporção.

Os alicerces para os dentes do bebê já foram assentados – tanto os dos dentes de leite como os dos permanentes, que vêm depois.

Embora seja muito raro um bebê nascer com dente já visível (a probabilidade é de 1 em 3 mil), os brotos que vão formar os dentes do bebê já estão em seu lugar na mandíbula.

Todos os dentes do bebê – tanto os de leite como os permanentes – começam a desenvolver-se sob as gengivas enquanto ele cresce em seu útero. Os dentes de leite começam a se desenvolver na 8ª semana de gestação e, agora, todos os brotos já estão formados.

Os primeiros dentes de leite a consolidar-se, à medida que o cálcio se acumula, são os incisivos centrais, e os últimos são os molares, por volta da 19ª semana. A coroa de cada dente de leite só completa o desenvolvimento depois do nascimento e as raízes só depois que o bebê tiver mais de três anos.

Os brotos para os dentes permanentes começam a formar-se entre a 14ª e a 20ª semana. São mais profundos do que os dos dentes de leite e mais próximos da borda interna do osso e da gengiva. Eles ficam inativos até a hora de substituir os dentes de leite.

Os dentes de leite do bebê começam a aparecer por volta do sexto ao oitavo mês e, aos 2 anos e meio, a dentição de leite está completa.

FALANDO NISSO...

Síndrome alcoólica fetal (SAF) é um transtorno grave e permanente.

A SAF afeta o comportamento, a capacidade de aprendizado e a aparência de uma criança ao longo da vida. Os dentes também são afetados.

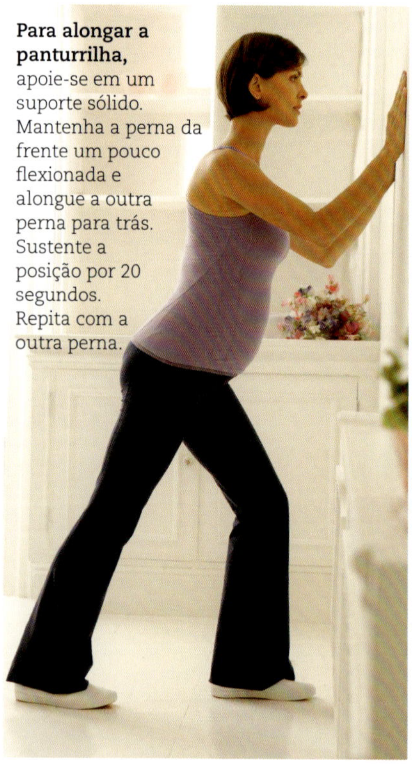

Para alongar a panturrilha, apoie-se em um suporte sólido. Mantenha a perna da frente um pouco flexionada e alongue a outra perna para trás. Sustente a posição por 20 segundos. Repita com a outra perna.

SENTINDO-SE FLEXÍVEL

Exercícios de alongamento e flexibilidade deveriam fazer parte regular de seu programa de boa forma, especialmente durante a gravidez. A flexibilidade permite que seus músculos trabalhem com maior eficiência, alivia os "nós", ajuda a prevenir as cãibras e melhora o equilíbrio e a postura. O alongamento também pode ajudá-la a sentir-se confiante e calma, especialmente se os exercícios são combinados a inspirações profundas.

Durante a gestação, a flexibilidade pode ser mantida ou melhorada fazendo uma série de exercícios que alongam seus músculos de maneira segura e eficaz.

- **Não se alongue mais** do que costuma fazê-lo sem desconforto, para não arriscar lesionar os músculos e estressar as articulações.
- **Certifique-se de que se alonga** quando os músculos estão aquecidos, no final dos exercícios ou depois de um banho quente.

Durante o segundo e o terceiro trimestres, evite exercícios – alongamento ou qualquer outro – que exijam que você se deite de costas por períodos longos.

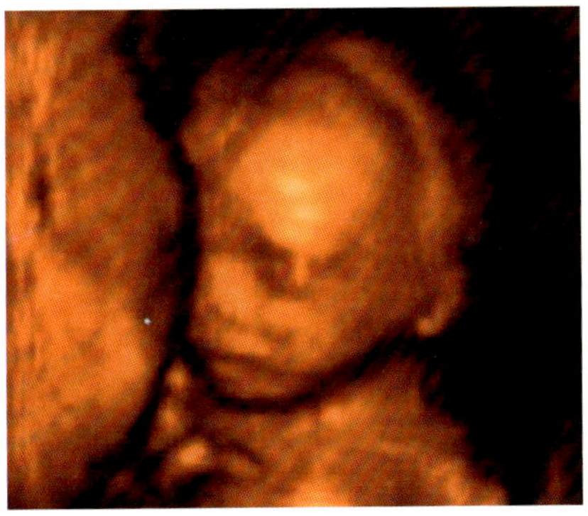

JÁ ESTÁ COM 19 SEMANAS E 5 DIAS

Faltam 142 dias...

SEU BEBÊ HOJE

É frequente o bebê descansar apoiado na placenta. Isso não afeta a placenta, pois sua superfície é protegida pela bolsa amniótica e sua composição e fluxo sanguíneo mantêm a circulação o tempo todo, deixando o bebê livre para explorar o ambiente.

À medida que as semanas passam, você vai sentir que precisa descansar mais e limitar a quantidade de tempo que fica em pé.

Neste estágio, você pode achar cansativo ficar em pé por longos períodos de tempo. Por um lado, o peso crescente do bebê e do útero leva ao desconforto e, potencialmente, à tensão muscular. Como seu centro de gravidade também está mudando, é possível que fique em pé de modo desajeitado, pressionando os ligamentos, que estão mais frouxos, por causa das mudanças hormonais (ver p. 197). Além disso, ficar em pé por tempo prolongado pode fazer com que o sangue e outros líquidos se depositem em suas pernas, causando dor e tontura.

Se possível, coloque os pés para cima em intervalos pequenos e frequentes. Se não tiver de ficar em pé por longos períodos, pode perceber que, de vez em quando, descansar os pés em um banquinho ou caixa pode ajudar. Certifique-se de que os sapatos oferecem um bom suporte (ver p. 257) e considere usar meias de compressão para gestantes (ver p. 225).

Tente não ficar de pé por mais de três horas seguidas. Se seu trabalho envolve ficar de pé, procure fazer pausas adequadas e caminhar quando puder.

PERGUNTE AO... OBSTETRA

Quanto maior eu fico, mais difícil se torna fazer sexo. Como resolver? Como a gravidez continua, vocês não vão ter escolha. O melhor é tentar novas posições sexuais que acomodem a barriga mais facilmente.

Vocês ainda podem usar a posição papai-mamãe, mas seu companheiro talvez tenha de suportar o peso dele nas mãos, em lugar de deitar-se sobre você, para não pressionar sua barriga. Posicionar em cima pode ser uma alternativa melhor para você e, à medida que sua barriga cresce, pode agachar-se ou ajoelhar-se acima de seu parceiro. As posições de lado ou de costas também são confortáveis durante a gravidez. Divirtam-se experimentando e descubram o que é melhor para vocês.

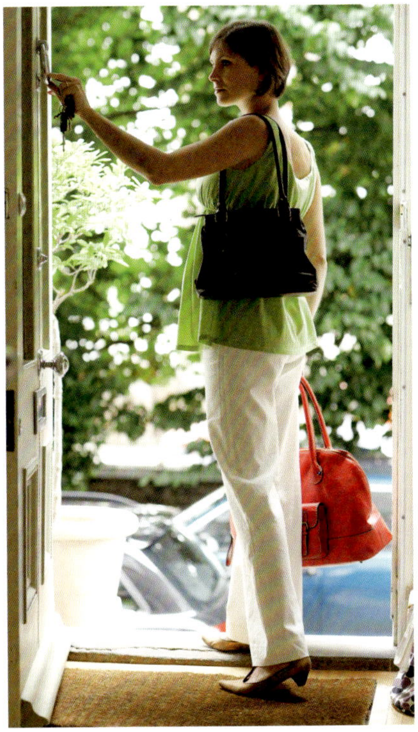

FOCO EM... SEU BEBÊ

Isso é gostoso!

Os sabores dos alimentos que você come são transferidos para o líquido amniótico, que é engolido pelo bebê no útero. Portanto, os tipos de alimento que come podem influenciar o bebê mesmo antes de ser exposto a alimentos sólidos.

Estudos comprovam que a exposição, pré-natal e pós-natal (através do leite materno), a um sabor aumenta o prazer que o bebê sente com esse sabor em alimentos sólidos. Essas primeiras experiências de sabor podem fornecer os alicerces para escolhas saudáveis e explicar diferenças culturais e étnicas na cozinha. Assim, direcione o bebê para o caminho das boas escolhas de alimentos, selecionando agora alimentos saudáveis.

Sair e andar de cá para lá pode cansar você. Quando estiver fora de casa o dia inteiro, faça muitas pausas, de modo que possa sentar-se e descansar.

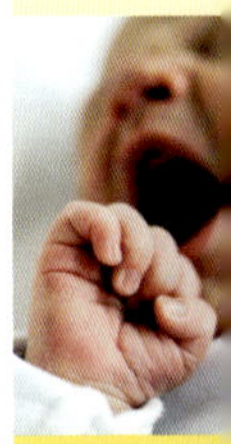

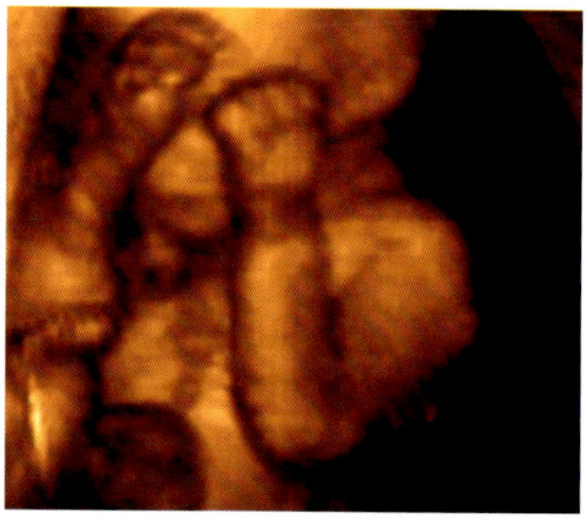

JÁ ESTÁ COM 19 SEMANAS E 6 DIAS

Faltam 141 dias...

SEU BEBÊ HOJE

À medida que aumentam o tamanho e a força do bebê, você fica muito mais consciente dos movimentos dele. Mas não terá consciência daqueles mais suaves ou dos que não tocarem as paredes do útero.

É provável que você sinta dores nas costas à medida que o bebê cresce e seu corpo continuamente se adapta para acomodá-lo.

O peso crescente do bebê em desenvolvimento e o fato de suas articulações e ligamentos afrouxarem durante a gestação podem causar dor nas costas, mas felizmente você não precisa aguentá-la. Há muitas maneiras simples de aliviar a dor nas costas, ou até mesmo preveni-la (ver abaixo).

Consulte o médico para certificar-se de que o problema e sua localização exata sejam diagnosticados corretamente. Dessa forma, você terá mais chances de impedir que a dor piore. Um problema comum, frequente no final da gravidez, é a ciática (ver p. 470) – uma dor aguda que vai das costas à perna.

ACABE COM A DOR NAS COSTAS

Para, desde o início, acabar com a dor nas costas, tente o seguinte:

- **Tome um banho quente** ou use uma bolsa de água quente no local.
- **Faça uma massagem** com um profissional experiente em massagens pré-natais.
- **Frequente aulas de ioga ou pilates,** para reforçar os músculos das costas.
- **Preste atenção em sua postura** (ver p. 249) e levante as pernas quando se sentar.
- **Certifique-se de que o banco do carro** está bem posicionado para apoiar suas costas.

FOCO EM... SUA SAÚDE

Miomas durante a gravidez

No segundo trimestre, os miomas – massas benignas de fibras musculares (fibroides) dentro da parede uterina, ou ocasionalmente presas a ela – podem se tornar problemáticos. Os níveis aumentados dos hormônios estrógeno e progesterona durante a gestação estimulam que os miomas cresçam junto com o útero.

Em algumas circunstâncias, o rápido crescimento do mioma provoca a degeneração de seu centro, levando a severas dores no útero e no abdome. Quando isso ocorre, a gestante é aconselhada a repousar na cama e tomar analgésicos, o que em geral resolve o problema. Os miomas que não causam desconforto não precisam ser tratados.

Miomas pequenos habitualmente não afetam o bebê, mas se um dos grandes estiver na parte inferior do útero ou perto do colo do útero pode impedir que o bebê desça para a pelve e será necessária uma cesariana.

Depois que o bebê nascer e o útero encolher, os miomas também costumam voltar ao tamanho que tinham antes da gravidez.

Possível localização de miomas

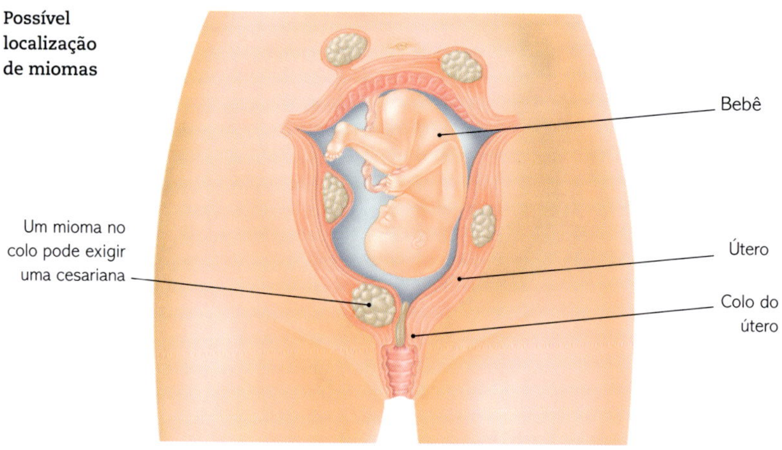

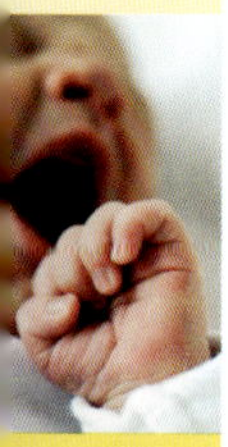

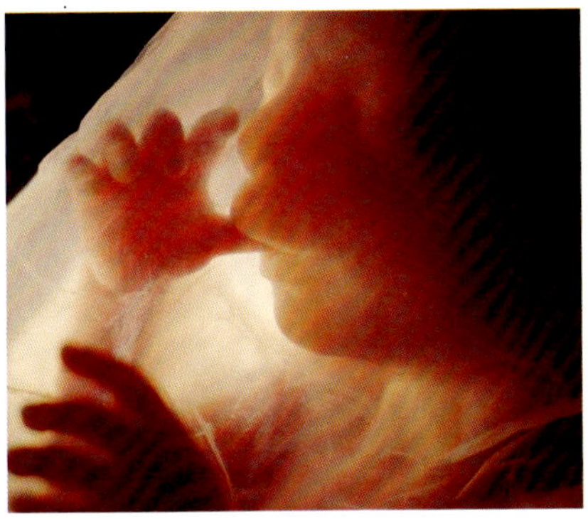

JÁ ESTÁ COM EXATAMENTE 20 SEMANAS

Faltam 140 dias...

SEU BEBÊ HOJE

Embora o bebê possa estar chupando o polegar, esse ato é muito complexo e neste estágio ainda não está totalmente desenvolvido. Por essa razão, é provável que o bebê coloque tanto os dedos da mão ou os do pé na boca quanto o dedão.

Parabéns! Agora você chegou à metade da gestação. Em mais ou menos 20 semanas, você vai ser mãe.

Parece que levou a vida inteira ou o tempo voou? É de se esperar que esteja se sentindo fisicamente bem. Ainda não está sobrecarregada com uma barriga enorme e, provavelmente, tem uma quantidade razoável de energia. Psicologicamente, ainda pode estar muito emotiva, embora sem dúvida já se tenha acostumado com qualquer mudança de humor (assim como seu parceiro).

Nesse estágio, você vai começar a ir a consultas pré-natais em intervalos de aproximadamente quatro semanas. Lembre-se, seu obstetra está lá para monitorar sua saúde e o progresso do bebê, mas também para ajudar; por isso, aceite os conselhos dele sobre alguns dos desconfortos que poderá experimentar à medida que sua barriga cresce e como lidar com eles.

FALANDO NISSO...

O período de gestação de um elefante são incríveis 22 meses, o mais longo de qualquer animal terrestre.

Além disso, o peso comum dos elefantes ao nascer é 120 kg. Assim, se você começar a sentir que sua gravidez já está longa demais e seu bebê um pouco pesado, pare e pense em nossos amigos de orelhas grandes!

PERGUNTE AO... OBSTETRA

Ainda não senti meu bebê se mexer. Devo me preocupar? É compreensível que você queira sentir os movimentos do bebê, mas ainda não há motivo para preocupação, pois seu ultrassom recente deve ter mostrado que tudo está bem com o bebê.

Se for seu primeiro filho, é possível que não note os movimentos iniciais, pois não saberá o que esperar. Se for uma pessoa ativa, essa leve agitação também poderá passar despercebida. As mulheres com placenta na frente do útero podem sentir os movimentos mais tarde, assim como as mais gordas, pois é possível o movimento não ser detectado pelos músculos.

Assim que sentir os movimentos, não fique muito focada em todos eles. Só por volta da 28ª semana que será importante monitorar os padrões. Desse estágio, o quanto seu bebê se move, o tipo de movimento e quando ocorrem é que são relevantes, uma vez que indicam que a placenta está mantendo a gravidez e os músculos do seu bebê estão se desenvolvendo.

Se você estiver preocupada com a falta de movimentos do bebê em qualquer estágio, fale com o obstetra.

SENTANDO-SE CORRETAMENTE

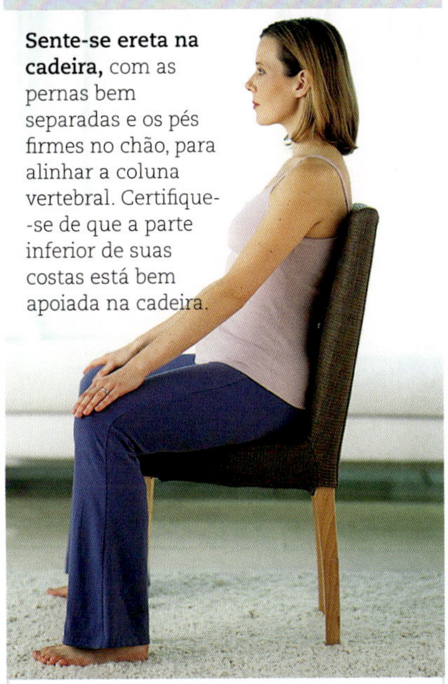

Sente-se ereta na cadeira, com as pernas bem separadas e os pés firmes no chão, para alinhar a coluna vertebral. Certifique-se de que a parte inferior de suas costas está bem apoiada na cadeira.

A boa postura pode ajudar a minimizar os desconfortos da gestação, inclusive a dor nas costas (ver p. 218). Quando estiver sentada, certifique-se de que a parte inferior de suas costas está apoiada em um encosto ou travesseiro. Mantenha os pés bem apoiados no chão (ver acima).

A ioga é uma excelente forma de aprender a manter o corpo na posição correta, inclusive para manter a coluna alinhada.

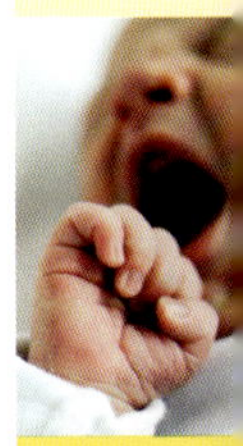

Sua 21ª semana

VOCÊ JÁ ESTÁ NA METADE DA GRAVIDEZ – TUDO ESTÁ ACONTECENDO TÃO RÁPIDO

Nem todas as mulheres aceitam com alegria as mudanças na forma do corpo, mesmo estando satisfeitíssimas por estarem grávidas. Mas ter barriga não significa ser relaxada. Com isso, você arranja uma boa desculpa para se presentear com lindas roupas de gestante ou para deliciar-se com alguns mimos, como uma prazerosa massagem. Mantenha sua rotina de exercícios, porque se sentirá melhor e cheia de energia.

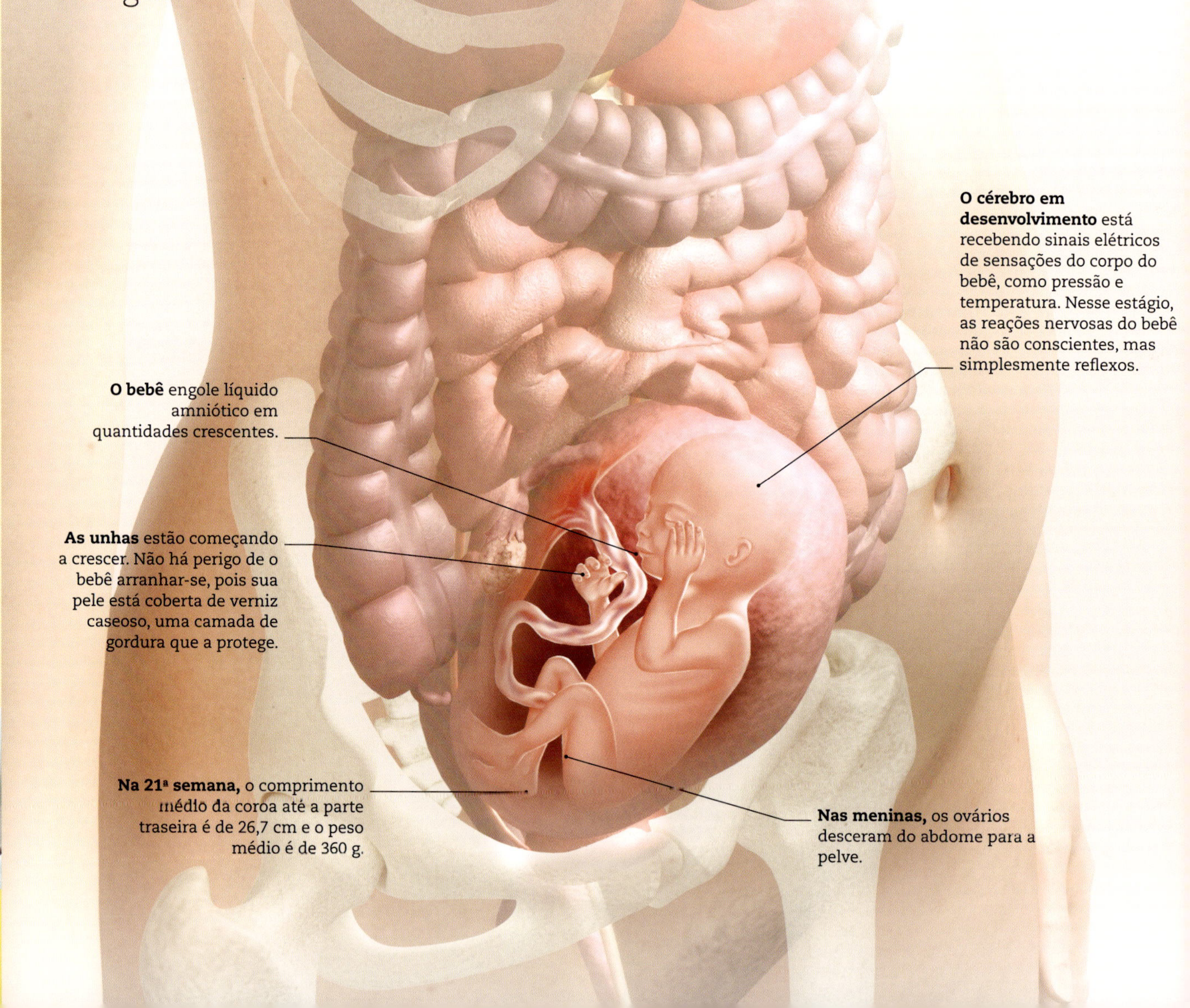

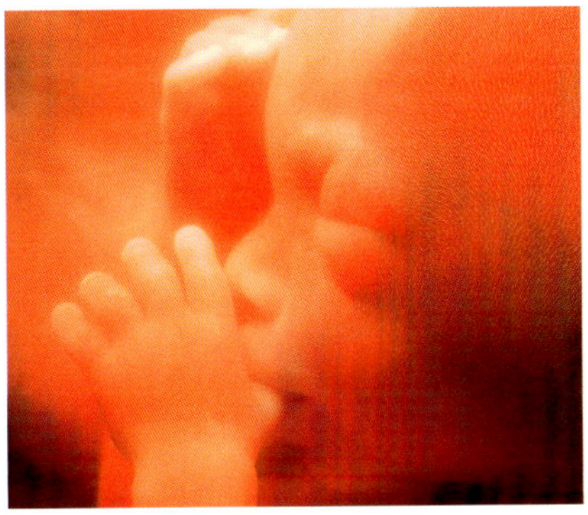

JÁ ESTÁ COM 20 SEMANAS E 1 DIA

Faltam 139 dias...

SEU BEBÊ HOJE

Os movimentos do bebê ainda são baseados em reflexos, mas isso agora começa a mudar. À medida que os caminhos nervosos se desenvolvem, expandem-se e amadurecem, o bebê ganha controle cada vez maior de suas ações.

Você está na segunda metade da gestação e, nos próximos meses, vai ter contato mais regular com seu obstetra.

Suas consultas pré-natais se tornam mais frequentes a partir da metade da gestação. Mesmo se tiver boa saúde, e o bebê tenha sido bem avaliado por meio do ultrassom da 20ª semana (ver pp. 214-215), pode ser compensador para sua saúde ter essas consultas regulares com o obstetra.

O número de consultas que você vai ter será variado, dependendo de ser esta a sua primeira gestação ou se teve qualquer complicação. Se for sua primeira gravidez, espere cerca de 10 consultas, mas se já teve um bebê antes, pode ter apenas sete consultas, a menos que haja complicações. Via de regra, espere ter consultas pré-natais com 25, 28, 31, 34, 36, 38 e 40 semanas e, se o bebê estiver atrasado (ver p. 393), na 41ª semana.

Se este não for o seu primeiro bebê e não houver complicações, você pode não precisar ir às consultas da 25ª, 31ª e 40ª semanas. Entretanto, pode contatar o obstetra se tiver qualquer preocupação.

Se estiver esperando gêmeos, suas consultas pré-natais serão mais frequentes do que para um único bebê, e o número vai depender do tipo de gêmeos que espera: idênticos ou não idênticos. Se forem idênticos, a quantidade de consultas pré-natais vai depender de eles compartilharem quaisquer de seus sistemas de suporte (ver p. 130).

FOCO EM... SEU CORPO

Vestindo-se com elegância

Com as roupas habituais de trabalho estourando nas costuras, você pode ter de repensar seu guarda-roupa profissional. A boa notícia é que, diferentemente do passado, hoje há uma grande variedade de roupas modernas para gestante, a preços bem razoáveis. Em geral, são desenhadas em conjuntos coordenados, o que torna mais fácil combiná-las.

Lembre-se de que vai usar roupas para gestante por alguns meses, e é fácil ficar entediada repetindo sempre as mesmas roupas. Se possível, separe um pouco da sua verba de guarda-roupa para comprar uma ou duas peças todos os meses. Se estiver cansada de suas calças pretas que esticam, do vestidinho de alças ou com mangas, compre um casaco ou jaqueta para animá-los um pouco: se quiser, pode usá-los desabotoados.

Não hesite em aceitar roupas de segunda mão, mesmo que não sejam adequadas para o escritório: usá-las em casa vai permitir que você gaste um pouco mais em roupas de trabalho. E não se esqueça dos sapatos: se usava saltos altíssimos e finos antes de ficar grávida, vai ter de repensar o modelo (ver p. 257).

A ampla variedade das roupas de maternidade hoje disponíveis significa que você pode se vestir para uma série de ocasiões. Procure itens que você também possa usar após o parto.

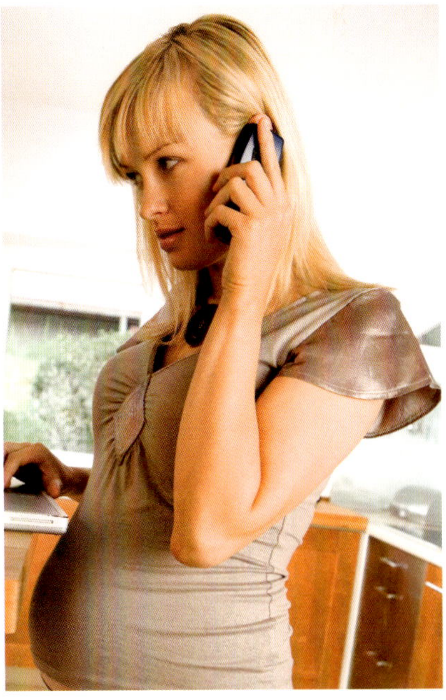

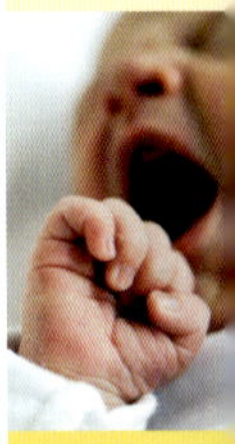

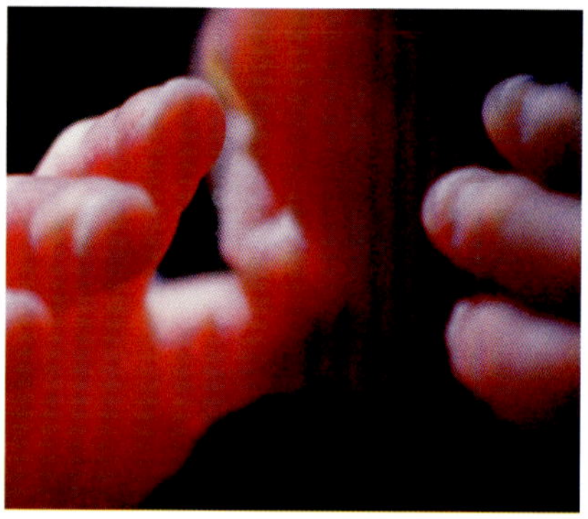

JÁ ESTÁ COM 20 SEMANAS E 2 DIAS

Faltam 138 dias...

SEU BEBÊ HOJE

Este *close* das pontas dos dedos mostra que a base das unhas já se formou e as unhas estão começando a crescer. Elas ainda não endureceram: isso impede o bebê de arranhar-se acidentalmente enquanto não tem controle dos movimentos das mãos.

Bebês gêmeos estão compartilhando um lar no útero já por algum tempo, mas como eles se relacionam?

Com 21 semanas, os olhos do bebê ainda estão fechados, mas, ainda assim, ele tem consciência de luz e de escuridão. Por isso, gêmeos provavelmente podem perceber a mudança de posição do irmão e, cada vez mais, tomam consciência um do outro. Como a memória começa a desenvolver-se agora, acredita-se que os gêmeos podem começar a vincular-se nesse estágio.

Como o ultrassom provou, há no útero muito contato entre bebês gêmeos, especialmente à medida que a quantidade de espaço diminui. Eles já foram vistos tocando um no outro, chutando ou tentando pegar-se. Cada um reage aos movimentos do outro.

Eles podem não agir da mesma maneira, com um gêmeo favorecendo movimentos diferentes do outro. Por exemplo, um bebê pode preferir chupar o polegar, enquanto o outro gosta de pegar o cordão umbilical. Não necessariamente eles têm o mesmo relógio biológico, assim podem estar ativos em horas diferentes. Isso prova que, mesmo no útero, os gêmeos já são indivíduos.

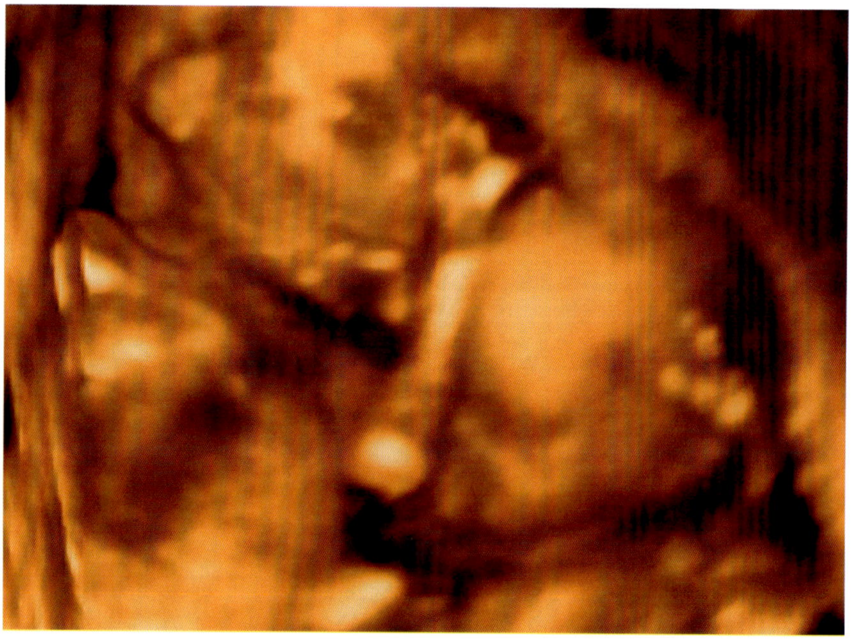

À medida que a gestação avança, o contato entre seus gêmeos vai aumentar. Por ser uma gravidez dupla, você fará mais ultrassons e terá muitas oportunidades de vê-los interagindo um com o outro.

PERGUNTE AO... MÉDICO

Meu bebê sente algo quando temos relações sexuais? Quando acontece, ele pode ter consciência de alguns movimentos e de uma mudança em seus batimentos cardíacos, mas nada disso vai lhe fazer mal. Você pode perceber que o bebê responde a essas sensações movendo-se bastante enquanto você tem a relação, ou logo depois. Algumas mulheres consideram isso inibidor: mas lembre-se de que não significa que o bebê sinta qualquer incômodo e, com certeza, ele não compreende o que você está fazendo! Se você tiver um orgasmo, seu útero ficará firme e você poderá ter contrações de Braxton Hicks (ver p. 410); entretanto, repetimos, isso não prejudica o bebê.

O bebê está bem protegido pela piscina de líquido amniótico. Também o colo do útero está fechado por um tampão mucoso durante a gravidez, de modo que nenhum sêmen pode entrar no útero: isso também ajuda a proteger de infecções.

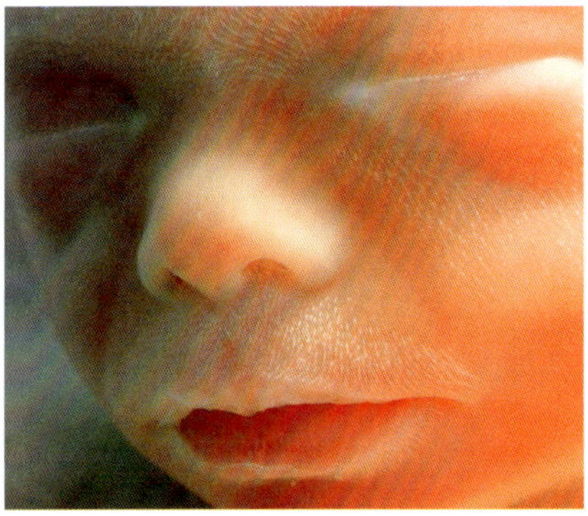

JÁ ESTÁ COM 20 SEMANAS E 3 DIAS

Faltam 137 dias...

SEU BEBÊ HOJE

As pálpebras ainda estão fechadas e protegem os olhos em desenvolvimento de seu bebê dos dedinhos descoordenados da mão e do pé. No cérebro, estão se formando conexões profundas, para interligar os sentidos às áreas cerebrais que processam informações.

Parte da graça em não saber o sexo do bebê é tentar adivinhar, mas não se irrite se os outros fizerem o mesmo.

Se você e seu companheiro decidiram não saber o sexo do bebê no ultrassom da 20ª semana, os jogos de adivinhação vão começar; e muita gente dizendo o que acha que o bebê vai ser.

Talvez seu próprio instinto seja o melhor de todos: em um estudo que pediu às mulheres que adivinhassem o sexo de seu bebê, 71% das gestantes pesquisadas respondeu corretamente.

SABERES

Com certeza é...

Se você quer testar algumas lendas sobre o sexo do bebê, considere estas:

- **Peça a alguém que amarre uma aliança de ouro** em um barbante e balance-a sobre sua barriga. Se ele balançar em linha reta, será um menino. Se fizer movimentos circulares, você terá uma menina.
- **Com mais pelos do que o habitual?** Segundo a sabedoria popular, é mais provável que você tenha um menino.
- **Se os batimentos cardíacos de seu bebê** forem mais rápidos do que 140 batidas por minuto, é uma menina (ver p. 188!).
- **"Desejos" de açúcar, condimentos** e muitas coisas doces, menina. Alimentos azedos ou salgados, menino.

PERGUNTE A... UMA MÃE

Descobri no ultrassom da 20ª semana que vou ter minha terceira menina, mas eu queria tanto um menino! Como posso me recuperar disso? É realmente decepcionante descobrir que o sexo do bebê é diferente do que você queria ou mesmo esperava. Senti que tinha desapontado meu marido, de alguma forma, especialmente porque sabia que ele queria um menino.

A boa notícia é que, até nossa filha nascer, nós dois tínhamos superado a decepção e conseguimos ser acima de tudo pais. Sempre dissemos que se esperássemos até o nascimento para descobrir, teria sido difícil de aceitar e, ao mesmo tempo, tentar nos vincular à recém-nascida.

Lembre-se de que você ainda não conheceu sua nova filha e pode ser difícil imaginar-se com outra menina para cuidar, mas você vai amá-la. Pense bem: você vai ter um lindo bebê, ela é saudável e vai ser companheira das outras.

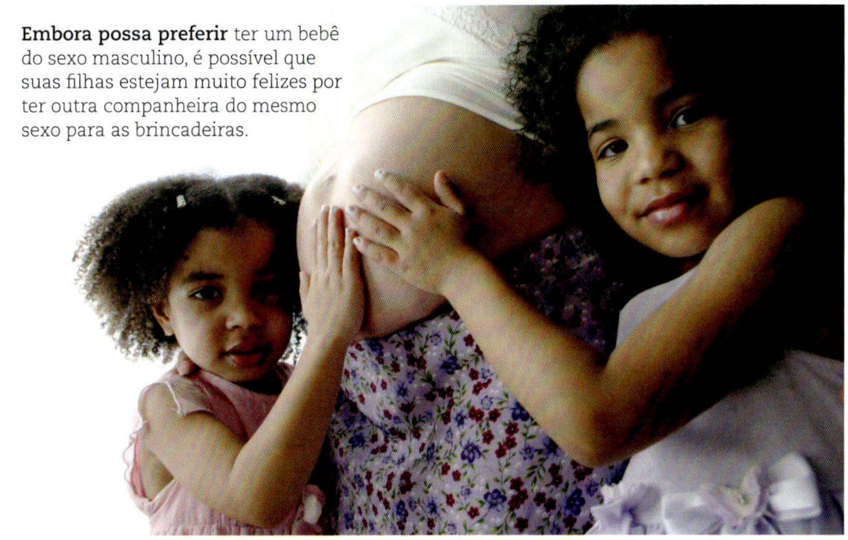

Embora possa preferir ter um bebê do sexo masculino, é possível que suas filhas estejam muito felizes por ter outra companheira do mesmo sexo para as brincadeiras.

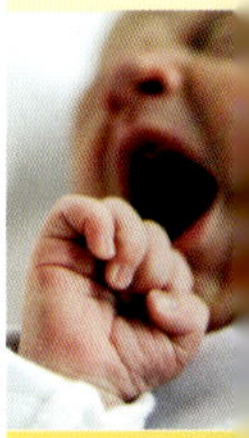

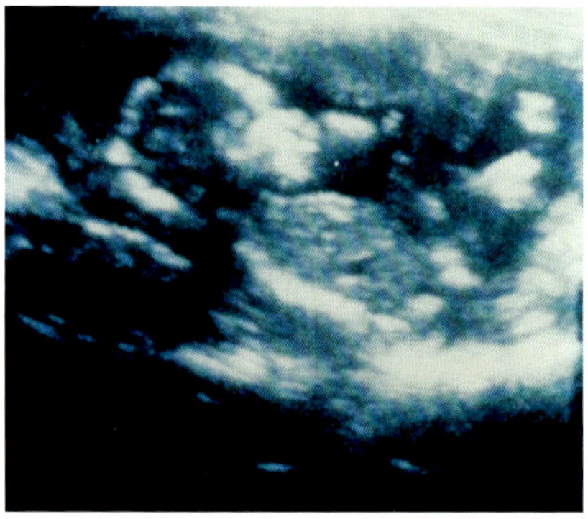

JÁ ESTÁ COM 20 SEMANAS E 4 DIAS

Faltam 136 dias...

SEU BEBÊ HOJE

Esta imagem é de um ultrassom doppler. Seu obstetra pode usar um ultrassom doppler manual para identificar os batimentos cardíacos do bebê: esse exame também pode detectar movimentos súbitos e o fluxo do sangue pela placenta.

Uma massagem calmante é uma das melhores maneiras de aliviar as dores da gestação e relaxar.

Quando marcar a massagem, certifique-se de que o massagista tem experiência com massagem pré-natal. Embora seja pouco provável que ocorra nesse estágio, massagear áreas erradas ou certos pontos de acupressura pode estimular contrações uterinas (na verdade, pode tornar a massagem benéfica durante o trabalho de parto, quando você quiser apressar as coisas).

Antes de marcar a massagem, pergunte ao médico ou obstetra se não há nada em contrário. Ela pode não ser recomendada se você teve complicações como pressão arterial alta ou diabetes.

O conforto é essencial e a maior parte dos massagistas a colocará deitada de lado com a cabeça apoiada num travesseiro (ver foto à direita). Se não estiver confortável, ou se qualquer aspecto da massagem causar dor, não hesite em dizê-lo à massagista. Uma profissional experiente deveria certificar-se de que você está confortável durante toda a massagem, e parar se você não está.

Se você não quiser fazer uma massagem profissional, sempre pode pedir ao seu parceiro ou a uma amiga prestativa que a façam. Entretanto, o importante é que a pessoa que a está massageando seja cuidadosa e não tente trabalhar na área abdominal.

Além de fazer uma enorme diferença para as dores e ajudá-la a relaxar, a massagem de seu parceiro é uma maneira excelente de ficar em intimidade com ele nos momentos em que você não tem vontade de fazer sexo.

Se não estiver preparada para uma massagem completa, fazê-la nos pés, nas mãos ou na cabeça pode acalmar bastante.

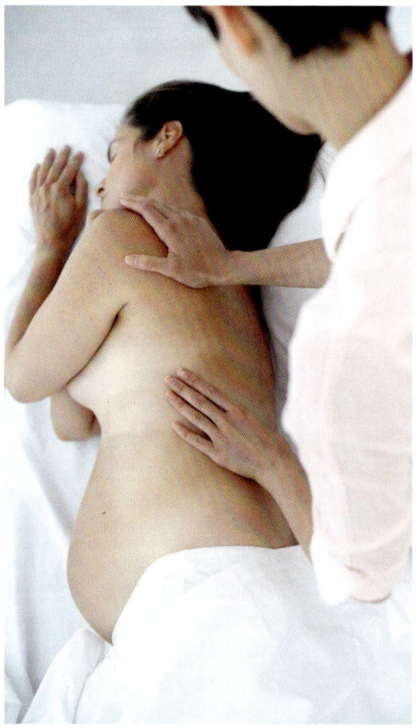

Fazer massagem com um profissional durante a gravidez pode ser um enorme deleite. Além de se sentir maravilhosa, as pesquisas provam que alivia as dores, ajuda você a dormir e pode reduzir o estresse.

PERGUNTE AO... OBSTETRA

Não consigo olhar para o espelho, porque estou me sentindo muito mal por causa do meu tamanho. As coisas vão melhorar? A questão da autoimagem durante a gestação atinge muitas mulheres. Para algumas, as mudanças na forma do corpo criam sentimentos negativos. Ter uma dieta saudável e fazer alguns exercícios ajuda a prevenir um ganho excessivo de peso, além de melhorar a sensação de bem-estar.

Não há uma resposta emocional ideal à gravidez, mas, além de aceitar uma vida muito significativa e mudanças corporais, você também está sob a influência de hormônios que oscilam, e tudo isso afeta seu humor e pode pesar para ter sentimentos negativos.

O apoio e o conforto dados por pessoas queridas costumam ajudar se você estiver se sentindo meio para baixo durante a gravidez. Conversar sobre seus temores e apreensões pode ajudar a aliviar a ansiedade. Se você falar com outras gestantes, pode descobrir que elas se sentem da mesma maneira.

No entanto, se você acha que pode estar deprimida ou que seu sentimento de tristeza está afetando seu comportamento, você deve falar com seu médico.

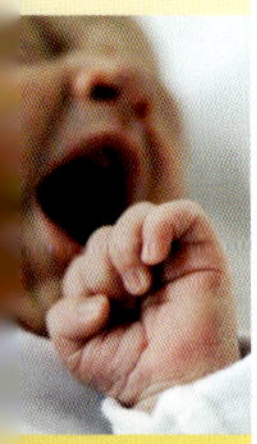

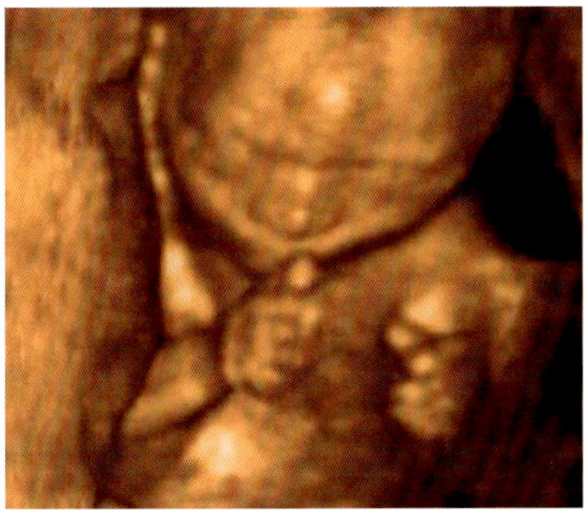

JÁ ESTÁ COM 20 SEMANAS E 5 DIAS

Faltam 135 dias...

SEU BEBÊ HOJE

A pele é menos transparente agora que seu bebê está começando a ganhar suprimentos de gordura que, depois do nascimento, vão ajudar no controle da temperatura e fornecer um reservatório de energia para ele usar quando necessário.

O bebê está se tornando mais receptivo e consciente a cada dia, já que seu sistema nervoso começa a funcionar com maior eficácia.

A esta altura, seu bebê já consegue detectar alguns gostos e dentro de poucas semanas ele começará a reconhecer e responder a sons. Contudo, as vias neurais que transportam informações sobre dor, temperatura e tato estão só começando a se desenvolver por volta da 20ª semana, e levará algum tempo até que essas sensações possam ser reconhecidas em um nível consciente.

Seu bebê tem reflexos desde os primeiros estágios – por exemplo, a partir da 10ª semana, aproximadamente, ele fecha os dedos quando tocados. No entanto, reflexos só exigem uma conexão neural à medula espinhal e não envolve o cérebro. Para que informações sobre dor, temperatura e tato sejam reconhecidas, elas devem viajar desde o corpo de seu bebê até a medula espinhal e, em seguida, para o tálamo, que fica no centro do cérebro. O tálamo envia então sinais para o córtex, superfície externa do cérebro do seu bebê, onde os estímulos podem ser reconhecidos e também provocar uma resposta emocional. Acredita-se que essas conexões funcionem após 26 semanas de gestação, mas pode demorar ainda várias semanas até que sua atividade elétrica possa ser detectada em um eletroencefalograma (EEG). Muitos desses nervos requerem isolamento em volta para conduzir sinais eficazmente, e estes só se desenvolvem muito mais tarde (ver p. 300).

PERGUNTE A... UMA MÃE

Este é o meu segundo bebê – vale a pena ir novamente a cursos de pré-natal? Acho que sim. Passaram três anos entre minhas gestações, e os cursos ajudaram a refrescar minha memória: eu até achei que, nesse tempo, alguns dos conselhos tinham mudado. Meu parceiro também achou o curso útil.

Uma razão para ir é encontrar novamente algumas gestantes: sempre é útil compartilhar a experiência com outras mulheres e, como em sua primeira gravidez, você provavelmente vai fazer alguns grandes amigos.

USANDO MEIAS OU MEIAS-CALÇAS DE COMPRESSÃO

Você provavelmente não se imagina usando meias de compressão, mas elas têm utilidade. Funcionam promovendo a circulação e a volta do sangue ao coração e podem ser recomendadas para prevenir problemas relacionados às veias, particularmente se você tem varizes (ver p. 167) ou microvarizes (ver p. 134).

Elas também ajudam a aliviar pés doloridos, edemas leves nos pés, tornozelos e pernas, assim como retenção de líquidos. Podem ser particularmente úteis se seu trabalho exige que você fique em pé por longos períodos de tempo.

Felizmente, a moda já se encarregou de modificá-las, e muitas marcas são translúcidas e bonitas. Há diversos tipos no comércio: algumas chegam às coxas, outras ao joelho (ver à direita) e outras cobrem a perna inteira. Você vai encontrar meias mais leves para o verão, quando o calor pode causar mais inchaços. Você também pode comprar meias para gestantes que deem sustentação para seu bebê e seu útero, tirando a pressão de suas costas.

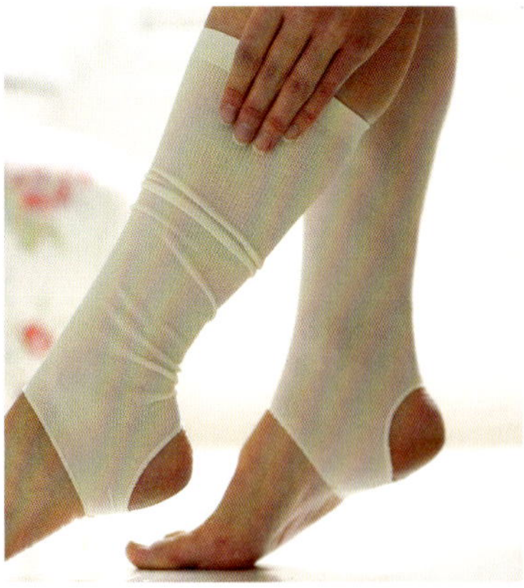

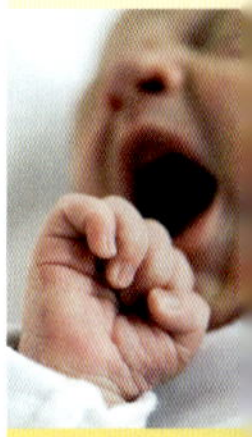

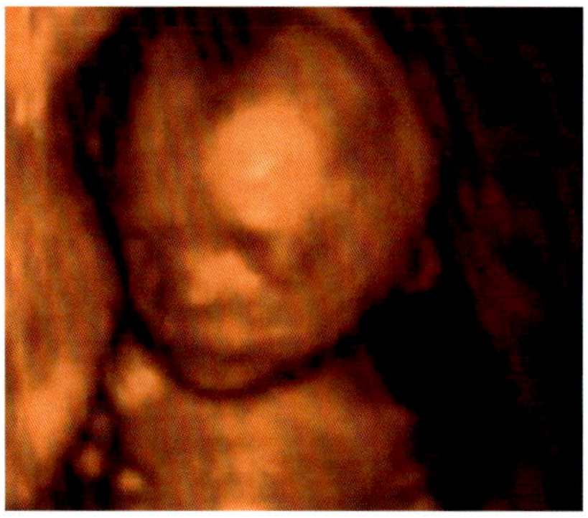

JÁ ESTÁ COM 20 SEMANAS E 6 DIAS

Faltam 134 dias...

SEU BEBÊ HOJE

Seu bebê agora tem períodos de movimento e atividade, e períodos de repouso e quietude. Logo esses períodos se tornarão ciclos definidos de atividade, fornecendo uma rotina aos seus movimentos, durante o dia e à noite.

Os órgãos reprodutivos do bebê estão se desenvolvendo e as diferenças nos genitais são cada vez mais evidentes.

Na ausência de altos níveis de testosterona em um bebê do sexo feminino, as glândulas reprodutivas se tornam ovários, que, neste estágio, contêm seis milhões de folículos, dos quais cerca de um milhão vão estar presentes no nascimento. Os ovários agora desceram do abdome para a pelve. Os testículos também descem de modo semelhante, mas ainda não chegaram ao escroto. Sob a influência do estrogênio que você produz, seu bebê vai desenvolver brotos salientes de peitos, qualquer que seja o sexo, mas, ao nascer, a influência do seu estrogênio cessa e eles regridem. O fato de o bebê ser menino ou menina tem muito pouco efeito sobre o tamanho na gestação. Mais tarde, haverá uma ligeira diferença com os meninos, em média, um pouco mais pesados do que as meninas.

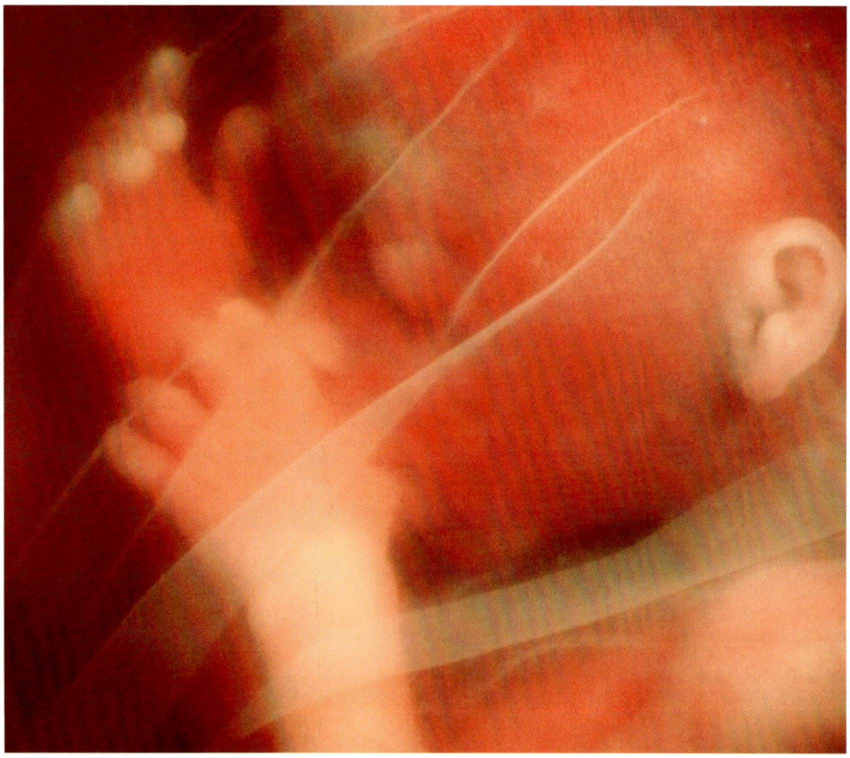

PERGUNTE AO... OBSTETRA

Recentemente levei um tombo. Será que o bebê se machucou? Cair durante a gestação é extremamente comum, pois seu abdome, cada vez mais protuberante, os ligamentos e as articulações mais frouxos e o centro de gravidade que muda de lugar podem fazê-la perder o equilíbrio. A boa notícia é que seu bebê está seguro, envolto em líquido amniótico, que o protege e escora quando você cai. Seus ferimentos teriam de ser muito severos para causar qualquer dano ao bebê.

O que você pode fazer é monitorar os movimentos do bebê depois de uma queda. Se está se movendo como sempre, tudo está bem; mas, se quiser ter certeza, consulte o obstetra. Se experimentar qualquer desconforto, secreção anormal ou sangramento vaginal, procure o médico. Se você urinar muito, é provável que seja incontinência de estresse (ver página ao lado), e não líquido amniótico.

A bolsa amniótica algumas vezes também é chamada de "bolsa das águas". Pode ser transparente, mas é resistente e extremamente difícil de furar, então seu bebê está muito bem protegido nesse ambiente seguro.

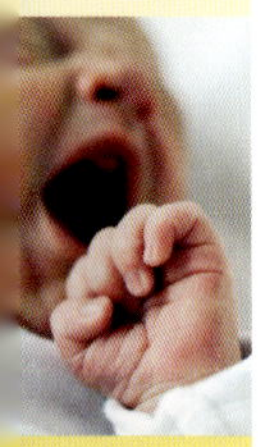

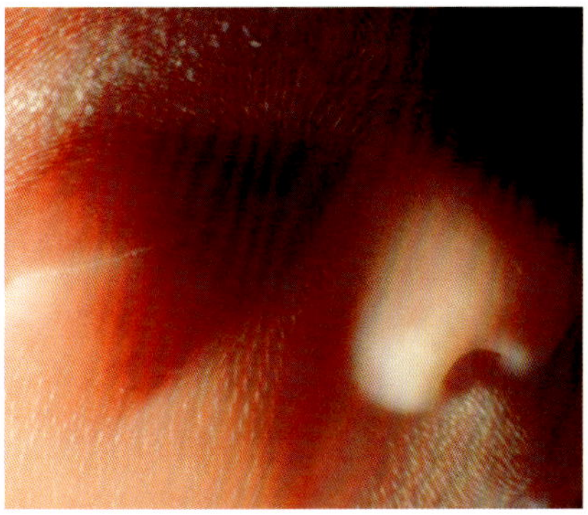

JÁ ESTÁ COM EXATAMENTE 21 SEMANAS

Faltam 133 dias...

SEU BEBÊ HOJE

Esta imagem mostra como, sob as pálpebras, os olhos do bebê em desenvolvimento são grandes. A maioria dos bebês caucasianos nasce com olhos azuis por causa de um baixo nível do pigmento melanina. Ainda não há sobrancelhas ou cílios, mas esses serão os primeiros pelos de tipo adulto a crescer.

Tente encaixar pequenas quantidades de exercícios energizantes na sua rotina – com isso você se sentirá muito melhor.

PERGUNTE AO... MÉDICO

Parece que tenho muita secreção vaginal. Isso é normal? É, no segundo trimestre você pode descobrir que tem mais secreção do que o normal. Em geral é clara, viscosa, ou cheia de muco, e não deve cheirar mal. Se a secreção mudar, tornando-se espessa, branca e causar irritação, você pode ter candidíase, que é comum durante a gravidez e fácil de tratar (ver p. 133).

Se a secreção vaginal se tornar amarela ou esverdeada, ou se cheirar mal, consulte o médico imediatamente: também vá ao médico se sente ardência ao urinar, ou se seus órgãos genitais externos doerem. Estes são sinais de que você tem uma infecção que precisa ser tratada. Não ignore nenhuma secreção anormal, pois, embora não afete diretamente o bebê em desenvolvimento, uma infecção pode aumentar o risco de você entrar em trabalho de parto prematuramente.

Você pode sentir que escapa urina, especialmente quando tosse, ri ou corre. Isso é chamado incontinência de estresse (ver p. 471).

Manter sua rotina de exercícios enquanto ainda está trabalhando pode ser um desafio. A última coisa que você sente vontade de fazer depois de um dia de trabalho é exercitar-se, especialmente à medida que a gestação progride. Há maneiras de exercitar-se sem ter de ir à academia: só vai exigir que você pense e planeje. Por exemplo, suba as escadas em vez de pegar o elevador, ou desça do ônibus ou do trem em uma parada anterior ao destino, de modo que caminhe parte do trajeto. Se houver uma piscina perto do trabalho, tente dar um mergulho na hora do almoço; vai se sentir muito melhor à tarde.

Ande onde você puder; use tênis confortáveis, levando os sapatos de trabalho em uma sacola. Lembre-se de levar água com você quando se exercitar.

Antes de se deitar, tente encaixar alguns exercícios para fortalecer seus músculos abdominais (ver p. 250), além de um alongamento leve para aliviar seus músculos após um longo dia.

EXERCÍCIOS NO ESCRITÓRIO

Se seu trabalho exige que fique sentada o dia inteiro, é ainda mais importante encontrar formas de manter-se em movimento.

- **Saia da mesa** pelo menos uma vez a cada hora. Ande para falar com seus colegas, em lugar de telefonar ou enviar e-mails. Ofereça-se como voluntária para buscar água para as pessoas – isso também vai torná-la muito popular!
- **Tente este exercício enquanto estiver sentada:** estique a perna diante de você (ver à direita), mantendo a coxa paralela ao solo. Depois dobre e estique a perna várias vezes para ajudar a circulação. Prossiga flexionando o pé a partir do tornozelo, para a frente e para trás. Faça esse exercício pelo menos 10 vezes com cada perna.

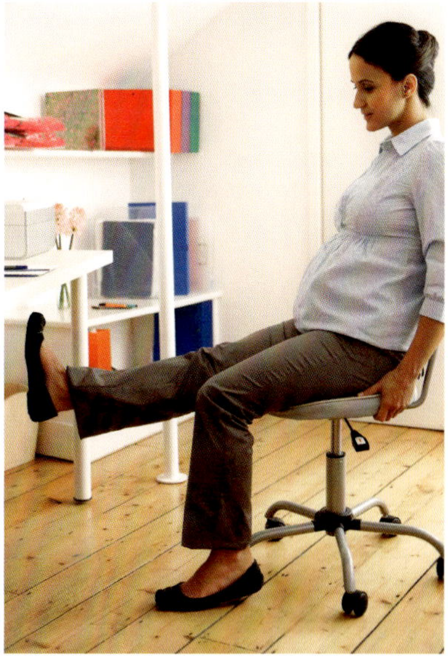

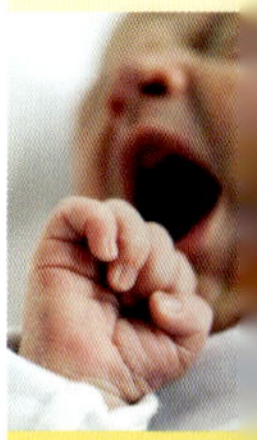

Sua 22ª semana

ESCOLHER O NOME DO BEBÊ PODE SER COMPLICADO, ENTÃO COMECE A FAZER UMA LISTA

Apesar de não saber o sexo do bebê, você e seu parceiro ainda podem se divertir escolhendo nomes. Essa discussão pode durar, e bastante. Alguns casais não decidem nada até o bebê nascer. Com tantas coisas para se preocupar, provavelmente é difícil focar-se no trabalho. Tente manter o ritmo sem deixar que o padrão baixe. Comer pouco e com frequência e beber muita água vai ajudá-la a manter-se alerta.

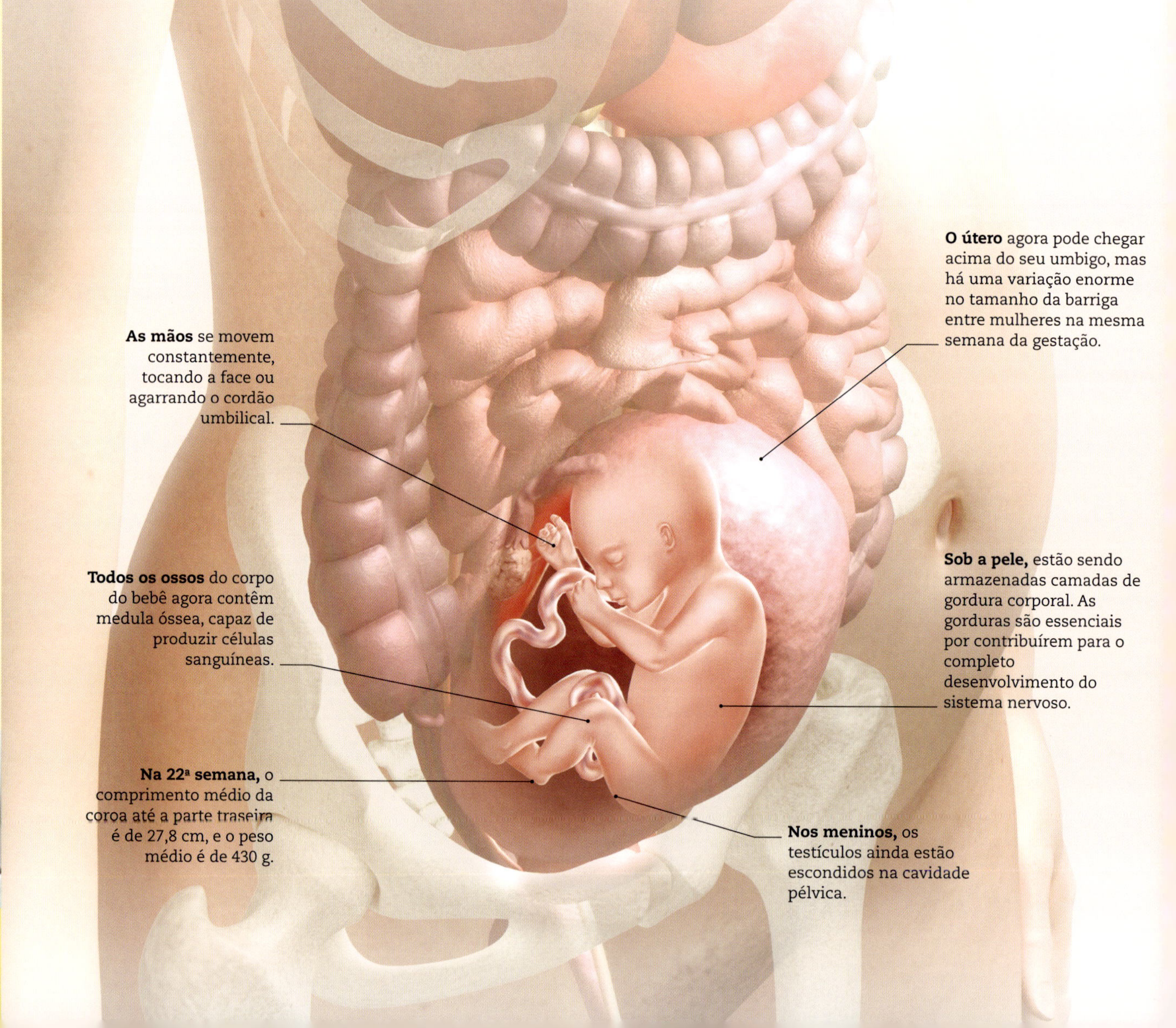

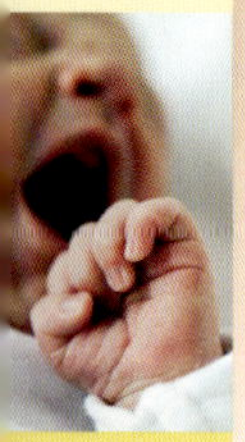

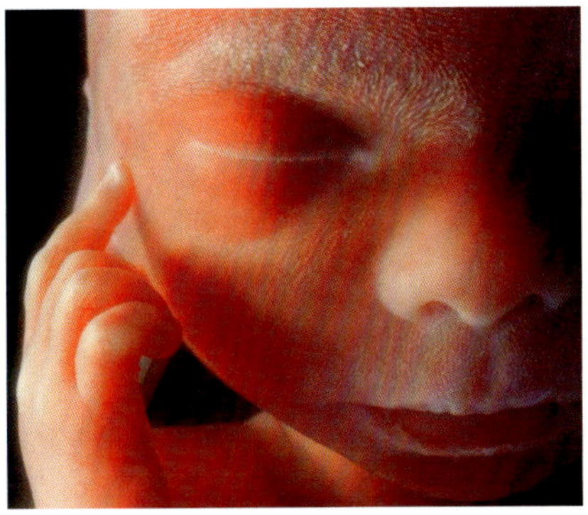

JÁ ESTÁ COM 21 SEMANAS E 1 DIA

Faltam 132 dias...

SEU BEBÊ HOJE

Capilares finos, levando o sangue sob a pele, emprestam um tom rosado ao bebê. Os depósitos de gordura ainda são escassos e, assim, a pele ainda está fininha. Dentro dos capilares, as células vermelhas do sangue estão carregando oxigênio para todas as partes do corpo do bebê.

Se você com frequência entra em um cômodo e esquece por que está lá, não se preocupe: é apenas a "memória de grávida"!

PERGUNTE AO... OBSTETRA

Sempre gostei de caminhadas, mas devo diminuir agora que estou na metade da minha gestação? Não, mas talvez você queira tomar precauções adicionais. Caminhar é ideal, um exercício de baixo impacto que pode ser mantido durante toda a gravidez. De fato, é um excelente exercício nos últimos meses porque não força joelhos e tornozelos nem coloca qualquer pressão sobre a parte inferior de seu abdome, e a manterá em forma.

Se pretende continuar a fazer longas caminhadas e gosta de andar depressa, tente fazer isso com um passo mais lento, mais tranquilo. É importante controlar a temperatura de seu corpo, para não se aquecer demais nem se sentir desconfortável. Para isso, beba muita água para evitar a desidratação e vista roupas que você possa tirar ou pôr de acordo com a necessidade.

À medida que sua barriga cresce, é possível que perca estabilidade quando for subir ladeiras ou superfícies irregulares, então tome cuidado. Faça pausas frequentes. Use bons calçados, pois seus tornozelos e joelhos estarão mais frágeis por causa do hormônio relaxina. Não carregue peso.

Atualmente sua mente não está muito aguçada? Muitas mulheres sentem-se muito frustradas ao ficarem com "memória de grávida", que as torna tão esquecidas a ponto de, no meio de uma frase, não lembrarem mais o que estavam falando. Sua habilidade de concentrar-se e prestar atenção às tarefas também pode ser afetada. Os médicos não sabem por que isso acontece, mas é provável que seja resultado das mudanças hormonais. Também pode acontecer porque durante a gravidez seu foco se volta para o corpo: está passando por um evento da vida muito importante, e há tantas mudanças em você e em seu estilo de vida que você simplesmente presta menos atenção às outras coisas.

Isso é muito decepcionante; ainda bem que essa tendência ao esquecimento é apenas temporária (mas pode durar até o bebê fazer um ano – ver abaixo). Nesse meio tempo, tente fazer listas no início de cada dia e marque as tarefas à medida que as cumpre. Em casa e no trabalho, sempre que puder, delegue tarefas e, uma vez na vida, não tente fazer mais de uma atividade ao mesmo tempo. Focar-se em uma coisa de cada vez vai ajudá-la a lembrar-se mais e frustrar-se menos.

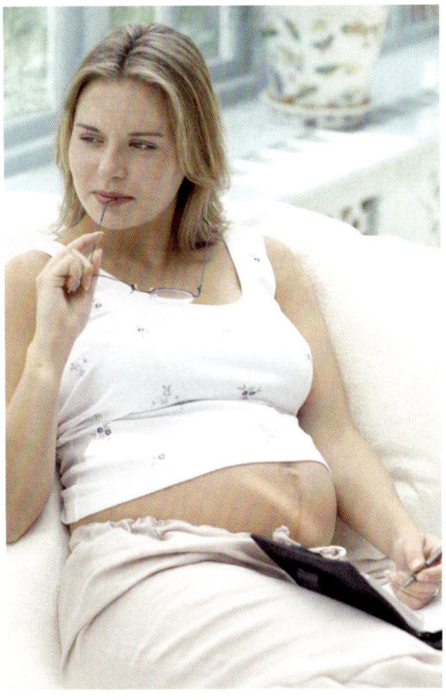

Se você se acha mais esquecida nesses dias, escreva o que tem a fazer e priorize, para não ser sufocada por suas tarefas.

FALANDO NISSO...

A "memória de grávida" pode perdurar até o primeiro aniversário do bebê.

Essa descoberta tem como base pesquisas feitas no mundo todo. Depois de uma análise profunda dos resultados, os especialistas concluíram que a privação de sono durante o primeiro ano do bebê pode ser um fator determinante.

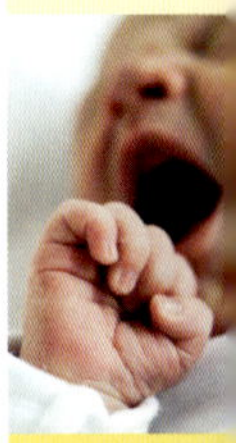

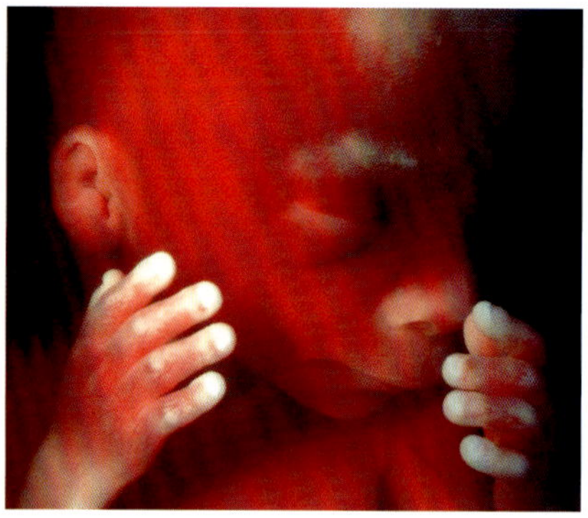

JÁ ESTÁ COM 21 SEMANAS E 2 DIAS

Faltam 131 dias...

SEU BEBÊ HOJE

Os próximos três meses são uma fase em que o bebê cresce muito rápido. Em todas as partes do corpo dele, células estão se dividindo, expandindo-se e amadurecendo. A placenta também cresce e amadurece, mas, de agora em diante, isso é muito menos importante do que o crescimento do bebê.

O que é um nome? Bom, na verdade, muita coisa, como você vai descobrir quando começar a escolher um para o seu bebê.

Decidir o nome do bebê é divertido, mas não necessariamente fácil. E também não é simples achar um nome de comum acordo com seu parceiro; você pode sentir-se confusa com a opinião de todo mundo. Amigos podem lhe dizer que já escolheram o nome para um bebê, que é "deles", então você não pode usá-lo! Sua família pode ter tradições que querem preservar, como dar um nome que está na família há gerações.

É uma boa ideia você e seu companheiro individualmente escreverem uma lista de nomes de que gostam. Depois, leiam a lista um do outro e falem a respeito dos que gostam e dos que não gostam. Com um pouco de sorte, haverá um ou mais nomes comuns às duas listas.

Os fatores a considerar incluem: o nome soa bem com o de sua família? O nome do meio vai bem com o primeiro nome? Quais serão as iniciais? Por exemplo, Felipe Daniel Pereira vai se tornar FDP. O significado do nome é importante para você? Se for, descubra qual o significado dos nomes que prefere – pode ser divertido contar a seu filho, quando for mais velho, o que o nome dele quer dizer. Há uma versão mais curta do nome, que você pode usar informalmente, ou, ao contrário, você odeia apelidos? Se for assim, evite tais nomes. Se você se sentir na obrigação de usar um nome de família, use-o como nome do meio. É aconselhável ter algumas alternativas, pois quando você finalmente vir o recém-nascido, pode descobrir que o nome escolhido simplesmente não combina com ele.

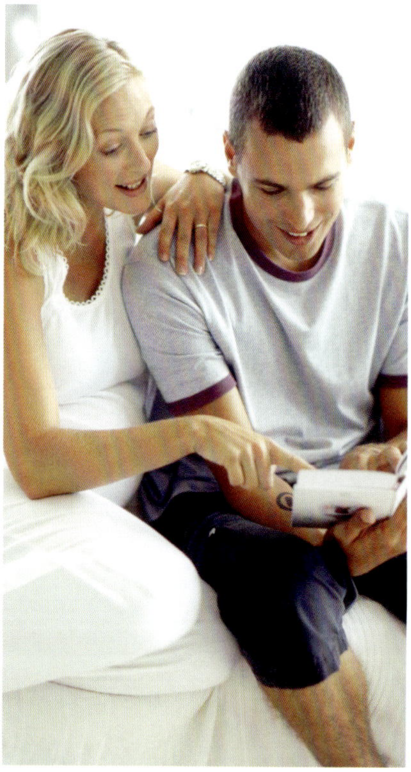

Pesquisar em livros ou na internet é uma boa maneira de encontrar nomes menos comuns e descobrir fatos interessantes a respeito da origem deles.

NOMES POPULARES

Você quer que seu filho tenha um nome original, ou vai seguir a moda? Pense que escolher um nome popular pode significar que seu filho vá para uma classe cheia de xarás, sem falar nos homônimos, mais tarde.

Abaixo, uma lista de nomes populares no Brasil, em 2018, para meninas e meninos.

Meninas	Meninos
1. Helena	1. Miguel
2. Alice	2. Arthur
3. Laura	3. Heitor
4. Manuela	4. Bernardo
5. Valentina	5. Davi
6. Sophia	6. Théo
7. Isabella	7. Lorenzo
8. Heloísa	8. Gabriel
9. Luiza	9. Pedro
10. Júlia	10. Benjamin
11. Lorena	11. Matheus
12. Lívia	12. Lucas
13. Maria Luiza	13. Nicolas
14. Cecília	14. Joaquim
15. Eloá	15. Samuel
16. Giovanna	16. Henrique
17. Maria Clara	17. Rafael
18. Maria Eduarda	18. Guilherme
19. Mariana	19. Enzo
20. Lara	20. Murilo

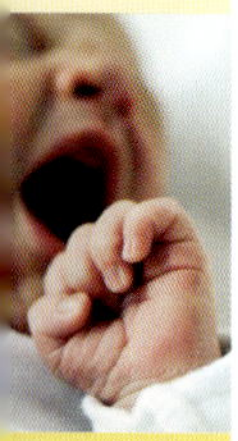

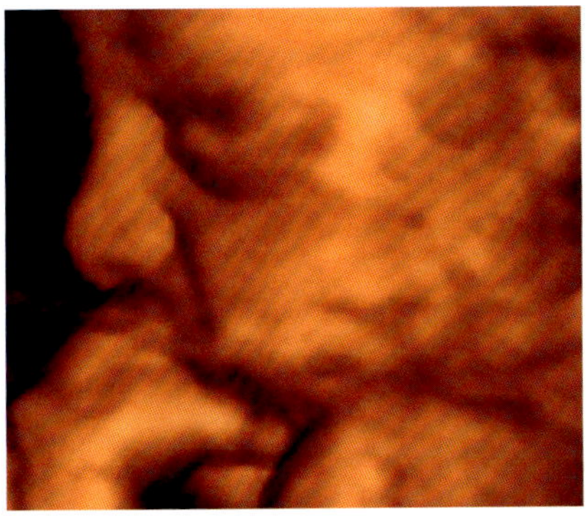

JÁ ESTÁ COM 21 SEMANAS E 3 DIAS

Faltam 130 dias...

SEU BEBÊ HOJE

Neste ultrassom em 3D, há partes da pele do bebê que parecem encaroçadas. Não é, realmente, o caso. Se, durante o ultrassom, o bebê se mover de repente, a imagem pode ficar distorcida, criando esse efeito estranho.

Além de usar a gordura, essencial para seu crescimento e desenvolvimento, o bebê agora está começando a armazená-la.

Até então, o bebê não havia tido a oportunidade de armazenar gordura, pois a prioridade era crescer. Mas agora ele começa a depositar uma camada de gordura sob a pele, que fica menos transparente. A placenta é responsável pelo suprimento de gorduras ao bebê.

A gordura circula na corrente sanguínea da mãe e, na placenta, é separada em três ácidos graxos livres, além de colesterol, que são passados para a circulação do bebê. Esses ácidos graxos se recombinam depois para formar gorduras para crescimento ou armazenagem.

Gorduras são importantes para o desenvolvimento adequado dos nervos e do cérebro. Uma camada de gordura cobre cada uma das células nervosas, isolando-a dos nervos adjacentes e melhorando suas conexões com as outras células nervosas.

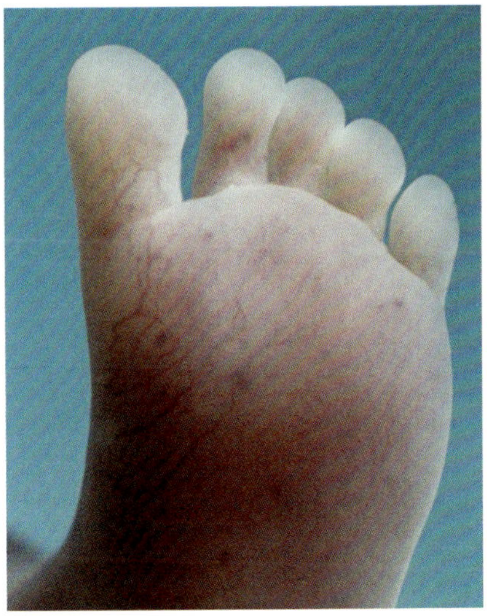

As veias ficam menos visíveis à medida que o bebê ganha uma camada de gordura subcutânea, tornando a pele menos transparente do que nos estágios iniciais da gestação.

PERGUNTE A... UMA MÃE

Devemos contar às pessoas o nome que escolhemos? Aconselho vocês a não fazerem isso. Contamos logo e ficamos aborrecidos ao receber tantas reações contrárias. As pessoas disseram, à vontade, como tinham associações negativas com o nome ou que sabiam de um gato ou mascote chamado assim! Os parentes mais idosos nos disseram que era um nome "esquisito" e nos deram uma lista de alternativas.

Assim, eu diria para não divulgar o nome até que o bebê tenha nascido e tudo seja fato consumado. É preciso a pessoa ser muito atrevida para questionar sua escolha depois do nome dado.

FOCO EM... GÊMEOS

Rafa e Rick?

Escolher um nome já é bastante difícil, por isso, se está esperando gêmeos, comece a pensar desde já. Se quiser evitar gracejos às custas de seus bebês, evite pares óbvios como João e Maria. Considere como vão soar os apelidos (Rafael e Ricardo, por exemplo, podem virar Rafa e Rick).

Finalmente, pode valer a pena optar por nomes de tamanho e complexidade semelhantes. Por exemplo, o jovem Cristóvão pode ficar desestimulado porque luta para soletrar seu nome, enquanto seu gêmeo Davi não tem problema algum.

FALANDO NISSO...

No Havaí, os pais frequentemente escolhem nomes que são associados à beleza.

Alguns exemplos são: Nohea, "encanto"; Leia, "filha do céu"; Maka Nani, "olhos formosos"; Hiwalani, "o atraente"; Pualani, "flor do céu"; e Nani, que significa "o lindo, o belo".

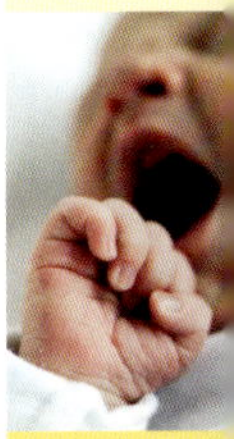

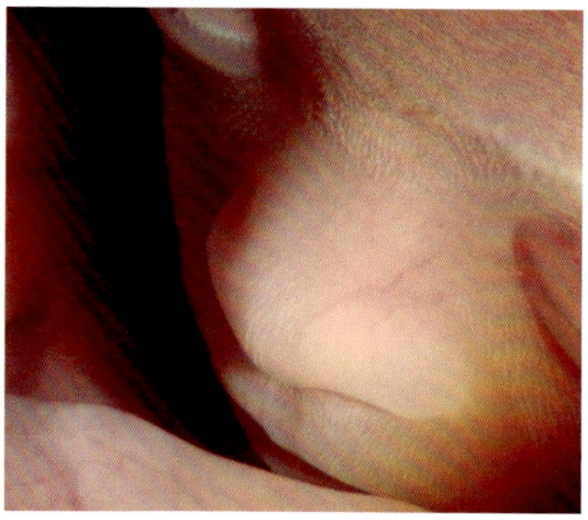

JÁ ESTÁ COM 21 SEMANAS E 4 DIAS

Faltam 129 dias...

SEU BEBÊ HOJE

Ao olhar de cima para baixo, o nariz do bebê pode parecer muito achatado porque a ponte nasal ainda não se desenvolveu completamente. Isso provoca a característica forma de "botão" que o nariz de muitos bebês tem durante a gravidez inteira.

Seu bebê está produzindo glóbulos vermelhos e brancos do sangue em velocidade maior do que a sua.

Na medula óssea de seu bebê, as células-tronco produzem glóbulos vermelhos e brancos do sangue e plaquetas – os glóbulos que, agrupados, se coagulam para estancar sangramentos. No início da gestação, todos eles eram produzidos no saco vitelino (ver p. 80), e depois no fígado e no baço. Agora todos os ossos do bebê contêm medula óssea capaz de produzir células sanguíneas. Os glóbulos vermelhos do sangue não duram para sempre e, após cerca de 80 dias, são removidos da circulação do bebê. Essa "rotatividade" é mais alta do que a sua, em que um glóbulo vermelho do sangue dura 120 dias.

A bilirrubina é um subproduto dos glóbulos vermelhos do sangue. É produzida no fígado e removida da circulação do bebê pela placenta. Como o fígado do bebê leva alguns dias para processar com eficácia a bilirrubina, altos níveis podem levar à icterícia neonatal (ver p. 477). Se a icterícia aparecer depois do parto, então um breve tratamento fototerápico pode romper a bilirrubina em uma forma que pode ser excretada mais facilmente pela urina do bebê.

Seu recém-nascido será protegido contra infecções pelos glóbulos brancos, transferidas por você durante a gravidez, e pelo leite materno, especialmente pelo colostro (ver p. 446). Por isso, crianças alimentadas com o leite materno correm menor risco de ter doenças como asma, intolerância a lactose e alergias alimentares.

O SIGNIFICADO DAS ANOTAÇÕES PRÉ-NATAIS

Como suas consultas pré-natais são mais regulares agora, pode ser útil familiarizar-se com o jargão médico:

- **Primigesta:** gestante de primeira gravidez;
- **Multigesta:** gestante com múltiplas gestações;
- **Hb:** taxa de hemoglobina;
- **PA:** pressão arterial.

- **Exames de urina:** *NDN* (nada digno de nota) significa que nenhuma anormalidade foi detectada; *P* ou *alb* significa que contém proteína; *Tr* ou + indica traços de açúcar ou proteína, com a quantidade indicada por + (pouco) a ++++ (muito); *G* significa glicose.

- **Frequência cardíaca:** *FCF* significa que a frequência cardíaca fetal é ouvida; *FCFR* que é ouvida e regular; MF +++ e --- (movimentos fetais presentes e ausentes).

A posição do bebê no útero leva em conta a parte que se apresenta e há muitos termos e abreviações usadas para descrevê-la. A palavra usada para a parte posterior da cabeça do bebê é occipício (fontanela do osso occipital).

- **OET** – Occipício-esquerda-transversal. O dorso e o occipício do bebê estão do lado esquerdo do útero, em ângulo reto com a coluna vertebral.
- **OEA** – Occipício-esquerda-anterior. O dorso e o occipício estão mais perto da frente do útero, à esquerda.
- **OEP** – Occipício-esquerda-posterior. O dorso e o occipício estão na direção de sua coluna vertebral, do lado esquerdo do útero.
- **ODT** – Occipício-direita-transversal. O dorso e o occipício estão em ângulo reto em relação à sua coluna, do lado direito do útero.
- **ODA** – Occipício-direita-anterior. O dorso e o occipício estão na parte dianteira do útero, do lado direito.
- **ODP** – Occipício-direita-posterior. O dorso e o occipício estão na parte posterior do útero, do lado direito.

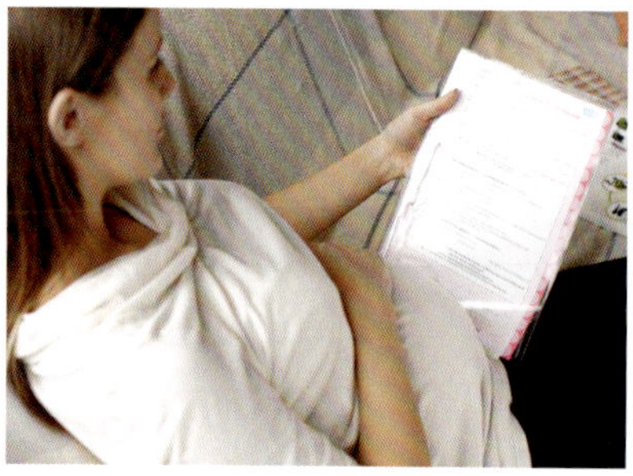

Se você não compreender alguma anotação dos seus registros de gravidez, peça ao obstetra que lhe explique.

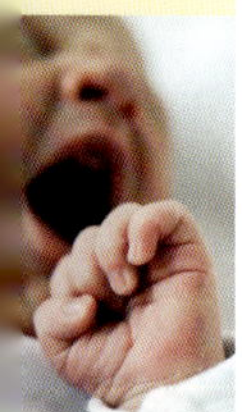

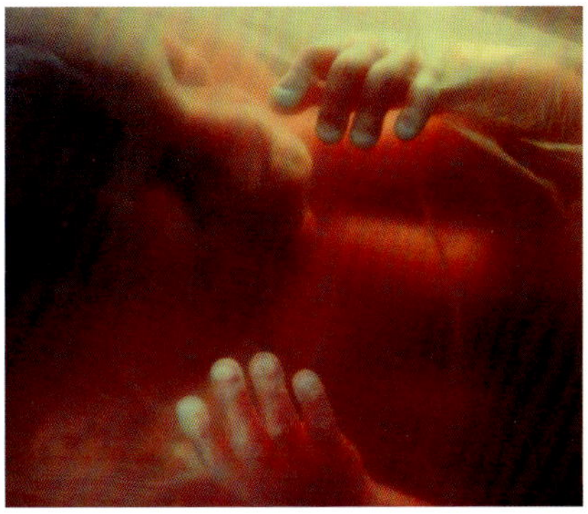

JÁ ESTÁ COM 21 SEMANAS E 5 DIAS

Faltam 128 dias...

SEU BEBÊ HOJE

Ainda há muito espaço para o bebê se movimentar. Ele é capaz de dar cambalhotas completas e mudar de posição muitas vezes por dia, e até muitas vezes em alguns minutos.

Barrigas podem ter todas as formas e tamanhos, e o obstetra acompanha como o bebê está crescendo.

Se nesse estágio, a meio caminho, você estiver se sentindo grande, como é comum em grávidas, isso não quer dizer necessariamente que seu bebê será grande. Não significa também que todo o seu peso está na barriga e vem do bebê: você pode ter engordado no resto do corpo, o que não afeta o tamanho do bebê. É claro que mulheres que esperam gêmeos ou trigêmeos demonstram a gravidez mais cedo e têm barrigas muito maiores do que aquelas que esperam apenas um.

Entretanto, o tamanho de sua barriga é um bom indicador do crescimento do bebê, por isso ela é medida pelo obstetra (ver pp. 284-285). A medida é feita desde um ponto no osso púbico, na pelve, até o topo, ou fundo, do útero. Essa altura deve se correlacionar com o número de semanas de sua gestação, com uma precisão de 2 cm. Assim, se você tiver 28 semanas de gravidez, sua barriga deve medir de 26 cm a 30 cm. A altura uterina sinfisiana fica registrada em sua ficha.

Se sua barriga estiver significativamente maior ou menor do que deveria para suas datas, é provável que lhe peçam uma ultrassom, que pode dar uma medida muito mais precisa do tamanho do bebê.

Lembre-se, no entanto, de que o muito grande para você e o grande demais para o obstetra são duas coisas bem diferentes! Você está acostumada com o corpo de certo tamanho e forma, e agora está muito maior do que era, mesmo se para os obstetras esse tamanho é normal e saudável. Isso pode ocorrer principalmente se você sempre foi magra.

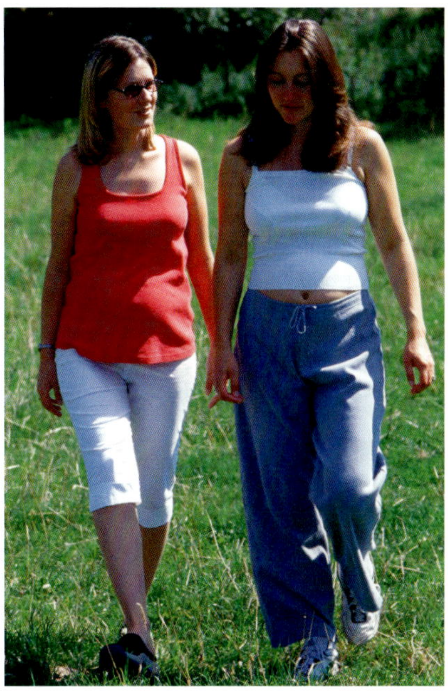

Embora seja bom passar algum tempo com outras mulheres que estão no mesmo estágio da gestação, tente não fazer comparações. Sua barriga pode ser maior do que a de sua amiga, mas seu bebê pode nascer menor do que o dela.

PERGUNTE AO... NUTRICIONISTA

Disseram-me para descansar, mas será que vou ganhar peso demais? É importante seguir os conselhos recebidos, ainda que possa parecer frustrante. Descubra se você pode fazer caminhadas leves ou nadar, pois essas atividades a ajudarão a se manter em forma e aliviar o estresse. Contudo, se a prescrição for de repouso total, até mesmo exercícios leves estarão fora de cogitação.

Se você não for ativa, provavelmente ganhará peso, mas o intuito do repouso total é garantir que você dê à luz um bebê saudável em uma gestação a termo. Você pode notar que a diminuição de atividade reduz seu apetite, mas continue seguindo uma dieta saudável e nutritiva que inclua muitas frutas e vegetais frescos, carboidratos complexos e proteína magra, e tome suplementos como vitamina D.

Não fique tentada a comer menos ou pular refeições por estar menos ativa. Refeições regulares e lanches são importantes para que você e seu bebê fiquem nutridos. Se o repouso for desanimador para você, lembre-se de que é por pouco tempo e por uma boa causa – ter um bebê saudável.

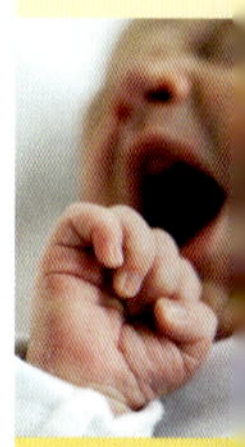

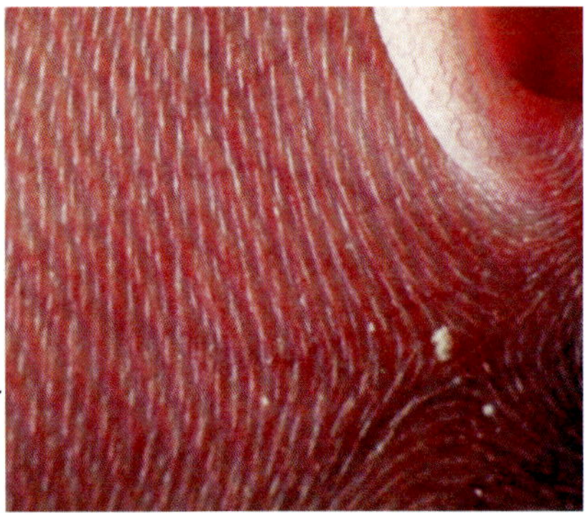

JÁ ESTÁ COM 21 SEMANAS E 6 DIAS

Faltam 127 dias...

SEU BEBÊ HOJE

Este é um *close* da pele do bebê atrás da orelha. Toda a superfície da pele está coberta de pequenas cristas e reentrâncias, em um padrão único. Durante esta semana, as cristas da derme – a camada mais profunda da pele – começam a amadurecer, originando as impressões digitais da mão e dos dedos do pé.

Seu bebê está filtrando líquido amniótico e armazenando resíduos, entre eles o mecônio.

No final desta semana, o esfíncter anal do bebê estará funcionando plenamente. Isso deve impedir que qualquer partícula de mecônio passe para o líquido amniótico. São as primeiras fezes, de cor esverdeada a escura, que nove em cada dez recém-nascidos expelem nas primeiras 24 horas.

O mecônio é formado principalmente por células descartadas do revestimento do intestino, à medida que ele se estende e aumenta, e por restos de quaisquer nutrientes absorvidos do líquido amniótico que ele engoliu. Sua produção é contínua e o resíduo se move lentamente ao longo do intestino, chegando ao intestino grosso (cólon) na 16ª semana. O mecônio é estéril, pois não há microrganismos no intestino, e não produz nenhum gás intestinal.

FALANDO NISSO...

Ele leva a mão à boca e até chupa o polegar.

Pesquisas mostraram que o bebê pode até abrir a boca na expectativa do dedo. Qualquer coisa que a mão encontre é agarrada com firmeza e essa preensão é forte o bastante para suportar todo o peso do corpo do bebê.

MANTENHA-SE REVIGORADA

Treinar as forças com eficiência, com pesos (ver à direita) ou numa máquina da academia, vai ajudar o corpo a lidar com as exigências da gravidez. Ser mais forte vai ajudá-la a carregar o aumento de peso do corpo e também a recuperar-se depois do nascimento do bebê. Os membros mais tonificados a ajudam a parecer e a sentir-se melhor.

Siga sempre estas orientações ao se exercitar com pesos:

- **Se você treinou com pesos regularmente,** continue com seu programa, mas não aumente o peso nem o número de repetições.
- **Se você é novata no uso de pesos,** comece com leves e poucas repetições, e acrescente mais peso e repetições aos poucos. Não aumente os pesos até estar segura de que consegue lidar com o aumento.
- **Respire fundo para começar** e expire enquanto ergue o peso, mantendo sua postura o tempo todo.
- **Os pesos livres,** e não as máquinas, são mais seguros durante a gravidez. Se você está usando uma máquina, certifique-se de que um instrutor lhe ensine como usá-la corretamente.
- **Se você acha que ficar em pé enquanto treina com pesos é cansativo demais,** sente-se numa cadeira e erga os pesos (ver abaixo).

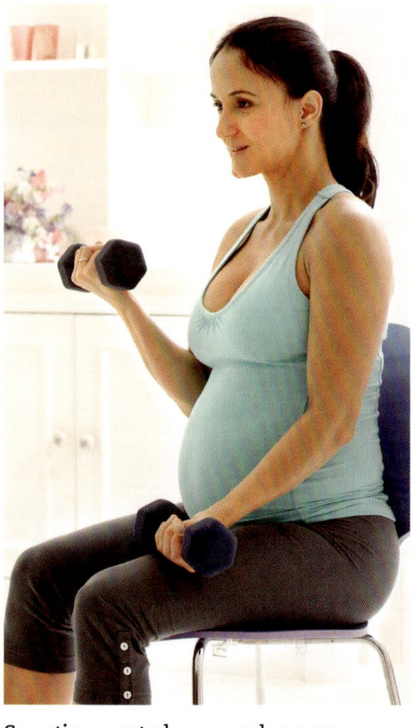

Se estiver sentada e usando pesos, mantenha as costas eretas e relaxe os ombros. Quando estiver em pé, certifique-se de manter a abertura das pernas na largura dos ombros e os joelhos ligeiramente fletidos.

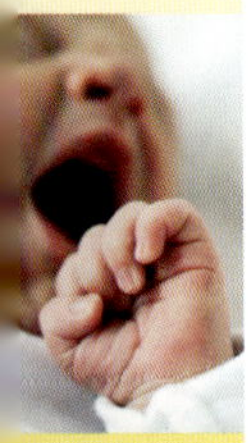

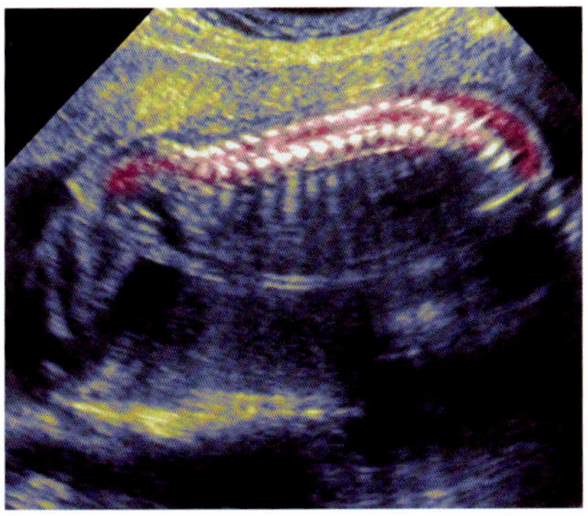

JÁ ESTÁ COM EXATAMENTE 22 SEMANAS

Faltam 126 dias...

SEU BEBÊ HOJE

As vértebras que formam a coluna vertebral do bebê envolvem e protegem a medula espinhal. Neste ultrassom, elas são vistas em uma longa corrente (áreas brancas), que se estreita na base da coluna e termina com ligeira curva para fora.

A atitude profissional mantida no trabalho estabelece o padrão de tratamento que seus colegas vão ter com você durante a gravidez.

É provável que todo mundo no escritório a esta altura já saiba que você está esperando bebê, mesmo que não tenha contado pessoalmente. As boas-novas têm o hábito de correr com rapidez, e você pode estar com aquele "brilho" que mostra claramente o seu estado – além da barriguinha bastante proeminente.

Se a novidade de sua gravidez está circulando pelo escritório, é melhor contar a seu chefe agora. De qualquer forma, falta pouco para você ter de fazer a comunicação oficial (ver pp. 348-349), e é melhor, e mais profissional, que ele saiba das novidades diretamente de você.

Pode ser preciso adaptar um pouco o seu dia de trabalho, mas tome cuidado. Tente não atrasar o serviço e comporte-se profissionalmente. É de se esperar que seus colegas acolham bem sua gravidez, mas não espere favores especiais ou mais atenção por isso.

Embora estar grávida não seja uma doença, faça pausas adequadas para recarregar as baterias ou trabalhe em horário flexível, se houver essa possibilidade, de modo que possa evitar o transporte público nas horas de *rush*.

Tente fazer uma pequena caminhada na hora do almoço, para respirar ar fresco e aproveitar para um exercício leve. Beba muita água para manter-se hidratada e alerta, coma pouco e com frequência, para manter altos seus níveis de energia.

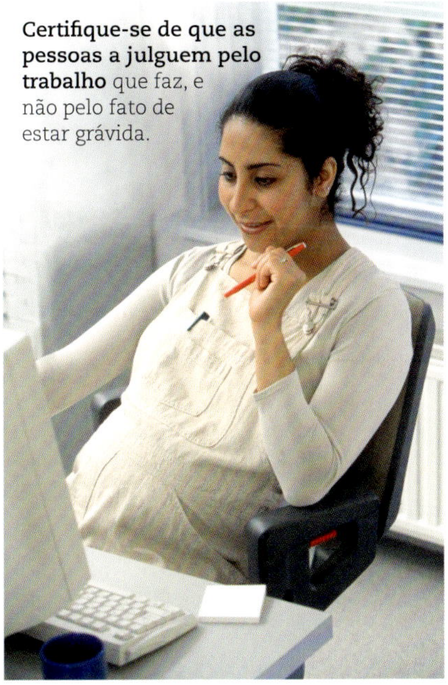

Certifique-se de que as pessoas a julguem pelo trabalho que faz, e não pelo fato de estar grávida.

FOCO EM... SAÚDE

Sangramento vaginal

Se você tiver um sangramento vaginal, consulte seu médico. O aumento do suprimento de sangue para o colo do útero, além de pólipos simples, pode causar um sangramento leve, especialmente após relações sexuais. Sangramentos intensos no segundo trimestre sugerem problema na placenta, como a placenta prévia (ver p. 212). Ou a placenta pode se descolar da parede do útero, causando o sangramento, ou o útero pode romper-se, muito raramente e, em geral, apenas em mulheres que já tiveram uma cesariana.

PERGUNTE AO... OBSTETRA

Meu gerente disse que não posso sair para assistir a aulas pré-natais. O que faço? Você tem direito legal de sair do trabalho para consultas pré-natais. Mostre a ele um atestado emitido por seu médico para confirmar que está grávida, junto com uma prova da consulta. As consultas pré-natais também incluem preparo para o parto ou aulas de relaxamento.

Se o seu chefe recusar a permissão para sair, fale com ele. Se isso não ajudar, aconselhe-se com o departamento de Recursos Humanos ou com algum funcionário superior; ou contate seu sindicato, se tiver um.

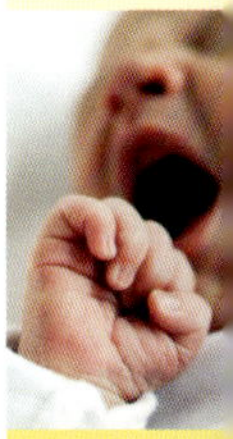

Sua 23ª semana

É NORMAL SE SENTIR UM POUCO DESEQUILIBRADA, TANTO FÍSICA COMO EMOCIONALMENTE

Estar grávida pode ter todo tipo de efeitos inesperados. É provável que haja dias em que você não se sinta no controle de suas emoções e elas a dominem, fazendo-a chorar sem nenhum motivo. Ou sinta seu corpo desajeitado e descoordenado, e trombe com os móveis a toda hora. Converse um pouquinho com outras futuras mamães e vai descobrir que esses efeitos colaterais são parte normal da experiência da gravidez!

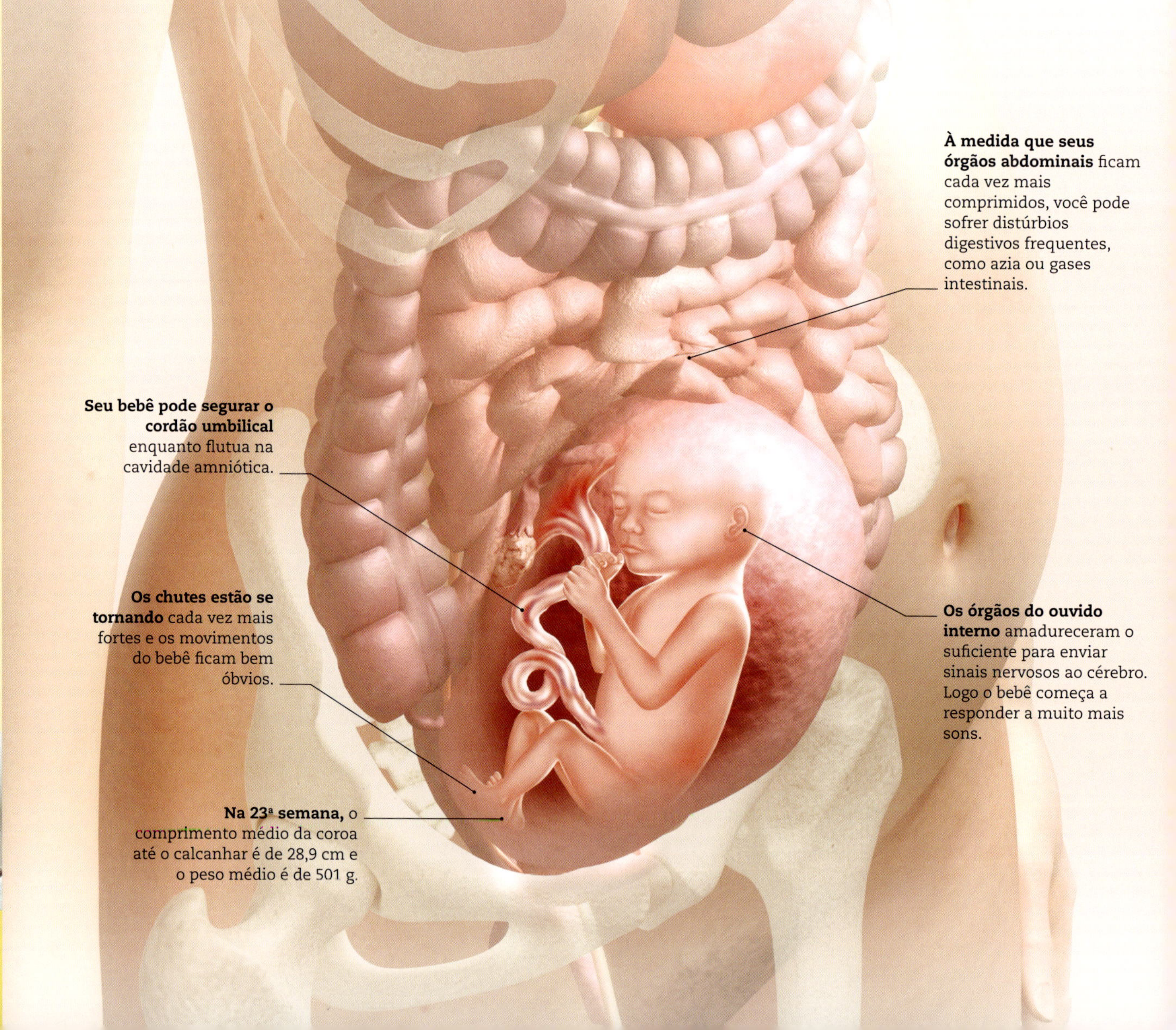

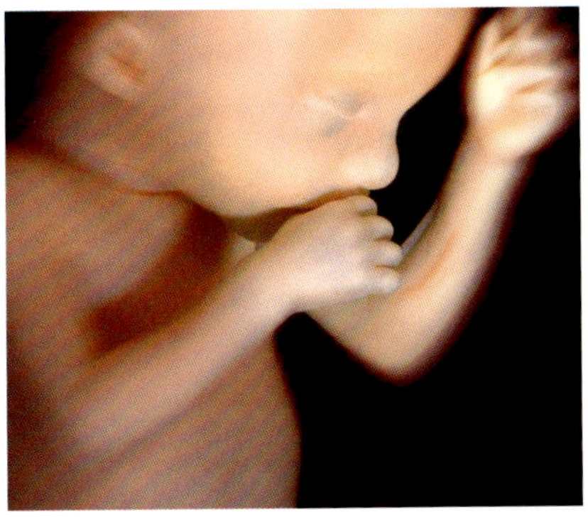

JÁ ESTÁ COM 22 SEMANAS E 1 DIA

Faltam 125 dias...

SEU BEBÊ HOJE

Esta semana é marcante para os sentidos do bebê: audição e equilíbrio, ambos controlados pelo ouvido interno, começam a amadurecer agora. Como se vê na imagem, as orelhas ainda não estão na posição definitiva nos lados da cabeça.

Se suas emoções estão confusas, tente chorar, de preferência no ombro de alguém. Você vai se sentir muito melhor.

É normal sentir-se numa gangorra emocional. A melhor maneira de lidar com isso é conceder algum tempo a si mesma e as coisas logo melhoram. Se você se surpreender de novo chorando ao assistir a um comercial, tente ver o lado engraçado! Contar isso a alguém também pode ajudar, especialmente se for uma amiga grávida ou uma mãe novata – ela, mais do que ninguém, vai conseguir compreender como você se sente e ser solidária.

A boa-nova é que você não precisa se preocupar com o bebê – ele não é afetado por suas ocasionais mudanças de humor. No entanto, pode não ser bom para ele se você ficar estressada demais, pois seu corpo produzirá mais cortisol, um hormônio que pode ter efeitos adversos sobre o bebê (ver p. 187). Assim, quando se sentir estressada, reserve um tempo adequado para relaxar e cuide-se, pelo bem do bebê.

FOCO EM... GÊMEOS

Coisas da maternidade

Se vai ter gêmeos, é possível que seu médico a aconselhe a tirar a licença-maternidade antes da data prevista para o parto. Converse com ele para avaliar as vantagens e as desvantagens.

Se você sentir que está em condições de continuar trabalhando, também pode deixar o maior tempo possível para depois que os bebês nascerem, e seu parceiro vai querer o máximo possível de licença-paternidade (ver p. 349). À parte a ajuda da família e dos amigos, fundamental nessa hora, considere o que pode permitir-se em termos de cuidados adicionais com os bebês.

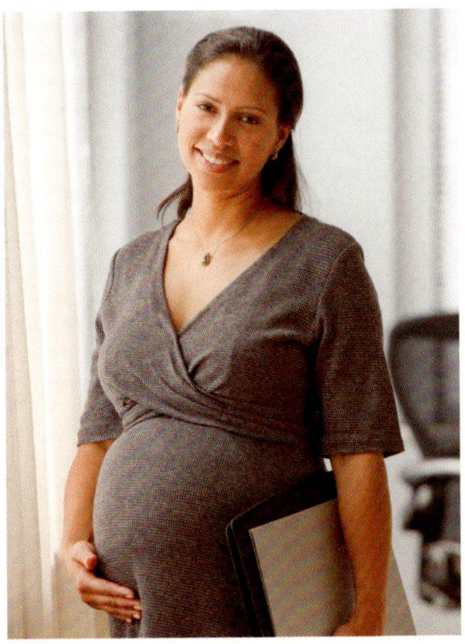

PERGUNTE AO... MÉDICO

Acho que estou com intoxicação alimentar. Isso vai prejudicar meu bebê? Alguns agentes patogênicos, como salmonela, *Campylobacter* e *E. coli*, não prejudicam o bebê diretamente, mas podem fazê-la sentir-se muito mal, causando vômitos profusos e diarreia, que podem levar a uma desidratação severa. É importante manter alta a ingestão de líquidos, para expulsar os elementos patogênicos e também para assegurar-se de que está bem hidratada. Se os vômitos estiverem a ponto de não conseguir segurar nada no estômago, marque uma consulta de emergência.

A infecção com a bactéria *Listeria* é o mais grave tipo de intoxicação alimentar, pois pode causar um aborto ou um parto prematuro. Portanto, contate o médico se acredita que comeu um alimento contaminado (ver p. 16), para que ele faça as verificações obrigatórias e, se necessário, prescreva o tratamento.

Tome sempre cuidados especiais ao escolher alimentos e siga as regras de higiene ao prepará-los. Evite comer alimentos comumente associados à intoxicação alimentar (ver p. 16).

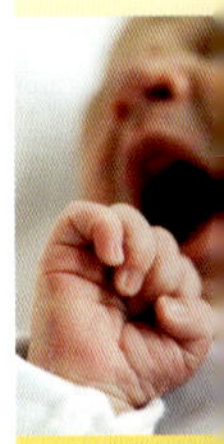

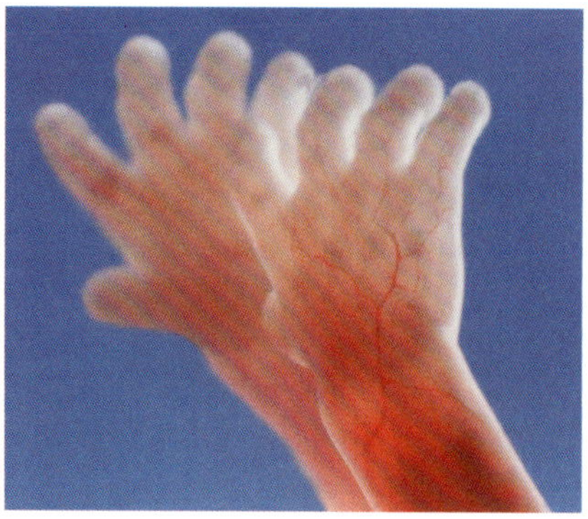

JÁ ESTÁ COM 22 SEMANAS E 2 DIAS

Faltam 124 dias...

SEU BEBÊ HOJE

As mãos e os dedos estão bem visíveis, e as bases das unhas já se estabeleceram. Se a palma da mão for tocada, os dedos do bebê se fecham. Na parte inferior da imagem, veem-se as pontas do rádio e da ulna, os dois ossos do antebraço.

Agora que os ouvidos do bebê se desenvolveram o suficiente para processar sons, pouco a pouco a audição dele vai melhorar.

O ouvido externo do bebê se desenvolveu já há algum tempo, mas, para que ele ouça, as estruturas internas do ouvido interno também precisam amadurecer. No ouvido médio, três ossos – o martelo, a bigorna e o estribo – conduzem o som ao ouvido interno. Esses ossos inicialmente se formam com cartilagem macia e cercados de tecido conectivo; ao começarem a se adensar, o tecido conectivo gradualmente se dissolve. Isso permite que o tímpano vibre sobre o martelo, que passa o movimento para a bigorna e depois para o estribo. As vibrações então são enviadas para a cóclea, uma cavidade no ouvido interno, onde são "traduzidas" em impulsos nervosos a serem mandados ao cérebro.

Com 22 semanas, o ouvido interno do bebê amadureceu adequadamente para que o som seja transformado em sinais nervosos para o cérebro. A primeira parte da cóclea a se desenvolver é responsável por receber frequências sonoras mais graves. À medida que o bebê se desenvolve, ele gradualmente é capaz de reconhecer e responder a frequências sonoras mais agudas. Nas próximas três semanas, a receptividade do bebê aos sons aumentará mais e mais. Inicialmente, as respostas são lentas, mas, com 25 semanas, ele reagirá, com movimentos, a uma ampla gama de sons.

Além de ser responsável pela audição do bebê, o ouvido interno também controla o equilíbrio. Em três canais semicirculares do ouvido interno, há pequenas fibras capazes de perceber a aceleração em qualquer direção, dando o sentido de movimento e o equilíbrio. Flutuar no líquido amniótico é semelhante a não ter peso e, embora o bebê esteja muito ativo, ainda não percebe que se move para cima e para baixo.

FALANDO NISSO...

Os homens são mais rápidos do que as mulheres para trocar fraldas.

As pesquisas demonstram que, em média, as mulheres levam 2 minutos e 5 segundos, enquanto os homens, em média, 1 minuto e 36 segundos! Então, esse trabalho é para ele,

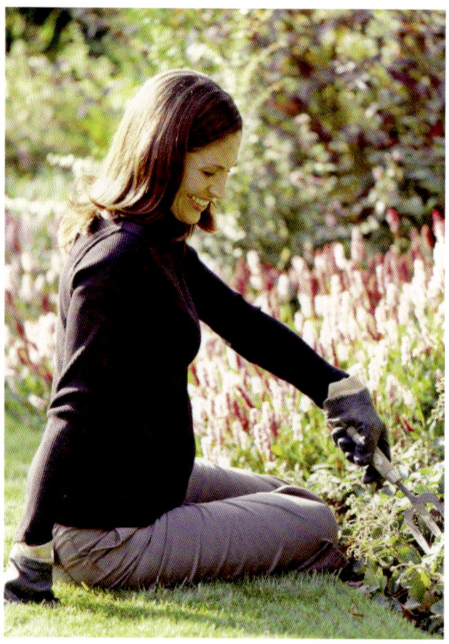

Jardinagem é um grande exercício e com ela você também toma um pouco de ar fresco. Use luvas, porque na terra pode haver parasitas da toxoplasmose (ver pp. 25 e 101).

ENERGIA DE SOBRA

Se, como muitas grávidas neste estágio, você se sente cheia de energia, aproveite-a ao máximo.

- **Faça exercícios,** inclusive um pouco de jardinagem (ver à esquerda).
- **Organize a papelada** e coloque as finanças em dia.
- **Tire do armário as roupas** que não vai usar mais.
- **Aprenda a tricotar** ou, se já sabe, tricote algumas roupas para o bebê.
- **Reserve um tempo para os amigos** que não contata já faz algum tempo – você pode não ter vontade de fazê-lo nos próximos meses.

Embora se sinta muito bem, sempre reserve um tempo para relaxar e recarregar as baterias.

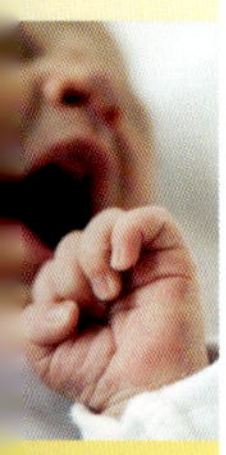

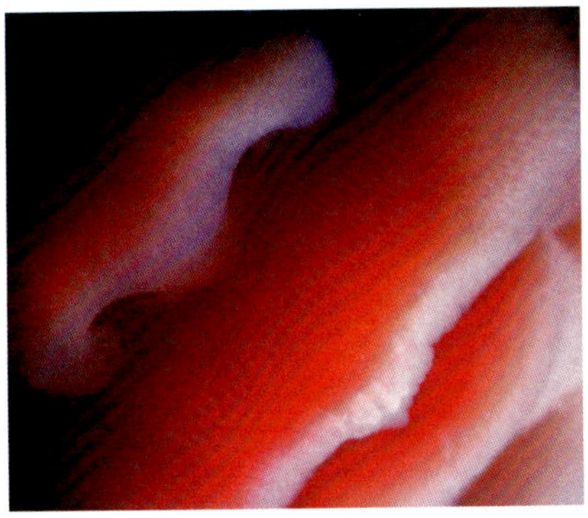

JÁ ESTÁ COM 22 SEMANAS E 3 DIAS

Faltam 123 dias...

SEU BEBÊ HOJE

A boca e o nariz do bebê estão bem desenvolvidos. Os sistemas nervoso e muscular agora estão maduros o bastante para o bebê sugar o líquido amniótico, que os rins processam vagarosamente. Os resíduos são eliminados pela placenta.

Durante a gravidez, você provavelmente fará novos amigos, mas pode perceber que algumas velhas amizades são afetadas.

Uma das coisas que você não poderia imaginar antes de engravidar é como suas amizades mudariam. É normal aproximar-se de outras mulheres grávidas ou que tiveram bebê recentemente, e é comum fazer amigas durante as aulas pré-natais (ver p. 199), pois o natural é querer se cercar de pessoas que estão passando ou que passaram pela mesma experiência que você, em particular por ter muitas perguntas que elas podem responder. Você também pode se sentir mais próxima das mulheres da família, especialmente de sua mãe (ver p. 209).

Você vai descobrir que amigas que não estão grávidas ou que não têm filhos podem não estar tão interessadas em todos os detalhes de sua gravidez. Será difícil para elas compreender como é envolvente estar grávida e ter um filho; literalmente, você não consegue pensar em outra coisa. Se essas forem amizades valiosas, faça um esforço para ter algumas conversas “não gravídicas”. É bom para você não se focar 100% na gravidez.

Se descobrir que está se afastando dessas amigas por um tempo, não se preocupe. Boas amigas vão continuar sendo boas amigas, mesmo que suas vidas andem em direções diferentes por um tempo.

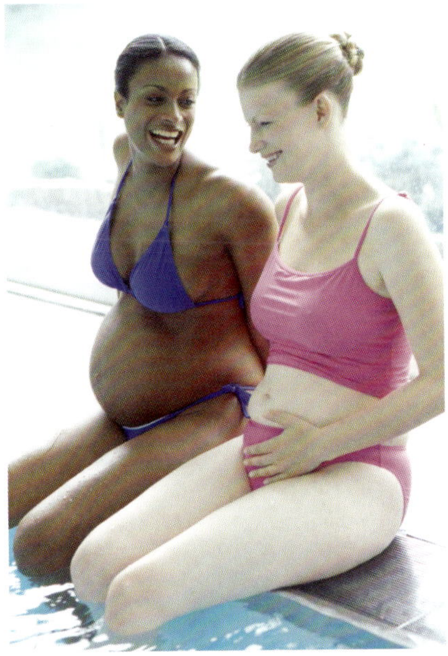

Passando o tempo com mulheres que também estejam esperando bebê, você pode compartilhar os altos e baixos de suas experiências na gestação. Também pode ser divertido ter atividades juntas, como nadar ou ir para aulas de hidroginástica.

PERGUNTE AO... MÉDICO

Meus dedos estão formigando e disseram que é síndrome do túnel do carpo. O que é isso? Esse problema ocorre quando os tecidos inchados do pulso comprimem os nervos e causam formigamento e dormência nos dedos. Também pode haver dificuldade para pegar objetos e fraqueza na mão. Na gravidez, ela é causada por um aumento no volume de sangue, especialmente no segundo e terceiro trimestres. Há maneiras de reduzir os sintomas, como fazer exercícios com movimentos circulatórios e alongamentos para melhorar a circulação e aumentar a mobilidade do pulso. Seu médico pode mostrá-los para você. Usar tala e manter a mão elevada sobre um travesseiro durante a noite também pode ajudar.

A síndrome do túnel do carpo desaparece após o parto, quando não há mais líquidos em excesso.

FALANDO NISSO...

O número de mulheres acima dos 40 que engravidam continua a crescer.

Segundo as estatísticas britânicas, a taxa de concepção das mulheres acima dos 40 anos subiu de 9,4 para 15,2 gravidezes para cada mil mulheres entre 2000 e 2016. A idade mais comum para a gravidez é entre os 30 e os 34 anos.

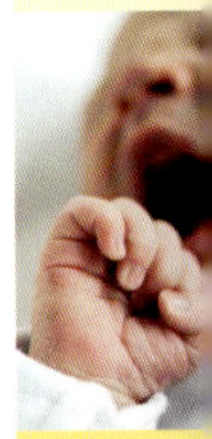

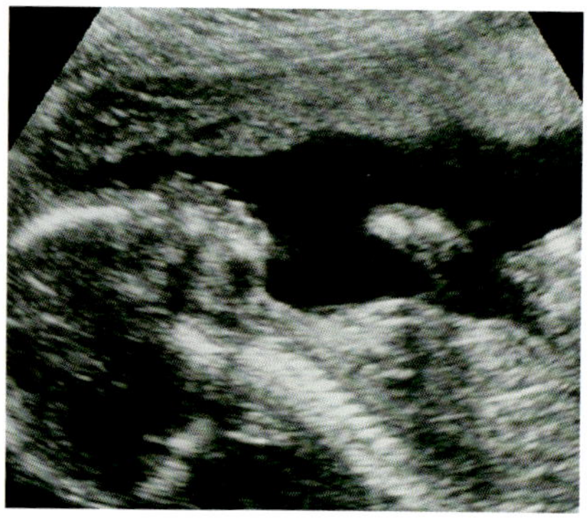

JÁ ESTÁ COM 22 SEMANAS E 4 DIAS

Faltam 122 dias...

SEU BEBÊ HOJE

Ver o bebê num ultrassom em 3D ou 4D lhe dá uma visão melhor, mas a maior parte das informações que capacitam os médicos a planejar os cuidados com você provém de examinar o bebê usando o ultrassom em 2D, que fornece imagens mais claras das estruturas internas.

Agora que pode ouvir, seu fantástico bebê também está começando a desenvolver a habilidade de se lembrar das coisas.

À medida que o sistema nervoso do bebê se desenvolve, e especialmente depois que o sentido da audição amadurece, ele tem a oportunidade de aprender com a experiência e lembrar-se. Ainda não se sabe completamente como esse processo ocorre, mas os especialistas acreditam que os primeiros sinais de aprendizado coincidem com a capacidade de ouvir e acontecem nesse meio caminho da gravidez.

Em meses posteriores, mais sons chegarão ao bebê, à medida que as paredes do útero ficarem mais finas. Embora se tenham visto bebês que se assustam neste estágio, eles parecem aprender a não reagir ao som se ele for repetido várias vezes, adaptando-se gradualmente a ele à medida que é repetido ao longo do tempo e, finalmente, ignorando-o.

Esse teste simples demonstra que um feto pode se adaptar a estímulos repetidos. No entanto, se o padrão sonoro não for repetido por algum tempo, o bebê o esquece e se assusta com ele se ocorrer de novo.

Reter eventos na memória é uma função muito mais complexa e apoia-se em trajetos na massa cinzenta do cérebro. Ainda faltam semanas para aprendizado e memória vincularem-se nos últimos estágios da gravidez.

FALANDO NISSO...

É provável que o bebê fique cada vez mais ativo e seus movimentos mais previsíveis.

Por volta desta época, é provável que você comece a sentir movimentos mais regulares e definidos, e se acostume com as atividades de seu bebê.

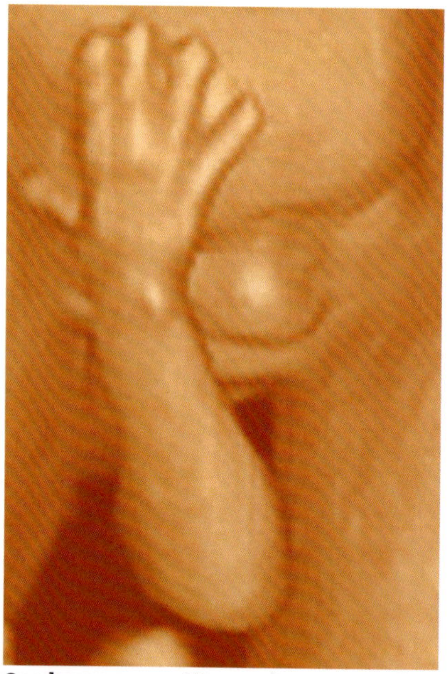

Os ultrassons em 3D permitem que você veja, em detalhes incríveis, o rosto e outras características do bebê, como as mãos. Como essas imagens são tão reais, elas frequentemente estreitam a ligação entre a mãe e o filho.

EM CLOSE E PESSOAL

As tecnologias avançadas mostram que é possível ver, antes que ele nasça, como o bebê vai ser. O ultrassom permite que os pais o vejam em *close* ou em 3D, numa imagem imóvel, ou em 4D, como num filme.

Ultrassons nítidos das características faciais do bebê podem ser vistos a partir desta semana. Entretanto, o tempo ótimo para um desses ultrassons é entre a 26ª e a 34ª semana, quando seu bebê ainda tem espaço para se movimentar com facilidade.

Você pode observar um surpreendente nível de detalhes que não são visíveis em um ultrassom pré-natal – padrão de hospital. Se não quiser saber o sexo do bebê, lembre-se de informar o ultrassonografista, pois provavelmente isso ficará bem claro em ultrassons de alta tecnologia como esse.

Saiba que fazer esses ultrassons é caro e, se o bebê estiver numa posição inadequada, a imagem pode não fornecer um grande resultado. A posição da placenta, a quantidade de líquido amniótico e o tamanho da mãe são todos fatores que podem afetar a qualidade da imagem.

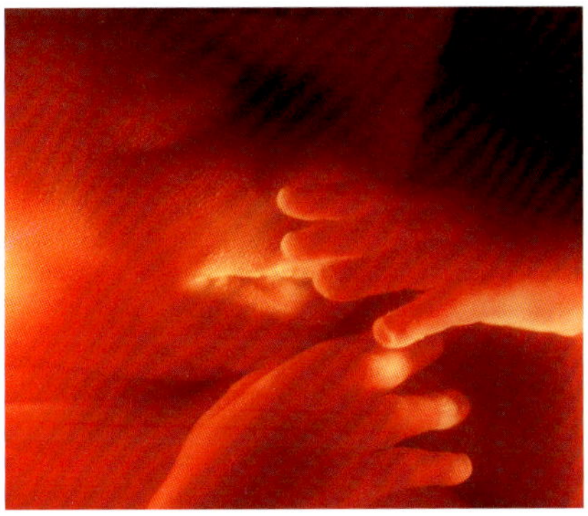

JÁ ESTÁ COM 22 SEMANAS E 5 DIAS

Faltam 121 dias...

SEU BEBÊ HOJE

Cabelos extremamente finos chamados lanugem cobrem toda a superfície da pele do bebê. Eles caem constantemente e são substituídos, mas, durante as semanas finais da gravidez, tal substituição é feita por cabelos mais espessos, permanentes. As células da lanugem ajudam a isolar a pele.

Tonturas ocasionais são comuns durante a gravidez e não constituem sinal de que haja qualquer coisa errada.

Enquanto seu corpo trabalha intensamente para nutrir seu bebê em desenvolvimento, você pode ter episódios de tontura de vez em quando.

É comum sentir tontura ao se levantar repentinamente; isto porque, embora seu suprimento de sangue tenha aumentado durante a gravidez, levantar-se muito rápido faz o sangue correr para as pernas, reduzindo o suprimento de sangue que vai para o cérebro e causando tontura.

A tontura também pode ser sintoma de anemia (ver p. 472). Embora seu corpo produza mais hemácias na gravidez do que antes, o volume de sangue também aumenta. Isso significa que, proporcionalmente, há menos células vermelhas no sangue e a contagem de glóbulos se reduz. Pode ser que você também tenha falta de ferro, e, se for o caso, o médico receitará suplementos de ferro.

Além de tontura, outros sintomas da anemia são cansaço e falta de fôlego. Níveis baixos de glicemia (ver p. 92) também podem causar tontura, e você pode evitá-los alimentando-se regularmente.

Se você está sentindo tonturas, embora seja provável que isso se deva às mudanças fisiológicas da gravidez, informe o obstetra, para ser examinada e fazer os exames de sangue necessários.

Se sentir tontura quando estiver na rua, ou se precisar sentar-se no ônibus ou no trem, pois acha que pode desmaiar, sempre avise alguém – a maioria das pessoas será gentil e compreensiva e oferecerá um lugar. Pode ser útil usar um broche escrito "bebê a bordo".

PERGUNTE A... UMA MÃE

Estou só na metade da minha gravidez, mas não tenho mais vontade de vida social. Será que devo me forçar a sair? Lembro-me bem de como me sentia assim! Quando você está grávida, é normal que algumas vezes se sinta sem vontade de sair, porque está cansada demais para ter vida social.

Entretanto, vale a pena tentar aproveitar ao máximo seu tempo de lazer antes que o bebê chegue. Você pode não sentir vontade de sair, mas depois que o fizer provavelmente vai ficar satisfeita por ter se forçado a ir e isso vai ajudar a manter suas amizades.

Quando eu estava grávida, escolhia minhas atividades com cuidado, optando por encontros no final da tarde ou nos fins de semana, e fui a cafés em lugar de bares. Também recebia amigas para almoçar e jantar, mas pedia a todo mundo que trouxesse algo.

Eu me dei conta de que talvez não pudesse ir ao cinema ou ao teatro por algum tempo depois que o bebê nascesse, então planejei muitas viagens legais. Você pode ir às matinês nos fins de semana se estiver muito cansada à noite. Quando eu estava cansada demais para sair, atualizava as novidades com as amigas pelo telefone.

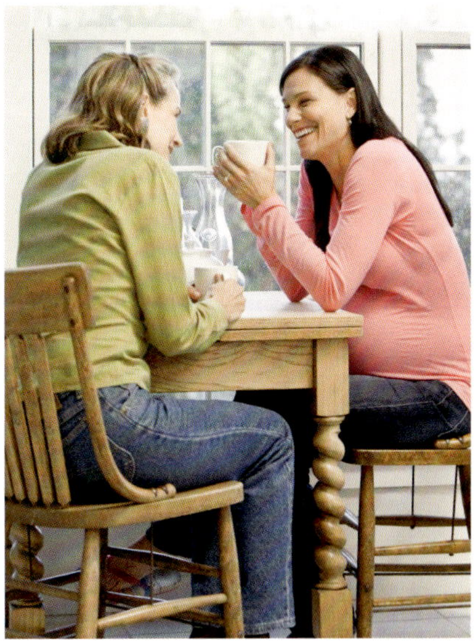

Se não consegue encarar multidões, convide uma amiga por vez no ambiente doméstico. Seja seletiva e priorize aquelas pessoas que realmente significam alguma coisa para você, em lugar de tentar ver todo mundo.

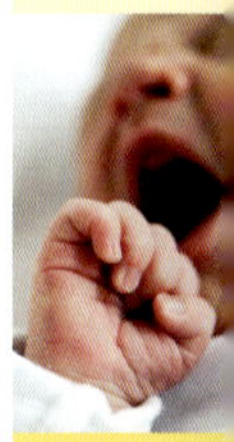

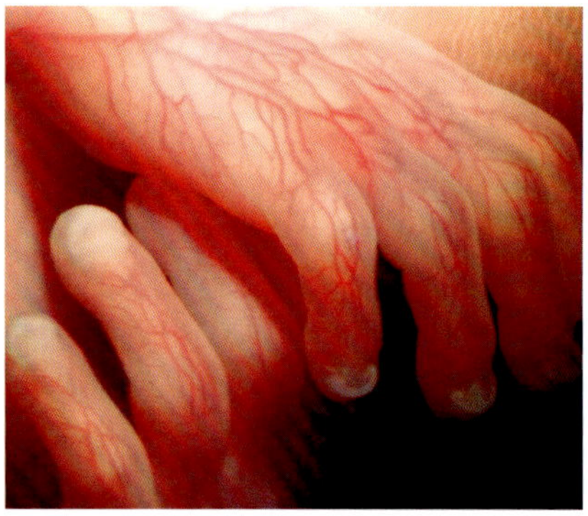

JÁ ESTÁ COM 22 SEMANAS E 6 DIAS

Faltam 120 dias...

SEU BEBÊ HOJE

O sistema nervoso e a coordenação muscular do bebê agora estão muito mais desenvolvidos. Ele tem o reflexo de agarrar – quando se toca a palma da mão, os dedos se fecham – e consegue chupar o polegar resolutamente, em lugar de usar movimentos aleatórios.

Quando surge a falta de jeito, algo tão simples como andar em linha reta se torna difícil!

Se você acha que está batendo em tudo a toda hora e tropeçando, parece que chegou a falta de jeito, efeito colateral comum na gravidez.

A falta de jeito durante a gestação tem causas físicas: o hormônio relaxina solta suas articulações, seu centro de gravidade muda à medida que o abdome se expande e seu peso extra a desequilibra. Entretanto, há também razões emocionais: se você está preocupada por estar grávida, é possível que sua concentração se disperse de vez em quando, tornando mais provável que você não note riscos potenciais em seu caminho.

A boa-nova é que sua graça usual voltará depois que der à luz, mas até lá é importante evitar situações que a coloquem em risco de ferir-se. Portanto, use sapatos rasos em lugar de saltos, evite superfícies úmidas ou escorregadias, e tome cuidado com escadas íngremes e calçadas esburacadas. Prenda as pontas de tapetes soltos e mantenha escadas e corredores livres de coisas em que poderia tropeçar. Seja particularmente cuidadosa quando estiver erguendo algo, pois é muito fácil perder o equilíbrio quando se inclinar para a frente. Também seja cuidadosa ao entrar e sair da banheira ou do chuveiro, pois esses lugares são notórios por provocar acidentes durante a gestação.

Vale a pena notar que a falta de jeito normal da gravidez não é acompanhada por distúrbios visuais, nem dores de cabeça, nem tonturas; portanto, se você tiver qualquer um desses sintomas, deve consultar o médico.

HORA DE PENSAR EM...

Preparar a casa

Se o instinto de se aninhar de seu parceiro deu o ar da graça, aproveite ao máximo, e veja o que precisa ser feito em sua casa.

- **Decore o quarto** em que o bebê vai dormir depois que você o tirar do quarto do casal.
- **Aproveite a oportunidade** para uma "limpeza" e destine tudo o que não usa à caridade.
- **Prepare espaço** para armazenamento, colocando prateleiras e gavetas adicionais onde puder. Escolha onde vai colocar peças grandes, como o carrinho.

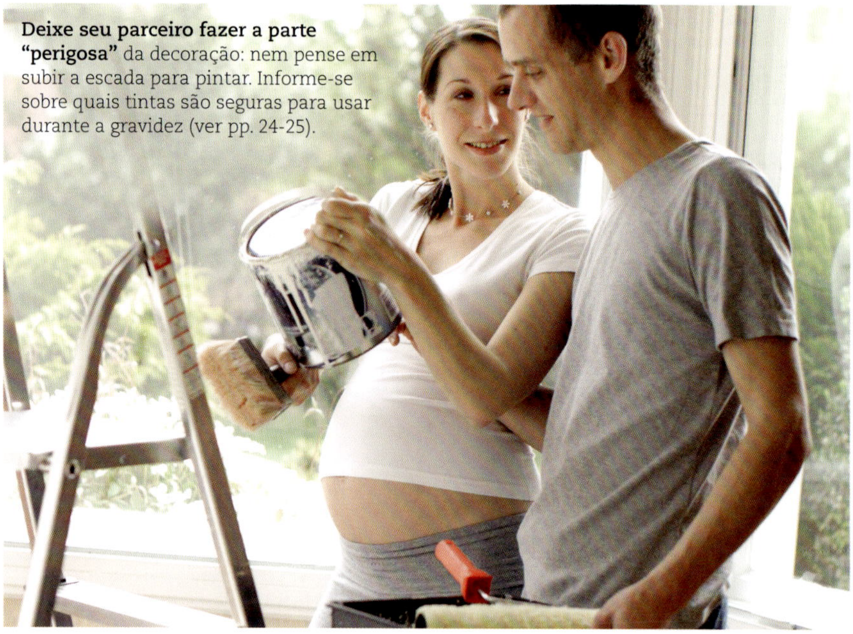

Deixe seu parceiro fazer a parte "perigosa" da decoração: nem pense em subir a escada para pintar. Informe-se sobre quais tintas são seguras para usar durante a gravidez (ver pp. 24-25).

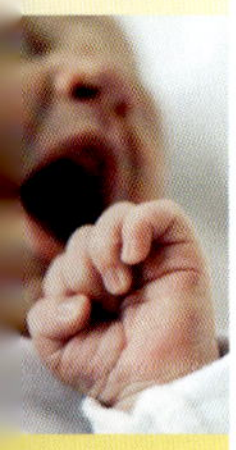

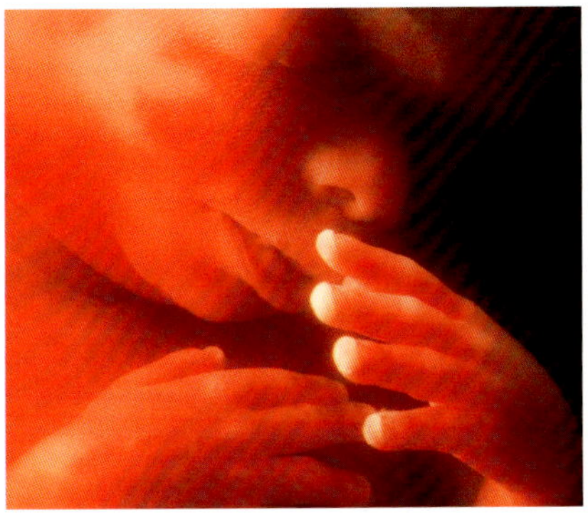

JÁ ESTÁ COM EXATAMENTE 23 SEMANAS

Faltam 119 dias...

SEU BEBÊ HOJE

As aparências enganam: embora seu bebê pareça muito bem desenvolvido, na gravidez ainda é cedo – o estado do colo do útero e a progesterona produzida pela placenta desempenham papel importante assegurando que, por mais alguns meses, o trabalho de parto ainda não comece.

Você pode ficar surpresa pela força dos sentimentos que tem por seu bebê, e esse instinto maternal fica mais forte a cada dia.

Você já se sente mamãe? Seja você maternal ou não, instintivamente já começou o processo de se tornar mãe. Pode estar cuidando melhor de si mesma, comendo melhor e fazendo mudanças em seu estilo de vida, não necessariamente para beneficiar sua própria saúde, mas pelo bem do bebê. É provável que perceba se protegendo, resguardando a barriguinha e preocupando-se com qualquer coisa que possa acontecer ao bebê. Mas não se preocupe se você não sentir essa forte ligação: as mulheres não são todas iguais e pode ser que você só experimente os sentimentos maternais quando estiver cuidando do bebê.

Seu parceiro pode não ter muita vocação para pai, mas quanto mais você o envolver na gravidez, maior a probabilidade de ele se aproximar do bebê. Lendo em livros ou na internet como o bebê está se desenvolvendo em cada estágio e comparecendo com você a algumas ou a todas as consultas pré-natais, ele poderá imaginar o bebê e acompanhar seu progresso tão de perto quanto possível.

FOCO EM... RELACIONAMENTOS

O que é isso, mamãe?

Se você já tem um filho pequeno, ele sem dúvida vai ficar curioso para saber por que você ficou tão gorda de repente! Mantenha as coisas simples, dizendo "A mamãe vai lhe dar uma irmãzinha ou um irmãozinho, mas ela ou ele não está aqui ainda". Nas semanas seguintes, explique em mais detalhes o que significa ter um novo bebê.

Não há necessidade de dizer à criança como o bebê entrou lá, ou ficar toda hora lembrando o irmãozinho a ele. Simplesmente responda às suas perguntas quando forem feitas, sem mostrar preocupação demais com o assunto.

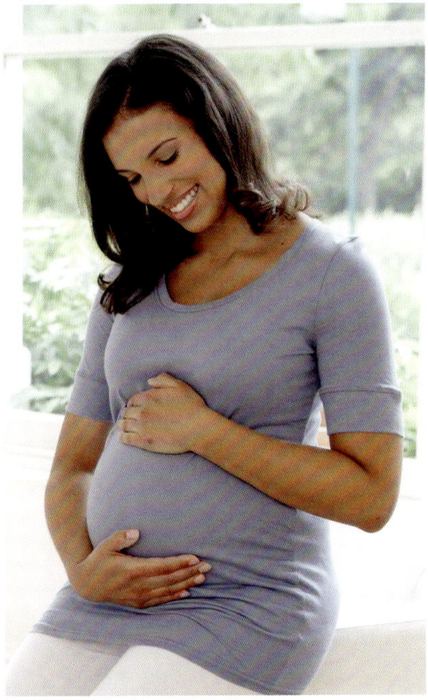

À medida que sua barriga cresce e você começa a sentir o bebê fazendo pequenos movimentos, seus sentimentos maternos provavelmente se intensificarão.

PERGUNTE AO... MÉDICO

Fiquei gripada. Isso vai prejudicar meu bebê? Não, seu bebê vai ficar bem, mas como seu sistema imunológico está comprometido durante a gravidez, seus sintomas podem durar mais tempo do que o normal. Beba muito líquido para permanecer hidratada e faça muitas pequenas refeições por dia, para manter o nível de energia. Se não melhorar dentro de 24 a 48 horas, ou se sua temperatura exceder os 38 °C, chame o médico.

Bem poucas grávidas experimentam complicações, mas se você se sentir muito mal e, em particular, se tiver problemas respiratórios, procure o médico imediatamente. Peça informações ao médico antes de tomar qualquer medicação de venda livre.

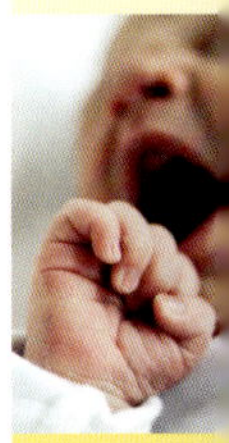

Sua 24ª semana

OS SISTEMAS CORPORAIS DE SEU BEBÊ ESTÃO SE TORNANDO CADA VEZ MAIS EFICIENTES

Um bebê que está se preparando para a vida independente precisa de toda a ajuda que você puder lhe dar. Mantenha seus bons hábitos nutrindo você e ele com alimentos saudáveis; e certifique-se de que seu próprio corpo está em excelentes condições físicas para sustentar sua gravidez. Alguns pequenos desconfortos, como sentir calor demais, cãibras nas pernas e hemorroidas podem atormentá-la. Esses problemas aborrecidos são apenas temporários e desaparecem depois que o bebê nascer.

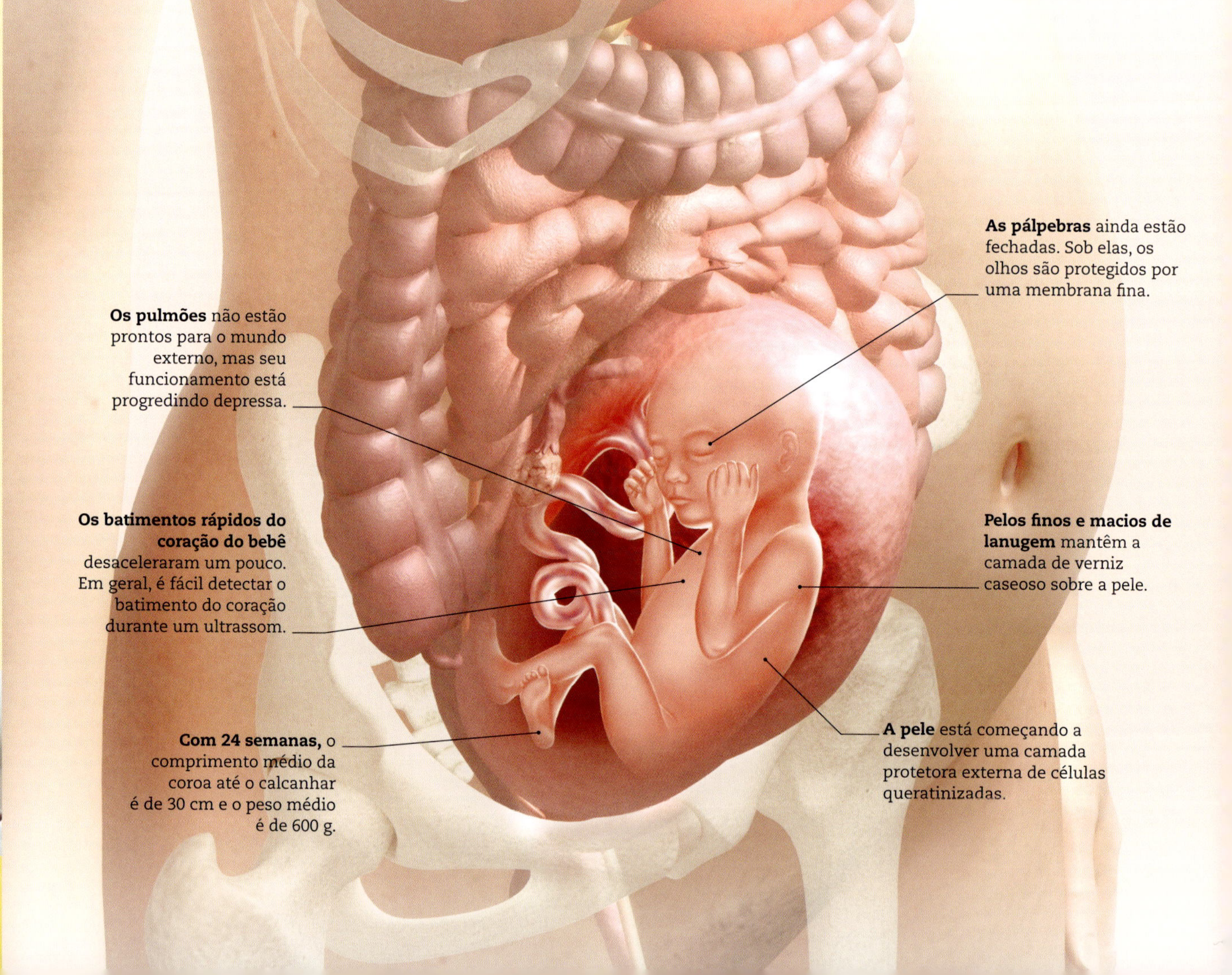

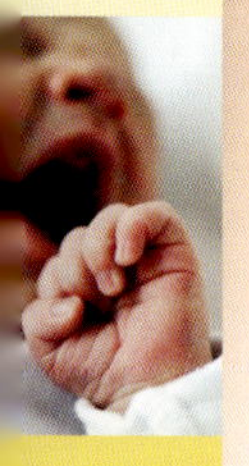

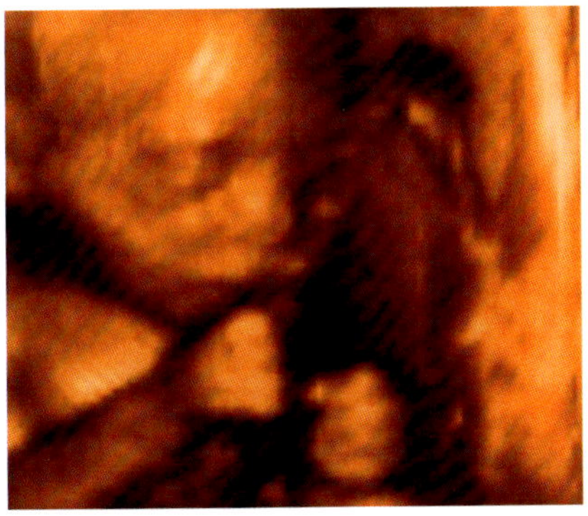

JÁ ESTÁ COM 23 SEMANAS E 1 DIA

Faltam 118 dias...

SEU BEBÊ HOJE

Não há luz no útero, mas o ultrassom em 3D foi projetado para produzir sombras e luminosidades, o mesmo efeito que ocorreria se você acendesse uma lanterna no útero. Agora o bebê pode estar segurando as mãos, com os punhos fletidos.

Deste ponto em diante, seu bebê é considerado "viável" e, caso nascesse antes da hora, receberia tratamentos salva-vidas.

A 24ª semana é considerada a idade legal de viabilidade do bebê e, portanto, é um marco importante da gravidez. Como muitas outras mulheres, você pode se sentir aliviada ao ultrapassar este ponto.

Se você entrasse em trabalho de parto e o bebê nascesse antes desta semana, é pouco provável que sobrevivesse (seria considerado aborto). Depois de 24 semanas, os médicos têm o dever legal de fazer tudo que puderem para salvar o bebê. Os bebês nascidos depois de 24 semanas recebem cuidado especial e, se necessário, são ressuscitados. Quanto mais avançada estiver a gravidez na hora do parto, é menos provável que o bebê tenha de encarar os problemas associados com o nascimento prematuro.

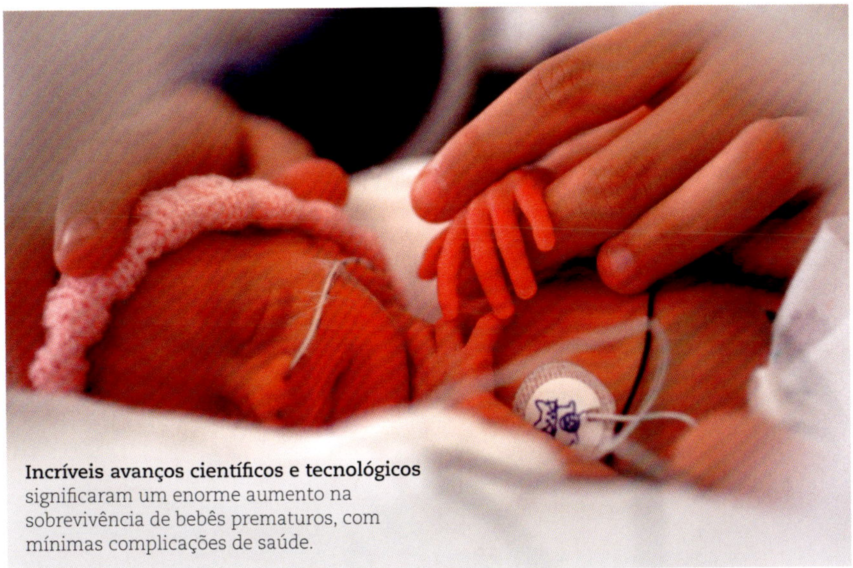

Incríveis avanços científicos e tecnológicos significaram um enorme aumento na sobrevivência de bebês prematuros, com mínimas complicações de saúde.

FALANDO NISSO...

O bebê prematuro sobrevivente mais jovem do mundo nasceu na Flórida com apenas 21 semanas e 6 dias.

O bebê pesava apenas 283 g e media 9,5 cm. Seus pés eram do tamanho da unha de um adulto. Foi a primeira vez que um bebê nascido antes de completar 23 semanas sobreviveu e isso levou a pedidos de que fosse baixada a idade legal da viabilidade.

UNIDADES DE CUIDADOS INTENSIVOS NEONATAIS

Bebês prematuros, ou recém-nascidos doentes, recebem cuidados especializados 24 horas por dia em uma unidade de serviços de neonatologia (Usen) (ver pp. 452-453). Quanto mais cedo o bebê nascer, maior a probabilidade de ocorrerem complicações, como infecções por exemplo. Se o seu bebê nascer com muitas semanas de antecedência, pode precisar ser cuidado em uma unidade de cuidados intensivos neonatais (Ucin) – que pode não estar no hospital em que o bebê nasceu. Seu bebê pode ser colocado em uma incubadora, com monitores, e receber oxigênio por um ventilador especial. Alguns dos equipamentos parecem assustadores, mas lembre-se de que estão ali para ajudar o bebê a permanecer quentinho e alimentado, e melhorar a saúde dele.

O pessoal explica prontamente o que está acontecendo e vai ficar satisfeito em envolvê-la tanto quanto possível nos cuidados do bebê, estimulando seus vínculos.

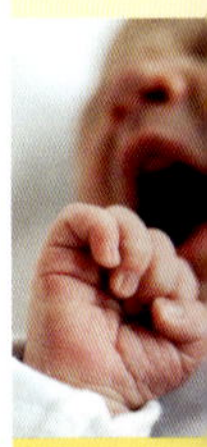

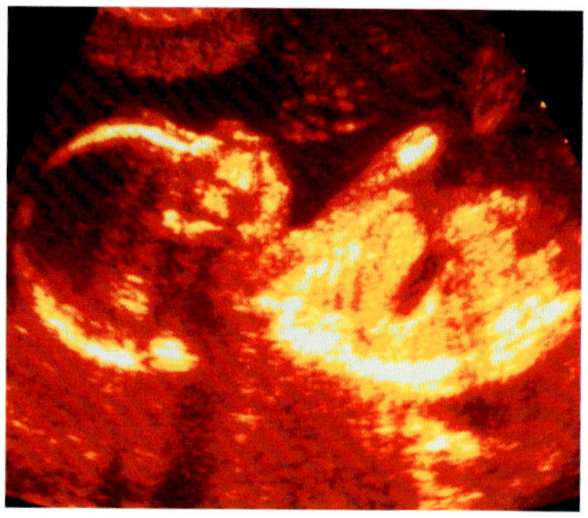

JÁ ESTÁ COM 23 SEMANAS E 2 DIAS

Faltam 117 dias...

SEU BEBÊ HOJE

Você agora provavelmente está consciente dos movimentos do bebê: o número de movimentos e sua natureza vão variar dia e noite, e você pode notar que começam a formar um determinado padrão ou resposta às suas próprias atividades.

Com uma camada subcutânea de gordura e uma camada firme de células, a pele do bebê agora está se tornando mais resistente.

A pele do bebê continua a desenvolver-se e, agora, começou a "queratinizar-se". A queratina é a substância que transforma a camada externa da pele em uma camada protetora feita de células mortas. O cabelo e as unhas também se formam com queratina.

A camada externa, queratinizada, das células da pele, mais a camada de gordura que fica entre suas células, forma uma cobertura impermeável. Esse processo de queratinização reduz a quantidade de água que o bebê perde no líquido amniótico. Cada nova célula da pele, feita em sua parte mais profunda, amadurece à medida que gradualmente se move para a superfície e, então, queratinizada, torna-se parte da camada externa protetora, antes de ser, por fim, desprezada. O ciclo leva aproximadamente 30 dias.

As camadas mais densas de células queratinizadas estão na palma das mãos e na sola dos pés. O processo de queratinização apenas começou. Como a camada subcutânea de gordura é muito fina neste estágio, a pele do bebê ainda parece transparente, mas menos do que era em semanas anteriores. Nesta fase da gravidez, o bebê ainda tem muito espaço para manobrar dentro do útero e, embora seja provável que agora você sinta muitos movimentos, eles são apenas uma fração do total. Isto porque os únicos movimentos percebidos são aqueles em que seu bebê chuta ou bate na parede do seu útero. Você não sente muitos dos movimentos mais leves, que ocorrem perto do corpo do bebê, porque não fazem nenhum contato com o útero.

CÃIBRAS NAS PERNAS

Ter espasmos dolorosos nos músculos da perna é comum durante a gravidez, particularmente à noite. Você pode acordar por causa de uma súbita dor localizada na panturrilha. Acredita-se que isso se deve à pressão que o útero exerce sobre os nervos pélvicos.

Alguns especialistas acreditam que as cãibras durante a gravidez podem ser causadas por falta de cálcio ou sal, ou excesso de fósforo, mas essas teorias ainda não estão provadas.

Alivie os espasmos flexionando o pé ou a perna (ver à direita) e massageie suavemente a área afetada. A cãibra deveria resolver-se por si mesma, quando você saísse da cama e usasse o músculo. Entretanto, se a dor não diminuir e houver vermelhidão ou inchaço na perna, procure um médico com urgência, para eliminar a possibilidade de um coágulo (ver p. 186), pois isso pode ser perigoso.

Para evitar cãibras, beba muita água, para prevenir a desidratação. Também faça alongamentos nas pernas regularmente (ver à direita) e exercícios com o tornozelo, com o calcanhar em círculos e agitando os dedos do pé, especialmente antes de dormir.

Fazer exercícios leves, como andar ou nadar, também pode ajudar, assim como massagear a panturrilha regularmente, para melhorar a circulação.

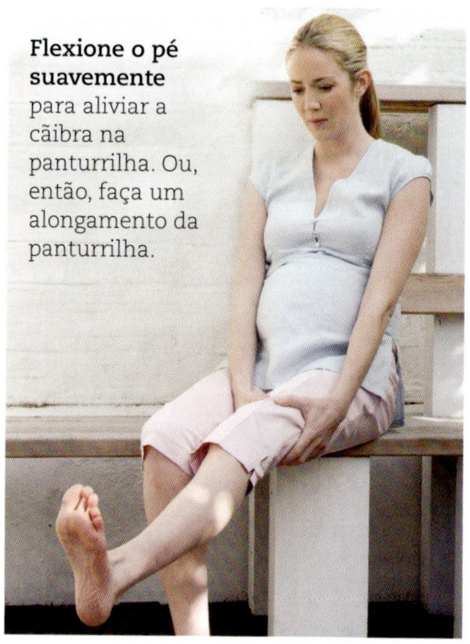

Flexione o pé suavemente para aliviar a cãibra na panturrilha. Ou, então, faça um alongamento da panturrilha.

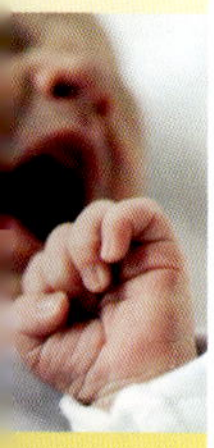

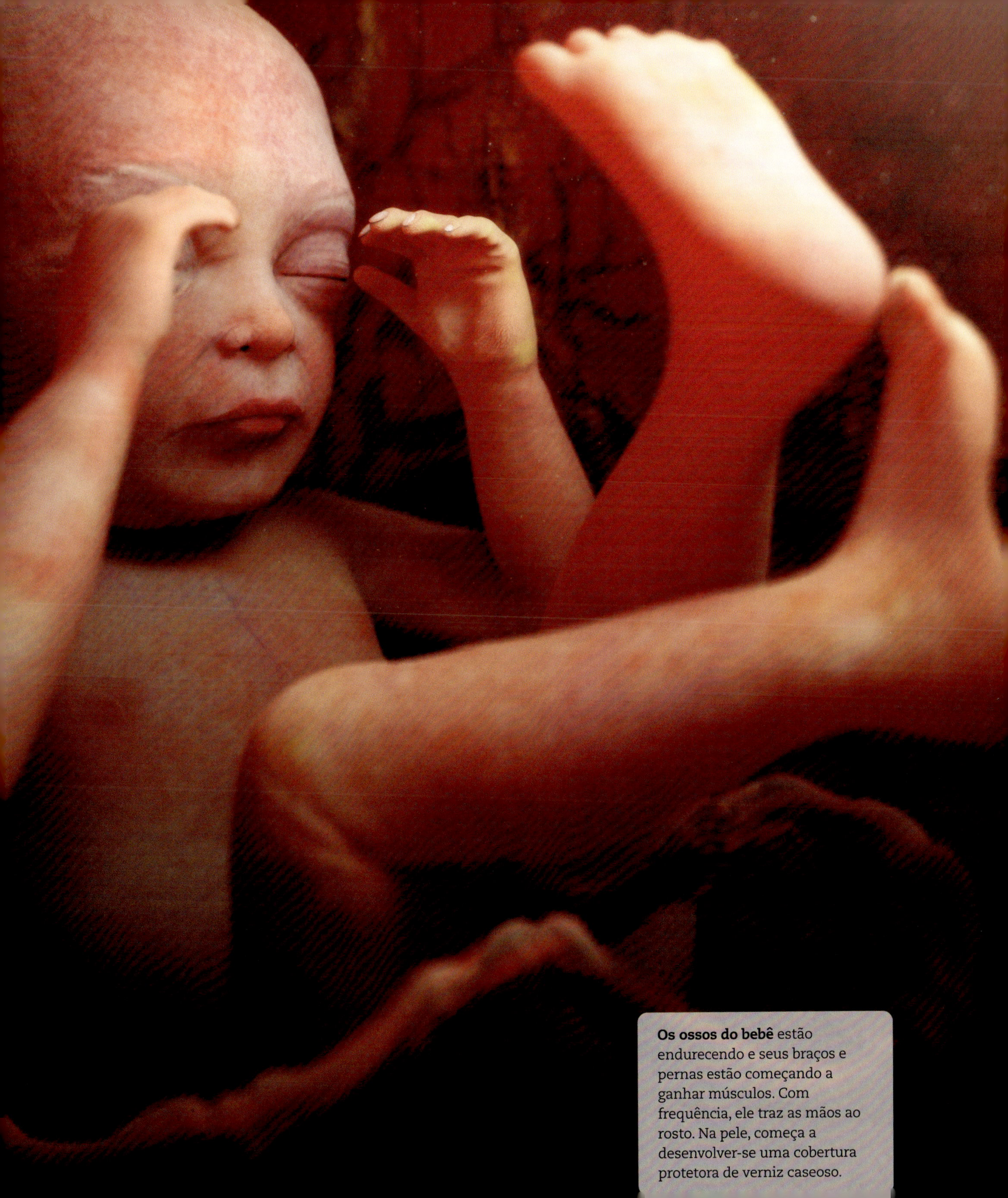

Os ossos do bebê estão endurecendo e seus braços e pernas estão começando a ganhar músculos. Com frequência, ele traz as mãos ao rosto. Na pele, começa a desenvolver-se uma cobertura protetora de verniz caseoso.

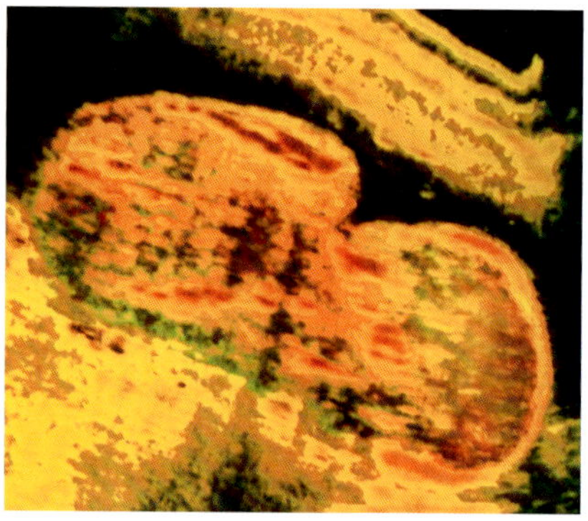

JÁ ESTÁ COM 23 SEMANAS E 3 DIAS

Faltam 116 dias...

SEU BEBÊ HOJE

O ultrassom usa ondas sonoras de frequência muito alta, bem além do alcance do ouvido humano. Por isso, a audição do bebê não é afetada pelas ondas transmitidas durante esses exames que verificam seu crescimento e desenvolvimento.

Você está sentindo calor? Grávidas às vezes se sentem como tendo um aquecedor próprio preso a elas.

Durante a gravidez você sente que tem muito mais calor e transpira mais do que o normal. Isso ocorre porque está carregando mais peso do que o normal e mais sangue é bombeado por seu corpo.

Se você estiver grávida no verão, poderá ser ainda mais difícil de aguentar, então procure maneiras de sentir-se mais refrescada (ver p. 324). Se estiver grávida no inverno, poderá se surpreender andando pela rua com um agasalho leve, enquanto as outras pessoas circulam embrulhadas em casacos e cachecóis. Poderá até chegar a discutir com seu parceiro, se ele quiser o aquecimento ligado e você preferir as janelas abertas!

Certifique-se de que bebe muito líquido, o dia inteiro. Pode acontecer de o excesso de suor causar irritação cutânea, sob os seios ou na virilha; por isso, lave-se com frequência e seque bem essas áreas.

FALANDO NISSO...

É comum sonhar que se dá à luz um bebê mais velho, que nasce andando e falando!

Acredita-se que isso reflita as inseguranças da futura mamãe a respeito de cuidar de um bebê pequeno e indefeso. Quanto mais velho o bebê, mais autossuficiente ele parece.

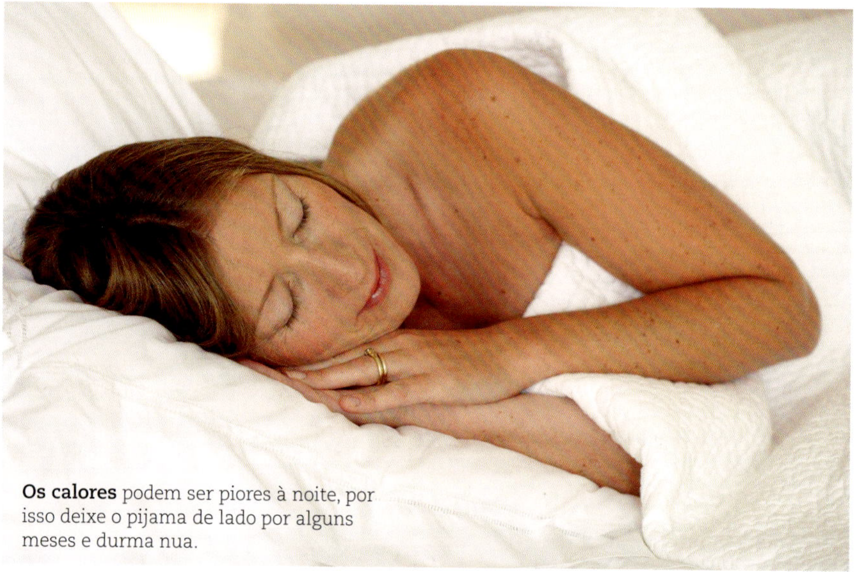

Os calores podem ser piores à noite, por isso deixe o pijama de lado por alguns meses e durma nua.

PERGUNTE AO... OBSTETRA

Tenho sonhos realmente estranhos e nítidos. Isso é normal na gravidez? É, quando você está grávida, é comum sonhar mais e lembrar-se dos sonhos. Os especialistas atribuem a vivacidade desses sonhos a todas as mudanças emocionais e físicas pelas quais uma grávida passa.

Os sonhos vívidos podem ser uma forma de seu inconsciente lidar com todas as esperanças e receios que você possa ter sobre o bebê e a maternidade iminente.

Também se acredita que o aumento dos sonhos se deve a mudanças hormonais: maiores níveis de estrogênio causam períodos mais longos de sono REM (movimentos rápidos do olho) – a fase do sono em que é mais provável que sonhemos.

Se os seus sonhos forem perturbadores, escreva-os, para tirá-los da mente.

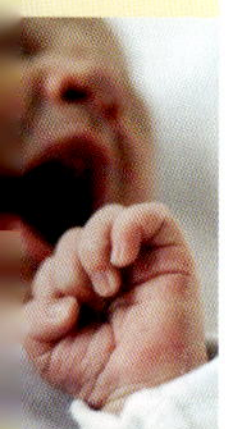

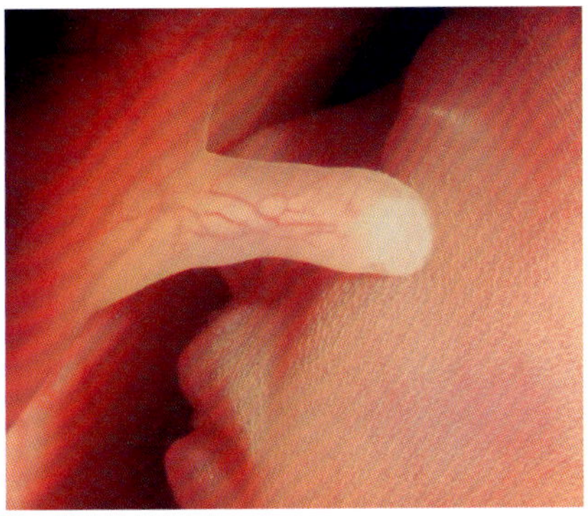

JÁ ESTÁ COM 23 SEMANAS E 4 DIAS

Faltam 115 dias...

SEU BEBÊ HOJE

As articulações e os ossos da mão ainda são muito moles, embora, no corpo, as cartilagens agora estejam gradualmente sendo substituídas por ossos. Esta imagem mostra bem os numerosos capilares que fornecem sangue às mãos, até a pontinha dos dedos.

Durante as próximas semanas, seu bebê vai ganhar cada vez mais a aparência de um recém-nascido.

As pálpebras e as sobrancelhas do bebê estão bem desenvolvidas nesta semana, mas as pálpebras permanecem unidas. As células destinadas a se tornar as unhas do bebê já estavam presentes na 10ª semana, e as células para as unhas dos pés se apresentaram quatro semanas mais tarde.

Agora, na 23ª semana, as unhas estão começando a aparecer na base do leito da unha e vão continuar crescendo durante toda a vida, mas se passam muitas semanas antes que cheguem à ponta dos dedos da mão; e depois a dos dedos dos pés.

Neste estágio, a pele do bebê está se desenvolvendo com rapidez e é comum parecer enrugada: é como se o bebê ainda tivesse de crescer dentro dela. Ele agora está coberto de pelos extremamente finos e curtos, chamados "lanugem". Antes do nascimento, vai perder, quase por completo, essa camada. Ela ajuda a prender sobre a superfície da pele o verniz caseoso, que é a camada branca e gordurosa que, com frequência, vê-se em pequenas áreas na pele do bebê ao nascer. Acumula-se nas dobras e rugas da pele e ajuda a proteger a pele do bebê não só do conteúdo hídrico do líquido amniótico, mas também dos resíduos que nele existem.

À medida que a gravidez avança, a função dos rins do bebê está melhorando e a composição do líquido amniótico produzido se torna cada vez mais semelhante à urina.

POSTURA NA GRAVIDEZ

Sua postura mudará naturalmente, em consequência da gravidez. Isso se deve ao peso extra que está carregando e ao afrouxamento de suas articulações.

Antes de engravidar, seu centro de gravidade estava diretamente sobre os quadris. À medida que o tempo passa, ele muda para a frente, para o abdome crescido. Essa dramática mudança no centro de gravidade aumenta a curva da parte inferior da coluna e pode causar dor na região (ver p. 218). O peso que você ganha durante a gravidez também pode causar tensão nas costas.

Os exercícios costumam ajudar a equilibrar seu corpo e aliviar as dores musculares associadas às mudanças na postura (ver à direita, para um exemplo). Faça exercícios abdominais (ver p. 250), para reforçar os músculos principais, e também alongamento das costas. Vão ajudar a manter uma boa postura e evitar dores nas costas mais tarde na gravidez.

Tenha em mente também o seguinte:

- **Tenha consciência** da maneira como anda e fica em pé: traga os ombros para baixo e para trás, não curve a parte inferior das costas e mantenha a pelve em posição neutra.
- **Evite descarregar qualquer peso** nos quadris, isso pode afetar o alinhamento de seus quadris e das costas.
- **Não segure o telefone entre** a cabeça e o ombro para não ter dores no pescoço.

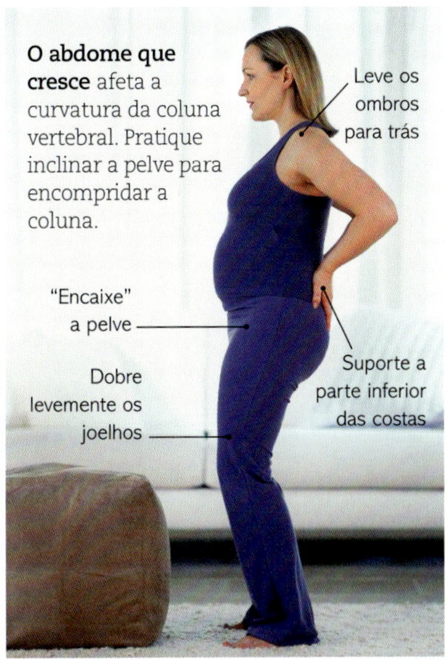

O abdome que cresce afeta a curvatura da coluna vertebral. Pratique inclinar a pelve para encompridar a coluna.

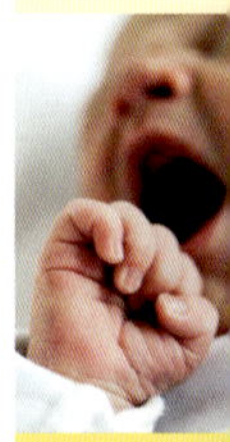

Exercícios abdominais

Músculos abdominais fortes são ótimos durante a gravidez, pois ajudam você a carregar o peso do bebê e vão colaborar no seu trabalho de parto e no nascimento.

Depois do primeiro trimestre, não é recomendável fazer exercícios abdominais enquanto está deitada de costas. A razão para isso é que, ao fazê-lo, o útero crescido comprime um dos vasos sanguíneos mais importantes, reduzindo a quantidade de sangue bombeada pelo corpo e causando tonturas. Entretanto, você pode reforçar os músculos abdominais oblíquos sem deitar-se, utilizando a gravidade e seu corpo para reforçar e tonificar o dorso. Na gravidez, você pode tonificar o abdome com exercícios em que fica de gatinhas ou senta-se ereta. Faça os exercícios abaixo de três a quatro vezes por semana.

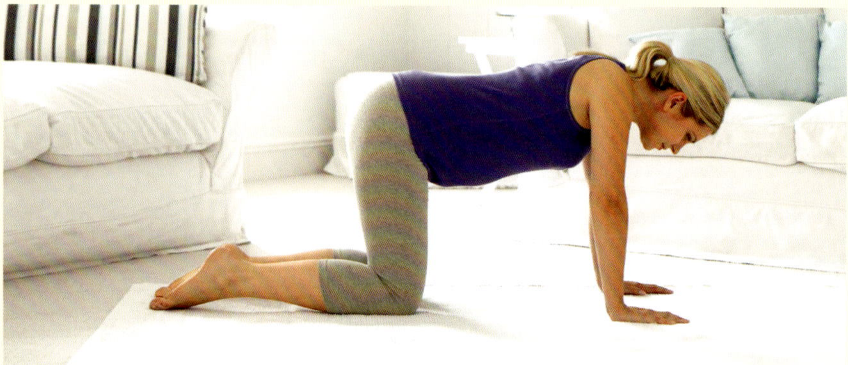

O estilingue Fique de gatinhas com as mãos no chão, pés e joelhos separados e braços retos. Mantenha o dorso reto em uma posição neutra, tomando cuidado para não curvar as costas. Imagine os músculos abdominais como um estilingue em que o bebê é a "pedra". Respire fundo, depois puxe os músculos abdominais (o estilingue) vagarosamente na direção das costas, trazendo o bebê para mais perto de você, e solte suavemente, voltando à posição inicial. Repita certa de 20 vezes, ou enquanto se sentir confortável. Respire adequadamente durante o exercício, inspirando para começar e expirando enquanto puxa a barriga para dentro.

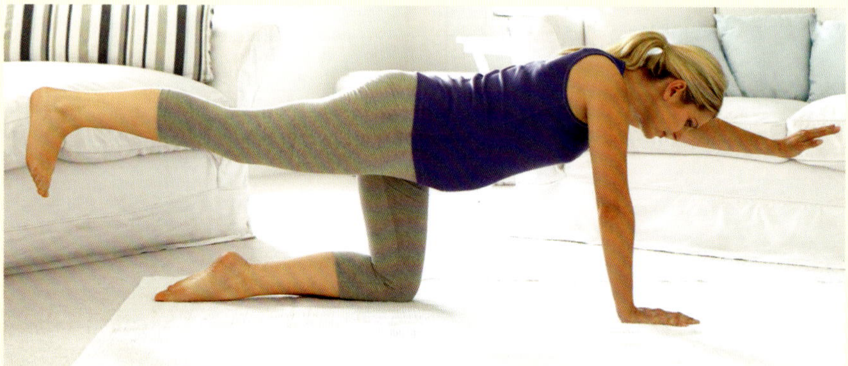

A pose do super-homem Este exercício reforça o abdome e o dorso e também alonga os músculos das pernas e dos braços. Comece de gatinhas, mantendo as costas em posição neutra, erga o braço esquerdo diante de você e a perna direita atrás de você. Tenha cuidado para não curvar as costas ou erguer a perna mais alto do que os quadris. Conte até cinco e volte vagarosamente à posição inicial. Depois, repita com o braço direito e a perna esquerda. Repita 10 vezes para cada braço e perna, ou tantas quantas forem possíveis sem qualquer desconforto.

Benefícios dos exercícios abdominais

Músculos abdominais fortes permitem que seu corpo funcione com maior eficiência durante o trabalho de parto. Também ajudam a suportar o peso do bebê, o que alivia a pressão sobre a coluna. Além disso, diminuem a probabilidade de ficar numa condição que ocorre com frequência depois do parto, chamada diástase dos músculos retos abdominais, em que a parede dos músculos abdominais se separa.

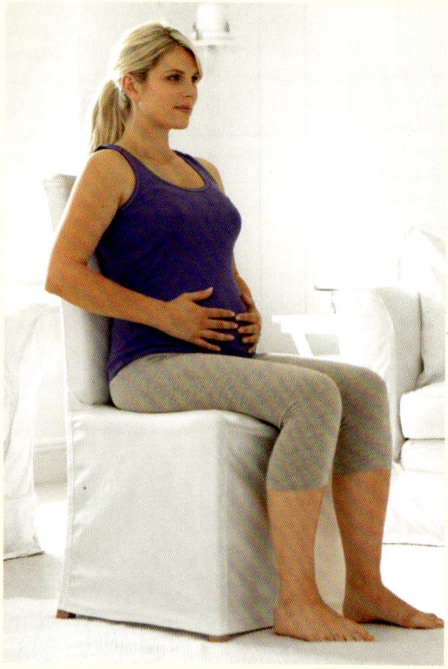

A puxada abdominal Este exercício pode ser feito em qualquer lugar e a qualquer tempo. É aconselhável começar praticando-o sentada numa cadeira reta, com os ombros relaxados afastados das orelhas e as costas em posição vertical. Assegure-se de que seu dorso está bem apoiado, usando, se necessário, um travesseiro. Coloque as mãos em torno da barriga sob o umbigo. Inspire vagarosamente e, ao mesmo tempo, puxe para dentro os músculos abdominais por dois segundos e solte-os quando expirar. Repita o exercício 10 vezes. Faça um intervalo, depois comece novamente.

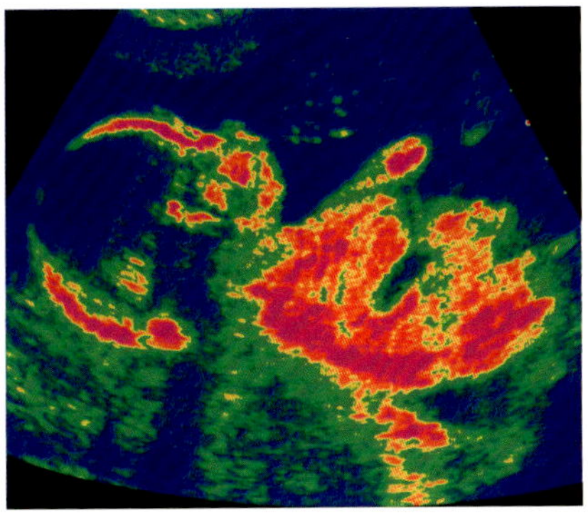

JÁ ESTÁ COM 23 SEMANAS E 5 DIAS

Faltam 114 dias...

SEU BEBÊ HOJE

Neste ultrassom em 2D, colorido, o bebê está deitado com o rosto para cima. Agora é cada vez mais difícil ver o bebê inteiro usando este tipo de ultrassom, pois ele só consegue mostrar um pequeno pedaço por vez. Aqui se pode ver a parte superior do bebê.

Praticar ioga durante a gravidez traz benefícios enormes, tanto físicos como emocionais.

Além de reforçar e tonificar os músculos, o objetivo da ioga é que se tenha mais consciência da respiração. Aprender a controlar a respiração é uma excelente maneira de relaxar durante a gravidez e uma forma valiosa de preparar-se para respirar enquanto tem contrações durante o parto.

Na ioga, as posições em pé buscam conseguir estabilidade profunda, reforçando assim os músculos dorsais e abdominais. Isso é benéfico durante a gravidez, quando o peso adicional que o corpo carrega pode afetar seu equilíbrio e causar instabilidade. As posições calmas, sentadas, que se concentram em alinhar a coluna, ajudam a focar na estabilidade da respiração e centrar-se. Se você se sente instável nas posições de ioga, pode simplesmente apoiar-se na parede.

O pilates também é um bom exercício para fazer durante a gravidez, porque amplia sua consciência corporal, dando-lhe maior controle – e confiança – de seu corpo. O pilates também incorpora exercícios pélvicos no solo (ver p. 69).

Qualquer que seja o curso que está fazendo, é importante encontrar um instrutor registrado, que tenha experiência com grávidas. Há muitos cursos especializados em gravidez, tanto em ioga como em pilates.

PERGUNTE AO... MÉDICO

Por que hemorroidas são comuns durante a gravidez? As hemorroidas, como as veias varicosas (ver p. 167), são veias dilatadas, mas ocorrem em torno do ânus. O peso do bebê faz pressão sobre sua passagem retal, restringindo o fluxo de sangue e dilatando as veias.

As hemorroidas podem provocar ardência e dor, e causar uma sensação de latejamento. O desconforto pode ser aliviado com compressas frias e cremes que contêm lubrificantes para ajudar a passagem das fezes, e/ou anestésicos locais para aliviar a dor. Pode haver sangramentos – você pode notar sangue vermelho brilhante no papel depois de defecar.

Se você tem hemorroidas, é importante evitar a constipação (ver p. 468), pois isso faz que se tenha de se esforçar para defecar, o que aumenta a pressão sobre as hemorroidas, piorando-as. Certifique-se de que bebe bastante água e ingere fibras suficientes.

Se suas hemorroidas estão se tornando muito desconfortáveis, procure conselho médico.

FALANDO NISSO...

Praticar ioga durante a gravidez é seguro e pode reduzir o risco de complicações.

Um estudo recente descobriu que grávidas praticantes de ioga tinham menor risco de desenvolver hipertensão induzida pela gravidez e de entrar prematuramente em trabalho de parto.

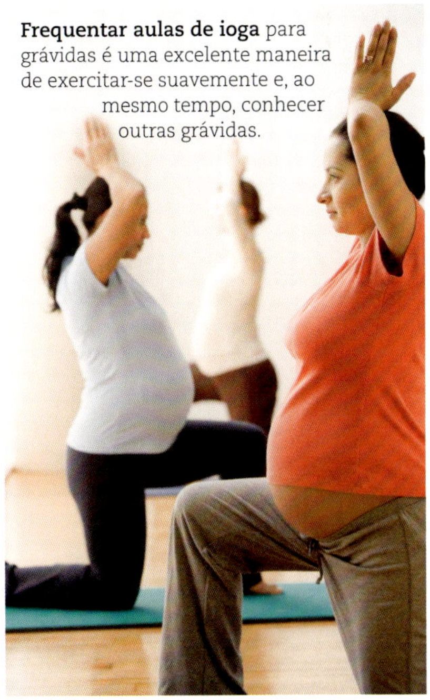

Frequentar aulas de ioga para grávidas é uma excelente maneira de exercitar-se suavemente e, ao mesmo tempo, conhecer outras grávidas.

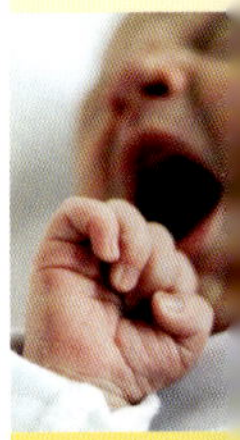

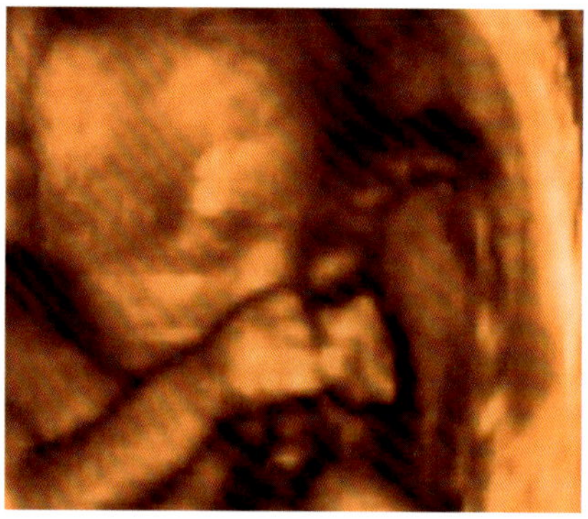

JÁ ESTÁ COM 23 SEMANAS E 6 DIAS

Faltam 113 dias..

SEU BEBÊ HOJE

Agora o bebê faz movimentos regulares de respiração profunda. Eles já ocorrem há algumas semanas, mas não de maneira sustentada e coordenada. Esses movimentos respiratórios são essenciais para o desenvolvimento e a expansão de seus pulmões.

Embora os pulmões sejam os últimos órgãos a ficar todo funcionais, eles agora passam por um rápido desenvolvimento.

PERGUNTE AO... OBSTETRA

É verdade que tocar música para o meu bebê vai aumentar seu desenvolvimento? Algumas pesquisas sobre esse assunto mostram que a música leva a um trabalho de parto mais curto e a um nascimento mais fácil, e que o recém-nascido chora menos, estando mais relaxado e, de modo geral, mais saudável. No momento, não parece haver nenhuma pesquisa significativa sugerindo que os bebês que ouvem música no útero são mais inteligentes ou que se desenvolvem com maior rapidez.

Nada foi decidido sobre essas descobertas, mas há evidência prática de mulheres grávidas declarando que seus bebês se movem no ritmo da música. Faz sentido que, se você relaxar ouvindo música suave, ou se revigorar ouvindo música mais animada, o bebê vai responder de acordo. Muitas mães dizem que a música tocada com frequência durante a gravidez parece ser familiar aos seus recém-nascidos.

Assim, não importa se o seu bebê está simplesmente experimentando os benefícios de sua felicidade enquanto você a ouve, ou apenas respondendo ao ritmo: tocar música é uma boa ideia.

Neste estágio, os pulmões do bebê estão começando a amadurecer, à medida que começa gradualmente a afinar a barreira entre a corrente sanguínea e o que vai se tornar bolsas contendo ar. Quanto mais fina essa barreira, mais facilmente o oxigênio e o dióxido de carbono vão se transferir para dentro e para fora da corrente sanguínea do bebê.

Os pulmões permanecem cheios de líquido durante a gravidez e, ao praticar a respiração, o bebê o move para fora de seus pulmões, para o líquido amniótico.

Com 23 semanas, os menores ramos dentro do pulmão começam a revestir-se de células, que produzem substâncias surfactantes que auxiliam enormemente a função pulmonar. Isso permite que as menores bolsinhas de ar permaneçam abertas enquanto o recém-nascido inspira e expira, e assim a transferência de gases pode ocorrer de modo contínuo. Sem surfactante, essas bolsas minúsculas murchariam depois de cada respiração e seria necessário muito mais esforço para mover o ar para dentro e para fora dos pulmões.

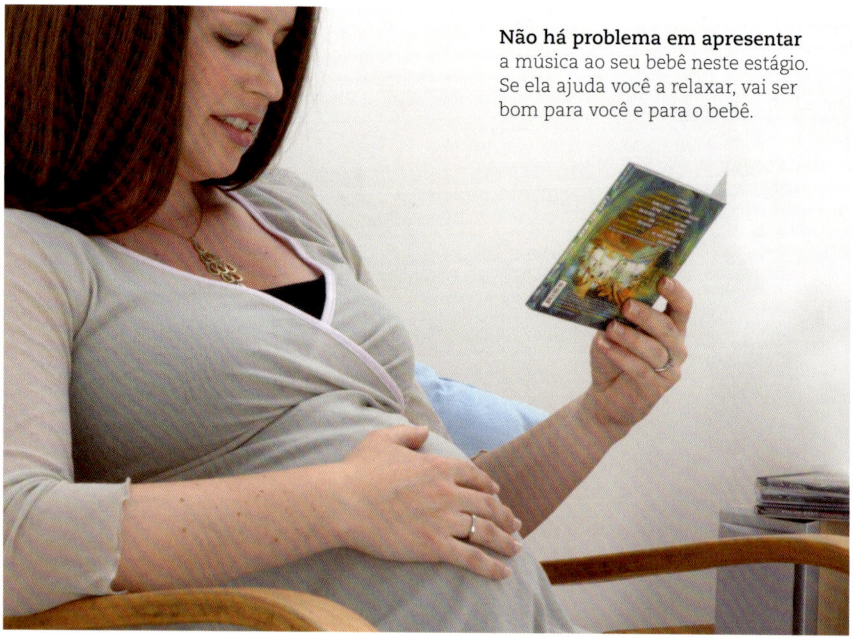

Não há problema em apresentar a música ao seu bebê neste estágio. Se ela ajuda você a relaxar, vai ser bom para você e para o bebê.

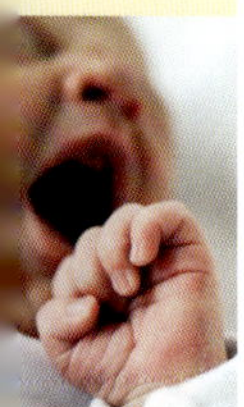

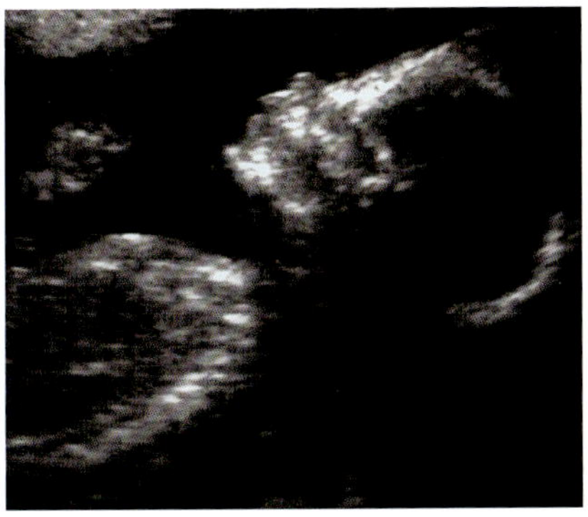

JÁ ESTÁ COM EXATAMENTE 24 SEMANAS

Faltam 112 dias...

SEU BEBÊ HOJE

À medida que sua gravidez avança, os ossos do bebê começam a se adensar, refletindo melhor o feixe de ultrassom e provocando sombras escuras. Neste ultrassom, a testa faz sombra e já não permite ver facilmente o cérebro por detrás.

Mesmo que esteja tranquila em sua gravidez, assegure-se de que mantém os hábitos saudáveis do estilo de vida que estabeleceu.

Você já está grávida por quase seis meses e, espera-se, sentindo-se muito bem consigo mesma. No entanto, não permita que isso a torne complacente. Mesmo que o bebê já esteja bem desenvolvido, neste estágio é importante melhorar a saúde dele e a sua própria, continuando a comer bem e cuidando de si mesma. As mudanças, como não fumar nem beber álcool, provavelmente já são parte de seu estilo de vida normal, em oposição a algo que você tem de pensar e trabalhar intensamente para conseguir. Se você não conseguiu mudar seu estilo de vida para se tornar mais saudável, nunca é tarde demais para começar.

Ao mesmo tempo que, nesses estágios mais tardios, você precisa adaptar sua rotina de exercícios (se tiver uma), assegure-se de que continua a ser ativa e, idealmente, faça algo por seu físico todos os dias, mesmo que seja apenas uma caminhada de 20 minutos. Também continue a fazer seus exercícios pélvicos diários no solo (ver p. 69) – depois que o bebê nascer, você vai agradecer por tê-los feito.

FOCO EM... PAIS

Olá, é o papai

Não tenha medo de falar com seu bebê. Para começar, ele vai reconhecer os sons de tonalidade mais baixa, como a sua voz masculina. Isso é bom, pois significa que há muito tempo para o bebê conhecer sua voz antes de nascer.

Depois do nascimento, o bebê vai reconhecer a sua voz e isso terá efeito calmante quando ele ficar aflito. Por isso, conte a ele como foi seu dia e até leia para ele – tudo isso ajuda a criar um vínculo.

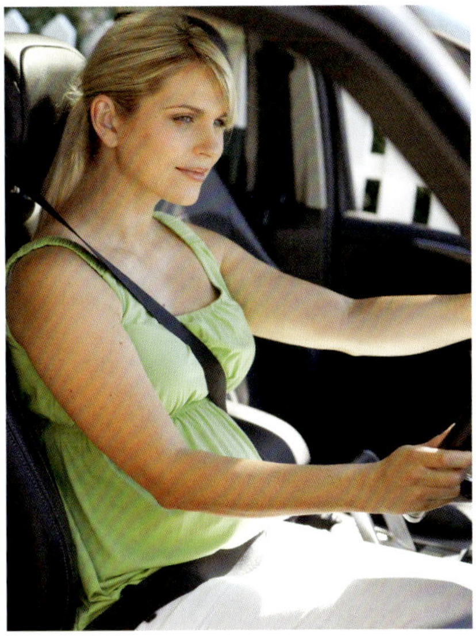

Para o máximo de segurança e conforto, use o cinto posicionado entre os seios e sob a barriga.

FALANDO NISSO...

Um cinto de segurança usado corretamente reduz em 70% o risco de ferimentos ao bebê.

Em pesquisa recente, mais da metade das mulheres grávidas não usava o cinto de segurança corretamente, posicionando-o alto demais pelo abdome e colocando a correia atrás delas, em lugar de deixá-la sobre o ombro.

COMO USAR O CINTO DE SEGURANÇA

Pode parecer complicado usar o cinto de segurança enquanto está grávida, mas, além de exigência legal, ele é essencial. A boa-nova é que é possível fixá-lo confortavelmente.

- **Passe o cinto** sobre o ombro, normalmente, e entre os seios (ver à esquerda).
- **Posicione a parte inferior** do cinto sob a barriga, reto sobre os quadris (ver à esquerda).

Se for necessária uma brecada de emergência, fique tranquila que o bebê está muito seguro, guardado no líquido amniótico que o circunda e cercado por seus fortes músculos uterinos.

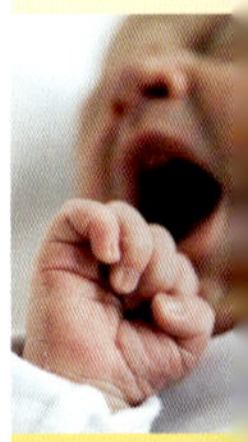

Sua 25ª semana

É O FIM DO SEGUNDO TRIMESTRE, ENTÃO VOCÊ VAI QUERER COMEÇAR A OLHAR PARA O FUTURO

O resto de sua gravidez vai passar num instante. Certifique-se de que tem à mão todas as informações práticas, como decidir a data em que vai parar de trabalhar. E você também quer pensar um pouco no nascimento propriamente dito. Enquanto isso, os amigos e a família sem dúvida estarão interessados em monitorar o crescimento de sua barriga. Tente ser paciente se eles a bombardearem com conselhos e não dê demasiada atenção a "mitos" sobre gravidez e parto.

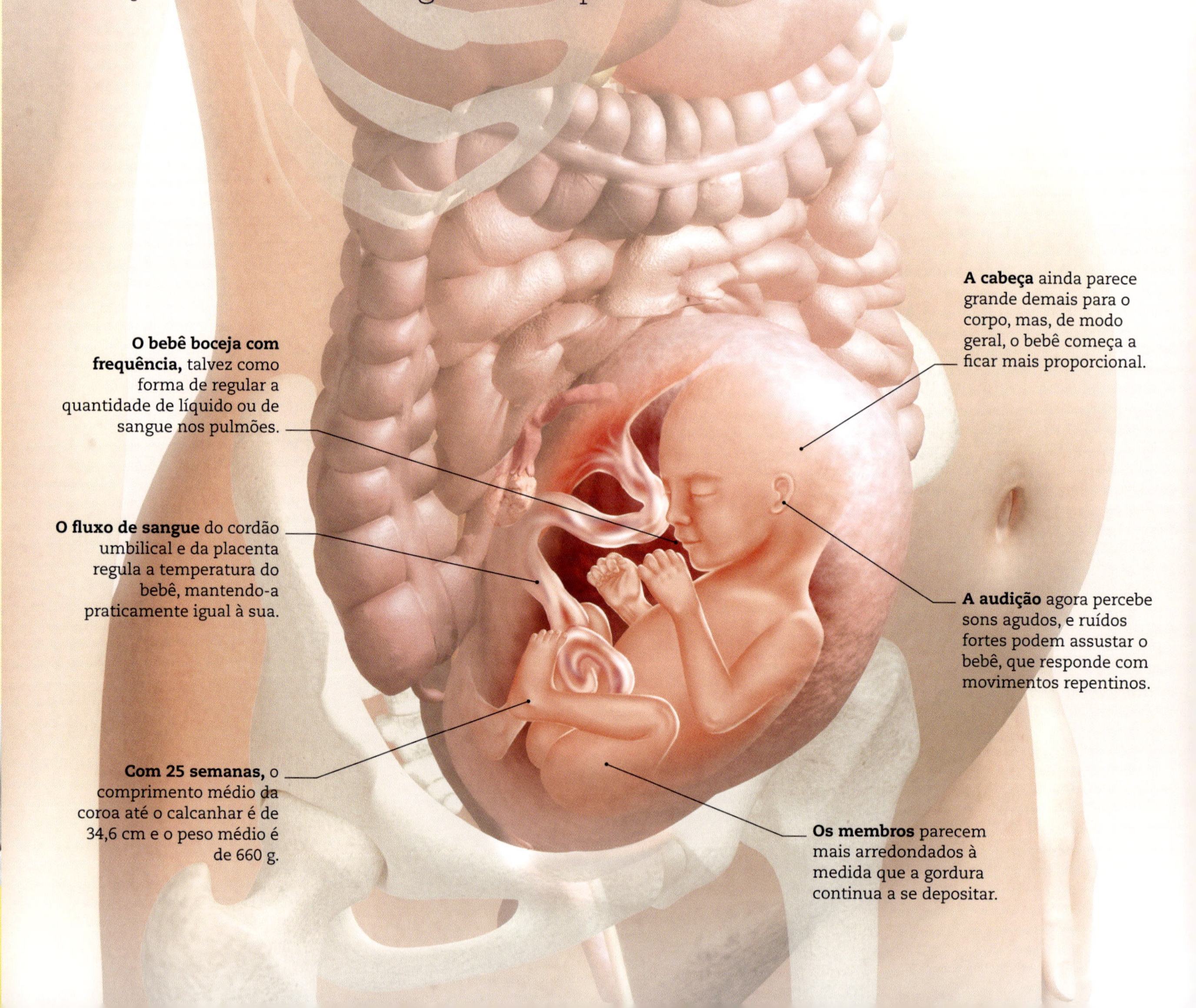

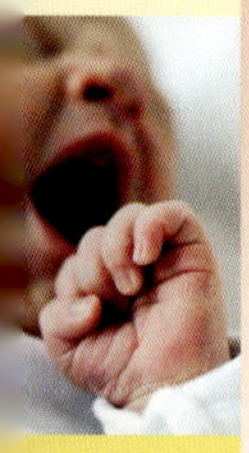

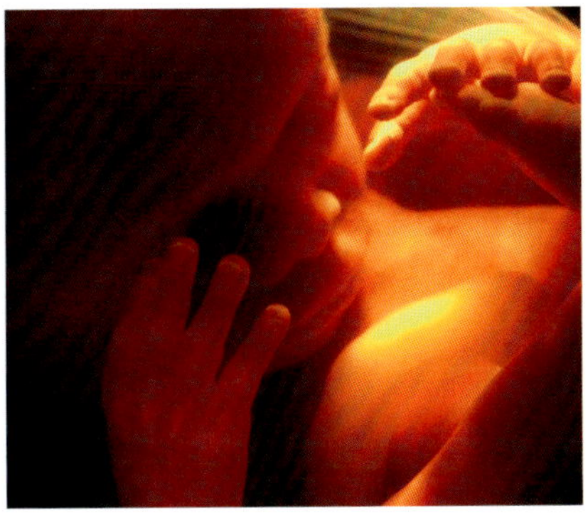

JÁ ESTÁ COM 24 SEMANAS E 1 DIA

Faltam 111 dias...

SEU BEBÊ HOJE

A partir desta semana, no pescoço, peito e costas do bebê, deposita-se o tecido adiposo marrom, para ser usado, depois do nascimento, na produção de calor e energia. No momento, o bebê não controla sua temperatura, que é mantida, num nível perfeito, pela placenta.

É uma boa hora para informar seu empregador da data que pretende sair de licença-maternidade.

Pelo menos 15 semanas antes da data prevista, convém você dizer ao seu empregador quando quer usufruir da licença-maternidade. Você pode parar de trabalhar e começar sua licença a qualquer tempo a partir de 28 dias antes da data prevista para o parto, mas pode optar por trabalhar por mais tempo.

Caso o médico solicite seu afastamento a partir da 36ª semana, sua licença-maternidade começa a contar a partir da data do pedido.

Se você tiver o bebê antes da data em que planejou sair, a licença--maternidade começa a partir do dia em que você se afastou para seu bebê nascer.

PERGUNTE AO... OBSTETRA

Soube que estou pequena para a idade gestacional. O que isso significa? Significa que o bebê parece ser pequeno para seu estágio gestacional, mas não quer dizer que há necessariamente algum problema.

Algumas vezes, o crescimento vagaroso está relacionado a retardo de crescimento intrauterino (RCIU), por causa de um problema com a placenta, afetando a quantidade de oxigênio e nutrientes que chegam ao bebê. A pré-eclâmpsia (ver p. 474) pode causar RCIU, assim como o fumo, o álcool e o uso de drogas recreativas.

FOCO EM... SEU CORPO

Pele com elasticidade

Você pode ter ficado com estrias por causa do rápido estiramento da pele. Inicialmente, essas estrias são rosadas ou vermelhas e podem provocar coceiras. Depois da gravidez, as estrias atenuam-se, ganhando uma cor mais esbranquiçada. Elas geralmente ocorrem nos seios, na barriga, nos quadris e nas coxas, e afetam a maioria das grávidas.

As estrias podem ser genéticas, e quanto mais velha você for, é mais provável que ocorram, porque a pele mais velha perde elasticidade. Hidratar a pele não impede as estrias de aparecer, mas pode ajudar a manter a pele suave. Uma combinação de exercícios e comida saudável minimiza a proporção em que você ganha peso e sua pele se "estica".

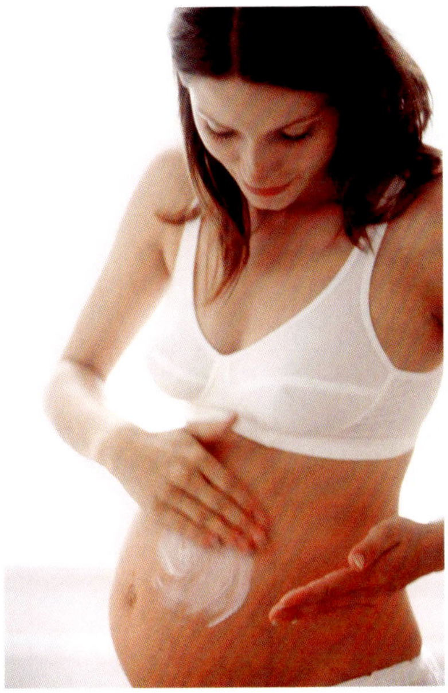

FALANDO NISSO...

No Brasil, a gestante segurada do INSS tem direito a salário-maternidade a partir do 8º mês da gestação.

O valor é igual ao do último salário recebido pela gestante.

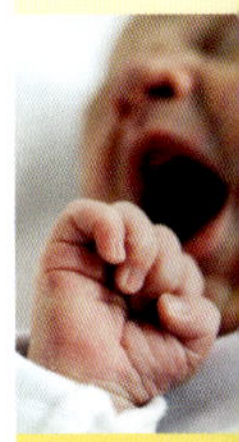

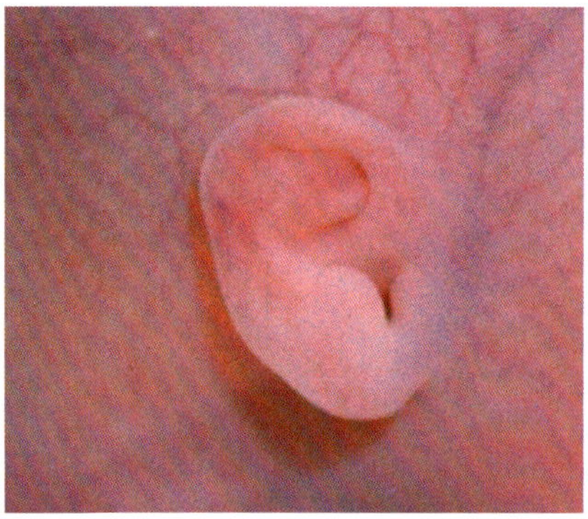

JÁ ESTÁ COM 24 SEMANAS E 2 DIAS

Faltam 110 dias...

SEU BEBÊ HOJE

No útero, as orelhas do bebê têm líquido não só em torno delas, mas também dentro. Em parte, esta é a razão pela qual ele só ouve certos sons de baixa frequência. Bocejar pode ser uma forma de desobstruir os ouvidos e, de agora em diante, seu bebê passa grande quantidade de tempo bocejando.

Se você está se sentindo cansada, não está só. O bebê em desenvolvimento já está bocejando há algumas semanas.

Sabe-se que todos os bebês bocejam no útero, embora ainda não seja clara a razão por que o fazem. Os bocejos muitas vezes são acompanhados de um encolher dos ombros ou de "alongamentos", exatamente o que você faz quando está cansada e se espreguiça. Os nascituros já foram vistos até mesmo esfregando os olhos!

Seu bebê começou a bocejar com aproximadamente 15 semanas e aos poucos começou a fazê-lo com maior frequência. Ainda há dúvidas sobre a função precisa do bocejo para o bebê e existem muitas hipóteses. Ao mesmo tempo que é difícil imaginar que ele possa estar realmente cansado, descobriu-se que bebês anêmicos bocejam com frequência muito maior do que os outros. Uma outra teoria é que os bocejos podem ajudá-lo a regular a quantidade do líquido ou o fluxo do sangue nos pulmões. Ou bocejar pode ser simplesmente um reflexo remanescente de um estágio evolucionário primitivo, sem nenhuma função atual.

Qualquer que seja a razão do bocejar, o estágio inicial em que isso se desenvolve no bebê (e o fato de todos os mamíferos bocejarem no útero) sugere que tenha um papel importante, embora desconhecido, no desenvolvimento fetal.

FALANDO NISSO...

Mulheres com mais de 40 anos têm mais do que o dobro de probabilidades de ter bebês canhotos.

Foi essa a conclusão de um estudo canadense. Mulheres mais velhas têm mais probabilidades de experimentar complicações durante a gravidez e ter partos muito mais difíceis. Estudos mostram existir uma correlação entre ser canhoto e estresse no nascimento.

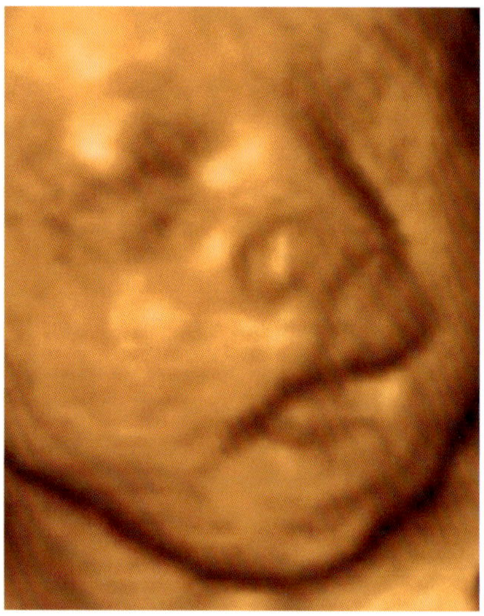

Muitos bebês foram filmados bocejando em ultrassons em 4D, que fornecem uma visão muito próxima do comportamento fetal.

FOCO EM... SEU BEBÊ

Ouvindo a mamãe

As orelhas em desenvolvimento do bebê estão estruturalmente completas, e os estudos mostram que agora ele pode ouvir claramente. Sua respiração, seu batimento cardíaco e os barulhos de seu sistema digestivo proporcionam um fundo sonoro constante, mas o bebê também tem consciência de outros sons.

Falar com o bebê vai ajudar a manter seus vínculos: as pesquisas indicam que os recém-nascidos reconhecem o som da voz de suas mães, e se voltam para ele, preferindo-o a outras vozes femininas. No início, ele só ouve com clareza as vozes mais profundas, mas mais tarde registra sons mais agudos. Com certeza, a familiaridade vai ser maior com a voz da mãe, em parte porque é o que ele ouvirá com mais frequência e também porque o corpo dela é um bom condutor de vibração sonora.

Você pode ter notado que os ruídos súbitos assustam o bebê. Em um estudo, ultrassons de fetos mostraram que eles respondiam "piscando" a barulhos altos, a partir de aproximadamente 24 semanas.

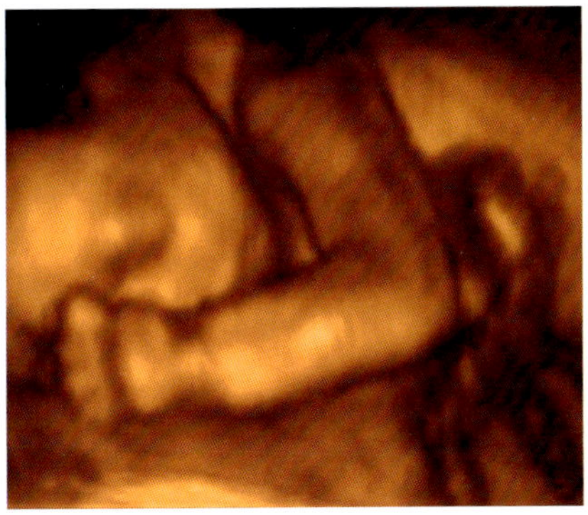

JÁ ESTÁ COM 24 SEMANAS E 3 DIAS

Faltam 109 dias...

SEU BEBÊ HOJE

Aqui o bebê está deitado com um braço no rosto e a face apoiada na placenta. Os olhos estão fechados e ainda vai levar cerca de duas semanas para que comecem a abrir. A mão está na posição mais relaxada, com os dedos ligeiramente curvos.

Seu corpo está trabalhando intensamente para que o bebê cresça, por isso, cuide dele desfrutando de um pouco de mimo.

Pense em sua gravidez como um tempo para focar-se em si mesma e em seu corpo; depois que o bebê nascer, grande parte de seu foco estará nos cuidados com o bebê. Se tiver tempo e dinheiro, aproveite um dia num spa. A maior parte deles tem pacotes especiais para mulheres grávidas. Passar um tempo num spa – onde você pode nadar tranquilamente, fazer alguns tratamentos gostosos e aproveitar um ambiente sereno – é uma excelente maneira de relaxar e repousar. Se um dia no spa está fora de questão, crie o seu em casa. Tome um banho de banheira, adicione alguns óleos essenciais relaxantes (ver p. 163 para uma lista daqueles que são seguros de usar na gravidez), acenda algumas velas e relaxe. Se não quiser ser perturbada, informe seu parceiro e desligue o telefone.

A massagem na gravidez (ver p. 224) pode ser muito terapêutica, tanto física como emocionalmente. Outro tratamento maravilhoso é o de pedicuro, pois daqui para a frente vai ser cada vez mais difícil enxergar seus pés, que dirá alcançá-los, e vai ser ótimo ter outra pessoa cuidando deles.

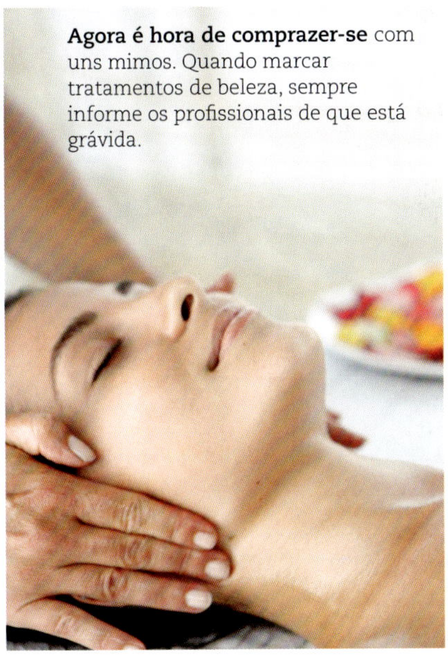

Agora é hora de comprazer-se com uns mimos. Quando marcar tratamentos de beleza, sempre informe os profissionais de que está grávida.

PERGUNTE AO... MÉDICO

Não senti meu bebê se mexer por quatro horas. Devo preocupar-me? Entre em contato com o obstetra e explique o padrão usual de movimentos de seu bebê. Ele pode examiná-la e tranquilizá-la.

Tente se deitar – é mais provável que ele durma quando você está ativa – e coma algo doce. Tente estimulá-lo a mover-se (ver p. 206).

EM PÉ

Agora você pode achar mais difícil ficar em pé, especialmente por longos períodos de tempo. Ganho de peso, mudanças no centro da gravidade (particularmente durante o segundo e o terceiro trimestres) e hormônios podem causar dor nos pés e inchaços (ver pp. 225 e 466). Os hormônios da gravidez, que relaxam suas articulações para prepará-la para o parto, também podem afrouxar os ligamentos em seus pés e quadris, o que pode causar algum desconforto.

Para minimizar o desconforto:

- **Use sapatos esportivos,** que tenham um bom suporte do arco, para ajudar a reduzir a tensão sobre a coluna. Eles também podem impedir um problema chamado fascite plantar – que ocorre quando se inflama o grande ligamento que conecta o calcanhar aos dedos do pé.
- **Evite usar saltos altos.** Além de desconfortáveis, eles podem deixá-la instável sobre os pés e causar uma queda.
- **Assegure-se de que seus sapatos se ajustam** corretamente e, se assim não for, compre outros. Os pés de algumas grávidas crescem um número e nunca mais voltam ao tamanho normal depois do parto.
- **Faça exercícios regulares** e evite ficar em pé por longos períodos. Se o seu trabalho a obriga a ficar em pé, reserve tempo regular para pausas.

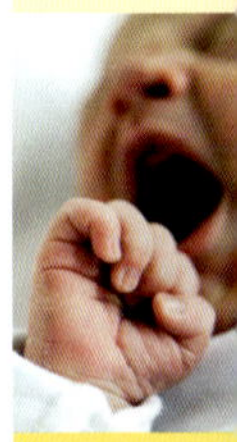

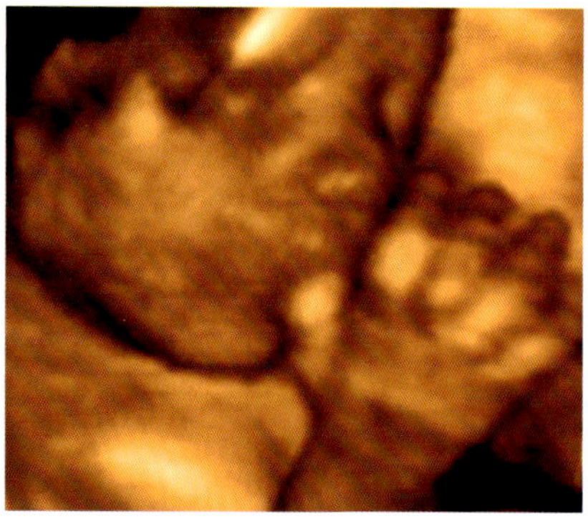

JÁ ESTÁ COM 24 SEMANAS E 4 DIAS

Faltam 108 dias...

SEU BEBÊ HOJE

O ultrassom em 3D mostra o bebê chupando o polegar. As técnicas de 3D reúnem muitas imagens de rotina em 2D para obter o efeito 3D. Em um ultrassom em 4D, uma série de imagens em 3D aparece em rápida sucessão para dar movimentos quase em tempo real: a quarta dimensão é o tempo.

Um mecanismo regular de controle da temperatura dentro do útero garante que seu bebê nunca fique com frio.

A temperatura dentro do útero fica entre um terço e meio grau mais alta do que a sua. Como a temperatura de seu corpo é controlada tão de perto, seu bebê nunca fica com frio, portanto nunca precisa tremer. Ele começou a depositar uma forma especial de tecido adiposo marrom, particularmente em torno do pescoço, do peito e do dorso. Depois do nascimento, o metabolismo dessa gordura produz tanto energia como calor. Entretanto, no útero, o bebê não pode usar essa gordura para aumentar sua temperatura. Algum controle de temperatura ocorre, porque a pele do bebê perde calor no líquido amniótico pela parede uterina e, depois, nos tecidos de seu corpo. No entanto, a regulação da temperatura é conseguida predominantemente pelo fluxo de sangue para a placenta. A grande superfície da placenta lhe permite atuar permutando calor, mantendo constante a temperatura do sangue que sai do bebê pelas artérias umbilicais, e a do sangue oxigenado que volta ao bebê pela veia umbilical.

Depois do nascimento, os bebês perdem calor rapidamente. Eles ainda não conseguem tremer e não podem manter a temperatura, esfriando rapidamente se, logo depois de nascer, não forem embrulhados em algo quente ou mantidos encostados na pele.

LANCHINHOS SAUDÁVEIS

No decorrer de sua gravidez, você pode descobrir que não consegue comer grandes refeições e que prefere refeições menores e lanches.

Faça estoques de lanchinhos portáteis e guarde-os em uma caixa vedada para manter o frescor.

Quando estiver na rua, experimente:

- Oleaginosas sem sal ou sementes.
- *Pretzels*, biscoitos de aveia, arroz ou milho, e grissinis.
- Frutas secas, que são uma boa fonte de ferro; experimente pêssego, figo e ameixa seca, além de uva-passa e damasco. Prefira versões sem açúcar quando possível.
- Uma maçã ou uma mexerica.

Se estiver em casa, outras minirrefeições ou lanches nutritivos podem ser ovos, queijo ou sopa. Uma fatia de torrada integral combina muito bem com feijão cozido, manteiga de oleaginosas, queijo ou ovos. Procure incluir um vegetal em cada lanche, como cenoura ralada, palitos de pimentão ou de salsão, alguns tomates-cereja ou um pouco de agrião.

Para facilitar os lanches saudáveis, mantenha sua fruteira bem estocada com uma variedade de diferentes frutas e tenha um suprimento de uvas e frutas vermelhas na geladeira.

Iogurte, seja lácteo ou não, pode ser um lanche rápido fácil de digerir. Opte por versões sem açúcar e acrescente frutas, oleaginosas ou um punhado de müesli. No verão, sorvetes à base de iogurte podem ser muito refrescantes.

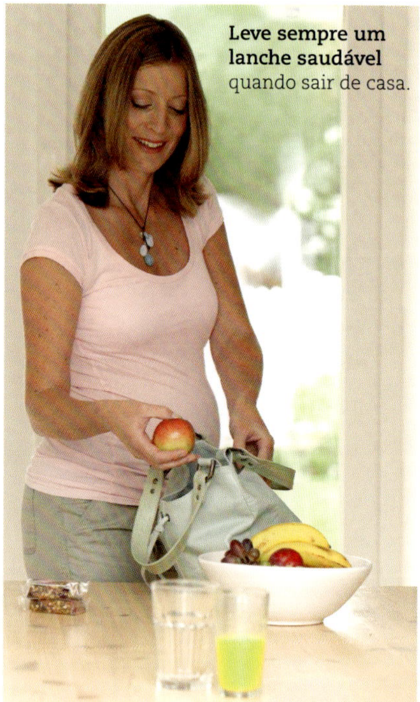

Leve sempre um lanche saudável quando sair de casa.

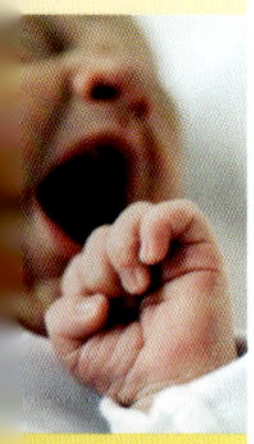

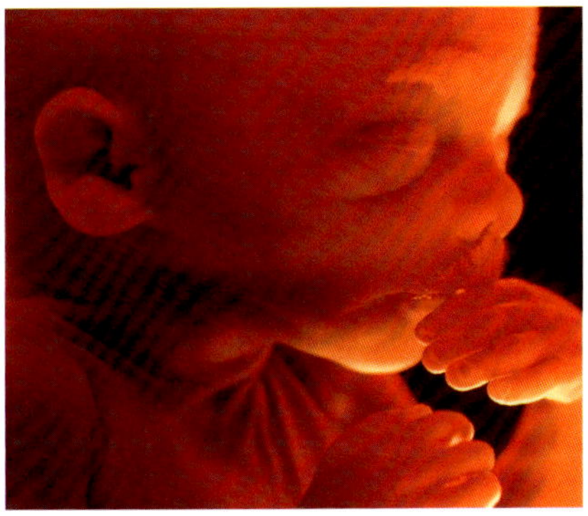

JÁ ESTÁ COM 24 SEMANAS E 5 DIAS

Faltam 107 dias...

SEU BEBÊ HOJE

Aqui a pele parece quase solta em torno do pescoço, no momento em que o bebê virou ligeiramente a cabeça. Isso é normal neste estágio: a falta de gordura sob a pele e a necessidade de crescer rapidamente fazem com que pareça que o bebê precisa de tempo para "crescer dentro" da pele.

Algumas refeições podem ser seguidas por uma sensação de indigestão, mas há boas medidas para prevenir e aliviar isso.

Ao mesmo tempo que usufrui da comida, você pode fabricar uma má-digestão. O hormônio gravídico progesterona relaxa os músculos de todo o trato digestivo, o que desacelera a digestão. Assim, os esfíncteres, ou anéis de músculos, em cada ponta do estômago se tornam menos eficazes. Isso pode ser causa de azia e má-digestão, pois os sucos ácidos do estômago refluem para o esôfago. Além disso, à medida que a gravidez progride, o bebê que cresce comprime seu estômago, e você tem menos espaço para digerir o alimento.

Para aliviar a indigestão, coma pouco e com frequência, devagar, não coma tarde da noite e reduza o consumo de alimentos gordurosos ou apimentados.

Consulte o farmacêutico antes de tomar remédios de venda livre. Você também pode experimentar remédios naturais, como hortelã-pimenta, que em sua forma fresca ou seca é definitivamente benéfica. A hortelã--pimenta contém mentol, uma substância comprovada por estudos como um eficaz relaxante muscular digestivo e remédio eficaz para gases, náusea e indigestão. Ela tem um efeito carminativo, ou seja, trabalha especificamente sobre o sistema digestivo. Tente tomar chá de hortelã--pimenta ou chupar balas de hortelã, especialmente se fez uma farta refeição.

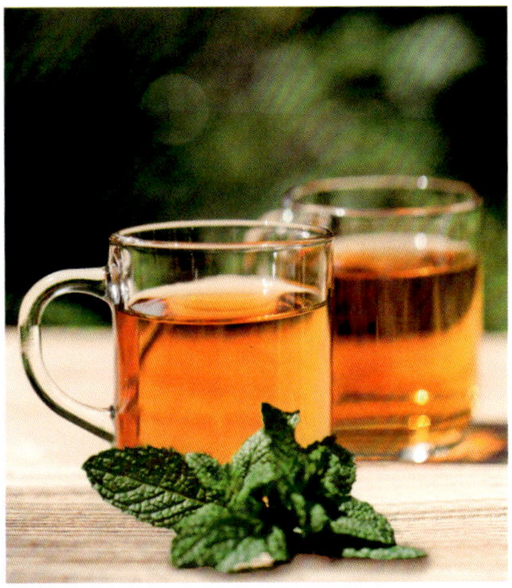

Faça seu próprio chá de hortelã-pimenta colocando folhas frescas ou secas em água quente. Beba o chá depois da refeição, para obter os melhores resultados.

PERGUNTE AO... NUTRICIONISTA

O que posso comer para aliviar minha constipação? Aumente sua ingestão de fibras com cereais matinais com alto teor de fibra, pão integral e mingau à base de aveia. Coma também leguminosas, como lentilhas, feijão e ervilha.

As fibras aumentam o volume do bolo fecal, mas você precisa beber muita água para facilitar sua passagem. Inclua grãos integrais em sua dieta todos os dias, além de vegetais e frutas. A modesta ameixa seca não só contém fibra, como também um laxante natural chamado sorbitol.

E não se esqueça de que ajuda se manter ativa, então exercite-se de forma leve quando puder. Não tenha vergonha de pedir ajuda – cerca de um terço das gestantes ficam constipadas, então seu obstetra já está acostumado.

FOCO EM... PAIS

Organizando a licença-paternidade

Dependendo do tempo que você trabalhou em sua empresa e da política nela vigente, você pode ter direito a uma licença-paternidade paga (ver p. 349). Fale com o departamento de Recursos Humanos agora, para saber quais os seus direitos e se sua empresa oferece benefícios adicionais. Você também pode ter direito a uma licença-paternidade não paga. Para aproveitar o tempo que pode tirar depois que o bebê nascer, descubra quantos dias de férias você ainda tem e considere economizá-los.

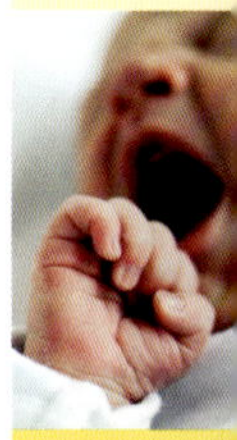

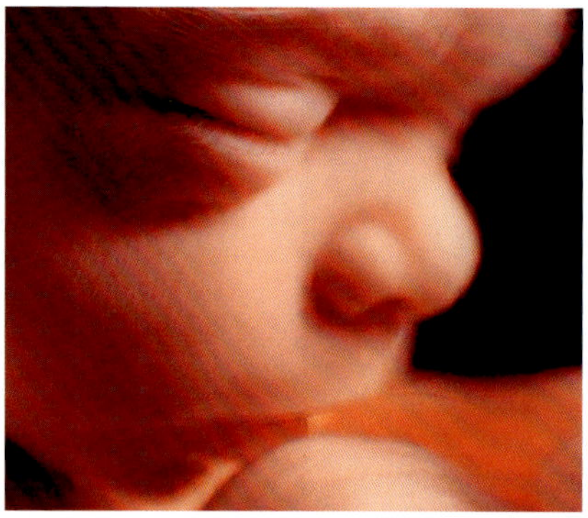

JÁ ESTÁ COM 24 SEMANAS E 6 DIAS

Faltam 106 dias...

SEU BEBÊ HOJE

O nariz do bebê está bem definido e ele engole o líquido amniótico com regularidade, e também o respira pelas narinas. Assim como os adultos, o bebê vai ter tendência a respirar mais por uma narina do que pela outra.

As proporções do corpo de seu bebê estão se tornando muito mais próximas das de um recém-nascido.

Até o terceiro mês, a cabeça do seu bebê representava quase metade de seu comprimento total. Agora, a cabeça mede um terço da altura total, assim como o tronco e as pernas. Ao nascer, a cabeça ainda é proporcionalmente grande, se comparada à de um adulto, mas somente um quarto de sua altura total.

Ainda magro, o bebê agora começa a se tornar mais cheinho, à medida que continuam a se formar os depósitos de gordura. Até mais ou menos a 14ª semana, a maioria dos bebês tem aproximadamente o mesmo tamanho e peso. Depois desse ponto, as forças genéticas e especialmente ambientais têm participação cada vez maior, influenciando a rapidez com que o bebê pode crescer, e se o potencial completo de seu crescimento será alcançado.

Como os bebês diferem muito entre si, no decorrer da gestação, o ultrassom se torna menos preciso para determinar o número de semanas de sua gravidez. O melhor momento para se datar uma gravidez é entre a 11ª e a 14ª semana, com uma simples medição desde o topo da cabeça do bebê até as nádegas (o chamado comprimento cabeça-nádega, ver p. 139). O ultrassom da 20ª semana (ver pp. 214-215) também fornece a datação precisa da gravidez, a partir das circunferências da cabeça e do abdome, e da medida do osso da perna.

Se seu primeiro ultrassom for feito neste momento tardio, só é possível estimar a fase da gravidez e a idade do bebê. Se um ultrassom foi realizado antes, não é apropriado mudar a data então calculada para o parto, pois ele é mais preciso quanto a isto.

TUDO ESTÁ NA BARRIGA

A sabedoria popular diz que se o bebê está mais para baixo no abdome, você terá um menino; e, se está mais para cima, uma menina. A verdade é que o lugar em que o bebê está provavelmente é determinado pela tonicidade de seus músculos do abdome e do útero, e pela posição do bebê.

Há também outras dicas derivadas desses mitos populares: se você ganhou peso no rosto e ele está redondo e cheinho, terá uma menina. Se o seio direito está maior do que o esquerdo, é um menino – e se o seu parceiro ganhou peso, você "definitivamente" terá uma menina!

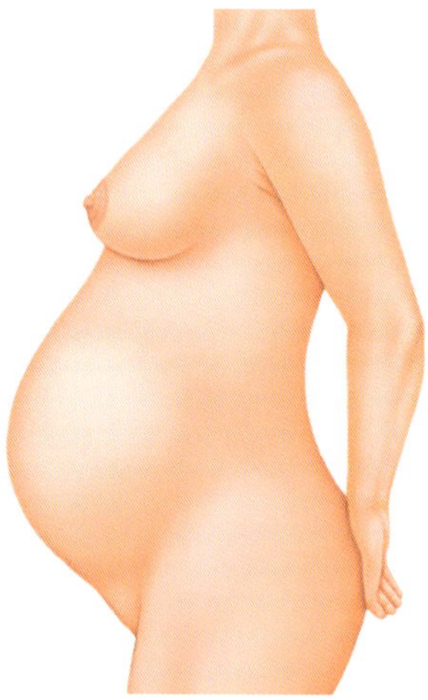

Mulher com o bebê em posição baixa

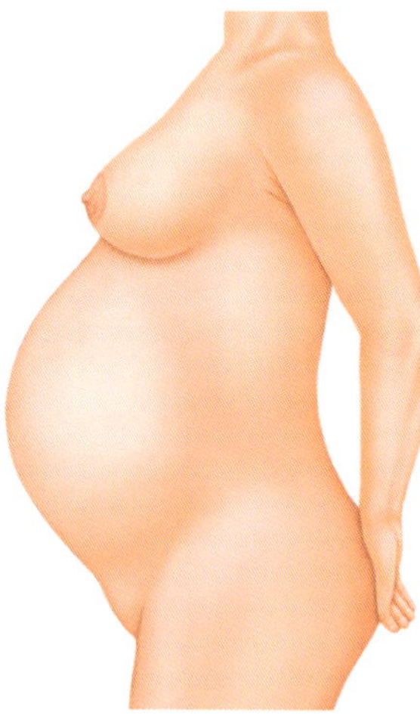

Mulher com o bebê em posição frontal

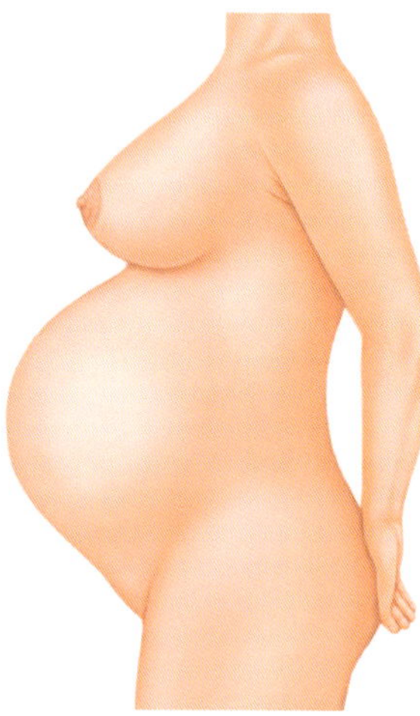

Mulher com o bebê em posição alta

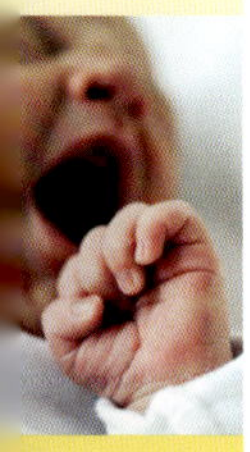

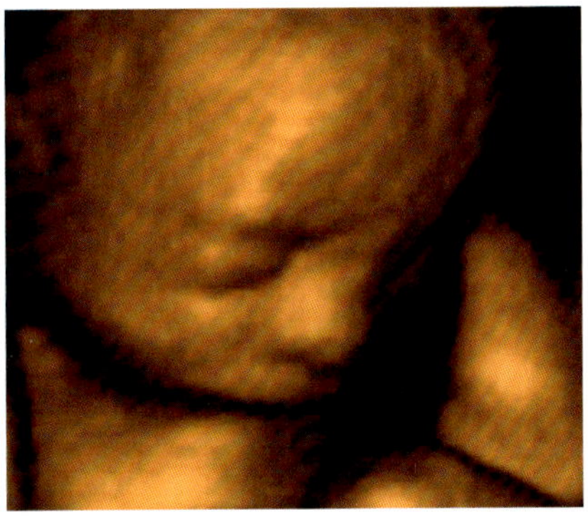

JÁ ESTÁ COM EXATAMENTE 25 SEMANAS

Faltam 105 dias...

SEU BEBÊ HOJE

Aqui, a cabeça do bebê está voltada para baixo, na direção do peito. Fletido, o cotovelo do braço direito está apoiado do outro lado do pescoço. O braço esquerdo, em parte na sombra, é pouco visível e, por fim, pode-se ver a ponta de um joelho apoiada logo acima do antebraço direito.

Você deve se preparar para ouvir algumas histórias não muito agradáveis sobre partos, mesmo não querendo ouvi-las.

HORA DE PENSAR EM...

Parceiros de parto

São incontestáveis os benefícios de ter um parceiro de parto dando apoio, então, é bom pensar nisso agora.

- **Pesquisas mostram que** as mulheres que recebem estimulação física e mental contínua durante o trabalho de parto estão menos propensas a precisar de alívio para a dor ou de uma intervenção médica, como anestesia epidural (ver pp. 404-405), parto assistido (ver pp. 436-437) ou cesariana (ver pp. 438-439), e tendem a ter um trabalho de parto mais curto.
- **Mulheres que sentem o apoio de seus parceiros de parto** estão mais propensas a encarar o parto sob uma luz positiva e a lidar facilmente com a maternidade e a amamentação, estando também menos propensas a apresentar depressão pós-parto.
- **Seu parceiro de parto** não precisa ser o pai do bebê, embora ele também possa estar presente. Estudos indicam que uma mulher faria melhor o trabalho: uma amiga próxima que já teve filhos pode ser o ideal, e sua mãe também é uma opção.
- **Você pode também pensar** em contratar uma doula (ver à direita).

Para algumas mulheres, parece ser um ritual de passagem descrever o nascimento de seus bebês nos mínimos detalhes, relatando literalmente o parto minuto a minuto. Para elas, isso pode ser parte do processo de recuperação, e não há nada de que gostem mais do que de uma nova ouvinte, especialmente uma mulher grávida pela primeira vez. Então, sem dúvida você vai acabar ouvindo algumas histórias de "terror" sobre partos – algumas vezes de totais desconhecidas!

Essas mulheres podem achar que têm o dever de "avisá-la" sobre a "realidade" do nascimento, e o que você deve ou não fazer – por exemplo, "peça definitivamente uma epidural, senão a dor será horrorosa". Lembre-se de que as experiências são diferentes umas das outras e concentre-se no seu parto.

Para algumas mulheres, dar à luz é com certeza difícil; outras têm partos calmos e sem complicações. Diga a essa pessoa que você prefere não ouvir alguns detalhes e prometa marcar uma data para falar do assunto depois que seu bebê nascer!

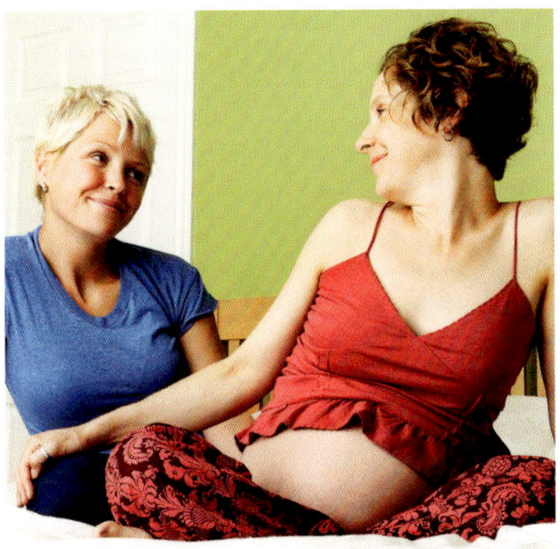

Ter uma amiga ou parenta perto de você durante o trabalho de parto, mesmo que apenas em casa, durante os estágios iniciais, pode ser uma grande ajuda.

AJUDA DA MÃE

A perspectiva de dar à luz e tomar conta de um recém-nascido pode ser intimidadora. Para algumas mães, contratar uma doula é a melhor maneira de assegurar uma progressão suave da gravidez à maternidade.

As doulas são mulheres que tomam conta da mãe, com apoio emocional e físico (mas não médico), antes, durante e depois do parto. Várias pesquisas demonstram que a presença de uma doula pode ajudá-la a ter um parto mais curto, mais fácil e com menor probabilidade de necessitar de alívio para a dor ou de intervenção médica (inclusive uma epidural ou cesariana). Procure informar-se sobre a existência de doulas profissionais em sua região.

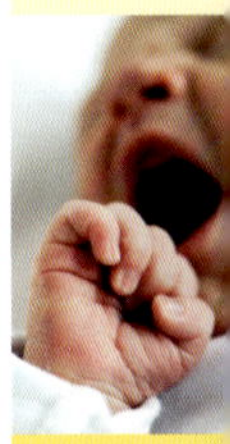

Bem-vinda ao seu 3º trimestre

SEMANA 26 27 28 29 30 31 32

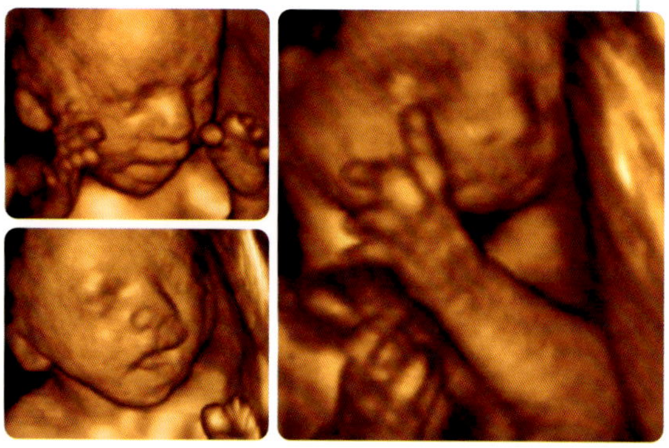

Surge uma nova pessoa O bebê está próximo de se tornar um indivíduo com funções completas. Seus órgãos vitais estão quase prontos para funcionar no mundo lá fora, mas, se nascesse agora, precisaria de auxílio médico.

Da 26ª à 40ª semana, o bebê provavelmente vai aumentar seu peso em 2,7 kg e crescer 15 cm.

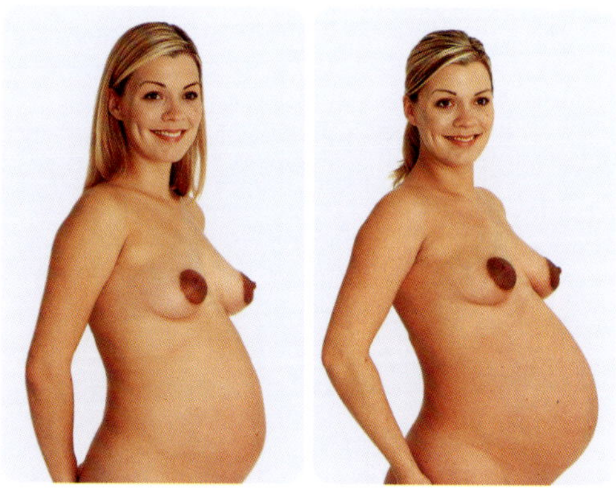

Terceiro trimestre O bebê empurra suas costelas inferiores e preenche a maior parte do espaço do útero. **Pronto para o nascimento** Sua barriga está enorme e você está cansada, mas animada.

Monitorando o crescimento O crescimento do bebê é avaliado pela medida de seu abdome, e qualquer preocupação é resolvida por exames adicionais.

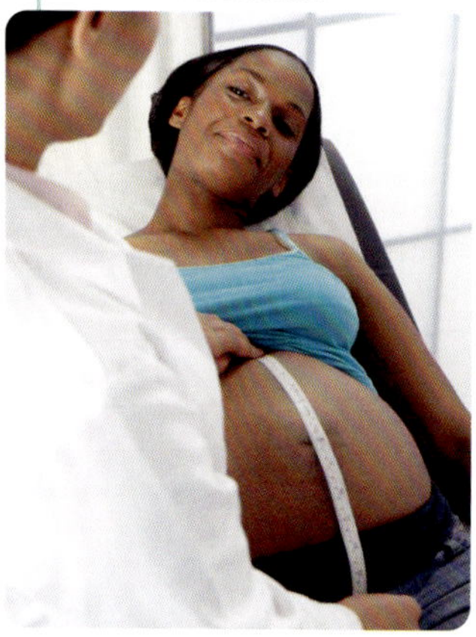

Um novo irmão ou irmã Inclua os filhos mais velhos na preparação para a chegada do novo bebê. Eles podem ajudá-la a escolher roupas e pensar em nomes.

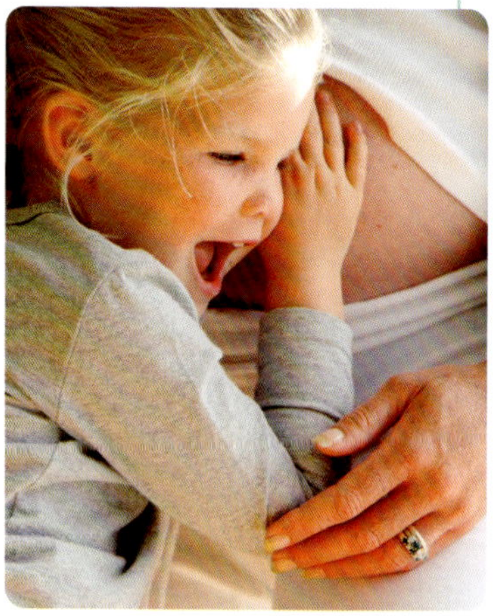

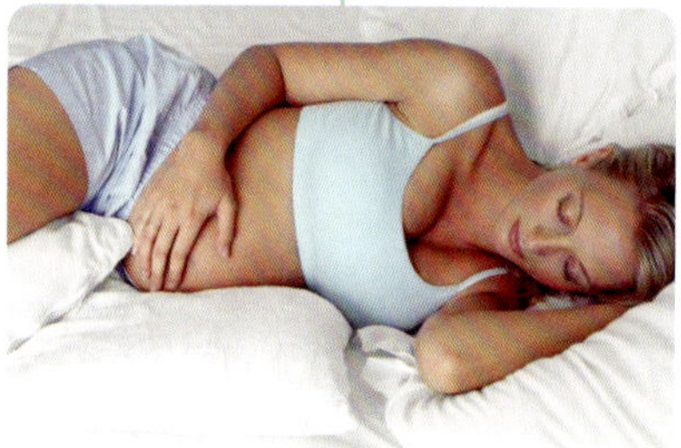

Dormindo confortavelmente Você precisa aliviar o peso de sua barriga, mas falar é fácil. Use muitos travesseiros para se apoiar quando estiver deitada.

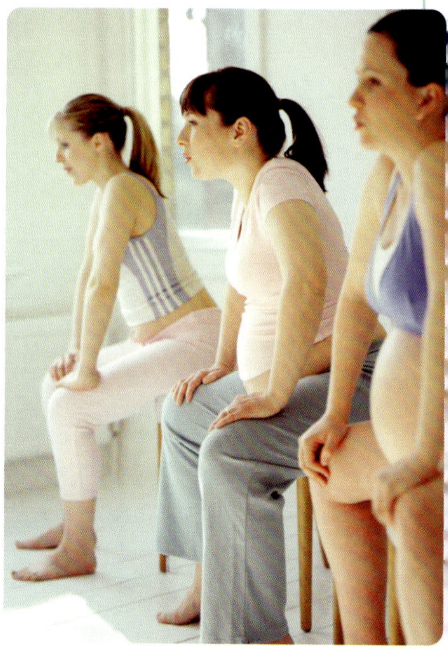

Preparando-se para o parto Participar de aulas pré-natais e sessões de exercício vão ajudá-la a se preparar tanto mental quanto fisicamente para o trabalho de parto e o nascimento.

Você está em casa agora e seus pensamentos se voltam cada vez mais para o nascimento do bebê.

33 | 34 | 35 | 36 | 37 | 38 | 39 | 40

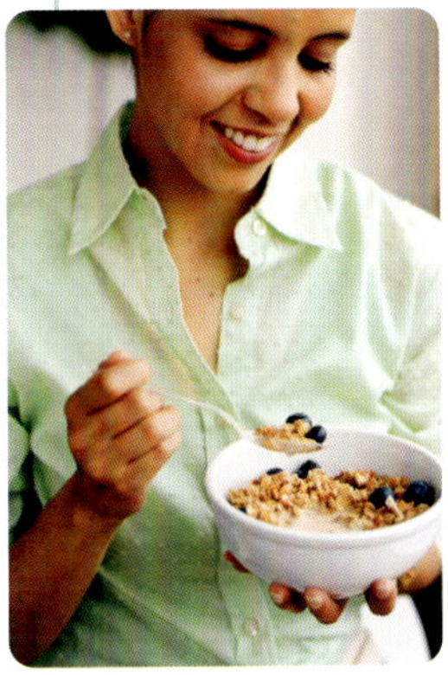

Fibras O consumo adequado de fibras é especialmente importante no fim da gravidez, quando uma digestão lenta a torna propensa à constipação.

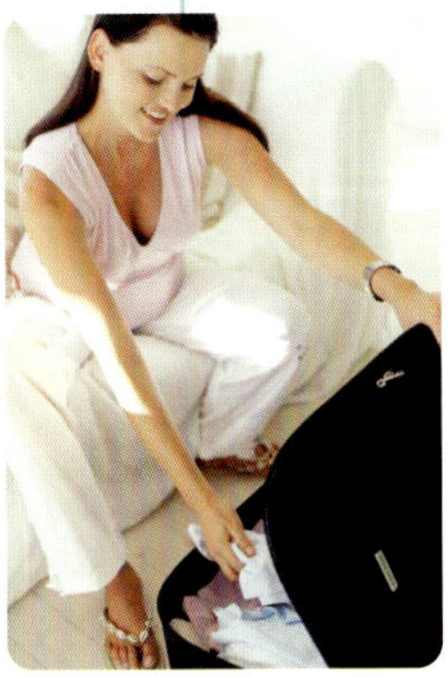

Pronta para ir A data do parto se aproxima; se você planeja um parto no hospital, faça suas malas com antecedência: comece a reunir os itens essenciais.

Quase no fim Ao se aproximar o fim da gravidez, você vai se maravilhar com o tamanho de sua barriga.

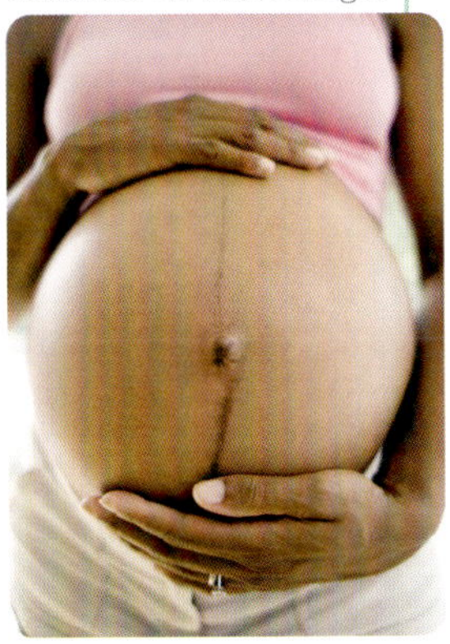

Fatos e números Na 38ª semana, a função da placenta está quase acabada e ela começa a envelhecer.

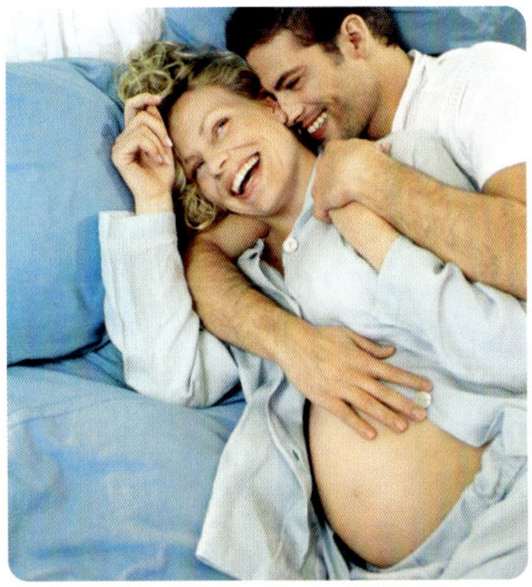

Fazendo o parto acontecer Se você chegou à 40ª semana sem sinal de trabalho de parto, comece a pensar em meios de estimular o seu início – fazer amor é um dos muitos métodos a tentar.

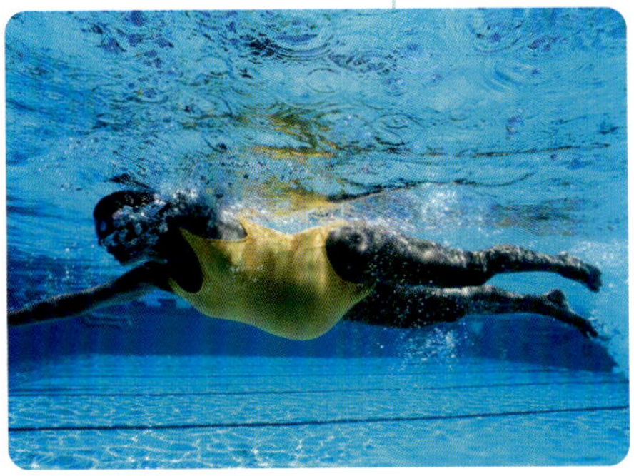

Tirando o peso Vale a pena continuar a nadar por tanto tempo quanto puder, já que a água suporta todo o seu peso adicional, trazendo-lhe um agradável alívio.

Fatos e números Com 33 semanas, o bebê está rapidamente criando depósitos de gordura e começa a se parecer com um recém-nascido.

38 semanas Agora seu bebê está apertadinho, não tem muito espaço para virar-se e chutar. Entretanto, você ainda deve senti-lo se mexendo – e é importante estar consciente de qualquer alteração nas atividades dele.

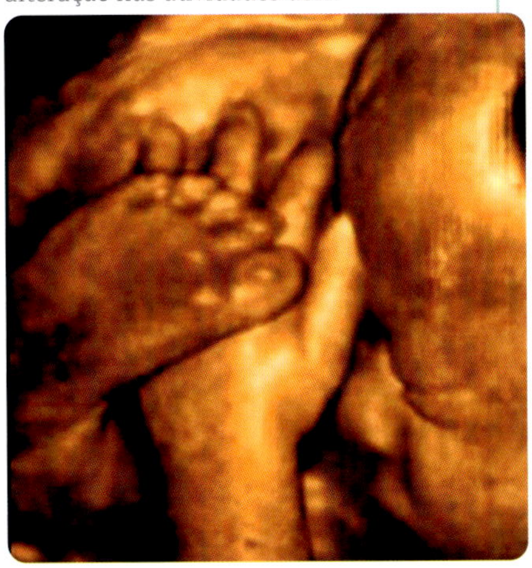

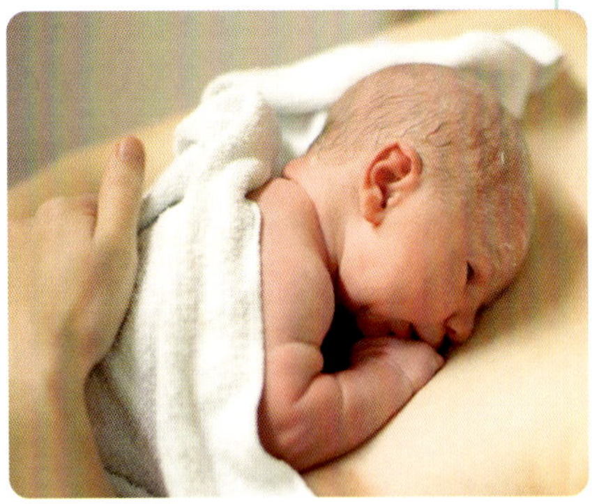

Oi, bebê! Aqui está você. O contato imediato da pele dele com a sua traz benefícios significativos para seu bebê.

Sua 26ª semana

VOCÊ ALCANÇOU O TERCEIRO E ÚLTIMO TRIMESTRE E AGORA SUA BARRIGA DEVE ESTAR BEM PESADA

Agora você está na reta final e, embora sua barriga provavelmente já esteja grande, ainda vai crescer bastante. O bebê está se movendo vigorosamente e pode até responder a sons altos e música. As células nervosas do cérebro estão começando a se unir, e a coordenação, melhorando. Mantenha o seu cérebro estimulado indo às aulas pré-natais para distrair-se, pela companhia e pelas informações.

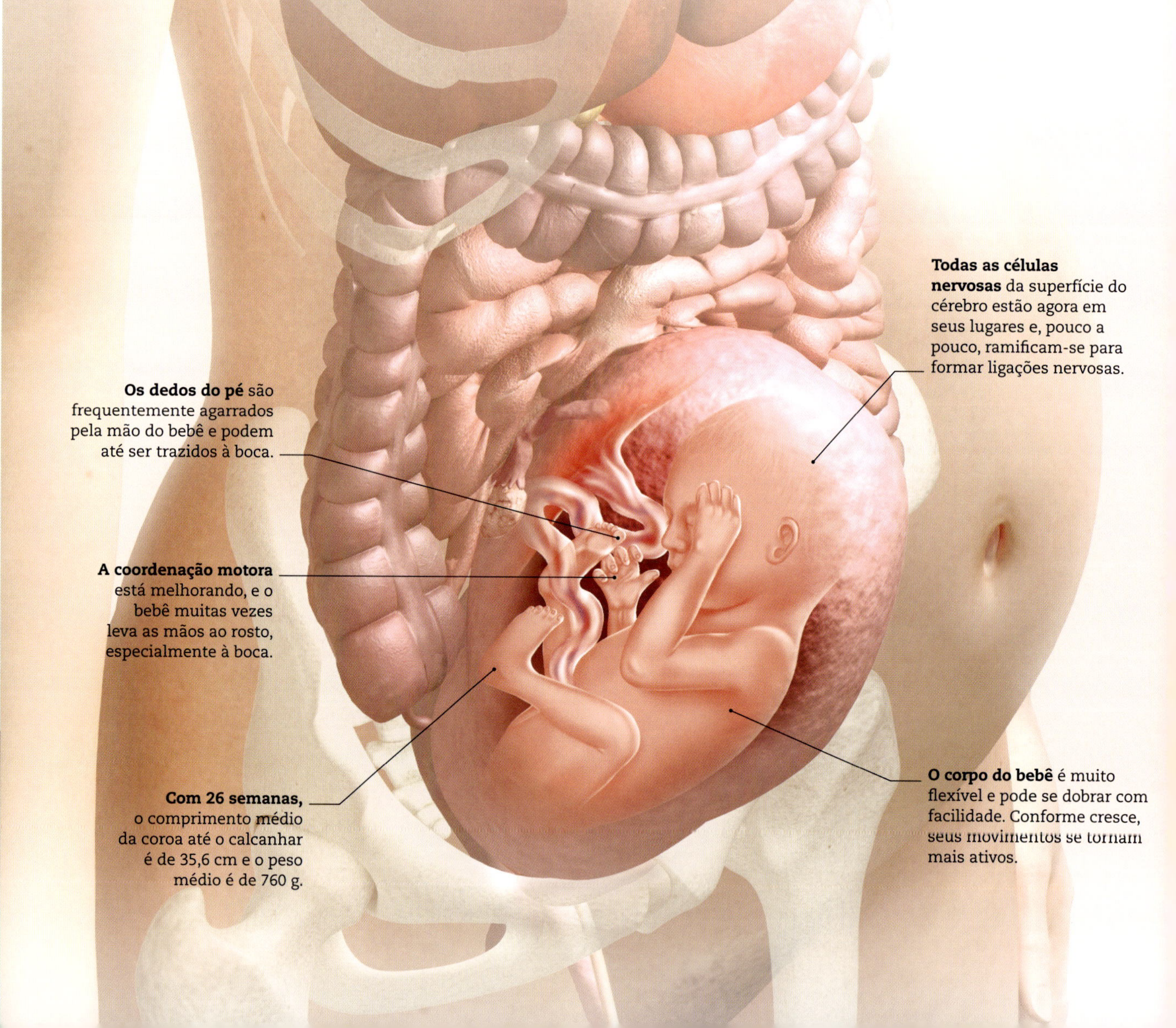

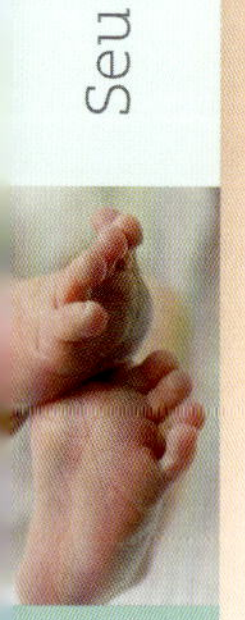

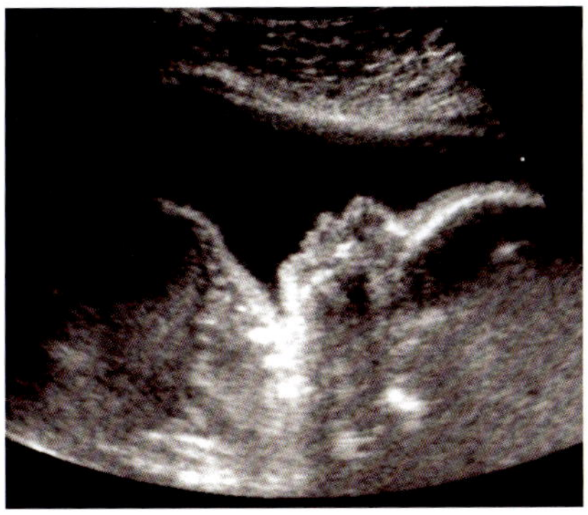

JÁ ESTÁ COM 25 SEMANAS E 1 DIA

Faltam 104 dias...

SEU BEBÊ HOJE

Aqui o bebê está olhando diretamente para cima. O perfil está bem delineado, pelos traços do nariz, dos lábios e do queixo. O pescoço ainda é curto, por isso a cabeça fica próxima do peito, como se vê na ilustração.

Com as aulas pré-natais, além de fazer novos amigos, você aprenderá sobre a gestação, o parto e a vida com um recém-nascido.

Se você se matriculou no início da gravidez (ver p. 199), deve estar iniciando as aulas pré-natais, que podem se realizar no hospital em que escolheu dar à luz, ou ser particulares, organizadas por obstetras. O objetivo dessas aulas é informá-la sobre a gravidez, o trabalho de parto e as primeiras semanas após o nascimento. Por exemplo, você pode aprender técnicas de relaxamento e de respiração, ou ser informada sobre os diferentes tipos de alívio da dor. Também pode receber sugestões sobre o que comprar para o bebê e conselhos sobre tópicos relevantes após o nascimento, como a amamentação, as horas de sono e a troca de fraldas.

É comum sentir-se entusiasmada com as aulas pré-natais, ávida para saber o que vai acontecer e para encontrar outras pessoas que estejam passando pela mesma experiência, pois essas aulas não servem somente para acumular informações, mas também para conhecer outras pessoas, o que, para alguns, pode ser difícil.

No entanto, como todos ali são futuros pais e mães, provavelmente vão encontrar assuntos para conversar. A simples troca de ideias sobre sintomas e preocupações pode ajudar, afinal os "colegas" estão passando pelas mesmas emoções que você. Saber que não é a única pessoa a se sentir assim, de certo modo, tranquiliza.

Se fizer amigas nas aulas pré-natais, elas também podem servir para apoio mútuo, muito útil depois que todas tiverem dado à luz.

FOCO EM... SEU CORPO

Dor nas costelas

À medida que o útero se expande, a caixa torácica é empurrada para cima para abrir espaço para ele, e isso pode causar dor ou desconforto nas costelas. Isso não é inevitável, mas pode acontecer se você tiver uma constituição menor do que a média ou se estiver esperando mais de um bebê. Pode piorar se o bebê chutar muito ou se passar muito tempo sentado, já que a cabeça vai empurrar o diafragma e a caixa torácica.

Sentar-se pode piorar a dor, já que comprime ainda mais seus órgãos internos. Se você tem um emprego sedentário, levante-se e movimente-se quanto puder: se for forçada a sentar-se por longos períodos, ajuste sua posição até encontrar uma que seja confortável.

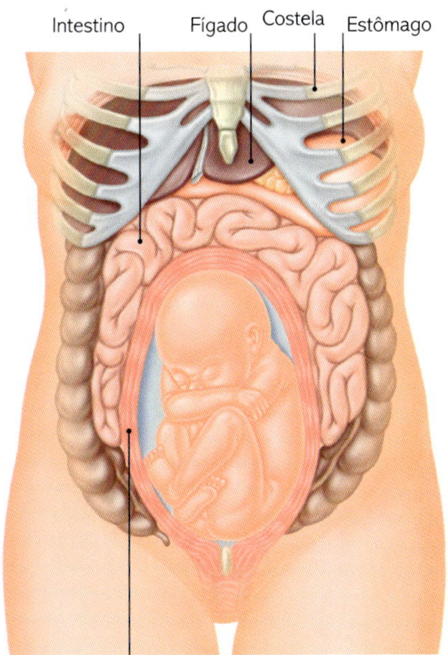

Ao se expandir, o útero reduz o espaço do estômago e dos intestinos

PERGUNTE AO... MÉDICO

Acho que estou com uma infecção vaginal. Pode prejudicar o bebê? É pouco provável que a infecção vaginal faça mal ao bebê, já que o muco vaginal ao redor do colo do útero impede que a infecção o atinja. Você pode achar desconfortáveis os sintomas: coceira, irritação e corrimento de odor desagradável; peça ao médico uma receita para acabar com ela.

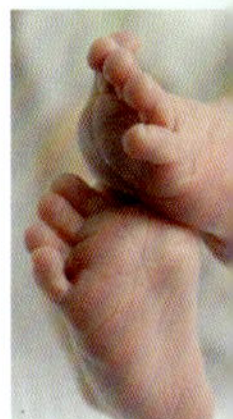

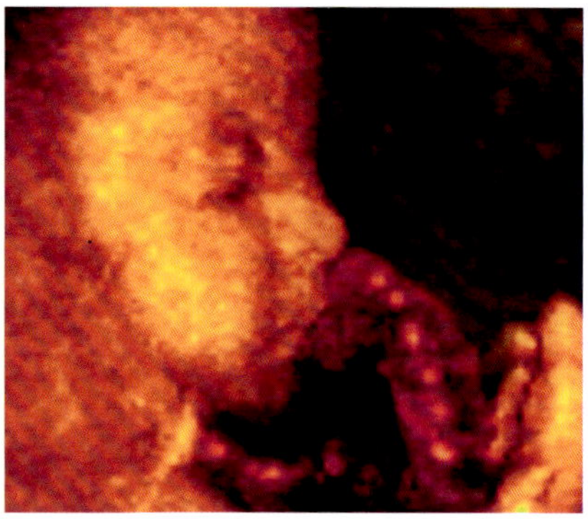

JÁ ESTÁ COM 25 SEMANAS E 2 DIAS

Faltam 103 dias...

SEU BEBÊ HOJE

Esta imagem mostra o bebê de perfil, desta vez em 3D. Podem ver-se no fundo, atrás da cabeça do bebê, as espirais do cordão umbilical. As pálpebras ainda estão fechadas. Os depósitos de gordura agora dão ao rosto um contorno bem mais arredondado.

Agora duas pequenas glândulas controlam o crescimento e o desenvolvimento do bebê, e, mais tarde, vão dar a ele a capacidade de encarar o estresse da vida.

Em relação ao tamanho do corpo, as glândulas adrenais (ou suprarrenais) do bebê são 20 vezes maiores do que as da mãe. Essas glândulas têm forma quase triangular, com a base apoiada no topo de cada rim. Consistem em uma camada externa, o córtex, que libera hormônios esteroides, como o cortisol; e uma camada interna, ou medula adrenal, que, em resposta ao estresse, secreta adrenalina e o hormônio a ela relacionado, a noradrenalina.

A adrenalina prepara o corpo para uma reação do tipo "lutar ou fugir", aumentando a disponibilidade de glicose e os batimentos cardíacos e mantendo ou aumentando a pressão arterial. Essas respostas adaptativas são vitais para o bebê e vão ajudá-lo a manter um ambiente estável dentro do útero, além de prepará-lo para o estresse da vida aqui fora, mais tarde.

No entanto, é o córtex externo que agora precisa trabalhar duro, produzindo muitos hormônios que ajudam a coordenar o crescimento e o desenvolvimento do bebê. O córtex produz três tipos de hormônios: os mineralocorticoides, que regulam o equilíbrio do sal; os glicocorticoides, que ajudam a controlar a disponibilidade de açúcar, gordura e aminoácidos na corrente sanguínea; e os andrógenos, hormônios sexuais masculinos, como a testosterona. O córtex é o responsável pelo atual tamanho das glândulas adrenais do seu bebê. Nas primeiras semanas depois do nascimento, elas rapidamente diminuem.

PERGUNTE AO... MÉDICO

Notei alguns nódulos nos dois seios. Devo me preocupar?
Nódulos nos seios podem ser normais na gravidez, especialmente no terceiro trimestre, quando se preparam para a amamentação. Esses nódulos geralmente são macios e podem mudar de lugar; também podem ser sensíveis. No entanto, nódulos nos seios nunca se ignoram, então consulte o médico, que pode confirmar se estão ou não relacionados com a gravidez.

FOCO EM... GÊMEOS

Quão idênticos os gêmeos idênticos são?

Gêmeos do mesmo óvulo possuem o mesmo DNA. De certo modo, são clones naturais, então você pode esperar que eles sejam idênticos de todas as maneiras. Certamente serão muito parecidos fisicamente, tendo a mesma cor de cabelo, de olhos e de pele. Também terão o mesmo grupo sanguíneo e o mesmo tipo de tecido.

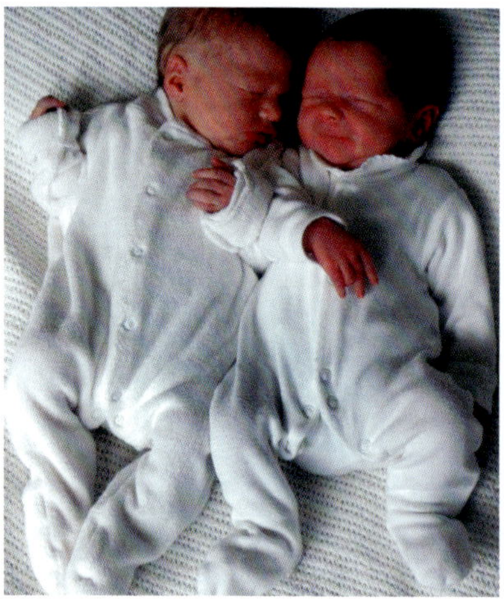

Entretanto, o ambiente não é o mesmo para cada bebê, mesmo antes do nascimento. Pequenas diferenças no fluxo sanguíneo e na localização deles no útero podem ter grandes efeitos.

- **Pode haver diferenças reconhecíveis** no peso, na altura e no formato da cabeça de gêmeos idênticos.
- **Cada gêmeo** tem digitais e padrões de íris únicos.
- **Os gêmeos idênticos** também podem ter personalidades diferentes, em parte pelas dessemelhanças sutis no ambiente uterino.

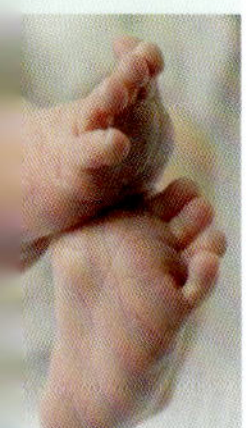

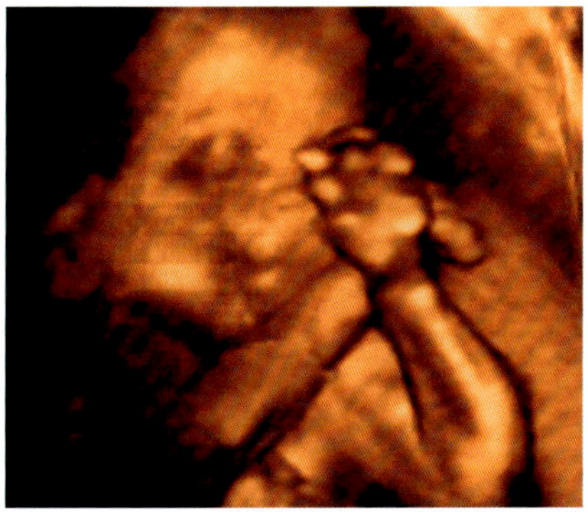

JÁ ESTÁ COM 25 SEMANAS E 3 DIAS

Faltam 102 dias...

SEU BEBÊ HOJE

Este bebê está com as mãos erguidas na frente do rosto. No alto da imagem, à direita, veem-se as curvas do revestimento interno do útero. As sombras sugerem cabelos, mas o ultrassom não é tão detalhado para que eles apareçam – mesmo se houvesse algum nesta fase.

Um bom jeito de seu parceiro se envolver com a gravidez é acompanhá-la nas aulas pré-natais.

Nem todo futuro papai gosta de ir a aulas pré-natais. Acham que elas não servem para ele e que vão pedir que ele faça exercícios "embaraçosos".

Se seu parceiro relutar, converse com ele, diga para que servem as aulas e por que você quer o apoio dele. Explique que ele precisa estar bem informado sobre o parto, para não ficar ansioso na sala de espera. Pode ser útil ele conversar com algum amigo que tenha frequentado essas aulas quando a parceira dele estava grávida.

As aulas podem incluir algumas sessões para homens e mulheres, e outras destinadas somente a mulheres para, por exemplo, praticar técnicas de respiração, enquanto os homens participam de uma sessão separada, onde podem compartilhar suas preocupações. Se seu parceiro não consegue uma folga no emprego, peça uma lista dos assuntos que serão tratados a cada semana, para que escolha os mais relevantes para ele. Se estiver bem informado, ele vai se sentir mais envolvido com a gravidez e mais confiante ao ajudá-la durante o trabalho de parto e o nascimento.

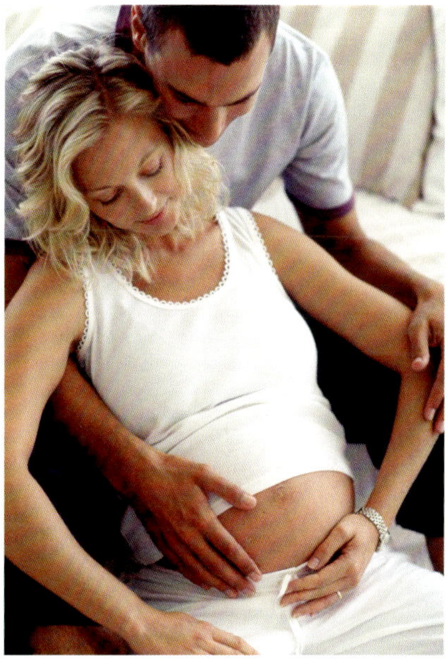

O que vocês aprendem nas aulas pré-natais pode aproximá-los. Tentem manter contato o tempo todo, relaxando juntos e sentindo o bebê se mover.

HORA DE PENSAR EM...

Direitos da maternidade

Para poder receber os benefícios das licenças, seja de maternidade, seja de paternidade:

- **Busque informações** na Previdência Social sobre o benefício do salário-maternidade.
- **Informe a empresa** sobre a data esperada do parto e em que data pretende iniciar sua licença-maternidade.
- **Para poder qualificar-se** à licença-paternidade (ver p. 349), o pai também deve informar ao empregador.

FOCO EM... RELACIONAMENTOS

Antecipando mudanças no relacionamento

Pode parecer óbvio, mas, depois que o bebê nascer, seu relacionamento vai envolver mais alguém além de você e seu parceiro. De repente haverá uma nova pessoa, minúscula, que os acorda durante a noite e tem suas próprias necessidades. Por causa das circunstâncias, depois que o bebê nascer, você e seu parceiro vão prestar menos atenção um ao outro. Também pode haver menos intimidade física entre os dois, até mesmo porque ambos estarão muito cansados.

O melhor a fazer é conversar sobre isso e ter consciência dessas questões antes que o bebê chegue. Assim, você e seu parceiro podem aceitar melhor que esses fatores fazem parte das mudanças ao deixar de ser um casal para se tornar uma família.

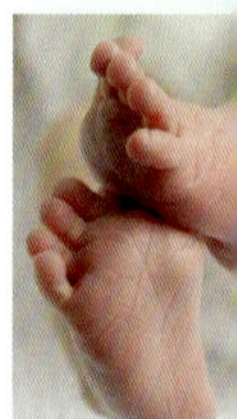

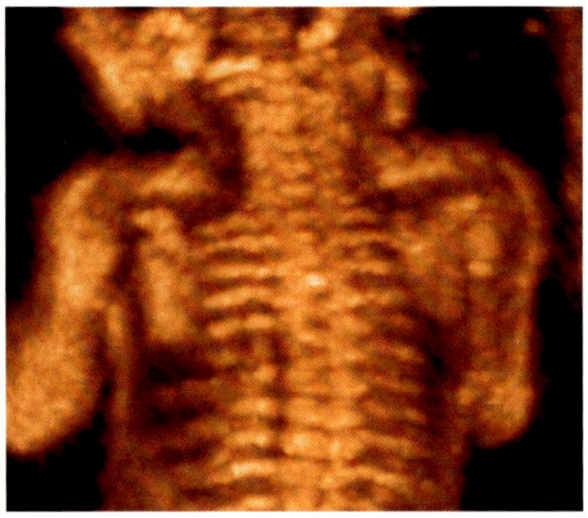

JÁ ESTÁ COM 25 SEMANAS E 4 DIAS

Faltam 101 dias...

SEU BEBÊ HOJE

Usando um ajuste que destaca os reflexos dos ossos, esta imagem de ultrassom em 3D mostra as costas de um bebê. A parte posterior da coluna, as costelas e as omoplatas estão nítidas. Esta técnica abriu muitas possibilidades novas para se visualizar o desenvolvimento do bebê.

Todos os neurônios estão agora na superfície do cérebro do bebê; a seguir, seu desenvolvimento consiste em gerar conexões uns com os outros.

O cérebro do bebê é tão complexo que passa o tempo todo da gravidez não só crescendo, mas também amadurecendo. Está continuamente formando novas conexões e trilhas sensoriais.

Os nervos que formam a massa cinzenta do cérebro iniciaram-se no centro do cérebro, na superfície externa dos ventrículos laterais (há um ventrículo em cada hemisfério cerebral). Os ventrículos laterais contêm a parte do cérebro conhecida como plexo coroide, uma estrutura solta, parecida com uma alga marinha, que produz o líquido cefalorraquidiano, presente no cérebro e na medula espinhal do bebê. Esse líquido circula constantemente em torno do cérebro, protegendo-o da estrutura mais resistente, formada pelos ossos do crânio que o envolve.

Agora está completo o movimento ondulatório e gradual das células nervosas na massa cinzenta, que se iniciou há mais de 12 semanas. Ao se alojarem próximas à superfície do cérebro, essas células precisam amadurecer, ramificando-se para criar múltiplas conexões, ou "sinapses", com outras células nervosas.

Nesta fase, a superfície do cérebro do bebê é muito lisa, mas, à medida que o córtex amadurece e começa a formar seis camadas bem distintas, ela adquire sua aparência familiar, lobulada.

FOCO EM... SUA BARRIGA

A barriga: mostrar ou não mostrar?

É uma questão de escolha pessoal você vestir-se com roupas mais justas e exibir a barriga orgulhosamente por aí ou escolher roupas mais largas, que podem lhe servir por mais tempo, escondendo que está grávida.

- **Se você fica feliz exibindo a barriga,** pode se sentir confortável com tecidos que se expandem, aumentando junto com a barriga. O lado negativo do uso de roupas justas é que sua pele pode estar sensível a qualquer coisa muito "colada". Blusas apertadas também chamarão a atenção para os seus seios.
- **Caso se sinta mais confortável** disfarçando o perfil da barriga, escolha roupas mais largas, como túnicas, jalecos e camisões. Podem ser mais confortáveis e vão cobrir sua barriga por mais tempo.
- **Se quiser deixar a barriga de fora,** aproveite quando o tempo estiver quente. Uma das vantagens é poder usar alguns tops de antes da gravidez.

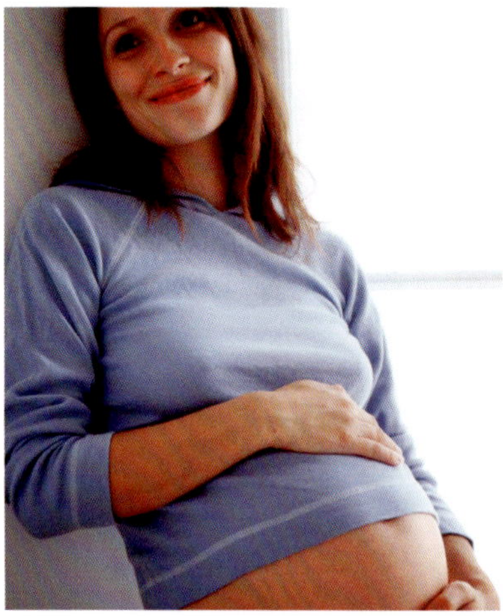

PERGUNTE AO... OBSTETRA

Eu estou bem grande agora – devo mudar meu jeito de nadar? Você pode achar que nestes meses finais da gravidez precisa mudar para um estilo mais confortável: muitas mulheres escolhem o nado estilo peito, que também ajuda a colocar o bebê em uma boa posição (ver p. 329).

Se não mais se sente animada a nadar longas distâncias, relaxe só na piscina. Ficar na água ajuda a aliviar a pressão sobre o seu abdome e diminui a dor na região lombar.

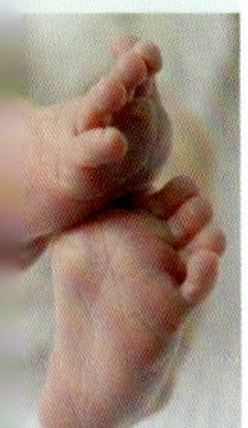

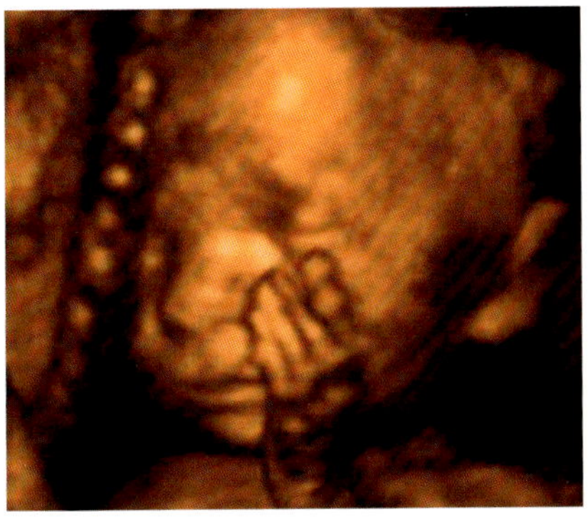

JÁ ESTÁ COM 25 SEMANAS E 5 DIAS

Faltam 100 dias...

SEU BEBÊ HOJE

Com os dedos da mão nas bochechas, os olhos fechados e a orelha pouco visível no fundo, esta imagem mostra um bebê muito calmo. Bem à esquerda, vê-se o cordão umbilical seguindo em direção à placenta.

Faltam alguns anos para conhecer a personalidade de seu filho, mas, mesmo no útero, ele já gosta ou desgosta de algumas coisas.

E enquanto o bebê continua a crescer, você pode se surpreender pensando: como ele vai ser? Cordato ou exigente? Engraçado ou sério? Feliz sozinho ou sociável? Agitado ou quieto? Você pode acreditar que os bebês nascem com a personalidade pronta; ou que a personalidade se molda no futuro, à medida que crescem. O debate natureza *versus* ambiente continua e, de qualquer modo, o que ocorre é uma combinação dos dois: alguns aspectos da personalidade de seu filho podem já estar decididos antes do nascimento, outros podem se desenvolver mais tarde, durante a infância, ou até mesmo na idade adulta.

É possível você ter notado que seu bebê já tem certas preferências, como chutar ou movimentar-se em resposta a música alta ou a certos gêneros musicais, embora seja difícil dizer se a movimentação significa que o bebê está ou não gostando.

Ele é muito estimulado dentro do útero. Neste terceiro trimestre, pode sentir vibrações e ouvir não somente os sons de dentro do corpo da mãe, como também os batimentos cardíacos e os sons vindos de fora, como pessoas conversando; tem consciência de quando você está se movendo ou parada; e pode, até, ter um padrão de movimentos: em geral, "comunica-se" mais quando você está descansando.

Como parte de suas atividades, o bebê vai continuar praticando, para a vida após o nascimento, os movimentos de respirar e de engolir – e pode até chupar o polegar.

COMPRANDO PARA O BEBÊ

Ao se preparar para a chegada de seu bebê, não é preciso ir à falência.

De que o seu bebê precisa:

- **Leite:** o leito materno é grátis (e melhor para o bebê). Para usar mamadeira, você vai precisar dela, de bicos, de leite em pó e de um sistema de esterilização.
- **Fraldas:** é preciso decidir entre descartáveis, reutilizáveis ou uma combinação das duas (ver p. 291). Seja qual for a escolha, também vai precisar de lencinhos umedecidos.
- **Lugar para dormir:** pode dormir no berço se você não quiser comprar um moisés. Mesmo que compre um berço de segunda mão, use sempre um cobertor novo.
- **Muitos macacõezinhos:** não compre muitos do tamanho recém-nascido.
- **Transporte:** um carrinho (em que possa deitar até conseguir parar sentado), *sling* ou canguru, próprios para carregar o bebê.
- **Assento para o carro:** exigido por lei, para viagens de carro; não compre de segunda mão.

O que seu bebê pode viver sem:

- **Trocador:** um colchonete ou uma toalha no assoalho é barato e seguro.
- **Aquecedor de mamadeira:** aqueça em uma jarra.
- **Berço de viagem:** pegue um emprestado, se for necessário.

Economize dinheiro comprando *on-line*. Pesquise em lojas de segunda mão. Troque roupas e brinquedos com amigos, com a família e outros pais.

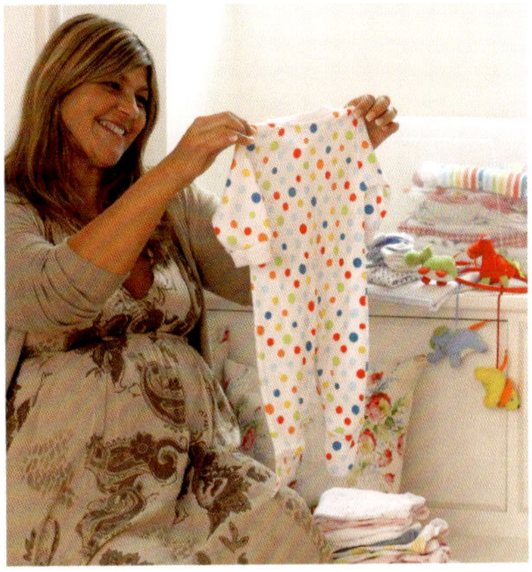

Macacões com pezinhos logo deixam de servir (bebês crescem), e os amigos sempre têm uns para dar. Se ficarem muito curtos, basta transformá-los em "sem pezinhos" com a tesoura.

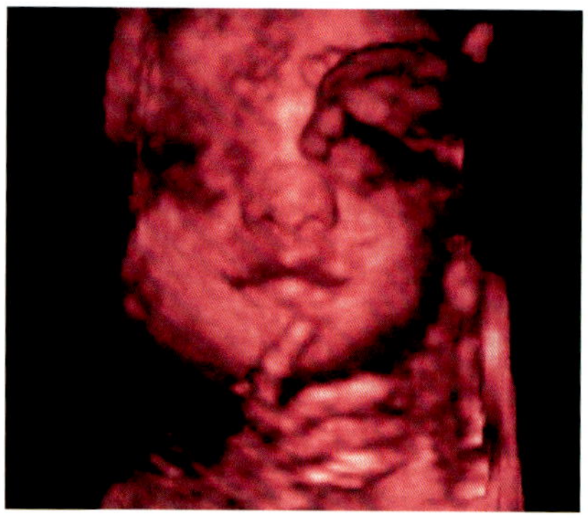

JÁ ESTÁ COM 25 SEMANAS E 6 DIAS

Faltam 99 dias...

SEU BEBÊ HOJE

Um ultrassom em 3D pode ser colorido de diversos modos: esta imagem mostra que, nesta fase, os lábios do bebê estão bem definidos. São a parte mais sensível de todo o corpo, e, em geral, os bebês levam as mãos até eles.

O bebê consegue realizar movimentos coordenados com as mãos e os pés, fazer punhos "de boxeador" e agarrar os dedos do pé.

Nesta fase a coordenação motora do bebê melhora visivelmente, e toda hora ele leva as mãos ao rosto, particularmente à boca. O rosto, em especial os lábios, é extremamente sensível, e essa sensibilidade elevada é um forte *feedback* positivo para o bebê coordenar com sucesso movimentos suaves, e propositais, entre mãos (e pés) e a boca.

No útero, ainda há muito espaço para todo tipo de movimentos, e o bebê é extremamente flexível. Para ele, é bem fácil dobrar-se, com os pés na direção da boca ou do topo da cabeça, e também dar cambalhotas completas.

Os ossos do bebê estão endurecendo do centro para fora, e as partes mais externas ainda são de cartilagem macia.

PERGUNTE AO... OBSTETRA

Por que fico tão quente quando estou me exercitando? Durante a gravidez, você pode sentir sua temperatura mais alta por causa do aumento de progesterona, de seu peso e das maiores exigências feitas a seu corpo. Além disso, o exercício gera calor e aumenta ainda mais a temperatura, razão pela qual é provável que, estando grávida, você se sinta ainda mais aquecida quando se exercita.

Você também vai transpirar mais facilmente, porque os hormônios da gravidez dilatam os vasos sanguíneos e, assim, o fluxo de sangue para a pele (isso explica o "brilho" rosado que algumas mulheres têm), permitindo que o corpo perca calor mais facilmente por ela. Isso significa que, embora você se sinta mais quente enquanto se exercita, vai esfriar mais depressa do que de hábito. Quando estiver se exercitando, lembre-se sempre de:

- **Beber água em temperatura ambiente** antes, durante e depois do exercício.
- **Vestir roupas folgadas** que permitam que a pele respire.
- **Evitar exercitar-se** em condições quentes e úmidas.

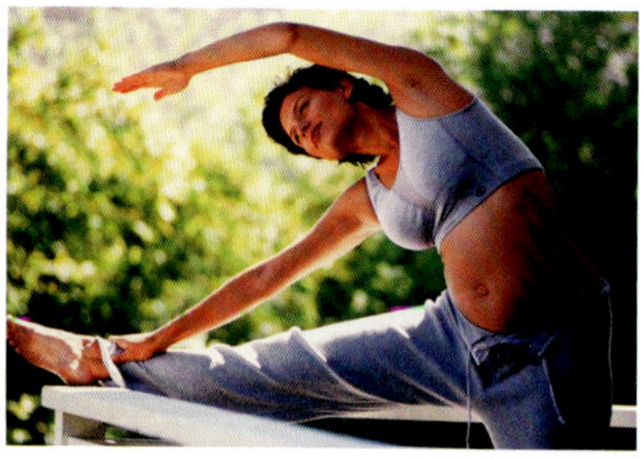

FOCO EM... SEU BEBÊ

O peso no nascimento

O ganho de peso durante a gravidez influencia o peso do bebê ao nascer. Associam-se pesos altos ao nascer com maior probabilidade de problemas de saúde no futuro do bebê. Portanto, a gestação é um ato de equilíbrio, em que as mulheres precisam ingerir calorias suficientes, mas não em demasia, e ganhar peso apropriado.

Especialistas em saúde temem que essa supernutrição fetal esteja resultando em um maior número de nascimentos de bebês com peso elevado. Acredita-se que isso predisponha o bebê a um maior risco de problemas de saúde na infância e no resto da vida. Já estar acima do peso ou engordar em excesso durante a gravidez aumenta a probabilidade de diabetes gestacional (ver p. 473), de parto por cesariana e de complicações durante o parto.

Ainda que não possa voltar no tempo, você pode adotar uma dieta saudável agora. É importante também tentar voltar para um peso saudável quando você parar de amamentar e antes de engravidar novamente.

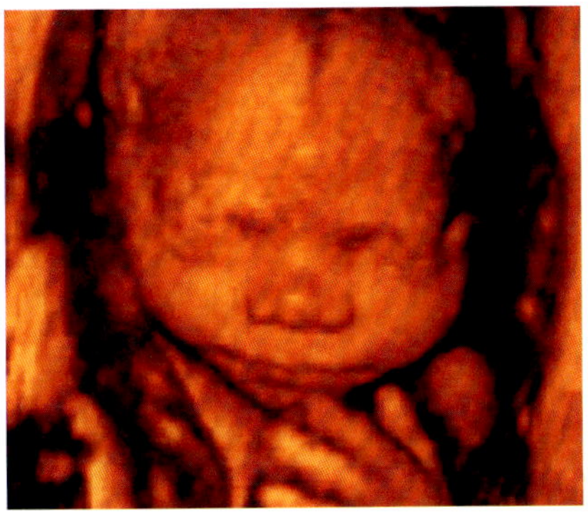

JÁ ESTÁ COM EXATAMENTE 26 SEMANAS

Faltam 98 dias...

SEU BEBÊ HOJE

Já está quase fechado o espaço entre os dois ossos frontais na testa (a linha escura). Os ossos, do lado esquerdo e do direito, agora ficam muito perto um do outro, com uma pequena brecha para permitir que a cabeça e o cérebro cresçam mais.

Sonhar é parte natural e saudável do seu ciclo do sono, mas, nesta fase da gravidez, são comuns alguns sonhos inquietantes.

No terceiro trimestre, é comum mulheres grávidas terem sonhos nítidos. Na verdade, você pode não estar sonhando mais do que o normal, mas a dificuldade em encontrar uma posição confortável para dormir e o fato de acordar frequentemente para ir ao banheiro fazem que se lembre dos sonhos mais do que de hábito (o normal seria você não acordar durante a fase em que sonha, e, por isso, em geral, não se lembrar dos sonhos pela manhã).

É comum sonhar com bebês e crianças pequenas aflitas ou em perigo. Não é raro as mulheres ficarem ansiosas com estes sonhos, mas é bom saber que eles não são, de modo algum, previsões de futuro. Sonhar é um jeito de filtrar as emoções negativas, para você não ter de experimentá-las na vida real. Fique tranquila ao saber que, embora perturbadores, esses sonhos vão ajudar você a lidar com suas preocupações naturais pelo bem-estar do bebê.

UMA VISITA AO HOSPITAL

Como parte da preparação para o nascimento do bebê, podem lhe oferecer uma visita ao hospital. Você não só poderá ver o lugar onde provavelmente dará à luz e como são as alas, mas também ficará sabendo dos detalhes práticos, como o estacionamento, os processos de admissão, o que precisa trazer e quais são as instalações, como cafés e lojas para amigos e familiares que forem visitá-la.

No final, uma visita ao hospital oferece a você e ao seu parceiro a possibilidade de tranquilizar-se e preparar-se mentalmente para o grande dia e para o que acontece depois do nascimento do bebê.

Use a visita como uma oportunidade para descobrir fatos. Pergunte se o hospital tem programação de nascimento (ver p. 303) e quando e como ela poderia ser adaptada. Pergunte quantas mães haverá na ala e, se o desejar, como reservar um quarto privativo – geralmente há um preço para isso. Descubra que tipo de ajuda terá nas primeiras 24 horas. A maioria dos hospitais espera que a mãe mantenha o bebê com ela durante a noite. Descubra os horários de visita e o número de visitantes que pode receber de cada vez. Você também pode perguntar quantos bebês nascem por ano no hospital, e quantos são por cesariana. Peça informações sobre quem estaria assistindo você no parto, quanto tempo duram os turnos dos funcionários e o que é feito para dar continuidade aos cuidados durante o trabalho de parto e o nascimento.

Há banheiras para parto disponíveis? Quais as formas de alívio da dor de que você poderá dispor se quiser, ou precisar, usar? Que apoio existe para a amamentação? Há bombas para recolher leite materno?

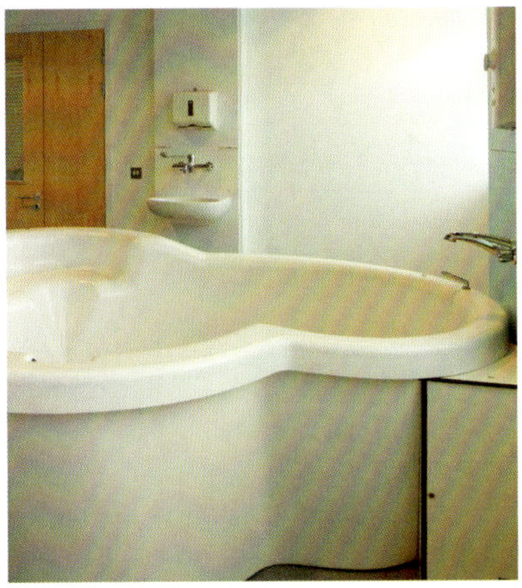

Por fim, embora o bebê provavelmente não vá precisar, você pode conhecer a unidade de cuidados intensivos neonatais para bebês de risco (ver pp. 452-453). Se o bebê precisar deste tipo de cuidado, sempre ajuda conhecer o equipamento e entender para que ele é usado.

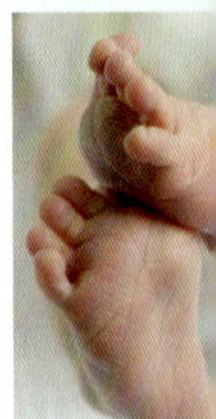

Sua 27ª semana

PODE SER DIFÍCIL DORMIR POR CAUSA DA ATIVIDADE DO BEBÊ

Agora o espaço em seu útero está ficando apertado. O bebê tende a dar alguns golpes certeiros, com pés e punhos, e alongar-se e virar-se. Embora tais chutes não sejam confortáveis, você vai apreciá-los, já que são uma segurança de que o bebê está bem. Relaxe, na cama ou na banheira, e observe sua barriga – você vai ficar maravilhada e divertida ao ver como ela se mexe.

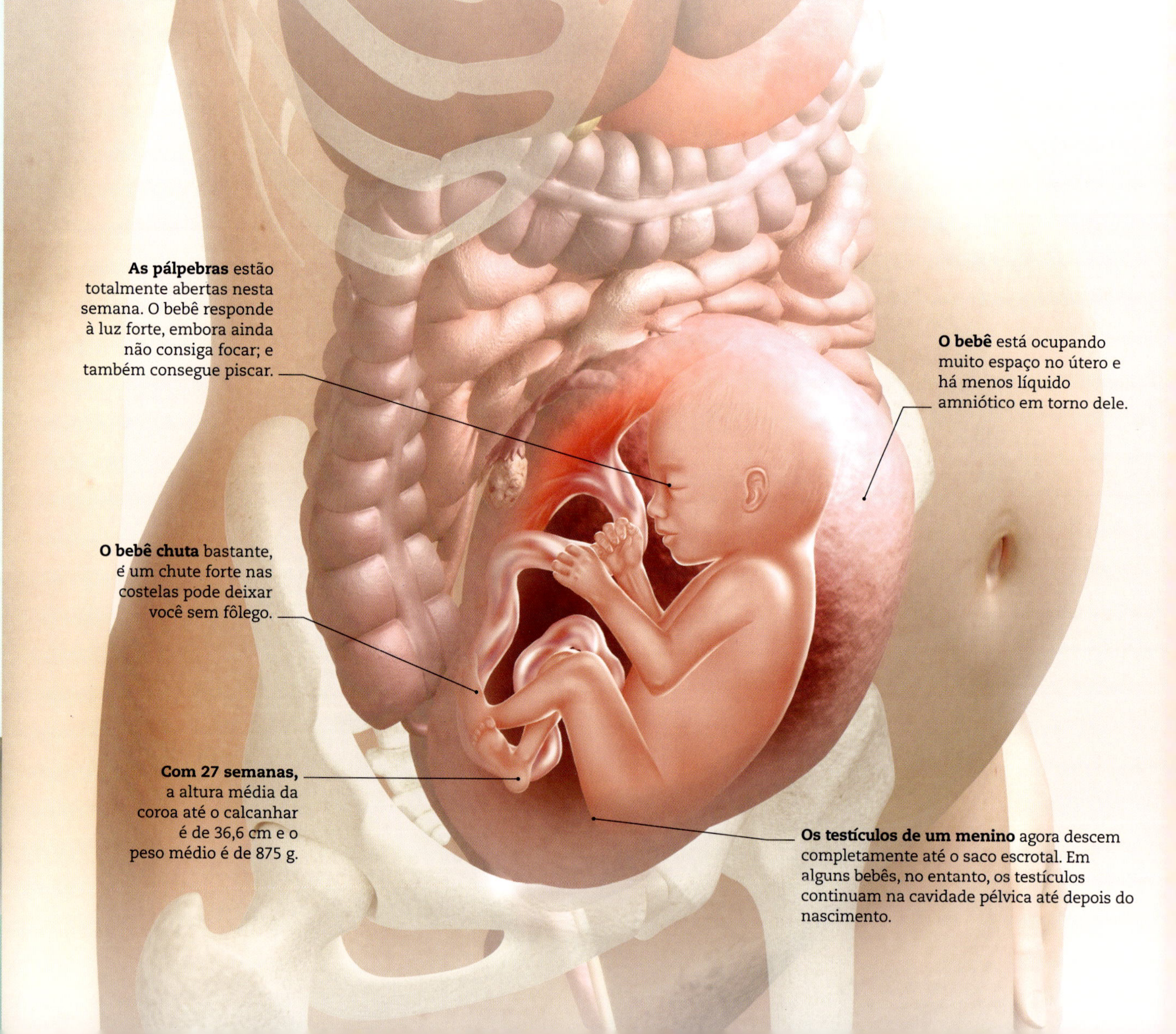

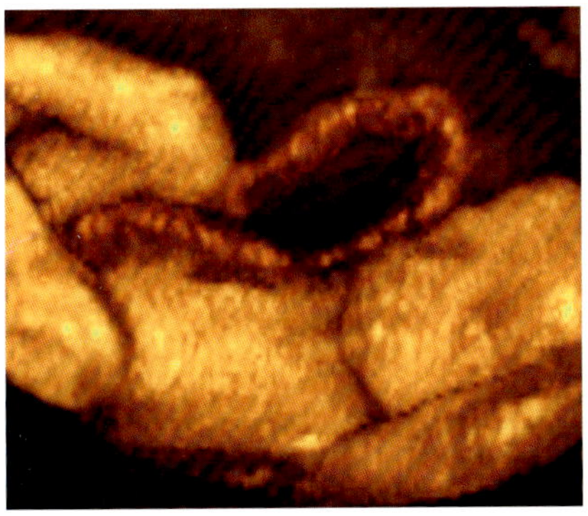

JÁ ESTÁ COM 26 SEMANAS E 1 DIA

Faltam 97 dias...

SEU BEBÊ HOJE

Esta imagem deixa bem visível o cordão umbilical espiralado. Ele cresce acompanhando o bebê e, nesta fase, estará com aproximadamente o mesmo comprimento que ele – cerca de 36,6 cm.

Quando você se ajeita para uma soneca, pode ser frustrante se o bebê começar a se exercitar, mas agora aceite isso como um sinal de que está tudo bem.

Você pode ter percebido que o bebê está mais ativo em alguns momentos do que em outros, em geral quando você está tentando relaxar ou dormir! Isso tende a acontecer porque, quando está ocupada ou distraída, presta menos atenção ao bebê, por isso não percebe que ele está se movendo. No momento em que para e se senta para colocar os pés para cima, ou quando vai para a cama, o bebê começa a dar cambalhotas.

Lembre-se de que, assim como os recém-nascidos, os bebês passam muito tempo dormindo dentro do útero, portanto, haverá períodos em que não vai senti-lo muito ativo – é normal que não se mexa o tempo todo. O ciclo de sono dos bebês varia, e não há regras que determinem os momentos em que eles dormem ou ficam chutando.

Se você já se familiarizou com o padrão dos movimentos do seu bebê e está preocupada com o fato de não senti-lo se movendo, tente se deitar de lado e relaxar ou ouvir uma música para ver se ele reage. Se, mesmo assim, ainda estiver preocupada, visite o seu médico, que poderá examiná-la e ouvir os batimentos cardíacos do bebê.

Algumas mulheres contam os chutes do bebê usando um gráfico, em que anotam quando o bebê se move. Atualmente, tais gráficos não são muito usados, a menos que a recomendação tenha vindo do médico, pois se acredita que causem preocupações desnecessárias. Os bebês têm um padrão individual de movimentos, e o importante é isso, não o número de chutes.

PERGUNTE A... UMA MÃE

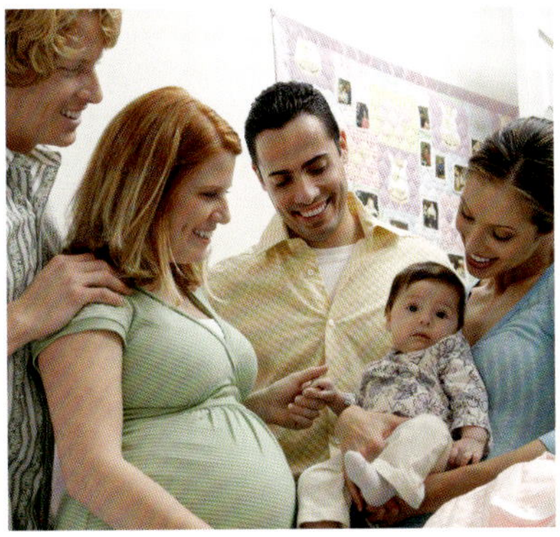

Nunca cuidei de um bebê nem sei trocar uma fralda. O que fazer?
Você não está sozinha. Eu nunca havia estado perto de bebês e tinha muitas perguntas: Como funcionam as fraldas? O que os bebês fazem o dia todo? E se eu derrubar o bebê? Por sorte, uma amiga tinha um bebê de três meses que nós "tomamos emprestado". Como você logo vai perceber, há muitas mães e pais fatigados por aí, e é provável que fiquem muito felizes se você for ajudá-los a tirar uma folga. No entanto, antes de arriscar-se a tirar o bebê de sua zona de conforto, passe algum tempo com ele e seus pais. Dê comida e troque as fraldas sob a supervisão da mãe dele e, se ela estiver confiante e achar que você consegue, ofereça-se para tomar conta dele, começando talvez com apenas algumas horas.

Se tudo correr bem, você pode aumentar para um dia – ou mesmo uma noite. E isso vai ajudá-la muito, aumentando sua confiança e eliminando quaisquer receios que tenha relacionados a cuidados com um bebê. Quando se tratar de assistir seu recém-nascido, você já terá uma ideia do que esperar, e vai se sentir mais segura sobre o que está fazendo.

FALANDO NISSO...

Durante a gravidez, o volume total de sangue em seu corpo é 50% maior do que o normal.

A quantidade de sangue bombeada em cada batida cardíaca aumenta aproximadamente 40%, e você produz cerca de 20% mais células sanguíneas do que o normal.

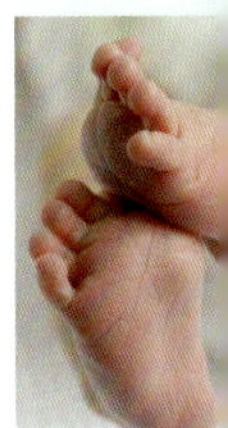

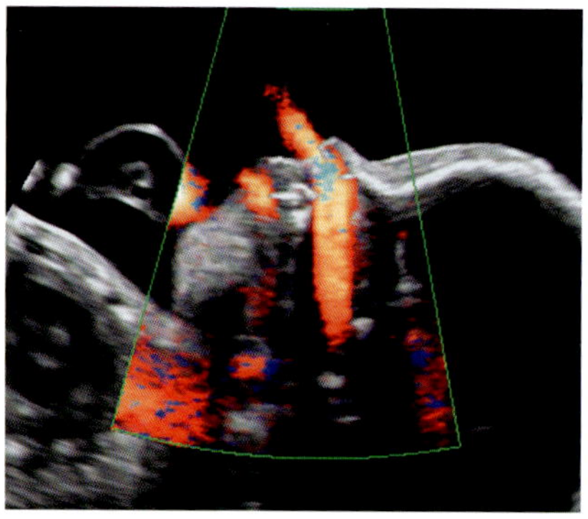

JÁ ESTÁ COM 26 SEMANAS E 2 DIAS

Faltam 96 dias...

SEU BEBÊ HOJE

Este ultrassom colorido mostra o bebê inspirando e expirando o líquido amniótico (vermelho, fluindo em direção ao foco do ultrassom). O bebê está aspirando um pouco do líquido pela narina e, ao mesmo tempo, uma quantidade menor pela boca.

À medida que continua o desenvolvimento dos olhos e do sentido da visão, o bebê atinge outra etapa: as pálpebras se abrem.

Embora as pálpebras do bebê tenham se formado na 9ª semana da gravidez, mantiveram-se unidas até esta semana. O bebê não está na escuridão completa, já que, ao aumentar, as paredes do útero se tornam mais finas, deixando passar um pouco de luz. Agora os olhos do bebê se desenvolveram a ponto de poder se abrir.

Mesmo com as pálpebras abertas, as delicadas estruturas visuais estão protegidas por uma membrana fina, que desaparece por completo no último mês da gravidez.

Ainda é muito cedo para o bebê reagir à luz de maneira bem coordenada, mas ele pode voltar-se na direção de luzes muito fortes; ou, assustado com um som alto e repentino, muitas vezes reage piscando, como crianças e adultos fazem.

A retina começou agora a ser revestida por fotorreceptores, os cones e os bastonetes. Os cones são responsáveis pela visão colorida e desenvolvem-se depois dos bastonetes, que são mais numerosos. Os bastonetes transmitem a imagem em preto e branco e são usados na visão noturna e na periférica. Formam-se conexões entre a retina e o nervo óptico, que transmite as informações recebidas para que elas sejam decodificadas no córtex visual, na parte posterior do cérebro.

É frequente o bebê levar as mãos ao rosto, mas agora os movimentos dos braços e das pernas estão bem coordenados, e ele não vai tocar nos olhos.

PERGUNTE AO... OBSTETRA

Tenho os mamilos invertidos. Vou poder amamentar? Os bebês mamam nos seios, não nos mamilos, e se o seu bebê pegar corretamente o seio (ver p. 448), os mamilos invertidos não vão causar problemas. Aproximadamente 10% das mulheres têm mamilos retos ou invertidos e o melhor jeito para descobrir se você consegue amamentar é simplesmente tentar assim que o bebê nascer. Há várias técnicas que podem ajudar: pergunte à enfermeira do berçário, caso tenha problemas, ou veja se há um serviço de aconselhamento em aleitamento materno na sua região.

FOCO EM... GÊMEOS

O crescimento dos gêmeos no último trimestre

Nestes últimos três meses, você provavelmente ficará muito grande. Como é de se esperar, quanto mais bebês houver na barriga, maior o desafio para seu corpo prover espaço suficiente e condições perfeitas para o crescimento. É provável que a avisem de que ganhará pouco menos de meio quilo por semana na primeira metade da gravidez e, para cada semana da segunda metade, um pouco mais.

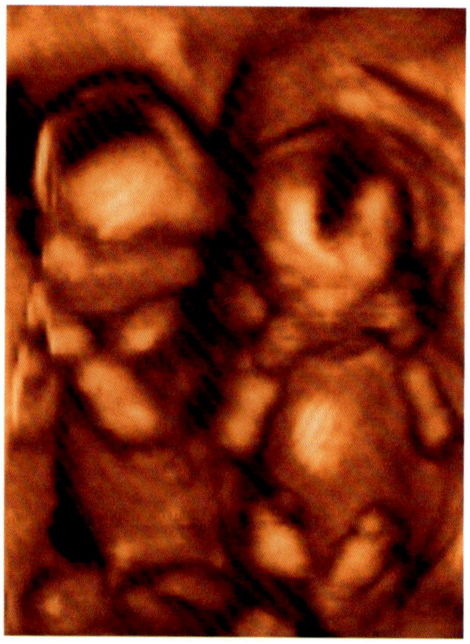

Mais ou menos a partir da 28ª ou 29ª semana, o crescimento dos gêmeos diminui, se comparado ao de bebês únicos. Mas eles ainda se mexem e chutam tanto quanto possível, amortecidos pelo líquido amniótico, que continua a aumentar em volume até a 36ª semana.

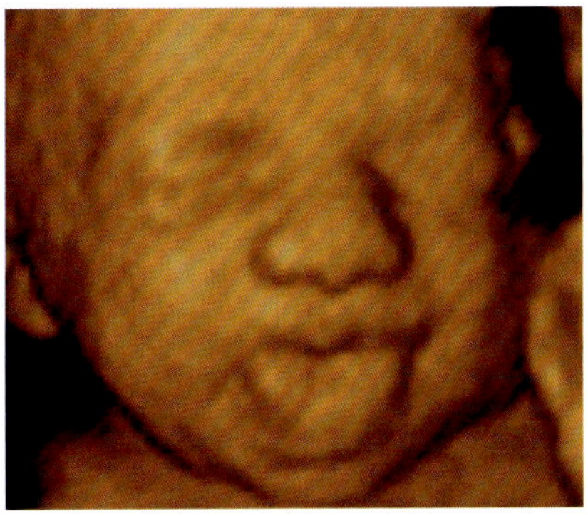

JÁ ESTÁ COM 26 SEMANAS E 3 DIAS

Faltam 95 dias...

SEU BEBÊ HOJE

O bebê frequentemente "mostra" a língua, em especial antes ou depois de um grande gole de líquido amniótico. O líquido não entra nos pulmões, e sim é levado para o estômago. Como não percebe o ultrassom sendo feito, o bebê de modo algum reage a ele.

É um instinto natural que os pais fiquem extremamente protetores de seus filhos e isso não raro começa muito antes do nascimento.

Você pode estar se sentindo muito protetora em relação à sua barriga e ao bebê. A barriga quase funciona como um farol para as outras pessoas, sinalizando que você está grávida. É comum sentir-se vulnerável, por exemplo, no meio de uma multidão se acotovelando ou quando estiver fazendo compras. Quando isso acontecer, deixe claro para as pessoas que você está grávida e provavelmente vão lhe dar mais espaço ou, se necessário, até lhe ceder o assento que ocupam.

Quando estiver dirigindo, vai perceber que o faz ainda mais cautelosamente do que o normal, ou talvez tenha se tornado uma passageira muito exigente e crítica. Pode se irritar mais ainda com pessoas que acredita estarem dirigindo sem preocupação com a sua segurança.

Esse instinto protetor é parte natural de se tornar mãe, é o desejo de proteger e nutrir seu filho, antes e acima de sua própria proteção. Fique tranquila, pois, em seu útero, seu bebê está no ambiente mais seguro possível: seu corpo fornece calor, comida e oxigênio, e ele está protegido pelo líquido amniótico em que flutua, que age como um amortecedor para qualquer empurrão ou encontrão em meio a multidões.

PERGUNTE AO... MÉDICO

Por que me pediram um exame de tolerância à glicose? Na gravidez, algumas mulheres desenvolvem uma forma de diabetes chamada diabetes gestacional (ver p. 473), que desaparece depois que o bebê nasce.

Certas mulheres são mais propensas a desenvolver diabetes gestacional – as que têm um histórico familiar da doença, as que tiveram diabetes gestacional em uma gravidez anterior e aquelas com alto IMC. Se estiver na faixa de risco, poderá fazer um teste oral de tolerância à glicose (TOTG) entre a 24ª e a 28ª semana de gestação.

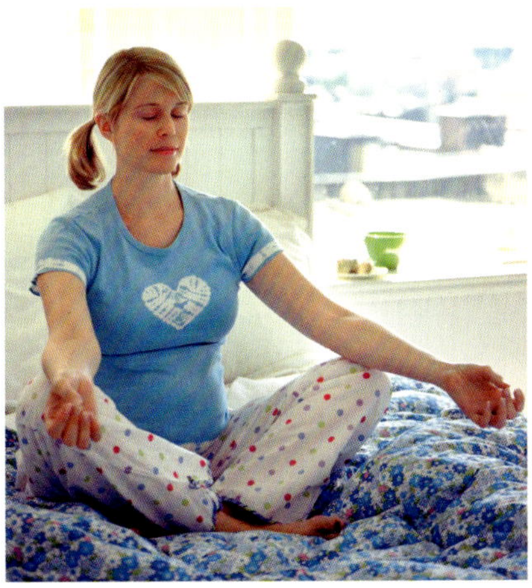

O hipnoparto é uma ótima opção, mas é importante aprender as várias técnicas de relaxamento e visualização, e praticá-las regularmente durante a gravidez.

SABERES

Hipnoparto

A ideia de usar a hipnose durante o parto – dar à luz em um estado tão relaxado em que quase não sente dor – parece boa demais para ser verdade. Mas as pesquisas que exaltam seus benefícios são impressionantes: muitos estudos mostraram que a auto-hipnose ajuda as mulheres a se sentirem menos ansiosas a respeito do trabalho de parto e do nascimento, e tendem, também, a precisar de um mínimo de intervenção médica e de alívio para a dor.

- **Você aprende uma série de técnicas de auto-hipnose,** relaxamento, visualização e respiração que, ao longo do tempo, possibilitarão que você encare o parto com uma atitude mental mais positiva.
- **Ao praticar o hipnoparto,** você provavelmente vai se sentir no controle de seu corpo e apta a controlar a dor durante o trabalho de parto e o nascimento.
- **O segredo é praticar bastante,** e é imensamente valioso ter um acompanhante de parto que a apoie, ajudando-a a aperfeiçoar essas técnicas e a usá-las no parto.
- **Pergunte ao seu obstetra** se é possível fazer um curso, e o que ele acha disso.

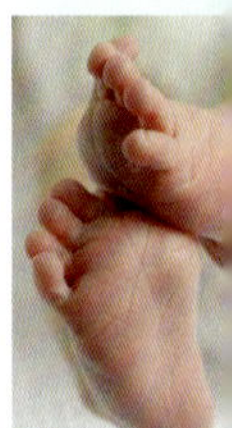

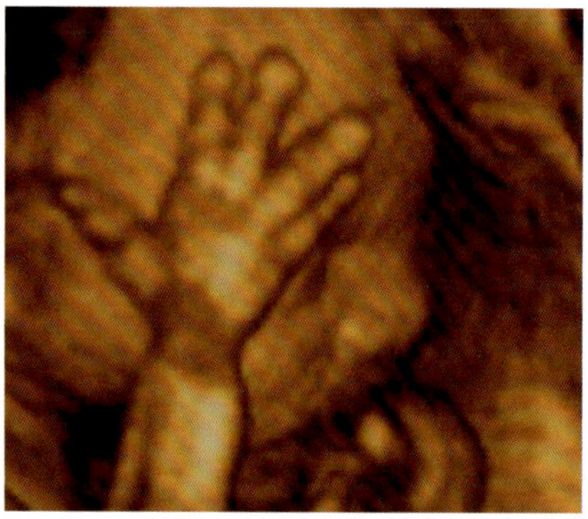

JÁ ESTÁ COM 26 SEMANAS E 4 DIAS

Faltam 94 dias...

SEU BEBÊ HOJE

Nesta imagem em 3D, os dedos estão estendidos. Manter os dedos assim durante algum período de tempo é cansativo; assim, na maior parte do tempo, os pulsos ficam ligeiramente fletidos e os dedos dobrados, prontos para agarrar qualquer coisa ao seu alcance.

Os órgãos reprodutores do bebê agora estão no lugar: os testículos do menino desceram e os ovários da menina já têm todos os folículos.

PERGUNTE A... UMA MÃE

É normal discutir o tempo todo quando deveríamos estar alegremente esperando a chegada de nosso bebê? Esperar um bebê aumenta a pressão, mesmo sobre os relacionamentos mais estáveis. As preocupações em ter um bebê saudável e o ajuste à maternidade ou à paternidade eram o centro da maioria de nossas discussões. Quando começamos a falar sobre isso, descobrimos que tínhamos opiniões conflitantes sobre o processo de criação e educação da criança. Eu ficava suscetível, irritada, sofria mudanças de humor e, muitas vezes, estourava, mesmo que não quisesse.

Nós nos sentamos, conversamos com calma e concordamos em não brigar por coisas pequenas, evitar áreas de desacordo e chegar a um meio-termo quando realmente não fosse importante. Também reservamos um tempo para fazer coisas positivas juntos, das quais gostávamos antes de eu engravidar, e tentávamos encontrar oportunidades para rir, reduzir o estresse e enxergar tudo por outro ângulo. Quando o bebê chegou, estávamos bem mais relaxados.

Se o bebê for menino, agora é a hora de os testículos completarem a descida até o saco escrotal, o que é comumente associado a uma pequena quantidade de fluido em torno de cada testículo, chamada "hidrocele". Esse fluido desaparecerá naturalmente, antes ou depois do nascimento.

O músculo cremastérico, parte do cordão espermático, pode erguer os testículos de volta para a virilha: isso ajuda a regular a temperatura dos testículos depois do nascimento, relaxando quando é necessário esfriá-los. Se o bebê estiver ligeiramente frio quando for examinado, o músculo cremastérico os retrai, dando a impressão de que os testículos do recém-nascido não desceram. O controle da temperatura não é necessário dentro do útero e os testículos descem vagarosamente em direção ao saco escrotal. É comum que, ao nascer, um dos testículos (ou ambos) ainda não tenha descido. O médico vai verificar isso e confirmar que, caso não estejam no saco escrotal, ambos os testículos podem ser levados para lá.

Ao contrário do ovário, que já contém todos os folículos produtores de óvulos, os testículos não produzem esperma até a puberdade.

Diferenças na velocidade do crescimento e no ganho de peso se tornam mais aparentes agora e, ao nascer, meninos tendem a ser um pouco mais pesados do que meninas.

O GANHO DE PESO NO TERCEIRO TRIMESTRE

No terceiro trimestre, é importante ganhar peso de forma constante. Se você tinha um peso saudável antes da gravidez, pode esperar ganhar aproximadamente 0,5 kg por semana até a 35ª ou 36ª semanas, e, depois disso, não muito. Tenha em mente que a maior contribuição para o seu peso total será o bebê, seguido da gordura extra, de que você vai precisar para sustentar a gravidez e a amamentação. O obstetra vai monitorar seu ganho de peso para assegurar-se de que é saudável.

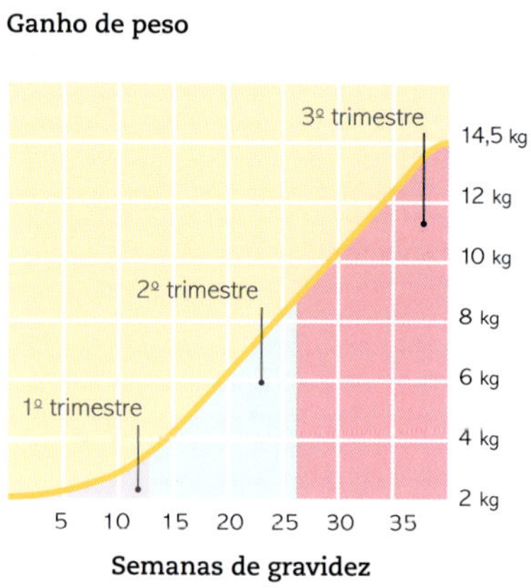

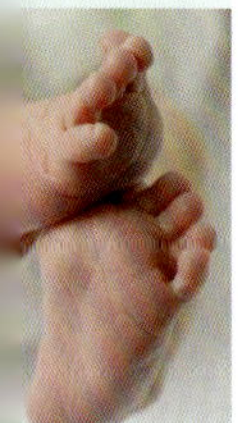

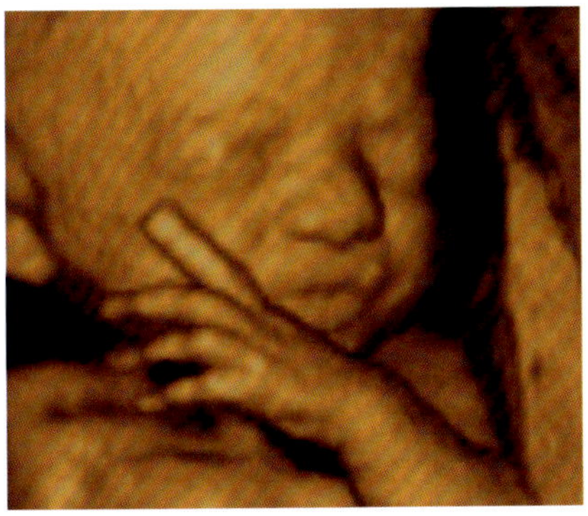

JÁ ESTÁ COM 26 SEMANAS E 5 DIAS

Faltam 93 dias...

SEU BEBÊ HOJE

Nesta semana, alguns bebês abrem os olhos pela primeira vez, mas é algo breve, difícil de capturar no ultrassom, e o provável é que você não veja no exame. Uma certa quantidade de luz alcança o bebê, mas ele ainda não desenvolveu um ciclo de sono que corresponda a dia e noite.

A cada dia que passa, o bebê cresce cada vez mais e você fica mais consciente do corpo e da movimentação dele.

Por mais maravilhoso que seja sentir o bebê mover-se dentro de você, algumas vezes pode ser desconfortável. À medida que o bebê cresce, há cada vez menos espaço para ele, especialmente para chutar ou "espreguiçar-se" na parede do útero. Esses movimentos podem variar de ligeiros toques a algo parecido com soluços. Algumas vezes, ele chuta forte e, se for sob as costelas, pode tirar seu fôlego e deixá-la bem dolorida. Os chutes também podem acordá-la quando você estiver dormindo e muitas grávidas dizem que os bebês ficam mais ativos durante a noite. Se você estiver sentada ou deitada em uma posição que ele não gosta – por exemplo, se passar muito tempo virada para um lado –, o bebê poderá chutá-la até que você mude de posição.

Embora algumas vezes esses movimentos possam ser incômodos ou até assustá-la, na maior parte do tempo são um lembrete de que o bebê existe e, como tal, algo que você deve aguardar com prazer.

PERGUNTE AO... MÉDICO

Se eu entrasse agora em trabalho de parto, meu bebê sobreviveria? Até pouco tempo atrás, os bebês nascidos antes da 28ª semana de gravidez não sobreviviam. Hoje, recém-nascidos com 22 semanas de gestação conseguem sobreviver fora do útero, embora isso ainda seja muito raro. A orientação – e exigência legal – para a maioria dos hospitais é de que 24 semanas é o prazo em que se inicia o dever de ressuscitar o bebê, a menos que ele mostre claros sinais de vida.

Os bebês extremamente prematuros correm maior risco de deficiências, mesmo com os melhores cuidados médicos, e muitas vezes o próprio parto pode constituir uma enorme tensão para o bebê. Há médicos e enfermeiras muito experientes envolvidos no cuidado de bebês muito prematuros.

Se possível, o parto deve ser feito em um hospital com unidade neonatal de cuidados especiais ou com UTI neonatal (ver pp. 452-453). Se isso não for possível, o bebê será transferido para um centro especializado, quando estiver estável para ser transportado. Os bebês muito prematuros levam um longo período para "recuperar o tempo perdido" e alcançar certos estágios no desenvolvimento. Cada dia e cada semana da gravidez é um marco e quanto mais próximo seu bebê nascer da gravidez a termo (37 a 42 semanas), melhor será para ele.

FOCO EM... SEGURANÇA

Comprando roupas de cama

Use a roupa de cama adequada e siga as instruções para o sono seguro (ver p. 444).

- **Se o bebê estiver vestindo fralda, camiseta e macacãozinho,** e o quarto estiver entre 16 °C e 20 °C, cubra-o com um lençol e um ou dois cobertores leves. Se o quarto estiver mais quente, só vai ser preciso um lençol. Se mais frio, adicione cobertores. A temperatura ideal para o quarto é de 18 °C.
- **Se o bebê dorme em um moisés ou no carrinho,** compre lençóis especialmente ajustados para eles.
- **Se estiver usando um saco de dormir,** certifique-se de que é leve, do tamanho correto para o bebê, e que não tem capuz.

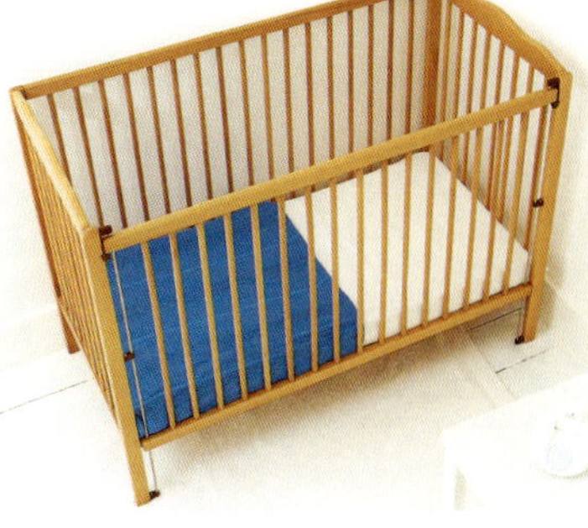

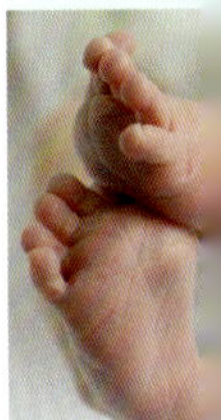

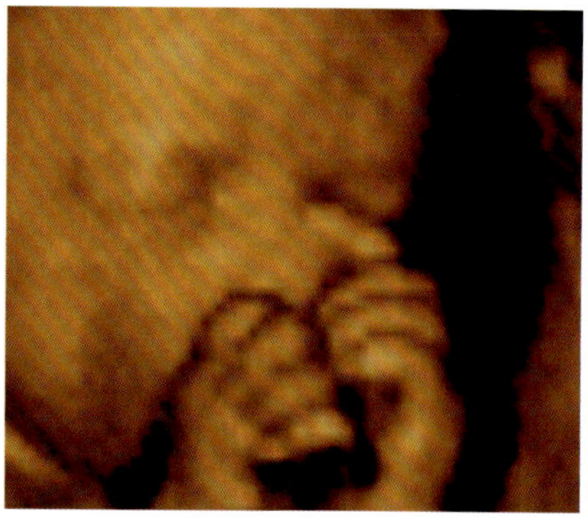

JÁ ESTÁ COM 26 SEMANAS E 6 DIAS

Faltam 92 dias...

SEU BEBÊ HOJE

Neste estágio, quando os lábios sensíveis e os dedos se encontram, chupar o polegar torna-se uma atividade bem mais coordenada. Nos ultrassons, a maior parte dos bebês parece desfrutar disso e não há dúvida de que o gesto lhes fornece um importante *feedback* sensorial e, talvez, tranquilidade.

A ideia de não trabalhar nos últimos meses da gravidez é tentadora, mas isso a deixa com menos tempo para passar com o bebê depois.

Desde que esteja se sentindo bem, tente trabalhar até o último mês da gravidez. Pode ser particularmente frustrante você parar dois meses antes, e o bebê nascer bem depois do esperado. Trabalhar até quando for possível vai possibilitar que fique mais tempo com o bebê. Se o trabalho estiver muito cansativo, tente adaptar seus horários e evitar o transporte na hora do *rush*, se for possível. Quando começar sua licença, os colegas podem realizar uma festa e querer comprar presentes para o bebê. Se perguntarem o que você quer, sugira vales-presente, pois pode usá-los para comprar alguns dos equipamentos mais caros e também impedir presentes iguais. Muitas lojas também oferecem listas de presente para bebês, que são um bom modo de escolher os presentes que você quer.

DOR NAS COSTAS NO TERCEIRO TRIMESTRE

Uma das reclamações mais comuns da gravidez, a dor nas costas em geral é uma reação ao seu maior peso e às articulações frouxas, que são parte integrante da gravidez. Há alguns meios para aliviar a dor, e depoimentos de quem passou por isso sugerem que as mulheres que se exercitam têm menos probabilidade de sofrer dores fortes do que aquelas que não se exercitam.

Faça exercícios para fortalecer seus músculos abdominais, que darão sustentação à sua barriga e às suas costas, e mantenha as pernas e os braços fortes também (ver p. 250).

Você não para de "carregar" o bebê quando ele nasce. Aí vão ser o assento para o carro, a bolsa do bebê e, provavelmente, as compras. Então, é melhor manter os músculos fortes por toda a gravidez para preparar-se. Aqui estão cinco boas dicas para prevenir a dor nas costas no terceiro trimestre:

- **Permaneça forte:** treinar força em todas as partes do corpo (ver p. 196) vai ajudá-la a lidar com o excesso de peso que carrega durante a gravidez.
- **Apoio:** invista em uma cinta de suporte, que alivia suas costas, pois carrega todo o peso da barriga. Apoiar a barriga também aliviará a pressão nas pernas. Isso pode ser particularmente útil se você estiver grávida de gêmeos.
- **Sono:** enquanto estiver dormindo, coloque um travesseiro entre as pernas para aliviar o estresse das costas. Compre ou peça emprestado um travesseiro de formato adequado, para dar apoio à barriga e às costas ao mesmo tempo.
- **Alongamento:** a flexibilidade ajuda as costas a relaxar e evita que seus músculos fiquem muito tensos.
- **Sentar:** mantenha as costas apoiadas no encosto de uma cadeira (ver p. 219). Se for preciso, use um travesseiro para aumentar o apoio da região lombar. Se você trabalha em uma escrivaninha, certifique-se de que sua cadeira apoia as costas adequadamente.

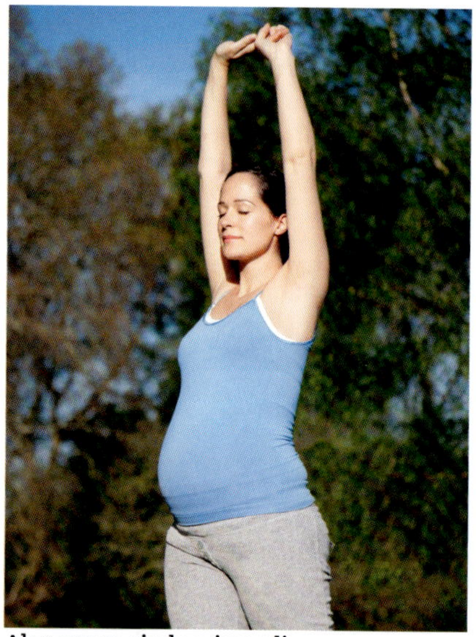

Alongar-se ajuda a impedir que os músculos se enrijeçam, fazendo com que se sinta menos tensa e mais relaxada. Use roupas confortáveis e alongue-se sempre que puder, e sempre antes e depois de exercitar-se.

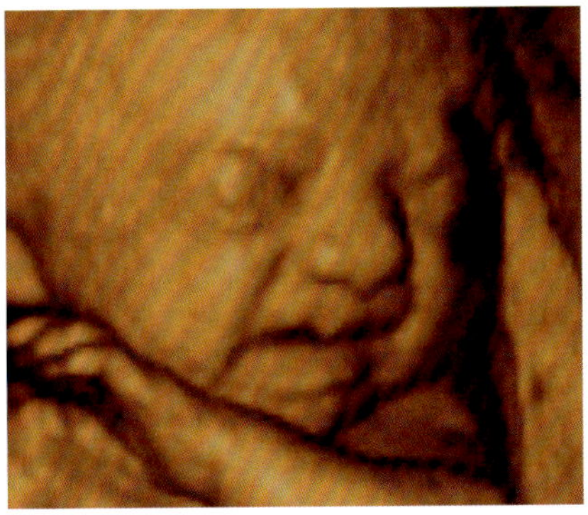

JÁ ESTÁ COM EXATAMENTE 27 SEMANAS

Faltam 91 dias...

SEU BEBÊ HOJE

Este bebê parece zangado. O bebê frequentemente faz caretas, de zanga ou de alegria, dentro do útero. É como se estivesse praticando todos os tipos de expressão facial, preparando-se para depois do nascimento, quando estes serão os únicos instrumentos que vai usar para transmitir suas emoções.

Quando você fica imersa em um banho relaxante, é maravilhoso olhar para o bebê se movendo e se alongando em sua barriga.

Sua barriga é algo maravilhoso, já mudou muito nas últimas 27 semanas e vai continuar crescendo até o dia do parto.

Dentro dela, o bebê está se movendo. Quando ele estiver chutando e virando-se, reserve um tempo para olhar para baixo e poderá vê-lo mover-se e até mesmo identificar o formato de um pé quando ele chutar.

Quando estiver na banheira, será um ótimo momento para olhar para a sua barriga – você pode ver que o bebê está mais ativo naquele momento, porque você está relaxada – e vai poder observar seus movimentos. Mantenha seu parceiro envolvido quando o bebê estiver ativo, estimulando-o a tocar sua barriga.

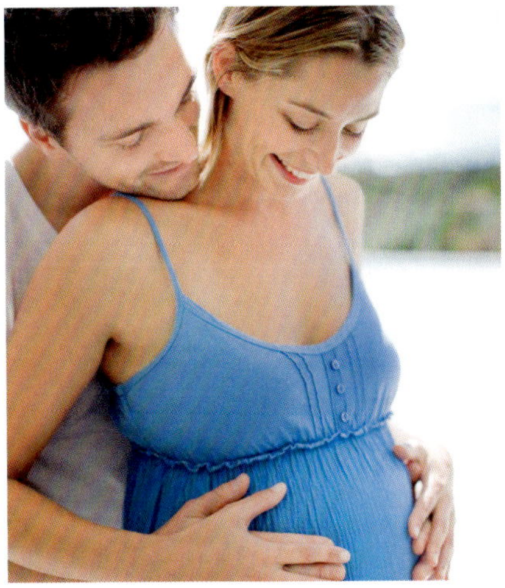

Ver o seu bebê se mover é maravilhoso. Quando não estiver mais grávida, poderá até sentir falta da barriga ativa crescendo.

PERGUNTE AO... OBSTETRA

As medidas de minha barriga não mudam há duas visitas. Por que meu bebê não está crescendo? Durante a gravidez, seu abdome é medido para estabelecer em que altura está o topo do útero, que indica como o bebê está crescendo. No início da gravidez, esse tipo de medição não é uma indicação do crescimento fetal.

Quando o obstetra mede seu abdome, dependendo da técnica que usa, há um elemento de subjetividade. Assim, se você foi medida por diferentes obstetras, os resultados podem ser difíceis de comparar. Entretanto, mesmo com a mesma pessoa medindo sua barriga, a estimativa do crescimento do bebê pode ainda não ser 100% precisa. Se houver qualquer preocupação a respeito, você será encaminhada a um médico especialista, que avaliará a necessidade de outros exames, como um ultrassom.

FOCO EM... PAIS

Você também está cansado?

Estar grávida é mais cansativo do que a maioria das mulheres prevê. No terceiro trimestre, a bexiga de sua parceira estará sob pressão e isso pode acordá-la durante a noite para ir ao banheiro. O tamanho da barriga começa a incomodar, e pode ser difícil ela achar uma posição relaxante para dormir, mesmo com vários travesseiros arrumados de modo criativo. Acrescente-se a isso a enorme alteração física que sua parceira está sofrendo, a mudança de lugar dos órgãos internos, os níveis alterados de hormônios, e o resultado final pode ser inquietude. E se ela tiver problemas para dormir, é provável que isso o incomode também. O resultado final será cansaço constante para os dois.

Infelizmente, não existe uma resposta. Ir para a cama mais cedo pode ajudar, mas ter algum tempo para relaxar juntos antes de dormir também é muito importante. A moral da história é que o sono interrompido agora começa a se tornar parte da rotina para ambos. Não há um jeito fácil de resolver o problema, mas diminuir sua vida social à noite pode ajudar.

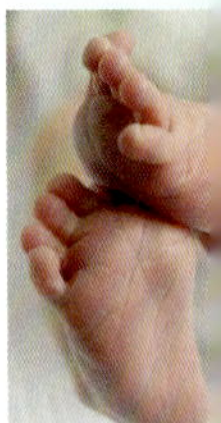

Sua 28ª semana

MESMO ANTES DO NASCIMENTO, O BEBÊ ESTÁ ESTABELECENDO UM PADRÃO DE COMPORTAMENTO

O bebê está começando a ter ciclos regulares de sono e vigília. Agora, respirar, bocejar e engolir estão assumindo um padrão mais definido. No entanto, sua própria vida parece ter perdido o ritmo: você pode achar as coisas ligeiramente diferentes no trabalho, e talvez esteja vendo menos alguns de seus amigos, porque nem sempre tem vontade de encontros sociais. Não fique isolada – no mínimo, mantenha contato por telefone ou e-mail.

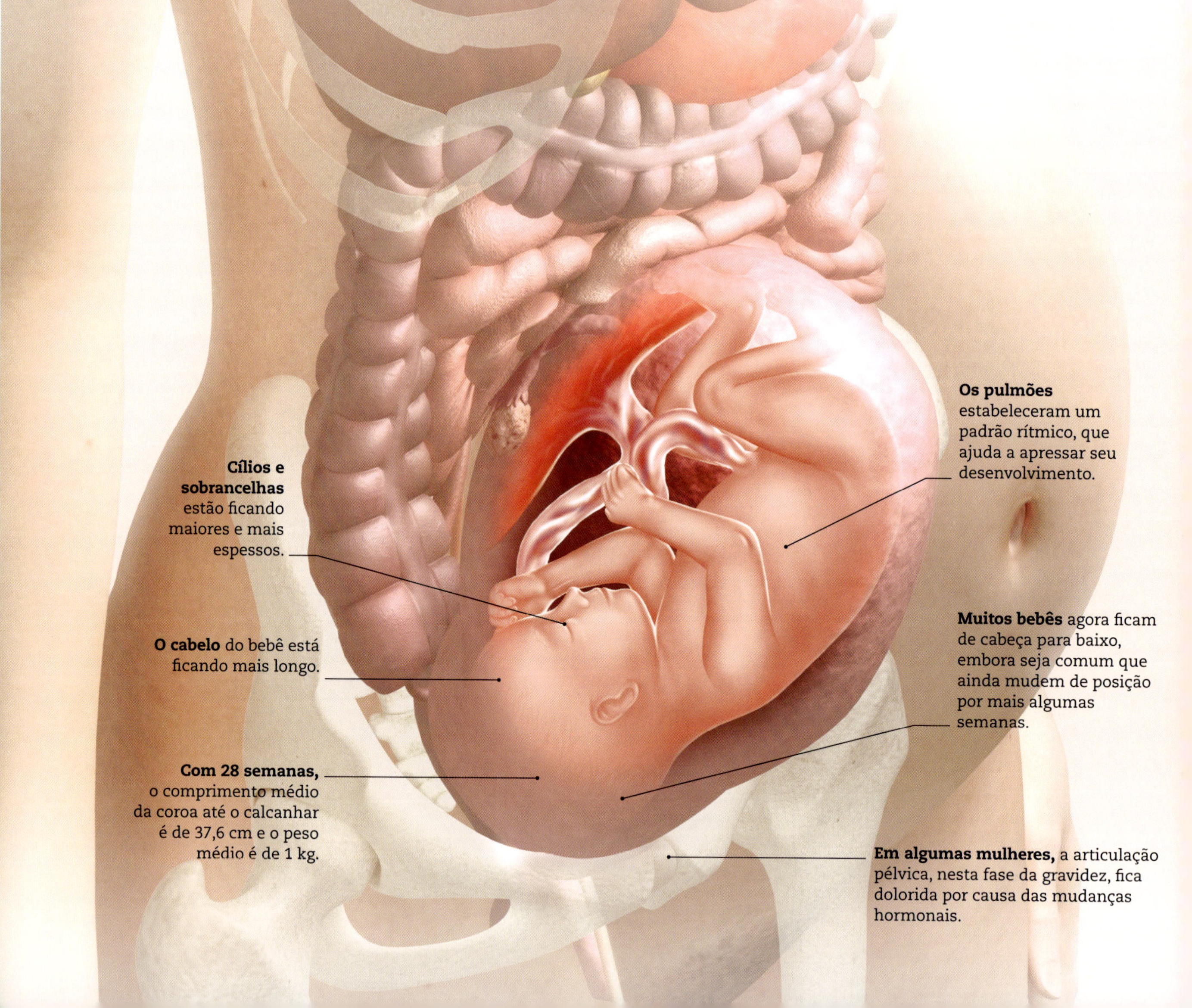

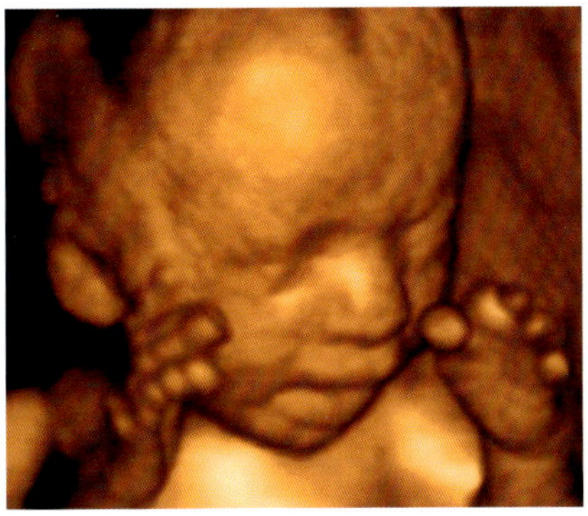

JÁ ESTÁ COM 27 SEMANAS E 1 DIA

Faltam 90 dias...

SEU BEBÊ HOJE

No ultrassom, o espaço entre os ossos da testa aparece como uma linha escura junto à fontanela no topo da cabeça do bebê. Isso não é uma linha na pele: mostra o local onde não há osso e o feixe do ultrassom, em vez de refletir, segue adiante.

No trabalho, permaneça envolvida com os planos de médio e longo prazo e continue a sentir-se parte do grupo.

A dificuldade de equilibrar maternidade e carreira pode surgir enquanto você ainda está grávida. Dependendo de sua profissão, você pode se ver excluída das discussões de planejamento de longo prazo, pois os colegas presumem que você não vai estar lá, ou que não vai voltar depois da licença-maternidade. Alguns colegas podem tratá-la de modo diferente só porque está grávida, achando que não consegue mais executar o seu trabalho do mesmo jeito. Você pode ser deixada de lado no planejamento do futuro, ou achar que suas opiniões estão sendo negligenciadas, pois não vai estar lá para implementá-las. E a isso pode somar-se o fato de ser difícil motivar-se, se você souber que não vai estar lá para acompanhar um projeto até o final.

Ninguém pode ter certeza de que ainda vai estar no emprego dentro de seis meses ou um ano, mas você tem a vantagem de saber quanto tempo ainda vai trabalhar e pode até ter uma ideia razoável de quando pretende retornar ao trabalho. Continue a executar suas funções e deixe claro, por suas ações, que quer contribuir em todos os projetos, mesmo que talvez não esteja lá para terminá-los. Se pretender voltar ao trabalho depois que o bebê nascer, deixe isso bem claro para qualquer colega que duvide de seu comprometimento no longo prazo.

Ajude a planejar a sua saída para a licença-maternidade dividindo sua carga de trabalho ou ajudando a procurar alguém para substituí-la. Se for organizada agora, tornará a contagem regressiva para a licença muito mais fácil nas próximas semanas.

PERGUNTE A... UMA MÃE

Devemos comprar uma banheira para bebês ou podemos usar a nossa? Eu pensava que a banheira para bebês era opcional, mas quando comprei uma, vi ser realmente útil. Uma grande vantagem é que você pode usá-la em qualquer aposento da casa.

Nas primeiras vezes que demos banho no bebê, eu estava um pouco apreensiva, mas depois casais mais experientes me contaram que também acharam difícil manter, com segurança, um bebê esquivo na banheira com água. A banheira menor intimida menos e ajuda a desenvolver a confiança. Por outro lado, aos seis meses o bebê se torna muito grande para usar uma banheira pequena e, quando não está sendo usado, o equipamento pode ocupar bastante

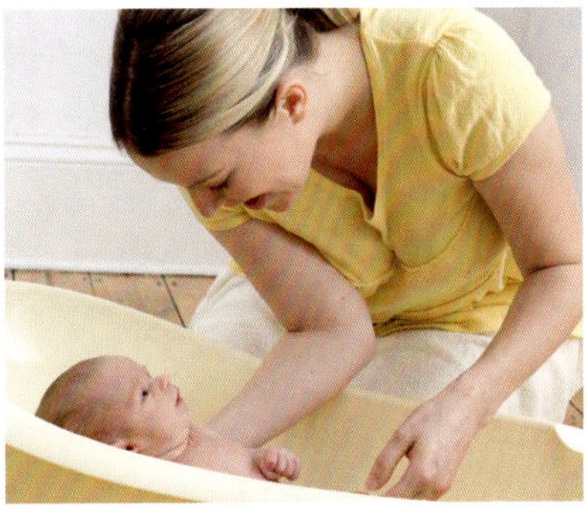

espaço. Muitos pais optam por um assento para bebês na banheira da família. Outra alternativa é vocês aproveitarem o banho juntos, mas a água vai ter de estar morna (e pode ser muito fria para você).

FALANDO NISSO...

Conforme seu útero cresce, o diafragma é comprimido, e pode ficar mais difícil respirar profundamente.

De fato, agora você está inspirando mais ar. É importante não lutar contra a tendência natural de curvar as costas para trás, o que abre a caixa torácica, deixando entrar mais ar, e ajuda, também, a equilibrar o excesso de peso da barriga.

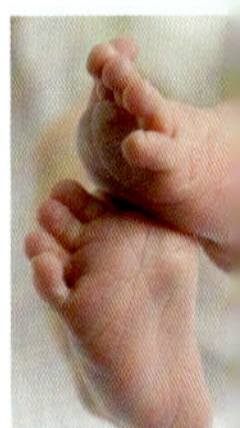

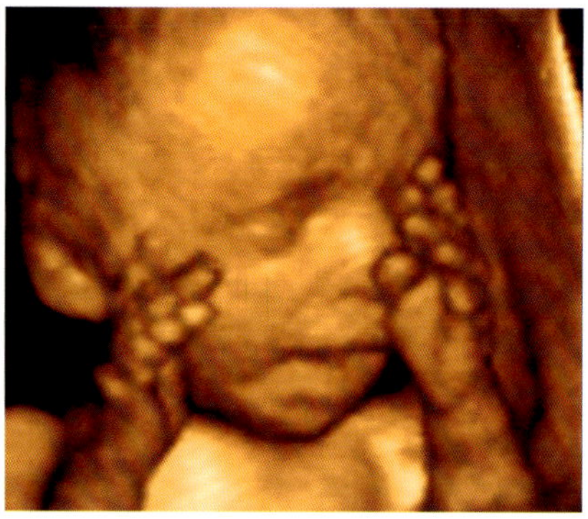

JÁ ESTÁ COM 27 SEMANAS E 2 DIAS

Faltam 89 dias...

SEU BEBÊ HOJE

Seu bebê hoje está parecendo feliz. Os bebês riem e fazem caretas, enrugam a testa e mostram a língua. Muitos desses comportamentos só se tornaram mais visíveis agora que o ultrassom em 3D forneceu uma oportunidade única para o estudo dos fetos.

O bebê desenvolveu um ciclo de sono e vigília muito semelhante ao que terá depois do nascimento.

Os bocejos do bebê, que pareciam ser aleatórios, vão acomodar-se em um padrão, tornando-se mais repetitivos, com vários bocejos seguidos. Os reflexos de engolir, que se desenvolveram com 25 semanas, ainda precisam se tornar bem mais coordenados.

Os movimentos respiratórios são vitais para o desenvolvimento normal do tecido pulmonar. O bebê não traz o líquido amniótico para dentro dos pulmões: o líquido que está lá é produzido pelo próprio tecido pulmonar. À medida que ocorrem os movimentos do aparelho respiratório, pequenas quantidades são expelidas. Cada vez, o diafragma desce e a parede pulmonar se move, já a laringe relaxa, permitindo que o líquido deixe os pulmões. Só uma proporção diminuta (0,5%) do líquido dos pulmões sai em cada movimento. Isso é comparável a um quinto (20%) do ar que, em cada movimento respiratório, vai entrar e sair dos pulmões.

Seu bebê tem feito esses movimentos há algumas semanas, mas de modo aleatório. Agora seu bebê está estabelecendo um padrão de sono e vigília mais constante, e os movimentos pulmonares tornam-se mais rítmicos.

FOCO EM... NUTRIÇÃO

Comendo um pouco mais

Seu último trimestre de gestação finalmente chegou, e talvez você esteja mais faminta do que nunca! O que é esperado, uma vez que seu bebê está em desenvolvimento e ganhando cada vez mais peso enquanto se prepara para conhecer você cara a cara.

Embora neste estágio você precise aumentar sua ingestão em cerca de 200 calorias por dia, tente fazê-lo com lanches rápidos e refeições leves. Aqui algumas sugestões:

- 2 colheres de sopa de iogurte grego com 1 banana média.
- 300 g de sopa de tomate com uma fatia de torrada integral e patê com baixo teor de gordura.
- 20 g de amêndoas com 50 g de damasco seco.
- 2 biscoitos de arroz, 50 g de uva e 1 pedaço de 30 g de queijo cheddar.
- Uma fatia de torrada integral e 135 g de feijão cozido.

Embora sua ingestão de calorias esteja aumentando, manter-se ativa neste estágio continua sendo importante, especialmente porque isso a ajudará a evitar a constipação.

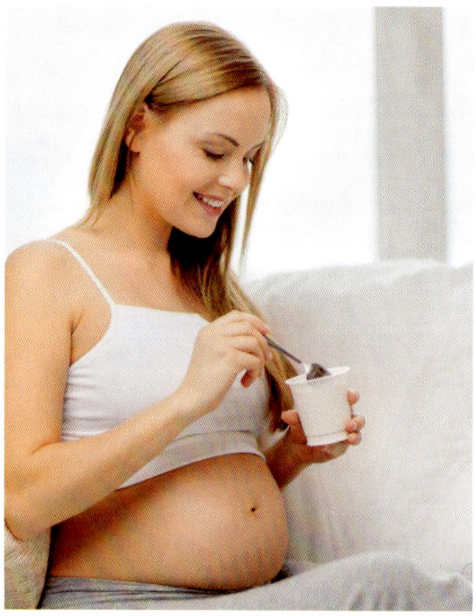

HORA DE PENSAR EM...

Cuidados pré-natais

Nesta semana, você deve ter uma consulta marcada, e na 31ª e 34ª semanas.

Em cada uma delas, verifica-se sua pressão arterial e é feito um exame de urina para verificar a presença de proteínas. O obstetra também confere o tamanho do bebê, medindo a altura do seu útero, e vai ouvir suas preocupações e oferecer conselhos.

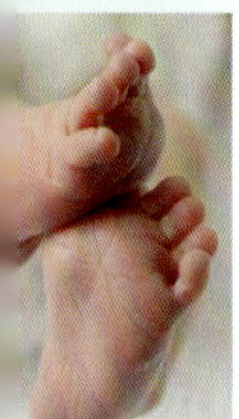

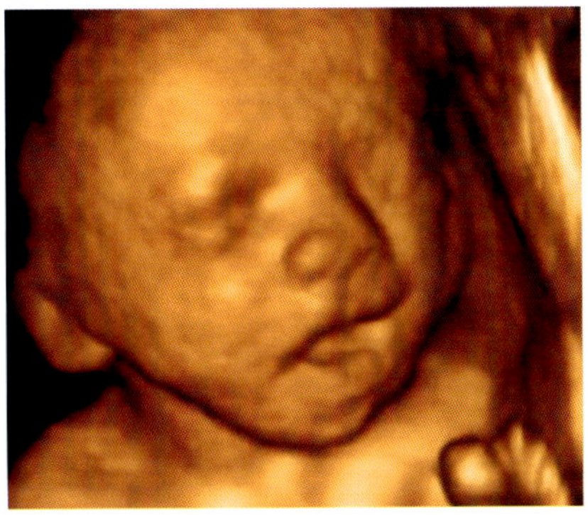

JÁ ESTÁ COM 27 SEMANAS E 3 DIAS

Faltam 88 dias...

SEU BEBÊ HOJE

Este bebê está terminando de bocejar, agora de modo mais coordenado: em geral, um seguido de outro. Parece que, no canto inferior direito, estão as pontas dos dedos da mão, mas, na verdade, é um pé, trazido quase até a boca.

A gravidez é um assunto sobre o qual todos têm uma opinião e querem compartilhá-la com você, goste você ou não.

Embora você possa ter se tornado muito orgulhosa de sua barriga e superprotetora, pode ser muito irritante se outras pessoas começarem a tratar você como um "bibelô". Parece que todos têm algo a dizer sobre a sua gravidez e o que você devia, ou não, estar fazendo para se manter saudável. Algumas mulheres acham reconfortante receber essa atenção toda, mas outras podem julgar a situação irritante ou sufocante. Se achar difícil lidar com todos esses conselhos, tente se lembrar de que as intenções são boas.

Obviamente, o corpo é seu, e você faz o que é melhor para si mesma e para o bebê. Se tudo isso está sendo demais, tente conversar com os "ultraprotetores", geralmente seu parceiro, sua mãe ou sua sogra. Explique que está tentando fazer o melhor, perfeitamente ciente do que deve ou não realizar enquanto estiver grávida e seguindo os conselhos médicos. Agradeça educadamente pelas informações e tranquilize-os dizendo que está cuidando bem de você e do bebê.

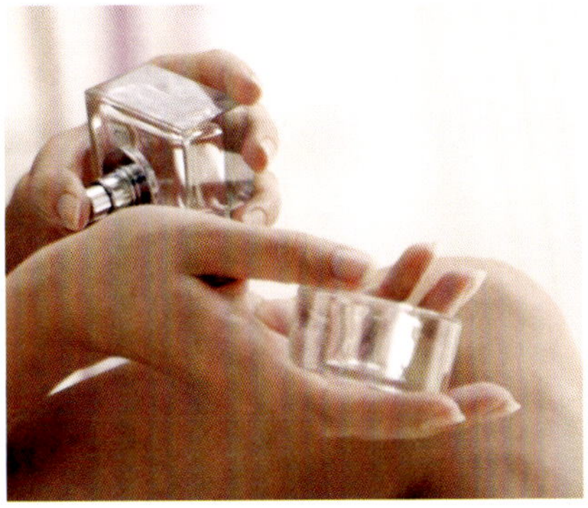

Escolha cuidadosamente o perfume que usa, já que algumas essências, até mesmo aquelas com que já estava acostumada, podem causar enjoo ou tontura durante a gravidez.

FOCO EM... SUA SAÚDE

Aferindo sua pressão arterial

Aproximadamente um quarto das mães primigestas têm a pressão alta durante a gravidez. A hipertensão, juntamente com proteínas na urina, pode indicar pré-eclâmpsia (ver p. 474), que pode afetar o fígado e os rins e, se não for tratada, levar à eclâmpsia, um problema sério que causa convulsões. Se você tem pré-eclâmpsia, o obstetra vai monitorar a sua pressão arterial de perto. Vai ser medicada até que esteja em um estágio avançado da gravidez, em que o parto possa ser induzido ou você possa ser submetida a uma cesariana.

SABERES

Sobre cheirar bem

Você está flutuando pela sua gravidez, sentindo-se fresca como uma flor? Raramente se discute isso, mas a gravidez pode fazê-la se sentir menos cheirosa do que o normal, por transpirar mais do que antes – embora seja pouco provável que qualquer outra pessoa note. Um aumento no corrimento vaginal também não deve ser motivo de preocupação, mas se tiver cheiro muito ruim, ou for amarelado ou esverdeado, você pode ter uma infecção, então visite o médico. Para manter-se cheirosa:

- **Tome banho regularmente** e use desodorante o tempo todo. Carregue lenços umedecidos com você, para se sentir fresca o dia todo.
- **Use *sprays* e loções para o corpo,** se seu perfume habitual não tiver o cheiro "certo"; geralmente têm cheiro mais leve e menos probabilidade de causar dor de cabeça.
- **Evite usar roupas apertadas:** vista roupas mais soltas, de tecidos naturais, que absorvem o suor e deixam a pele respirar.
- **Vista *lingerie* de algodão** e troque mais vezes, se necessário.
- **Use protetores de calcinha descartáveis,** se achar necessário.

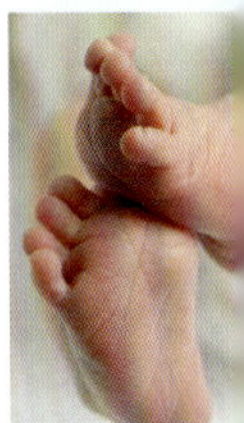

Crescimento e bem-estar fetal

Além de monitorar a sua saúde e seu bem-estar durante a gravidez, o obstetra também avalia como o bebê está crescendo e, se houver alguma preocupação com o conforto do bebê, você é encaminhada para mais exames.

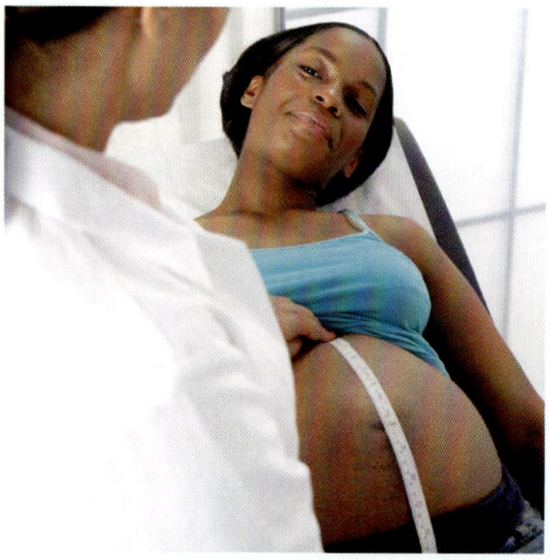

Medir o seu abdome ajuda o obstetra a monitorar o crescimento de seu bebê.

Medindo o bebê

Nos exames pré-natais da gravidez de baixo risco, o abdome é medido para avaliar o crescimento do bebê. A medida, em centímetros, do topo do osso pubiano até o topo do útero (o fundo) deve ser a mesma do que o número de semanas de gravidez, com uma margem de erro de 2 cm, para mais ou menos. Por exemplo, se você está grávida de 26 semanas, deve medir entre 24 cm e 28 cm. Sua altura uterina costuma ser medida entre a 24ª e a 36ª-37ª semanas, pois no final da gravidez, quando o bebê "desce" para a pelve, as medidas podem não refletir seu tamanho real. Se houver uma variação de 3 cm ou mais, o médico marcará um ultrassom para verificar o crescimento do bebê (ver abaixo) e a quantidade de líquido amniótico. Se o exame mostrar algum problema, o médico marcará exames a cada duas semanas, pois analisar os padrões de crescimento do bebê no decorrer do tempo permite uma avaliação mais precisa. Em certos casos – por exemplo, se a mulher é obesa, numa gravidez de gêmeos ou quando há miomas uterinos grandes –, o único meio rigoroso de se medir o crescimento do bebê é pelo ultrassom.

ENTENDENDO OS RESULTADOS

Gráficos de crescimento

Se o médico estiver preocupado com o crescimento do bebê no fim da sua gravidez, pode marcar ultrassons a serem feitos ao longo de algum tempo, para que o crescimento dele possa ser traçado em um gráfico e monitorado. São feitas medições individuais: da cabeça, do abdome e dos membros. As da cabeça e do abdome são as mais importantes, já que um padrão de crescimento desigual nessas áreas pode indicar certos problemas. As três linhas nos gráficos abaixo representam a variação normal do crescimento.

A linha vermelha do centro, chamada de 50º percentil, mostra um padrão médio de crescimento; as linhas cor-de-rosa acima e abaixo, os 90º e 10º percentis, mostram os limites para cima e para baixo do crescimento normal. Conforme as circunferências da cabeça e do abdome são medidas ao longo do tempo e colocadas num gráfico, o padrão de crescimento se torna claro. Aqui, a cabeça está crescendo normalmente, mas o crescimento do abdome desacelerou-se, possivelmente por causa de um problema na placenta que pode, por sua vez, ter sido causado por algum distúrbio da mãe, como a hipertensão (ver p. 283) ou o diabetes (ver p. 473), que podem afetar o fluxo sanguíneo da placenta. Se o fluxo sanguíneo para o bebê é restrito, o oxigênio e os nutrientes se desviam para os órgãos mais vitais do bebê, o cérebro e o coração, em vez de ir para órgãos abdominais, causando crescimento desigual na cabeça e no abdome.

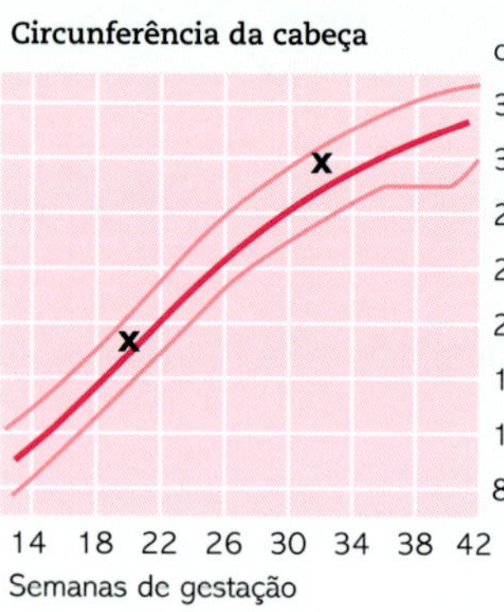

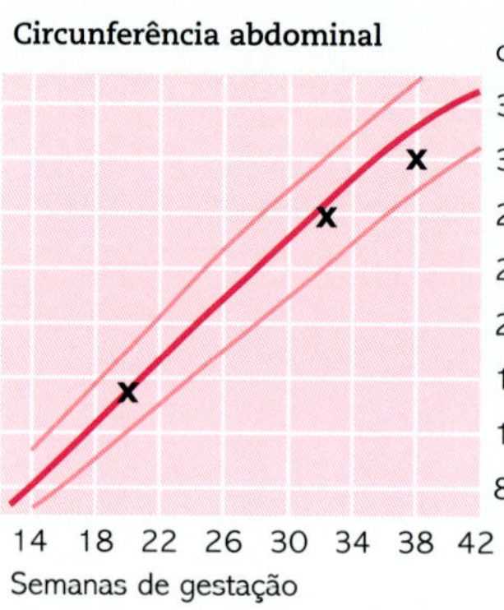

Medindo o crescimento, no final da gravidez, por ultrassom

No final da gravidez, o comprimento do bebê já não cabe mais na tela, portanto, seu tamanho tem de ser calculado pela combinação de várias medidas colocadas em uma fórmula matemática, como é feito no exame da 20ª semana (ver p. 214). As medições incluem a largura da cabeça, a circunferência da cabeça e a abdominal, que são colocadas num gráfico, ao longo de um período de tempo (ver quadro da página ao lado). Também pode ser medido o comprimento do osso da parte superior da perna. Se o bebê estiver menor do que o 10º percentil ou tiver um abdome pequeno, você terá de fazer mais exames (ver abaixo). Uma medição acima do 90º percentil pode ser sinal de diabetes gestacional (ver p. 473) e requer investigação. Além disso, se seu bebê parece pesar mais de 5 kg, seu médico avaliará com você se uma cesariana seria mais segura.

O bem-estar do bebê

Se houver preocupações com o crescimento do bebê, você pode ser encaminhada a uma monitoração do coração do feto e/ou um exame de perfil biofísico fetal, que observa como o bebê responde a estímulos e se há sinais de sofrimento fetal. Se você tem algum distúrbio conhecido que possa afetar o crescimento do bebê (ver quadro da página ao lado), o médico pode pedir que faça um dos exames anteriormente mencionados, ou ambos, uma ou duas vezes por semana, depois da 32ª semana como procedimento de rotina, haja ou não preocupação com o crescimento do bebê. Alguns hospitais também fazem exames especiais, com ultrassom doppler (ver quadro à direita), para avaliar o fluxo sanguíneo na placenta.

Monitoramento dos batimentos cardíacos fetais Este exame usa a cardiotocografia (ver p. 418) para avaliar o bem-estar do bebê. Dois monitores são colocados em seu abdome: um deles monitora as contrações uterinas, enquanto o outro escuta os batimentos cardíacos do bebê. Os batimentos cardíacos aumentam em resposta às contrações e aos movimentos fetais. Considera-se o resultado do teste "tranquilizador" se o coração se acelerar duas vezes ao longo de 20 a 30 minutos e não houver grandes desacelerações. Cerca de 10% a 20% dos bebês têm teste com menos de duas acelerações. Isso não significa necessariamente que haja algum problema: o bebê podia apenas estar dormindo, e sempre se pode repetir o teste.

Um perfil biofísico fetal (PBF) Se, após monitorar o coração do bebê, o médico estiver preocupado, pode-se fazer um PBF. O PBF combina a cardiotocografia com o ultrassom, para avaliar quatro fatores: o líquido amniótico; o movimento fetal; a tonificação dos músculos e a postura fetais; e a respiração fetal. Cada parte do teste recebe dois pontos, portanto um resultado "tranquilizador " de PBF seriam oito pontos.

ENTENDENDO OS RESULTADOS

Ultrassom doppler

Um ultrassom doppler é um ultrassom especializado para analisar o fluxo de sangue pela placenta. Se a placenta está funcionando bem, o sangue corre facilmente, mas, se houver algum problema, ela resiste ao fluxo de sangue e o coração do bebê deve trabalhar mais arduamente para bombeá-lo. Em casos extremos, há períodos entre as batidas do coração do bebê em que não há fluxo ou em que o fluxo sanguíneo é reverso, passando pelo cordão umbilical. Neste caso, pode ser que lhe sugiram adiantar o parto, a não ser que ainda seja cedo demais.

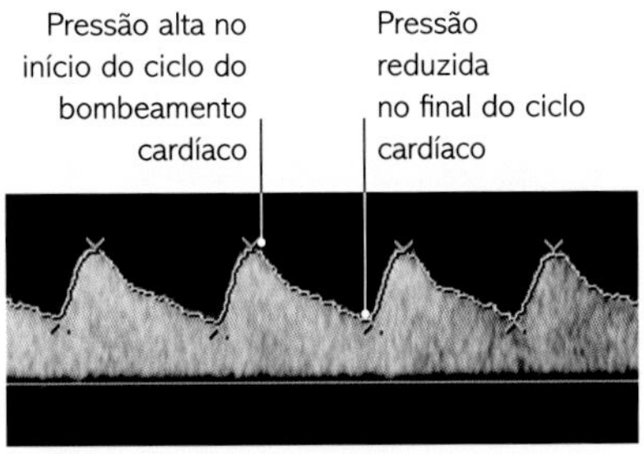

A leitura doppler normal mostra o fluxo de sangue contínuo da placenta para o bebê. No início de um ciclo cardíaco, a pressão é alta; depois se reduz no final do ciclo, mas nunca para.

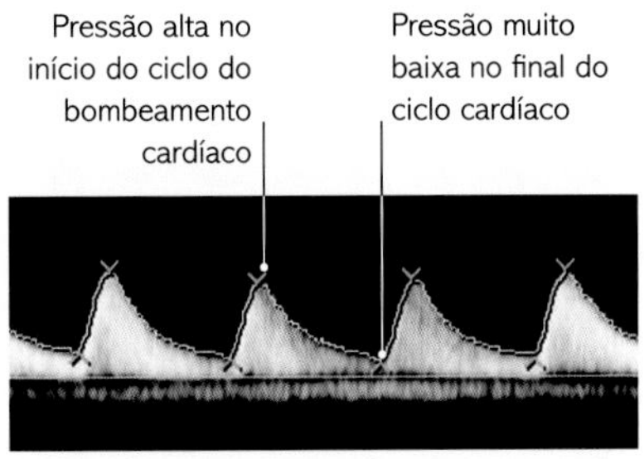

Um resultado anômalo indica que na placenta há resistência ao fluxo sanguíneo, resultando em muito pouco fluxo, ou nenhum, no fim do ciclo. O bebê pode não receber oxigênio suficiente, o que pode afetar o crescimento.

PERGUNTAS E RESPOSTAS

Ouvi falar sobre "contagem de chutes". Deveria fazer uma?

A contagem de chutes – enumeração de quantas vezes o bebê chuta ao longo de um período de tempo – era aconselhada no passado, para verificar se o bebê ia bem. Entretanto, mais recentemente, as mulheres foram estimuladas a tomar consciência dos padrões individuais de movimento de seus bebês, em lugar da quantidade de chutes, já que o movimento é considerado um indicador mais preciso de como está o bebê. Se você acha que há uma mudança no padrão de movimentos, contate o obstetra imediatamente.

O bebê pode mover-se demais?

Quanto mais movimento melhor, mesmo se isso a deixar acordada durante a noite ou causar desconforto. Um feto ativo não é sinal de que você terá um bebê irrequieto ou uma criança hiperativa.

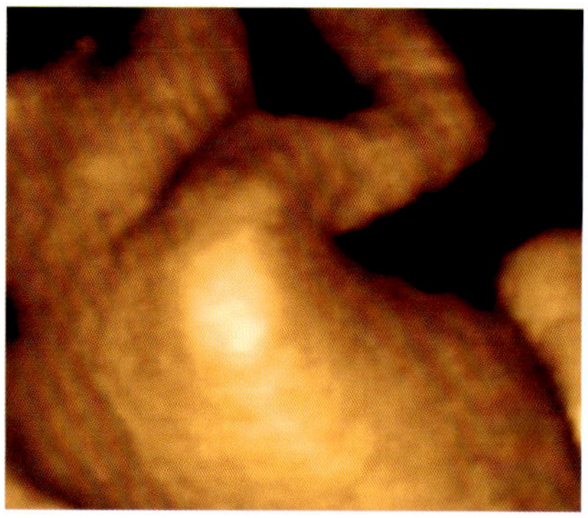

JÁ ESTÁ COM 27 SEMANAS E 4 DIAS

Faltam 87 dias...

SEU BEBÊ HOJE

Este bebê está de costas para o *scanner* do ultrassom. A pele está bem menos transparente do que antes, pois constantemente a gordura se deposita sob ela. Essa gordura é, em parte, a maior responsável pelo ganho de peso do bebê daqui para a frente.

Agora aparecem as sobrancelhas e os cílios do bebê – e também os cabelos –, e ele faz bom uso de todo o espaço em seu útero.

Os olhos do bebê agora estão abertos e tanto as sobrancelhas quanto os cílios crescem. O cabelo continua a crescer cada vez mais.

É provável que o bebê esteja usando todo o espaço disponível e, pelo menos parte do tempo, pode estar sentado. Este é o caso de um terço das gestações nesta fase, mas a posição do bebê dificilmente vai se estabilizar antes da 36ª ou 37ª semanas.

Como a forma do útero favorece naturalmente a posição de cabeça para baixo, somente 3% a 4% dos bebês permanecem sentados após 37 semanas. Pode ser difícil dizer qual é a posição do bebê nesta fase. Por exemplo, só porque os pés a chutam em algum lugar não há como inferir a posição do bebê, ele é muito flexível e um ultrassom pode mostrar que está dobrado ao meio ou com os pés na cabeça.

EXAMES DE SANGUE

Em algum momento entre a 26ª e a 30ª semanas seu sangue será examinado para saber se está anêmica. Se estiver, o médico pode receitar ferro. Por causa do aumento de líquido no sangue, provavelmente a contagem de hemoglobina durante a gravidez vai diminuir, então é melhor verificar isto agora. Os comprimidos de ferro podem causar problemas digestivos, como constipação ou diarreia. Se acontecer algo assim, peça que mudem o remédio. Os medicamentos líquidos disponíveis causam menos danos ao sistema digestivo do que os comprimidos, por isso pergunte ao médico se são indicados em seu caso.

A amostra de sangue usada para o hemograma será usada para verificar novamente seu grupo sanguíneo e fator Rh. Depois disso, caso seu Rh seja negativo, podem lhe oferecer uma injeção anti-D (ver p. 123), por volta da 28ª e da 34ª semanas, e mais uma, a ser agendada para depois do nascimento, se o bebê tiver Rh positivo.

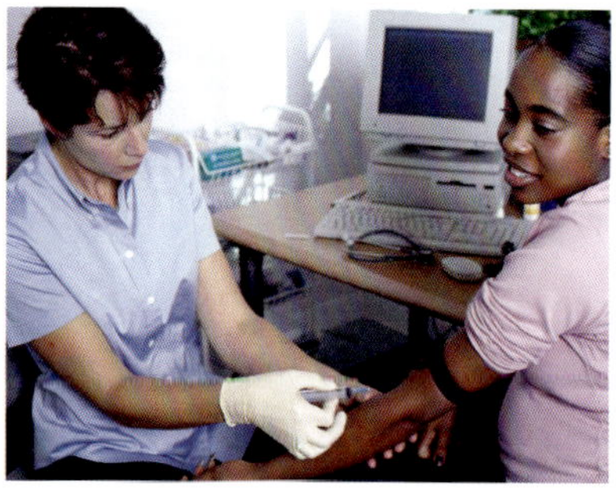

FOCO EM... SUA SAÚDE

Dor na cintura pélvica

Você descobre que tem dor na cintura pélvica – DPP (dor pélvica posterior) – quando dói para espirrar, você caminha bamboleando como uma velha e virar-se na cama torna-se uma tarefa complicada (ver pp. 469-470). Antes conhecida como SPD, ou disfunção da sínfise pubiana, a DPP afeta uma em cada cinco mulheres grávidas. Ela é causada por mudanças hormonais e pode ser extremamente dolorosa. Se você tem DPP, tente:

- Manter as pernas juntas quando estiver se deitando, sentando ou levantando (coloque um saco plástico no assento para ajudá-la a girar sentada).
- Dormir de lado com um travesseiro entre as pernas.
- Usar sapatos confortáveis.
- Evitar fazer tarefas doloridas, como as domésticas, ou empurrar o carrinho do supermercado.
- Relaxar em água quente.
- Perguntar ao médico sobre alguma cinta de apoio ou bandagem tubular para envolver a parte inferior da pelve.
- Fazer algum tratamento: os estudos mostram que a fisioterapia e a acupuntura podem ajudar.

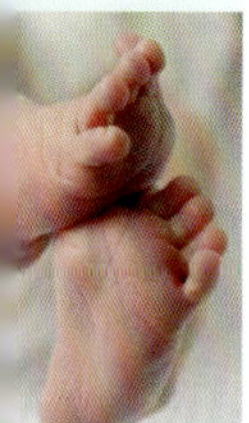

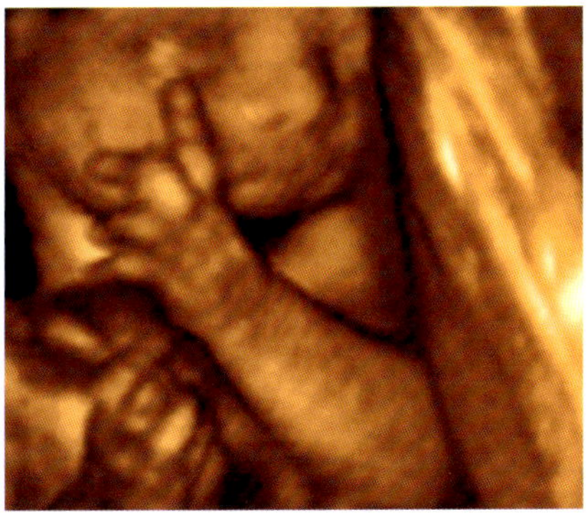

JÁ ESTÁ COM 27 SEMANAS E 5 DIAS

Faltam 86 dias...

SEU BEBÊ HOJE

Nesta imagem, um dos dedos da mão está bem próximo ao olho. Na maior parte do tempo os olhos estão fechados, e um simples ato reflexo também impede que um dedo descoordenado, da mão ou do pé, toque o olho. Além disso, as unhas ainda estão bem longe da ponta dos dedos.

Decidir ter seu bebê sozinha nunca é uma opção fácil, mas com a ajuda certa você pode esperar alegremente o nascimento dele.

É tranquilizador saber que muitas mulheres têm filhos por sua própria conta e não acham que a vida seja uma luta sem fim. Embora seja errado fingir que ser mãe solteira é tão fácil como quando se tem ajuda, se houver o apoio certo isso é possível. Mesmo tendo um relacionamento, algumas vezes você pode sentir que está fazendo tudo sozinha. Suas razões para querer ter um bebê podem ser muito fortes, como o fato de estar ficando mais velha: essa determinação vai lhe dar força e concentração.

É útil para todas as grávidas encontrar alguém com quem conversar e fazer confidências. Essa pessoa pode ser sua mãe, um parente ou um amigo próximo. Como você está tomando decisões de longo prazo sobre o futuro, é importante ter apoio, informações corretas e tempo para pensar – sem medo, pânico ou pressão dos outros – em tudo. Encontrar alguém em quem você realmente confia e sabe que pode ajudá-la quando precisar – especialmente no parto e nos primeiros dias com o bebê – pode ajudar a aliviar qualquer pressão que você esteja sofrendo. Isso também a ajuda a pensar com mais calma e clareza sobre a sua situação e seus planos.

Vale a pena, mesmo neste estágio inicial, começar a pensar sobre quem você gostaria que fosse seu acompanhante de parto; esta é uma decisão importante que não deve ser apressada.

CONSTRUINDO UM GRUPO DE APOIO

É importante que todas as mulheres grávidas tenham apoio emocional e prático, e, se você é solteira, isso é ainda mais importante.

- **Vá a todas às consultas pré-natais** e mantenha um bom relacionamento com o obstetra, pois ele é uma fonte muito valiosa de informações.
- **Agende aulas pré-natais.** Se você é solteira, pode perceber que os cursos do dia são menos povoados de "casais", e isso lhe dá a possibilidade de construir uma rede de amigas. Também tente frequentar aulas de ioga e hidroginástica.
- **Pense bem ao escolher** seu acompanhante de parto: um bom amigo, ou talvez sua mãe mesmo, que provavelmente vai adorar quando lhe pedir que compartilhe essa experiência com você.
- **Não seja orgulhosa demais e aceite a ajuda** dos amigos e da família – a maioria realmente quer se envolver, agora e depois do nascimento.

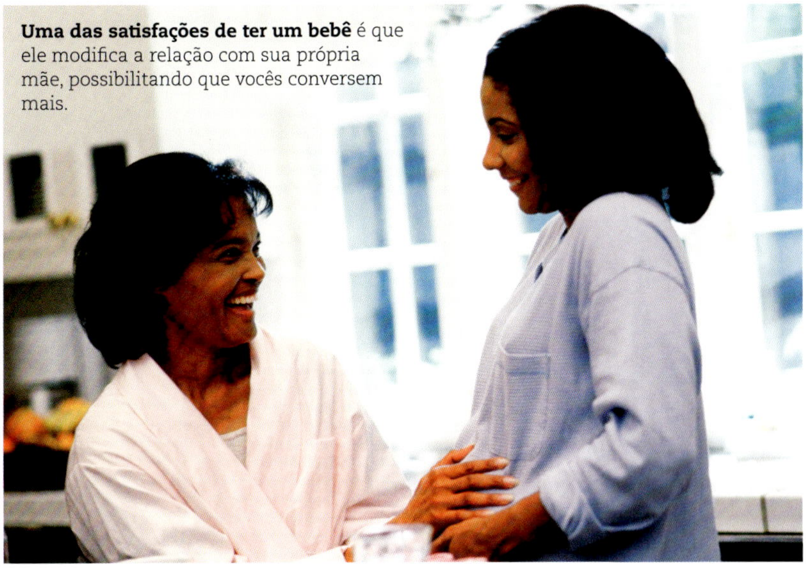

Uma das satisfações de ter um bebê é que ele modifica a relação com sua própria mãe, possibilitando que vocês conversem mais.

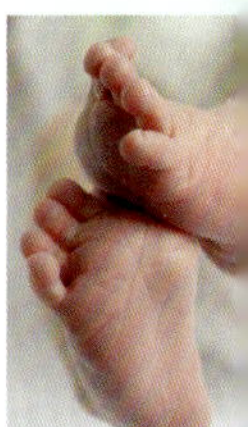

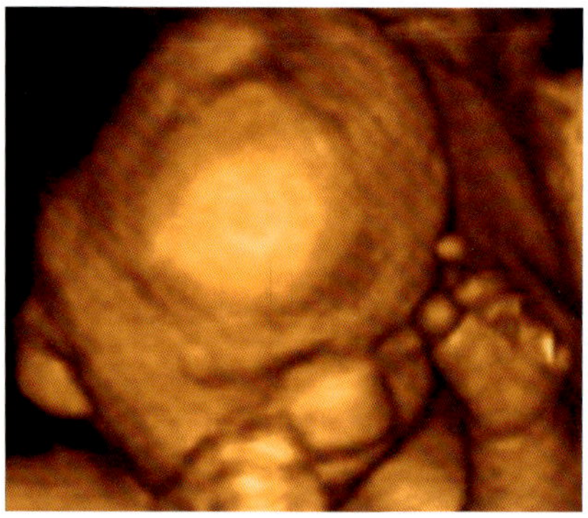

JÁ ESTÁ COM 27 SEMANAS E 6 DIAS

Faltam 85 dias...

SEU BEBÊ HOJE

Embora não apareça no ultrassom, o bebê já tem um pouco de cabelo e seus cílios e sobrancelhas cresceram. O padrão e a cor do cabelo em crescimento têm um impacto significativo na aparência do bebê, mas isso não se vê no ultrassom.

Se mulheres que estão grávidas no verão acham difícil manter-se frescas, estar grávida no inverno também constitui um desafio.

A maioria das mulheres reluta em comprar um casaco de inverno que sirva durante a gravidez, mas pode nunca mais ser usado de novo. A boa notícia é que você provavelmente não vai precisar de um, pois a tendência é sentir-se bem aquecida perto do final da gravidez, e preferir suéteres, um sobre o outro, a um mantô ou casaco mais quente. As sobreposições podem ser facilmente retiradas se sentir calor.

Você também pode fazer uso de algumas peças do guarda-roupa de seu parceiro. Ou, se estiver solteira, arranje emprestado um casaco ou uma jaqueta que feche na barriga, se na sua região faz frio e pretende permanecer ao ar livre por períodos de tempo maiores. Uma alternativa é ir a um brechó perto de sua casa, onde pode encontrar um modelo maior por um preço bem baixo, para usá-lo nas últimas semanas da gravidez.

Outra opção é improvisar e vestir seu próprio casaco, com um cachecol longo preenchendo o vão que sobrou.

Se você mora em uma região onde faz frio, pense também em comprar um grande xale ou manto, que poderá usar durante os meses de inverno, e que vai manter o bebê aquecido após o nascimento. Xales e mantos também são ideais para aquecê-la quando o bebê estiver em um *sling*, e também para sessões de amamentação inesperadas fora de casa.

Em qualquer região, tome cuidados adicionais quando estiver chovendo ou nevando. Assegure-se de usar sapatos baixos quando estiver fora de casa, para reduzir o risco de escorregar no chão molhado.

PERGUNTE AO... NUTRICIONISTA

Ouvi dizer que preciso de mais vitamina B1, tiamina, no último trimestre. É verdade? No último trimestre da gravidez, você definitivamente precisará da tiamina, que é uma das vitaminas do complexo B que ajuda o metabolismo de carboidratos (ver p. 14), liberando energia para o corpo.

Mulheres que tenham vomitado de forma intensa podem se tornar deficientes em tiamina e podem precisar de um suplemento. Como ela não é armazenada pelo corpo, é importante ter um suprimento regular dessa vitamina.

Para quem come carne, o tipo suíno é uma excelente fonte de tiamina.

Para as vegetarianas e veganas, aveia, arroz integral, extrato de levedura e cereais matinais enriquecidos fornecem muita tiamina.

FOCO EM... GÊMEOS

Ajustes práticos

Se você vai ter dois ou mais bebês, precisa pensar em fazer alguns ajustes no espaço onde mora. Para reduzir o risco de morte no berço, é melhor que os bebês durmam no mesmo quarto que os pais pelos primeiros seis meses, mas de início você não precisa de dois berços, podendo colocar ambos em um só (ver p. 335), o que não é recomendado após os três meses.

É exigência legal que cada bebê tenha um assento individual para transportá-los no carro, se você tem intenção de dirigir com eles para qualquer lugar, inclusive ao sair do hospital para casa.

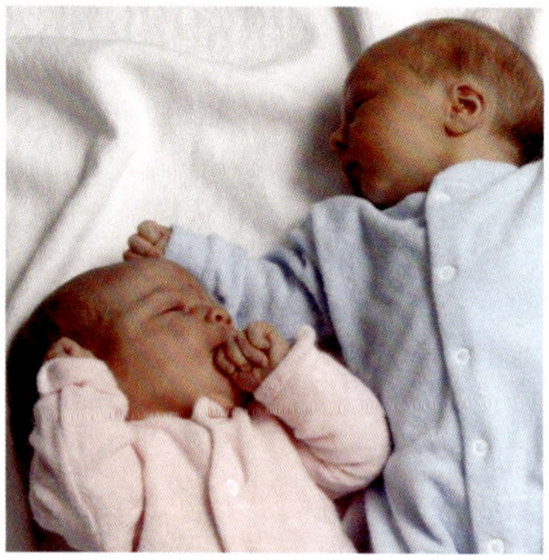

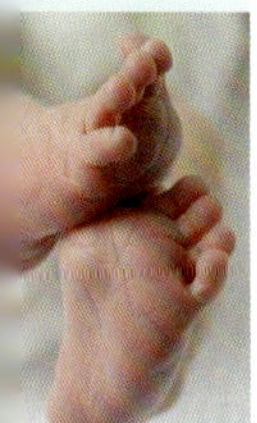

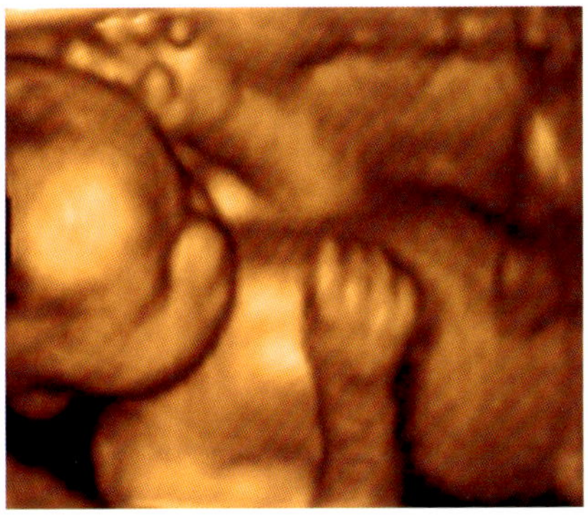

JÁ ESTÁ COM EXATAMENTE 28 SEMANAS

Faltam 84 dias...

SEU BEBÊ HOJE

Neste momento, o líquido amniótico se aproxima do volume máximo e o bebê terá muito espaço para mover-se. Aqui, o bebê está para baixo, na direção do cordão umbilical. É provável que ele mude de posição muitas vezes ao dia.

Se você for a primeira entre suas amigas a ter um filho, prepare-se para mudanças e evoluções em suas amizades.

Algumas amizades mudam conforme você passa por diferentes fases da vida. Provavelmente durante a escola, a faculdade e os diferentes empregos, você teve diferentes grupos de amigos, com um ou dois mais próximos ao longo do tempo. As amizades geralmente se desenvolvem com pessoas que estão numa fase parecida da vida e isso significa que, durante a gravidez e quando tiver filhos pequenos, você pode se sentir mais confortável com outras mulheres na mesma situação. Você conhecerá novos amigos em aulas pré-natais ou grupos pós-natais, ou em situações como aulas de natação ou de música para bebês.

Ao fazer novos amigos, pode achar que seus relacionamentos antigos começam a mudar. As amigas sem filhos podem achar difícil entender seu novo papel de mãe e o amor intenso que tem por seu filho, e vocês podem começar a afastar-se. Claro que nem sempre esse é o caso, algumas amizades nunca mudam, independentemente do caminho que suas vidas tomam.

PERGUNTE AO... OBSTETRA

Vi um anúncio de um assento de segunda mão para o carro. Há alguma razão para não comprá-lo? Não use um assento de segunda mão, pois ele pode ter estado em um acidente ou ter sido danificado.

Os especialistas em segurança no trânsito sugerem que, se você precisar comprar um assento usado, aceite apenas um cujas instruções originais ainda estiverem disponíveis e que venha de um membro da família ou de um amigo, caso em que pode ter certeza do que houve com ele. Recomendam, também, que não compre um assento para o bebê numa loja de segunda mão, por classificados ou pela internet.

FOCO EM... NUTRIÇÃO

Escolhendo alimentos orgânicos

Optar por alimentos orgânicos é uma escolha pessoal, ditada por suas crenças e sua possibilidade de pagar por preços mais altos.

Frutas e vegetais orgânicos são cultivados com menos pesticidas, fertilizantes químicos e herbicidas. Carne, aves, ovos e laticínios orgânicos vêm de animais com padrões mais altos de bem-estar animal, sem o uso rotineiro de antibióticos, por exemplo. Por esses motivos, os alimentos orgânicos devem conter menos resíduos de pesticidas. No entanto, todos os alimentos no Reino Unido precisam cumprir leis rigorosas sobre resíduos de pesticida.

Apesar de anos de pesquisas, não há evidências consistentes de estudos de grande escala de que os alimentos orgânicos contenham mais nutrientes do que alimentos convencionais. Alguns estudos sugerem que certas frutas e vegetais podem conter mais vitaminas antioxidantes. Isso talvez se deva ao fato de vegetais orgânicos conterem menos água, de forma que as vitaminas ficam mais concentradas. Um estudo recente revelou que o leite orgânico contém mais ácidos graxos ômega 3 do que o convencional.

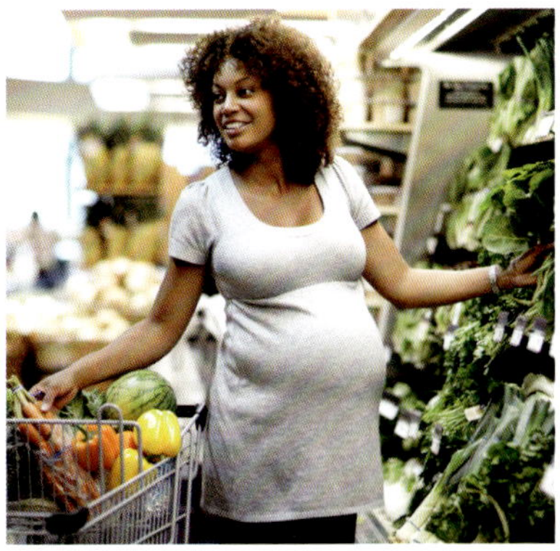

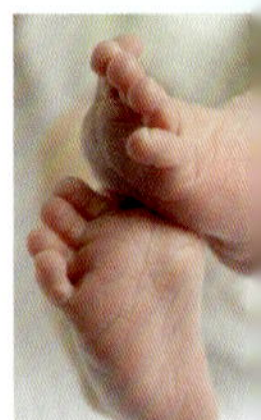

Sua 29ª semana

USE ESTE TERCEIRO TRIMESTRE PARA ORGANIZAR-SE ANTES DO NASCIMENTO

Você pode se sentir um pouco entediada e com dor nas costas nesta fase da gravidez, mas há várias maneiras positivas de tirar esses pesos da cabeça. Por exemplo, pode começar a se informar sobre aulas de amamentação, planejar sua licença-maternidade e fazer listas de compras essenciais para o bebê, como fraldas (descartáveis ou de pano), trocador, macacões, babadores, e "fraldas" grandes, para proteger a pele ao secá-lo, podendo talvez comprar algum desses itens a cada semana.

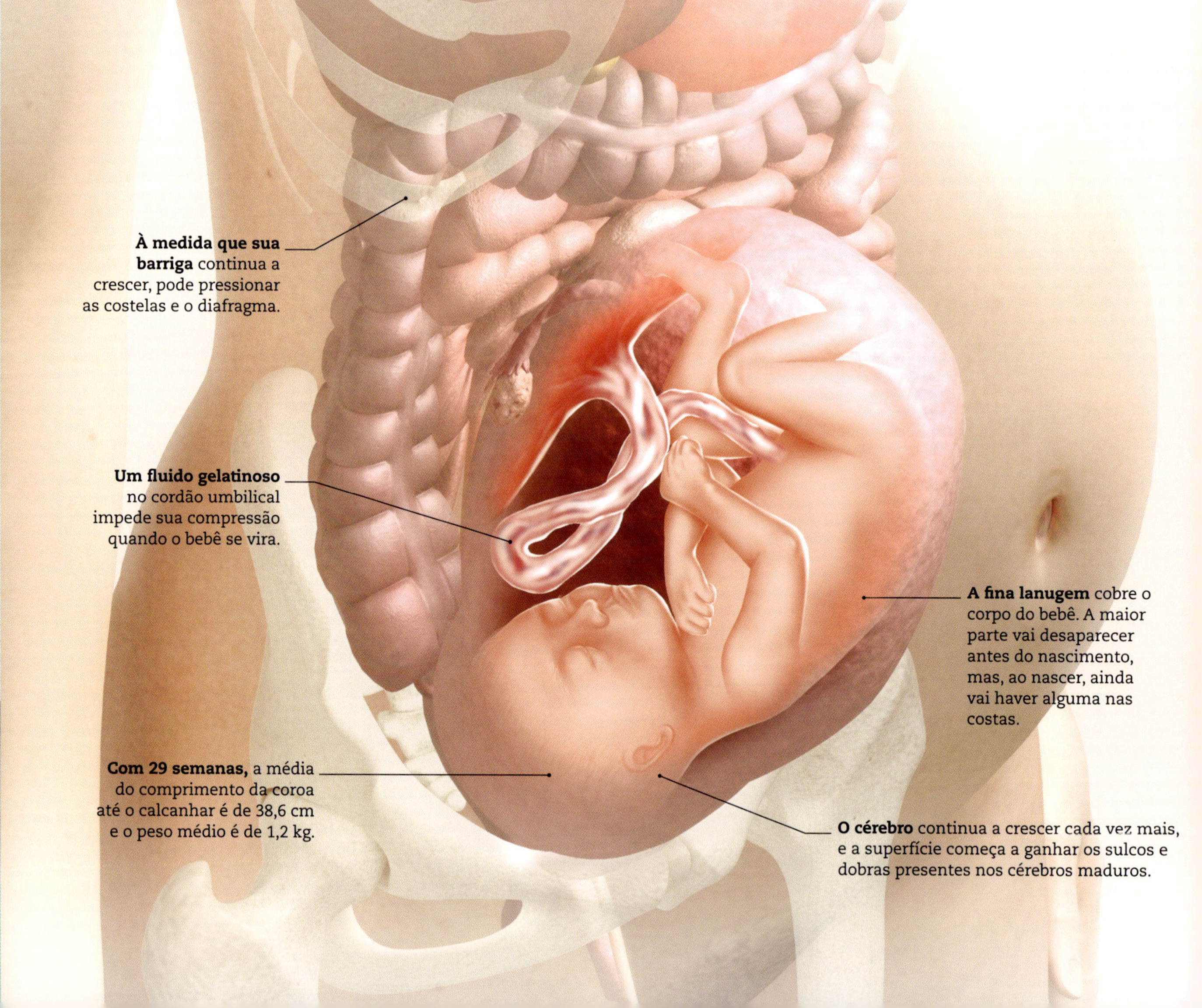

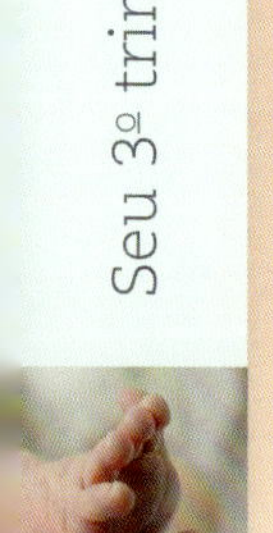

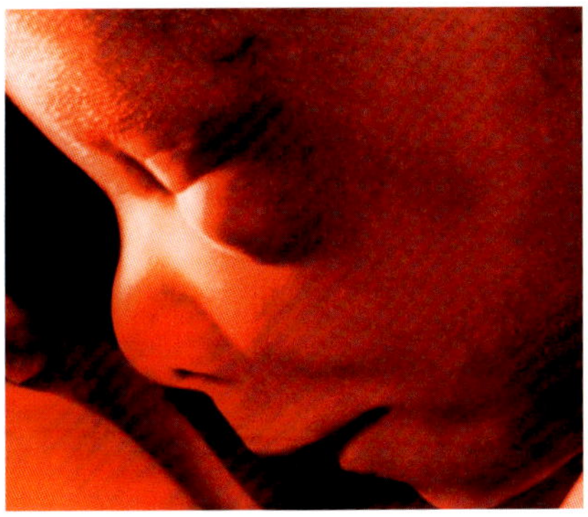

JÁ ESTÁ COM 28 SEMANAS E 1 DIA

Faltam 83 dias...

SEU BEBÊ HOJE

Nesta semana, ocorre mais um marco no desenvolvimento do bebê. Embora os nascidos nesta fase ainda precisem de ajuda para respirar, os pulmões amadureceram a tal ponto que as probabilidades de sobrevivência fora do útero são significativamente mais altas do que antes.

É bom começar a pensar nas implicações financeiras da licença-maternidade e se, ou quando, retornará ao trabalho.

A licença-maternidade pode ser a primeira vez que você ficará sem trabalhar por um bom tempo, e isso pode desanimá-la um pouco, mesmo sabendo que logo vai estar ocupada cuidando do bebê.

A gestante empregada tem direito a licença-maternidade de 120 dias, sem prejuízo do emprego e do salário, o qual consiste numa renda mensal igual a sua remuneração anterior. O salário-maternidade é devido à segurada da previdência social, durante 120 dias, com início 28 dias antes e término 91 dias depois do parto, podendo ser prorrogado. Em caso de parto antecipado, a mulher também terá direito aos 120 dias. O início do afastamento do trabalho será determinado com base em atestado médico ou certidão de nascimento do filho (ver pp. 348-349).

Mesmo que seja para um futuro mais distante, você também pode começar a pensar nos planos de trabalho para depois que o bebê nascer. Pode ser que você imagine não haver outra opção do ponto de vista financeiro e que terá de trabalhar em tempo integral, mas explore a possibilidade de trabalhar com maior flexibilidade, ou durante meio período, ou em casa, um ou dois dias por semana. Comece a refletir sobre as opções com os cuidados do bebê (ver p. 332).

ESCOLHENDO AS FRALDAS

Você deve escolher as descartáveis (use e jogue fora) ou as reutilizáveis (lave-as, seque-as e use-as novamente)?

- **As descartáveis** se ajustam perfeitamente, são muito absorventes e deixam o bebê seco, mesmo durante a noite. No entanto, elas custam mais (em algumas estimativas, até R$ 5.000,00 por filho, até o momento de começar o treinamento para o penico) e há que considerar o problema ecológico do descarte. Entretanto, agora existem fraldas ecologicamente corretas – não usam agentes branqueadores poluentes e utilizam-se de menos produtos químicos na produção.
- **As reutilizáveis** custam menos – embora o investimento inicial seja maior. Elas também são mais macias, fornecendo mais proteção para os tombos do bebê, quando começar a andar. No entanto, todo o processo de molho, lavagem e secagem pode dar muito trabalho. As reutilizáveis podem requerer mais trocas do que as descartáveis, são ligeiramente mais difíceis de colocar e tirar, mas as mais modernas são presas com velcro ou botões em vez de alfinetes.
- **Usar uma combinação** de reutilizáveis e descartáveis pode funcionar bem. Compre o pacote de descartáveis ocasionalmente, para usar quando estiver fora de casa, ou quando deixar o bebê com uma babá, mas opte pelas reutilizáveis o resto do tempo.

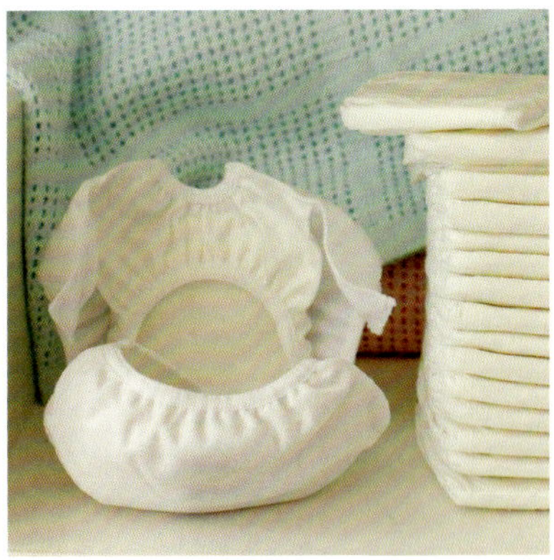

As fraldas descartáveis (direita) são fáceis de usar, mas mais caras. **As fraldas reutilizáveis (esquerda)** custam menos que as descartáveis, uma vez que podem ser usadas diversas vezes, mas lavá-las e secá-las dá muito trabalho.

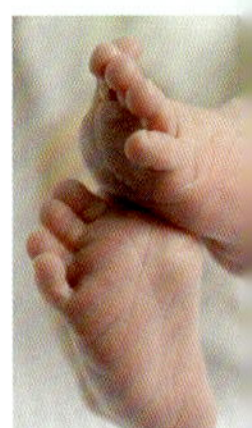

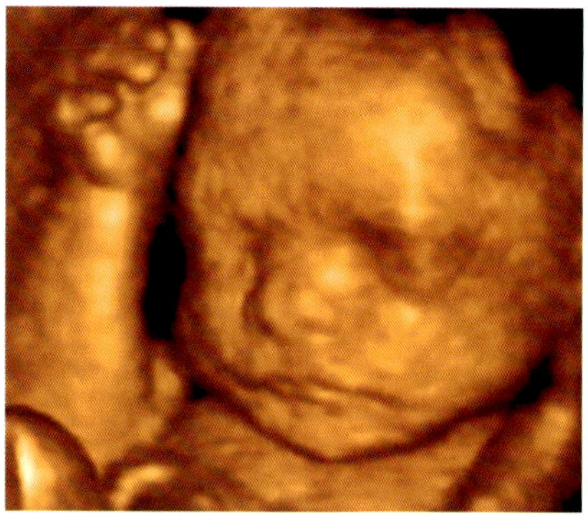

JÁ ESTÁ COM 28 SEMANAS E 2 DIAS

Faltam 82 dias...

SEU BEBÊ HOJE

Esta imagem mostra a posição clássica: queixo no peito, com um braço para cima, ao lado do rosto. Um joelho é visível à esquerda, e, acima dele, vê-se uma volta do cordão umbilical. É provável que a partir de agora o bebê fique com a cabeça para baixo, mas ainda há tempo para isso mudar.

O cordão umbilical espiralado conecta o bebê à placenta, sistema que o mantém vivo até o nascimento.

A maioria dos cordões umbilicais cresce até ficar aproximadamente do mesmo comprimento que o bebê (embora haja exceções), alcançando o comprimento final de 50 cm a 60 cm. Em seu comprimento, o cordão umbilical tem aproximadamente 40 voltas. O padrão espiralado se inicia cerca de nove semanas depois da concepção, com mais voltas na ponta do bebê do que na ponta da placenta – isso pode ser resultado dos movimentos do bebê. O cordão contém três vasos sanguíneos: duas artérias, que levam o sangue desoxigenado e os detritos do bebê até a placenta, e uma veia, que leva o sangue rico em oxigênio para o bebê. O diâmetro do cordão é, em geral, menor do que 2 cm e os vasos sanguíneos estão implantados e protegidos em uma camada de gelatina. A composição aquosa da gelatina, com o padrão espiralado do cordão, impede sua compressão.

Depois do nascimento, o obstetra vai checar o número de vasos no cordão, já que em 1% das gestações o cordão contém apenas uma artéria umbilical.

PERGUNTE AO... MÉDICO

Se meu bebê tem baixo peso ao nascer, ele terá problemas de saúde? Um peso baixo seria menos de 2,5 kg e, embora a maioria dos bebês pequenos se desenvolva, alguns encontram dificuldades. A maior parte dos bebês que nascem pequenos é prematura. Há muitos meios de se reduzir o risco de um bebê nascer abaixo do peso: ingerindo a quantidade adequada de alimentos para ganhar o peso certo (ver p. 99), não fumando ou bebendo álcool, reduzindo o estresse e comparecendo a todas as consultas pré-natais, para que a sua saúde – e a do bebê – possa ser monitorada.

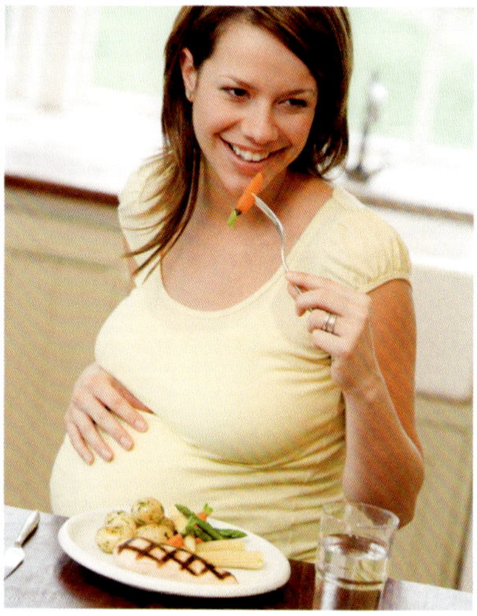

FOCO EM... SEU CORPO

Pernas inquietas

Algumas mulheres grávidas sofrem da síndrome das pernas inquietas (SPI), isto é, elas sentem uma terrível necessidade de mover as pernas, o que em geral acontece quando estão descansando, o que pode interromper bastante o sono. Essa síndrome pode estar relacionada ao desequilíbrio de uma substância química do cérebro, a dopamina, e o nível dessa substância pode ser afetado pela falta de ferro. A síndrome das pernas inquietas passará quando você não estiver mais grávida. Para minimizar seus efeitos:

- **Sua dieta** deve incluir ingestão adequada de ferro (ver p. 154).
- **Se estiver na cama** quando ficar com as pernas inquietas, não permaneça deitada: saia da cama, encha uma bacia com água fria e molhe os pés até ficarem bem gelados. Quando voltar para a cama, tente colocar os pés para cima sobre travesseiros.
- **Evite estimulantes,** como a cafeína, e, antes de ir para a cama, coma algo que contenha triptofano (ver p. 177) – o aminoácido que encoraja o sono e o relaxamento. Evite exercitar-se antes de dormir.

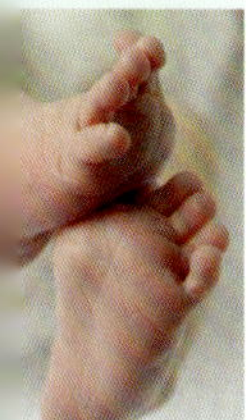

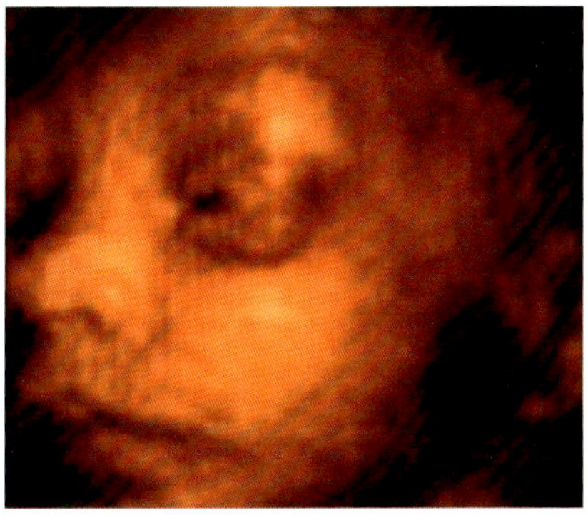

JÁ ESTÁ COM 28 SEMANAS E 3 DIAS

Faltam 81 dias...

SEU BEBÊ HOJE

Aqui se vê a primeira imagem de um olho se abrindo. As pálpebras se separaram e pode-se ver a pupila escura. O ultrassom, de fato, não reproduz cores, então o branco do olho está da mesma cor que as pálpebras e o rosto. As "sobrancelhas" na verdade são uma sombra.

Se você está começando a sentir que foi ofuscada pela barriga, é hora de fazer alguma coisa só para você.

Como muitas mulheres grávidas, você pode sentir que desapareceu por trás da barriga, que a sua essência se perdeu e só sobrou a "mulher grávida". As pessoas não perguntam mais como você está ou o que está acontecendo na sua vida e, em vez de "Como você está?", perguntam "Está tudo bem com o bebê?".

Pode ser difícil para as pessoas, e também para você, lembrar-se de que você ainda existe e tem um papel separado da mulher grávida ou da mãe. Se durante a gravidez se sente muito frustrada por isso, considere a possibilidade de fazer algo só para você, um mimo ou um jantar a dois, para que se sinta especial novamente.

FOCO EM... NUTRIÇÃO

Petiscando muitas vezes ao longo do dia

Você precisa comer muita proteína de qualidade para ajudar o crescimento do bebê e manter-se em muito boa saúde, portanto, coma ovos, queijo, carnes magras, peixes, leguminosas ou grãos integrais em todas as refeições. Acrescente a isso muitas frutas e hortaliças, frutos secos, sementes e alguns carboidratos complexos (ver p. 92).

Planeje de cinco a sete pequenas refeições e lanchinhos por dia. Se você geralmente come uma sopa e um sanduíche no almoço, experimente uma sopa de vegetais no meio da manhã e coma o sanduíche mais tarde; prepare lanchinhos com legumes crus, queijo, frutos secos e frutas e petisque-os durante a tarde. Coma, talvez, mingau de aveia à tarde e uma fruta mais à noite.

Não há regras sobre quando se deve comer, então faça essas "minirrefeições" quando estiver com fome. Contudo, não se esqueça de que é fácil comer em excesso uma vez que seu apetite durante a gravidez sofre a interferência de seus hormônios.

PERGUNTE AO... MÉDICO

Tenho uma forte dor na região lombar e na perna. O que causa isso? Isso parece ciática, uma dor forte que desce pelas costas e pela perna quando o nervo ciático – o nervo mais longo do corpo – fica preso em uma articulação na região lombar. Não está relacionado com a gravidez, embora piore por causa dela. Para a dor lombar, banhos de banheira e compressas mornas ajudam, assim como massagens suaves feitas por um especialista. Exercícios como ioga ou hidroginástica podem ajudar a fortalecer os músculos das costas, mas cheque com seu médico antes de iniciar uma nova rotina de exercícios. Preste atenção à postura (ver p. 249) e use tênis confortáveis que lhe forneçam um bom apoio.

Se você tem ciática, peça ao médico ou ao obstetra que a encaminhe a um fisioterapeuta. Ele lhe mostrará exercícios que ajudam a aliviar a dor e minimizar o risco de recorrência.

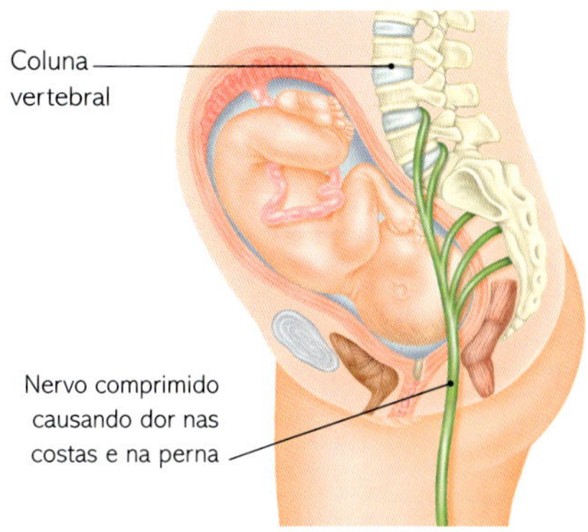

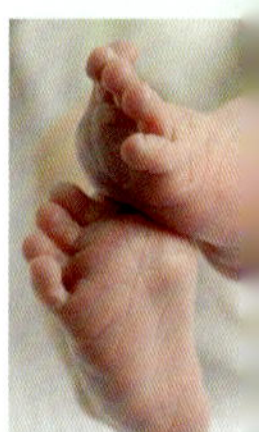

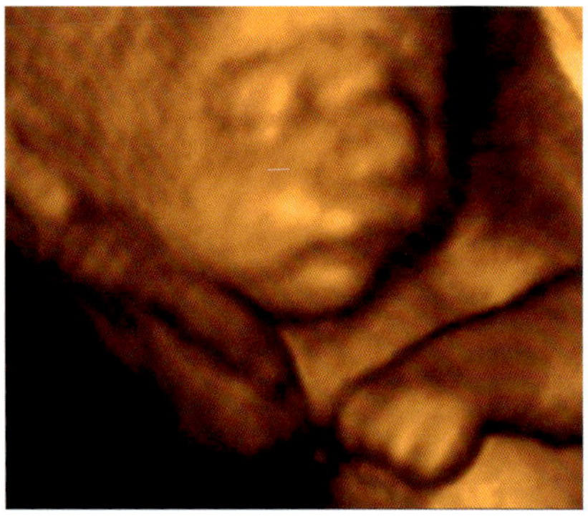

JÁ ESTÁ COM 28 SEMANAS E 4 DIAS

Faltam 80 dias...

SEU BEBÊ HOJE

O ciclo de sono agora está mais estabilizado, mas você não pode assumir que o bebê está acordado só por estar se movendo. Ele passa pouco tempo totalmente ativo, com os olhos abertos, e muitos dos movimentos que você sente acontecem enquanto ele dorme.

O crescimento do bebê depende de muitos fatores e varia durante a gravidez.

O crescimento do bebê depende de uma corrente estável de nutrientes. A maioria dos nutrientes é transferida, inalterada, pela placenta, mas algumas substâncias são produzidas pela própria placenta e outras são produzidas pelo bebê. Estas incluem o hormônio tiroxina, cuja produção depende do iodo, proveniente da mãe, que atravessa a placenta. A tiroxina tem muitas funções e seu nível precisa ser controlado com precisão. A placenta forma uma barreira quase perfeita para a tiroxina, possibilitando que você e o bebê, um independentemente do outro, ajustem o nível de tiroxina.

Nos estágios iniciais da gravidez, os fatores genéticos determinaram em grande parte o tamanho do bebê, mas agora os fatores ambientais se tornam mais importantes. Ao todo, o peso final do bebê no nascimento é determinado 40% por fatores genéticos e 60% por fatores ambientais. O bebê cresce de modo estável a partir das 24 semanas até as últimas 2 ou 3 semanas, quando o crescimento continua, mas mais lentamente. (Se você espera gêmeos, os bebês crescem como se estivessem sozinhos no útero até a 28ª semana, mas, a partir daí, há uma redução no crescimento.) Os órgãos internos do bebê são responsáveis pela maior parte de seu tamanho atual: o fígado e o cérebro, em particular, continuam a desenvolver-se e a massa muscular a aumentar. Mais tarde, surgirão depósitos de gordura sob a pele, arredondando os contornos do bebê.

FALANDO NISSO...

A ocorrência de gêmeos idênticos mantém-se estável já há alguns anos.

Os gêmeos idênticos representam aproximadamente um terço de todas as gestações de gêmeos, não importando a etnia, a idade da mãe ou o local.

FOCO EM... GÊMEOS

Roupas para os gêmeos

As roupas para os gêmeos devem ser fáceis de vestir e tirar e laváveis na máquina. É provável que você ganhe conjuntinhos de presente, portanto, compre somente o básico.

Para cada bebê, você precisa de, pelo menos:

- Seis camisetas
- Seis macacões
- Dois casacos
- Uma ou duas toucas (ou chapéus para o verão)
- Várias fraldas de pano e babadores.

Quando for comprar fraldas, tenha em mente que, ao nascer, em geral, cada gêmeo é menor do que um bebê de gestação única: então, é grande a variabilidade de tamanhos que você pode precisar nos primeiros meses. É aconselhável que o carrinho duplo seja de boa qualidade, pois vai ser usado por um bom tempo. Ao escolher um, prefira o modelo em que ficam lado a lado, em vez de um atrás do outro, de modo que eles possam ver-se e comunicar-se à medida que crescem.

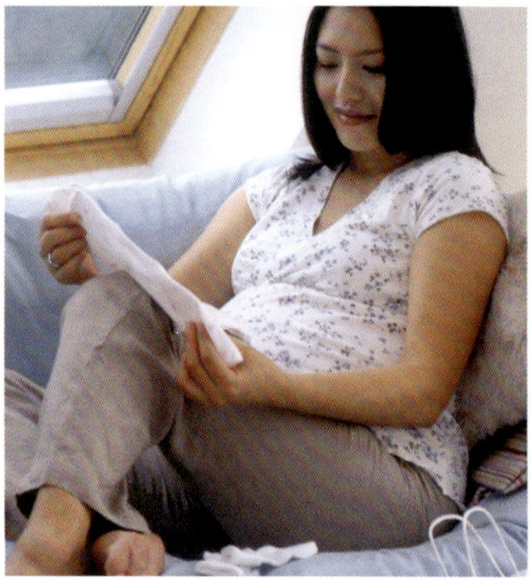

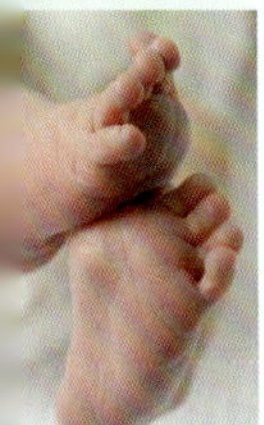

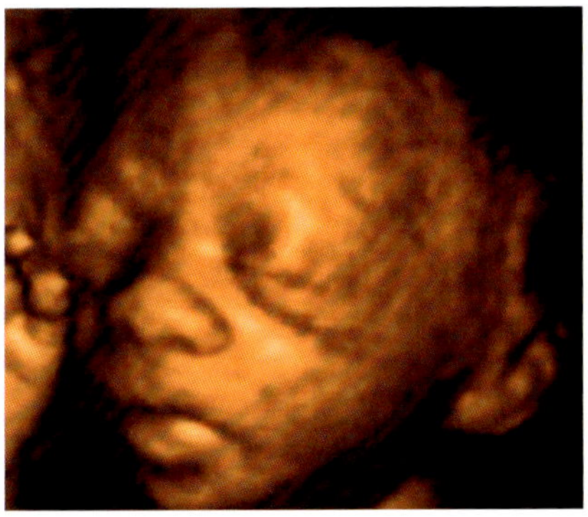

JÁ ESTÁ COM 28 SEMANAS E 5 DIAS

Faltam 79 dias...

SEU BEBÊ HOJE

Embora, num ultrassom em 3D, muitos bebês pareçam iguais, as características particularmente marcantes, como as do formato das orelhas ou do nariz, são fáceis de ver. De agora em diante, tais características se tornam cada vez mais individuais e reconhecíveis.

Amamentar pode ser natural, mas é complicado começar, portanto, vá a uma ou duas aulas agora, enquanto ainda tem tempo.

Há muita pressão sobre as mulheres para que amamentem, e fazê-lo traz benefícios saudáveis tanto para você quanto para o bebê, ajudando a vinculá-los. As pessoas já devem estar lhe perguntando se vai amamentar ou não, e é razoável que ainda não saiba a resposta; afinal, ainda nem tentou!

A maioria das mulheres quer amamentar, mas algumas podem sentir-se desconfortáveis com a ideia de fazê-lo, principalmente em público. Deve haver algum apoio à amamentação que você possa frequentar. No hospital, vai receber conselhos ou prospectos; e no seu curso pré-natal deve haver indicações de grupos de apoio. Em alguns lugares, é possível participar das aulas ainda grávida, e vão lhe explicar os benefícios da amamentação e também aspectos como o posicionamento do bebê, para que vocês dois fiquem confortáveis e o bebê consiga mamar (ver p. 449).

A ideia geral é que, por ser natural, amamentar é fácil, mas a realidade é que, até você pegar o jeito, pode ser um pouco mais complicado. Peça à enfermeira obstétrica ou do berçário que lhe mostre como posicionar o bebê. Mais importante ainda é manter a mente aberta e tentar. Depois de estabelecida, a amamentação traz benefícios para a saúde do bebê, para a sua silhueta e é um ótimo meio de aproximação com seu bebê.

FOCO EM... NUTRIÇÃO

Alimentos com adição de culturas

Alimentos com adição de culturas para fermentação natural – como kimchi, picles vegetais, chucrute e missô – contêm enzimas e bactérias que ajudam o corpo a digerir a comida e a criar bactérias intestinais benéficas. Se sua digestão está lenta e você tem problemas de constipação, experimente alguns desses alimentos, mas saiba que são salgados, então coma com moderação.

SABERES

Sobre os vazamentos

Algumas grávidas percebem que às vezes há um pequeno vazamento de leite quando os seios são massageados ou sexualmente estimulados; outras vezes, sem motivo aparente. Um pequeno vazamento na gravidez significa que as coisas estão funcionando corretamente, mas mesmo as que não têm esse sintoma são capazes de produzir e fornecer leite aos seus bebês.

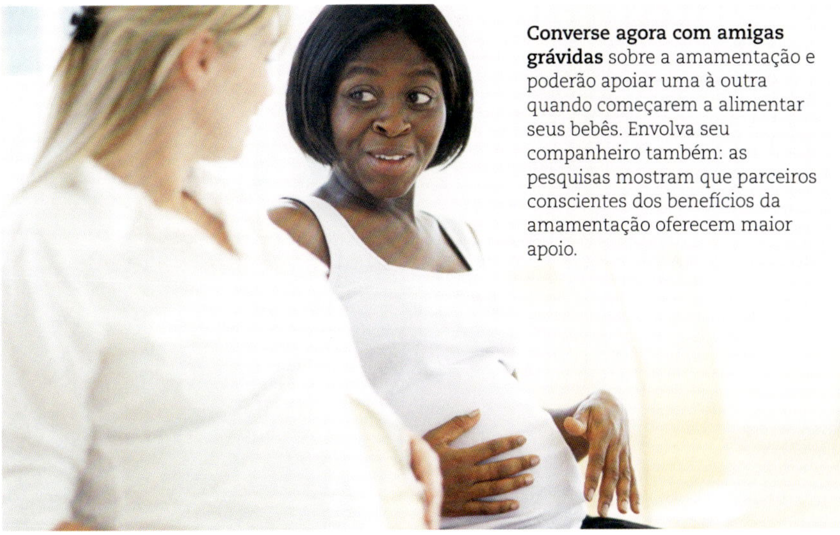

Converse agora com amigas grávidas sobre a amamentação e poderão apoiar uma à outra quando começarem a alimentar seus bebês. Envolva seu companheiro também: as pesquisas mostram que parceiros conscientes dos benefícios da amamentação oferecem maior apoio.

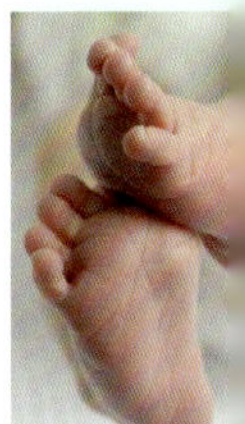

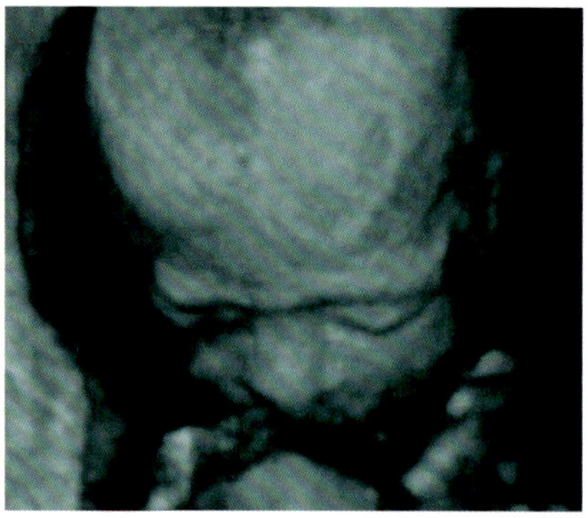

JÁ ESTÁ COM 28 SEMANAS E 6 DIAS

Faltam 78 dias...

SEU BEBÊ HOJE

A aparência do bebê está totalmente formada, mas ainda há muita coisa acontecendo por dentro, já que vários órgãos continuam a se desenvolver. Mesmo depois da gravidez ainda haverá desenvolvimento, especialmente do cérebro e dos pulmões.

Dor nas costas não é parte inevitável da gravidez: há muitas coisas que você pode fazer para preveni-la e aliviá-la.

Ioga e outros exercícios de alongamento são ótimos durante a gravidez, pois fortalecem ligamentos importantes e relaxam áreas que estão tensas ou doloridas. Embora quando você está com dor (especialmente nas costas) possa parecer mais fácil descansar, evitando o exercício, fazer alongamentos e movimentos suaves geralmente diminui os espasmos musculares e atenua as dores na coluna. O exercício também aumenta os níveis de energia e contribui para facilitar o trabalho de parto, o nascimento e a recuperação pós-natal. Tente usar técnicas de alongamento e relaxamento como um primeiro recurso para a dor nas costas. Se a dor for muito forte, peça a seu parceiro que massageie a área com 3 ou 4 gotas de óleo de lavanda em uma colher de sopa de óleo de semente de uva, pois isso vai ajudar. Se a região estiver inflamada e muito dolorida, coloque um saco de gelo na área afetada por 5 a 10 minutos, várias vezes por dia.

PERGUNTE A... UMA MÃE

Estou entediada da gravidez! Como vou aguentar os próximos meses? Eu me sentia assim quando estava com seis meses, mas acho que os três últimos meses passaram relativamente rápido, porque mais coisas estavam acontecendo. Além de mais aulas e das consultas pré-natais, foi preciso planejar o início da licença-maternidade, depois concluir o trabalho pendente, preparar o quarto do bebê e comprar coisas para o enxoval dele. Procurei encontrar minhas amigas – tudo isso fez o tempo passar depressa.

FOCO EM... SEU CORPO

Minimizando o peso nas suas costas

Como o peso de seu bebê estira seus músculos abdominais e os hormônios afrouxam seus ligamentos, os músculos abdominais dão menos sustentação à coluna. O resultado é o estiramento de seus músculos para mantê-la ereta, o que pode causar dor nas costas. Erguer pesos pode aumentar a dor, então, para evitar mais esforço, tente estas estratégias:

- **Para erguer algo do chão,** fique em pé perto do objeto, pondo um pé à frente do outro. Dobre os joelhos, pegue o objeto e depois os desdobre, para usar os músculos da coxa para se levantar. Evite travar os joelhos: sempre que dobrar a cintura, dobre também os joelhos. Se precisar erguer algo, considere sentar-se, ajoelhar-se ou agachar-se, para evitar estressar sua região lombar.
- **Se tiver de mover um objeto pesado** (se puder, evite isso), empurre em lugar de puxar: dessa forma, suas pernas, e não as costas, é que fazem o esforço.
- **Para entrar e sair do carro,** ou da cama, mantenha quadris, pelve e costas alinhados na mesma direção (para a frente). Para sair da cama, deite-se de lado e use os braços para se levantar.

Sempre dobre os joelhos para erguer qualquer peso – para evitar a colocação de mais peso nas costas.

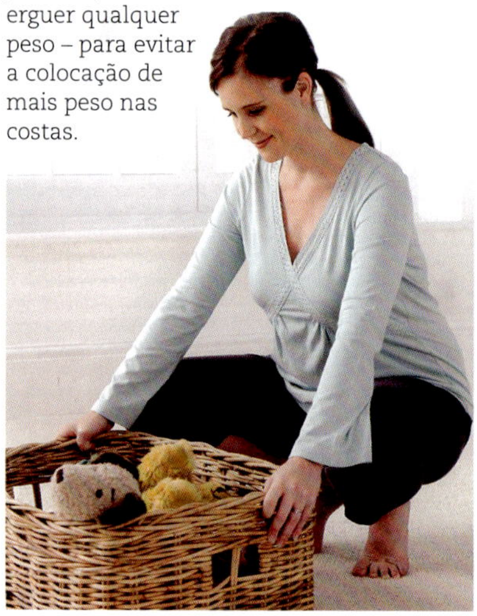

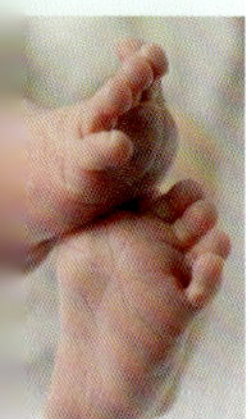

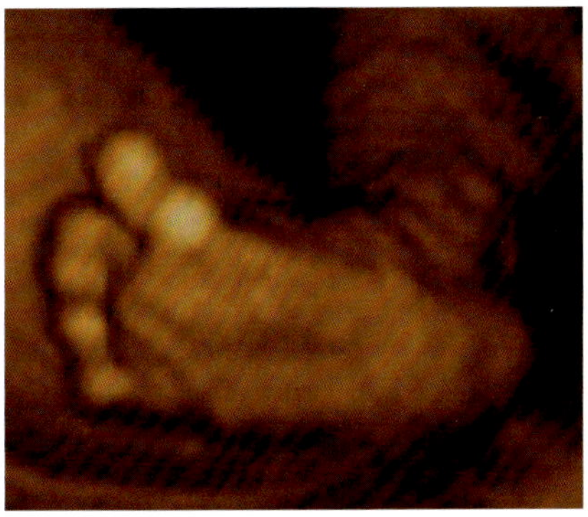

JÁ ESTÁ COM EXATAMENTE 29 SEMANAS

Faltam 77 dias...

SEU BEBÊ HOJE

Este é um *close* do pé do bebê, que em um instante os coloca no topo da cabeça, só para abaixá-los novamente no instante seguinte; assim, o bebê estar chutando de um lado não significa que a cabeça dele esteja do outro.

A gravidez é uma época de excesso de informações, e às vezes é difícil saber quais são as fontes confiáveis.

Na sociedade de hoje, em jornais, revistas, livros e internet, as mulheres têm inúmeras informações sobre a gravidez. A mídia está cheia de fotografias de glamourosas celebridades grávidas, que parecem não ter nenhuma preocupação no mundo. Duas publicações sobre o mesmo assunto podem oferecer opiniões conflitantes. E embora a internet possa ser uma fonte útil de informação, há alguns problemas: você não sabe quem escreveu o artigo em um *site*, ele pode não ter sido escrito por um profissional da saúde e algumas recomendações podem contradizer os conselhos de médicos. Isto significa que você pode se sentir confusa e assustada se ficar procurando constantemente informações na internet e ler tudo o que encontrar.

É comum você se sentir inadequada ao ler artigos afirmando que está arriscando a saúde e o bem-estar do bebê ao fazer algo. Tenha em mente que mulheres têm tido filhos por séculos sem a ajuda da internet! Se ao ler muitas informações você se sente mais apta a fazer escolhas conscientes, então leia; mas, se ficar confusa, não o faça. Neste caso, um jeito razoável seria escolher um livro ou fonte de informação confiável, em lugar de ler tudo.

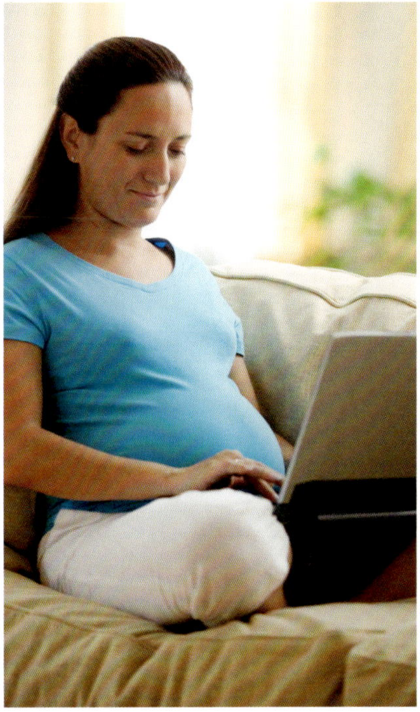

Para encontrar informações sobre a gravidez, consulte *sites* de saúde confiáveis e com boa reputação. No entanto, se o excesso de informação a deixa ansiosa ou estressada, siga apenas os conselhos do obstetra.

PERGUNTE AO... OBSTETRA

Tenho intenção de usar mamadeira. O que preciso comprar? Você vai precisar de mamadeiras (incluindo os bicos), esterilizador (ver p. 449) e um leite em pó recomendado pelo pediatra. Cada leite em pó oferece uma gama de opções, e o pediatra vai orientá-la sobre a compra.

À medida que conhece melhor o recém-nascido, pode ser preciso mudar o tipo de bico ou do leite, então é melhor não comprar um estoque grande antes do nascimento.

FOCO EM... NUTRIÇÃO

Frutos que estimulam a imunidade

Um estudo americano afirma que, no hemisfério norte, os mirtilos estão no topo da lista de mais de 40 frutas que têm atividade antioxidante. São uma fonte de fibras, o que é ótimo durante a gravidez, especialmente se você sofre de prisão de ventre. No Brasil, o açaí supera o poder antioxidante dos mirtilos e, como ele, também contém nutrientes que podem impedir ou reparar danos às células do corpo: isso pode reforçar o sistema imunológico do bebê e sua habilidade de lutar contra infecções.

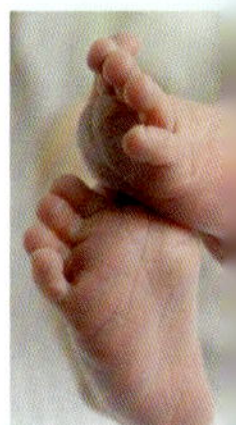

Sua 30ª semana

VOCÊ SE CANSA MAIS, MAS É PROVÁVEL QUE ISSO NÃO MUDE SEUS PLANOS DE PREPARAR O NINHO

O instinto de preparar o ninho geralmente chega quando a mulher se aproxima da data prevista. Você pode estar ansiosa para limpar e decorar, mas, embora seja natural querer uma casa perfeita para o bebê, não se esgote. O trabalho, a locomoção e as constantes consultas pré-natais provavelmente se tornaram um esforço muito maior agora. Se precisar com certa frequência parar e descansar, ouça seu corpo e faça exatamente isso.

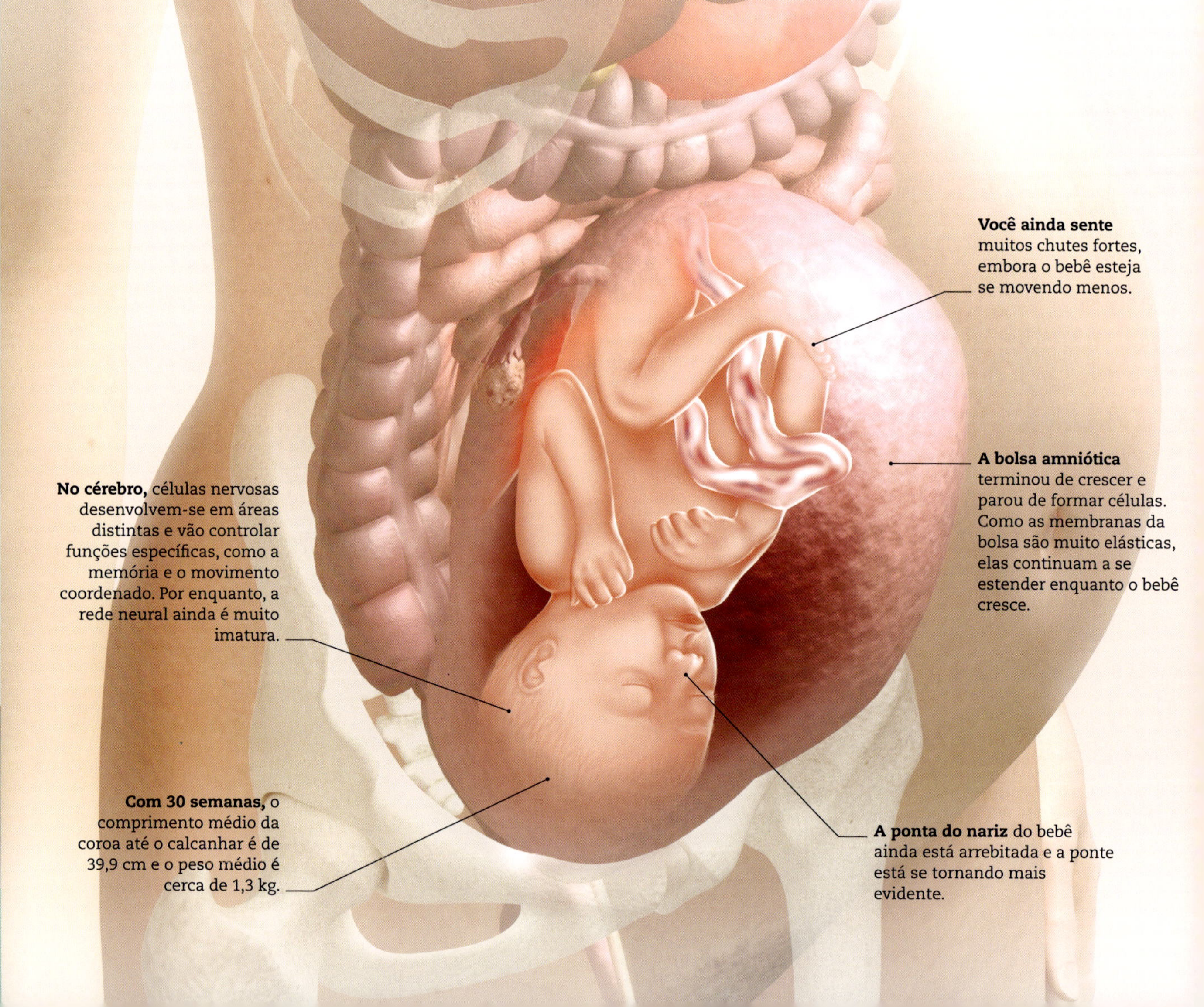

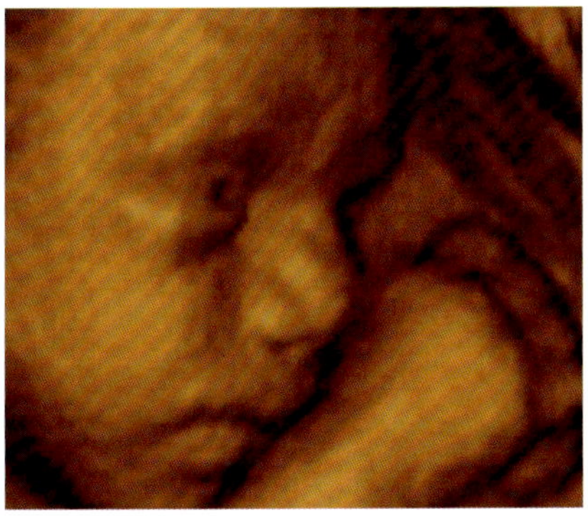

JÁ ESTÁ COM 29 SEMANAS E 1 DIA

Faltam 76 dias...

SEU BEBÊ HOJE

A imagem mostra uma vez mais os olhos abertos para uma olhadela ao redor. Não está completamente escuro dentro do útero, e, quanto mais avançada a gravidez, mais luz penetra. O bebê vai gradualmente assimilar tal informação.

Fique preparada para passar mais tempo em salas de espera, pois seus médicos vão querer vê-la com mais frequência.

É importante lembrar-se de que sua gravidez é um processo natural e saudável, mas com mais consultas pré-natais e muito tempo de espera em salas de hospital ou clínicas de obstetrícia, ou na sala de seu médico, cercada por pessoas com várias doenças, você pode começar a achar que está com algo. Embora esteja visitando o hospital com frequência, você está saudável e em forma: acontece apenas que você também está grávida.

Em cada consulta pré-natal, vão lhe pedir um exame de urina, para verificar as proteínas. Se você acha que está ficando cada vez mais difícil conseguir uma amostra naquele vidrinho minúsculo que lhe dão, não se preocupe, pois é preciso só uma amostrinha; se não conseguir ver, simplesmente comece a urinar e depois coloque o vidrinho embaixo, para pegar um pouco de urina. A urina é estéril (a menos que você tenha uma infecção do trato urinário), então não se preocupe se cair um pouco em suas mãos – lave-as bem depois.

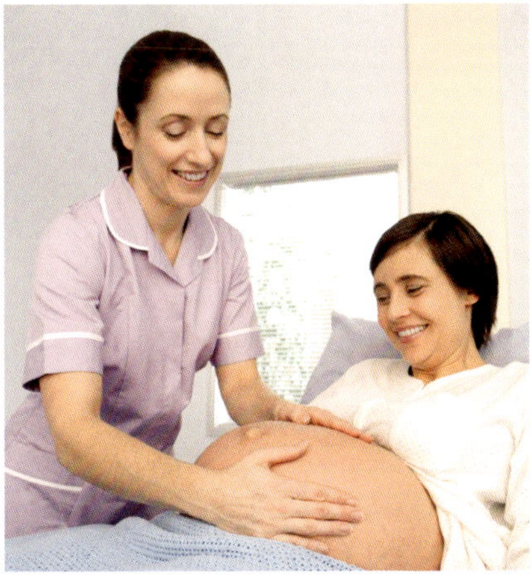

Consultas frequentes ao obstetra ocupam muito tempo do seu dia, mas dão a tranquilidade de que tudo está bem com o seu bebê.

PERGUNTE AO... MÉDICO

Sabemos que nosso bebê tem síndrome de Down. Como podemos nos preparar? Saber desde já vai lhe dar tempo para se acostumar com o fato de seu bebê ter síndrome de Down. Você não vai precisar de nenhum equipamento ou brinquedos especiais quando o bebê nascer, apenas de apoio emocional: então, volte-se para as pessoas que podem lhe oferecer o melhor dos apoios.

Contate uma Associação de Síndrome de Down para informação e apoio, inclusive para ter contato com pais de crianças com a mesma característica, por meio do grupo de apoio local.

SABERES

Parto livre

Dar à luz sem nenhuma assistência médica, de obstetra ou de médico, pode parecer um pouco maluco, mas há uma minoria de mulheres que acredita que o chamado parto livre é o melhor modo de trazer um bebê ao mundo. Depois de alguma experiência negativa em um parto anterior, algumas futuras mamães planejam um parto não assistido em casa; outras querem que o nascimento seja “natural”, “privado”, sem nenhuma intervenção médica.

- O parto livre não é contra a lei, mas é radical. Também é potencialmente muito arriscado, porque um parto que poderia ser sem problemas pode rapidamente se transformar numa emergência médica, que só pode ser resolvida por profissionais com treinamento médico. Complicações, como o bebê precisar de oxigênio, podem acontecer. E acontecem.
- Algumas mulheres têm um parto sem assistência, que não foi planejado – em geral por um curto trabalho de parto –, e, nesses casos, mãe e bebê em geral ficam bem. Mas escolher fazer o parto sozinha não é, definitivamente, algo que possa ser considerado sem risco.

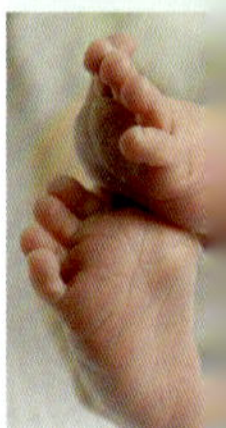

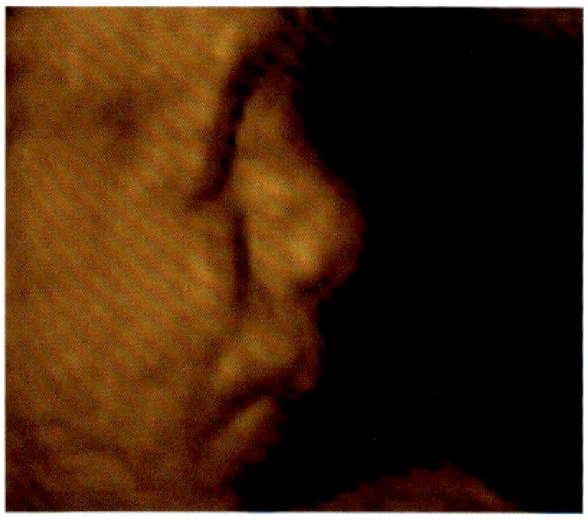

JÁ ESTÁ COM 29 SEMANAS E 2 DIAS

Faltam 75 dias...

SEU BEBÊ HOJE

A ponta do nariz agora está mais aparente e, nesta fase, sua ponta ainda pode parecer ligeiramente arrebitada, ajudando a dar a ele uma aparência de "botão". Enquanto o rosto vai se alongando, a ponta do nariz costuma virar um pouquinho para baixo.

As células nervosas estão amadurecendo, mas o bebê ainda não é capaz de sentir dor, temperatura ou tato.

Agora é possível detectar atividade elétrica nas dobras sinuosas cada vez mais presentes na massa cinzenta do cérebro de seu bebê, que comanda as funções superiores, como a memória e a consciência, e também o controle muscular e as percepções sensoriais, como ver e ouvir.

Os neurônios do córtex – a parte mais externa da massa cinzenta – iniciaram o desenvolvimento de seis diferentes camadas com funções distintas, um processo ainda pouco desenvolvido, a ser completado em aproximadamente cinco semanas a partir de agora. Seu bebê vai nascer com um conjunto quase completo de neurônios, embora ainda haja crescimento no início da infância.

Para que os nervos funcionem corretamente e os sinais passem mais rápido ao longo deles, é necessária uma "capa" isolante. Em um processo conhecido como mielinização, os nervos são isolados com bainhas de mielina, uma substância lipídica. Embora, em uma fase inicial de desenvolvimento, todos os componentes do sistema nervoso estejam presentes, os nervos (periféricos, sensores e motores), a medula espinhal e o cérebro precisam de toda a gestação para se desenvolver e funcionar como uma unidade.

Os nervos do cérebro e da medula espinhal transportam as sensações de dor, temperatura e tato. No entanto, como o processo de mielinização ainda não vai estar completo até os estágios finais da gravidez, seu bebê agora não as registra nem as reconhece.

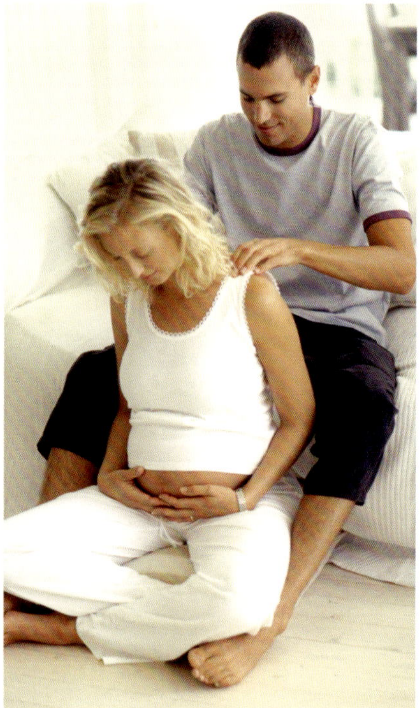

Uma massagem é tranquilizadora e relaxante e pode ser uma atenção muito bem-vinda, para não desanimar agora, que já está próximo do nascimento de seu bebê.

PERGUNTE AO... OBSTETRA

Agora estou sentindo finalmente a realidade de ter que dar à luz! Como posso evitar o excesso de ansiedade? Quase na metade de seu terceiro semestre, a realidade do nascimento do bebê pode se instalar. É possível que esteja com alguns incômodos, inclusive contrações de Braxton Hicks (ver p. 410), que dão uma indicação do que pode estar por vir.

Antes de tudo, pense que, quanto mais calma e relaxada você estiver, mais fácil será o parto. Tente usar um pouco de mentalização positiva: seu bebê saindo facilmente em uma onda de líquido; e pense nas contrações como "dor produtiva", para trazer seu bebê ao mundo. Lembre que seu bebê vai ficar bem, não interessa quanto ele demore a vir ao mundo, e que sua dor e incômodo são controláveis. Em outras palavras, mesmo que agora decida por um parto natural, livre, você pode ter ajuda e alívio quando precisar.

Tente relaxar e aproveitar os últimos meses de sua gestação. Faça massagens para se cuidar e mantenha-se ocupada – talvez um projeto criativo para receber seu bebê. Acima de tudo, não se preocupe. Pense em seu parto como boas-vindas do mundo para seu bebê, e concentre-se nisso, e não em qualquer preocupação.

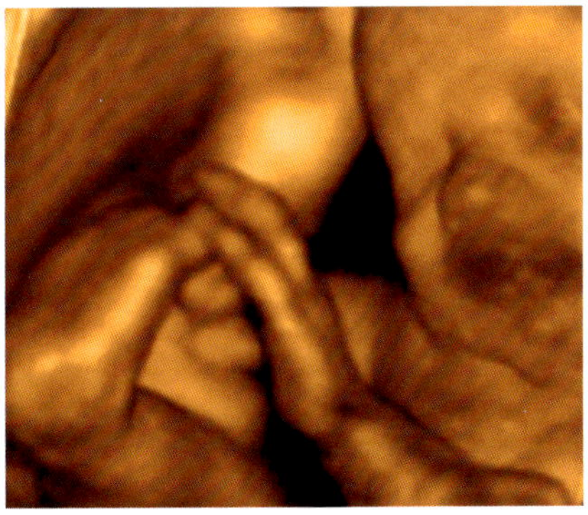

JÁ ESTÁ COM 29 SEMANAS E 3 DIAS

Faltam 74 dias...

SEU BEBÊ HOJE

Seu bebê frequentemente segura uma mão com a outra ou, como a imagem mostra, segura um pé. Isto ajuda em uma importante reação sensorial do cérebro, agora que os nervos começam a se desenvolver e ficam isolados ao longo de sua extensão, para carregar os sinais mais eficientemente.

Comece a preparar o quarto de seu bebê agora, enquanto ainda tem energia para fazer compras e ajudar na decoração.

É recomendável que você e seu bebê durmam no mesmo quarto pelo menos nos seis primeiros meses, mas muitos futuros pais gostam de já preparar o quarto do bebê. De início, ele pode ser usado para guardar as roupas do bebê e quaisquer presentes que você ganhar. Também pode usá-lo para amamentar e para preparar a área de troca de fraldas.

Os brechós geralmente vendem equipamentos usados para bebês, e isso pode ser uma boa oportunidade para comprar alguns dos maiores itens com um preço reduzido. Se você comprar um moisés ou berço de segunda mão, é recomendável uma boa limpeza e um colchão novo. Roupas, lençóis e toalhas que foram de um filho anterior são outro meio de economizar. Se este não é seu primeiro bebê, você pode descobrir que tem mais ou menos tudo de que precisa, exceto os descartáveis, como fraldas (a menos que use as laváveis, ver p. 291).

Embora seja bom estar preparada (e algumas vezes os bebês chegam cedo), lembre-se de que você não ficará trancada em casa para sempre, e não é necessário se preparar para um "cerco". Se você não tem algo, sempre é possível comprar depois que o bebê nascer, se precisar.

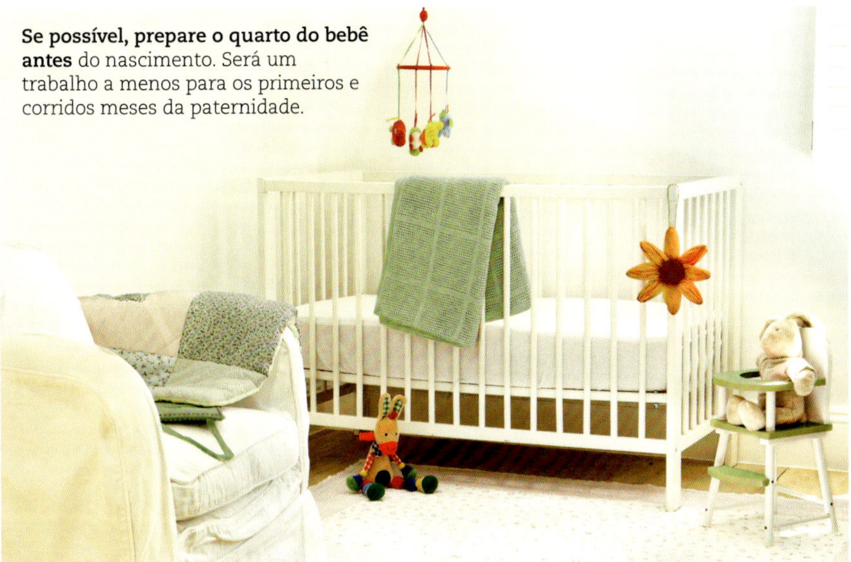

Se possível, prepare o quarto do bebê antes do nascimento. Será um trabalho a menos para os primeiros e corridos meses da paternidade.

PERGUNTE AO... OBSTETRA

De que tipo de carrinho de bebê eu preciso? A maioria dos futuros pais fica incerta sobre qual tipo de carrinho vai precisar para seu bebê e, como há muitas opções e tipos disponíveis, isto pode tornar a escolha difícil. Você pode ter de comprar algum tipo de equipamento de viagem para seu bebê, e sua escolha vai variar de acordo com as circunstâncias.

Se dirige bastante, pode considerar a compra de um assento para carro, que se encaixa em um carrinho tradicional, ou um assento para o carro e um berço de viagem. Se pretende caminhar bastante, pode achar mais fácil usar um carrinho mais ágil. Tenha em mente quanto tempo seu bebê vai usar o carrinho: ele deve ser confortável, ter a opção de deitar para os primeiros seis meses e um assento ajustável para quando ele crescer. O carrinho também deve ser à prova de água.

Se você anda bastante pela cidade, pode considerar um carrinho mais leve, além do tradicional. Vale a pena olhar *on-line* e nas lojas, para comparar modelos diferentes e encontrar o melhor preço.

Planejando o nascimento

Sua data se aproxima e você pode começar a pensar em detalhes sobre como lidar com o trabalho de parto e o nascimento. Manter-se informada vai ajudá-la a se sentir mais confiante nas escolhas que fizer.

Suas escolhas para o nascimento

Ao planejar o tipo de nascimento, você terá de considerar vários fatores. Uma das decisões mais importantes é onde você gostaria de dar à luz. Deve pensar também em detalhes como qual posição vai adotar durante o parto e que tipo de alívio para a dor vai usar (ver pp. 396-407).

É importante ser flexível. Você pode ter preferências sobre o tipo de parto a fazer, mas deve aceitar que a sua escolha pode ser limitada, ou não recomendada por um problema médico preexistente ou por um que surja durante o trabalho de parto. Isso vai ajudá-la a se preparar mentalmente e evitar decepções se algo não acontecer como planejado. É geralmente aceito que o cuidado no trabalho de parto de mulheres saudáveis, que tiveram uma gravidez sem percalços, pode ser feito por enfermeiras obstétricas, com o devido aconselhamento e apoio de médicos, com a transferência ao médico somente se sua intervenção for necessária.

O lugar do nascimento No começo da gravidez, é provável que tenha pensado onde você gostaria de dar à luz e comentado as opções com seu médico. Embora já possa ter se decidido, é importante saber que pode rever sua escolha mais para o fim da gravidez.

O lugar onde você vai dar à luz pode ser escolhido com base em fatores como complicações na gravidez, por exemplo diabetes gestacional (ver p. 473) ou pressão alta (ver p. 283), o que iria tornar preferível a escolha de um hospital. Por outro lado, se a sua gravidez foi bem normal e você se informou sobre o trabalho de parto e o nascimento durante o curso de sua gestação, sua confiança deve estar maior e você pode decidir ter o parto em casa ou pesquisar unidades de parto natural em sua região.

Em algum momento no terceiro trimestre, faça uma visita ao hospital escolhido para ver as alas de parto e pós-natal; também pergunte sobre as políticas do hospital e que facilidades estão disponíveis. Pergunte também detalhes sobre visitas.

Um parto ativo Em aulas pré-natais, você vai aprender uma série de técnicas para ajudá-la a lidar com a dor durante o parto. A maioria dos métodos gira em torno de técnicas de respiração e relaxamento, que ajudam a se concentrar durante o parto e o nascimento e não inibem os movimentos. Manter a mobilidade e uma posição vertical durante o parto facilita o trabalho com as contrações e permite usar a gravidade para ajudar a puxar seu bebê pelo canal.

Se você quer um parto ativo, isto pode influenciar o que você pensa sobre

PARTO EM CASA

Pouco mais de 2% das mulheres dão à luz em casa no Reino Unido. Se você não tiver uma gestação complicada, o parto em casa em geral é seguro e há menos probabilidade de uma intervenção médica desnecessária.

No entanto, um abrangente estudo recente no Reino Unido revelou que 45% das mulheres que tiveram seu primeiro bebê em casa precisaram ser transferidas para o hospital durante o parto. Outra descoberta foi que o risco era 1% maior de o bebê ter problemas, em relação a primeiros bebês nascidos em hospitais.

Converse sobre a possibilidade de dar à luz em casa com seu obstetra e seu parceiro e procure saber quanto tempo levaria para ser transferida até um hospital se necessário.

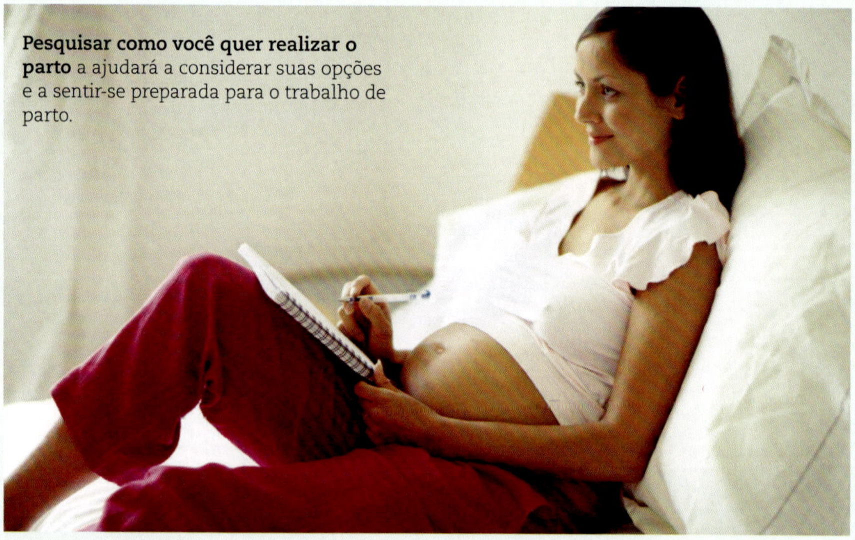

Pesquisar como você quer realizar o parto a ajudará a considerar suas opções e a sentir-se preparada para o trabalho de parto.

o tipo de alívio de dor que você quer usar (ver abaixo) e sobre o monitoramento no parto. Por exemplo, o monitoramento contínuo (ver p. 418) pode limitar o seu movimento. Se houver necessidade de monitorar seu bebê continuamente, fale com seu obstetra sobre como você pode manter alguma mobilidade, sentando-se em uma bola de parto, por exemplo, ou adotando uma posição de quatro na cama ou em um colchão no chão.

Suas opções para o alívio da dor

Fatores que podem influenciar no tipo de alívio da dor preferido por você incluem o quão ativa quer ficar (ver anteriormente), que efeito diferentes remédios podem ter no modo como o seu parto se desenrola e como os remédios podem afetar o seu bebê.

Métodos naturais, como técnicas de respiração, parto na água ou com estimulação nervosa elétrica transcutânea (ver p. 399), e algumas opções médicas de alívio para a dor, como óxido nitroso e oxigênio, petidina ou injeções de opioides similares (ver p. 402-403), permitem um parto ativo. No entanto, drogas como a petidina facilmente cruzam a placenta e podem afetar a respiração do bebê durante o nascimento. Anestesias locais, como as epidurais (ver p. 404), limitam o movimento e podem fazer com que você tenha menos força para empurrar.

Fazendo um plano de parto

Anotar as suas preferências em um plano de parto ajuda a consolidar seus pensamentos e a passar tais informações para seu obstetra. Ou ele pode discutir um plano de parto com você. Um plano também é útil para o seu parceiro, que pode precisar fazer escolhas por você durante o parto. Planos de parto também ajudam a expressar quaisquer necessidades especiais, como a ajuda que você vai precisar se tiver alguma incapacidade.

Pense num plano de parto direto e acessível. Trabalhar em equipe com aqueles que a auxiliam vai ajudá-la a se sentir envolvida durante as decisões, quaisquer que sejam os resultados.

PENSANDO NO PARTO

Questões a serem consideradas

Ao planejar onde e como você prefere dar à luz, é preciso considerar tanto o que prefere como o que o hospital ou a maternidade pode oferecer. As questões a seguir podem ajudar.

Perguntas para você mesma:

- Quem você gostaria que estivesse com você durante o parto e o nascimento?
- Você quer um parto ativo?
- Que tipo de alívio para a dor usar?
- Se você tiver um parto assistido, prefere ventosa ou fórceps?
- Você quer que seu parceiro esteja presente se fizer uma cesariana?
- Você quer que a terceira fase do parto seja controlada naturalmente ou com remédios?
- Como você quer alimentar seu bebê?
- Tudo bem se seu bebê receber uma injeção de vitamina K (ver p. 442)?

Perguntas para o hospital:

- Qual é a política para indução? O hospital vai monitorar o bebê antes do parto, se você não quiser que seja induzido?
- A escolha de alívio para a dor e o local do nascimento vão mudar se você for induzida?
- Há banheiras para parto?
- Você pode levar auxílios, como música ou óleos de aromaterapia?
- Quanta privacidade você terá?
- Você pode ter uma mulher como médica?
- Seu bebê ficará com você durante sua estada no hospital?
- O hospital tem facilidades para bebês doentes ou eles são transferidos?
- Você pode ir para casa quando se sentir apta ou há um tempo mínimo?

QUEM É QUEM

Ideologias do parto

Na metade do século XX, parto e nascimento no Ocidente se tornaram altamente medicalizados. Em reação a isso, surgiram vários filósofos do parto, focados no poder das mulheres e considerando o nascimento como uma experiência natural, não médica. Muitas dessas abordagens integram o modo como o nascimento é tido hoje.

Dr. Grantley Dick-Read, nos anos 1950, relacionou a dor do parto ao medo. Promoveu técnicas de respiração e relaxamento para ajudar a lidar com a dor, e seus métodos agora são lugar-comum.

Dr. Ferdinand Lamaze, nos anos 1950, acreditava que as mulheres poderiam ser condicionadas para responder positivamente à dor do parto.

Sheila Kitzinger, antropóloga social conhecida por seus trabalhos de educação sobre o parto, na década de 1960, acredita que uma mulher tem o direito de escolher como quer dar à luz.

Frederick Leboyer, obstetra francês, tornou-se famoso nos anos 1970, com seu livro *Birth without Violence*. Seu foco é o bebê, acreditando que um nascimento traumático pode ter impacto negativo mais tarde na vida. Promove o "nascimento gentil", no qual o bebê fica imerso em água morna e, após o nascimento, tem contato com a pele da mãe.

Michel Odent, obstetra francês, é a favor do parto ativo, acreditando que as mulheres agem instintivamente no parto. Seu centro de partos, em Pithiviers, França, tem as menores taxas nacionais de intervenção.

Janet Balaskas fundou o movimento Pró-Parto Ativo, em 1981. Em seu Centro de Partos Ativos em Londres, ela ensina técnicas de relaxamento, respiração e ioga.

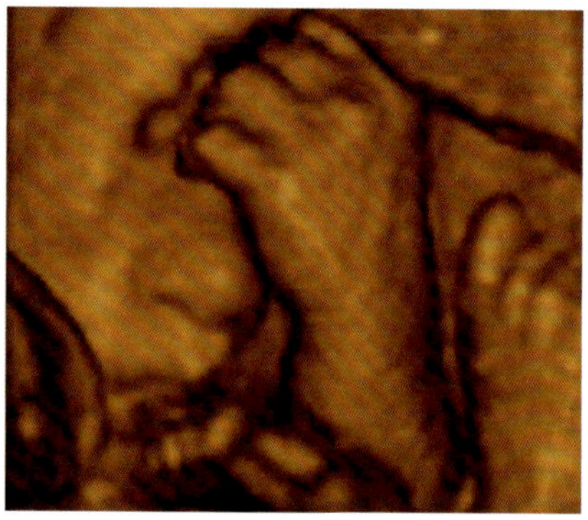

JÁ ESTÁ COM 29 SEMANAS E 4 DIAS

Faltam 73 dias...

SEU BEBÊ HOJE

Nesta imagem, há uma mão na frente da testa e, à direita, pode-se ver parte de um pé. O vinco entre o nariz e o lábio superior está visível e o nariz tem o formato característico de "botão". O bebê parece apertado aí dentro, mas ainda há espaço para se mover.

Uma bolsa de líquido amniótico envolve seu bebê até que você entre em trabalho de parto.

Como seu útero aumentou durante a gestação, a bolsa amniótica expandiu-se para acomodar seu bebê e o líquido amniótico. A partir de agora, no entanto, a bolsa simplesmente vai distender-se, em vez de formar novas células.

A bolsa amniótica é formada por duas camadas distintas de membranas: o "âmnio", interno; e o "córion", externo. O córion de início tinha seu próprio suprimento de sangue, mas agora ele cessou. O âmnio, mais fino, pode deslizar sobre o córion, à medida que seu bebê o empurra. Nenhuma das camadas tem células nervosas: o que explica por que não dói quando as membranas se rompem, isto é, "a bolsa estoura". Juntas, as camadas têm apenas 0,5 mm de espessura.

Fibras de colágeno em cada camada possibilitam sua grande elasticidade – o que é vital nesses últimos meses, para evitar rompimento precoce das membranas. Na realidade, as membranas são tão resistentes a fragmentar-se, que elas não se rompem até os estágios finais de seu trabalho de parto (ver p. 411).

Além de reter o líquido amniótico e servir como barreira contra possíveis infecções pelo colo do útero, as membranas contêm substâncias que formam prostaglandina. A prostaglandina tem um papel importante no início do trabalho de parto, e este é um dos motivos pelos quais geralmente o trabalho se inicia quando as membranas se rompem.

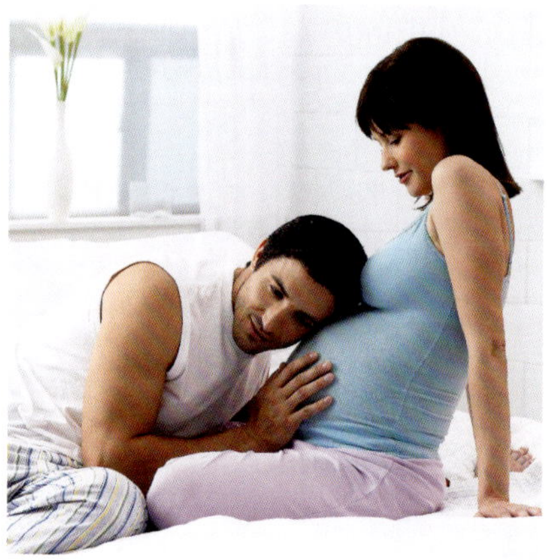

Seu bebê pode ter vários episódios de soluços por dia, ou somente um ou dois – você e seu parceiro poderão senti-los como uma série de movimentos leves e rítmicos.

FALANDO NISSO...

Não existe nenhum teste que garanta o sexo de seu bebê, a menos que você faça uma amniocentese ou uma BVC por algum outro motivo (ver pp. 152-153).

Um ultrassom pode se enganar, e, apesar da crença popular, o tamanho e o formato de sua barriga não são bons indicadores do sexo. O novo exame pré-natal (ver p. 142) é o melhor meio não invasivo de determinar o sexo.

FOCO EM... PAIS

Chutes e soluços

Agora já é possível ver e sentir seu bebê se movendo, geralmente dando chutes ou socos. Isto pode acontecer com mais frequência durante a noite, quando sua parceira finalmente se senta e relaxa. Assistir aos movimentos de seu bebê pode ser um ótimo meio para você criar laços com ele e com sua parceira.

Seu bebê vai responder à sua voz, a músicas e pode até pular por causa de sons inesperados (ver p. 256). É impossível dizer se isto acontece porque ele gosta desses sons ou porque o incomodam.

Seu bebê também vai soluçar de vez em quando (ver p. 204) e você tem maior chance de senti-lo quando estiver soluçando do que em qualquer outro tipo de movimento. Isso acontece porque os soluços ocorrem em períodos mais longos, enquanto chutes e socos podem ser instantâneos e aleatórios.

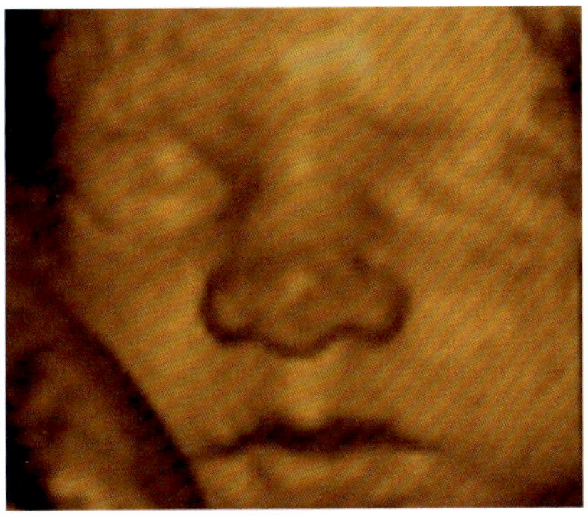

JÁ ESTÁ COM 29 SEMANAS E 5 DIAS

Faltam 72 dias...

SEU BEBÊ HOJE

Aqui aparecem claramente o formato dos lábios e o vinco entre o nariz e o lábio superior. Se você ou seu parceiro têm um vinco, ou filtro labial, acima do lábio superior proeminente, seu bebê também pode tê-lo, ou pode herdar características que estejam mais ou menos na média dos dois.

Não importa o seu tamanho – e o de seu bebê –, a natureza não vai deixá-lo crescer tanto que a impeça de dar à luz.

O tamanho de seus quadris nem sempre é um bom indicativo do tamanho de sua pelve, então ter quadris estreitos não significa que você vá ter um parto difícil, assim como ter quadris mais largos não significa que você vá ter um parto fácil.

Sabe-se que, embora a altura de seu filho seja determinada geneticamente, as mulheres influem no tamanho de seus bebês dentro do útero. Portanto, mesmo que seu filho acabe tendo 1,80 m de altura, se você é pequena, vai limitar o crescimento dele dentro do útero. Isso faz sentido – se você é pequena, não conseguiria dar à luz um bebê de 5,5 kg; assim, seu corpo limita o tamanho do bebê no parto, e, após o nascimento, ele vai seguir com o crescimento esperado.

Há uma condição médica chamada desproporção cefalopélvica, em que o bebê é muito grande, ou sua pelve é muito pequena, para a passagem da cabeça.

Você só saberá com certeza se seu bebê passará pelo canal vaginal durante o trabalho de parto.

PERGUNTE AO... OBSTETRA

Os gêmeos ficam sem espaço no ventre para se mover? É possível que, no terceiro trimestre, os gêmeos encontrem uma posição para se fixar antes do que aconteceria se fosse apenas um bebê. Em geral, gêmeos parecem se mover bem menos entre as semanas 32 e 34. A modalidade de parto depende da direção do bebê que está mais baixo na pelve. Se este estiver de cabeça para baixo, é possível um parto normal; e o segundo gêmeo, para nascer, poderia ser, delicadamente, colocado também de cabeça para baixo.

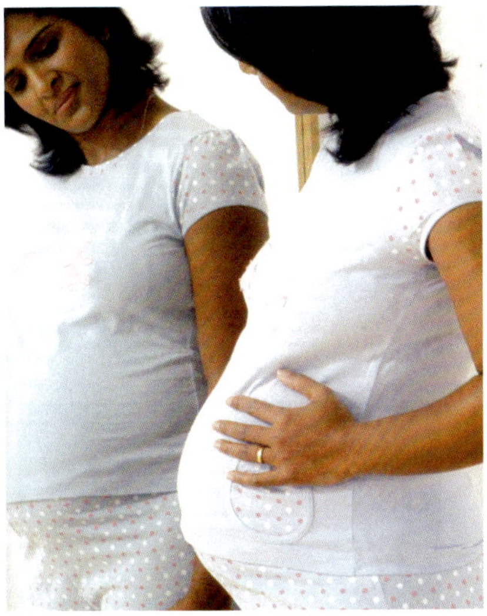

Ao ver sua barriga crescer, você pode ter preocupações sobre como dar à luz seu bebê. Mas não se preocupe – a natureza está do seu lado.

HORA DE PENSAR EM...

Uma rede de apoio

Após dar à luz, seu corpo vai voltar à forma da noite para o dia, e você vai estar cheia de energia e entusiasmada. Esta é uma possibilidade! A outra – mais realista – é que você vai se encontrar lutando para conseguir amamentar e escovar os dentes antes da hora do chá. Se você não gosta de viver numa bagunça, aja agora para prevenir a raiva (e a roupa suja) que vai se acumular dentro de alguns meses.

- **Converse com seu parceiro agora** sobre como vão dividir as tarefas quando forem pais.
- **Seu "emprego" será cuidar de seu recém-nascido,** então, se possível, você vai precisar de uma ajuda doméstica, particularmente durante as primeiras semanas. Recrute ajudantes (família e amigos, ou pague a profissionais, se precisar). Delegue, para que você não precise pensar em fazer compras, cozinhar ou limpar.
- **Novos pais precisam ter seu próprio espaço,** então, nunca é muito cedo para contratar uma babá para dar umas "saidinhas" umas semanas depois do nascimento. Se você estiver amamentando, vai precisar deixar de reserva uma mamadeira com seu leite.

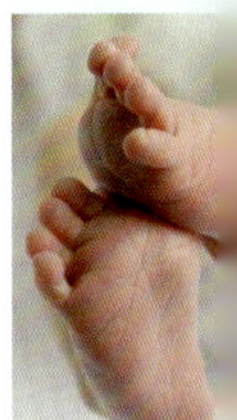

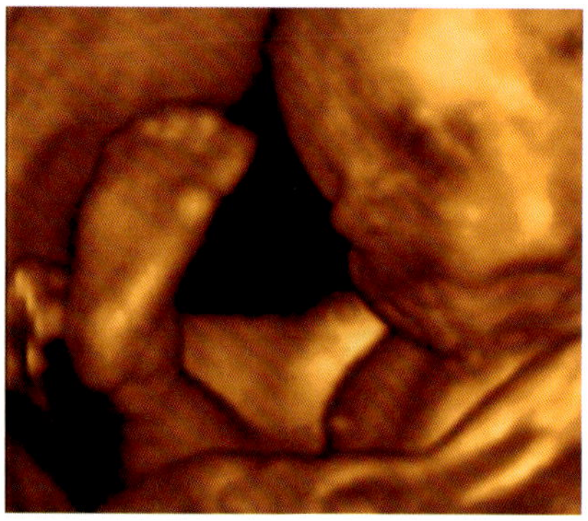

JÁ ESTÁ COM 29 SEMANAS E 6 DIAS

Faltam 71 dias...

SEU BEBÊ HOJE

Cada vez mais sons chegam ao útero, e seu bebê vai reagir a alguns mais altos. O líquido ao redor dele provoca efeito nos sons que pode ouvir, parecido com o que você ouve quando está mergulhando.

Você só vai chegar ao seu volume máximo de sangue daqui a umas semanas, mas sua circulação está trabalhando mais do que nunca.

Seu volume de sangue é de, provavelmente, 5 litros entre a 25ª e a 35ª semanas – um aumento de aproximadamente 25%. Este volume aumentado de sangue significa que seu coração está bombeando mais rápido e com mais força. Nesta fase da gravidez, seus vasos sanguíneos estão o mais relaxados possível e não vão se dilatar para acomodar esse volume extra de sangue. Você pode perceber que sua pele parece mais quente (este é o brilho rosado que muitas mulheres têm).

Além desse sangue extra, há também muito mais líquido circulando em seu corpo. Isto faz com que todos os seus tecidos fiquem mais espessos. É comum, e normal, que seu rosto, dedos e tornozelos fiquem inchados (ver p. 466-467), mas o inchaço é, também, um sintoma de pré-eclâmpsia (ver p. 474). É importante que seu médico ou obstetra verifique isto.

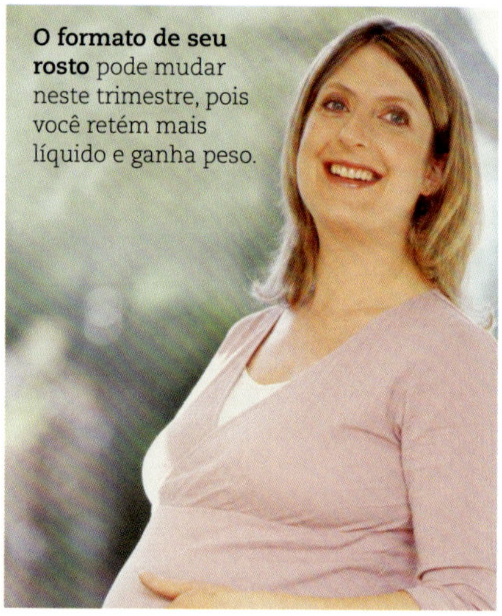

O formato de seu rosto pode mudar neste trimestre, pois você retém mais líquido e ganha peso.

PERGUNTE AO... OBSTETRA

Fico com falta de ar muito facilmente. Devo me preocupar? Não. Quando você está grávida, seus pulmões têm de trabalhar muito mais para cumprir com as necessidades de oxigênio de seu corpo. Para ajudar você a inspirar mais ar, suas costelas se abrem para os lados e sua capacidade pulmonar aumenta drasticamente. Isto pode fazer com que você sinta falta de ar, principalmente do meio para o fim da gravidez.

Nos três últimos meses da gravidez, a maioria das mulheres tem falta de ar mesmo em esforços moderados, o que acontece quando o útero se expande e aumenta na direção dos pulmões. Ficar com falta de ar também pode ser sinal de anemia (ver p. 472), que precisa ser tratada. Sua respiração vai começar a se tornar mais fácil quando seu bebê descer (em direção à pelve, pronto para nascer) (ver p. 361).

FOCO EM... GÊMEOS

Exercitando-se com segurança

Se você está grávida de gêmeos, é recomendável que durante o terceiro trimestre não faça exercícios pesados ou aeróbicos. De qualquer maneira, os últimos três meses são particularmente cansativos, e você provavelmente não terá vontade de fazê-los. Sua barriga ficará maior mais rápido do que a de alguém que terá apenas um bebê, e seu tamanho pode impedir que realize algumas atividades.

Se quer ficar ativa, faça uma caminhada suave ou nade, ou vá a aulas de ioga pré-natal ou pilates. Se quiser fazer algum exercício no terceiro trimestre, consulte primeiro quem cuida de seu pré-natal.

Seu médico ou obstetra vai monitorar o progresso de seus bebês e pode lhe aconselhar quanto ao seu nível de atividade, se houver alguma diminuição no crescimento e desenvolvimento dos bebês.

Para qualquer atividade, siga sempre as instruções de como se exercitar com segurança (ver p. 18).

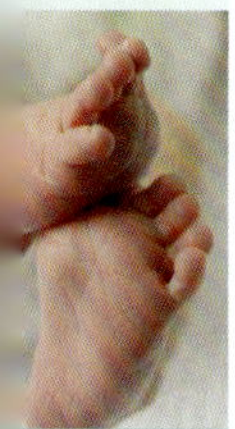

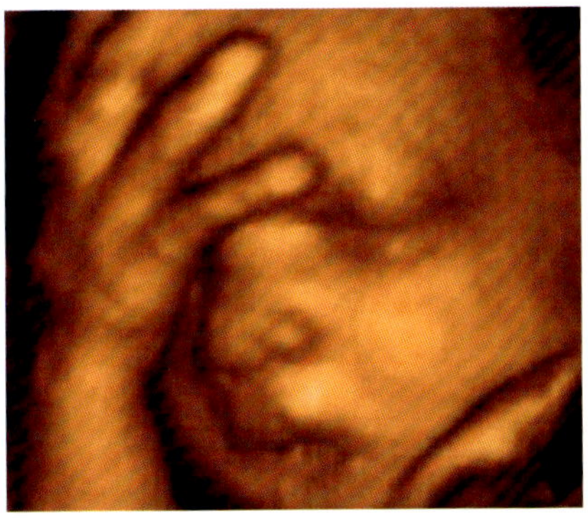

JÁ ESTÁ COM EXATAMENTE 30 SEMANAS

Faltam 70 dias...

SEU BEBÊ HOJE

Seu bebê começou a ficar cansado? Certamente pode parecer que sim em alguns ultrassons. Na verdade, ele passa a maior parte do tempo em um estado de sonolência, e não totalmente acordado; parece que, durante a gravidez, bebês precisam passar a maior parte do tempo dormindo.

Talvez você não queira parar de trabalhar ainda, mas pode precisar desacelerar, caso esteja se sentindo muito cansada.

Mais tarde, neste terceiro trimestre, é possível que comece a se sentir mais cansada do que o normal. A carga colocada em seu corpo começa a aparecer – você pode se sentir incômoda e fatigada. Coisas que nunca lhe incomodaram antes, como ficar em pé por bastante tempo ou andar bastante, podem se tornar cada vez mais difíceis. Sua jornada de ida e volta do trabalho, por exemplo, pode ser muito mais cansativa do que antes. Se este é o caso, descubra se é possível mudar seus horários, para evitar transitar em horas de pico e, se você estiver viajando durante a hora do *rush*, não fique tímida em pedir a alguém que lhe ceda seu assento. Se em seu trabalho há uma sala em que pode descansar, você poderia cochilar no meio do dia ou início da tarde, o que pode ajudar a aliviar um pouco seu cansaço.

Você também pode conversar com seu chefe sobre um jeito de fazer com que seu trabalho seja menos exigente fisicamente, ou pedir ajuda, por exemplo, se você precisa carregar arquivos pesados ou se seu emprego envolve andar bastante. Com alguns ajustes, você deveria conseguir continuar até o início de sua licença-maternidade, mas, acima de tudo, ouça seu corpo: se você está cansada, descanse; se seus pés e pernas doem, sente-se.

USANDO UMA BANHEIRA PARA PARTO

Ter o trabalho de parto e dar à luz na água não só alivia muito a dor, o desconforto e o estresse do parto, mas também pode induzir ao relaxamento e diminuir a pressão arterial. Pesquisas mostram que água morna na região lombar (a área da medula espinhal que recebe os nervos da parte de baixo do abdome) pode reduzir a dor do parto, enquanto o nível de endorfinas, os analgésicos naturais, aumenta neste ambiente. Escolha você uma banheira para parto ou uma banheira comum, a água é um ótimo modo de lidar com as contrações. Se você der à luz na água, o cordão umbilical de seu bebê vai continuar a provê-lo com o oxigênio necessário, mas ele deve ser levado rapidamente à superfície, para ser encorajado a respirar sozinho.

Você pode alugar uma banheira de parto para a sua própria casa ou ir para um hospital onde haja essa possibilidade (ver p. 343). Certifique-se de incluir estes detalhes em seu plano de parto (ver p. 303). Não é recomendável que você use uma banheira se seu parto for considerado de alto risco.

FOCO EM... GÊMEOS

Cesariana

Mais da metade de todos os gêmeos nasce por cesariana (ver pp. 438-439). Muitas são eletivas: a decisão é tomada antecipadamente, e a mãe não entra em trabalho de parto. A cesariana é uma cirurgia delicada, mas para bebês gêmeos é, muitas vezes, o melhor meio de nascer.

O parto vaginal pode ser complicado no caso de gêmeos, especialmente para o segundo, que pode ter complicações após o nascimento do primeiro gêmeo e precisar de um parto de emergência.

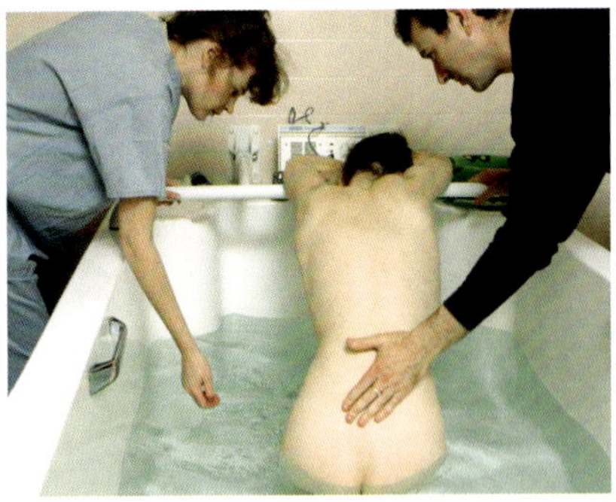

É relativamente fácil alugar uma banheira para parto, se você está planejando ter o filho em casa. Cheque a disponibilidade de uma banheira em seu hospital quando for visitá-lo.

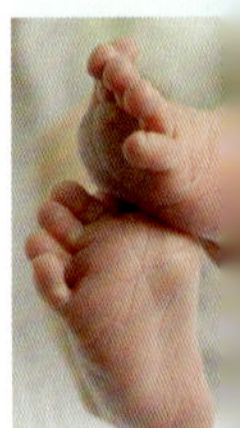

Sua 31ª semana

MESMO SE VOCÊ TIVER UM PLANO DE PARTO EM MENTE, MANTENHA-SE FLEXÍVEL

Você deve ter firmes propósitos sobre o que considera a experiência ideal de parto, mas mantenha a cabeça aberta, porque muitos fatores podem influenciar onde e quando seu bebê vai nascer. Não é nada incomum uma mulher mudar de ideia, mesmo depois que o parto já começou. Sua equipe de cuidados com a saúde espera que você pergunte muito sobre o parto, então aproveite a experiência e sabedoria deles.

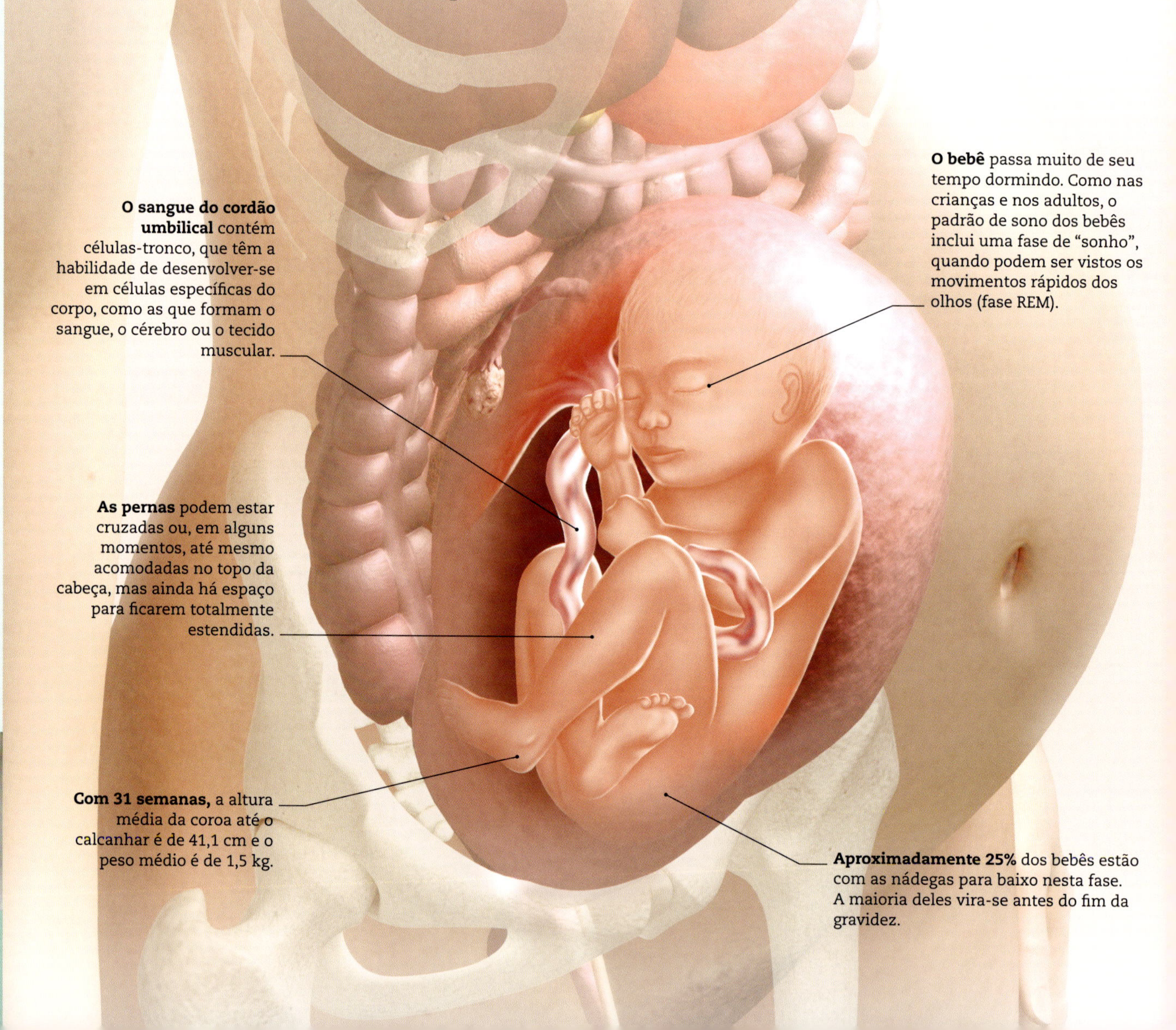

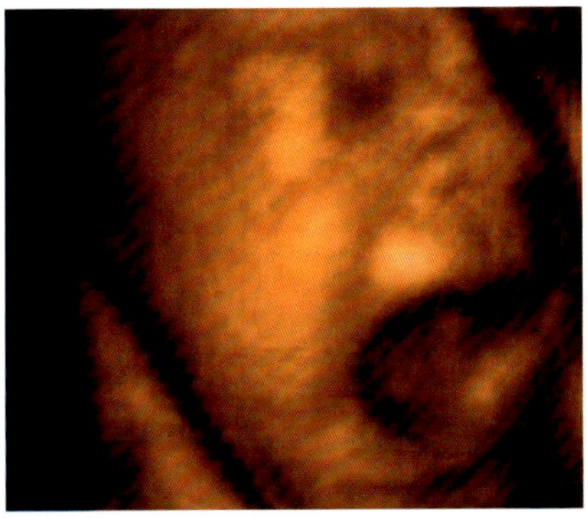

JÁ ESTÁ COM 30 SEMANAS E 1 DIA

Faltam 69 dias...

SEU BEBÊ HOJE

A partir de agora, na gravidez, seu bebê vai bocejar tanto quanto durante as primeiras semanas após o nascimento. Ainda não se sabe exatamente por que os bebês bocejam antes de nascer, mas, ao ver seu bebê assim em um ultrassom, há grande chance de você bocejar também.

Antes de, finalmente, levá-lo para casa, vale bastante a pena pensar um pouco sobre onde seu bebê vai dormir.

É recomendável que seu bebê durma em um berço em seu quarto durante os primeiros seis meses. Leia o texto abaixo se estiver considerando dormirem juntos. Com o seu bebê em seu quarto, você vai estar por perto quando ele chorar durante a noite e facilmente vai ajudá-lo. Isto é especialmente útil se estiver amamentando.

Lembre-se de que o sono dos bebês não é necessariamente silencioso: eles podem se sacudir, resmungar e mover-se bastante, e estes barulhos podem incomodá-la ou a seu parceiro. Se ele tem de ir trabalhar no dia seguinte, esta perturbação a mais pode afetá-lo. Também vai incomodar você, mas você tem a chance de recuperar o sono, ou pelo menos descansar, quando seu bebê cochilar. Você deve fazer o que for melhor para os três, mesmo que isso signifique que seu parceiro passe algumas noites em um outro quarto. Alguns pais ficam tão exaustos com a vida ao lado de um recém-nascido que dormem, esteja o bebê resmungando ou não.

Se o bebê estiver no quarto dele e você achar que não vai ouvi-lo chorar, use uma babá eletrônica. Quando ele chorar, e forem 3 horas da manhã, saiba que a pequena viagem até o quarto dele pode parecer um quilômetro.

VOCÊS DEVEM DORMIR JUNTOS?

Você pode querer colocar seu bebê na cama com você, ainda mais se estiver amamentando. Isto não é recomendável antes de o bebê fazer três meses de idade, se ele for prematuro, se pesar menos de 2,5 kg ao nascer ou se seu parceiro fumar, beber, tomar sedativos ou estiver muito cansado. Se, quando seu bebê estiver mais velho, você colocá-lo para dormir com você, assegure-se de que você ou seu parceiro não vão rolar sobre ele.

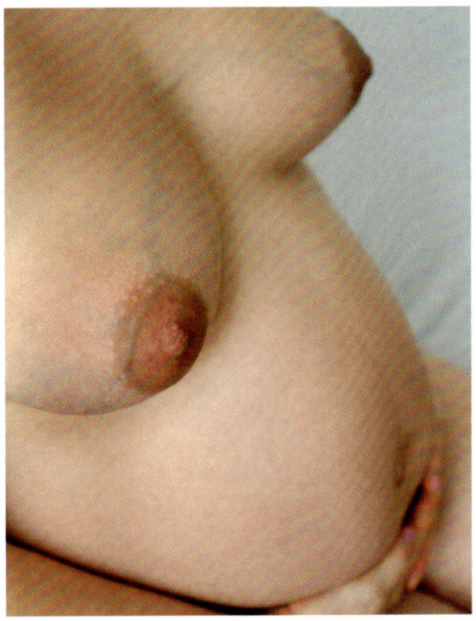

FOCO EM... SEU CORPO

Mudanças nos seios

No terceiro trimestre, seus seios vão começar a se preparar para alimentar seu bebê, e você pode sentir algum incômodo e mudanças que não tinha previsto. Eles vão se tornar mais cheios e podem parecer mais pesados, suas aréolas (a área em torno dos mamilos) vão ficar mais escuras e você pode sentir nódulos e edemas em seus seios quando começa a ser produzido o colostro, o primeiro leite, que pode vazar um pouco (ver p. 295).

As pequenas glândulas na superfície de suas aréolas (conhecidas como tubérculos de Montgomery) também vão se tornar maiores e podem aparecer veias mais escuras nos seios, por causa do suprimento aumentado de sangue. Eles podem ficar mais doloridos e sensíveis do que o normal, principalmente quando tocados.

Seus seios vão mudar a fim de se preparar para a amamentação, você pretenda, ou não, amamentar seu bebê. Eles ficam mais cheios e pesados nesta fase, as aréolas (a área em torno dos mamilos) ficam mais escuras e as veias, mais evidentes.

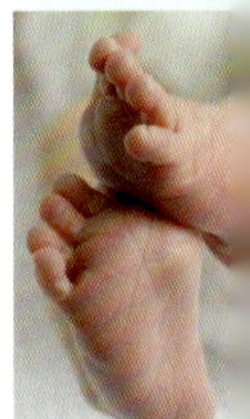

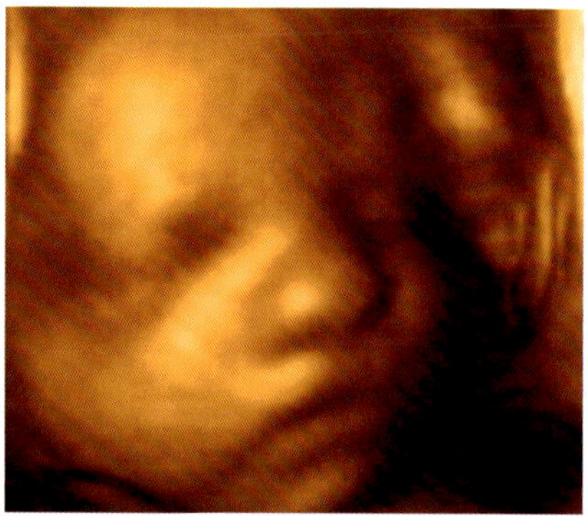

JÁ ESTÁ COM 30 SEMANAS E 2 DIAS

Faltam 68 dias...

SEU BEBÊ HOJE

Você vai perceber momentos em que seu bebê está especialmente ativo e momentos em que está mais quieto. Ainda há bastante espaço para seu bebê se mover dentro do útero, mas é provável que haja um local favorito que receba mais chutes do que qualquer outro.

Seu bebê agora desenvolveu um ritmo claro de sono e vigília, que pode ser pessoal ou similar ao seu.

Exatamente quando e como seu bebê desenvolve um ciclo de sono e vigília antes do nascimento ainda é um mistério. Não se sabe se seus próprios ritmos influenciam o ciclo de seu bebê ou se seu bebê desenvolve seu próprio relógio biológico. De fato, tal relógio pode ser ativado em resposta à quantidade de luz que consegue penetrar o útero durante as últimas semanas da gravidez. Fica claro, em exames do cérebro, que nesta fase da gravidez seu bebê tem períodos bem destacados de atividade.

Há um ciclo claro, que alterna períodos de descanso tranquilo, sono com movimentos rápidos dos olhos (REM), vigília com total atividade sem movimentos dos olhos e vigília com muita atividade e movimentos dos olhos. Durante este ciclo de sono e vigília, as ações do bebê tornam-se mais coordenadas, pois momentos de atividade estão ligados à respiração rítmica, movimentos dos olhos e batimentos cardíacos acelerados.

Nesta fase da gravidez, a atividade elétrica no cérebro de seu bebê mostra padrões que refletem os períodos de sono ou vigília. Um eletrocardiograma do cérebro de seu bebê iria mostrar que o momento mais quieto, o sono profundo, dura quase metade do tempo. O próximo estado mais comum é a fase REM (a fase em que crianças e adultos sonham). Este é um momento de grande atividade elétrica no cérebro de seu bebê. Durante a fase REM, o bebê pode ficar quieto ou movimentar-se bastante, então não é possível dizer se seu bebê está verdadeiramente acordado ou sonhando. Por outro lado, a menor atividade elétrica acontece quando seu bebê está mais acordado – de fato, durante esta fase, seu bebê passa acordado menos de 10% do tempo.

COLETA DE CÉLULAS-TRONCO

O sangue no cordão umbilical de seu bebê contém “sangue de cordão”, que é rico em células-tronco. Estas células são os tijolos dos tecidos do sangue e do sistema imunológico. Alguns pais colhem essas células e as guardam (por um custo), no caso de o filho ou algum outro membro da família precisar de seus benefícios curativos.

Estudos mostram que elas são eficientes no tratamento de muitas doenças (até hoje mais de 70), incluindo artrite juvenil, câncer, problemas cardíacos e lesões cerebrais.

No entanto, estudos recentes demonstraram que as chances de o sangue ser usado são de 1:5.000 a 1:20.000, e é muito caro armazenar o sangue. Considere como alternativa doar o sangue do cordão umbilical para o BrasilCord, um banco de células-tronco em que o sangue doado é usado para tratar pacientes que precisam muito.

A coleta de células-tronco do cordão umbilical de seu bebê é fácil e indolor, e pode salvar a vida de seu bebê ou de uma outra pessoa.

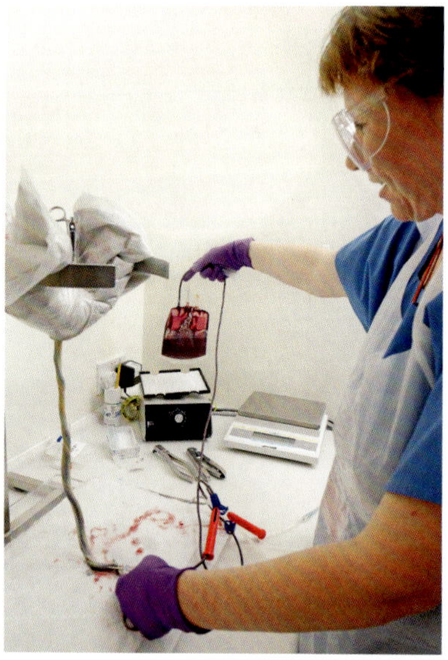

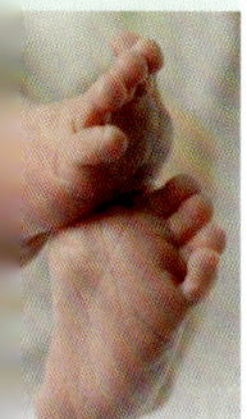

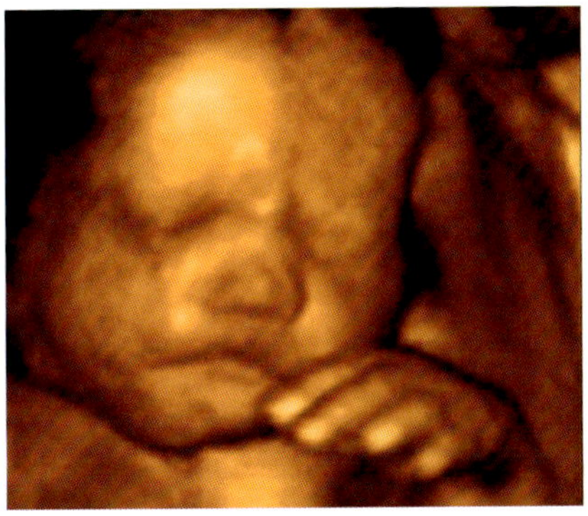

JÁ ESTÁ COM 30 SEMANAS E 3 DIAS

Faltam 67 dias...

SEU BEBÊ HOJE

Pode ser surpreendente ver seu bebê fazendo cada vez mais expressões faciais. Aqui, o bebê está com a boca amuada, mas no próximo momento pode estar bocejando, fazendo caretas ou dormindo pacificamente.

O parto natural tem muitos defensores, mas a melhor opção é aquela que traz seu bebê com segurança e o mínimo de trauma.

Muitas mulheres querem um parto natural, sem remédios para dor ou outras intervenções médicas. O parto natural é visto como o "melhor" jeito, e fazer diferente significa que, de certo modo, você "falhou" no parto. Esta pressão pode fazer com que as mulheres se sintam culpadas ou mesmo deprimidas se precisarem de alívio para a dor ou de uma cesariana, por exemplo.

Tenha em mente que algumas mulheres podem suportar melhor a dor e passar pelo parto apenas com técnicas simples de respiração e relaxamento, enquanto outras precisam de mais ajuda. A dor é subjetiva, ninguém mais pode sentir a sua dor. Se você não está aguentando, peça ajuda. Suas opções (ver pp. 402-407) vão ser explicadas por seu obstetra.

O parto é trabalho pesado, mas a experiência não deveria ser tão dolorosa que a deixasse traumatizada. Não sentir dor pode significar que você teve uma experiência de parto mais agradável e até mesmo fortalecedora. O time médico vai estar na ala de partos para ajudá-la, e será chamado quando for necessário, seja para seu bem-estar, seja para a segurança de seu bebê.

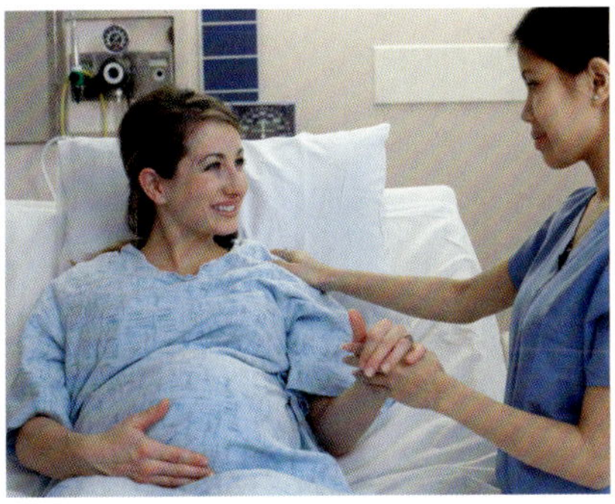

Ter um parto natural está no topo da lista de prioridades de muitas mulheres, mas é bom se preparar mentalmente para a intervenção médica, caso ela seja necessária.

PERGUNTE A VÁRIAS PESSOAS SOBRE... PARTO NATURAL

Quero ter parto natural, mas todos dizem que eu vou mudar de ideia assim que entrar em trabalho de parto. Eles estão certos?

Mãe: Nada pode antecipar quão incômodo, ou não, vai ser o parto, e eu percebi que meus planos cuidadosamente preparados não eram realistas nem práticos quando a dor começou. Não importa o quão preparada você esteja, ainda pode mudar de ideia durante o parto, e vale a pena se preparar para isso. Eu me senti um pouco desapontada por não conseguir lidar com tudo sem medicações para a dor, mas é bom focar no mais importante: ter um bebê saudável. Se você conseguir este objetivo, teve sucesso, não importa o que aconteceu ao longo do caminho. Eu diria para você aguentar o máximo que puder, mas não será bom nem para você nem para o bebê se ambos estiverem exaustos e estressados.

Obstetra: Muitas mulheres ficam chocadas com a intensidade da experiência do parto e logo esquecem sobre seu plano ideal de parto. É melhor para todos os envolvidos que você dê espaço para planos alternativos e mantenha a mente aberta. O alívio da dor (ver pp. 396-407) e intervenções servem para tornar a experiência melhor para você e seu bebê, e não serão oferecidos a menos que sejam necessários ou que você não consiga continuar sem eles. Algumas mulheres superam o parto naturalmente, outras precisam de ajuda. Muitas mulheres mudam de ideia sobre "fazer ao natural" e não há nada de errado com isto. Uma mãe que controla sua dor verá que o parto é muito mais rápido e que terá muito mais energia para o bebê que acaba de chegar.

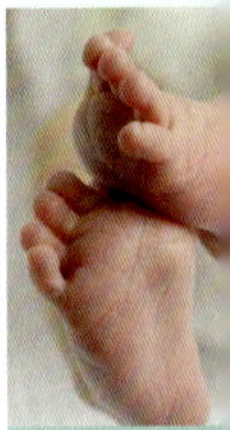

Gêmeos

Faltam somente algumas semanas. Agora você provavelmente está bem grande e, com certeza, animada com a proximidade da chegada de seus gêmeos, mas você também pode estar preocupada em saber como vai lidar com tudo, durante e depois do nascimento.

Preparando-se para o parto

Embora gestações e partos múltiplos tenham mais chances de complicações, eles agora estão mais seguros do que nunca, pois avanços nos cuidados pré e pós-natais melhoraram as possibilidades para bebês prematuros – a principal preocupação com gêmeos (ver abaixo).

Você pode se preparar para o nascimento descansando bastante. Colocar seus pés para cima, ou mesmo deitar-se um pouco durante o dia, pode ajudar a melhorar o fluxo sanguíneo para a placenta, o que, por sua vez, ajuda seus bebês a crescer. Praticar exercícios para o assoalho pélvico (ver p. 69) é muito importante durante a gravidez múltipla, pois os músculos de seu assoalho pélvico carregam ainda mais peso.

PLANEJANDO...

O vínculo com gêmeos

Muitas vezes, futuras mamães de gêmeos se preocupam em como vão ligar-se a mais de um bebê. É verdade que pode ser mais difícil com gêmeos, ainda mais se forem números altos, afinal é difícil se apaixonar por mais de uma pessoa de cada vez, ainda mais se você estiver exausta por cuidar de dois ou mais bebês. Saber disto e conseguir uma ajuda extra para depois do nascimento pode aliviar sua ansiedade. Também aceite a ajuda para descansar ou para passar um tempo com um gêmeo de cada vez. Se alguém se oferecer para passear com os gêmeos, você pode sugerir que leve apenas um para que o outro passe um tempo com você.

GÊMEOS

Como seus bebês ficam no útero

Nas semanas finais, seus bebês vão tomar a posição em que estarão no parto. A posição mais comum é aquela em que ambos os bebês ficam na vertical. Para 75% dos gêmeos, o primeiro está de cabeça para baixo (cefálico) e o segundo de cabeça para baixo ou sentado, ou um dos dois pode estar na horizontal em relação ao útero (transverso). A partir dos chutes, você pode suspeitar da posição em que estão, mas somente um ultrassom pode confirmá-la. Será recomendada uma cesariana se você tiver trigêmeos ou mais, ou se o primeiro gêmeo está sentado ou transverso (25% dos casos). Um parto vaginal é mais provável se ambos os gêmeos estão de cabeça para baixo, mas se o primeiro está de cabeça para baixo e o segundo está transverso ou sentado, as opiniões sobre o melhor tipo de parto variam – você deveria conversar com seu obstetra.

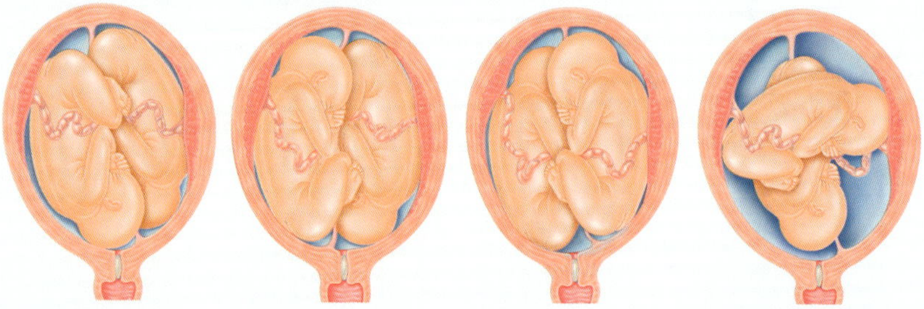

Ambos os bebês de cabeça para baixo (cefálicos) | **Um bebê de cabeça para baixo e o outro sentado** | **Ambos os bebês sentados** | **Um bebê de cabeça para baixo e um transverso**

Uma gravidez mais curta Os gêmeos geralmente nascem antes de um só filho. Isso se deve ao espaço dentro do útero, mas também porque, com a gravidez múltipla, a placenta torna-se menos eficiente à medida que a gestação chega ao fim. Por isso, a duração ideal da gestação é menor: para gêmeos, uma gravidez de 37 semanas é considerada a termo; para trigêmeos, a gravidez média é de aproximadamente 34 semanas; e para quádruplos, a gravidez dura em torno de 32 semanas. O peso médio de cada bebê ao nascer é de 2,5 kg a termo.

Seus bebês podem nascer ainda mais cedo do que isso, pois quase 50% dos gêmeos nascem prematuros. Mesmo assim, o cuidado profissional de bebês prematuros faz com que sobrevivam 80% dos bebês pesando menos de 1 kg ao nascer, mesmo alguns com 23 semanas.

Preparando-se para mais de um

Mesmo que seus gêmeos sejam idênticos, cada um é um indivíduo, e tratá-los como pessoas distintas vai ajudar no desenvolvimento deles. Durante a gravidez, algumas futuras mamães percebem como os seus bebês são diferentes pelos seus diversos padrões de movimento no útero.

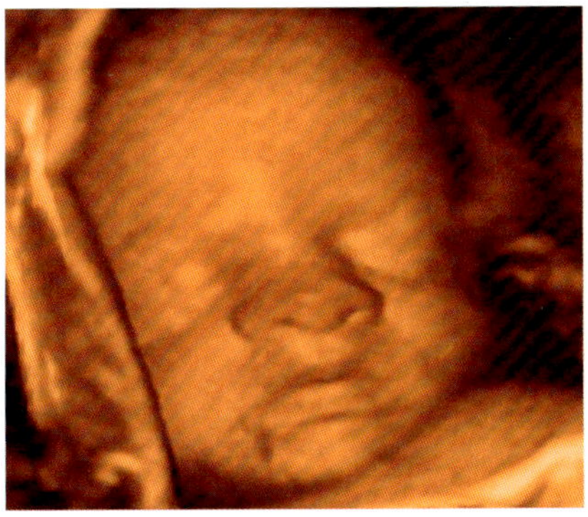

JÁ ESTÁ COM 30 SEMANAS E 4 DIAS

Faltam 66 dias...

SEU BEBÊ HOJE

Aqui, o braço dele está para cima, próximo ao rosto. Um ultrassom em 3D também mostra três dimensões do bebê, então, como neste caso, para conseguir ver bem o rosto, você também verá a parte de dentro de um braço ou perna que estejam no caminho.

No útero e nos primeiros dias de vida, seu bebê depende muito de sua imunidade para várias doenças infecciosas.

Se seu sistema imunológico "pensasse" que seu bebê era um corpo estranho, ele seria atacado. Você e seu bebê são feitos de modo que isto não aconteça: seu bebê não tem a habilidade de produzir anticorpos (que iriam atacá-la) dentro do útero e ele depende totalmente de você para protegê-lo de infecções, não somente no útero, mas também depois do nascimento. A proteção depois do nascimento é possível, pois anticorpos de seu sistema imunológico passaram por sua placenta para dentro da corrente sanguínea de seu bebê durante sua gravidez. Se você tem imunidade a doenças como sarampo, caxumba, pólio ou outras infecções severas, seu bebê vai carregar seus anticorpos para estas condições. Conhecida como imunidade passiva, esta condição se perde com o tempo e é justamente por isso que, a partir dos dois meses de idade, seu bebê deve seguir um programa de imunização que o proteja dessas e de outras doenças.

FOCO EM... SEU CORPO

Numerosos estudos foram realizados envolvendo mulheres que se exercitaram durante a gravidez, e o exercício se mostra benéfico tanto para a mulher como para o bebê, quando realizado efetivamente e de forma segura, em intensidade moderada e por uma mulher saudável.

Além de ser bom para a sua saúde e lhe dar mais energia, os exercícios vão deixá-la em ótima forma para o parto, que é realmente uma "malhação".

Aqui vão os mitos:

- **Os exercícios vão prejudicar meu bebê, se eu me mover demais.** Seu bebê está protegido pelo líquido amniótico e abrigado pela placenta. Se você se mantiver dentro das regras de exercício seguro (ver p. 18) e não fizer esportes ou atividades de alto impacto, em que vai estar em risco de cair ou se machucar, você não vai colocar seu bebê em risco.
- **O exercício vai gastar nutrientes dos quais meu bebê precisa.** O crescimento de seu bebê será monitorado em consultas pré-natais, portanto, seu obstetra poderá dizer se seu bebê está crescendo na proporção correta ou se você deve aumentar o consumo de calorias. Se você está preocupada, aumente seu consumo de calorias um pouco com opções saudáveis de alimentos nos dias em que se exercita.
- **Exercícios para a barriga vão machucar o bebê.** Você pode fazer abdominais, mas, no segundo e terceiro semestres, não deve fazê-los deitada de costas. O problema de se deitar de costas é que o peso do seu bebê pressiona a veia cava (o grande vaso sanguíneo que leva seu sangue de volta ao coração). Isto faz com que sua pressão arterial diminua e comprometa o fluxo sanguíneo para o bebê. O

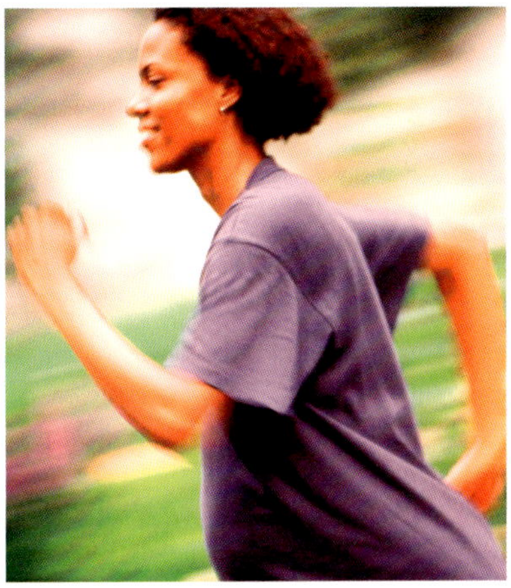

primeiro sinal de um problema é sentir-se tonta: se você rolar para o lado, quaisquer sintomas devem desaparecer. Consulte sempre seu obstetra se estiver apreensiva. Tente fazer os exercícios abdominais mostrados na página 250, que não colocam nem você nem seu bebê em risco.

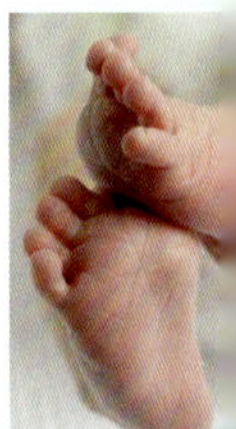

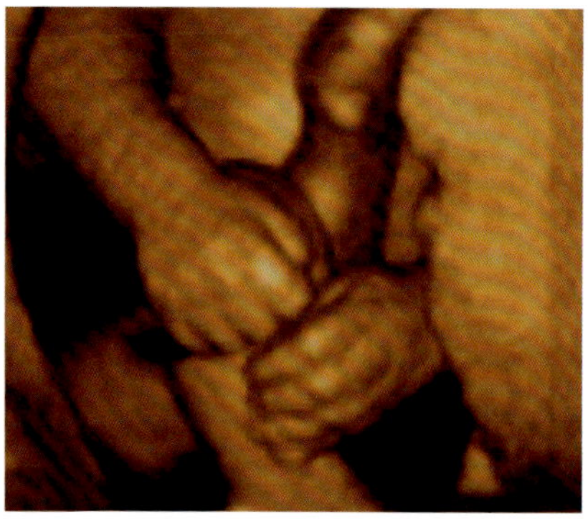

JÁ ESTÁ COM 30 SEMANAS E 5 DIAS

Faltam 65 dias...

SEU BEBÊ HOJE

Aqui as mãos seguram o cordão umbilical onde ele surge, o local que vai ser o umbigo. O cordão umbilical está coberto de uma geleia firme e transparente, que o protege de chutes e dedos bisbilhoteiros.

Se você quer a atmosfera de um parto em casa, mas com auxílio adicional, considere ter seu filho em uma unidade de parto.

Unidades de parto são administradas por obstetras e baseiam-se no parto natural. Podem estar próximas a uma maternidade de hospital ou em local separado, e alguns hospitais têm uma unidade de parto na maternidade. Como a maioria das mulheres dá à luz sem a necessidade de intervenção médica, estas unidades trazem uma boa alternativa a um ambiente mais medicalizado que é o hospital. O ambiente de uma unidade de parto tende a ser mais relaxado e flexível do que o de um hospital, você vai ter apoio contínuo da enfermagem obstétrica e pode até mesmo ser atendida por uma mesma pessoa ao longo do trabalho de parto e nascimento e, além disso, as enfermeiras dessas unidades têm muita experiência em nascimentos sem intervenção médica – fatores que aumentam suas chances de ter um parto simples. Para poder dar à luz com tal facilidade, você não pode ter tido complicações na gravidez e ser pequena a chance de precisar de cuidados médicos especializados ou de monitoramento do trabalho de parto e do nascimento. Se ocorrerem complicações, mesmo elas sendo raras, você pode ser transferida para a maternidade mais próxima.

LAR É ONDE O CORAÇÃO ESTÁ

A ideia de dormir em sua própria cama e ser cuidada por pessoas que a amam é o suficiente para optar por um parto em casa. É natural se sentir menos inibida em casa, e você pode se sentir inclinada a se mover mais e por mais tempo, falar o quanto e o que quiser, buscar diferentes posições para o parto – tudo isto pode diminuir e facilitar o trabalho de parto e nascimento. Seu obstetra vai explicar quais são as implicações, portanto, busque os conselhos dele e seja flexível no grande dia: você pode querer ir para um hospital.

PERGUNTE AO... OBSTETRA

Eu vou dar à luz em casa. Minhas crianças mais velhas, que têm quatro e seis anos, podem estar presentes durante o parto? É natural querer que seus filhos mais velhos estejam presentes e vejam com seus próprios olhos o milagre do nascimento. Por outro lado, considere isto com cuidado, antes de dar o sinal verde a eles: primeiro porque mesmo os partos mais simples são doloridos, e crianças pequenas podem ficar aflitas ao ver a mãe com dor; segundo porque eles podem ficar um pouco assustados ao ver o irmãozinho saindo de seu corpo, provavelmente coberto de substâncias. Tendo isto em mente, muitas crianças podem lidar bem com a experiência se souberem o que esperar, portanto deixe tudo claro e explique que quaisquer gritos, berros ou palavrões de sua parte são necessários para ajudar o bebê a sair. Você também pode mencionar que pode chorar e até mesmo vomitar, deixando-os preparados. Avise-os de que haverá algum sangue e o bebê vai estar ligado a um cordão. Se eles não se sentirem bem, diga a eles que se posicionem próximos à sua cabeça; ou então só os traga depois do nascimento.

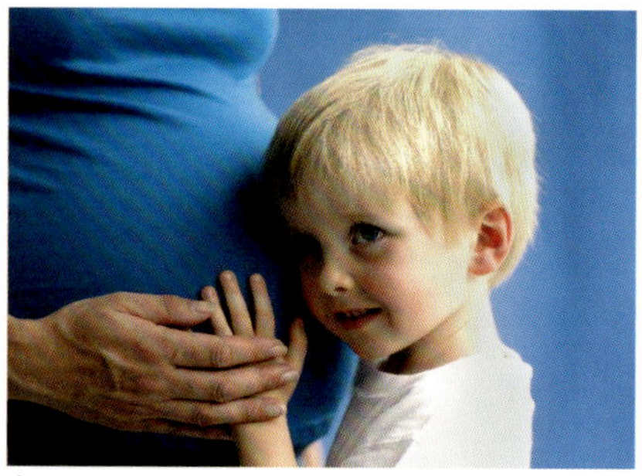

É importante preparar um filho mais velho para a chegada de um novo irmão ou irmã. Envolva-o o máximo possível na sua gravidez: permita que ele toque a sua barriga crescendo, encoraje-o a conversar com o bebê e leve-o para suas sessões pré-natais.

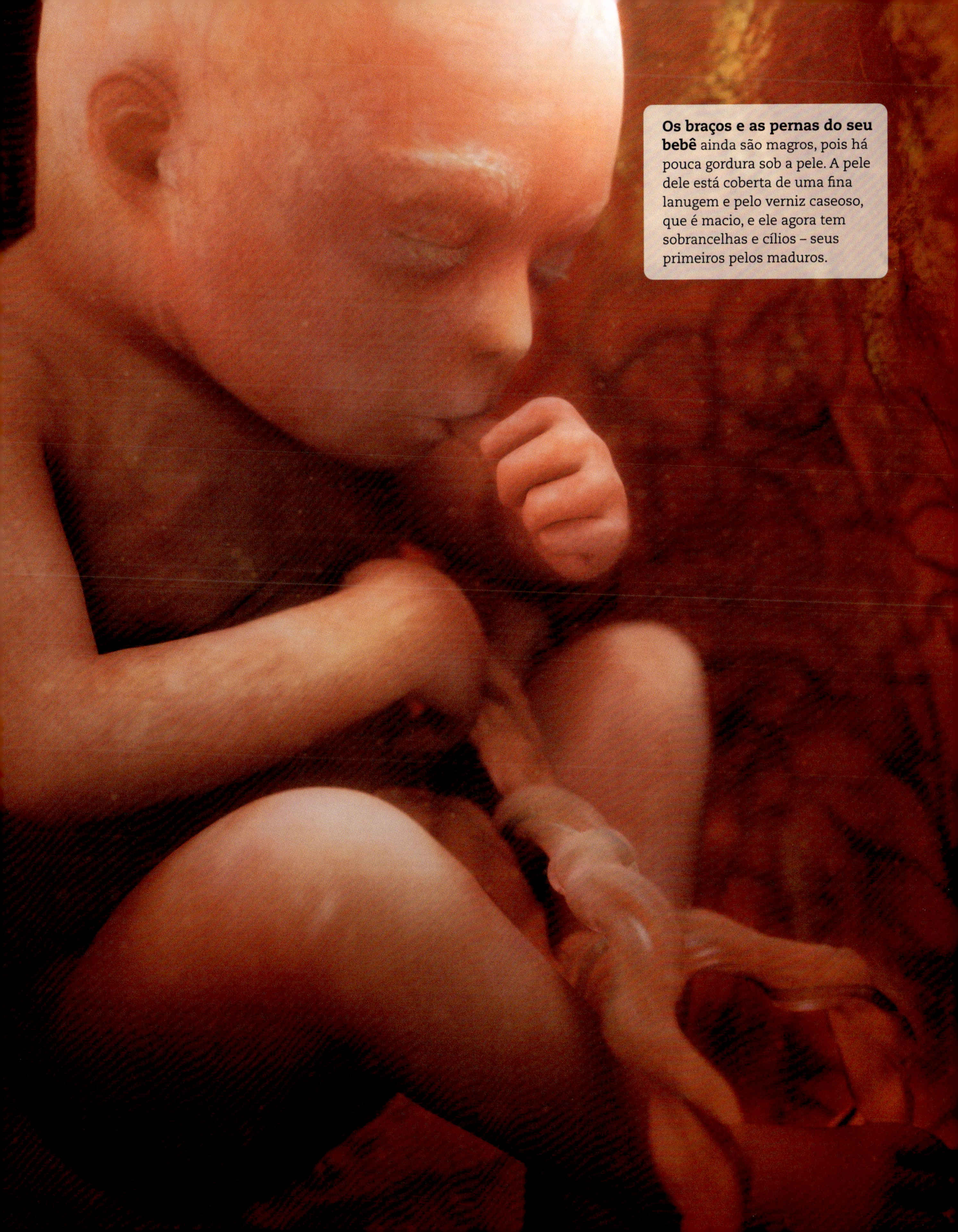

Os braços e as pernas do seu bebê ainda são magros, pois há pouca gordura sob a pele. A pele dele está coberta de uma fina lanugem e pelo verniz caseoso, que é macio, e ele agora tem sobrancelhas e cílios – seus primeiros pelos maduros.

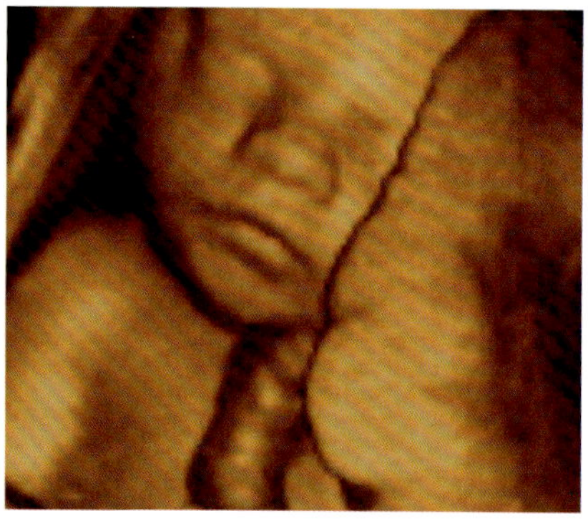

JÁ ESTÁ COM 30 SEMANAS E 6 DIAS

Faltam 64 dias...

SEU BEBÊ HOJE

Aqui o bebê está descansando na placenta, que pode ser vista à direita, com o cordão umbilical logo abaixo do queixo. Os olhos estão fechados e esta foto foi tirada num momento em que ele estava o mais quieto possível, durante um sono profundo.

Se a produção de hemácias de seu bebê alcançasse força total, seu sistema imunológico teoricamente poderia começar a atacá-lo.

Com 30 semanas, a produção de hemácias de seu bebê muda do fígado para a medula óssea. O grupo sanguíneo dele será determinado pelo seu grupo sanguíneo e do seu parceiro. Algumas das hemácias do bebê escapam pela placenta e seu corpo as reconhece como corpos estranhos, atacando-as.

Seu grupo sanguíneo não é importante, pois, embora os anticorpos para os grupos sanguíneos A, B, AB e O ataquem as células de seu bebê em sua circulação, eles são muito grandes para passar pela placenta e atacar seu bebê, fazendo com que diferenças de tipo sanguíneo não importem. Mas, além disso, todos também são Rh^+ (85%) ou Rh^- (15%) e, se você é Rh^- (ver p. 123) e seu parceiro é Rh^+, seu bebê também pode ser Rh^+.

Mulheres com Rh- produzem anticorpos para as células sanguíneas Rh^+, e estas podem atravessar a placenta, por isso, um alto número de anticorpos pode atacar as células sanguíneas de seu bebê, causando anemia. A primeira gravidez raramente é afetada e, para evitar que futuras gestações sejam afetadas, uma mãe com Rh^- receberá a anti-D durante a gravidez e após o parto, se for confirmado que o bebê é R^+. A anti-D elimina as células do feto presentes na corrente sanguínea da mãe, evitando que a mãe crie anticorpos que possam atravessar a placenta e destruir as hemácias do bebê, causando anemia.

LÍQUIDO AMNIÓTICO

Diariamente, seu bebê excreta e reabsorve aproximadamente meio litro de urina; e, em 35 semanas, o líquido amniótico atinge o volume limite de 1 l. Depois deste tempo, o volume começa a diminuir e pode ficar em 100 ml-200 ml em uma gestação pós-termo (ver p. 393).
Um nível baixo de líquido amniótico, conhecido como oligoidrâmnio (ver p. 473), pode ser um sinal de um bebê com restrições de crescimento ou um bebê com problemas renais. O excesso de líquido amniótico, conhecido como polidrâmnio (ver p. 473), pode ser encontrado em gestações de gêmeos e trigêmeos, e também é associado a anormalidades físicas do bebê ou diabetes da mãe.

A partir da 41ª semana, costuma-se recomendar a indução (ver p. 432). Se você não deseja ser induzida, será providenciado um ultrassom para verificar a quantidade de líquido em volta do bebê. Se o nível estiver baixo, é recomendada uma indução.

FOCO EM... SUA SAÚDE

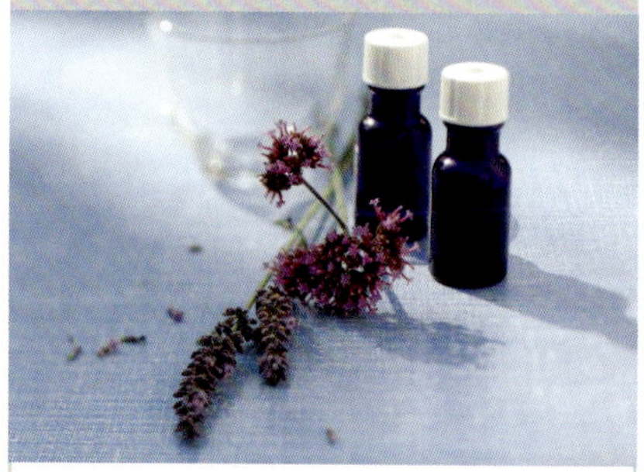

Uma boa noite de sono

A insônia é um problema comum durante a gravidez, e pode levar a fatiga, estresse, ansiedade e irritabilidade.

- **A infusão** de maracujá é segura durante a gravidez, e pode ser tomada para relaxar antes de dormir.
- **Óleos essenciais** de lavanda e camomila romana podem ser adicionados ao banho ou pingados no travesseiro, para acalmar e relaxar.
- **Os remédios homeopáticos** *Passiflora 6C*, *Coffea cruda 6C* e *Nux vomica 6C* são bons para problemas do sono e podem ser tomados antes de ir para a cama ou se você acordar durante a noite.
- **Florais de Bach** (ver p. 372) podem aliviar o estresse e ajudar a dormir.

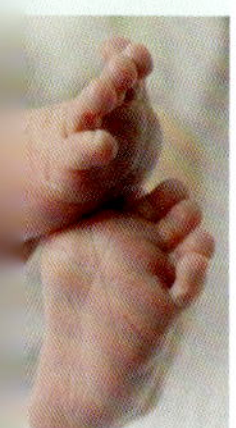

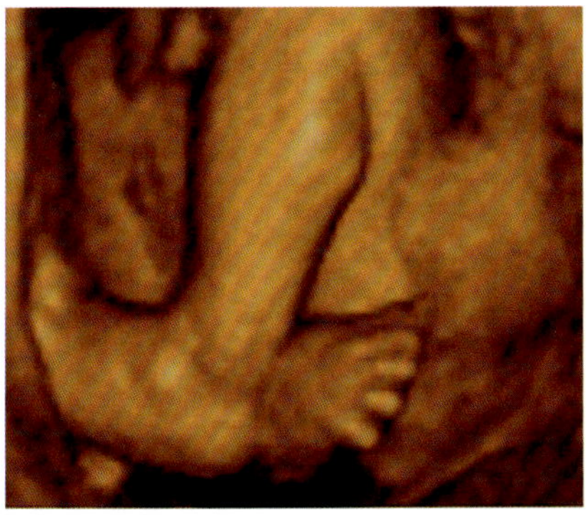

JÁ ESTÁ COM EXATAMENTE 31 SEMANAS

Faltam 63 dias...

SEU BEBÊ HOJE

Aqui as pernas estão cruzadas. Seu bebê ainda consegue esticar as pernas completamente e até mesmo dobrar-se, de modo que os pés fiquem sobre o topo da cabeça, então só porque ele chutou de um lado não significa que a cabeça esteja do outro.

A epidural é um método comum de alívio da dor durante o parto e pode ser uma opção se você tem pouca resistência à dor.

Muitas mulheres se decidiram por um parto sem dor, com anestesia epidural (ver pp. 404-405), até mesmo antes de se iniciar o trabalho de parto. Mas é importante saber que, antes de você poder tomar uma epidural, o trabalho de parto deve estar bem estabelecido, e mesmo assim você vai ter algumas contrações doloridas. As epidurais geralmente funcionam bem, mas algumas vezes o bloqueio não é completo ou é mais efetivo de um lado do que do outro. Algumas mulheres decidem por essa anestesia porque sabem que não vão lidar bem com a dor do parto. Outras começam dizendo que não querem uma epidural e mudam de ideia no meio do caminho – se esta é sua primeira gravidez, você não tem como saber como vai se sentir.

A escolha de uma cesariana (ver pp. 438-439) é planejada e geralmente realizada por motivos médicos – por exemplo, a placenta baixa (ver p. 212) – e não simplesmente porque a mulher quer assim. A cesariana é uma cirurgia abdominal séria, e na maioria dos casos é mais seguro ter um parto vaginal. A recuperação depois de uma cesariana geralmente leva mais tempo do que a de um parto vaginal, portanto, só deve ser realizada se for necessária.

SABERES

Tocofobia

Significa um medo intenso ou pavor do parto. Há dois tipos de tocofobia: a tocofobia primária, anterior a uma gestação, que pode começar já na adolescência; e a tocofobia secundária, associada a uma experiência anterior, traumática, de parto. Esse medo pode manifestar-se por pesadelos, ansiedade intensa e ataques de pânico.

Se você tem tocofobia, seu médico vai encaminhá-la para um especialista em obstetrícia que trate de casos que envolvam saúde mental, ou recomendar-lhe procurar um psicólogo, para tratar de seus medos. Alguns especialistas acreditam que a hipnoterapia pode ajudá-la a enfrentar qualquer medo subconsciente do parto. Uma cesariana eletiva (ver pp. 438-439) pode ser recomendada se o medo que você tem de um parto natural não puder ser suplantado.

FOCO EM... RELACIONAMENTOS

Fazendo amor com conforto

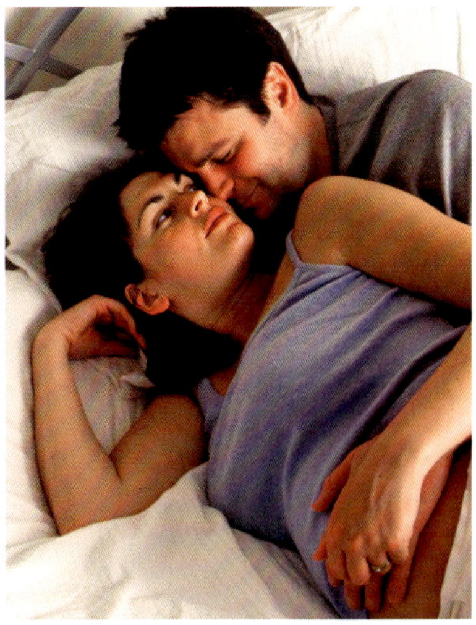

É possível que precise descobrir posições sexuais que sejam confortáveis. A maioria das mulheres acha que a posição papai e mamãe se torna cada vez mais incômoda, pois o parceiro comprime sua barriga. Você pode achar que ficar em cima é mais agradável, pois não coloca peso em sua barriga, e deitar de conchinha, de costas para o parceiro, também pode ser prazeroso. Outras posições que não restringem seu prazer e são confortáveis incluem: sentar juntos; ajoelhar-se, de costas para o parceiro; de lado, com as pernas entrelaçadas.

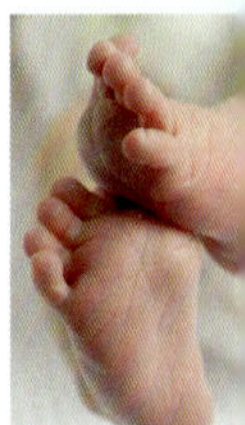

Sua 32ª semana

SEU OBSTETRA VAI MONITORAR A POSIÇÃO DO BEBÊ NO ÚTERO

O bebê ainda não vai estar acomodado na posição final do nascimento, mas o modo como ele está colocado é analisado a cada consulta de rotina. Ainda há espaço no útero para seu bebê exercitar seus membros e ele está ficando muito forte e mais ativo. Você vai saber tudo sobre isso! À medida que sua barriga cresce, pode ficar mais difícil continuar muito ativa e ficar confortável quando se senta ou deita.

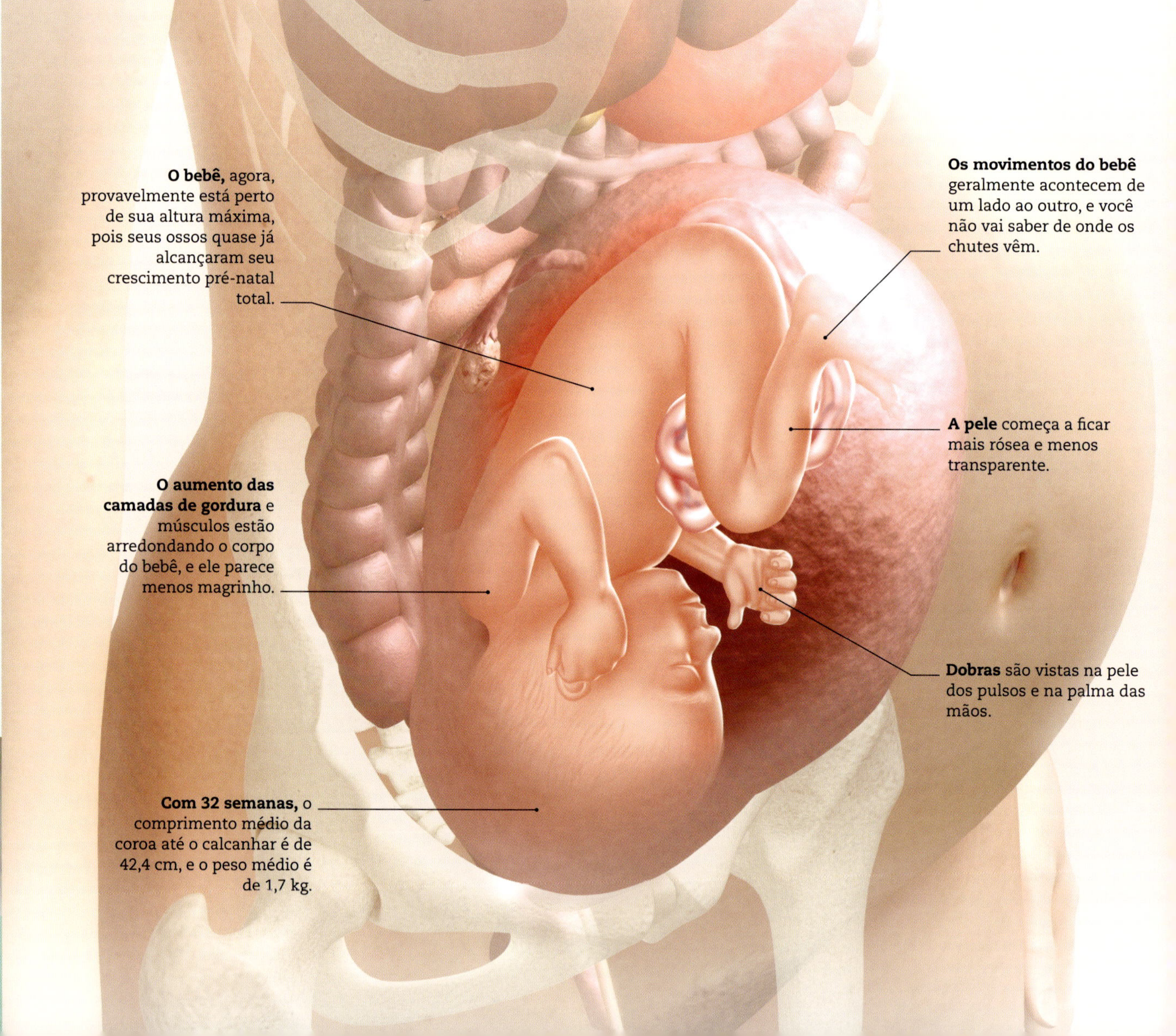

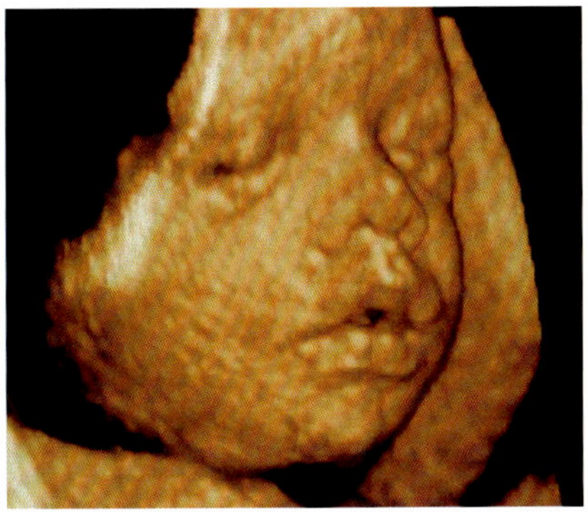

JÁ ESTÁ COM 31 SEMANAS E 1 DIA

Faltam 62 dias...

SEU BEBÊ HOJE

A quantidade de líquido amniótico no útero alcança seu pico nas próximas duas semanas, mas depois começará a reduzir gradativamente. Somadas, as medidas dos quatro depósitos mais profundos de líquido amniótico podem ser de até 15-20 cm, permitindo um bom espaço para o bebê se mover.

Se você ouvir música enquanto estiver grávida, seu bebê também vai ficar sintonizado – e isto pode beneficiá-lo.

É possível que tenha notado que seu bebê se torna mais ativo quando você ouve música. Descobriu-se que os bebês dentro do útero se movem e até mesmo respiram no ritmo da música, e foi explicado que, ao expor seu bebê a certos tipos de música, você pode aumentar o desenvolvimento do cérebro dele.

Um estudo, ligado a um produto estimulador do cérebro, "Baby-Mozart", revelou que a estrutura de certo arranjo de Mozart estimulava o desenvolvimento do cérebro mais do que outros gêneros musicais ou até mesmo outros compositores, mas tal teoria foi desmascarada. Uma pesquisa mostrou que estudantes de faculdade que ouviam música clássica tinham uma melhora breve e temporária da inteligência espacial, mas essa pesquisa não foi realizada em crianças ou bebês, e não foi repetida, deixando os resultados abertos a diferentes interpretações.

Melhorando ou não a inteligência do seu bebê, a música clássica pode relaxar você, o que é sempre bom durante a gravidez. E se você balançar delicadamente ao som da música, o seu bebê pode curtir ser "ninado" para dormir.

PERGUNTE AO... OBSTETRA

O que exatamente é um "parto ativo"? Movimentar-se durante a primeira fase do trabalho de parto e, durante a segunda fase, manter-se ereta, de cócoras, ajoelhada ou de quatro pode tornar o trabalho de parto e o nascimento mais fáceis e menos doloridos. Trabalhar com a gravidade ajuda sua pelve a se abrir e faz com que a cabeça do bebê pressione seu colo do útero, ajudando-o a se dilatar. Para ficar ativa:

- **Treine ficar de cócoras** (ver p. 424): demora um tempo para aprender, mas é um modo eficiente de aumentar a velocidade do parto. Nessa posição, certifique-se de que tem onde se apoiar – em seu parceiro, por exemplo, ou usando uma parede ou as costas de uma cadeira resistente.
- **Relaxe, ajoelhando e olhando para a frente,** com uma bola de parto ou pufe.
- **Use uma banheira para parto,** se você quiser relaxar na água por um tempo.
- **Se você precisar de um dreno,** porque foi induzida (ver p. 432), peça um que a deixe livre.
- **Prefira uma epidural móvel,** que permita você ficar ativa.
- **Se ficar deitada** para suas contrações, levante-se e volte a se movimentar.

FOCO EM... SEU CORPO

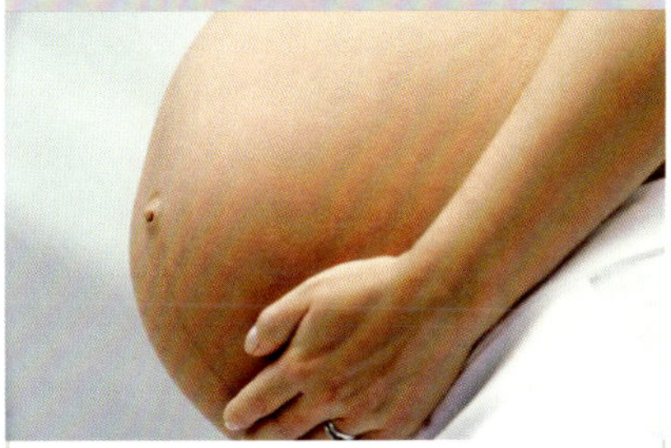

Umbigo saliente

Você pode se surpreender ao ver que seu umbigo, antes perfeito, agora está saliente. Isso acontece por causa da pressão de seu útero, ao se expandir rapidamente, que pressiona seu abdome e, literalmente, empurra seu umbigo para fora.

Algumas mulheres acham feio o umbigo saliente e, para cobri-lo, usam saias ou calças de cintura alta; mas você pode também investir em uma faixa (ver p. 179), que mantém tudo escondido.

O umbigo saliente é consequência normal da gravidez e, alguns meses depois do nascimento, vai voltar para seu lugar, mas você vai perceber que, como outras partes de seu corpo, seu umbigo ficou um pouco mais flácido do que antes.

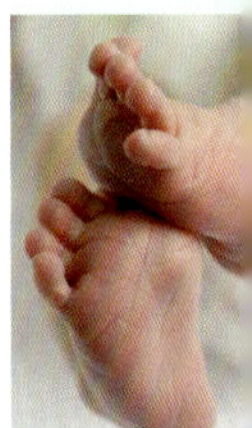

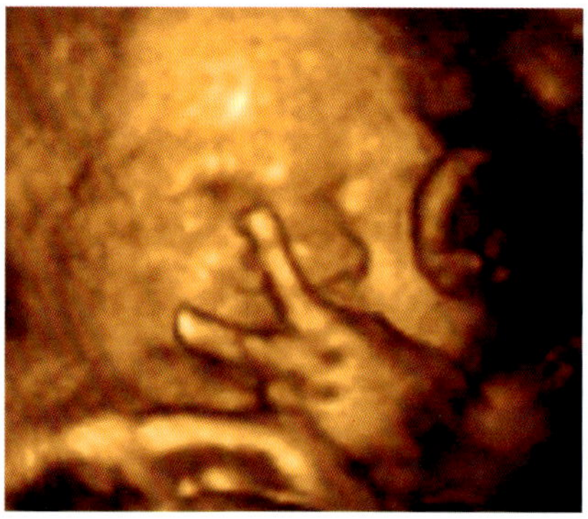

JÁ ESTÁ COM 31 SEMANAS E 2 DIAS

Faltam 61 dias...

SEU BEBÊ HOJE

A coordenação da mão de seu bebê continua a melhorar, pois seu cérebro está mais apto a dar sentido às informações que recebe. Os olhos vão se abrir, mas somente um pouco de cada vez, reduzindo as chances de um dedo descoordenado chegar muito perto.

Agora seu bebê já alcançou a altura que terá ao nascer, mas ainda está muito magro e precisa ganhar gordura e músculos.

Nesta fase da gravidez, a massa muscular e a gordura continuam a aumentar. A pele dele agora está mais espessa e menos transparente e começa a ficar rosada, em vez de avermelhada, pois os vasos sanguíneos estão cobertos por mais carne. A glândula pituitária de seu bebê já produz hormônio de crescimento, mas isso não influencia em nada o que ele cresce antes de nascer. Os principais componentes do crescimento são, ainda, a insulina e hormônios similares. Como o esqueleto de seu bebê agora está com um tamanho próximo ao final, a altura com que vai nascer está mais ou menos estabelecida; no entanto, ele ainda está bem magrinho.

Um ultrassonografista pode, a partir de um exame de ultrassom, fazer uma estimativa satisfatória do peso do seu bebê, mas o peso final vai depender muito de quando ele vai nascer. Ele continua a aumentar, embora o desenvolvimento nas últimas semanas seja em razão de depósitos de gordura, e não de massa muscular.

Se você está tentando adivinhar o quanto seu bebê vai pesar ao nascer, as pesquisas mais recentes indicam que o tamanho dele tem muito a ver com o *imprinting* genômico – genes provindos do pai promovem o crescimento do bebê, e os que vêm mãe colocam um limite no crescimento, para tentar preservar os nutrientes do bebê.

FOCO EM... GÊMEOS

Vestindo seus bebês

Gêmeos ficam adoráveis quando estão vestidos iguais, assim você deve comprar – e certamente vai ganhar – muitos conjuntos de roupas iguais, mas é bem mais fácil distinguir gêmeos idênticos quando estão vestidos com roupas diferentes – o que também ajuda a que todos os tratem como indivíduos únicos, o que é bom para o desenvolvimento deles.

Mantenha também em mente o lado prático: cada vez que um de seus gêmeos se sujar você vai trocar os dois? Você pode perceber que é mais fácil ser flexível: se há apenas dois macacões limpos, é isso que eles vão vestir, não importando se o estilo ou a cor não combinam.

Recém-nascidos não dão importância à cor que vestem, mas, se você acostumá--los a se vestir com roupas iguais, quando estiverem um pouco mais velhos, se usarem roupas diferentes, eles podem perceber e ficar estressados.

Como vestir seus bebês é uma decisão sua, mas você pode:

- **Vesti-los com roupas iguais de cores diferentes,** ou as mesmas cores em roupas diferentes.
- **Só colocar roupas iguais em circunstâncias singulares,** por exemplo, uma foto de família ou ocasiões especiais.
- **Dar as roupas idênticas que ganhar para um dos gêmeos.** A próxima dupla de roupas vai para o outro.

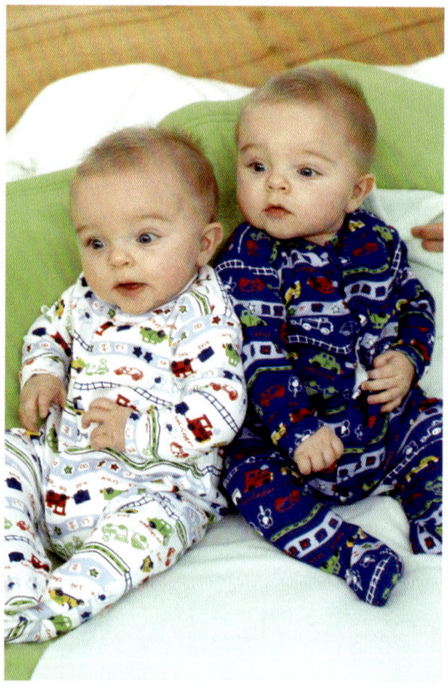

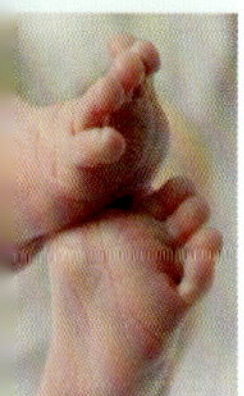

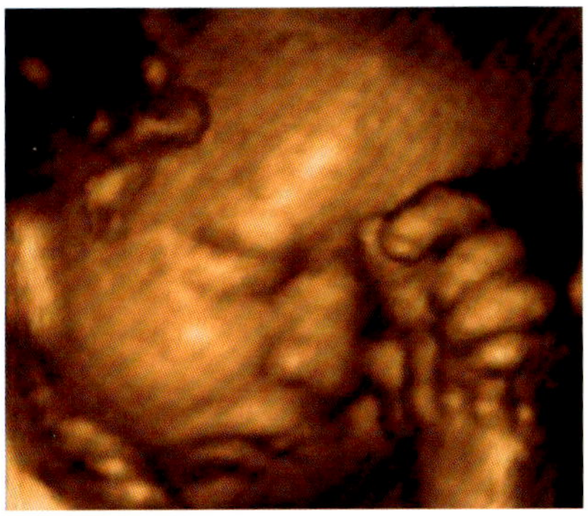

JÁ ESTÁ COM 31 SEMANAS E 3 DIAS

Faltam 60 dias...

SEU BEBÊ HOJE

Aqui o cordão umbilical pode ser visto apoiado no ombro do bebê e próximo ao pulso. Isso é muito comum, pois, de fato, todos os bebês ficam com o cordão umbilical próximo em certo momento, especialmente durante as semanas vindouras, quando é frequente o bebê mudar de posição.

Solavancos e empurrões fazem parte da gravidez – e seu bebê provavelmente nem vai notá-los.

PERGUNTE A... UMA MÃE

Está cada vez mais difícil me concentrar no trabalho. Como posso melhorar nas próximas semanas?
À medida que seu bebê – e você – cresce, é possível que você comece a ter menos energia, e sua concentração diminua. Isso é normal, mas pode trazer problemas. Faça intervalos regulares para descansar, colocando seus pés para cima ou fechando os olhos por alguns minutos; beba muito líquido, pois a desidratação pode afetar seu desempenho; e faça lanchinhos – pequenos e frequentes – para não se sentir fraca. Alimentos ricos em ferro, como frutas secas, são particularmente importantes: com baixo nível de ferro, você se cansa com facilidade.

Carregue um caderno com você e anote tudo aquilo de que precisa se lembrar. Isso pode ajudá-la a superar quaisquer lapsos de memória e mantê-la focada naquilo que precisa ser feito. O que também pode ajudar é começar o dia com uma lista de afazeres em ordem de prioridade e ir ticando. Por fim, tente dormir o suficiente, o que, pelo menos, vai lhe dar "meia chance" de se sentir revigorada no dia seguinte.

Sua barriga está ficando cada vez maior e, ao andar, você percebe que ela também parece se mover, balançando de um lado para o outro a cada passo. Pode ser difícil de lembrar que você está muito maior do que antes, e vai acontecer de tentar se espremer em lugares apertados para passar ou entre mesas e cadeiras em um restaurante; onde antes você passaria facilmente, agora, entala! Mesmo que às vezes ache que sua barriga está sendo atingida, não há nada com que se preocupar, pois seu bebê está protegido pela bolsa de líquido amniótico, que atua como uma almofada contra os esbarrões ocasionais. Logo você estará em sua forma normal, ou quase, e dificilmente vai se lembrar do "desconto" a dar, para compensar a barriga.

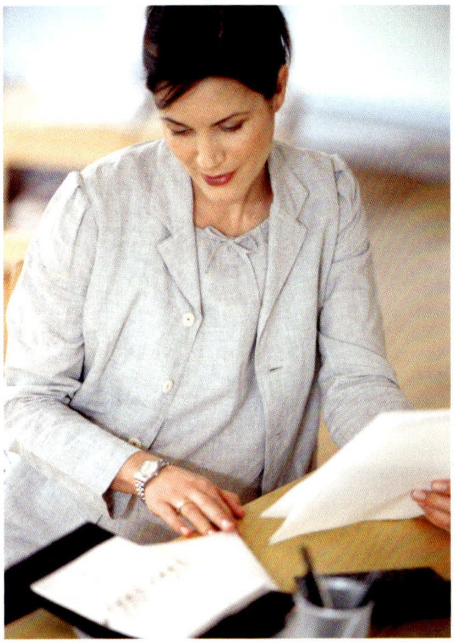

Mantenha um caderno à mão para anotar tudo, desde o que você tem de fazer hoje até o que dizer quando fizer uma ligação e o que escrever em uma carta ou e-mail.

FOCO EM... SUA SAÚDE

Palpitações

Ter algumas batidas rápidas do coração ou pular uma batida ocasionalmente – ou simplesmente ficar muito consciente de suas batidas – é definido como palpitação cardíaca (p. 469), o que é comum acontecer no fim da gravidez. Geralmente não há nada com que se preocupar, pois são apenas mudanças em sua circulação sanguínea; mas o estresse e a ansiedade desnecessários podem ajudar.

Se, no entanto, as palpitações forem acompanhadas de dor no peito ou falta de ar, ou se você achar que estão acontecendo com muita frequência, é melhor falar com seu obstetra.

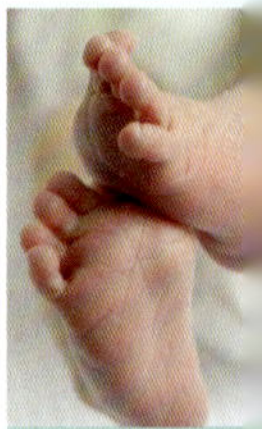

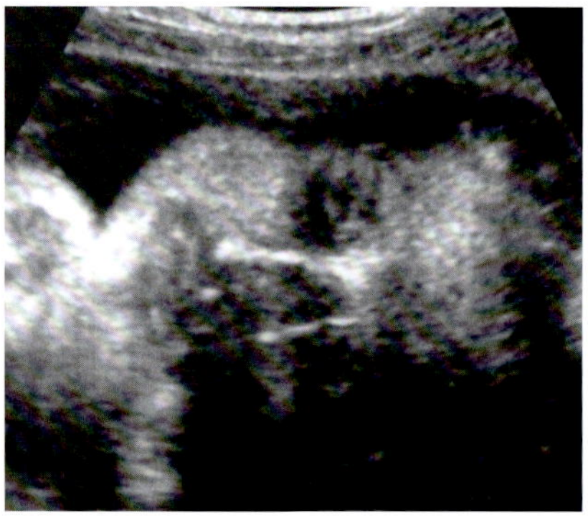

JÁ ESTÁ COM 31 SEMANAS E 4 DIAS

Faltam 59 dias...

SEU BEBÊ HOJE

As medidas do diâmetro da cabeça, do abdome e dos ossos das coxas, feitas na imagem do ultrassom, são usadas para calcular o peso de seu bebê. Curiosamente, agora, meninos começam a ser mais pesados do que meninas.

À medida que os músculos de seu bebê se tonificam, ele começa a ser capaz de realizar movimentos mais fortes e complexos.

A tonificação muscular de seu bebê demora um pouco para desenvolver-se completamente. Nesta semana de sua gestação, o controle da cabeça está melhorando, e a tonificação muscular das pernas possibilita movimentos mais suaves e complexos. Pela primeira vez, pernas e pés suplantam os braços e as mãos em desenvolvimento, levando ainda três semanas para conseguir o mesmo nível de tonicidade e movimentação.

Nas últimas semanas, a conhecida "posição fetal" é cada vez mais vista nos ultrassons. Isto não acontece somente por falta de espaço, mas também porque, em cada membro, os músculos flexores de seu bebê (aqueles que flexionam os ombros, quadris e joelhos) ficam mais tonificados do que os músculos extensores (os músculos que estendem os braços e as pernas).

Você também vai perceber que agora seu bebê se move mais do que em qualquer outro momento. Só é possível sentir os movimentos que acertam a parede de seu útero, mas há muito outros pequenos movimentos que você não percebe. A movimentação dentro do útero é importante, pois ajuda na coordenação de seu bebê, fortalece os músculos dele e aumenta a massa muscular. O número de células musculares aumenta até a 38ª semana e, a partir deste ponto, células musculares individuais se expandem para todos os lados, em resposta aos exercícios, aumentando ainda mais a massa e a força muscular.

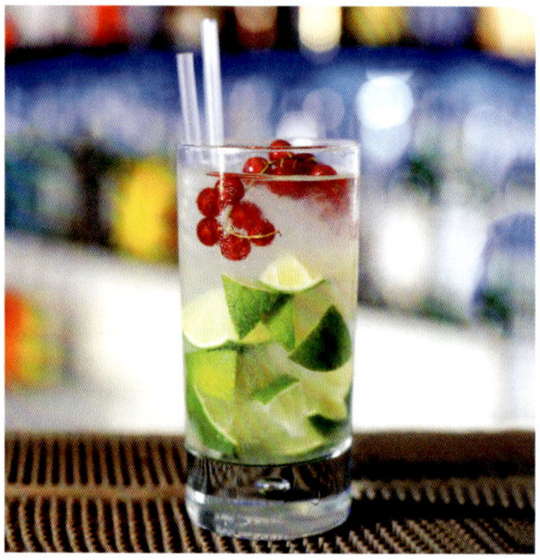

Não há necessidade de se sentir excluída quando sair: tome suco de fruta com gelo, misturado com refrigerante ou água tônica, para ficar mais leve.

DRINQUES SEM ÁLCOOL

Experimente estas bebidas saudáveis:

- Um milkshake feito com frutas vermelhas nutritivas e frescas;
- Suco de toranja/suco de oxicoco/água com gás ou água tônica;
- Suco de maçã gaseificado/pitada de angostura/açúcar a gosto;
- Suco de laranja/soda limonada;
- Suco de limão/suco de abacaxi/suco de laranja/granadina/soda;
- Suco de maçã/suco de pera/*ginger ale*.

Se você tem diabetes gestacional, substitua as bebidas gasosas açucaradas por versões dietéticas.

PERGUNTE AO... OBSTETRA

Se eu tiver um orgasmo, posso entrar em trabalho de parto?
Em uma gravidez sem complicações, um orgasmo não causará um parto prematuro (ver p. 431), e, no fim da gravidez, só iniciará o trabalho de parto se ele já fosse acontecer de qualquer modo. Se tiver quaisquer sinais de um parto prematuro, você será orientada a evitar ter relações sexuais. O hormônio oxitocina aumenta durante a excitação sexual e causa contrações dos músculos do útero. O orgasmo também pode aumentar as contrações de Braxton Hicks (ver p. 410). Você também deve evitar ter relações sexuais se sua bolsa tiver estourado, por causa do risco de infecção.

Se o nascimento passou da data e seu corpo está pronto para entrar em trabalho de parto, relações sexuais podem ajudar a iniciá-lo, pois nesta fase a prostaglandina presente no sêmen ajuda o colo do útero a amaciar e as contrações estimuladas pelo orgasmo têm mais chance de evoluir para contrações do início do parto.

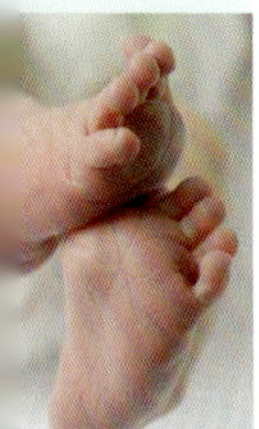

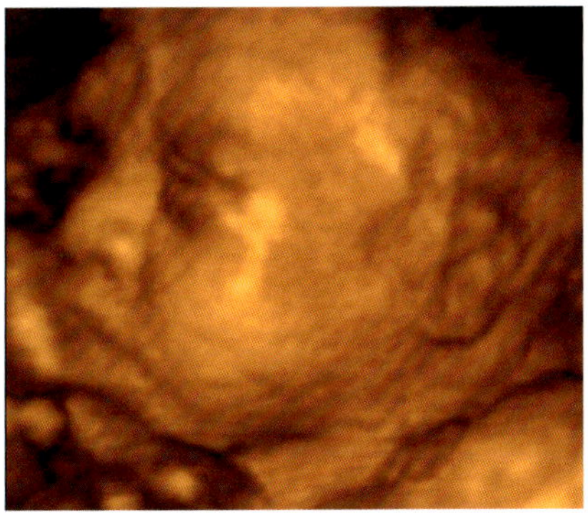

JÁ ESTÁ COM 31 SEMANAS E 5 DIAS

Faltam 58 dias...

SEU BEBÊ HOJE

A foto mostra o bebê com sobrecenho franzido e olhos abertos. Assim como os músculos dos membros, que estão ficando mais potentes, os do rosto estão sendo usados e testados. Isto pode produzir expressões incomuns, que não refletem, necessariamente, as emoções de seu bebê.

O posicionamento de seu bebê pode afetar o parto, mas, neste estágio, ainda há muito tempo para as coisas mudarem.

Cada vez que você é examinada em uma consulta pré-natal, seu obstetra avalia a posição de seu bebê (p. 336). Na 32ª semana, aproximadamente um em cada quatro bebês está sentado, mas apenas 3% a 4% continuam assim até o término da gestação. Isso acontece porque há muito espaço para o bebê se mover, mas, depois da 35ª ou 36ª semana, há pouca chance de ele mudar de posição, pois há menos espaço para grandes manobras. Seu obstetra pode aconselhá-la sobre o reposicionamento (ver p. 329) ou sugerir uma versão cefálica externa (VCE) (ver pp. 364 e 433), um procedimento que visa tentar virar o bebê. Se seu bebê está sentado, o obstetra pode recomendar que você faça mais um ultrassom na 37ª ou 38ª semana da gravidez para ver se permanece assim. Pode ser difícil, apenas pelo exame clínico, o obstetra ter certeza de que está apalpando a cabeça ou as nádegas do bebê.

FOCO EM... PAIS

Mantendo o equilíbrio

Na maior parte do fim da gestação, sua parceira estará fazendo muito menos do que o normal. Isto pode variar desde fazer menos exercícios a, até, não realizar as tarefas domésticas. Pode ser desafiador para ela perceber que não consegue mais fazer as coisas tão facilmente quanto antes e, até certo ponto, está menos independente.

Você pode ser de grande ajuda nas últimas semanas da gravidez, mas esteja consciente de que a fronteira entre ajudar e superproteger é muito tênue. No fundo, pode ser que você queira virar o "super-homem" e fazer tudo, mas, se for muito superprotetor, pode frustrar sua parceira. Tente seguir as instruções dela e ajudá-la quando for preciso, também deixando-a ter um espaço para fazer suas próprias coisas.

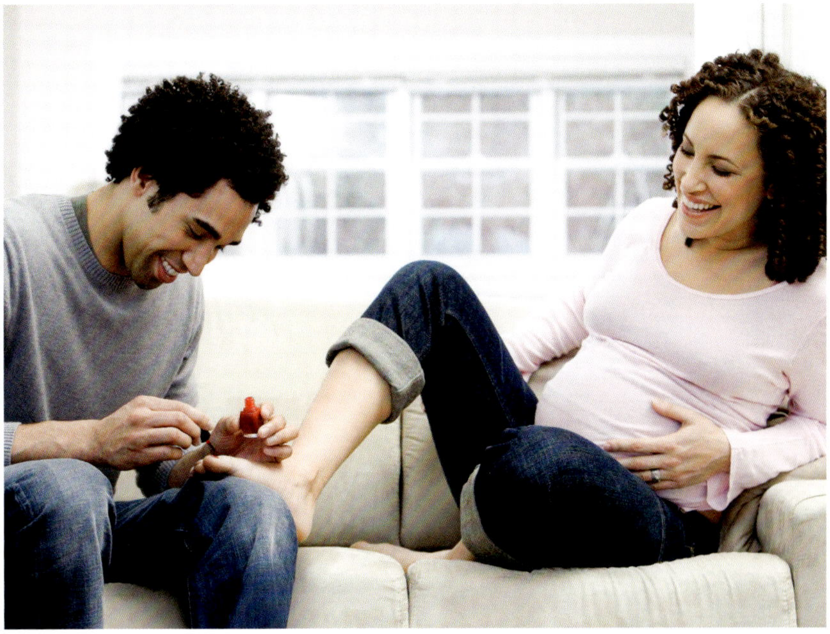

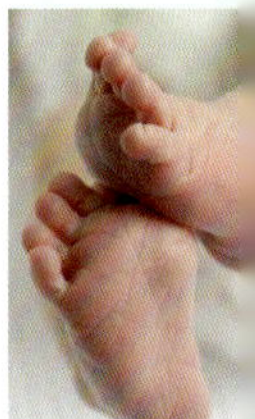

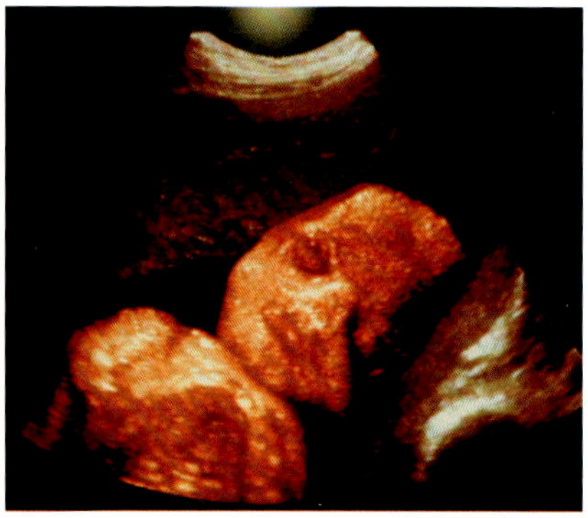

JÁ ESTÁ COM 31 SEMANAS E 6 DIAS

Faltam 57 dias...

SEU BEBÊ HOJE

Você pode ver aqui quanto líquido amniótico há em volta de seu bebê agora. No ultrassom, o líquido fica escuro na tela. Algumas vezes haverá pontinhos no líquido, que são células da pele e dos cabelos que caem à medida que seu bebê cresce.

Caso seu terceiro trimestre aconteça durante o verão, pode ser um verdadeiro desafio manter-se fresca e confortável.

Quando está quente, seu bebê vai fazer você se sufocar. Beba bastante água fresca para manter-se hidratada e leve com você um borrifador de água (que deve ser mantido na geladeira durante a noite para a água estar fria no dia seguinte), a fim de refrescar a pele quando estiver com muito calor.

Prefira roupas sem manga, feitas de tecidos naturais, como linho e algodão, que ajudam a circular o ar. Se quiser cobrir seus braços, em parte ou inteiros, vista jaquetas de manga curta ou cardigãs de algodão. Use também um chapéu e óculos escuros, principalmente se for ficar sob luz direta do sol, mesmo que por pouco tempo.

Para deixar seus pés respirar, escolha chinelos ou sandálias rasteiras – o que também pode ser uma boa opção se seus pés ficarem inchados (ver pp. 466-467).

FOCO EM... SEU BEBÊ

Ouvindo as batidas do coração

Desde as fases iniciais da gravidez, o coração de seu bebê estará batendo, e não há nada mais animador e seguro do que você mesma ouvi-lo. Seu obstetra tem uma variedade de instrumentos para ouvir os batimentos de seu bebê, incluindo um estetoscópio de Pinard e um monitor doppler, que usa a tecnologia do ultrassom (ver à direita). O coração de um bebê bate entre 120 e 160 vezes por minuto (com algumas variações) – bem mais até do que o seu, que normalmente está abaixo de 100 batimentos. O propósito de ouvir o coração é ver se os batimentos estão dentro dos limites normais e, também, mostrar para as futuras mamães que tudo está favorável. Se há um ritmo incomum ou as batidas aumentam ou diminuem inesperadamente, seu médico ou obstetra pode marcar exames para ter certeza de que está tudo bem. Algumas mulheres sentem que ouvir as batidas cardíacas do bebê ajuda a vincular-se a ele antes do nascimento.

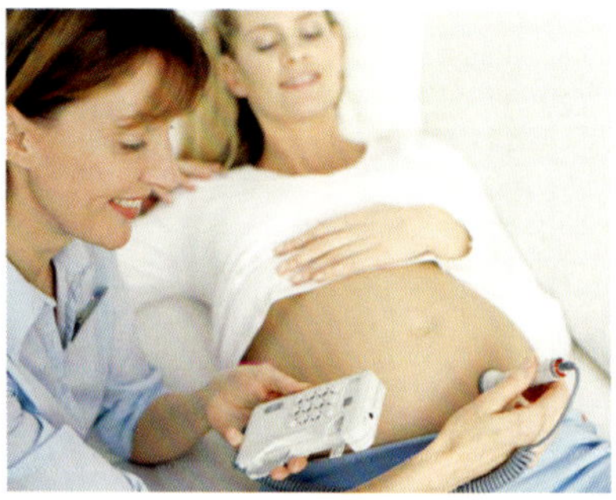

SABERES

Primeiras horas e dias

Aqui vão alguns fatos interessantes, que você pode gostar de saber, para ajudá-la a se preparar para o que acontece depois que seu bebê nasce:

- **Você pode tremer toda** logo após dar à luz, e não fique preocupada se vomitar: isto é bem normal e não há nada com o que se preocupar.
- **Bebês recém-nascidos nem sempre mamam com facilidade** (ver pp. 448-449) imediatamente. Assim como você, eles precisam praticar.
- **Dores colaterais** (a sensação de cãibras em seu útero, quando seu bebê mama) podem incomodar quase tanto quanto contrações.
- **As primeiras vezes em que você urinar** e defecar após o parto podem ser incômodas.
- **Você pode se sentir muito vulnerável** e precisar de sua mãe nos primeiros dias de maternidade.
- **Os lóquios (fluxos genitais após o nascimento)** podem ser um desafio no início, mesmo se você estiver usando absorventes íntimos maiores.
- **O vínculo com um recém--nascido nem sempre acontece** imediatamente para todas as mães, mas a espera vale a pena.

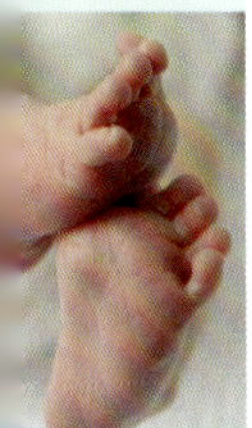

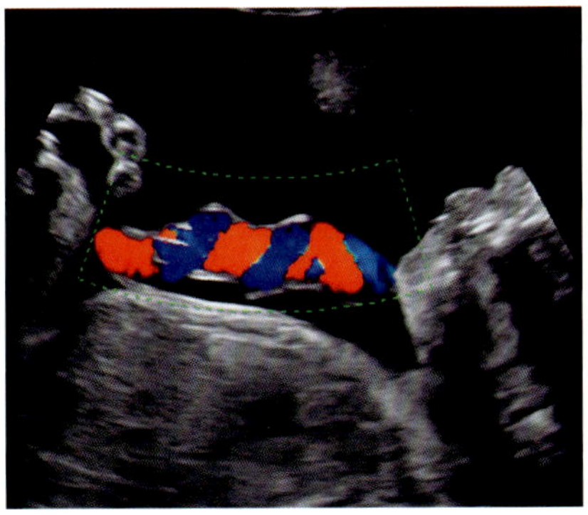

JÁ ESTÁ COM EXATAMENTE 32 SEMANAS

Faltam 56 dias...

SEU BEBÊ HOJE

O fluxo sanguíneo do cordão umbilical está destacado nesta imagem. As cores mostram a direção do fluxo. As artérias umbilicais menores, que levam o sangue em direção à placenta, podem ser vistas aqui em azul, e estão enroladas em volta da veia umbilical do centro (em vermelho).

A melhor maneira de dormir o suficiente é diminuir o ritmo mental e relaxar.

Você pode ter dificuldade para dormir, em parte porque sua barriga faz com que se deitar em certas posições seja incômodo, mas também porque você tem muito em que pensar agora. Tente reservar um tempo com seu parceiro, todas as noites, para relaxar e ficar juntos com seu barrigão. Até mesmo ficar 10 minutos sem fazer nada, além de se concentrar em si mesma, no seu corpo, no seu parceiro e no bebê, pode ser revigorante e rejuvenescedor.

Coloque-se em uma posição confortável e tente se concentrar no interior de seu corpo, tirando da cabeça todas as preocupações externas. Primeiro, concentre-se em diminuir sua respiração, depois, desvie seus pensamentos para um lugar e um tempo em que você se sentia feliz e relaxada – por exemplo, quando esteve de férias andando na praia. Depois, concentre-se em contrair, e depois relaxar, um grupo de músculos por vez, ou imagine uma bola de calor passando devagar sobre seu corpo e membros, fazendo com que você se sinta aquecida, completa e relaxada.

Você pode querer envolver seu parceiro. Talvez ele possa sentar-se com você, com as mãos ou a cabeça em sua barriga, e sincronizar a respiração dele com a sua. Só ficar perto de seu parceiro, mesmo sem conversar, pode relaxar vocês dois e uni-los.

VESTINDO-SE PARA EXERCÍCIOS

Neste último trimestre, vestir-se apropriadamente para os exercícios pode fazer toda a diferença em suas atividades e no modo como se sente.

Durante a gestação, é possível ficar bonita com suas roupas de ginástica, ao mesmo tempo que elas suportam sua barriga e seus seios. Vista o tamanho correto – tentar caber em roupas que já não lhe servem mais há três meses será incômodo, restritivo e pode dificultar sua respiração.

Há linhas ótimas de roupas para exercícios na gravidez, com um bom corte e bastante espaço para sua barriga. Se, no entanto, você prefere ficar mais coberta quando estiver se exercitando, vista uma camiseta larga e calças de moletom largas ou *shorts* mais soltinhos. Use algo que a faça ficar confiante e confortável.

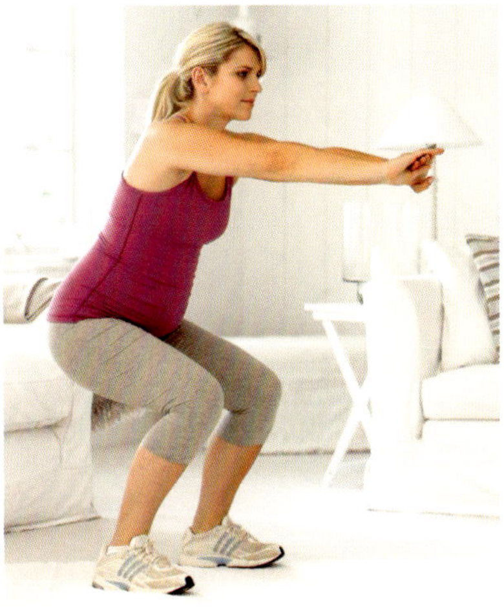

Há disponíveis algumas cintas de suporte práticas, que podem fazer com que seu exercício cardiovascular seja muito mais confortável. Se você vai ter gêmeos, esta é uma ideia ainda melhor para seu guarda-roupa de exercícios. A maioria das cintas de suporte é feita de tecido elástico com velcro, que pode ser ajustado para o tamanho de sua barriga. Outra alternativa é usar uma bandagem de crepe em volta da região pélvica – logo abaixo da barriga – para apoiar o peso.

Seus seios vão precisar de suporte adicional nesta fase da gravidez, ainda mais quando estiver se exercitando. Um sutiã esportivo, que serve direitinho, é muito importante em qualquer atividade, pois o tecido delicado do seio pode se enfraquecer com o aumento da pressão em seus seios maiores e mais pesados. Se eles estão muito grandes e você acha que usar um sutiã esportivo não é o suficiente, tente usá-lo por cima de seu sutiã comum.

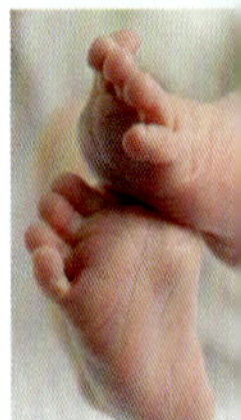

Sua 33ª semana

É DIFÍCIL IMAGINAR COMO VAI SER A VIDA COM UM NOVO BEBÊ

Todas as futuras mães, e não somente as de primeira viagem, acham difícil imaginar a vida depois da chegada do bebê. As expectativas, sonhos e esperanças dos últimos meses estão quase se tornando realidade – o que pode ser muito diferente do que você esperava. Concentrar-se em assuntos práticos, como as celebrações de depois do nascimento e o cuidado futuro com a criança, pode ajudar. E também fazer planos para recuperar o corpo de antes da gravidez – o barrigão não vai estar com você para sempre, mesmo que assim pareça.

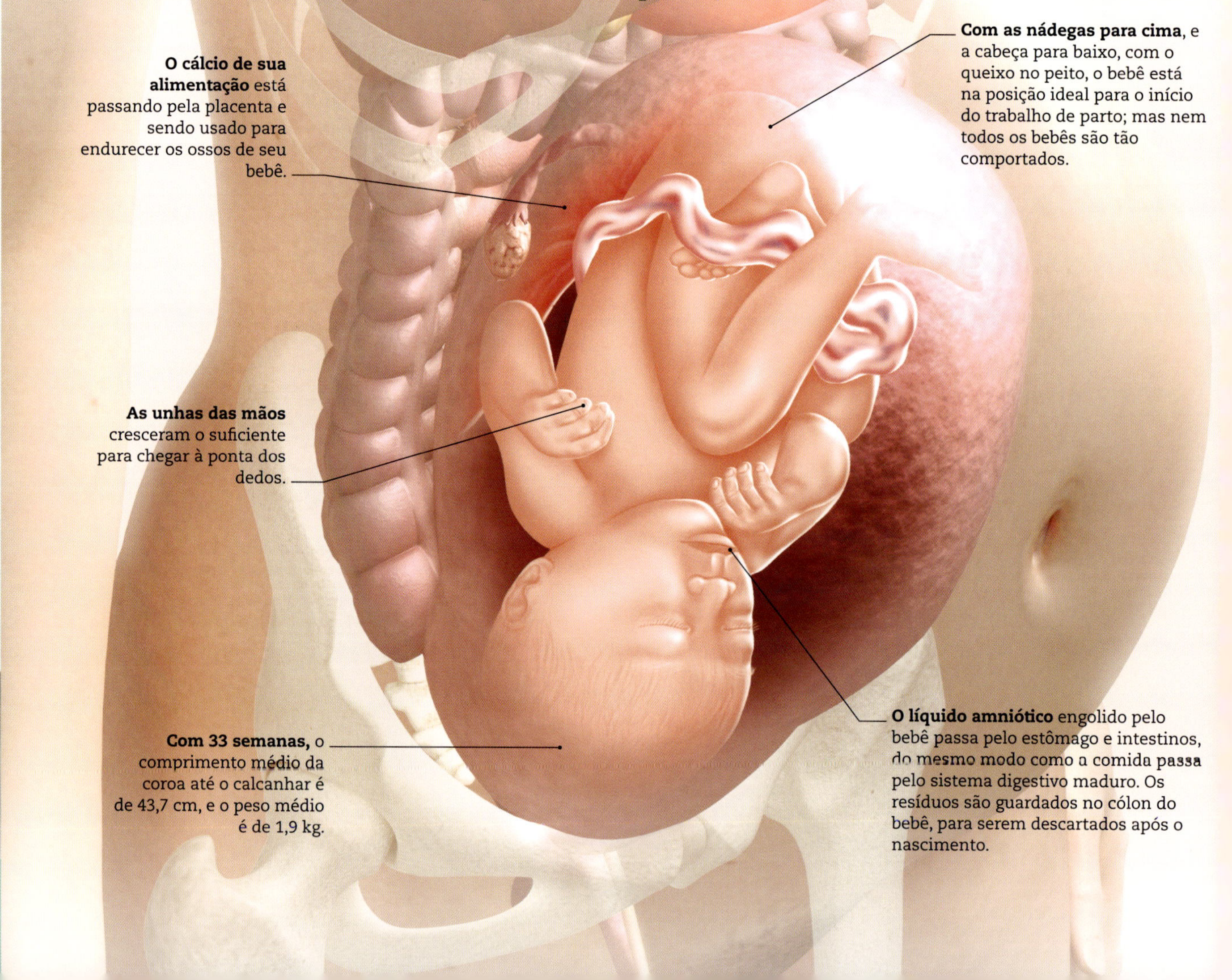

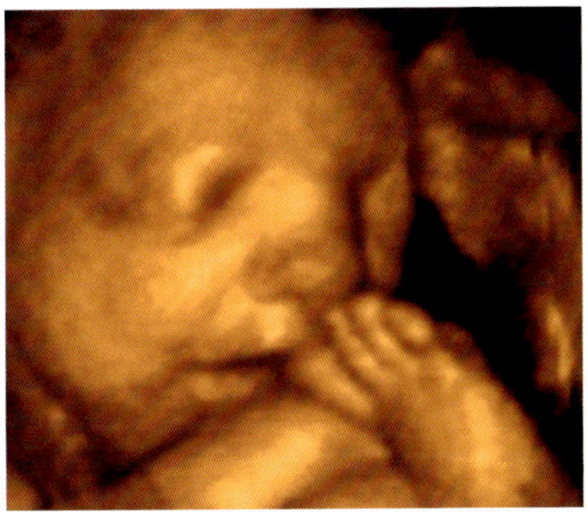

JÁ ESTÁ COM 32 SEMANAS E 1 DIA

Faltam 55 dias...

SEU BEBÊ HOJE

Nesta imagem, as mãos estão dobradas sobre o queixo e há um pé próximo à boca e ao nariz. Pode parecer que seu bebê é um contorcionista, mas, como ele ainda está bem magrinho, as articulações permitem uma flexibilidade muito grande.

É natural pensar que sua forma nunca mais vai voltar ao normal – mas ela volta!

Nesta fase do terceiro trimestre, você ainda deve ganhar cerca de 0,5 kg a 1 kg por semana, mas o ganho de peso tende a diminuir nas últimas semanas da gravidez. Agora, sua barriga vai esticar e seu umbigo pode ficar saliente – é possível que esteja tão grande que marque as roupas (ver p. 319). Em seu segundo trimestre, você pode ter desenvolvido uma *linea nigra*, uma pigmentação escura a partir do centro do abdome para baixo (ver p. 170).

Como a maioria das mulheres, você provavelmente está feliz e animada com a ideia de ter um bebê, mas um pouco preocupada em retornar à sua forma de antes do nascimento.

PERGUNTE AO... OBSTETRA

Eu quero trabalhar até o nascimento – isso é permitido? Sim, mas você deve conversar com seu obstetra para avaliar qual é a melhor opção para você. Pense bastante antes de tomar esta decisão: o final da gravidez pode ser muito cansativo e, se seu trabalho é física ou mentalmente exigente demais, talvez seja melhor começar sua licença antes da data prevista. Você também pode precisar de tempo para se preparar para a chegada de seu bebê.

Algumas mulheres ficam bem chateadas com o pensamento de que sua barriga pode não voltar à forma inicial, e isto pode ser completamente normal. Fique tranquila porque, com exercícios leves, e a continuação de sua dieta saudável da gravidez, sua forma pode voltar a ser como era e seu umbigo retornar à sua forma normal em seu tempo.

O mais importante é lembrar que isso vai demorar um pouco: afinal, demoraram nove meses para você ganhar todo esse peso.

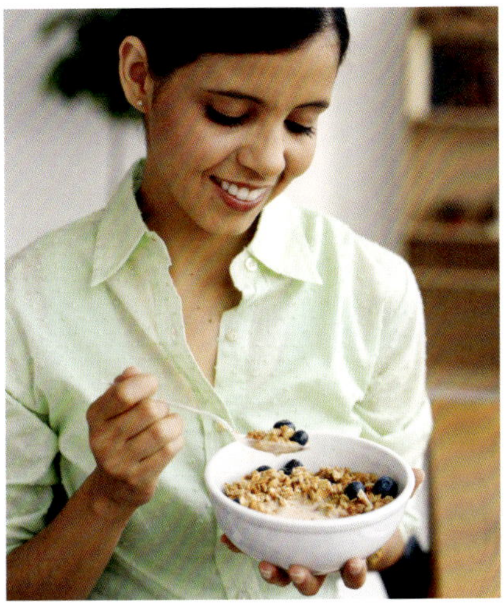

Uma dieta rica em fibras é boa para a saúde em qualquer momento da vida, mas principalmente durante o último trimestre da gravidez para aliviar sintomas comuns como a constipação.

FOCO EM... NUTRIÇÃO

Fibras fabulosas

A ingestão de fibras é o modo mais natural de manter os intestinos regulados, e elas ajudarão a prevenir ou aliviar a constipação, problema comum no terceiro trimestre.

Se você seguir uma dieta baseada em cereais integrais, leguminosas, sementes, vegetais e frutas, provavelmente obterá fibras dietéticas o suficiente. O Ministério da Saúde recomenda o consumo de 25 g de fibras por dia. Portanto, se todas as suas refeições tiverem cereais integrais ricos em fibras e se você incluir leguminosas, como lentilhas, feijão e ervilha, além de comer um mínimo de cinco porções de vegetais e frutas por dia, você chegará muito perto disso.

A ingestão de fibras a ajudará a se sentir mais saciada, o que pode ajudar a evitar que você coma em excesso e ganhe peso demais. Se você tomar um café da manhã rico em fibras, por exemplo, estará menos propensa a beliscar mais tarde.

As fibras também contribuem para o controle do diabetes, abaixam o colesterol e diminuem o risco de doenças cardíacas.

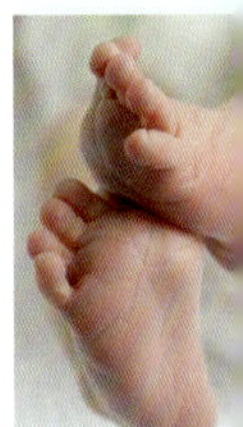

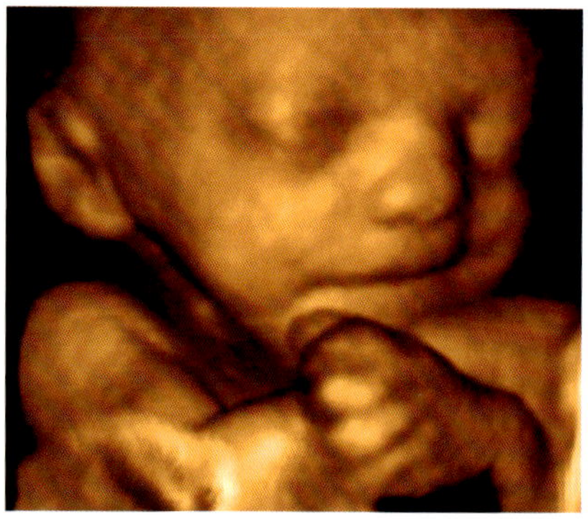

JÁ ESTÁ COM 32 SEMANAS E 2 DIAS

Faltam 54 dias...

SEU BEBÊ HOJE

Durante esta semana, as unhas das mãos de seu bebê ficam completas e, agora, chegam à ponta dos dedos. Mergulhadas em líquido amniótico, elas permanecem bem moles e só depois de nascer é que seu bebê vai se arranhar ou precisar de luvinhas.

A cada 40 minutos, seu bebê engole líquido amniótico: o suficiente para encher seu estômago, antes de esvaziá-lo de volta na bolsa amniótica.

Seu bebê está engolindo e reciclando quase 0,5 l de líquido amniótico por dia. Além de prover nutrientes para ele, especialmente proteínas, o líquido é importante para o desenvolvimento sadio dos intestinos. O paladar do bebê agora já se desenvolveu tanto que, se você comeu algo apimentado, ele percebe nos fluidos que ingere.

O líquido amniótico não entra nos pulmões; desce pelo esôfago até o estômago, onde é armazenado por pouco tempo. Nesta fase, o estômago enche-se a cada 40 minutos, mas, a partir da 35ª semana, ele cresce e o tempo vai para 80 minutos. Em ondas, as contrações musculares empurram o líquido para o intestino delgado e, depois, para o grosso. Conforme aí chega, a água é reabsorvida, então somente os resíduos, isto é, o "mecônio", chegam ao cólon, a seção final do intestino, que vai estar repleta no momento em que seu bebê nascer. Em geral, bebês não soltam o mecônio antes de nascer, só logo após. O mecônio consiste em células da pele, lanugem e verniz caseoso, e sua coloração é esverdeada por causa da bilirrubina, um produto da quebra das células vermelhas do sangue.

FOCO EM... NASCIMENTO

Alarmes falsos

Nas próximas semanas, enquanto você e seu parceiro esperam a chegada de seu bebê, pode haver um ou dois alarmes falsos, especialmente se este é seu primeiro bebê. O alarme falso pode vir a qualquer hora do dia ou da noite e não vai respeitar reuniões importantes nem prazos finais.

Isto pode ajudar – a você e ao seu parceiro – a se familiarizar com os sinais indicativos de que o parto pode estar começando (ver pp. 409-411). Se, no entanto, sua dúvida permanece, contate o obstetra, para ter certeza de que o parto não começou, que ainda não é hora. Ele está acostumado a lidar com alarmes falsos e não se importa que você o contate.

COCEIRAS NA PELE

É comum a pele de sua barriga coçar. Como ela se distende e afina, pode ficar seca. Tente usar um creme hidratante para aliviar a coceira.

Se, no entanto, você tem coceiras muito fortes no abdome ou na palma das mãos ou sola dos pés, procure seu médico. Esta coceira pode ser um sinal de colestase obstétrica (ver p. 473), um problema raro da gravidez, relacionado ao fígado, que faz com que sais da bile entrem na corrente sanguínea, o que provoca bastante coceira na pele (especialmente de mãos e pés), mesmo não tendo lesões. Esse problema também pode causar uma deficiência de vitamina K, a que coagula o sangue, e sua deficiência aumenta o risco de sangramentos, tanto para a mãe quanto para o bebê.

Medicação para segurar os sais da bile associada a suplementos de vitamina K é um tratamento muito eficiente. Alguns estudos sugerem que uma indução precoce do trabalho de parto (por volta da 37ª semana) ajuda a evitar complicações. Geralmente, depois do parto, isso se resolve sem danos ao fígado no longo prazo.

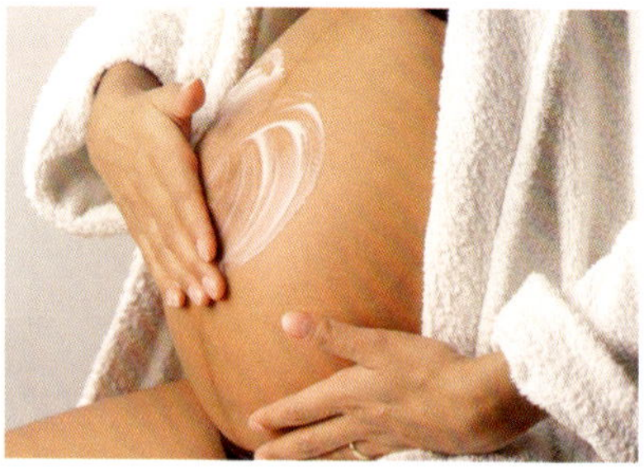

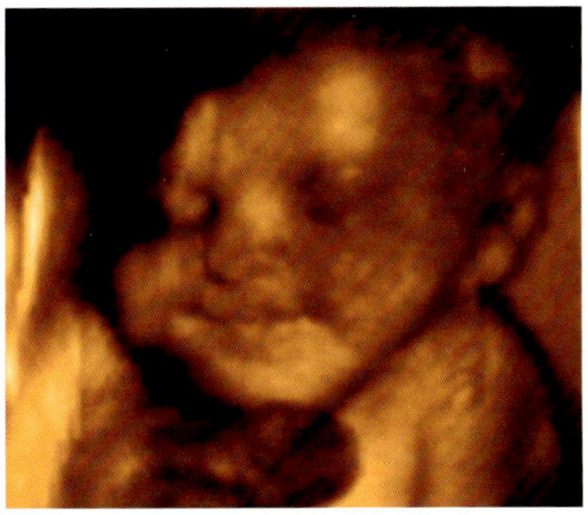

JÁ ESTÁ COM 32 SEMANAS E 3 DIAS

Faltam 53 dias...

SEU BEBÊ HOJE

A posição de seu bebê no útero é influenciada por sua própria postura. A gravidade tem alguma influência no bebê; portanto, estar em pé ou sentada, ou deitar-se de um lado ou de outro afeta a posição para onde as costas do bebê estão viradas, assim como o lado para o qual ele se vira.

Como seu abdome cresce, é normal sentir que precisa de um apoio para a barriga enquanto você anda.

É provável que você tenha mudado seu tipo de exercícios por causa do crescimento de seu abdome. Foi preciso, talvez, parar de correr na esteira e fazer caminhadas rápidas (ou não tão rápidas!), por exemplo. Se acha que até andar faz com que sua barriga e a pelve fiquem doloridas ou incômodas, é comum segurar a barriga com as mãos, para tentar dar um apoio extra. Algumas mulheres dizem que parece que o bebê "pode cair".

Um investimento bom é a cinta de suporte para a gravidez: feita de tecido elástico, este item é muito útil e apoia a barriga, podendo ajudar a prevenir dores na parte inferior das costas.

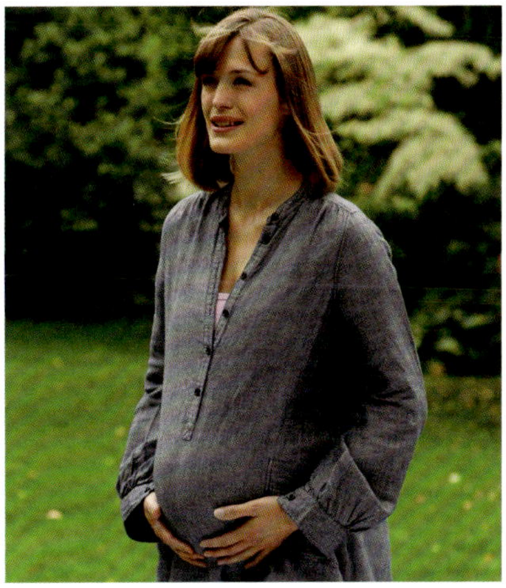

Andar em um ritmo confortável quando você está grávida faz com que sua barriga se mova e seu instinto pode ser o de apoiá-la com as mãos.

BABÁS ELETRÔNICAS

Babás eletrônicas surgiram no início dos anos 1980 e hoje há diversos modelos no mercado, o que torna difícil escolher uma. Mesmo variadas, elas têm sempre os mesmos componentes básicos – um mínimo de duas unidades: uma que transmite os sons de seu bebê e uma que fica com você, para ouvir se ele está chorando ou fazendo barulhos. Monitores por vídeo que permitem você ver e ouvir seu bebê são cada vez mais populares.

Em geral eles incluem uma tela que mostra luzes e sons, um sensor de temperatura, a opção de usar energia elétrica ou bateria e a função de falar pelo monitor. Sua escolha depende de preferências pessoais e de quanto tem para gastar.

FOCO EM... SEU BEBÊ

Reposicionando o bebê

Seus movimentos durante o fim da gravidez podem afetar a posição de seu bebê. Em condições ideais, ele deve estar de cabeça para baixo, virado para as suas costas e com o queixo apoiado no peito. Você pode influenciar nesta posição fetal perfeita da seguinte maneira:

- **Fique de quatro por alguns minutos,** movimentando muito de leve seus quadris de um lado para outro, sem tensionar sua lombar.
- **Sente-se com os joelhos mais baixos do que a pelve,** e o corpo levemente inclinado para a frente.
- **Ajoelhe-se no chão,** apoiada em um pufe, em almofadas ou numa bola de parto.
- **Sente-se em uma bola de parto,** com as pernas levemente separadas e joelhos mais baixos do que os quadris e, então, mova a pelve.
- **Ficar na posição do alfaiate,** sentada no chão, com as costas retas e as solas dos pés unidas. Deixar cair os joelhos para os lados e apoiar os cotovelos na parte interna das coxas.
- **Nade** no estilo peito, que ajuda a abrir a pelve.

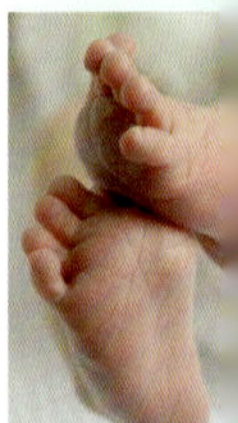

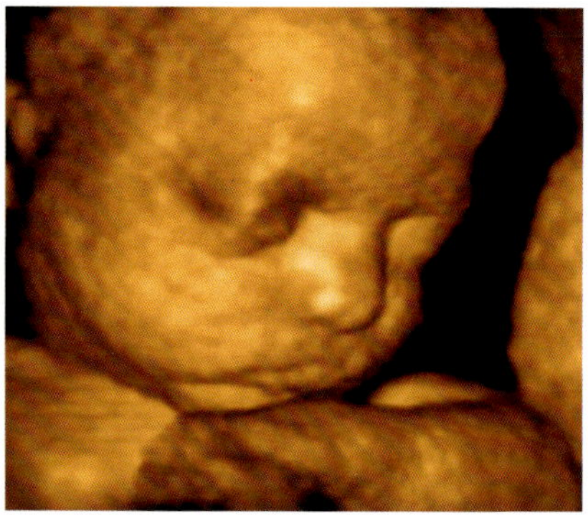

JÁ ESTÁ COM 32 SEMANAS E 4 DIAS

Faltam 52 dias...

SEU BEBÊ HOJE

A imagem mostra a ponta, agora mais bem formada, do nariz de seu bebê. O rosto está ficando mais arredondado e alguns bebês parecem bem gordinhos a partir deste momento. Sombras no topo e em volta da cabeça dão, cada vez mais, a ilusão de cabelo.

Nesta fase da gravidez, as unhas das mãos de seu bebê cresceram e alcançaram a ponta dos dedos.

As unhas das mãos de seu bebê começaram a aparecer por volta da 23ª semana, e como o desenvolvimento dos braços é sempre mais avançado que o das pernas, as unhas dos pés começaram a se desenvolver quatro semanas depois.

A formação da unha inicia-se na prega ungueal na ponta dos dedos. Na base dessa prega, as células começam a se endurecer e formam a unha por queratinização. A partir dessas novas células, formadas no leito ungueal, elas crescem, demorando cerca de nove semanas para chegar à ponta dos dedos das mãos (mais quatro semanas, nas unhas dos pés).

A unha é inteira da mesma cor, mas parece haver uma parte branca por não ter embaixo dela o leito ungueal, que é rico em sangue, dando a ilusão de cor. Como as unhas já chegaram à ponta dos dedos, é provável que precise apará-las pouco tempo depois do nascimento. As unhas de um recém-nascido são bem finas e macias, e pode ser mais fácil apará-las com a lixa. Ou corte-as com uma tesoura para unhas de bebê, enquanto ele estiver dormindo e não se mexendo muito.

FOCO EM... SEU CORPO

Ioga é um ótimo exercício, para a mente e o corpo, durante a gestação, e pode ser fundamental nas preparações do parto, se você escolheu ter aulas de parto ativo (ver p. 333). Um instrutor vai montar uma rotina com base em seu corpo e no estágio da gravidez. Os alongamentos individuais mostrados abaixo são ideais para abrir a pelve e fortalecer as pernas. Ao praticá-los enquanto grávida, é possível usá-los com mais eficiência e confiança durante o parto. Ao praticar a posição de cócoras, uma boa ajuda é ter seu parceiro como apoio de suas costas.

Fique de cócoras, com seus calcanhares no chão e coluna reta; mas somente se achar fácil ficar assim.

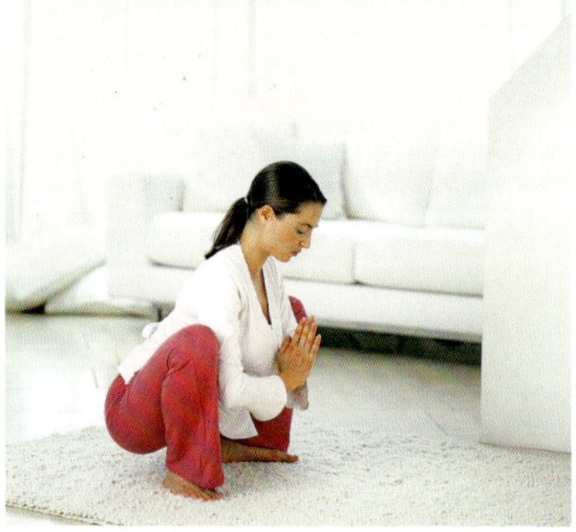

Sente-se com a perna esquerda esticada à sua frente e a perna direita flexionada. Gire suavemente o corpo, colocando as mãos no chão para apoiar-se melhor.

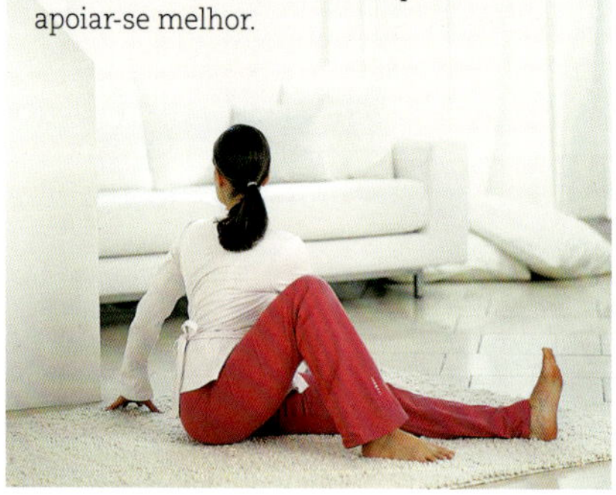

Sente-se com uma perna esticada para trás e a outra flexionada sob sua barriga. Alongue-se para o alto, respirando profundamente.

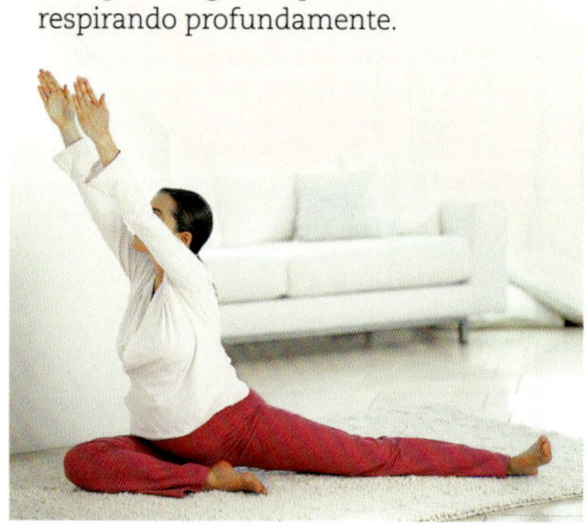

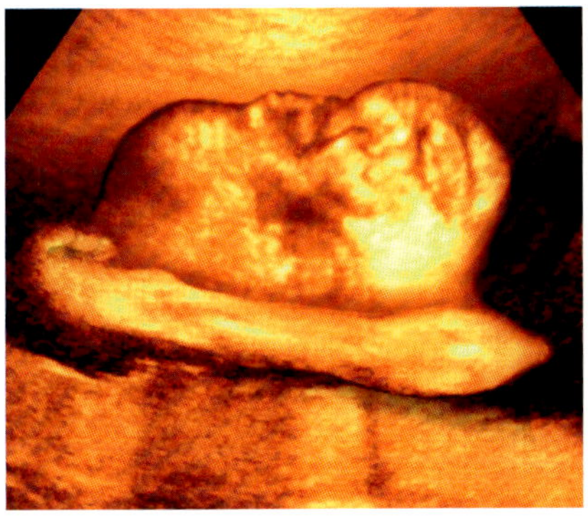

JÁ ESTÁ COM 32 SEMANAS E 5 DIAS

Faltam 51 dias...

SEU BEBÊ HOJE

Nesta imagem, o bebê está deitado de lado com o braço sob a cabeça, parcialmente fora da visão em 3D. Isto permite que o ultrassom veja dentro do braço. Parte dos ossos (cotovelo e antebraço) mostra-se bem brilhante.

Para acostumar-se com o fato de que logo seu recém-nascido chegará, comece a pensar na vida de vocês após o nascimento.

Agora, é comum que amigos e família falem sobre o que vai acontecer após o nascimento e como será quando você tiver um bebê.

Se este for o seu primeiro bebê, é possível que não consiga imaginar como é ser mãe, e, mesmo já tendo um bebê, nunca teve o segundo ou o terceiro, e não sabe como é ter mais um. É claro que a vida vai continuar, mas pode ser difícil imaginar-se depois do parto e como vai ficar a vida com um recém-nascido. Como sempre, continue conversando com as pessoas próximas sobre como se sente: animada, ou assustada e despreparada (geralmente os três, em sucessão rápida). Fale o que pensa ou o que espera que aconteça depois que o bebê nascer, por exemplo, com os avós ou outras pessoas que vão visitá-la, e se gostaria de fazer uma festa de batizado ou de nomeação – ou nada disso. Isto pode ajudá-la a se acostumar não só com a ideia de que está grávida, como também de que há um bebê a caminho.

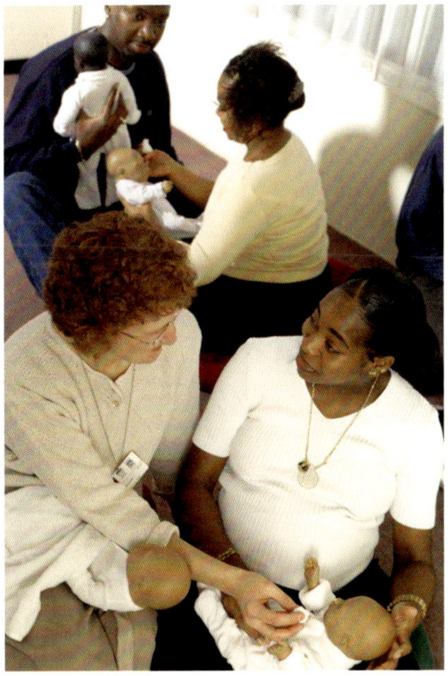

Aulas pré-natais são maravilhosas para trocar ideias e informações com pessoas na mesma posição que você. Longas amizades podem formar-se aqui.

PERGUNTE AO... OBSTETRA

Como posso me beneficiar das aulas pré-natais? Nelas você tem a oportunidade de compartilhar informação, ideias, medos e preocupações sobre o parto, em um ambiente confortável, além de discutir e decidir sobre assuntos que vão afetar o modo como você vai dar à luz. Você também encontra outros futuros pais. Muitas vezes, as amizades que nascem nessas aulas continuam depois do nascimento, pois vocês vão ajudar uns aos outros em seu novo papel. Na maioria das aulas, você recebe conselhos sobre:

- **Técnicas de parto testadas e aprovadas:** como respirar com a dor, massagem, sustento e alguns exercícios de visualização positiva.
- **Opções para o alívio da dor** e uma gama de alternativas naturais (ver pp. 396-407).
- **Como apresentar** (e preservar) seu plano de parto (ver p. 303).
- **O apoio prático e emocional** que um parceiro pode oferecer.
- **Os itens necessários** para um parto em casa ou no hospital (ver pp. 341 e 358).

Você vai ouvir conselhos sobre a preparação para o parto, o que esperar durante os primeiros dias e como encorajar a recuperação depois; e também receber dicas de como cuidar de um recém-nascido, incluindo troca de fraldas, banho e amamentação.

FALANDO NISSO...

No primeiro parto, o colo dilata cerca de 0,5 cm por hora, e 1,5 cm a cada hora para os bebês seguintes.

No primeiro parto, na fase de expulsão, as mães empurram o bebê por mais ou menos uma hora; no segundo, geralmente por meia hora.

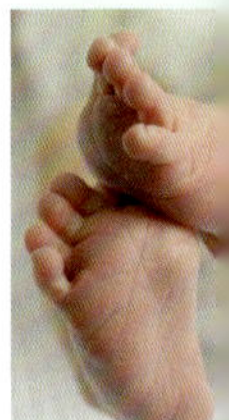

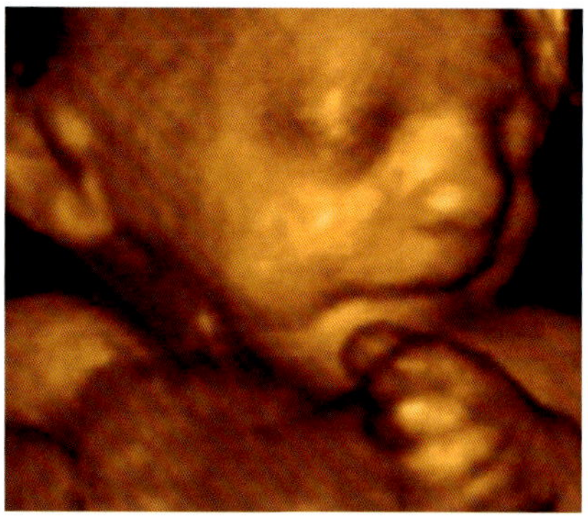

JÁ ESTÁ COM 32 SEMANAS E 6 DIAS

Faltam 50 dias...

SEU BEBÊ HOJE

Esta imagem mostra o esboço de um sorriso. Seu bebê muitas vezes estará sorrindo, pondo a língua para fora e fazendo todo o tipo de caretas. Também pode ter soluços, que você talvez comece a perceber agora.

Com um recém-nascido, dias e noites passam voando. Comece a pensar, bem antes de precisar, em quem vai cuidar do bebê.

Parece impossível, mas acredite: antes mesmo de o bebê nascer, você precisa pensar em quem vai cuidar dele. É útil considerar as opções enquanto você ainda tem tempo. Há dois tipos principais de cuidados: dentro e fora de sua casa. No primeiro caso, você pode ter uma babá que more, ou não, com você, ou a ajuda de sua mãe, de uma cuidadora *au pair* (o que pode ser aceitável, se você trabalha em casa, por exemplo, e pode supervisionar), ou talvez um membro da família ou amigo que esteja preparado para ir à sua casa e cuidar de seu bebê. Se escolher levar o bebê para outro lugar, há várias opções, que incluem creche, maternal, a creche de seu emprego, ou babás ou parentas em suas próprias casas. Antes de se decidir sobre algum tipo em particular, é uma boa ideia investigar os custos e a disponibilidade em sua área. Você pode visitar algumas creches ou outros serviços próximos a você, só para ter uma ideia do que eles podem oferecer, e estabelecer agora o que quer e o que não quer. Em segundo lugar, lembre-se de que creches e babás de alta qualidade são sempre procuradas e, mesmo que você não esteja totalmente certa de quando vai voltar ao trabalho, provavelmente é bom deixar o nome (ou pelo menos o sobrenome!) de seu bebê em alguns locais, para ter opções quando a hora chegar.

FOCO EM... PAIS

Acompanhando o parto

Muitos futuros pais estão ansiosos para ficar com as parceiras durante o trabalho de parto e o nascimento. Isto geralmente ocorre por estarem acompanhando um dos fatos mais intensos por que uma mulher pode passar. Mas é comum que tenham dúvidas quanto ao que podem fazer para ajudar.

Há muitas maneiras para auxiliar sua parceira durante o parto: ficando consciente de seus desejos, falando por ela, se ela não puder, e repetindo o que foi dito, se ela não ouviu claramente. Ou dando algo de beber, esfregando as costas, secando o rosto dela com um paninho, ligando ou desligando a música, sendo encorajador e solidário.

Ir às aulas pré-natais pode ser útil (ver p. 331). Você vai aprender mais sobre parto e nascimento, e como apoiar sua parceira física e emocionalmente.

CONSUMO DE CÁLCIO

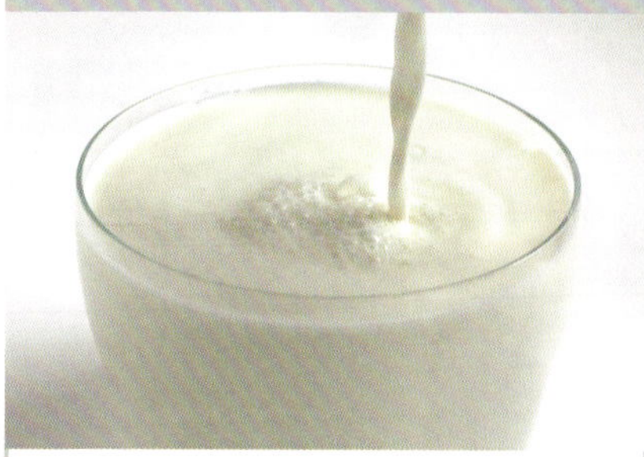

O cálcio é transferido para seu bebê por meio da placenta para o desenvolvimento do esqueleto e dos dentes, e também para o sangue.

Seu corpo se adapta para otimizar a quantidade de cálcio recebida por seu bebê. Se sua dieta for pobre em cálcio, ele será mobilizado de seus ossos para seu bebê – então seu bebê não ficará sem cálcio, mas você, sim.

A vitamina D é necessária para ajudar seu corpo a metabolizar o cálcio, então tome um suplemento diário de 10 mcg. Além disso, procure ingerir muitos alimentos ricos em cálcio, especialmente derivados do leite, por serem especialmente bons para ajudar a prevenir perda de massa óssea. Um copo de leite fornece sozinho 300 mg dos 800 mg de cálcio necessários em um dia. Ver também página 114 para boas fontes de cálcio.

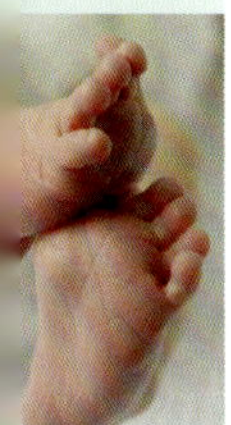

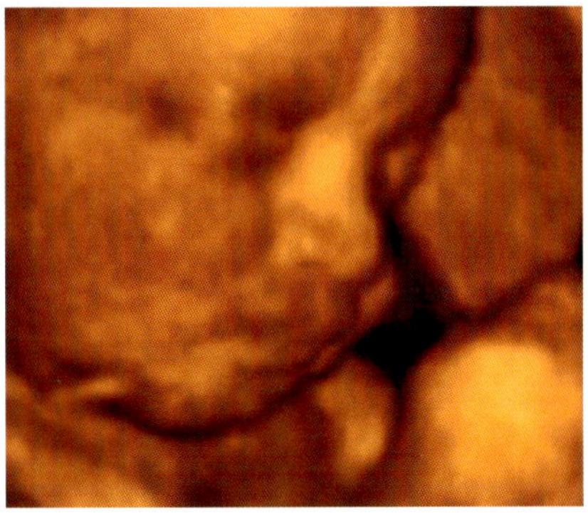

JÁ ESTÁ COM EXATAMENTE 33 SEMANAS

Faltam 49 dias...

SEU BEBÊ HOJE

Logo os pulmões de seu bebê vão poder, após o nascimento, sustentá-lo sozinhos, mas, com 33 semanas, a maioria dos bebês ainda precisaria de alguma ajuda para respirar se nascesse prematuro. Dentro do útero, seu bebê pratica regularmente movimentos respiratórios.

Escolher quem estará presente no parto com você é uma grande decisão, então comece enquanto tem tempo para pensar.

Você pode escolher quem quiser para ser seu acompanhante de parto, embora a equipe da ala de partos possa se opor se você levar um time completo! Se quer mais de um acompanhante, procure antes a aprovação da equipe médica e coloque isso em seu plano de parto (ver pp. 181 e 303). Você pode querer chamar sua mãe, irmã ou uma amiga próxima, além de seu parceiro. Ele pode não estar lá, por exemplo, se for necessária uma viagem. Se for confortável assim ou achar que pode se beneficiar com outra pessoa estando lá, convide. É possível colocar quem você quiser como acompanhante(s) em seu plano de parto. É claro que, se for convidar alguém além de, ou em vez de, seu próprio parceiro, converse antes com ele, pois pode não ficar muito feliz com a ideia de sua mãe estar presente, e você vai ter de explicar que gostaria da presença dela ao seu lado. Lembre-se de que esta é uma ocasião especial também para ele, que pode ter uma preferência própria sobre quem gostaria que estivesse presente no nascimento.

Agora pode ser uma boa hora para decidir coisas como um vídeo do nascimento. Mas é preferível seu parceiro estar ajudando você, em vez de segurando uma câmera!

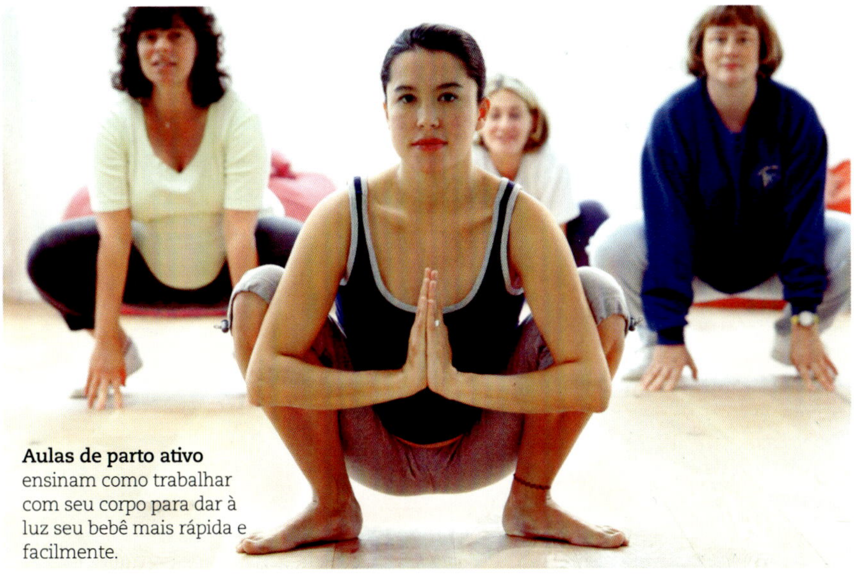

Aulas de parto ativo ensinam como trabalhar com seu corpo para dar à luz seu bebê mais rápida e facilmente.

HORA DE PENSAR EM...

Aulas de parto ativo

O propósito do parto ativo é fazer as mulheres se sentirem bem com seu corpo e dar a elas a confiança necessária de que têm capacidade física e mental necessária para uma bem-sucedida experiência de parto. As aulas geralmente são gerais e não dependem do nível de capacidade física, da flexibilidade e do estágio de sua gestação.

- **Aulas de parto ativo** usam os benefícios da ioga e de exercícios como preparação tanto física quanto mental para o parto.
- **A ioga fortalece o corpo,** melhora a postura e a circulação, e ensina como usar o relaxamento e a respiração para aliviar o estresse.
- **Assim como as aulas pré-natais,** as de parto ativo permitem que você conheça outros futuros pais e mães, que podem compartilhar suas experiências.
- **O lado ruim das aulas de parto ativo** é que nem sempre são fáceis de encontrar. Elas têm de ser reservadas antecipadamente e podem ser caras. Peça ao seu obstetra detalhes sobre quaisquer aulas locais de parto ativo.

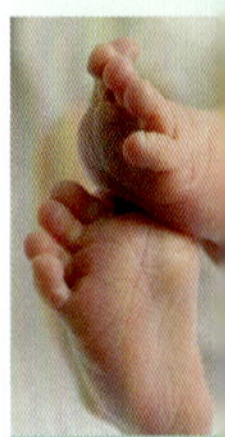

Sua 34ª semana

SEU BEBÊ ESTÁ QUASE TOTALMENTE FORMADO PARA O MUNDO EXTERIOR

Se o seu bebê nascesse nesta semana, ele ainda precisaria de alguma ajuda para respirar e alimentar-se. Mas é bom saber que ele está basicamente em forma para sobreviver. No entanto, é improvável que você vá entrar em trabalho de parto tão cedo. Agora é a hora de começar a praticar os exercícios de relaxamento e alívio da dor que você tem aprendido nas aulas pré-natais. Quanto mais você conhecer essas técnicas, mais elas vão ajudá-la durante o parto.

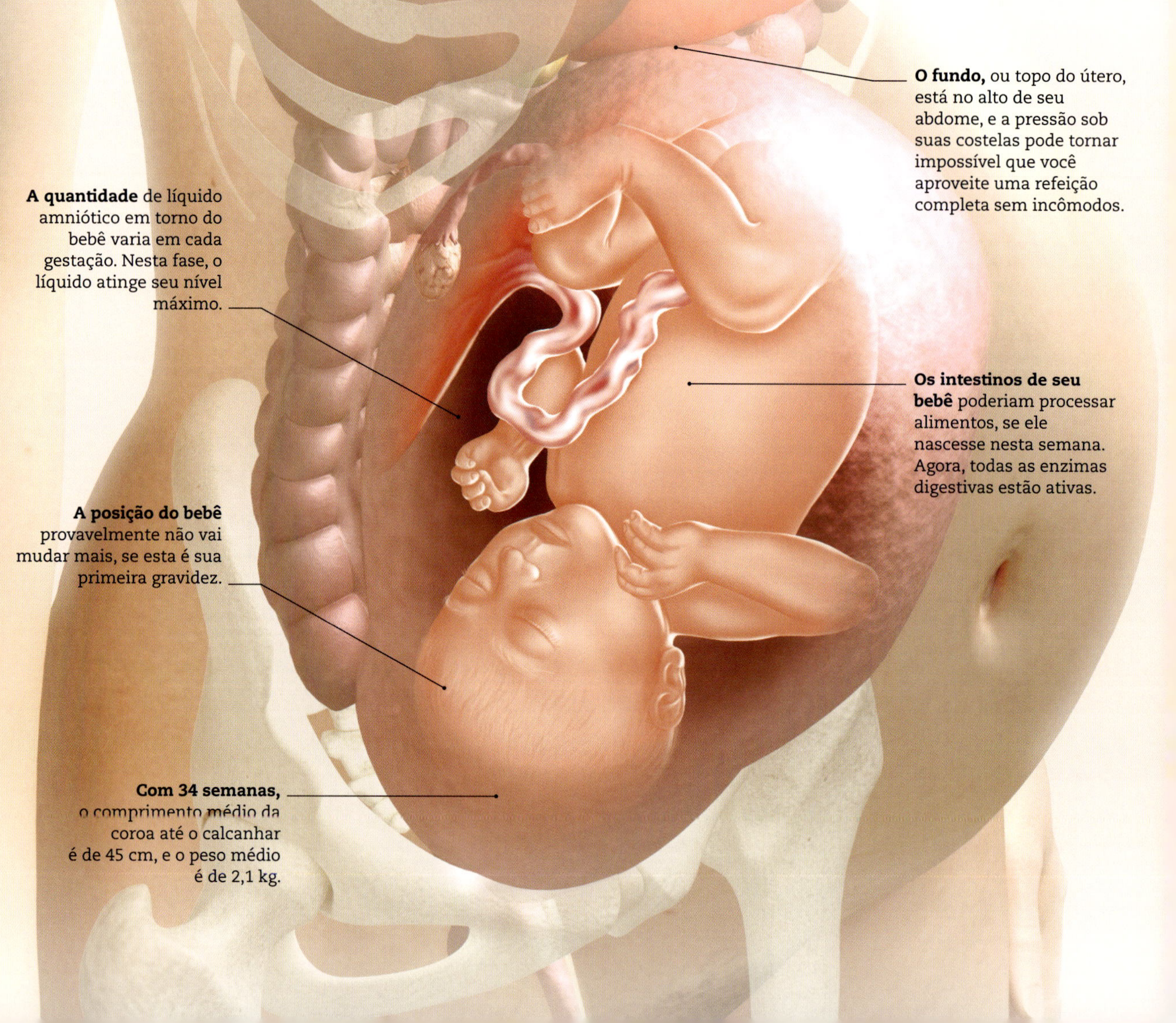

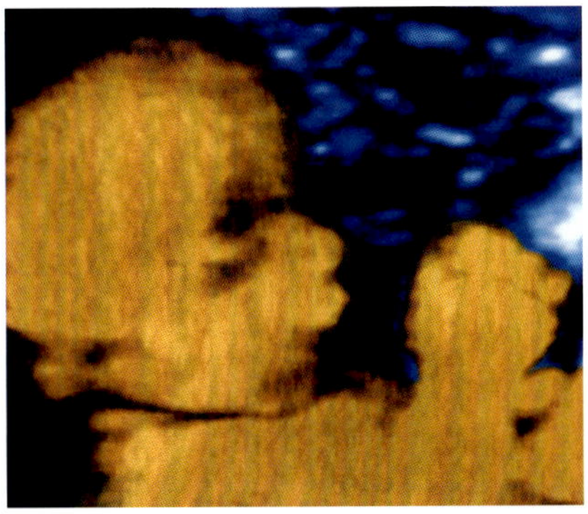

JÁ ESTÁ COM 33 SEMANAS E 1 DIA

Faltam 48 dias...

SEU BEBÊ HOJE

É provável que, nesta fase, seu bebê já esteja de cabeça para baixo. A cabeça é a parte mais pesada, e a gravidade, junto com a forma de seu útero, favorece esta posição. Na próxima visita, pergunte ao seu obstetra se pode determinar a posição para você.

É muito provável que, em uma gravidez de gêmeos, o parto seja prematuro, então quem cuida de seu pré-natal deverá estar alerta.

Ainda há seis semanas até a data prevista para uma gravidez unípara, mas, se são gêmeos, a partir de agora podem nascer a qualquer momento. Trinta e sete semanas é considerado termo para gêmeos, e aproximadamente metade deles nasce antes dessa data. Em mulheres que vão ter gêmeos, há um risco maior de pressão alta, pré-eclâmpsia, insuficiência placentária, diabetes gestacional e parto prematuro. Mas há muitas mulheres que dão à luz gêmeos naturalmente, e muitos médicos permitem que a gravidez continue até as 40 semanas, sendo então oferecida uma indução.

Se os bebês estiverem em alguma posição que não de cabeça para baixo, ou a placenta estiver em uma posição estranha, como perto do colo do útero, poderá ser recomendada uma cesariana. Alguns médicos preferem que gêmeos nasçam de cesariana porque o segundo gêmeo pode ter dificuldades durante o parto, particularmente se não está de cabeça para baixo. Bebês prematuros têm mais risco de complicações do que aqueles que nascem a termo. Uma cesariana assegura que os bebês nasçam rapidamente, sem ter de passar por horas estressantes de parto.

Se seus bebês dividem uma só placenta, é comum sugerir uma indução ou cesariana com 34-37 semanas, provavelmente porque um bebê não está crescendo tão bem quanto o outro (ver p. 130).

FALANDO NISSO...

O peso médio de cada gêmeo, ao nascer, é 2,5 kg.

São mais leves que bebês uníparos, que em média nascem com 3,5 kg. Não raro, os gêmeos nascem com pesos diferentes. No caso de trigêmeos, a média é 1,8 kg; e para quádruplos, 1,4 kg.

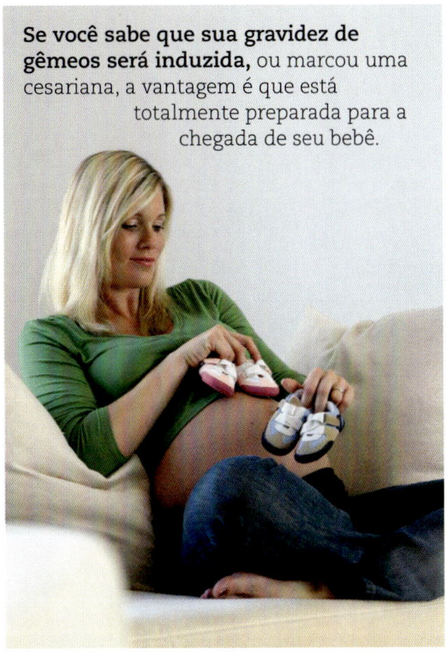

Se você sabe que sua gravidez de gêmeos será induzida, ou marcou uma cesariana, a vantagem é que está totalmente preparada para a chegada de seu bebê.

PERGUNTE AO... MÉDICO

Meus gêmeos nascem em algumas semanas. Eles podem dormir no mesmo berço? Após ter dividido o mesmo espaço apertado dentro do útero por vários meses, parece natural deixar gêmeos dormirem juntos e, de fato, pesquisas indicam que pode haver benefícios. Não só se descobriu que é seguro para bebês com mais ou menos o mesmo tamanho dormirem juntos até os três meses de idade, como um estudo também mostrou que colocar gêmeos recém-nascidos no mesmo berço ajuda a regular a temperatura corpórea e os ciclos de sono deles.

Podem ser colocados lado a lado, ou cabeça com cabeça. Cada um deve ter seu conjunto de cobertas, para evitar um superaquecimento. Assim como bebês sozinhos, gêmeos devem ser colocados para dormir de costas (ver p. 444).

Você pode comprar um berço duplo, que vai durar até que seus gêmeos possam mudar para uma cama, mas muitos especialistas acreditam que, já aos três meses, gêmeos devem ter seu espaço próprio para dormir, para ganhar atenção individual e oportunidade para desenvolver seus próprios padrões de sono.

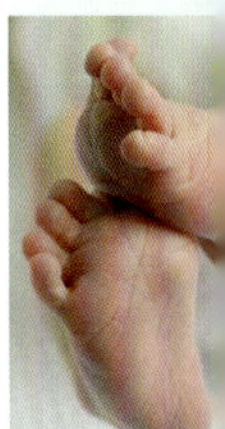

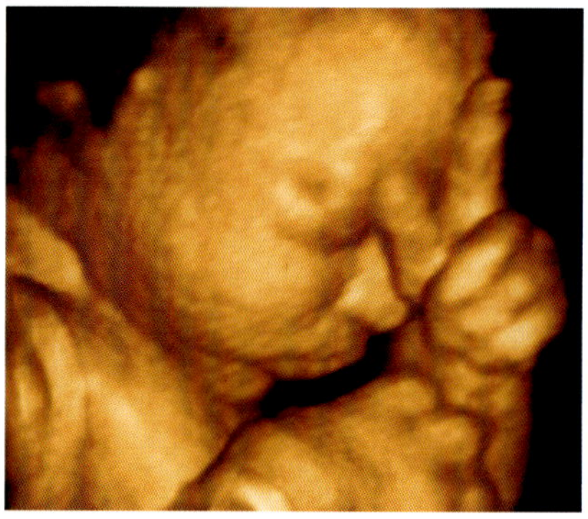

JÁ ESTÁ COM 33 SEMANAS E 2 DIAS

Faltam 47 dias...

SEU BEBÊ HOJE

Aqui, nesta imagem em 3D, há sombras que parecem pelos nas sobrancelhas e nos cílios. Como este bebê estava de cabeça para baixo, o topo da cabeça se perde nas sombras feitas pela pelve da mãe.

Com a audição bem desenvolvida, seu bebê pode não estar conseguindo, dentro do útero, tanta calma e tranquilidade.

Embora alguns sons agudos mais baixos não penetrem no útero, o lugar não é tão tranquilo para seu bebê como se pode pensar. Há barulho constante, produzido por batimentos cardíacos, respiração e seu estômago roncando. Mesmo que o útero e o líquido amniótico previnam que muitos sons mais fracos alcancem o bebê, as vozes penetram facilmente. Seu bebê já aprendeu até a se adaptar a sons repetitivos, mas agora está adquirindo uma memória para sons familiares. O som mais familiar é, obviamente, sua voz. Seu bebê vai se surpreender e virar na direção de sons altos ou desconhecidos, o que também aumenta os batimentos cardíacos dele.

FOCO EM... SEU BEBÊ

Posição e apresentação

A posição e a apresentação de seu bebê serão medidas por seu obstetra a cada exame.

A "posição" de seu bebê é a direção em que ele está, vertical ou horizontal – a posição horizontal é conhecida como transversa. A "apresentação" refere-se à parte do bebê mais próxima da pelve: é a que sai antes.

A apresentação mais comum é a cefálica, de cabeça para baixo e nádegas para cima (à direita). Na apresentação de nádegas (mais à direita), o bebê está de cabeça para cima. O bebê também pode estar com a cabeça para cima, com uma perna e um pé estendidos para baixo, enquanto o outro está dobrado. Na apresentação anterior, a cabeça de seu bebê está para baixo, e virada para suas costas. Na apresentação posterior, a cabeça de seu bebê está virada para sua barriga, o que pode prolongar o parto e aumentar as chances de um parto assistido (ver também p. 388).

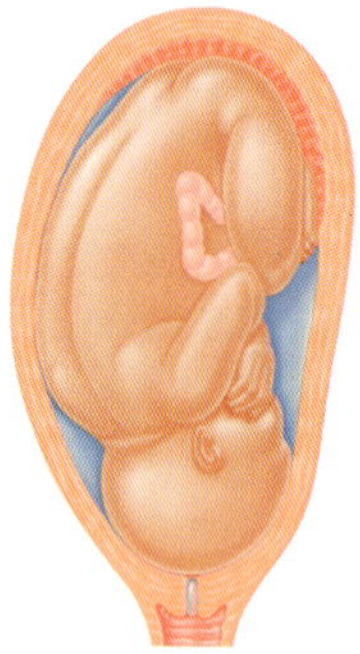

Apresentação cefálica

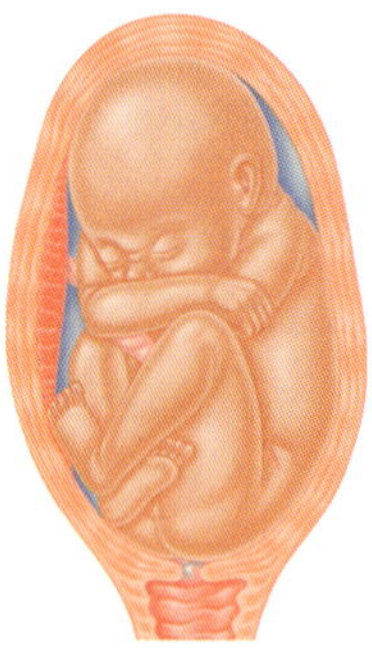

Apresentação de nádegas

PERGUNTE AO... OBSTETRA

O que é massagem do períneo e como eu faço? Passar somente cinco minutos por dia massageando seu períneo (a área entre a vagina e o ânus) com óleo pode reduzir o risco de rompimento ou de precisar de uma episiotomia (ver pp. 426-427) durante o parto. Isso também significa que, mesmo após uma episiotomia, você terá menos chance de, após o parto, ter dores neste lugar tão sensível. **Veja como fazê-la:**

- Lave as mãos. Aplique óleo prensado a frio, como o azeite de oliva, em seu períneo e em seus polegares, então deslize ambos os polegares aproximadamente 2,5 cm dentro da vagina. Estique suavemente a vagina até que sinta uma leve agulhada.
- Quando sentir a agulhada, segure a pressão até que não a sinta mais. Então massageie suavemente com seus polegares a metade inferior da vagina. Com seus polegares curvados na vagina, puxe para a frente, para esticar a pele, conforme você massageia.
- Não tem certeza de que está fazendo a primeira parte direito? Insira os dedos nos cantos da sua boca e puxe-a para os lados, para uma sensação de "ardência" similar.

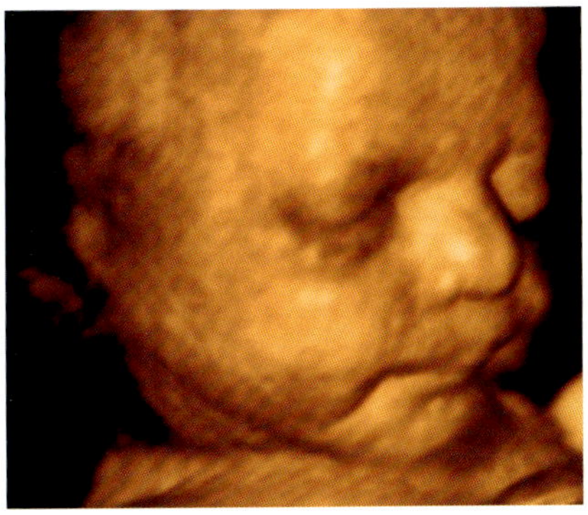

JÁ ESTÁ COM 33 SEMANAS E 3 DIAS

Faltam 46 dias...

SEU BEBÊ HOJE

Nesta fase, não é mais possível ver todo o bebê em uma só imagem, pois o ultrassom não consegue ficar distante o suficiente para incluí-lo por inteiro. Em vez disso, deve-se mover o foco por todo lado e examinar uma área por vez.

A maioria das mulheres quer adiar ao máximo o início da licença-maternidade, mas sua decisão deve ser a mais adequada.

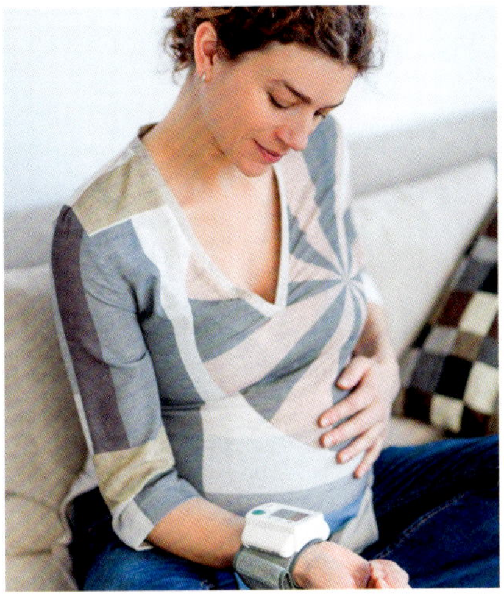

Sua pressão arterial é regularmente monitorada neste estágio, pois a pressão alta pode ser um sinal de pré-eclâmpsia (ver p. 474).

Geralmente trabalhar até o último mês da gestação não traz riscos – fique tranquila que, se houver qualquer perigo, seu médico a afastará de suas atividades. Como muitas mulheres, você pode decidir trabalhar até o final da gravidez, tirando sua licença-maternidade apenas no dia do parto, mas já nesta semana há grande chance de você achar muito cansativo trabalhar. Se você se sente exausta, fale com seu gerente. Pergunte se é possível executar tarefas mais leves, caso suas atribuições envolvam atividades cansativas. Outra opção seria negociar com seu gerente um horário flexível em seu trabalho, para você poder locomover-se nos momentos de menos trânsito e evitar o estresse de ficar presa em um engarrafamento. Ou, se for possível no seu emprego, combinar de trabalhar em casa algumas vezes, de forma a diminuir o número de viagens à empresa.

FOCO EM... SUA SAÚDE

Exames essenciais

Alguns dos exames regulares que você tem de fazer no terceiro trimestre testam a possibilidade de pré-eclâmpsia (ver p. 474). Uma combinação de pressão arterial alta (ou aumentando) e proteínas na urina pode ser indício dela. Outro sinal é a sudorese extrema, principalmente do rosto e/ou tornozelos.

PERGUNTE AO... RH

Eu terei de devolver o pagamento de minha licença-maternidade se decidir não voltar a trabalhar?
Não. Se você não quer voltar ao trabalho depois de sua licença--maternidade, você não precisa devolver o salário-maternidade que recebeu no período.

Contudo, você só pode pedir demissão após o fim da licença--maternidade. Para isso, terá de formalizar o pedido com o seu empregador e com o departamento de RH quando retornar à empresa e trabalhar durante o aviso prévio. Caso não queira cumprir com o aviso prévio, os dias não trabalhados poderão ser descontados do valor de sua rescisão. No entanto, muitos empregadores compreendem que a mulher está em uma nova fase e a liberam do cumprimento do aviso. Isso significa que não será necessário trabalhar os dias do aviso prévio e que o empregador também não descontará esses dias do valor que você receberá de rescisão. Todavia, tenha em mente que isso constitui uma liberalidade por parte do empregador.

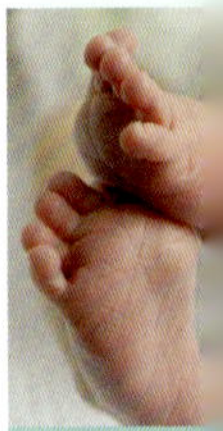

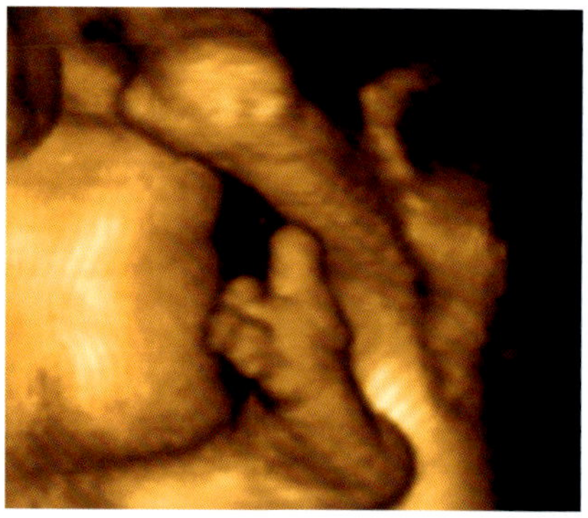

JÁ ESTÁ COM 33 SEMANAS E 4 DIAS

Faltam 45 dias...

SEU BEBÊ HOJE

Pode-se ver um pé com os dedos separados. Nem todos os movimentos que você sente serão chutes – alguns podem ser dos ombros ou socos, e outros, o toque das nádegas ou da cabeça na parede do útero.

O tamanho de sua barriga vai aumentar cada vez mais, e o líquido amniótico vai diminuir um pouco a cada semana.

A quantidade de líquido amniótico que envolve e protege seu bebê está agora no nível máximo e a placenta quase terminou de crescer.

O líquido amniótico é essencial para o desenvolvimento dos pulmões de seu bebê, e para o amadurecimento dos intestinos, as necessidades proteicas e o controle de temperatura. A quantidade adequada também ajuda seu bebê a se mover facilmente, pois seu peso fica quase zerado. Há aproximadamente 800 ml de líquido amniótico em volta de seu bebê, mas essa medida varia muito, e o "normal" está entre 300 ml e 2 l. Algumas vezes há muito pouco, problema chamado oligoidrâmnio (ver p. 473), ou muito líquido, o chamado polidrâmnio (ver p. 473). Em tais situações, você é monitorada de perto e pode ser necessário um parto prematuro.

Não é surpresa que o tamanho de seu útero não reflita o tamanho do bebê, justamente pela variação da quantidade de líquido.

Como diminui a quantidade de líquido amniótico no fim da gestação, seu bebê não está tão bem amortecido e os movimentos dele podem ser mais facilmente percebidos, embora deva ter-se em mente que, quanto mais ele cresce, menos espaço tem para se mover.

FALANDO NISSO...

Uma das preocupações mais comuns das mulheres no final da gravidez é de que a bolsa estoure em público.

A verdade é que as chances de jorrar líquido amniótico para fora são pequenas. É muito mais provável que ele pingue um pouco, pois o bebê fica de cabeça para baixo. Assim, ele pressiona o colo e impede que o líquido escape. Se isto acontecer em público, não se preocupe – não vão faltar pessoas para ajudar.

FOCO EM... PAIS

O que há em sua mala de hospital?

Uma vez que se inicia o trabalho de parto, sua atenção vai estar em ajudar sua parceira tanto em assuntos práticos quanto emocionalmente. Além de ajudá-la a preparar a mala da maternidade (ver p. 358) antecipadamente, é uma boa ideia preparar uma mala para você.

É compreensível que o pai não tenha ajuda nas unidades de parto e, certamente, não recebe alimentação. Além disso, você vai ficar no hospital por várias horas.

É bom levar o seguinte:

- Lanches.
- Bebidas.
- Um travesseiro.
- Algo para jogar ou ler.
- Uma quantidade suficiente de dinheiro para pagar o estacionamento e comprar chá, café e outras bebidas, se estiverem disponíveis em máquinas.
- Uma lista dos números de telefone; ou coloque-os já em seu celular.
- Uma câmera.

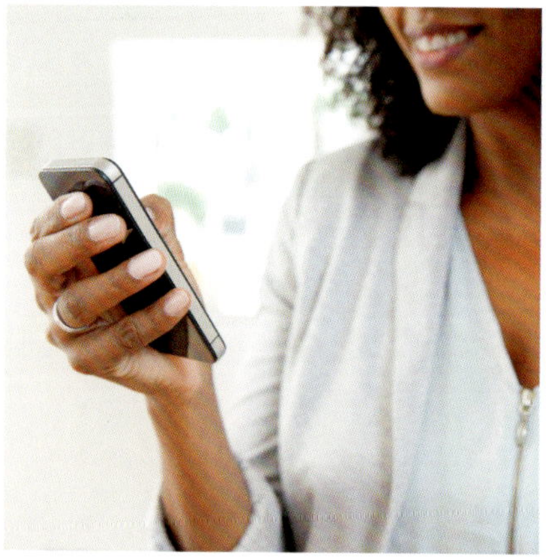

Mensagens de texto são um meio eficiente de informar alguns familiares e amigos sobre o nascimento. Assegure-se de que colocou todos os números em seu celular antes do grande dia.

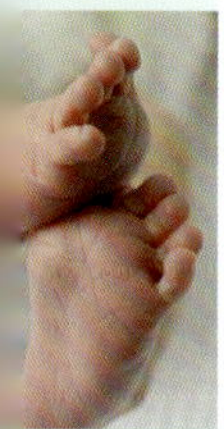

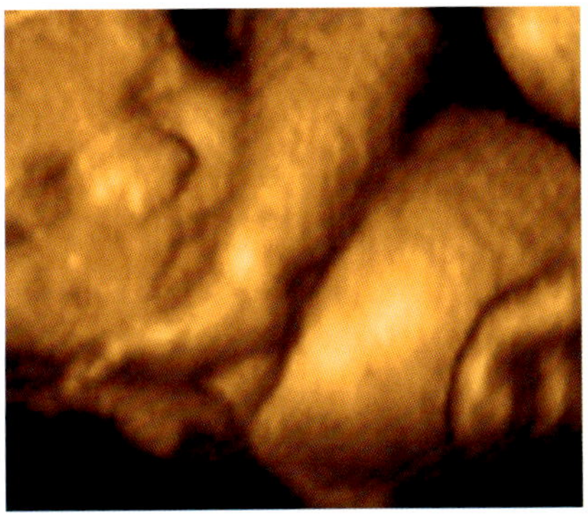

JÁ ESTÁ COM 33 SEMANAS E 5 DIAS

Faltam 44 dias...

SEU BEBÊ HOJE

Nesta fase, seu bebê pode estar transverso no útero (ver p. 336), como aqui, mas, à medida que a gestação chega ao fim, essa posição se torna cada vez menos provável. Quanto mais bebês você já teve, maiores as chances, pois a forma de seu útero não impede esta posição.

Se estiver aprendendo técnicas de respiração e relaxamento em aulas pré-natais, pratique-as em casa também.

Quando você está tensa e assustada, a dor pode parecer muito pior, portanto, aprenda a manter-se relaxada e ficar calma, o que pode ajudar. Faltando mais ou menos seis semanas, você ainda tem bastante tempo para tentar algumas das técnicas de respiração e relaxamento que vão ajudá-la durante o parto. É verdade que a prática leva à perfeição, e pode demorar um tempo para treinar sua mente a relaxar quando você quiser, ainda mais se você estiver com dor.

Passe algum tempo praticando sua respiração sempre que puder, melhor ainda todos os dias – feche os olhos e diminua o ritmo de sua respiração, inspire pelo nariz e solte o ar pela boca. Conforme você inspira, imagine o ar entrando em seu corpo e deixando-a relaxada; e, quando expirar, mande para fora qualquer dor ou tensão. Você pode também envolver seu parceiro, pedindo a ele que respire com você ou conte sua respiração: uma contagem lenta, até 3 ou 5, para cada vez que você inspirar ou expirar.

Algumas mulheres gostam de praticar as técnicas enquanto beliscam o braço, para simular uma contração – embora isso, obviamente, não simule a dor exata! Praticar as técnicas de maneira calma e relaxada no final da gravidez pode ajudar a usá-las eficientemente no grande dia.

FALANDO NISSO...

No Japão, é bem provável que você consiga um lugar para se sentar em um coletivo graças ao "esquadrão das boas maneiras"!

Se perceber que ninguém oferece o seu lugar, saiba que não está sozinha. No Japão, contudo, a missão desse "esquadrão" é patrulhar trens e garantir que os assentos sejam desocupados por jovens e oferecidos àqueles que necessitam.

A banana é uma ótima fruta para comer antes de se exercitar por fornecer energia lenta e constantemente.

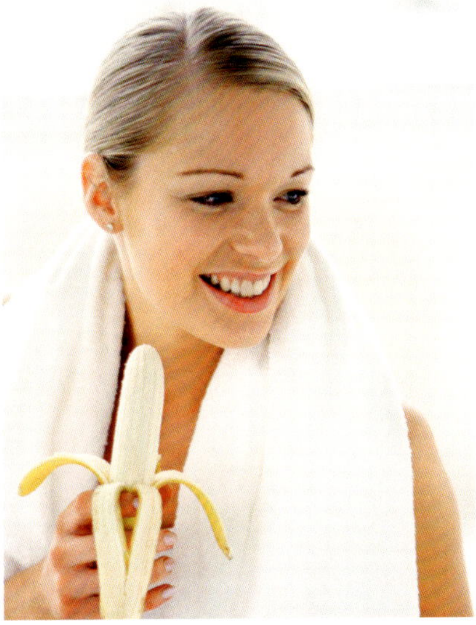

FOCO EM... NUTRIÇÃO

Combustível para a boa forma

A demanda de nutrientes fica maior quando você se exercita, e maior ainda quando está grávida. Esta não é a hora para buscar lanchinhos com poucos nutrientes e alto teor calórico; certifique-se de fazer escolhas cuidadosas quanto aos nutrientes que for colocar em seu organismo.

Você deve comer um lanchinho antes de se exercitar, composto de um carboidrato complexo e uma proteína. Você também deve comer refeições pequenas e frequentes e, se estiver com fome, lanchinhos. Não há problema em petiscar ao longo do dia.

Algumas ideias de lanchinhos saudáveis:

- Um bagel com duas colheres de chá de pasta de amendoim.
- Uma maçã ou banana, e um punhado de amêndoas cruas.
- Uma pera com duas fatias de queijo cheddar.
- Cenouras, salsão e pepino em fatias; e/ou grissinis, mergulhados em duas colheres de sopa de homus.
- Queijo cottage ou *cream cheese*, em duas bolachas água e sal (ou outra salgada) ou torrada integral.

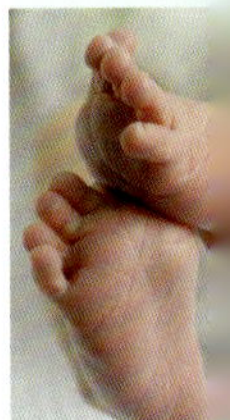

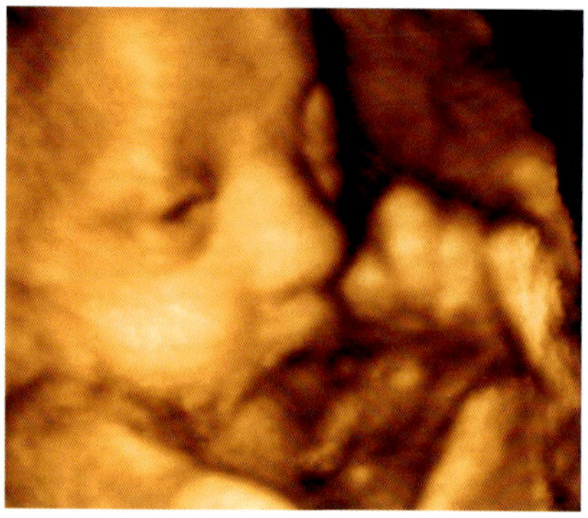

JÁ ESTÁ COM 33 SEMANAS E 6 DIAS

Faltam 43 dias...

SEU BEBÊ HOJE

O bebê agora é capaz de produzir todas as enzimas que vão processar a comida no trato digestivo. Se nascesse agora, antes da data, poderia alimentar-se normalmente, embora alguns ainda precisem de ajuda, porque não coordenam muito bem os reflexos de sucção.

Sua placenta é crucial para o crescimento e o desenvolvimento saudável de seu bebê.

Embora a placenta cresça mais rapidamente nos três primeiros meses de gestação, ela se torna cada vez mais importante na transferência de nutrientes e energia para seu bebê no último trimestre.

Os carboidratos que você ingere são quebrados em glicose, que é transferida para seu bebê pela placenta para suas próprias necessidades energéticas, inclusive a conversão de parte da glicose em estoques de gordura de proteção. Esses estoques são importantes porque, se seu bebê nascer prematuramente, ele não terá tido tempo para acumular gordura o suficiente para se manter aquecido.

A proteína que você ingere é quebrada em aminoácidos. A placenta mantém cerca de 30% mais aminoácidos circulando no sangue de seu bebê do que no seu. É vital ingerir proteínas para produzir novas células e os órgãos vitais de seu bebê.

As gorduras de sua dieta são essenciais neste trimestre. Elas são quebradas e atravessam a placenta até seu bebê como ácidos graxos ômega 3. Estes são usados para formar tecidos essenciais, como aqueles que ajudam a desenvolver o sistema nervoso e aqueles que ajudam o cérebro e os olhos a se desenvolverem adequadamente.

LEVANTANDO-SE

Depois de ter se exercitado no chão ou descansado na cama, levantar-se pode ser uma luta. Esse esforço pode colocar um peso excessivo em seus músculos abdominais, que já estão esticados, e fica ainda mais difícil com a mudança de seu centro de gravidade. A técnica abaixo foi originalmente criada por professores de ioga para ajudá-la a levantar-se com segurança.

Como em quaisquer manobras difíceis nesta fase, nunca tenha pressa e sempre se lembre de respirar lenta e profundamente o tempo todo.

Passo nº 1: Com os joelhos flexionados, role para o lado direito, trazendo o joelho que está abaixo de você para o nível da cintura. Mantenha a mão direita alinhada com o joelho flexionado.

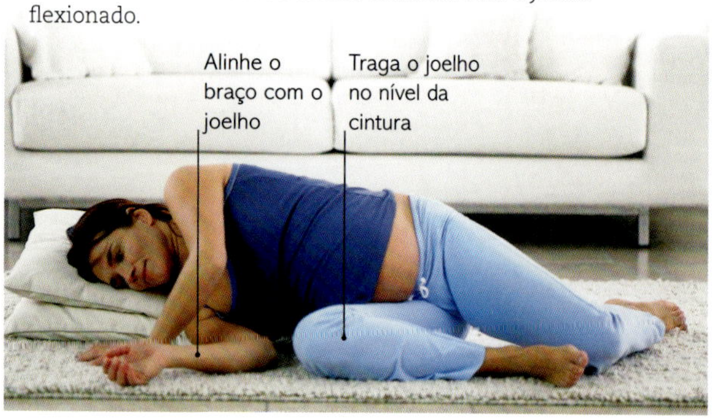
Alinhe o braço com o joelho
Traga o joelho no nível da cintura

Passo nº 2: Coloque o seu peso na mão e joelho esquerdos. Posicione o joelho direito sob o quadril direito e a mão direita sob o ombro e fique de quatro lentamente.

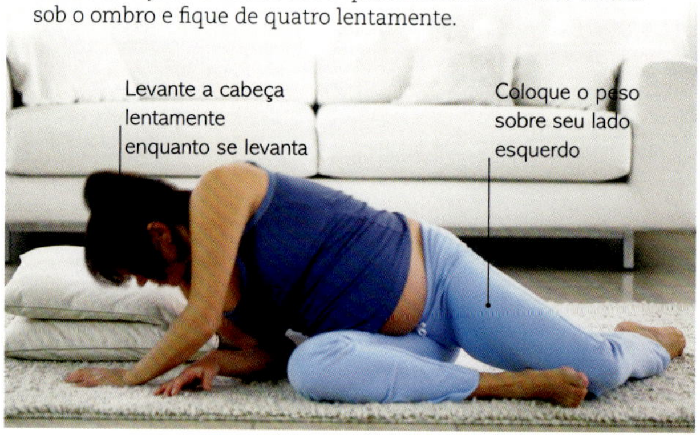
Levante a cabeça lentamente enquanto se levanta
Coloque o peso sobre seu lado esquerdo

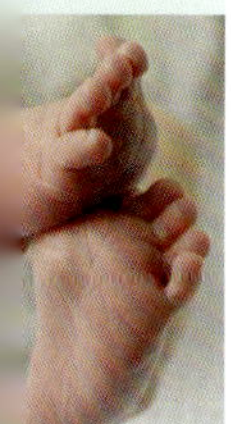

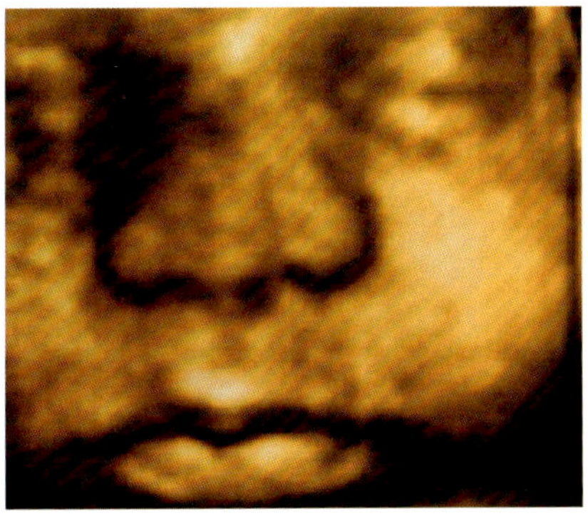

JÁ ESTÁ COM EXATAMENTE 34 SEMANAS

Faltam 42 dias...

SEU BEBÊ HOJE

Um *close* do rosto do bebê mostra claramente o formato dos lábios e as pálpebras ligeiramente separadas. A sombra do lado esquerdo da imagem é feita pela parede do útero que, neste estágio da gravidez, estará sempre muito perto de seu bebê.

Se você decidiu realizar o parto em casa, assegure-se, a tempo, de estar totalmente preparada.

PERGUNTE A... UM OBSTETRA

Quais os itens adicionais que devo considerar se fizer o parto em casa? Tenha tudo de que precisar para o parto no local em que pretende dar à luz e organize separadamente seus itens e os do bebê.

Além das coisas práticas, como roupas, cosméticos e absorventes, você também deve ter à mão música, números de telefone e uma máquina fotográfica. É bom deixar a geladeira cheia, portanto, faça uma lista de alimentos nutritivos a serem armazenados pouco antes da data prevista. Isso vai ajudá-la durante o parto e na primeira semana como mãe. O bebê precisará de fraldas, algodão, roupas, lençóis e cobertores.

Se você já tem filhos, deveria arranjar alguém para tomar conta deles.

Mesmo que esteja planejando ter seu filho em casa, há circunstâncias que podem exigir sua transferência para o hospital. Isso pode acontecer antes, durante ou depois do parto; assim, mesmo que você não queira pensar muito nessa possibilidade, apronte, só por precaução, uma mala para emergências (ver p. 358).

Mulheres tiveram filhos em casa por gerações. Foi somente no século XX que as mulheres começaram a ter filhos no hospital. Se você está pensando no parto em casa, lembre-se de que a maioria das gestações e partos é normal e não necessita de nenhuma intervenção médica.

Não se preocupe se decidiu pelo parto em casa e depois mudou de ideia; por exemplo, se quiser uma epidural, ou seu obstetra lhe disse que o bebê precisa de ajuda, você será transferida para o hospital.

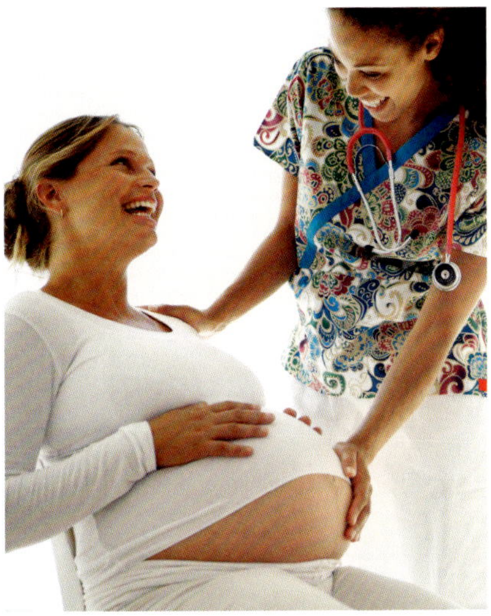

A enfermeira obstétrica é ainda mais importante se você tiver o filho em casa, pois ela vai providenciar o auxílio médico, se necessário.

HORA DE PENSAR EM...

Exame de estreptococos do grupo B

Cerca de 20% a 30% das mulheres grávidas possuem a bactéria estreptococo do grupo B (EGB) na região vaginal ou anal. Em geral, ela é inofensiva em adultos, mas, se não for tratada, pode causar uma infecção rara, mas séria, em bebês recém-nascidos.

- **Não há uma política de exames de rotina em hospitais,** mas alguns fazem testes para o EGB entre a 34ª e a 37ª semanas da gravidez. Se o resultado for positivo, pode-se fazer um tratamento com antibióticos durante o parto, o que reduz o risco de infectar o bebê. Alguns hospitais não fazem o exame, mas se a bactéria for detectada em um exame de urina ou um esfregaço for colhido por algum outro motivo e o resultado for positivo, os antibióticos podem ser administrados durante o parto.
- **O exame é muito simples** e envolve colher um esfregaço na área em torno de sua vagina e reto.
- **Se o EGB for detectado,** e o tratamento for iniciado assim que o trabalho de parto começar, há poucos riscos para o bebê.
- **É possível estar infectada com EGB** em uma segunda gravidez, mesmo se você não esteve durante a primeira.

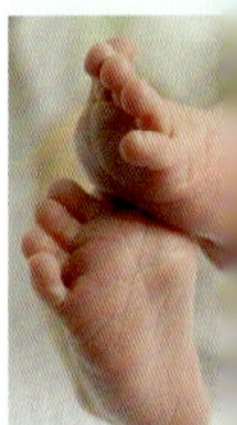

Sua 35ª semana

TENTE FICAR ATIVA, MESMO QUE AGORA SEU ANDAR SEJA GINGADO

Exercitar-se é provavelmente a última coisa que você quer fazer, mas o esforço vale a pena. Quanto mais você se movimentar, mais energia vai ganhar. Os exercícios suaves também vão ajudar a aliviar algumas dores e pontadas do final da gravidez. Os movimentos do bebê podem mudar, pois ele tem menos espaço para se mover. Em lugar de chutes, ele pode estar apenas mudando de posição, mas está ocupado, praticando para o mundo exterior, aprendendo a mamar e a focar a visão.

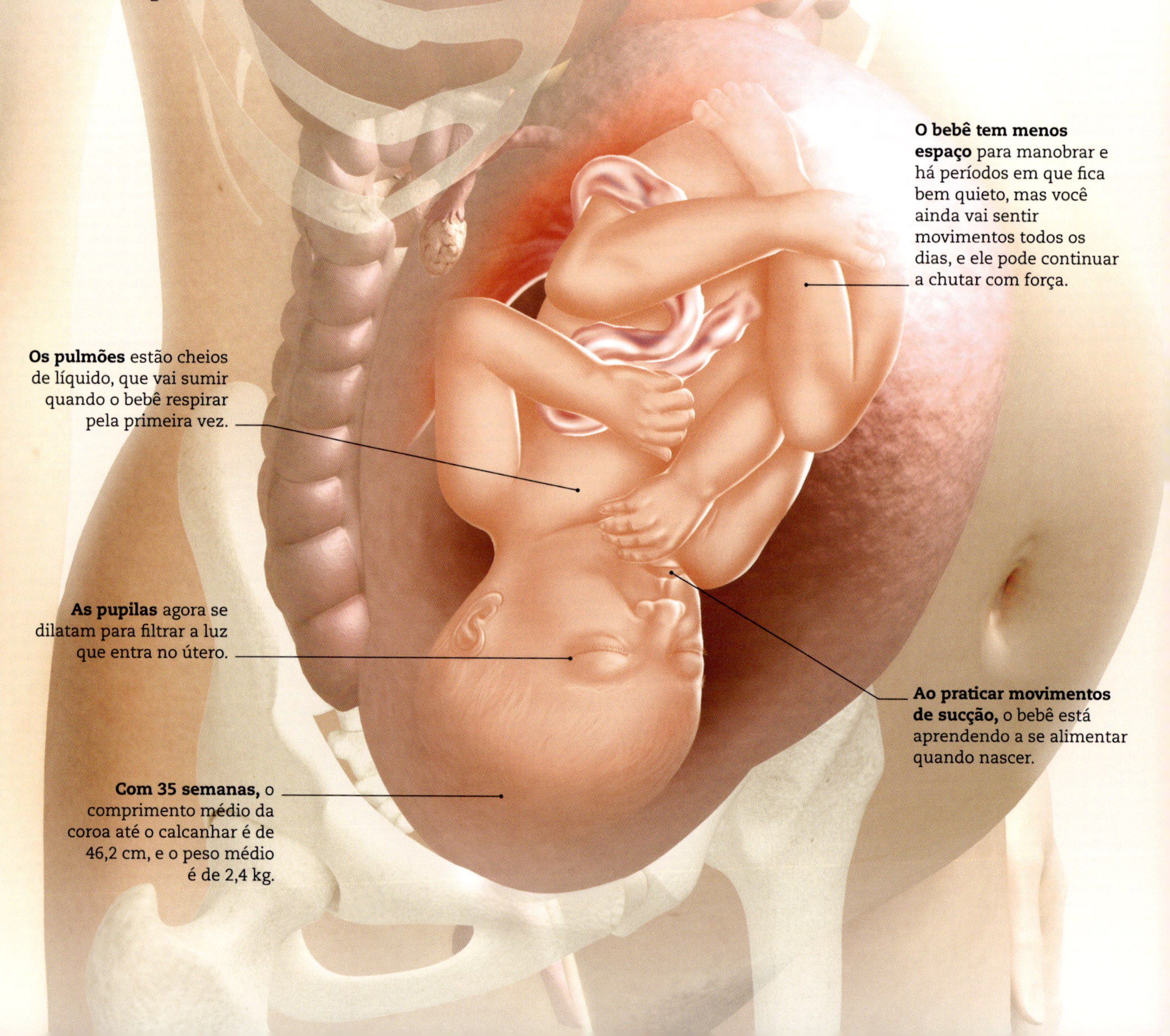

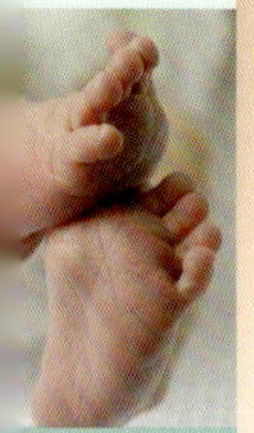

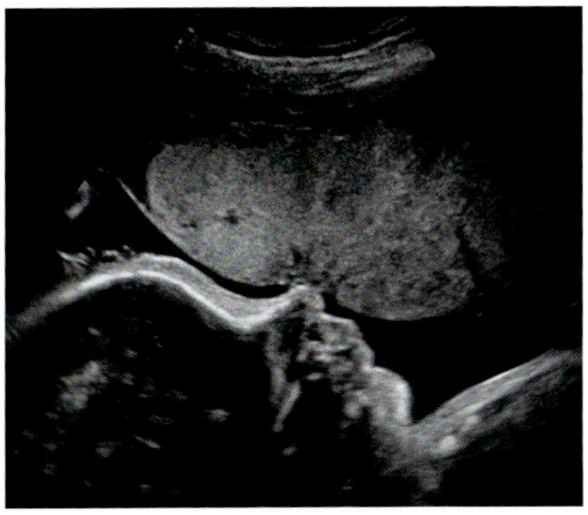

JÁ ESTÁ COM 34 SEMANAS E 1 DIA

Faltam 41 dias...

SEU BEBÊ HOJE

O perfil do bebê é visível, com a ponta do nariz tocando a placenta, que não cresce mais e fica ligeiramente mais fina. A parte interna da placenta continua desenvolvendo-se e sendo um meio altamente eficiente de suprir as necessidades energéticas do bebê.

Agora que seu tamanho começa a ir de encontro a suas atividades diárias, vão ser necessários alguns ajustes práticos.

Sua postura vai mudar acompanhando o crescimento da barriga. Para compensar o peso que carrega, você se inclina um pouco para trás, especialmente quando está em uma descida. Pode ser que gingue, pois precisa transferir o peso de um lado para o outro. Dentro de algumas semanas, quando o bebê começar a encaixar-se na pelve (ver p. 361), andar pode ficar ainda mais difícil.

Neste estágio da gravidez, é normal mover-se mais devagar que o normal. Você passa a se esforçar muito mais para sair da cama, levantar-se de uma cadeira ou pegar algo do chão. Coisas como amarrar os sapatos ou pintar as unhas do pé ficam quase impossíveis. Para realizá-las você pode, por exemplo, colocar os pés sobre um banquinho para amarrar os sapatos, para não ter de curvar-se tanto para baixo. Se precisar de ajuda, não tenha vergonha de pedir. É difícil depender dos outros, mas lembre-se de que isso é temporário.

PERGUNTE AO... OBSTETRA

No hospital, posso escolher ter um parto na água? Isso depende da maternidade: algumas possuem banheiras de parto, outras permitem alugar uma. Algumas unidades, por motivos estruturais, podem não aceitar uma banheira: a quantidade de água pode pesar demais e o chão não aguentar.

Se sua maternidade tiver uma banheira de parto, tenha em mente que ela já pode estar sendo usada quando você entrar em trabalho de parto. Algumas unidades permitem que você fique na banheira durante o trabalho de parto, mas não que o nascimento seja na água.

FOCO EM... SUA SAÚDE

Gestação e diabetes

Se você desenvolver diabetes durante a gestação (chamado diabetes gestacional; ver p. 473), ou já tinha diabetes antes, vai precisar dos cuidados especiais de uma equipe de cuidados com a saúde do diabético e de um obstetra clínico, porque o diabetes oferece riscos à gravidez.

Na mãe, os riscos incluem hipertensão, coágulos, pré-eclâmpsia (ver p. 474), polidrâmnio (ver p. 473), além de uma maior chance de ter uma cesariana. Para o feto, há um maior risco de anomalias congênitas, e o crescimento pode ser rápido ou lento demais.

Controlar os níveis de açúcar no sangue reduz o risco de malformações congênitas e de um bebê natimorto, ou de ter um bebê maior do que o esperado, o que pode gerar problemas durante o parto.

O segredo para uma gravidez e um bebê saudáveis é um bom controle do açúcar no sangue, muitas vezes conseguido por meio de mudanças na dieta. Você precisará da ajuda de especialistas para adaptar sua dieta incluindo mais carboidratos e fibras e reduzindo o consumo de gorduras e açúcar.

Algumas mulheres também precisam de medicamentos orais ou, ocasionalmente, de injeções de insulina.

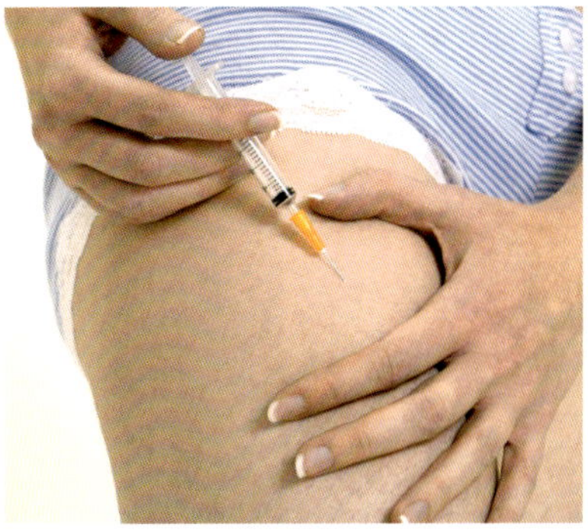

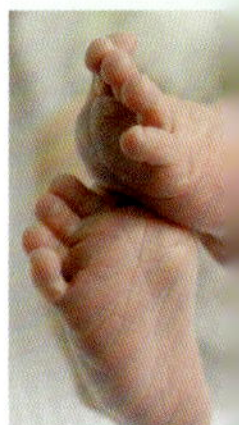

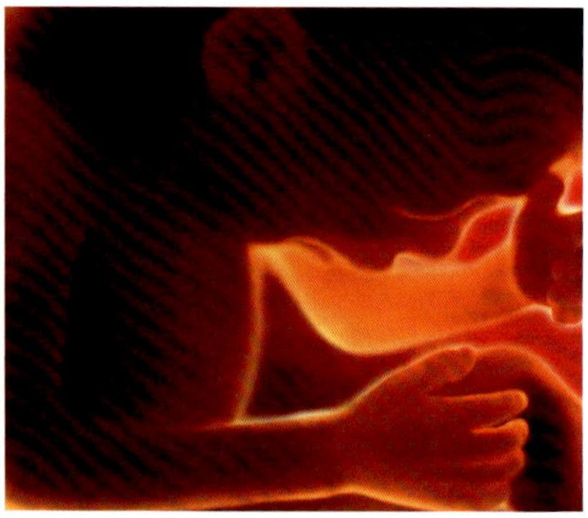

JÁ ESTÁ COM 34 SEMANAS E 2 DIAS

Faltam 40 dias...

SEU BEBÊ HOJE

No fundo do olho do bebê estão amadurecendo as células nervosas que identificam cores ou preto e branco. As células que respondem a sinais coloridos são as últimas a se desenvolver, mas, no final, vão processar mais que a metade das informações que os olhos recebem.

Seu bebê está piscando, aprendendo a focar, e as pupilas dilatam-se, em resposta à luz filtrada pelo útero.

Os olhos do bebê começaram a se desenvolver duas semanas depois da concepção e todas as suas estruturas principais são formadas nas quatro semanas seguintes. No entanto, os olhos continuam crescendo durante a gravidez e o nervo óptico, desenvolvendo-se após o nascimento.

Os olhos começam a se abrir na 26ª semana, mas até agora seus movimentos têm sido pouco coordenados. Aleatórios e pouco frequentes, eles são observados desde a 18ª semana. Agora, nas semanas finais, os movimentos se organizam em um ciclo de descanso, alternado com movimentos rápidos dos olhos (REM).

Um pouco de luz entra no útero e agora o bebê é mais receptivo a luzes fortes.

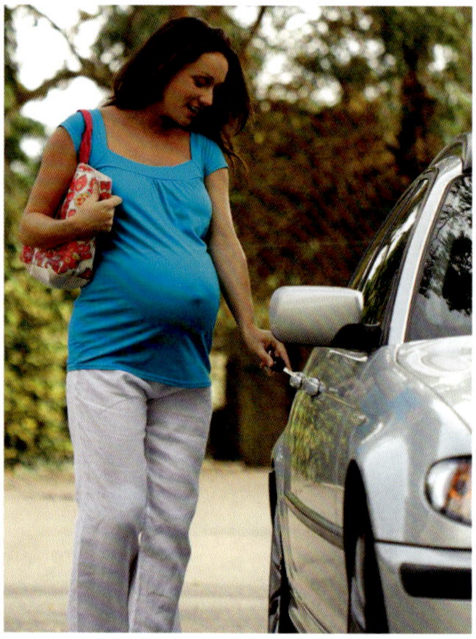

Dirigir ainda é uma opção no final da gravidez, mas pode ser desconfortável ficar no carro por longos períodos.

PERGUNTE A... UMA MÃE

Receio que meu substituto na licença-maternidade trabalhe melhor do que eu. Esses receios são normais? Sim! Eu me lembro de ter ficado preocupada achando que a pessoa contratada para substituir-me fosse me ofuscar. O mais surpreendente foi que, assim que meu bebê nasceu, qualquer coisa relacionada a meu emprego foi eclipsada pelo meu novo papel. Longe de perder minhas habilidades, acho que me tornei uma eficiente multitarefas e, quando voltei ao trabalho, achei muito mais fácil do que cuidar de um bebê. Tente não se preocupar. Você não só possui os direitos legais relacionados à segurança de seu emprego (ver pp. 348-349), mas também vai ter a oportunidade de brilhar de novo quando o bebê estiver sob os cuidados de outra pessoa. Nesse meio tempo, aproveite sua licença: ela passa rápido, mas também lhe dá uma oportunidade de aperfeiçoar algumas habilidades importantes na vida.

SAINDO E PASSEANDO

Na maioria das vezes, é perfeitamente seguro dirigir nos últimos meses da gravidez. Entretanto, se não se sente mais apta a se concentrar na direção ou dirigir incomoda você, simplesmente pare. Quando estiver dirigindo, é importante que posicione o cinto diretamente abaixo da barriga (ver p. 253), para ter certeza de que o bebê não corre perigo se você se envolver em um acidente.

Usar o transporte público também é normal, mas tire vantagem de sua gravidez e peça para sentar-se. Chacoalhar dentro de um trem ou ônibus não é o ideal – apesar de não causar danos ao bebê, seu centro de gravidade mudou e agora é mais provável que você caia ou se sinta constrangida e desconfortável. Ficar em pé por muito tempo também pode causar edema nos tornozelos e nos pés.

Se você não estiver confortável e ficar tonta, saia do trem ou do ônibus e sente-se em um ambiente mais frio, de preferência com os pés para cima, por cerca de 20 minutos. Sempre que sair, leve água com você.

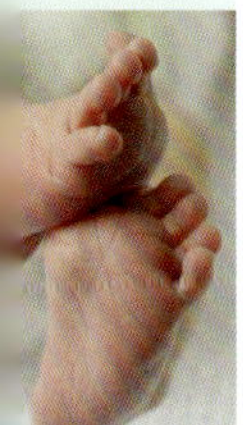

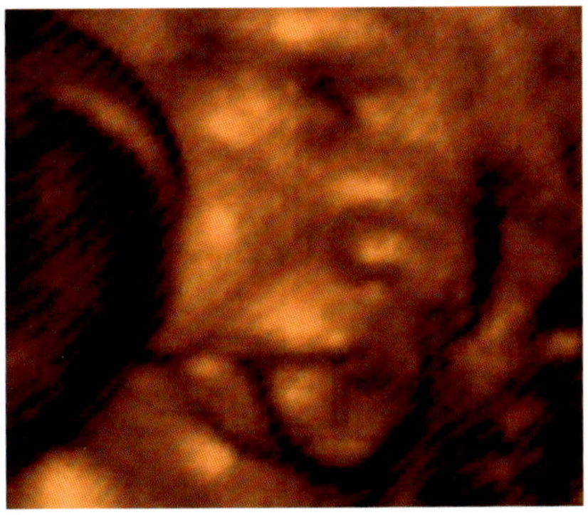

JÁ ESTÁ COM 34 SEMANAS E 3 DIAS

Faltam 39 dias...

SEU BEBÊ HOJE

Como parte do desenvolvimento dos reflexos necessários para mamar, o bebê mostra a língua. O reflexo de procura permite encontrar o mamilo e, então, os reflexos de sucção dominam, fortes, coordenando respiração, amamentação e deglutição.

Durante a licença-maternidade, é melhor pensar em economizar. Saiba como encontrar roupas de bebê que cabem em seu orçamento.

Vestir o bebê recém-nascido não precisa custar caro. Não fique com vergonha de pedir roupas usadas a amigos e familiares. É provável que alguns, não planejando ter mais filhos, fiquem felizes em livrar-se delas. Junte-se ao seu grupo de pré-natal e arranje uma sessão de trocas – muitas mães podem ter filhos mais velhos de sexo diferente do mais novo e não precisam mais de casaquinhos cor-de-rosa ou camisetas de futebol! Talvez você precise de um tempo para se acostumar com a ideia de vestir o bebê com roupas "usadas", mas fique tranquila, pois a maioria das roupas de bebê nem é usada.

Procure na internet promoções de fim de estação, e até mesmo sites de leilão, onde você pode encontrar roupas de grife com muito desconto. Visite um brechó local ou, melhor ainda, "clubes de gêmeos", onde haverá o dobro de produtos em promoção! Pesquise os preços: não é preciso pagar muito por macacões, e certamente encontrará preços baixos no supermercado. Compre alguma coisa sempre que fizer as compras semanais, e nem vai notar o custo.

Lembre-se também de que, quando o bebê nascer, provavelmente vai ganhar muitas roupinhas de presente. Se você sabe exatamente do que gostaria, faça uma lista de presentes em sua loja favorita ou peça que a presenteiem com vales-presente da loja escolhida.

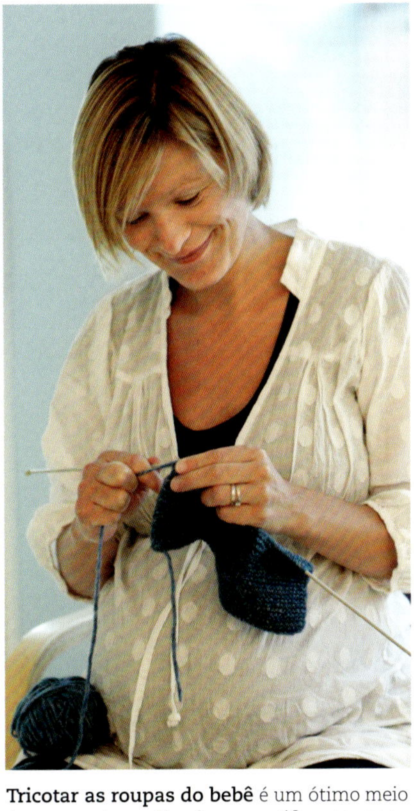

Tricotar as roupas do bebê é um ótimo meio de economizar, além de ser gratificante ver o bebê com roupas que você mesma fez.

Quando adquirir itens mais caros, procure a prateleira para três a seis meses de idade, a fim de que o bebê use as roupas por mais tempo. Pode ser frustrante seu recém-nascido usar as roupas de que você gosta só por algumas semanas.

FOCO EM... PAIS

Um pouco ansioso?

É normal, no dia, preocupar-se com o trabalho de parto: concentrar-se em sua parceira e atender às necessidades dela pode ajudá-lo a desviar a atenção e reduzir sua ansiedade. Se possível, tente desenvolver um bom relacionamento com as pessoas que cuidam dela, assim ficará mais à vontade para expressar quaisquer preocupações e, se tudo der certo, vai ter todo o apoio e as informações que quiser.

Se você se sentir meio zonzo no dia, tente sair do quarto – a enfermagem estará lá para cuidar dela. Se, quando se sentir aturdido, não tiver tempo de sair para procurar ajuda, sente-se imediatamente com a cabeça mais baixa do que os quadris, ou deite-se com os pés levantados. Tente não entrar em pânico; respire profunda e lentamente, e logo se sentirá bem.

Uma boa dica é assegurar-se de que não está com muito calor, e lembrar de comer e beber regularmente, para não ficar tonto, com hipoglicemia.

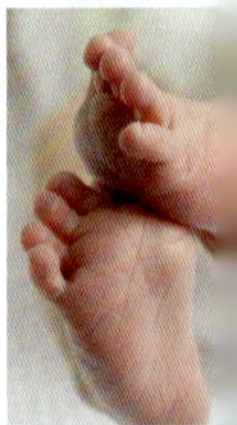

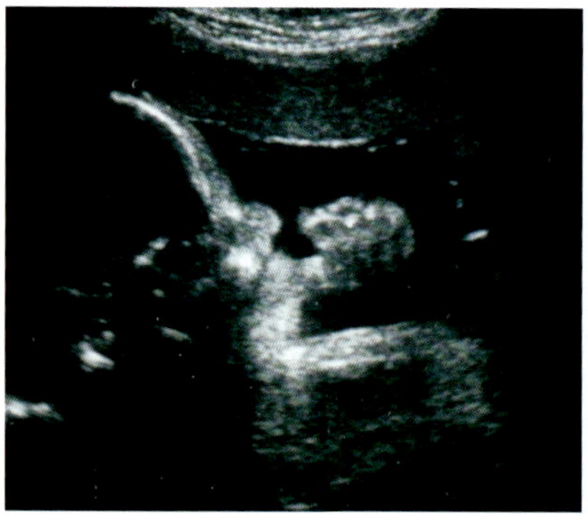

JÁ ESTÁ COM 34 SEMANAS E 4 DIAS

Faltam 38 dias...

SEU BEBÊ HOJE

Este ultrassom em 2D foi feito no momento em que o bebê chupava o polegar. Ele gradualmente está aprendendo a coordenar essa complexa atividade com os movimentos da respiração, mesmo não estando cercado por ar, mas por líquido amniótico.

Dentro do útero, o bebê já está praticando o reflexo de sucção, o que o torna capaz de alimentar-se quando nascer.

PERGUNTE AO... OBSTETRA

Minha mãe se ofereceu para ficar conosco após o nascimento. É uma boa ideia? Alguns casais preferem ficar sozinhos com o bebê, para conhecê-lo, usando os primeiros dias para se ajustar e acostumar-se com a ideia de serem pais. Quando se trata de cuidar de seu bebê, também é bom tentar fazer as coisas à maneira de vocês. Contudo, também é possível que gostem muito de uma ajuda adicional.

Na verdade, tudo depende de seu relacionamento com sua mãe: se for bom e você achar que ela vai apoiá-la, então a probabilidade de ela ajudar é maior do que a de atrapalhar. No entanto, estabeleça gentilmente algumas regras – diga que, por mais que goste da ajuda dela, desejaria fazer as coisas de seu jeito e ter espaço para vincular-se ao bebê. Estimule-a a ajudar com a casa, em lugar de só ficar com o bebê, também para que seu parceiro não se sinta excluído nesse momento importante.

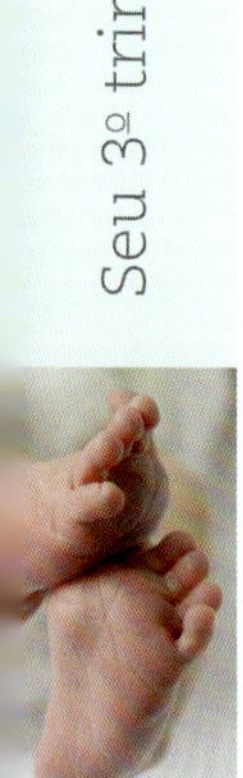

Neste estágio da gravidez, você pode não ter vontade de gastar horas comprando equipamentos e roupas para o bebê. E pode economizar muito tempo olhando catálogos das maiores lojas e tomando algumas decisões preliminares no conforto de sua poltrona.

O reflexo de sucção está presente bem cedo na gravidez, mas sabe-se, ao estudar bebês prematuros, que em geral este é o momento em que o bebê está forte e tem coordenação suficiente para mamar com facilidade. Seu bebê pratica regularmente a sucção, e isso, em conjunto com o reflexo de busca, vai permitir que seu bebê mame.

Depois do nascimento, você pode ver o reflexo de busca de seu bebê: ele se vira na direção de qualquer coisa que toque a sua bochecha. A cabeça se vira, e o bebê move a boca em uma série de círculos que diminuem gradualmente até que ele encontre o objeto. Uma vez que a amamentação esteja bem estabelecida, aproximadamente aos 4 meses, o reflexo de busca desaparece e, a partir desse momento, o bebê tem muito mais controle sobre o processo, conseguindo voltar-se e pegar no mamilo (ver pp. 448-449) diretamente.

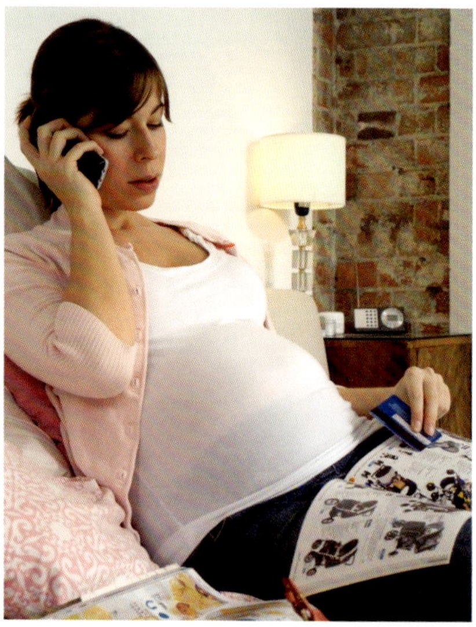

Enquanto está no útero, é impossível o bebê acidentalmente sugar o líquido amniótico para dentro dos pulmões, pois eles já estão cheios de muco, e a pressão desse muco, junto com a laringe do bebê, mantém fora o líquido amniótico. Após o nascimento, os bebês têm uma série de reflexos que mantêm separadas a respiração e a alimentação. Para ajudar a amamentação, os bebês sempre respiram pelo nariz.

VOCÊ ESTÁ PRONTA PARA O BEBÊ?

Logo você pode ficar cansada demais para fazer compras. Tente fazê-las gradualmente, mas há certas coisas que vale a pena comprar por volta da 37ª semana, caso você entre em trabalho de parto. Primeiro, compre aqueles itens para bebês pequenos, necessários para logo após o nascimento (ver p. 269), mais um assento para carro e um moisés ou um berço pequeno. Você não vai precisar de um carrinho imediatamente após o nascimento. Além disso, considere comprar algumas coisas *on-line*.

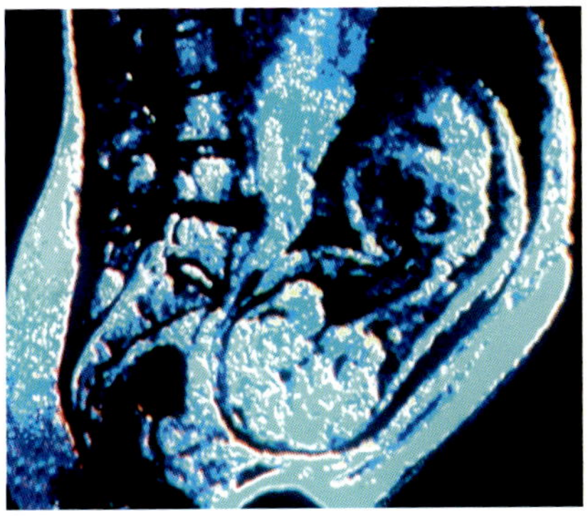

JÁ ESTÁ COM 34 SEMANAS E 5 DIAS

Faltam 37 dias...

SEU BEBÊ HOJE

Esta ressonância magnética mostra a gestação inteira em um plano transversal. A coluna da mãe está à esquerda e o bebê está de cabeça para baixo, próximo à pelve. Raramente uma ressonância magnética é necessária durante a gravidez, mas, se for recomendada, é inteiramente segura.

Nestas semanas finais da gravidez, você provavelmente vai se preocupar com todas as dores e pontadas.

Neste estágio da gravidez, cada vez que sentir uma pontada tenderá a achar que é o início do trabalho de parto. Esta é uma preocupação comum, mas lembre-se de que, mesmo estando bem pesada, a maioria das dores e pontadas provavelmente ainda são de constipação, ou de ligamentos estirados, e não do começo do trabalho de parto.

Você pode começar a ter contrações de Braxton Hicks, que são contrações de treinamento – o útero se contrai, como em um aquecimento para o parto. Elas também ajudam a enviar mais sangue para a placenta nas semanas finais da gravidez. Algumas mulheres nem percebem, enquanto outras podem se sentir desconfortáveis. Relaxar os músculos do útero mudando de posição, andar um pouco ou tomar um banho quente pode ajudar. Se você não tem certeza se são contrações de Braxton Hicks, converse com seu obstetra.

PERGUNTE A... UMA MÃE

Do que vou precisar se quiser amamentar?

- **O sutiã para amamentação,** que pode ser aberto pela frente (ver à direita) ou ter bojos com fecho, que podem ser retirados. Procure o tamanho certo (lembrando que, quando tiver leite, seus seios ficarão maiores). Você precisará de pelo menos dois sutiãs para amamentação e, ainda bem, é possível encontrar modelos bonitos.
- **Creme para os mamilos,** a fim de aliviar rachaduras.
- **Absorventes para os seios** (descartáveis ou laváveis). Coloque-os dentro do sutiã, para absorver quaisquer vazamentos entre as mamadas. Outra alternativa são conchas coletoras, que ficam dentro do sutiã e coletam o excesso de leite.
- **Almofada de amamentação:** uma em forma de ferradura não é essencial, mas dará conforto para você e o bebê.
- **Fraldinhas** para limpar respingos.
- **Bomba para leite materno** e mamadeiras ou bolsas para guardar o leite coletado.

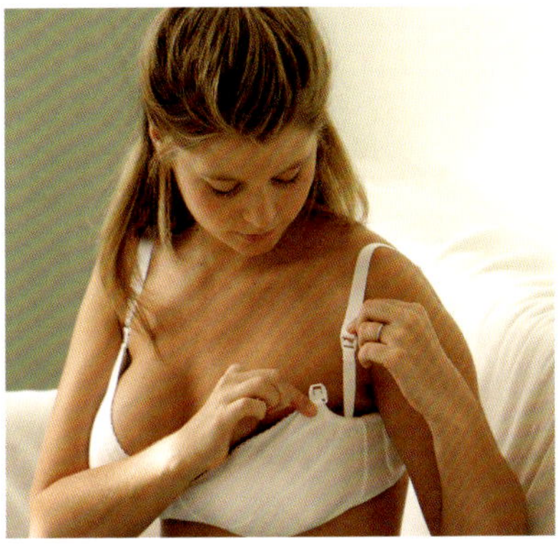

HORA DE PENSAR EM...

Amamentação

Se você decidiu amamentar, foi a melhor escolha para você e seu bebê (ver pp. 448-449). No entanto, nem sempre ela acontece naturalmente; portanto, facilite-a, preparando-se:

- **Leia tudo sobre o assunto.** Se você acha que vai ter alguns desconfortos, creia que não serão um choque tão grande, e você pode tomar medidas preventivas contra eles. Pode ajudar, por exemplo, saber como posicionar seu bebê corretamente (ver p. 448).
- **Exponha suas preocupações** antes de o bebê nascer: pergunte ao obstetra ou a amigas que já amamentaram.
- **Ver como se faz,** visitando um lugar de amamentação (peça ao obstetra que recomende um). Você pode ter receio de amamentar em público; assim, ver como pode ser feito discretamente pode ajudar. Também pode pedir a uma amiga que a deixe ver como posiciona e amamenta o bebê dela.
- **Procure uma conselheira de amamentação** – talvez uma amiga possa recomendar alguma, ou, para uma lista de conselheiras, consulte o site http://www.aleitamento.com/.

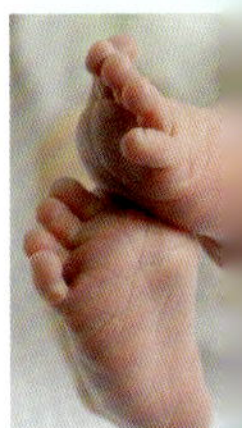

Seus direitos e benefícios

Ter um bebê é uma enorme mudança na vida, e muitos pais novatos ficam com pouco tempo e dinheiro. A licença e os salários (maternidade e paternidade) podem ajudar a amenizar a transição, então é bom descobrir o que você tem direito a receber.

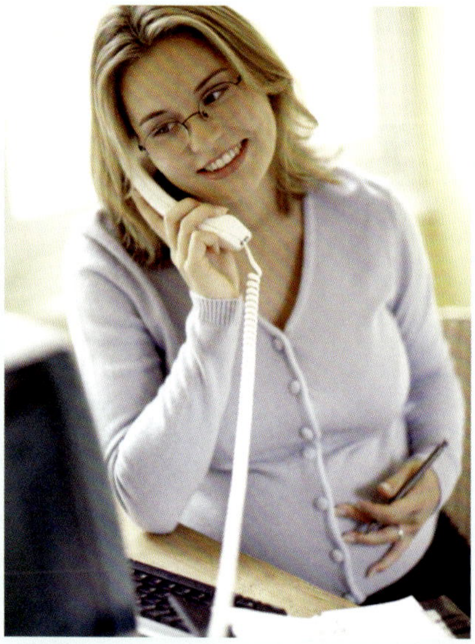

Descobrir os benefícios da licença--maternidade pode deixá-la mais tranquila e segura.

EXTRAS DA LICENÇA-MATERNIDADE

Mantendo o contato

Na Inglaterra, é possível, durante a licença, trabalhar até 10 dias para o seu empregador, o que é conhecido como "mantendo o contato", ou dias de KIT (sigla de *keeping in touch*), sem perder o pagamento legal da licença--maternidade. O valor que será pago por esses dias depende do empregador.

No Brasil isso não é possível, já que a lei proíbe tanto a empresa de exigir que a mulher em licença--maternidade trabalhe quanto a mãe de retornar ao trabalho antes de terminar a licença.

Listamos a seguir os direitos e benefícios da gestante e do pai. No entanto, como as leis podem sofrer alterações, recomendamos a consulta aos sites oficiais do governo para acesso às informações vigentes.

Direitos e benefícios da gestante

O mercado de trabalho da mulher tem guarita constitucional prevista no art. 7º, inciso XX. O princípio da igualdade é parâmetro básico para vedar qualquer forma de discriminação nas relações de trabalho, legitimando, por sua vez, todas as diversas tutelas, benefícios e garantias para a gestante.

A proteção trabalhista e previdenciária da gestante encontra respaldo nos seguintes dispositivos legais: Consolidação das Leis de Trabalho e Regime Geral da Previdência Social, com a Lei nº 8.213/1991.

A licença-maternidade

O principal benefício previdenciário para a gestante é a licença-maternidade, que é o salário mensal devido às seguradas empregadas e filiadas ao Regime Geral da Previdência Social. Nesse caso, a lei determina como critério material o fato da concretização do parto da gravidez ou a realização de adoção, ou mesmo obter a guarda judicial para fins adotivos.
Para o caso de segurada com vínculo desemprego, a concessão do salário--maternidade é realizada sem a necessidade de período de carência. Lembramos que a empregada gestante possui a garantia da licença--maternidade de 120 dias, sem prejuízo do salário e do emprego (CLT, art. 392, e Lei nº 8.213/1991, art. 71).

A contribuinte deve, mediante atestado médico do SUS, do serviço médico da empresa, ou por ela credenciada, ou de médico particular, notificar seu empregador da data do início do afastamento do emprego com determinada antecedência – entre o 28º dia antes do parto e a ocorrência do mesmo. Assim, a partir do afastamento, é garantido à gestante o retorno futuro ao trabalho, bem como as eventuais dispensas no horário de trabalho pelo tempo necessário para realização de consultas médicas e demais exames complementares (CLT, art. 392, §4º, I e II).

Durante o período de amamentação do próprio filho até os completos seis meses de idade, a mulher possui a garantia de uma jornada de trabalho reduzida, dois descansos especiais, de trinta minutos cada um, podendo ser dilatado a critério da autoridade competente (CLT, art. 396 e respectivo parágrafo único).

Além disso, deve ser salientado que o salário-maternidade será pago também a mães adotivas. Nossa legislação se

BENEFÍCIOS FUTUROS

Maiores licenças para pais

Em maio de 2010, a Comissão de Seguridade Social e Família da Câmara dos Deputados aprovou o Projeto de Lei nº 3.935/2008 do Senado que aumenta de 5 para 15 dias consecutivos a licença--paternidade ao pai biológico ou adotivo. O projeto ainda passará por emendas e será votado pelos deputados federais e senadores antes de se tornar um direito do cidadão.

PERGUNTAS E RESPOSTAS

Eu tenho de devolver meu salário--maternidade se mudar de ideia após o nascimento e decidir ficar em casa?
Não. Se você decidir não voltar a trabalhar depois da licença-maternidade, você não precisa devolver o salário. No entanto, você só pode pedir demissão após o fim da licença-maternidade. Para isso, terá de cumprir o aviso prévio ou então os dias não trabalhados do aviso poderão ser descontados do valor de sua rescisão.

O que acontece com minhas férias quando estiver de licença?
Você vai acumular o número normal de dias de férias. No entanto, as regras comuns sobre quantas férias você pode adiar para o ano seguinte ainda se aplica, o que significa que você precisa planejar cuidadosamente para que não as perca. Pergunte ao departamento de recursos humanos quantos dias você ainda pode tirar.

Acabaram de me oferecer o emprego dos meus sonhos, mas estou grávida de oito semanas. Devo contar?
Você não precisa contar a seu futuro empregador sobre a gravidez ainda. Mas, se o fizer, ele não pode discriminá-la porque está grávida. Ele também não pode exigir que faça um teste de gravidez para efeitos admissionais.

preocupou em equiparar a mãe adotiva à mãe biológica, estabelecendo o critério etário para determinar o gozo da licença-maternidade. Assim, no caso de adoção ou guarda judicial de criança até 1 ano de idade o período de licença será de 120 dias, a partir de 1 ano até 4 anos de idade o período será de 60 dias e a partir de 4 anos até 8 anos de idade o período será de 30 dias.

O pagamento do salário--maternidade

O valor do salário-maternidade não pode ser inferior a um salário mínimo para qualquer segurada. O INSS ou a empresa (com a dedução do valor na Guia da Previdência Social) deve pagar integralmente os salários (limitado ao teto da Previdência Social). De maneira geral, o valor mensal deverá ser igual à sua remuneração integral e, mesmo com a interrupção contratual, o empregador deverá continuar a depositar o FGTS da empregada gestante.

O salário-maternidade é devido após a 23ª semana de gestação durante 120 dias, sendo devido até o término de 91 dias depois dele, considerando, inclusive, o dia do parto. A legislação permite também que comece a partir do oitavo mês de gestação. Se ela precisar parar de trabalhar antes disso, por não estar bem de saúde, deverá ficar afastada recebendo auxílio-doença. Com o atual Programa da Empresa Cidadã (pela redação da Lei nº 11.770/2008), pode o benefício ser prorrogado por mais 60 dias dependendo do caso.

Lembramos que em alguns casos os contribuintes que não possuírem nenhuma estabilidade, como, por exemplo, as empregadas domésticas e autônomas, devem sempre extrajuridicamente resolver a questão. Isso significa que a trabalhadora tem de levar o atestado médico ou a certidão de nascimento ao posto da Previdência. Ela receberá os pagamentos diretamente do INSS, por meio de um cartão de benefício que o órgão fornece. Tal situação não pode ser confundida com as trabalhadoras empregadas em situações irregulares (trabalhadoras sem registro na CTPS), uma vez que nesse caso é a empresa responsável obrigada a pagar o salário durante a licença-maternidade.

Licença-paternidade

A licença-paternidade é um benefício concedido ao empregado pai. É a hipótese do afastamento de cinco dias contínuos das atividades laborativas em função do nascimento do filho sem nenhum tipo de dedução salarial. Justifica-se o presente benefício em razão da possibilidade conferida ao pai para fornecer assistência à mãe e ao filho e, sobretudo, para proceder ao registro da criança. Após o nascimento do seu filho(a), para validar o período de licença-paternidade, o empregado deve apresentar para o seu empregador a certidão de nascimento de seu filho ou o registro de nascimento.

Dicas importantes

Se a contribuinte estiver recebendo auxílio-doença (ou algum outro benefício da Previdência), ele é interrompido e o afastamento passa a ser por licença--maternidade. Depois que a licença acabar, se necessário, poderá haver afastamento novamente por auxílio--doença. Ou, se ela estiver em férias, estas serão suspensas quando começar a licença-maternidade e voltam a correr quando a licença acabar.

O governo determina uma série de programas de proteção ao recém--nascido e a sua família, contribuindo para a distribuição de serviços de incentivo ao desenvolvimento familiar, como os programas de distribuição de leite (com o objetivo de combater a desnutrição da população infantil) ou o bolsa família.

SEUS DIREITOS

Benefícios do bebê e da criança

- **Nos estabelecimentos em que trabalharem mais de trinta mulheres** com mais de 16 anos de idade, deverão ser reservados locais apropriados para que as empregadas consigam guardar sob vigilância e assistência seus filhos no período de amamentação, o que poderá ser suprido pela implementação de creches distritais (CLT, art. 389, §§ 2º e 3º).

- **O governo determina uma série de programas de proteção ao recém--nascido** e sua família, contribuindo para a distribuição de serviços de incentivo ao desenvolvimento familiar. Você encontra mais informações nos sites oficiais do governo.

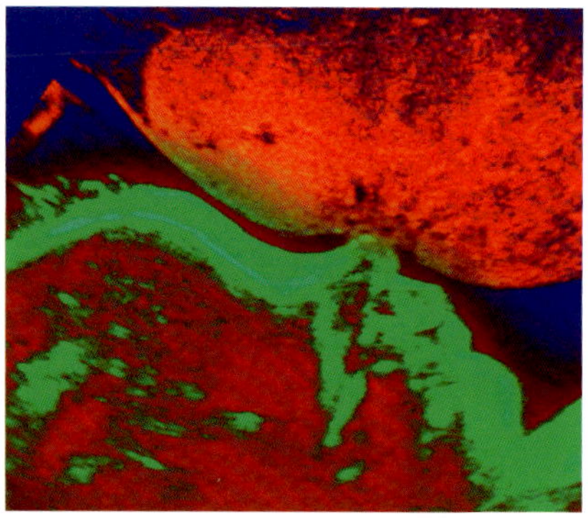

JÁ ESTÁ COM 34 SEMANAS E 6 DIAS

Faltam 36 dias...

SEU BEBÊ HOJE

A placenta agora está recebendo meio litro de sangue por minuto, proveniente da circulação da mãe. Para dar conta desse crescimento, seu volume total de sangue aumentou dramaticamente nos primeiros meses da gestação.

Nunca é tarde para melhorar seu condicionamento físico, e qualquer exercício que você fizer agora a ajudará no parto.

PERGUNTE AO... MÉDICO

Por que alguns bebês nascem prematuros? Há alguns fatores que podem aumentar a probabilidade de um bebê ser prematuro, como um histórico de parto prematuro, de sua mãe ou de alguma irmã, ou doenças durante a gravidez, o estado de saúde antes da gravidez, uma gravidez múltipla, e problemas do feto, como a baixa taxa de crescimento – o que pode ser resultado do estilo de vida da mãe, como ser fumante – e outros.

Estas podem ser as últimas semanas, mas você precisa continuar ativa. Exercitar-se com regularidade e consistência vai permitir que colha as recompensas de seus esforços: maior condicionamento físico, maior autoestima e muito mais energia.

Encontre atividades de que gosta. Neste estágio, nadar e andar são, em geral, as preferidas pelas grávidas. Além de ajudar no condicionamento, essas atividades vão ajudá-la a relaxar e despreocupar-se.

É difícil definir com precisão por quanto tempo você ainda deve se exercitar, mas tenha em mente que isso é determinado pelo rigor com que se exercita. Considere as diferenças entre uma corrida de 100 metros rasos e uma maratona – cada uma tem sua própria demanda de energia: uma é curta e intensa, enquanto a outra é mais prolongada e lenta.

Sempre ouça seu corpo e, se você sentir que está se esforçando demais, pare. É importante comer muito se você estiver se exercitando: prefira petiscar alimentos que abasteçam seu corpo (ver p. 339), especialmente porque é no terceiro trimestre que o corpo mais exige em termos de necessidades nutricionais do bebê.

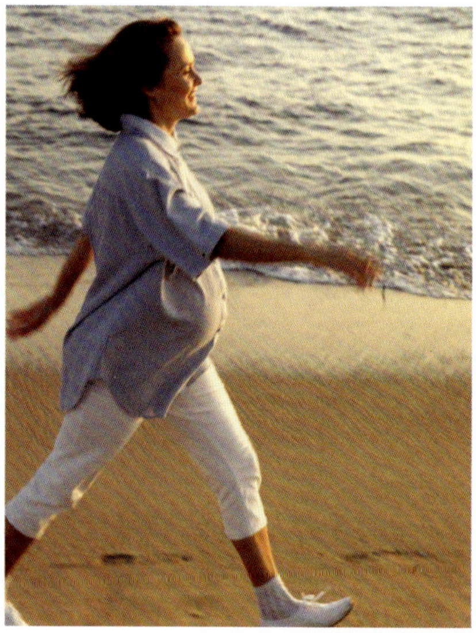

Se você caminhar diariamente, vai se sentir energizada, e isso é uma boa preparação para todos os passeios que fará com o bebê.

MÉTODO CANGURU

Se seu bebê prematuro for para a Unidade de Tratamento Intensivo Neonatal (UTIN) (ver pp. 452-453), você ainda pode cuidar dele, usando o método canguru. Vão lhe pedir que segure o bebê no peito, entre os seios, com a cabeça de modo que a orelha dele fique próxima de seu coração.

Desenvolvido em Bogotá, na Colômbia, em resposta a uma falta de incubadoras, o método canguru revelou trazer muitos benefícios para os bebês de incubadora – principalmente a regularização rápida da velocidade cardíaca e respiratória – o que permite que eles durmam por períodos muito mais longos. A temperatura do bebê é regulada pela flutuação da temperatura em seus seios, por isso ele não precisa perder energia para manter-se aquecido.

Isso e o sono extra conservam a energia para outras funções vitais, como o desenvolvimento do cérebro e o ganho de peso. A amamentação também é mais bem-sucedida e alguns bebês-canguru não perdem nada do peso com que nasceram.

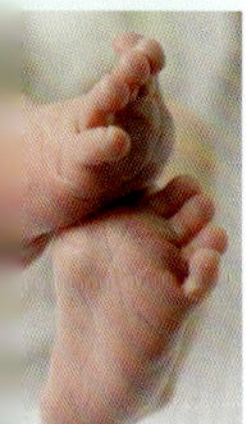

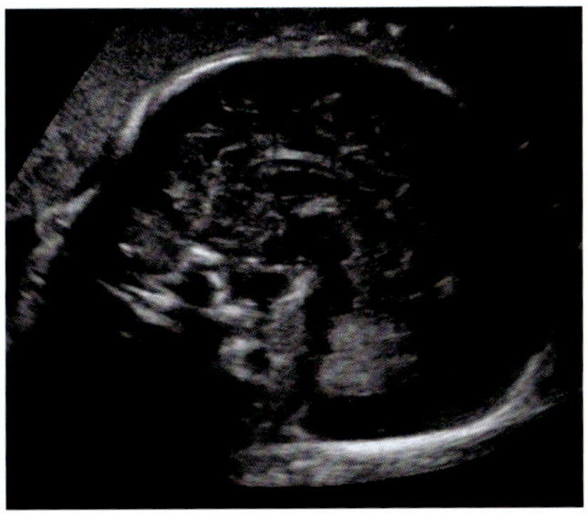

JÁ ESTÁ COM EXATAMENTE 35 SEMANAS

Faltam 35 dias...

SEU BEBÊ HOJE

O cérebro do seu bebê continua a amadurecer. Este ultrassom mostra que o padrão lobulado dos hemisférios cerebrais agora se desenvolveu, aumentando as muitas ondas e dobras na superfície do cérebro. Os reflexos brilhantes são os ossos do crânio.

A realidade de ser mãe vai inundá-la nestas semanas finais, e você tem tudo para aguardar o bebê com prazer.

Antes do nascimento, pode ser difícil imaginar um relacionamento com o bebê, mesmo que seu vínculo com ele seja forte durante a gravidez.

Felizmente, a vinculação é um processo químico de seu cérebro quando você dá à luz. Os bebês de outras pessoas podem deixá-la indiferente, mas é muito provável que seu próprio bebê cause todo tipo de sentimentos, que você nem sabia que existiam. É normal preocupar-se com a maternidade – lidar com a responsabilidade, cuidar de um bebê indefeso, ser "boa o bastante" e mudar o estilo de vida. Por outro lado, quando o bebê nasce, suas prioridades vão se tornar muito claras, assim como seus afetos – embora a ligação afetiva nem sempre seja instantânea.

Em alguns casos, a depressão pós-parto (ver p. 475), ou mesmo a melancolia pós-parto (ver p. 447), de curta duração, pode interromper a progressão natural dos sentimentos que a mãe tem por seu bebê recém-nascido.

PERGUNTE AO... OBSTETRA

Conseguirei amamentar meus gêmeos? Sim, mas, se possível, arranje uma conselheira da amamentação com experiência em amamentar gêmeos e que esteja disponível após seu parto. Se você se posicionar corretamente e, desde o início, souber como fazer seus bebês pegarem o mamilo (ver p. 448), vai se sentir muito mais confiante quando estiver sozinha.

Muitas mães de gêmeos acham que é mais fácil amamentá-los ao mesmo tempo, usando um travesseiro para amamentação, o que é uma boa aquisição a ser feita agora, pois há uma série de posições para amamentar gêmeos que sua conselheira, ou seu obstetra, pode lhe mostrar.

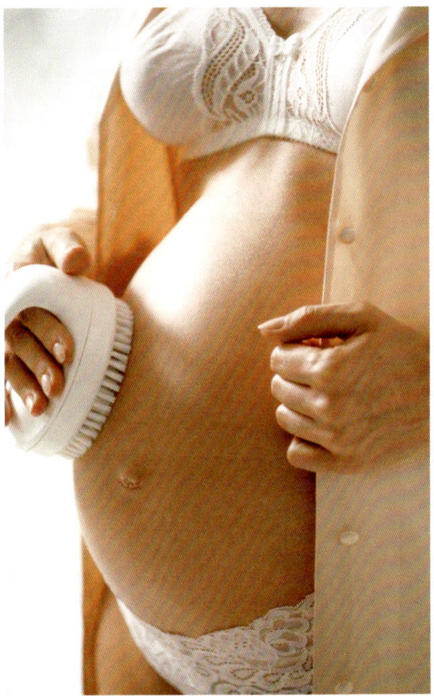

FOCO EM... SEU CORPO

Mimando-se

Você pode não se sentir particularmente atraente, mas isso é mais um motivo para mimos. Provavelmente não haverá tempo para rituais de beleza quando o bebê nascer.

- **Vá à manicure,** mas não coloque unhas postiças depois que o bebê nascer – bebês e objetos pontiagudos não se misturam.
- **Faça um tratamento no rosto:** isso vai ajudá-la a se sentir bem e a relaxar.
- **Corte o cabelo,** pois pode demorar um pouco para você ir ao cabeleireiro novamente. Vale a pena escolher um estilo que seja fácil de cuidar quando o bebê chegar.
- **Se tiver dores e pontadas,** marque hora com um especialista em massagem na gravidez.
- **Vá à pedicure** uma ou duas semanas antes do nascimento. Você ficará surpresa quando o barrigão se for e puder ver seus pés novamente.

Se você está mantendo um álbum fotográfico de sua barriga, vai querer que ela esteja maravilhosa. Esfoliar suavemente e hidratar vão deixar sua pele tão macia quanto possível. Infelizmente, isso não previne estrias, mas vai melhorar a aparência da pele.

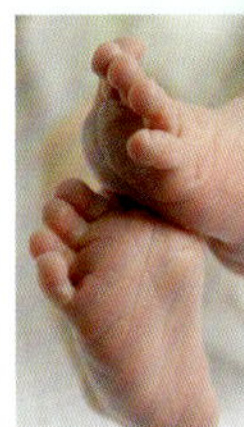

Sua 36ª semana

CONVERSE COM SEU PARCEIRO SOBRE OS PLANOS DO PARTO

Não deixe preparativos importantes para a última hora. Tenha um plano de ação pronto para quando você entrar em trabalho de parto – o que pode ocorrer bem antes do que imagina. O bebê pode chegar antes da hora, então esteja certa de que você e seu parceiro estão confiantes em recebê-lo. Cuide dos aspectos práticos, como arrumar alguém para cuidar das outras crianças, ou até do gato. Se necessário, peça ajuda a seus pais ou amigos, arrume a mala para o hospital e relaxe.

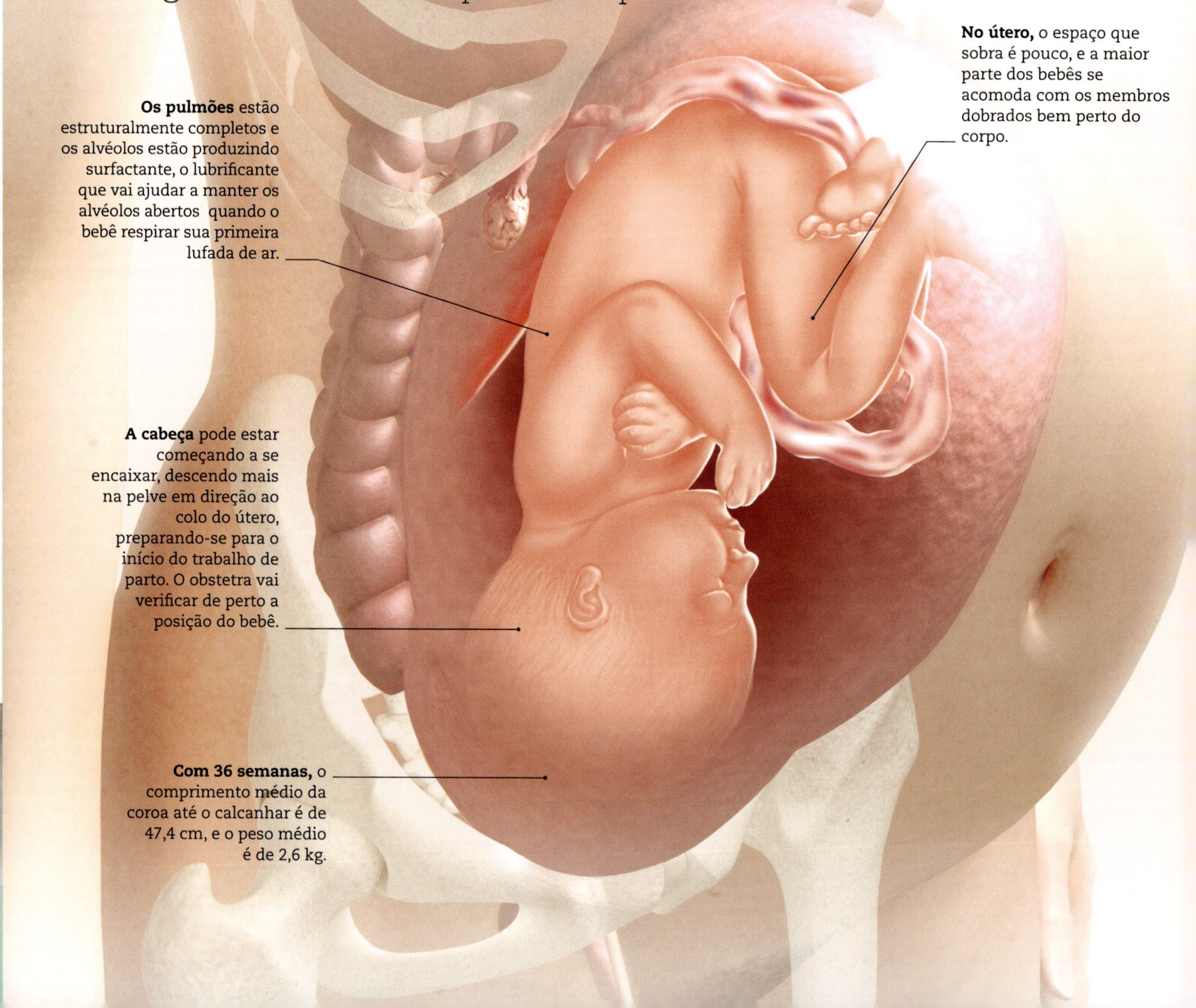

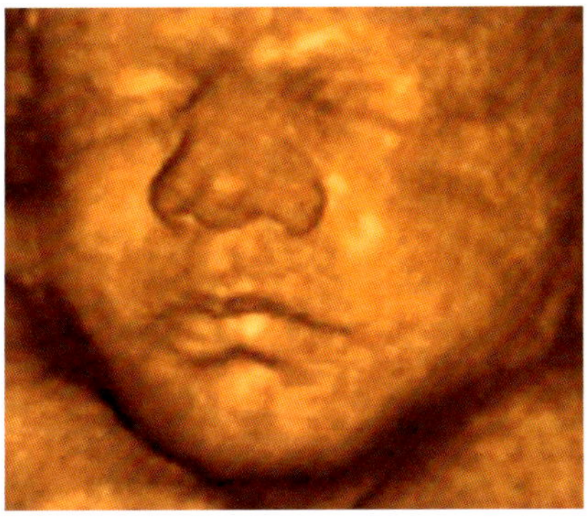

JÁ ESTÁ COM 35 SEMANAS E 1 DIA

Faltam 34 dias...

SEU BEBÊ HOJE

As cores dos cabelos e dos olhos do bebê são determinadas geneticamente e estabelecidas antes do nascimento. Infelizmente, por mais detalhado que seja um ultrassom colorido, ele só pode mostrar o formato das estruturas e não as cores verdadeiras.

Você pode se surpreender ao ver que sua vida social já está mudando, e o bebê ainda nem chegou!

Se recentemente você ficou caseira, fique tranquila, pois isso é bem normal. Querer ficar em casa é comum nas últimas semanas da gravidez. Você pode estar relutante em planejar eventos sociais para as próximas semanas – não vai querer gastar, por exemplo, com um ingresso para teatro que nem será usado. Entretanto, marque encontros com os amigos: eles vão compreender se você cancelar em cima da hora. Só que, ao sair, vai ficar feliz por estar fora de casa.

Use as oportunidades de sair com seu parceiro nestas últimas semanas, pois sair para jantar provavelmente não vai estar na agenda depois que o bebê chegar.

PERGUNTE AO... OBSTETRA

Meus pés estão inchados e apertados nos sapatos. O que posso fazer? Pés e tornozelos inchados, efeitos do chamado edema, acontecem pelo excesso de líquido que escoa para os tecidos, em razão do volume aumentado de sangue (ver pp. 466-467). No final da gravidez, em que o volume de sangue continua a aumentar, esse problema é comum. O inchaço geralmente piora durante o dia, quando faz mais calor.

Para ajudar a reduzir o inchaço, você pode elevar as pernas quando estiver sentada, girar os pés e deitar-se com eles para cima, encostados na parede. Usar meias de compressão (ver p. 225) também melhora a circulação. Beba muito líquido, especialmente água, pois isso melhora a função renal e reduz a retenção de água. Não tome diuréticos – estudos descobriram que eles podem afetar negativamente seu bebê.

FOCO EM... SEU CORPO

Nadar é relaxante

Embora você possa se sentir muito grande para se exercitar, nadar é uma ótima atividade para o fim da gravidez. A água suporta o peso da barriga, e você vai se sentir mais leve do que o normal. Tente um nado suave e relaxe na água. Pense também em aulas de aquanatal, que têm exercícios criados especialmente para mulheres grávidas.

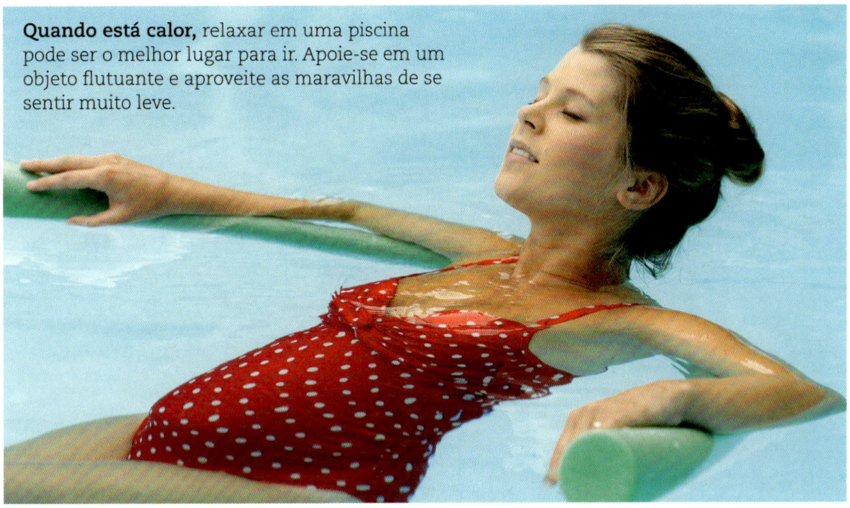

Quando está calor, relaxar em uma piscina pode ser o melhor lugar para ir. Apoie-se em um objeto flutuante e aproveite as maravilhas de se sentir muito leve.

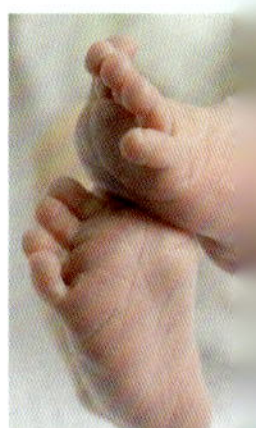

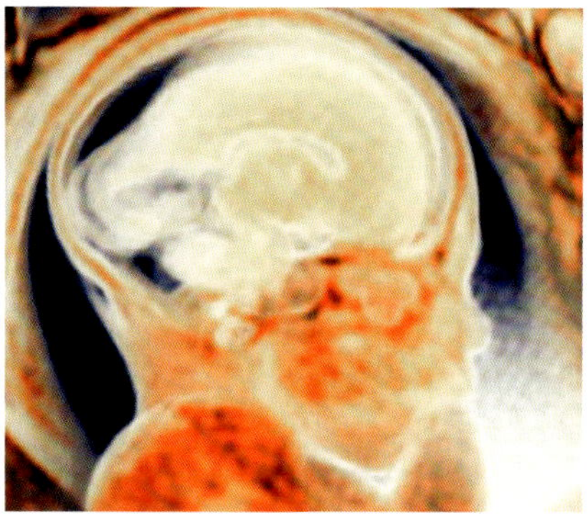

JÁ ESTÁ COM 35 SEMANAS E 2 DIAS

Faltam 33 dias...

SEU BEBÊ HOJE

A ressonância magnética mostra detalhes do cérebro do bebê. Ela é particularmente boa para mostrar as estruturas do sistema nervoso central. Interpretar essas imagens ainda é difícil e leva muito tempo, por isso tais exames não fazem parte da rotina da gravidez.

Embora a cor esteja se desenvolvendo nos olhos de seu bebê, a coloração final ainda vai demorar para ser conhecida.

De que cor serão os olhos do bebê? A íris controla a quantidade de luz que entra nos olhos e determina sua cor. A cor dos olhos depende da quantidade de melanina na íris: essa é a substância que dá à pele suas diferentes cores.

Provavelmente, a cor dos olhos do bebê não será idêntica à sua ou à de seu parceiro. A maioria dos bebês de pele clara nasce com pouca melanina nos olhos e sua íris é cinza ou azul. Se tiver pele escura, há uma grande quantidade de melanina e a cor em geral é cinza-escura ou marrom. A cor continua a mudar após o nascimento, pois a melanina é produzida em resposta à luz. Os olhos do bebê só adquirem a coloração final depois de ele completar um ano.

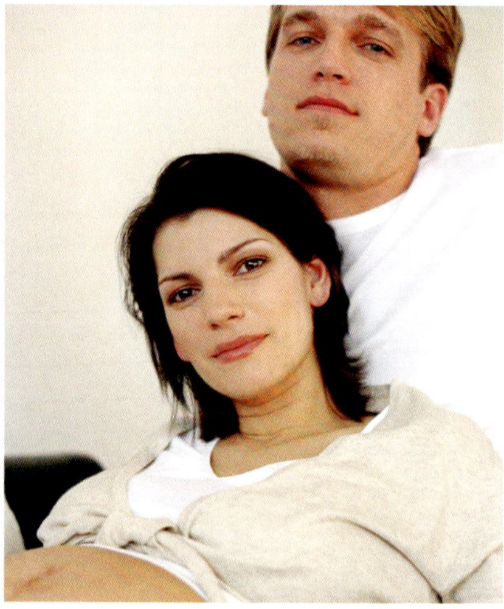

Se você e seu parceiro tiverem cores de olhos e cabelo muito diferentes, terão dificuldades para visualizar como será seu bebê. Levará algum tempo após o nascimento até que suas verdadeiras cores se tornem aparentes.

PRATICANDO A VISUALIZAÇÃO

A visualização é um meio eficiente e positivo de se preparar para o parto. Tente praticar nestas semanas finais, começando com um exercício básico de relaxamento. Então, comece pelo topo da cabeça e suavemente flexione e relaxe todos os músculos até os dedos do pé, concentrando-se em cada músculo e em sua respiração. Agora imagine o nascimento, com uma conotação positiva para cada fase. Por exemplo, o bebê está flutuando em água e é brandamente embalado quando as contrações se iniciam: o aperto que você sente é causado pelas paredes do útero, guiando o bebê para o mundo; as contrações são ondas que você e o bebê estão percorrendo, conforme ele é levado para fora – vocês dois estão nadando juntos, com a maré.

FOCO EM... SEU BEBÊ

Cesariana

Se você sabe que terá o bebê por cesariana, vale a pena estar ciente do que esperar após o nascimento. Embora você deva continuar se movimentando depois da operação, também é importante descansar bastante. Tenha em mente que é uma cirurgia complexa, então evite levantar e carregar peso pelas próximas semanas. Como isso pode ser difícil se você tiver outros filhos pequenos ou se estiver sozinha em casa, consiga o máximo de ajuda que puder para depois do nascimento. Evite fazer compras, o que em geral envolve carregar sacolas pesadas. Compre *on-line* ou por *delivery*, se puder.

É aconselhável que você não dirija durante as próximas seis semanas. Se achar que consegue fazê-lo antes desse prazo, cheque com sua companhia de seguros de que tudo está bem. Veja se é confortável usar o cinto de segurança e fazer manobras, incluindo paradas de emergência.

Acredita-se que são necessárias até seis semanas para se recuperar completamente de uma cesariana.

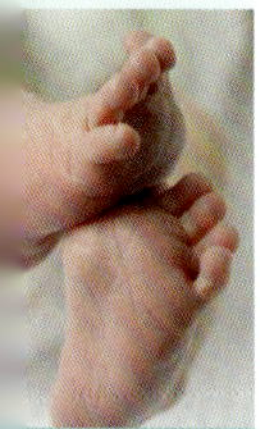

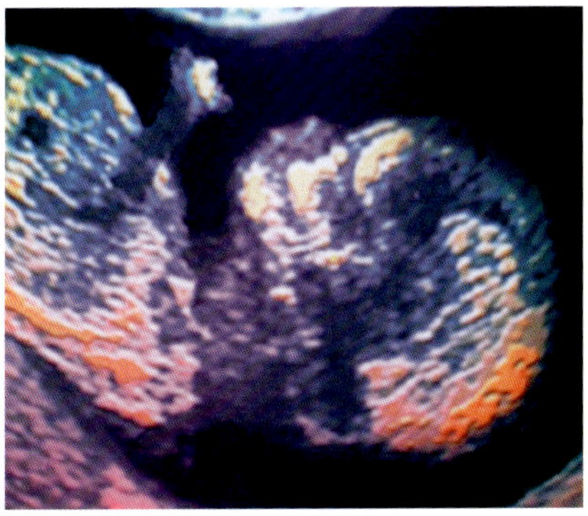

JÁ ESTÁ COM 35 SEMANAS E 3 DIAS

Faltam 32 dias...

SEU BEBÊ HOJE

Nesta semana, os pulmões tornam-se quase totalmente funcionais e capazes de sustentar o bebê em caso de nascimento prematuro. Neste momento, ele ainda é considerado pré-termo, e só a partir da 37ª semana se considera que o termo da gravidez foi alcançado, e o bebê tem maturidade para nascer.

A vida de seu parceiro também vai mudar, por isso, encontre meios de envolvê-lo nas últimas semanas antes do parto.

É compreensível que haja um grande destaque para a mulher quando o parto se aproxima, mas é importante não deixar o futuro papai de lado. Seu parceiro pode estar ansioso com o nascimento, com medo de não conseguir ficar na sala de parto ou preocupado em saber como sua dor vai afetá-lo. Alguns homens se sentem culpados por não ficar com um pouco da dor e ajudar mais durante o parto.

Além de pensar sobre o parto, seu parceiro pode estar ansioso com o fato de que, dentro de algumas semanas, ele será responsável por um bebê recém-nascido! Converse com ele, caso pareça preocupado, e envolva-o o máximo que puder – ajudando-a a lidar com os desconfortos da gravidez, preparando-a para o parto. Se você escreveu um plano de parto (ver pp. 181 e 303), pense novamente nele e falem do que pode acontecer e de como seu parceiro pode ajudar no dia do nascimento.

Você pode praticar com ele posições e técnicas de respiração para o parto, assim ele se sentirá mais confiante. Se possível, ele deve comparecer às últimas consultas pré-natais com você, podendo discutir quaisquer preocupações com seu obstetra.

PERGUNTE AO... OBSTETRA

Meus gêmeos nascem na semana que vem; vou conseguir amar igualmente os dois? Embora possa ser uma preocupação, é mais provável que, em vez de favorecer um dos filhos, os pais deem mais amor e atenção ao bebê que mais precisar deles no momento.

Também é possível que a tensão de ter dois bebês da mesma idade em casa aumente a possibilidade de retardar o vínculo afetivo, embora isto também possa acontecer se o parto tiver sido traumático; se a mãe ou o pai estiverem exaustos; se um bebê demorou mais para começar a mamar, ou está mais mal-humorado do que o outro; o que não significa que o vínculo não vá acontecer com o tempo.

Em toda família há altos e baixos de afeição entre pais e filhos. Quando pais têm dois filhos em diferentes épocas, podem amar um filho de forma diferente do outro, mas isso não significa que o amor que os pais têm por um seja em detrimento do outro. Se, depois que os bebês nascerem, vocês ainda estiverem preocupados com isso, falem com o obstetra ou procurem aconselhamento psicológico.

FOCO EM... PAIS

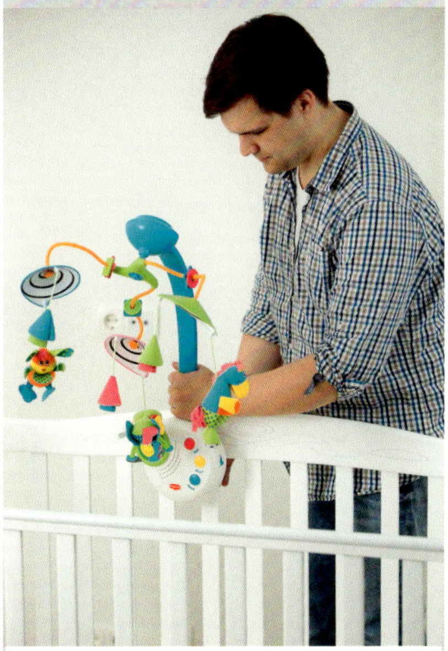

Preparando-se

Você já fez todas as tarefas de futuro pai? Elas incluem:

- **Comprar um assento do tipo bebê conforto** para o carro e assegurar-se de que sabe colocá-lo corretamente. Você não pode sair do hospital sem este item.
- **Montar o berço** se for usá-lo nas primeiras semanas.
- **Certificar-se de que há espaço para guardar** todas as coisinhas do bebê.

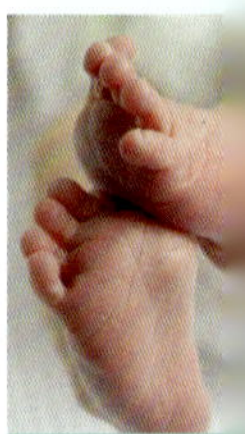

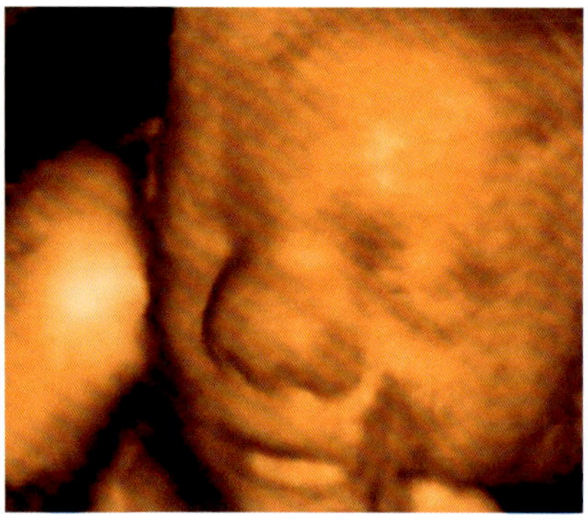

JÁ ESTÁ COM 35 SEMANAS E 4 DIAS

Faltam 31 dias...

SEU BEBÊ HOJE

O coração do bebê é bem acelerado: entre 110 e 160 batimentos por minuto. Mesmo depois do nascimento, vai continuar nessa velocidade. Vai demorar muito para que cheguem a mais ou menos 70 por minuto, o mesmo que um adulto.

Os pulmões não funcionam plenamente até estas últimas semanas, mas há um desenvolvimento importante ocorrendo agora.

Se você imaginar os pulmões como árvores, a traqueia seria o tronco, que forma vários galhos, ou brônquios, que se dividem várias vezes para produzir as estruturas mais delicadas, os alvéolos – folhas da árvore. É nos alvéolos que acontece a troca gasosa.

Os alvéolos começaram a se desenvolver na 24ª semana, mas continuam a aumentar durante a gravidez. Eles contêm células produtoras de surfactantes, para deixá-los abertos, e elas agora se tornam completamente funcionais.

REPOUSO PRESCRITO

Próximo ao fim da gravidez, há algumas circunstâncias em que você precisa ser levada ao hospital para ficar de cama.

- **Se tiver pré-eclâmpsia** (ver p. 474), para que possam adotar medidas para reduzir sua pressão arterial.
- **Se tiver sangramento vaginal,** que pode ser por causa de placenta prévia (ver pp. 214-215) ou de descolamento da placenta (ver p. 473).

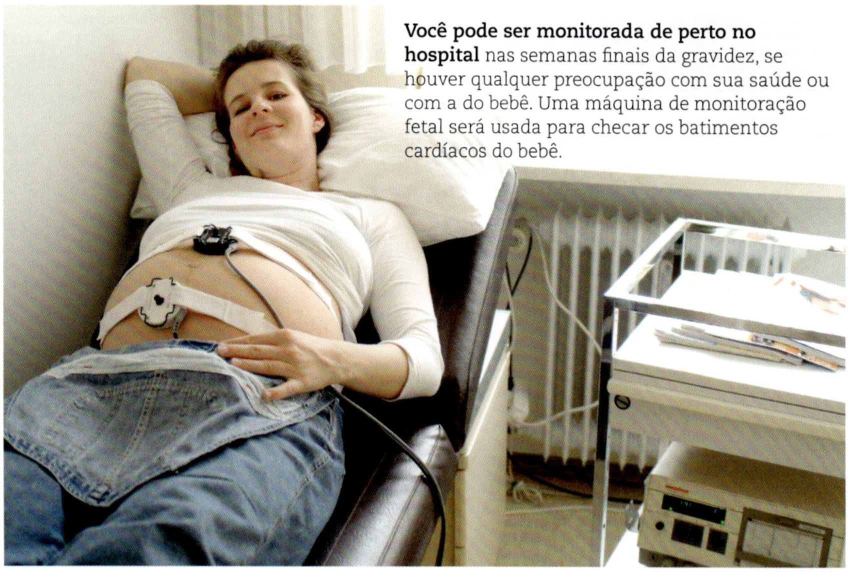

Você pode ser monitorada de perto no hospital nas semanas finais da gravidez, se houver qualquer preocupação com sua saúde ou com a do bebê. Uma máquina de monitoração fetal será usada para checar os batimentos cardíacos do bebê.

FOCO EM... SEU CORPO

Ficando forte

Manter a força muscular, alongar-se e fazer exercícios suaves até a hora do parto vai ajudar na sua postura – minimizando a dor nas costas, reduzindo o estresse dos músculos e ossos, e deixando-a mais enérgica e relaxada. Contanto que você se sinta bem e siga as instruções da página 18, pode continuar com suas atividades.

O mais importante, neste momento, é usar de bom-senso e ouvir o seu corpo. Se estiver com dores, fatigada ou com vertigens, procure imediatamente o médico e pare de se exercitar. Carregar todo esse peso adicional cansa, então ajuste suas atividades de acordo. Diminua a intensidade de seus exercícios e faça-os por menos tempo. Mas, enquanto estiver bem, não pare.

Dê uma olhada nas rotinas das páginas 90 e 250, mas, nesta fase, não faça nenhum exercício em que precise deitar-se de costas por períodos prolongados de tempo.

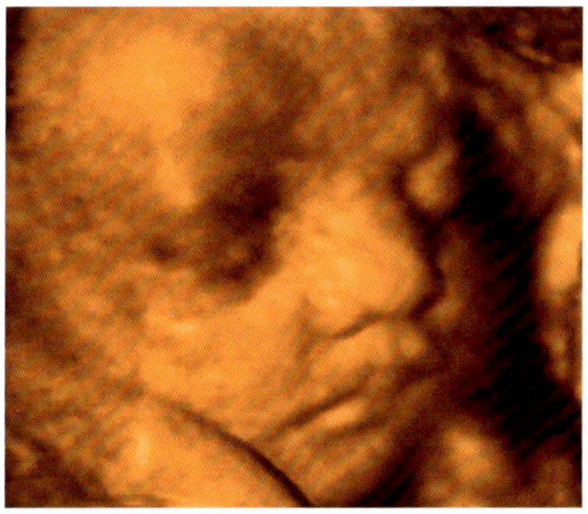

JÁ ESTÁ COM 35 SEMANAS E 5 DIAS

Faltam 30 dias...

SEU BEBÊ HOJE

Muitos bebês ainda têm um grande volume de líquido amniótico em torno deles, mas as sombras da placenta ou da parede do útero, somadas à posição fetal, dobrada, tornam cada vez mais difícil fazer imagens do bebê.

Vale a pena decidir os arranjos práticos agora, pois você já pode entrar em trabalho de parto.

Faltando apenas quatro semanas, agora é a hora de certificar-se de que todos os detalhes para contatar seu acompanhante, caso você entre em trabalho de parto enquanto ele estiver trabalhando, estão assegurados. Nestas semanas finais, ele deve tomar cuidado para ter o celular sempre ligado e à mão, e não viajar para muito longe.

Se você tem outros filhos ou dependentes (animais de estimação, como um cachorro), deve pensar no que vai acontecer com eles enquanto estiver no hospital. Explique aos filhos mais velhos o que vai acontecer, a fim de que estejam preparados para ficar com a vovó, ou com quem for cuidar deles. Se você fizer uma cesariana, também precisa de alguém para tomar conta das crianças quando voltar do hospital para casa.

Deixe claro para seus filhos que você vai voltar e que não está doente, mas que tem de ir para o hospital quando o bebê chegar. Dependendo da idade deles, você pode levá-los para comprar um presente para o bebê ou dar a eles uma tarefa especial, como abrir todos os presentes novos. Também é uma boa ideia que o bebê dê presentes aos irmãos mais velhos.

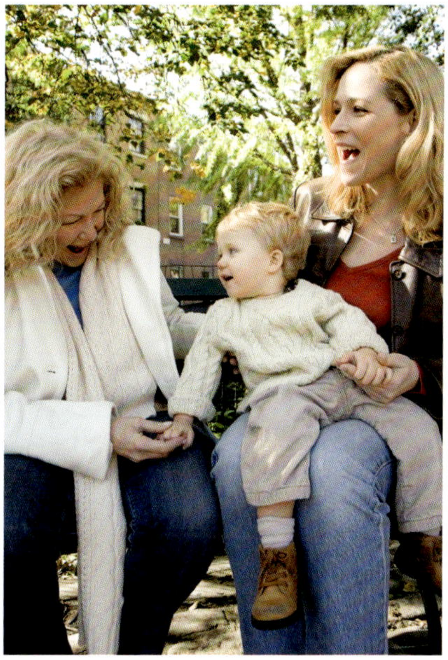

Perto da época do parto, faça seu filho passar um tempo com as pessoas da família que forem tomar conta dele enquanto você estiver no hospital. Essa experiência também vai ajudá-lo a passar um tempo sem você e não se aborrecer com isso.

FALANDO NISSO...

Em um estudo de mulheres que inicialmente não queriam alívio para a dor, 52% o usaram.

Segundo um trabalho recente do Instituto Nacional para a Excelência Clínica inglês, as mulheres subestimam a dor do parto e não pesquisam o suficiente sobre as opções disponíveis para o alívio da dor (ver pp. 402-407).

PERGUNTE AO... OBSTETRA

Meu bebê é prematuro e está na incubadora. Eu estou tentando tirar leite – estou ajudando? Sim, está ajudando, e muito. O leite da mãe passa a imunidade natural dela para o bebê. Como os bebês prematuros têm maior tendência a infecções, tirar o seu leite é um ótimo meio de ajudar o bebê enquanto ele está na incubadora. Também para o bebê, o leite da mãe é muito mais fácil de digerir, o que é especialmente importante para prematuros, pois o trato digestivo deles pode ser menos desenvolvido do que o de um bebê a termo.

Esse também é um ótimo meio para você se relacionar com o bebê e criar vínculo com ele. Neste momento, seu estresse é considerável, e você pode se sentir muito indefesa. Assim, saber que está colaborando tanto para ajudar o bebê vai ser reconfortante.

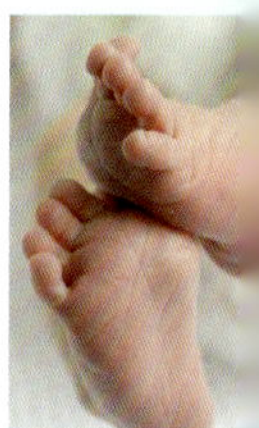

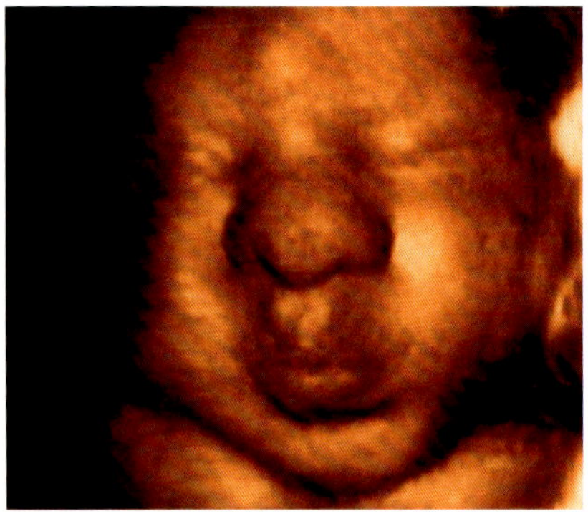

JÁ ESTÁ COM 35 SEMANAS E 6 DIAS

Faltam 29 dias...

SEU BEBÊ HOJE

A maior parte dos bebês agora estará posicionada longitudinalmente (na vertical, com a cabeça na pelve). Mesmo agora, no espaço limitado das semanas finais, ainda há tempo para o bebê mudar de posição se estiver sentado.

Desenvolvimentos complexos estão ocorrendo nos pulmões do bebê, e vão permitir que, ao nascer, ele respire sem ajuda.

O fluxo sanguíneo para os pulmões do bebê acompanha o desenvolvimento das vias aéreas. O sangue sai do lado direito do coração por uma válvula e vai à principal veia pulmonar, que, então, divide-se em uma ramificação para cada pulmão, e, também, em um duto que permite ao sangue passar direto pelos pulmões e ir para o corpo. Esse duto se fecha logo depois do nascimento, quando os pulmões se expandem e a resistência ao fluxo sanguíneo diminui.

Como o bebê não usa os pulmões para as trocas gasosas no útero, o fornecimento de sangue para eles é bem pequeno – só 10% do que é fornecido após o nascimento. Nesta fase da gravidez, o abastecimento de sangue para os pulmões completa o desenvolvimento, ramificando-se em vasos cada vez mais finos à medida que se aproximam dos alvéolos.

Quando o bebê nascer, o peito dele será comprimido no canal de parto e isso o ajuda a expulsar o líquido dos pulmões, em preparação para a primeira respiração. Se o bebê nascer de cesariana, vai precisar expulsar o líquido sozinho. É por isso que cesarianas planejadas são realizadas após a 39ª semana, pois, antes disso, o bebê pode ter dificuldades para expelir o líquido do pulmão e precisar de ajuda para respirar nas primeiras horas após o nascimento.

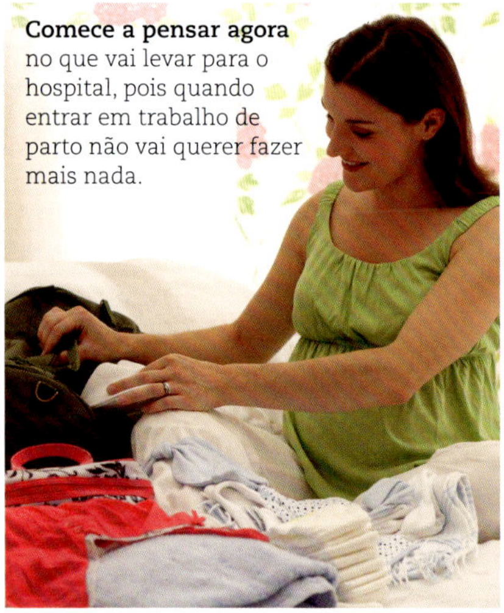

Comece a pensar agora no que vai levar para o hospital, pois quando entrar em trabalho de parto não vai querer fazer mais nada.

A MALA DA MATERNIDADE

Inclua itens para você mesma e para seu bebê. Se for passar por uma cesariana, leve o suficiente para alguns dias.

Para você mesma:

- Roupas de dormir
- Roupas íntimas, incluindo sutiã de amamentação
- Chinelos e roupão
- Escova de cabelo
- Artigos de higiene pessoal
- Absorventes de maternidade
- Absorventes para os seios e creme para os mamilos
- Roupas confortáveis, caso você fique e queira vestir-se.

Para seu bebê:

- Camisas de pagão
- Macacões
- Manta
- Fraldas
- Bolsa de bebê
- Algodão
- Pomada para assaduras
- Lenços umedecidos, se pretender usá-los
- Touca e casaco de lã, no inverno, para ir para casa – você também pode usá-los caso precise manter o bebê aquecido no hospital

Outros itens úteis:

- Câmera fotográfica ou filmadora
- Música para a sala de parto
- Livros e revistas
- Óleo de massagem
- Máquina de TENS (ver p. 399)
- Toalhinhas de mão

Seu parceiro também deve preparar uma mala (ver p. 338) para ele e se certificar de que o carro está devidamente adaptado.

Deixe embalados lanches e bebidas mais perto da hora de ir para o hospital, como oleaginosas, barras de cereal, biscoitos de arroz, frutas secas e garrafinhas de água.

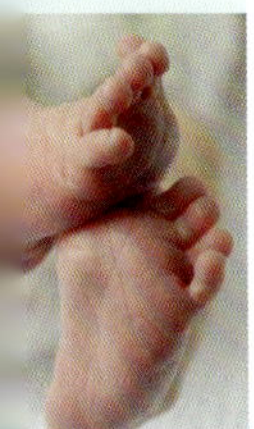

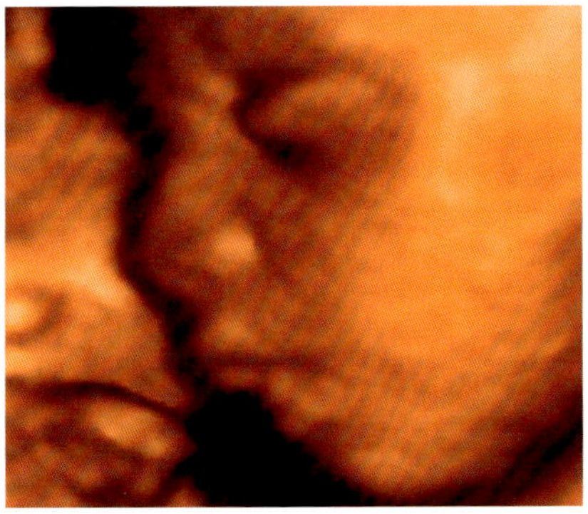

JÁ ESTÁ COM EXATAMENTE 36 SEMANAS

Faltam 28 dias...

SEU BEBÊ HOJE

Você pode ter observado uma mudança nos movimentos do bebê, refletindo a quantidade menor de líquido amniótico e, consequentemente, menos espaço para mover-se. Entretanto, cada movimento será sentido mais facilmente quando ele tocar a parede do útero.

Todas as mulheres grávidas precisam de apoio nas semanas finais, mas, se você for solteira, isso pode ser ainda mais importante.

SABERES

Chás de bebê

Fazer um chá de bebê para comemorar a chegada próxima é uma grande oportunidade para se reunir com suas amigas. Organize-o sozinha ou peça a uma amiga para ajudá-la. Nota para a melhor amiga: festas-surpresa são ótimas, mas pense se a futura mamãe vai querer ser o centro das atenções.

Planeje:

- **Paparicos:** as convidadas podem fazer as unhas dos pés e das mãos umas das outras, ou então contrate uma profissional para a tarde.
- **Façam uma vaquinha para comprar alguma coisa útil para a futura mamãe,** como um assento para o carro, ou algo confortável, como um dia de relaxamento num *spa*.
- **Jogos que você pode organizar,** como pedir às convidadas para adivinhar o sexo, o peso e a data em que o bebê nascerá.
- **Refrescos:** champanhe, bebidas não alcoólicas, petiscos e um bolo de "nascimento".

Se você é solteira por escolha, ou inesperadamente se viu assim, pode estar com sentimentos confusos a respeito das próximas semanas. Não há dúvida de que estar sozinha envolve responsabilidades e preocupações adicionais, mas, com um pouco de ajuda dos amigos e familiares próximos, você pode transformar as semanas finais da gravidez em uma experiência positiva.

Se não quiser ir sozinha para o parto, alie-se a uma amiga próxima ou um familiar que esteja disponível na hora. Ela pode pedir uma licença no local onde trabalha para acompanhá-la, se você entrar em trabalho de parto.

Mantenha-se ocupada antes de o bebê chegar, planejando as atividades para a licença-maternidade.

Não tenha medo de pedir ajuda às pessoas para fazer compras de última hora para o bebê, ou para arrumar a casa para recebê-lo. A maioria das pessoas ficará encantada com a honra do pedido de companhia e de ajuda para arrumar tudo.

O mais importante é cuidar de você, organizar-se preparando refeições para congelar e ter comida saudável guardada para as semanas após o nascimento.

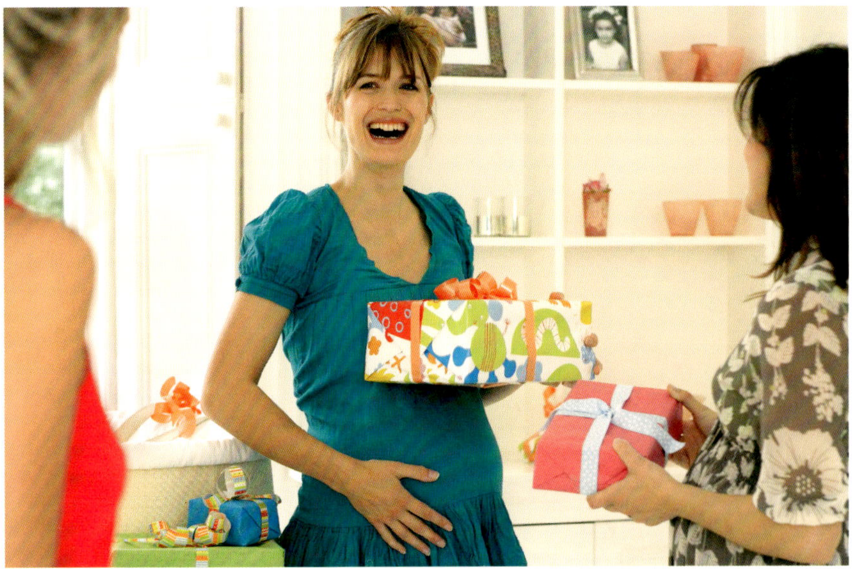

Se você optar por fazer um chá de bebê, receberá vários presentes, tanto para a mãe quanto para o bebê.

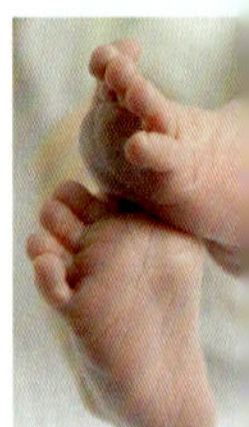

Sua 37ª semana

PODE PARECER QUE SUA BARRIGA COMEÇA A DESCER

Agora você está tão grande quanto possível. Logo – talvez ainda esta semana – o bebê vai descer um pouco mais pela pelve, pronto para o nascimento. Sua barriga também pode mudar lateralmente, ficando com um formato diferente. Isso não significa necessariamente que o parto esteja próximo, então não se preocupe se o bebê descer. Você ainda terá algum tempo para aproveitar a licença-maternidade e se organizar.

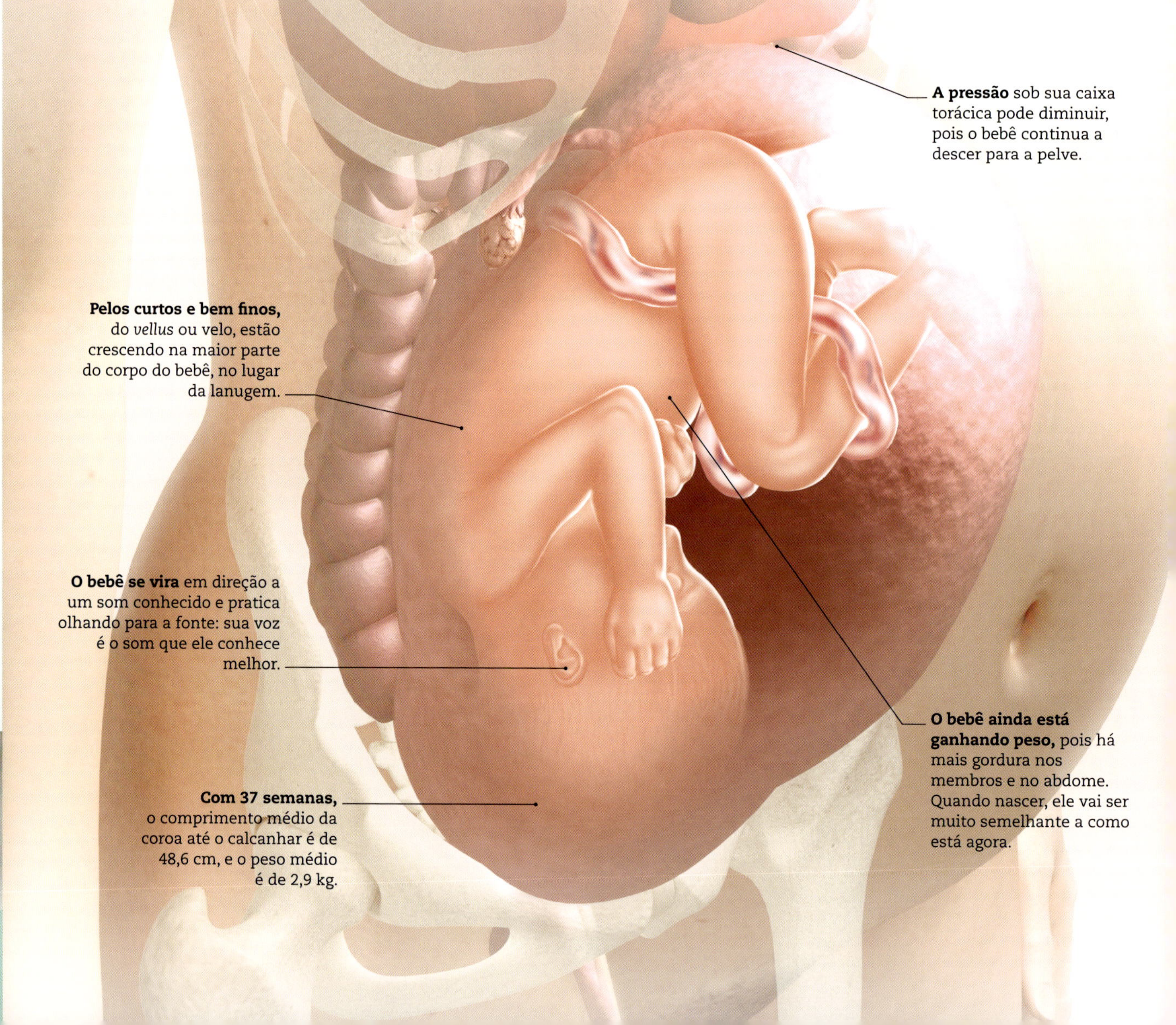

A pressão sob sua caixa torácica pode diminuir, pois o bebê continua a descer para a pelve.

Pelos curtos e bem finos, do *vellus* ou velo, estão crescendo na maior parte do corpo do bebê, no lugar da lanugem.

O bebê se vira em direção a um som conhecido e pratica olhando para a fonte: sua voz é o som que ele conhece melhor.

O bebê ainda está ganhando peso, pois há mais gordura nos membros e no abdome. Quando nascer, ele vai ser muito semelhante a como está agora.

Com 37 semanas, o comprimento médio da coroa até o calcanhar é de 48,6 cm, e o peso médio é de 2,9 kg.

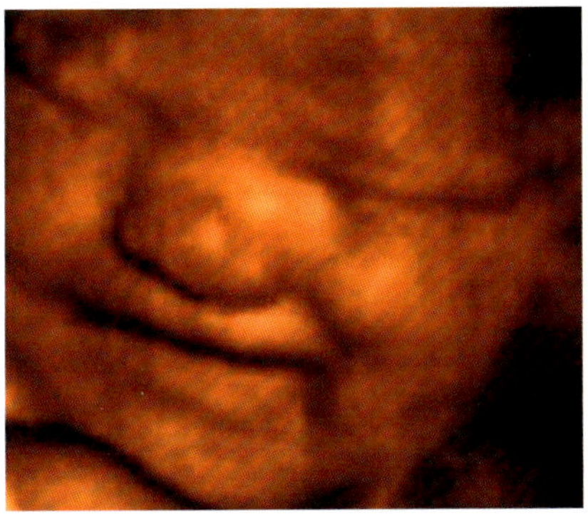

JÁ ESTÁ COM 36 SEMANAS E 1 DIA

Faltam 27 dias...

SEU BEBÊ HOJE

O bebê da imagem ao lado está com as costas viradas para as costas da mãe. Essa posição é comum nesta fase, mas pode mudar, conforme a gravidez continua. Seu obstetra vai sentir a posição das costas de seu bebê a partir de agora.

A licença-maternidade pode representar um alívio, mas também é um momento de emoções confusas.

Sair em licença-maternidade é um marco importante da gravidez. Quando você deixa seu papel de profissional, chega o momento de assumir o papel de mãe – mas, com sorte, você ainda vai ter algumas semanas para se acostumar com a ideia!

A licença pode ser uma pausa bem-vinda para ir devagar e não ter de correr todas as manhãs; e você pode se sentir mais descansada por não ter de usar o transporte público. Embora precise ir com calma, vale a pena planejar algumas saídas, pois vai precisar de um tempo para se acostumar com a falta de rotina. Embora seja bom permanecer em contato com os colegas, tente não cair na armadilha de olhar os e-mails do trabalho ou atualizar-se com o que está acontecendo por lá. Enquanto estiver de licença, é possível que se preocupe com a perda de identidade – é um sentimento comum, mas, sem que perceba, a licença vai terminar e já é hora de trabalhar novamente.

Tente aproveitar o tempo que lhe resta antes do parto e use-o ao máximo (ver p. 366) para se organizar e preparar-se para a chegada do bebê.

PERGUNTE AO... OBSTETRA

Vou me sentir diferente quando o bebê descer? Sim, mais leve, e vai respirar mais facilmente, com mais espaço para a expansão dos pulmões. Seu abdome pode parecer menor, com a barriga indo mais para baixo e para a frente, quando a cabeça de seu bebê entrar no canal de parto. Com a pressão na bexiga, você também pode precisar urinar mais, e também pode ter alguma dor pélvica.

QUANDO O BEBÊ SE ENCAIXAR

Encaixe é o processo no qual a cabeça de seu bebê começa a descer para a borda da pelve e entra no canal vaginal em preparação para o nascimento e, nestas semanas finais, isso pode acontecer a qualquer momento até o começo do parto. Nas últimas semanas da gravidez, o obstetra vai apalpar o seu abdome para ver se a cabeça já começou a descer.

O quanto o bebê já desceu é medido em quintos. Se três ou quatro quintos da cabeça podem ser sentidos acima do osso púbico, o bebê não desceu o suficiente. Se apenas dois quintos da cabeça podem ser sentidos, o bebê desceu totalmente, e se só um quinto pode ser sentido, o bebê desceu profundamente.

Quando o bebê se encaixar, você vai parecer, e sentir-se, ligeiramente diferente (ver ao lado). Se houver desconforto na pelve e no períneo, evite ficar em pé por longos períodos de tempo.

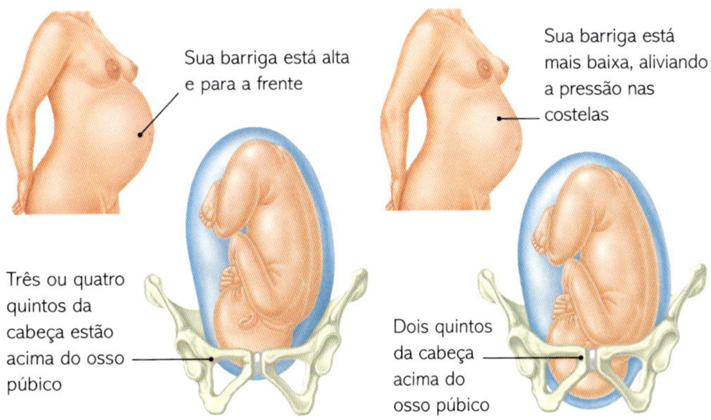

Não se encaixou: a cabeça do bebê começou a se mover em direção à pelve, mas mais do que três ou quatro quintos podem ser sentidos acima do osso púbico.

Encaixou-se: o bebê desceu em direção à pelve, em preparação para o nascimento. Isso muda a posição e o formato de sua barriga.

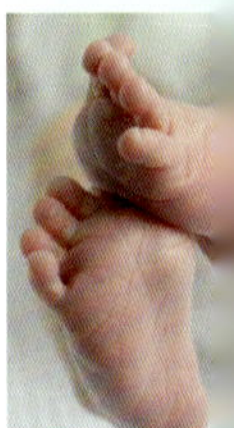

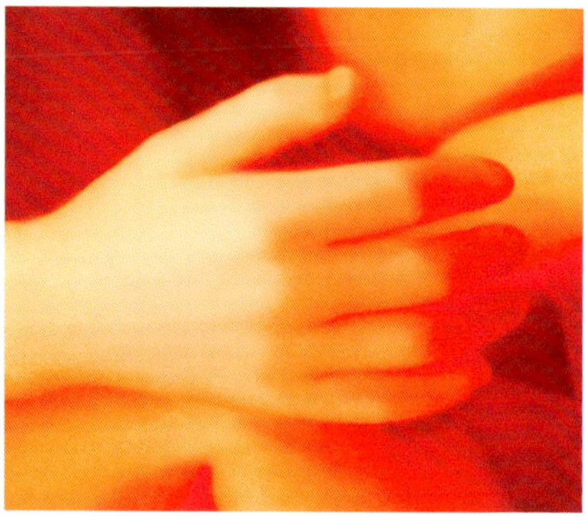

JÁ ESTÁ COM 36 SEMANAS E 2 DIAS

Faltam 26 dias...

SEU BEBÊ HOJE

Embora quase invisível nesta imagem, o bebê está coberto por uma camada bem fina de verniz caseoso. No início, ela ajudou a reduzir a quantidade de água que saía da pele do bebê, mas agora ajuda a prevenir o contato direto da pele com o líquido amniótico.

Você já começou a nidificação? A necessidade de prover um espaço confortável e seguro para o novo bebê é um desejo primitivo.

SABERES

Moldes de gesso!

Preserve sua barriga para a posteridade fazendo um molde de gesso. Você pode adquirir um kit ou comprar o gesso separadamente (muito mais barato). Tudo isso está disponível *on-line*.

Você vai precisar de:

- Bandagens gessadas, usadas para imobilizar fraturas
- Tubo grande de vaselina
- Balde de água morna
- Um assistente ou dois (não é essencial, mas pode ser útil para aumentar a velocidade do processo e servir refrescos).

Como fazer:

1. Tire a roupa, mas fique com uma calcinha velha (quanto menor, melhor).
2. Aplique bastante vaselina na barriga e nos seios.
3. Fique em uma posição confortável.
4. Coloque as tiras de gesso, uma por vez, na água morna e aplique, fazendo várias camadas, até obter uma cobertura grossa.
5. Espere secar. É uma boa desculpa para dar uma descansada.
6. Retire quando estiver bem firme e "decore", se quiser.

O instinto da nidificação geralmente se inicia nas últimas semanas da gravidez, acompanhado por uma explosão de energia e a necessidade incontrolável de deixar a casa em ordem.

Entregue-se à sua "deusa doméstica" interior: cozinhe, limpe, organize e acabe com a bagunça, mas vá com calma. Se passar horas agachada esfregando, pode iniciar o trabalho de parto antes do esperado. Alguns homens desenvolvem um instinto de nidificação, mas isso infelizmente está associado ao carro e a "construções" no quintal. Se isso acontecer com seu parceiro, pelo menos você pode esperar um motor brilhando, um quintal organizado e a grama impecável.

A nidificação não a pegou? Pague profissionais para que façam uma limpeza meticulosa. Ou esqueça: o bebê não vai olhar os armários da cozinha.

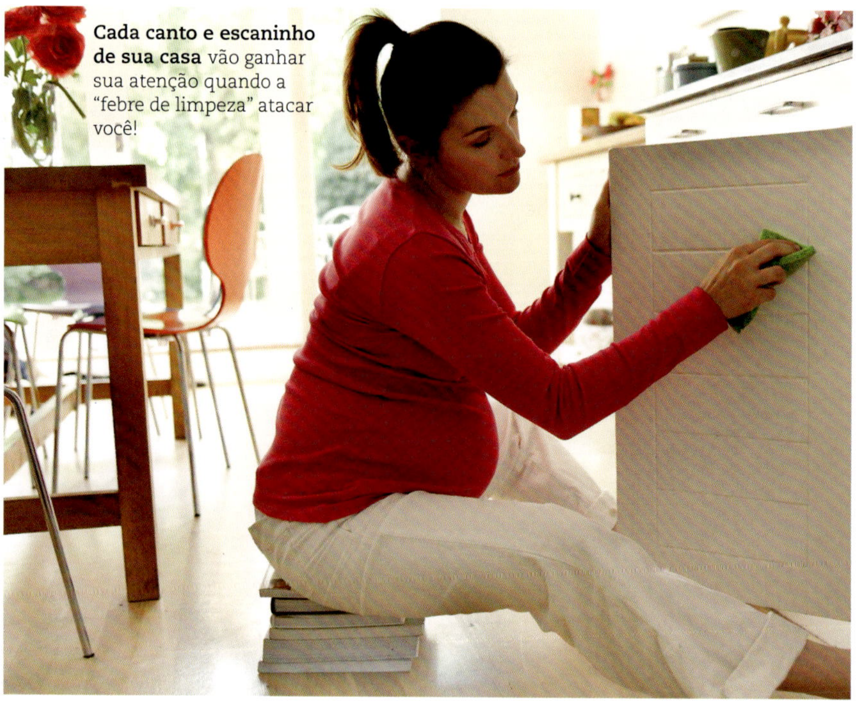

Cada canto e escaninho de sua casa vão ganhar sua atenção quando a "febre de limpeza" atacar você!

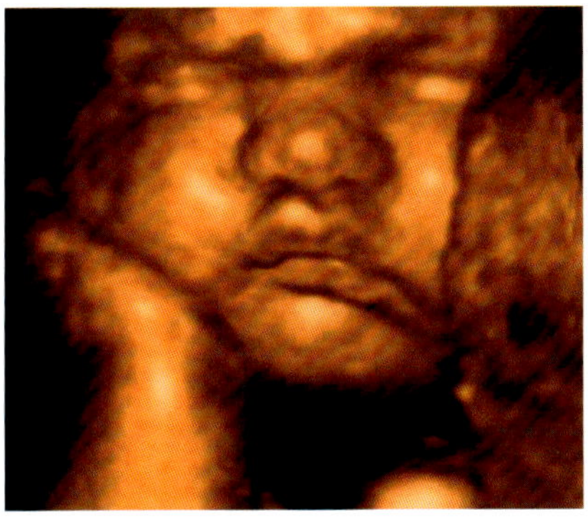

JÁ ESTÁ COM 36 SEMANAS E 3 DIAS

Faltam 25 dias...

SEU BEBÊ HOJE

Uma parte do cordão umbilical está próxima da boca, o que faz o bebê parecer emburrado. A placenta pode ser vista à direita, obstruindo parcialmente a visão do rosto.

Você vai ver sua barriga ocupando cada vez mais a sua vida, influenciando seus movimentos e padrões de alimentação.

Você pode estar um pouco frustrada agora, por causa de seu tamanho, que torna mais difíceis as atividades rotineiras. Manobras simples como passar por uma porta ou levantar-se do sofá ficam mais complicadas, e você pode achar que demora um pouco mais para fazer tudo isso. Mas o melhor é ser paciente e focar-se em conseguir atravessar sem estresse as próximas (poucas) semanas. Logo terá seu corpo de volta ao normal.

SABERES

Parto de lótus

Em lugar de cortar o cordão poucos minutos após o nascimento do bebê, alguns pais preferem deixá-lo ligado ao bebê e à placenta, até que seque e caia naturalmente (geralmente após alguns dias). É bem pouco provável que isso seja permitido em um parto no hospital.

Os proponentes da "não separação do cordão" – também conhecida como parto de lótus – dizem que, por meio dele, o bebê continua a receber sustento da placenta, até que se separe naturalmente. Eles também acreditam que os bebês têm um parto bem mais suave, pois não sofrem o estresse de serem separados repentinamente da placenta.

Durante a gravidez, é comum comer mais vezes do que antes, mas menos a cada refeição. Isso acontece porque seu útero cresceu tanto que os outros órgãos mudaram de lugar e estão apertados em um espaço bem menor. O estômago simplesmente tem menos espaço para a comida, portanto você vai se sentir satisfeita comendo bem menos do que antes. Quando o estômago se esvazia, logo você fica com fome de novo. Tudo bem fazer lanchinhos, mas fique atenta para ingerir comidas saudáveis, e não pacotes de bolachas!

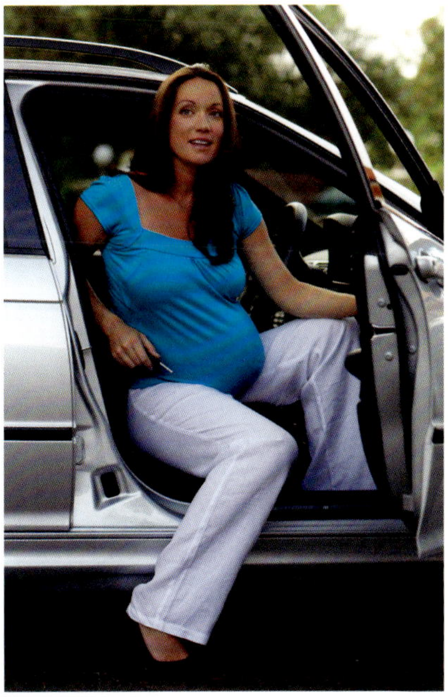

Ficar confortável atrás do volante nas fases finais da gravidez vai se tornar cada vez mais um desafio. Faça os trajetos mais curtos possíveis ou faça pausas regulares, se precisar viajar por qualquer período de tempo. Sempre use o cinto de segurança (ver p. 253).

FOCO EM... SEU BEBÊ

Amamentação

Você pode ter começado a pensar em amamentação. Neste estágio, tente manter a cabeça aberta. Algumas mulheres determinadas a somente amamentar acabam achando mais difícil do que esperavam, ao passo que outras que não gostavam da ideia se adaptam com muita facilidade.

Ainda que você não consiga amamentar pelo tempo que gostaria, tente fazer seu bebê mamar no peito. A boa nutrição que você tem adotado produzirá um leite materno saudável que fornecerá anticorpos e substâncias protetoras que só ele contém para aumentar a imunidade de seu bebê.

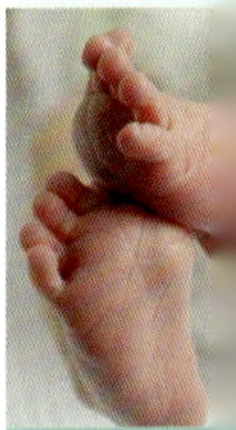

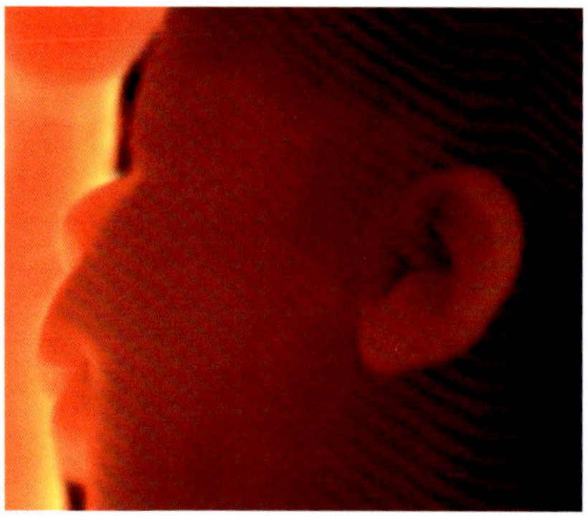

JÁ ESTÁ COM 36 SEMANAS E 4 DIAS

Faltam 24 dias...

SEU BEBÊ HOJE

O bebê agora está mais preparado para depois do nascimento. Seus ouvidos, externo e interno, estão completamente formados. Ele se acostumou a ouvir o som de seu sangue circulando e os batimentos de seu coração e também reconhece sua voz.

O bebê está perdendo a lanugem que teve por várias semanas, mas, se ele nascer agora, ainda é possível ver alguma.

Chamamos de lanugem os pelos extremamente finos que cobrem o corpo do bebê e, ao contrário dos pelos adultos do corpo, ela não está associada com as glândulas sudoríparas. Começa a cair agora, nas últimas semanas antes do nascimento, perdendo-se no líquido amniótico, de onde o bebê a ingere. Isso, no entanto, não é motivo para preocupação: essa lanugem é, para ele, uma fonte importante de proteína, essencial para seu desenvolvimento. Estima-se que, todos os dias, dois terços das proteínas existentes no líquido são engolidas e absorvidas pelos intestinos do bebê, fornecendo 15% da necessidade diária dele.

A lanugem é gradualmente substituída pelo *vellus*, ou velo, corporal, aqueles pelos curtos, macios e não pigmentados, em geral presentes mais em mulheres e crianças. Já os pelos terminais são aqueles mais grossos e longos, que crescem primeiro nas sobrancelhas do bebê, depois em seus cílios e posteriormente na cabeça. Em adultos, os pelos do rosto (barba), axilas e pubianos são pelos terminais.

FOCO EM... SEU CORPO

Apertada para ir ao banheiro

No terceiro trimestre, você correrá para o banheiro com a mesma frequência dos primeiros noventa dias. Isso porque o bebê, cada vez mais pesado, pressiona sua bexiga de cima para baixo. Se sentir dor ao urinar, é possível que tenha uma infecção urinária, e é aconselhável entrar em contato com um médico para fazer exames.

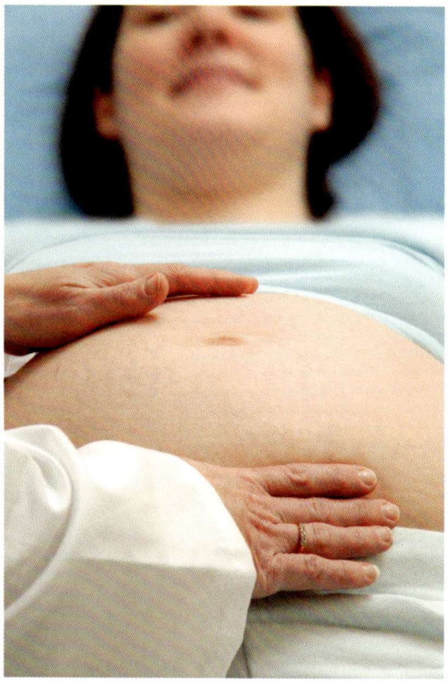

O obstetra vai examinar seu abdome no final da gravidez, para checar a posição do bebê. Se ele estiver sentado, pode ser recomendado uma VCE (ver à direita) para posicioná-lo. Se ele não se voltar, pode ser necessária uma cesariana.

PERGUNTE AO... MÉDICO

Ouvi falar sobre médicos "virando" bebês sentados. Como isso acontece? Alguns obstetras podem tentar virar o bebê no final da gravidez usando uma versão cefálica externa (VCE), com sucesso de aproximadamente 50%. O obstetra tenta guiar o bebê para a posição de cabeça para baixo, pressionando suavemente o abdome da mãe com as mãos e usando um ultrassom para orientar-se. Pode dar a ela algum remédio para relaxar os músculos uterinos. Primeiro, é feito um ultrassom e, se o bebê estiver em uma posição estranha, o procedimento poderá não continuar. Se o bebê for grande, poderá afetar o procedimento, assim como a quantidade de líquido amniótico: uma quantidade baixa oferece menos proteção ao bebê.

Se você é Rh-, tomará uma injeção de anti-D (ver p. 123) depois da VCE, pois há risco, pequeno, de sangramento ao redor da placenta. A VCE não é recomendada se a sua gravidez for múltipla, se teve sangramentos, se sua placenta está baixa (ver p. 212), se as membranas se romperam ou se há algum problema com o bebê.

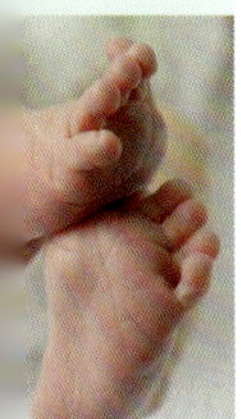

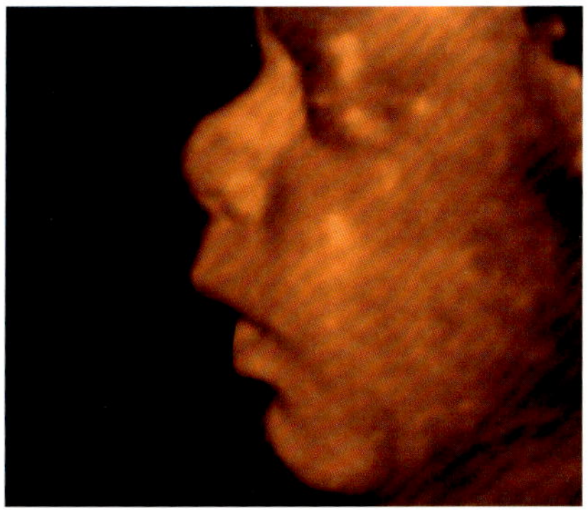

JÁ ESTÁ COM 36 SEMANAS E 5 DIAS

Faltam 23 dias...

SEU BEBÊ HOJE

As imagens em 3D são muito claras nesta fase da gravidez. Todas as partes do rosto estão completamente desenvolvidas, e o bebê é bem expressivo. Ele agora está a poucas semanas de alcançar o termo.

Não se sinta envergonhada durante o trabalho de parto – a equipe responsável por você já passou por tudo isso antes.

Muitas mulheres se preocupam com a perda de controle durante o parto – por exemplo, em urinar ou defecar quando estão fazendo força. É comum isso acontecer, mas é provável que você nem note; o obstetra vai usar luvas e gaze para removê-los.

A verdade é que, quando você estiver em trabalho de parto, não vai sequer se importar – você só vai querer fazer o bebê nascer!

Mantenha a mente aberta em relação ao alívio da dor, pois, até que o trabalho de parto comece, não sabe como vai lidar com ela ou como ela será.

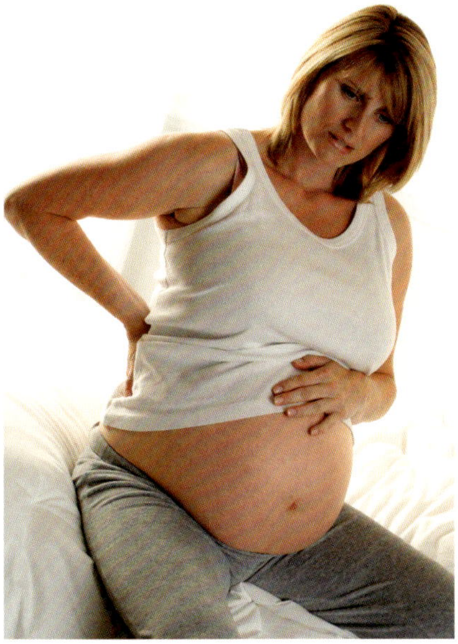

PERGUNTE A... UMA EQUIPE

E se eu não aguentar a dor do trabalho de parto?

Médico: Se está preocupada, reserve um tempo, antes do parto, para investigar as opções de alívio para a dor e saber o que pode ser oferecido a você, mesmo que não planeje usar.

Não há vergonha em desviar-se do que pediu em seu plano de parto: o propósito final é dar à luz um bebê saudável e manter seu nível de energia e seu espírito em alta. Também é importante perguntar sobre o alívio da dor assim que achar difícil aguentá-la.

Mãe: Quando eu estava em trabalho de parto, a dor literalmente me tirava o fôlego e sentia que não ia conseguir continuar. Mudar de posição, andar de lá para cá e usar uma bola de parto provaram ser boas distrações, mesmo só para passar o tempo, em lugar de oferecer um alívio, e eu repetia várias vezes "Você consegue!".

Quando a dor está pior é porque você chegou à "transição", que sinaliza o início do parto em si, e isso ajuda a saber que logo acabará, mesmo que pareça um longo tempo. Concentre-se em quanto você quer o seu bebê nos braços e veja cada contração como um passo a mais para aproximá-la desse momento.

Obstetra: As mães que estão preparadas para a dor parecem achar que ela não é tão ruim quanto pensavam e conseguem lidar com ela usando massagens e exercícios de respiração. O melhor conselho é conhecer seus limites. Se você acha que não consegue aguentar a dor, peça alguma forma de alívio. Mesmo um pouco de óxido nitroso e oxigênio pode diminuir certo desconforto e tornar o processo mais suportável.

Nenhuma mulher consegue antecipar como vai ser o trabalho de parto e o nascimento e, algumas vezes, os bebês tornam as coisas mais difíceis ao se apresentar em posições complicadas, ou simplesmente gostando muito da vida dentro do útero e não querendo sair de imediato. Dê um passo de cada vez e, quando achar que já aguentou o que podia, conserve a energia e peça a ajuda de que precisar. Qualquer mulher com um filho saudável teve um parto de sucesso e isso é o mais importante.

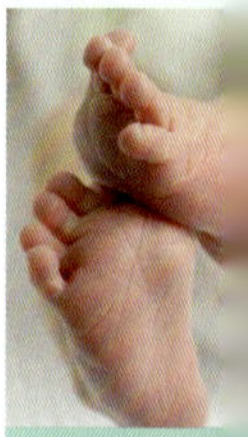

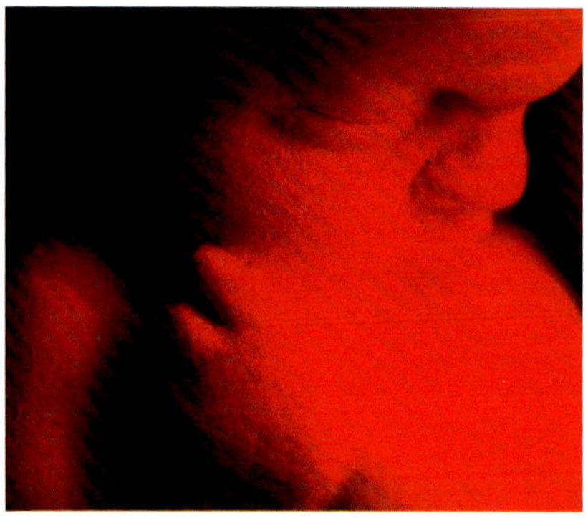

JÁ ESTÁ COM 36 SEMANAS E 6 DIAS

Faltam 22 dias...

SEU BEBÊ HOJE

Seu bebê vai lembrar-se da frequência e do padrão do som mais conhecido que ouviu dentro do útero – sua voz – e reconhecê-lo. Você também pode ter notado que, durante as semanas finais, sons altos podem assustar o bebê.

Se está sem energia, descanse quando puder e procure continuar com uma dieta bem balanceada.

Assim como muitas mulheres, você pode descobrir no terceiro trimestre que está com pouco apetite e não consegue comer uma refeição inteira.

É importante continuar com sua ingestão de calorias para manter bons níveis de energia, então, procure fazer refeições menores com maior frequência e continue a balancear sua dieta com muitos carboidratos, proteínas, frutas e vegetais (ver pp. 14-17).

Além de fazer pequenas refeições, você se verá beliscando mais – leve consigo lanches saudáveis quando for sair.

Um pouco de exercícios leves feitos diariamente, como caminhadas, também a ajudarão a manter bons níveis de energia.

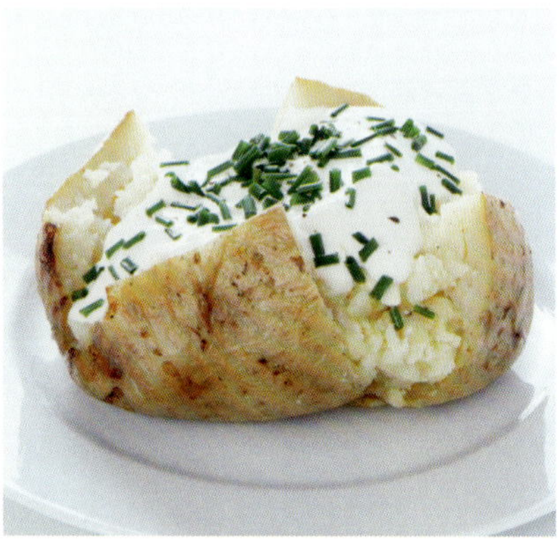

Uma batata assada, com ou sem recheio, é um lanche ótimo e fornece carboidratos. Comer massas também é uma ótima maneira de se abastecer de carboidratos para ter energia.

APROVEITANDO AO MÁXIMO A LICENÇA-MATERNIDADE

A licença-maternidade é uma ótima oportunidade de preparar-se para o nascimento do bebê.

- **Tire um tempo para descansar.** Embora possa parecer o momento perfeito para cumprir uma longa lista de tarefas, é importante conservar a energia para o parto e para as semanas seguintes.
- **Prepare sua mala para a maternidade** (ver p. 358), ou qualquer coisa de que possa precisar para um parto em casa (ver p. 341).
- **Faça uma lista** de todos que você gostaria de contatar depois do parto.
- **Tenha alguns remédios naturais** para ajudá-la durante e depois do parto. Peça indicações a um médico especialista. O cheiro do óleo de lavanda durante o parto pode relaxar e acalmar; e não esqueça seus florais de Bach (ver p. 372).
- **Prepare algumas refeições e congele-as.** Nada melhor do que uma refeição saudável já pronta e à mão quando seus braços estiverem ocupados com o novo bebê.
- **Separe as roupas novas do bebê** por tamanho, para não ter de ficar procurando por pilhas e pilhas até encontrar uma que sirva.
- **Adiante-se** preparando cartões para informar sobre o nascimento ou prepare um comunicado que possa ser mandado por e-mail, para que na hora você só precise colocar a foto do bebê e os detalhes.
- **Vá à manicure, à pedicure ou faça uma massagem.** Quando o bebê chegar, você não vai ficar só com o tempo curto, mas o dinheiro também pode escassear! Use a oportunidade para fazer algo para você.
- **Produza algo criativo** – pinte o quarto do bebê, faça ponto cruz em uma almofada ou quadro, crie uma bordinha decorada no berço, inicie um álbum de recortes ou simplesmente escreva uma carta para o bebê, para guardar numa caixa de lembranças. Esses toques pessoais dão satisfação e, nos anos futuros, podem ser boas lembranças.
- **Reúna-se com amigos e familiares para almoçar.** Pode demorar algum tempo antes de você ter vontade de sair de novo, quando se acostumar a ser mãe e aproveitar o tempo com o bebê no conforto de sua própria casa.

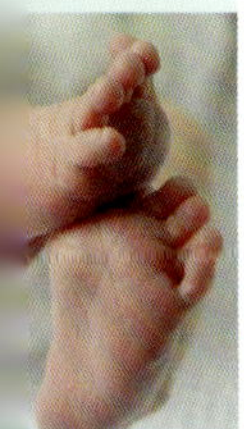

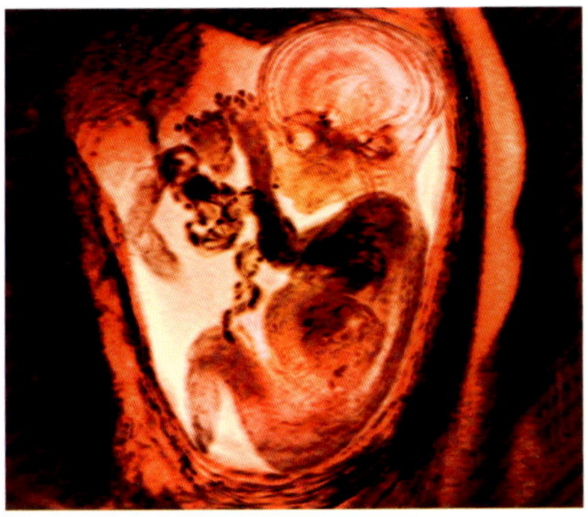

JÁ ESTÁ COM EXATAMENTE 37 SEMANAS

Faltam 21 dias...

SEU BEBÊ HOJE

Este bebê está sentado, e o cordão umbilical pode ser visto indo em direção à placenta, no canto superior esquerdo. Aproximadamente 3 em cada 100 bebês continuam sentados após a 37ª semana.

O bebê agora consegue ouvir vários sons que, quando nascer, vai reconhecer.

Neste estágio final da gravidez, os sons penetram no útero facilmente, e não há duvida de que o bebê consegue ouvir e responder a eles. O bebê se assusta com sons altos, mas agora também se vira na direção de sons conhecidos, procurando a fonte deles. Ele não só reconhece uma gama maior de frequências sonoras, mas também discrimina sons diferentes e lembra-se daqueles familiares, como a sua voz e a de seu parceiro.

Ao se concentrar em sons, o bebê respira mais rapidamente e seus batimentos cardíacos aumentam. Embora ao nascer já consiga ouvir, os tímpanos continuam a se afinar, tornando-se também mais móveis e reativos aos sons. Sua voz será o som mais conhecido pelo bebê ao nascer.

PERGUNTE AO... OBSTETRA

E se eu não puder amamentar? É normal ter dúvidas, mas, acredite, a maioria das mulheres tem leite suficiente, e, adequando-se a posição, o bebê pode mamar no peito sem problemas. Nesse estágio, é até possível que esteja vazando colostro (ver p. 295).

Tente ficar calma e lembre-se que o leito materno não vem logo após o parto (ver p. 448). Ainda que você tenha dificuldades, seja persistente e não se sinta pressionada a desistir só porque é conveniente para a equipe médica ou para seu parceiro, ou porque um amigo ou parente lhe disse que não é necessário.

Mesmo que não consiga amamentar, você pode se aproximar do seu bebê alimentando-o com a mamadeira.

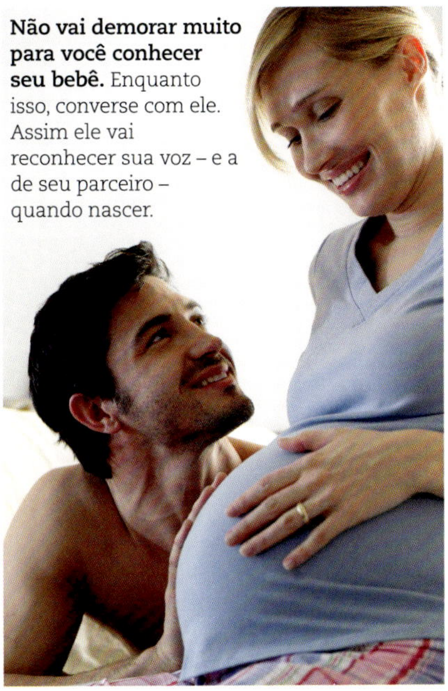

Não vai demorar muito para você conhecer seu bebê. Enquanto isso, converse com ele. Assim ele vai reconhecer sua voz – e a de seu parceiro – quando nascer.

FOCO EM... PAIS

As últimas semanas

Se é um futuro papai sentindo-se um pouco confuso e perdido com a chegada iminente do bebê, você não está sozinho. De início, espere várias mudanças em casa. Quando sua parceira começar a licença-maternidade, pode se envolver em um turbilhão de atividades nas preparações para o novo bebê e vai precisar de sua ajuda para deixar tudo pronto.

Nas próximas semanas, é importante apoiar sua parceira nos aspectos práticos e emocionalmente, mas cuide também de você. Use todas as oportunidades para descansar um pouco. Mesmo se vocês concordaram que, na maior parte das vezes, é ela que vai cuidar do bebê à noite, nas semanas seguintes ao nascimento o seu sono será interrompido. Reúna-se com os amigos agora, mas não até se cansar demais, e mantenha sua rotina de exercícios, se tiver uma.

É normal sentir-se ansioso com o que está por vir – tanto como companheiro de parto quanto como pai – mas fique tranquilo porque, de algum jeito, tudo vai dar certo. Logo você vai ter um filho em seus braços.

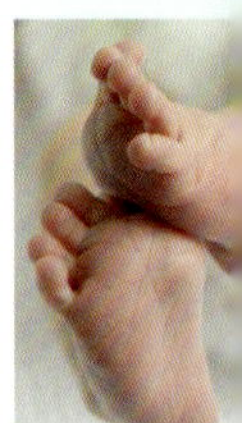

Sua 38ª semana

MESMO SE VOCÊ GOSTOU DA GRAVIDEZ, VAI FICAR TORCENDO PARA ELA ACABAR

O bebê está quase pronto, você está mais do que pronta; então, quando vai acontecer o parto? Provavelmente ainda não, especialmente se esta é a sua primeira gravidez. Por cerca de uma semana ainda, o útero é o melhor lugar para o bebê, enquanto seu desenvolvimento recebe os retoques finais. Se você tem outros filhos, pode dizer a eles que o novo irmão ou irmã não vai deixar todos esperando por muito mais tempo.

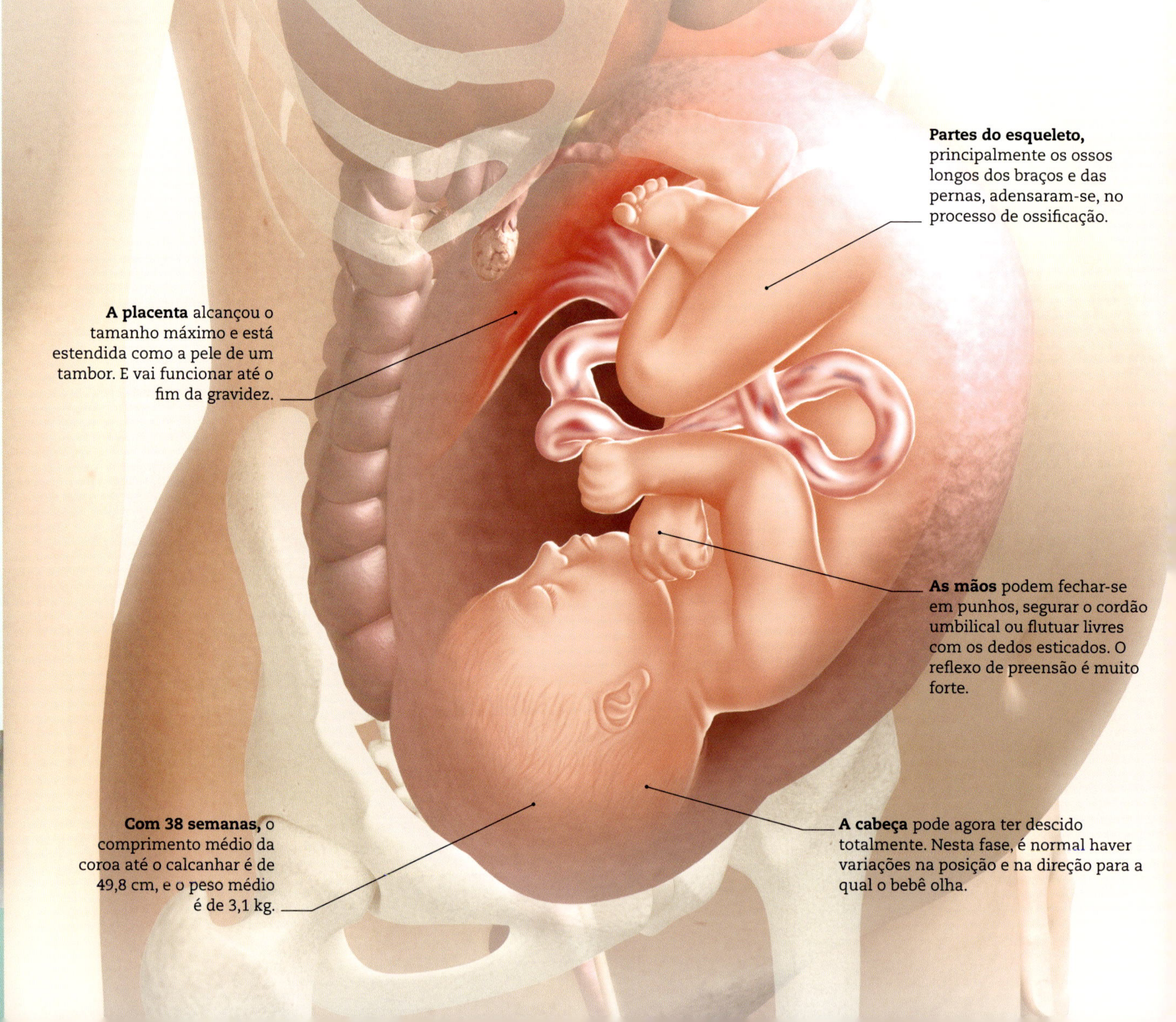

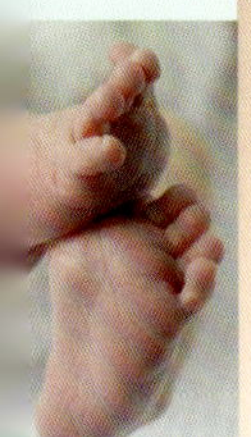

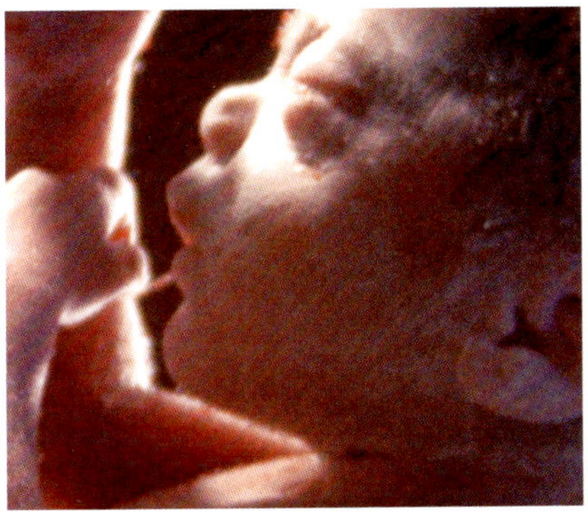

JÁ ESTÁ COM 37 SEMANAS E 1 DIA

Faltam 20 dias...

SEU BEBÊ HOJE

O termo foi alcançado, e os traços do bebê agora estão nítidos, bem formados. Até certo ponto a partir de agora, o bebê só cresce e engorda – fatores necessários para ter energia após o nascimento e ajudar a controlar a temperatura.

Aja como se o bebê fosse nascer agora: sendo prática e positiva, o nascimento, por todos os motivos certos, será memorável.

FALANDO NISSO...

Ser hipnotizada durante a gravidez pode deixá-la mais confiante durante o parto.

Um estudo descobriu que, com a hipnose, mulheres que estão grávidas pela primeira vez também têm um parto mais curto: a quantidade média de tempo em que elas fizeram força no segundo estágio foi de uma hora, comparada às duas horas usuais.

Provavelmente, o jeito mais eficiente de ter o máximo de lembranças do parto e do nascimento do bebê é tentar, antes do início do trabalho de parto, ficar tão saudável e descansada quanto puder, o que lhe dá a chance de estar forte e tranquila quando ele começar.

Sentir-se forte e ter bastante energia também pode ajudá-la a ficar em pé e ativa durante o trabalho de parto, reduzindo a necessidade de alívio para a dor, dado pela petidina (ver p. 403), que pode criar um ligeiro estado de amnésia, tornando mais difícil recordar os detalhes do nascimento. Também ajuda ter seu acompanhante de parto junto de você, para que possa ajudar a preencher as lacunas mais tarde. Fotografias e vídeos também colaboram.

Após o nascimento, se não se lembrar de algum momento, pode pedir ao obstetra que lhe mostre o relatório do parto. Outra boa ideia é escrever sobre a experiência em um diário.

FOCO EM... PAIS

Os profissionais da saúde e você

Quando chegar mais perto do nascimento, e principalmente durante o parto, é inevitável que haja muito mais contato com profissionais da saúde. Eles são uma fonte de segurança e conhecimento, mas, como você é homem, algumas vezes pode sentir que está sendo deixado de lado ou que sua opinião não conta. Isso é muito frustrante, se você quiser ficar bastante envolvido com a gravidez e o nascimento.

Tenha em mente que os profissionais da saúde estão tentando oferecer cuidados à pessoa que mais precisa deles – sua parceira. Se quiser ser ouvido, escreva antes quaisquer perguntas que queira fazer, pois eles se esforçarão para auxiliá-lo a se sentir envolvido e apoiar sua parceira.

Tente lembrar-se de que o relacionamento mais importante que sua parceira tem é com você, e que uma atitude positiva de sua parte pode fazer uma diferença substancial na gravidez e no parto. Seja paciente e persistente, mas não controlador.

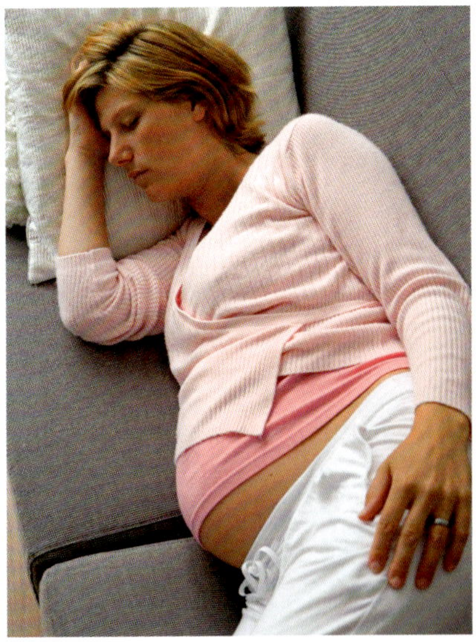

Descanse bastante nas próximas semanas, a fim de ficar no melhor estado de espírito para o trabalho de parto e o nascimento.

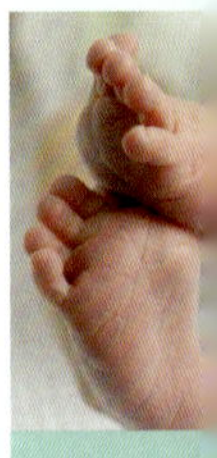

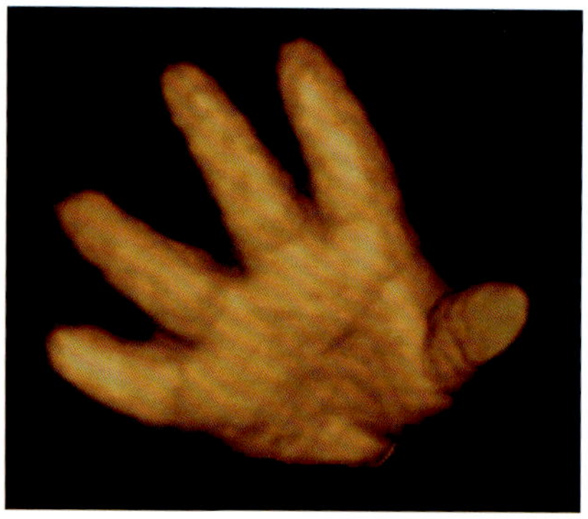

JÁ ESTÁ COM 37 SEMANAS E 2 DIAS

Faltam 19 dias...

SEU BEBÊ HOJE

Um *close* em 3D da mão do bebê mostra as dobras da pele. Assim como as impressões digitais, as dobras mais fundas das mãos e dos pés são únicas. O reflexo de preensão é forte, e o bebê agarra tudo que toca a palma de sua mão.

Seu bebê vai se beneficiar de um tempo extra no útero, mas agora está praticamente completo: está "a termo".

SABERES

Os pelos

Um dilema raramente discutido – embora muito ponderado – entre as futuras mamães é se deveriam aparar ou raspar os pelos pubianos antes de dar à luz.

Isso depende da escolha pessoal e de quanto eles incomodam: só porque sua melhor amiga depila com cera a região pubiana, você não deve se sentir pressionada a fazer o mesmo – além de tudo, a coceira causada pelo crescimento dos pelos não será bem-vinda nos dias após o nascimento do bebê.

Você pode apará-los usando uma pinça, ou lâmina, para retirar os emaranhados, pensando na higiene pós-natal, pois a perda de sangue após o parto adere aos pelos.

Se você marcou uma cesariana, serão raspados, no hospital, pelo menos uns 2,5 cm de pelos pubianos, mas talvez prefira fazer isso você mesma, em casa.

Agora o bebê tem menos espaço para se mover e, se ele ainda não ficou de ponta-cabeça, logo vai dar um jeito. O formato do útero estimula essa posição e, depois que o bebê se ajeita nela, o esforço de virar-se novamente seria muito grande. Ainda há bastante líquido amniótico, envolvendo e protegendo o bebê, que ainda está bem ativo, mesmo nesse espaço mais confinado.

O comportamento dele agora é o mesmo que o de um recém-nascido: volta-se em direção à luz, boceja tanto quanto um recém-nascido e continua respirando o líquido amniótico, com movimentos rítmicos regulares.

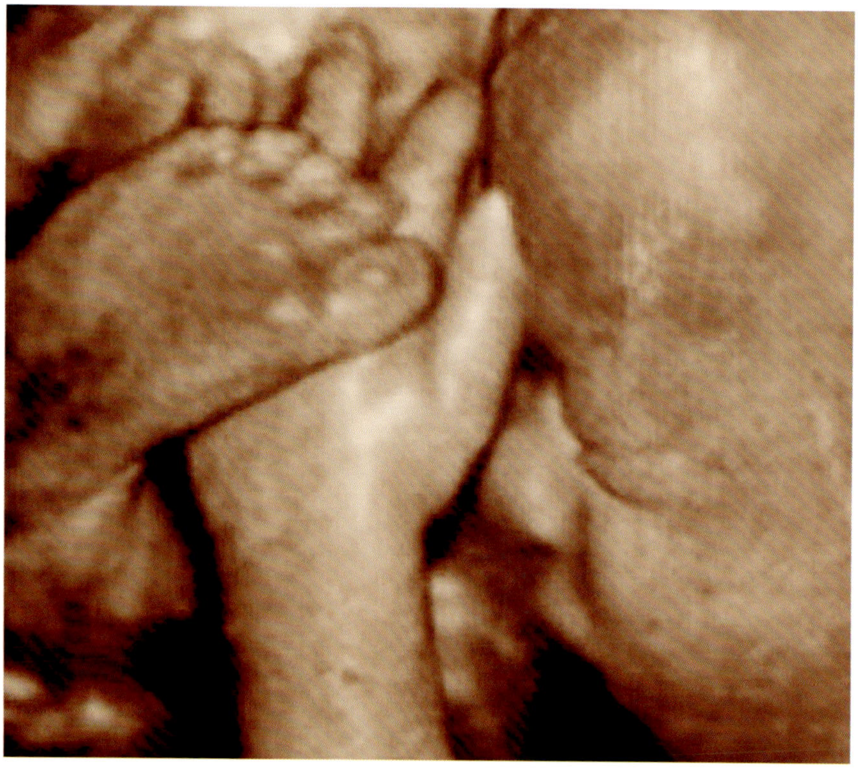

Seu bebê está bem apertado no útero, mas não falta muito para que ele se posicione com a cabeça para baixo e comece a descer em direção à pelve, preparando-se para chegar ao mundo.

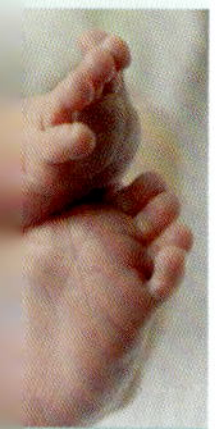

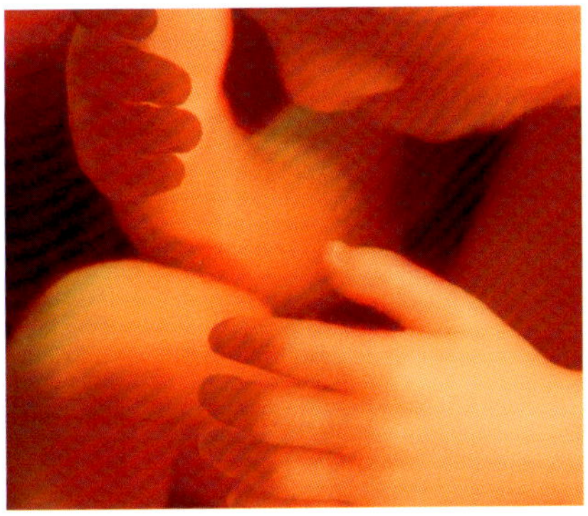

JÁ ESTÁ COM 37 SEMANAS E 3 DIAS

Faltam 18 dias...

SEU BEBÊ HOJE

A cada dia, o parto se torna mais provável. Você pode ter contrações de Braxton Hicks, que ajudam a afinar o colo do útero e prepará-la para o trabalho de parto. O líquido amniótico em torno do bebê o impede de perceber essas constrições leves.

É bom pensar na vida depois do nascimento e assegurar-se de que você tem ajuda e apoio programados.

Mesmo nesta fase avançada da gravidez, ainda pode ser difícil imaginar o bebê nascendo e morando em sua casa. É provável que, sem precisar de ajuda, você e seu parceiro se acostumem com facilidade à vida com o recém-nascido, mas mesmo assim é bom ter a quem chamar para pedir apoio.

Você pode não estar preparada para o fato de que, provavelmente, após semanas dormindo pouco durante a gravidez e por causa do próprio parto, estará exausta. Acrescente a isso noites de sono interrompido e todo o processo de se acostumar a ser mãe, e você vai começar a achar necessário ligar para algumas pessoas, para ajudá-la emocionalmente e na vida prática.

A grande ajuda pode vir de sua rede de apoio, já organizada, que, idealmente, é de familiares próximos e amigos com quem sabe que pode contar, mas que também sabem quando você precisa de um tempo sozinha. Mesmo apenas o tempo necessário para preparar uma refeição nutritiva ou segurar o bebê (enquanto você tem um descanso merecido ou toma um banho) pode ser uma pausa bem-vinda.

Tenha à mão o telefone de sua conselheira da amamentação e do obstetra, para poder aconselhar-se, se necessário. Telefone também para as suas colegas das aulas de pré-natal, pois elas podem compreender, mais do que ninguém, o que você está sentindo. Não seja orgulhosa demais e aceite ajuda para os afazeres domésticos e as compras. Saber que alguém está cuidando dessas tarefas vai relaxá-la e permitir que se concentre no bebê.

Tente limitar o número de visitas em sua casa nos primeiros dias e avise todos de que vão ser visitas curtas. Apesar de estar ansiosa para exibir seu novo bebê, convidados demais podem ser cansativos, então é melhor esperar até que a rotina esteja mais bem estabelecida.

FOCO EM... NUTRIÇÃO

Lanches saudáveis

É provável que grandes refeições a deixem repleta, especialmente no final do terceiro trimestre. E, se ficar por longos períodos sem comer, pode se sentir meio zonza e fraca por causa de hipoglicemia – nível baixo de açúcar. Isso acontece porque o bebê está constantemente retirando glicose de sua corrente sanguínea.

Fazer lanchinhos saudáveis é a chave para comer bem e de modo confortável:

- **Tenha muitas frutas frescas à mão** para saciar sua vontade de açúcar no lugar de chocolate.
- **Faça um estoque** de frutas secas e oleaginosas para beliscar.
- **Tenha alguns ovos cozidos na geladeira** como um lanche nutritivo e fácil.
- **Compre ou faça picolés de suco de fruta** e deixe-os no freezer. Algumas mulheres acham refrescante chupar picolés durante o trabalho de parto.

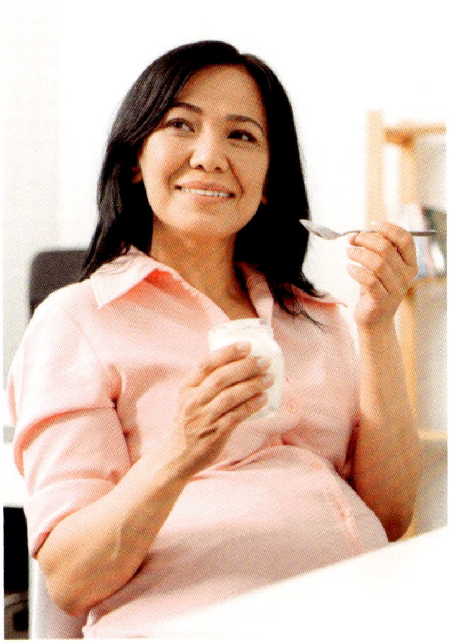

Os iogurtes servem como lanche saudável e nutritivo a qualquer hora do dia. Para variar, ou enriquecê-los, coloque um pouco de granola ou frutos secos.

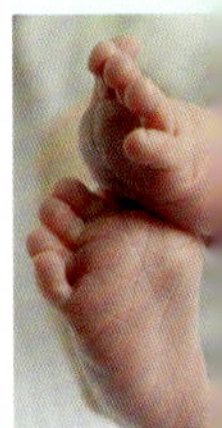

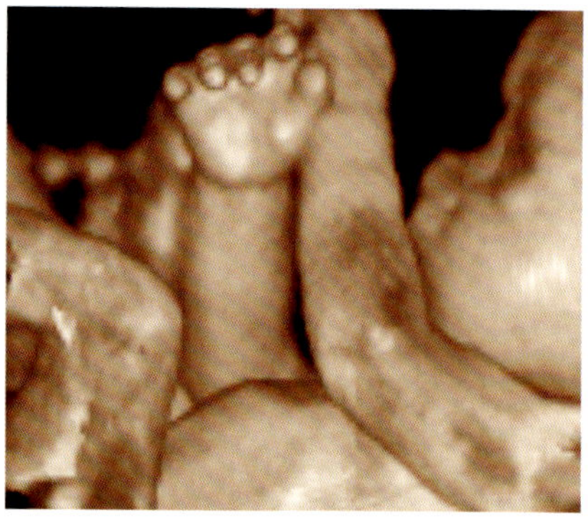

JÁ ESTÁ COM 37 SEMANAS E 4 DIAS

Faltam 17 dias...

SEU BEBÊ HOJE

Ainda é um mistério: o que, exatamente, desencadeia o trabalho de parto? O sinal vem do seu corpo, ou o bebê participa da decisão? Cada parto é diferente do outro e o *timing* de seu primeiro parto pode ser bem diverso do segundo.

Cada vez mais os ossos do bebê se fortalecem, graças às quantidades adequadas de cálcio.

Os ossos do bebê fortaleceram-se no processo de ossificação, em que o cálcio adensa os ossos. Para suprir esse aumento na demanda, você absorve muito mais rápido o cálcio da sua dieta.

Nesta fase da gravidez, o úmero (osso do braço), o fêmur (osso da coxa) e a tíbia (osso da perna) do bebê já passaram por tal processo. Como a ossificação acontece em semanas específicas da gravidez, o ultrassom, se necessário, pode usar essas informações para estimar a data da gravidez.

Ela pode ocorrer alguns dias antes em meninas, e é interessante saber que a patela (osso do joelho) só se ossifica após o nascimento.

PERGUNTE AO... MÉDICO

Sangrei um pouco. Deveria estar preocupada? Sangrar no final da gravidez pode ser sério: como resultado do descolamento parcial ou total da placenta (ver p. 473), ou de placenta baixa, chamada placenta prévia (ver p. 212). Mas se você tiver um corrimento de muco manchado de sangue no final da gravidez, pode ser apenas um aviso da proximidade do parto (ver pp. 391 e 411).

Sempre procure auxílio médico se houver sangramentos em qualquer fase da gravidez, para ter certeza de que não há problemas.

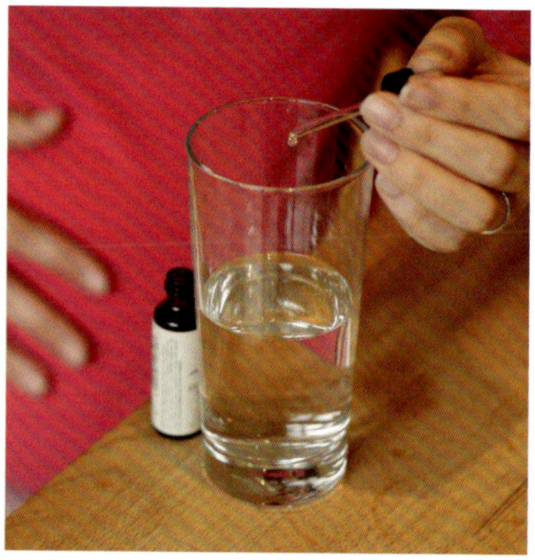

Um jeito de tomar florais de Bach (ver abaixo) é colocar quatro gotas em um copo com água e tomar aos poucos. Outro jeito é, com o conta-gotas, pingar o líquido diretamente em sua língua. Sempre leia a bula antes de usar qualquer fitoterápico.

FALANDO NISSO...

Só porque seu parceiro estava acima do peso médio ao nascer não significa que necessariamente seu bebê também vai estar.

O peso ao nascer depende de uma mistura de genes herdados pelo bebê. Portanto, se seu parceiro é alto e robusto e você é baixa e nasceu pequenina, cruze os dedos para que os seus genes sejam os dominantes.

FLORAIS DE BACH

A combinação de essências dos florais de Bach foi desenvolvida para acalmar e centralizar energias, o que pode ajudar a relaxar e estimular a concentração. Entre os seus tipos, há pessoas que consideram o Rescue Remedy e a Emergency Essence eficazes quando usados no trabalho de parto e nas semanas antes e após o nascimento. Se você estiver ansiosa, estressada ou simplesmente precisando de um incentivo durante um parto longo ou dolorido, pode encontrar efeitos positivos nesses fitoterápicos.

Pingue algumas gotas na língua, como recomendado, ou misture-as na água, como se vê acima. Esses dois florais também são vendidos como creme para uso tópico ou como *spray*, para aplicar no corpo e no ambiente.

Experimente essas formas diferentes agora, nesta fase avançada da gravidez.

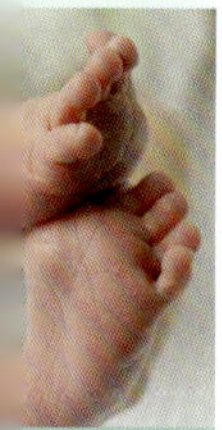

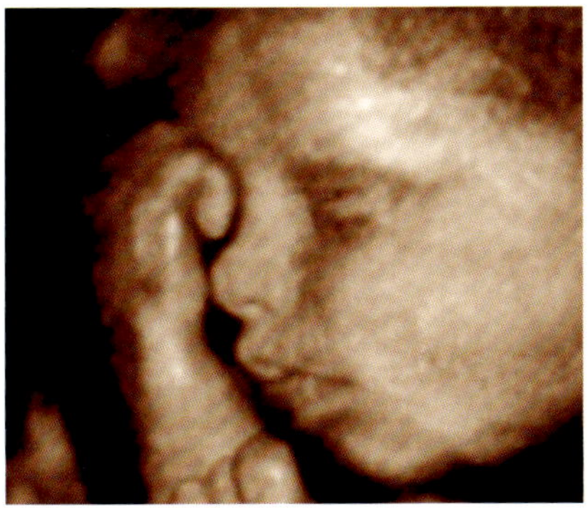

JÁ ESTÁ COM 37 SEMANAS E 5 DIAS

Faltam 16 dias...

SEU BEBÊ HOJE

O tamanho de seu útero pode ter diminuído um pouco, agora que a cabeça do bebê se encaixou na pelve, permitindo que o corpo dele desça. Isso pode livrar suas costelas de alguma pressão, o que, nesta fase, é um alívio bem-vindo.

Quando há alguém novo chegando, é importante preparar os pequenos moradores da casa.

A maneira de apresentar o novo bebê aos seus filhos depende da idade deles. Uma criança pequena pode ficar totalmente indiferente e calma, mais interessada nos brinquedos do novo bebê do que no fato de ter um novo irmão ou irmã. Uma criança mais velha pode ficar confusa e ciumenta com a chegada do bebê, que parece estar roubando a cena e usurpando a atenção da mãe e do pai.

Prepare seu filho várias semanas antes, explicando que o novo bebê vai precisar de tempo e de atenção, de ser alimentado e trocado regularmente, e é provável que não seja muito divertido durante alguns meses. Mostre a seu filho que ele pode ser um bom ajudante e que o novo bebê vai precisar dele quando nascer. Pegue, na biblioteca, livros que expliquem as mudanças familiares quando nasce um novo bebê e peça a seu filho que fale sobre como está se sentindo e como acha que as coisas vão ser quando o bebê chegar.

Estimule seu filho a escolher um presente para o bebê e descubra algo que ele realmente queira ganhar de presente do novo irmão. Peça aos avós ou a amigos próximos que arranjem alguns agrados e passeios para seu filho, agora e depois do nascimento, para ele ficar ocupado e ganhar atenção adicional.

PERGUNTE AO... OBSTETRA

Minha mãe teve um parto difícil quando nasci. É provável que eu também passe por isso?

Alguns dizem que você terá o mesmo tipo de parto que sua mãe teve quando você nasceu – por exemplo, o bebê nasce mais cedo ou mais tarde; ou seu parto será bem curto ou muito demorado e assistido. Mas isso não é necessariamente verdade.

Progressos significativos ocorreram na obstetrícia e, mesmo que você enfrente as mesmas dificuldades que sua mãe teve durante o parto, elas agora podem ser administradas de outro jeito.

Você também pode estar mais saudável e mais forte do que a sua mãe estava, então não assuma que vai ter um parto difícil só porque ela teve.

Tente estimular um vínculo afetivo entre seu filho mais velho e o bebê. Peça a ele que imagine o que o bebê pode estar fazendo dentro da sua barriga. Peça que escolha nomes, mas não prometa usá-los.

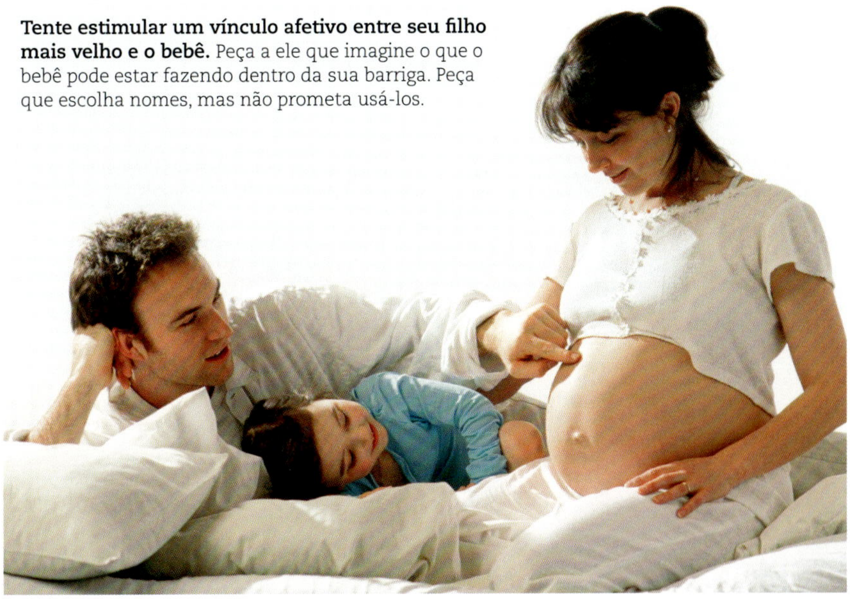

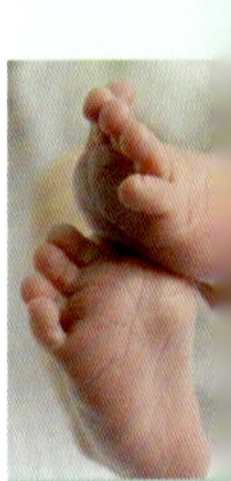

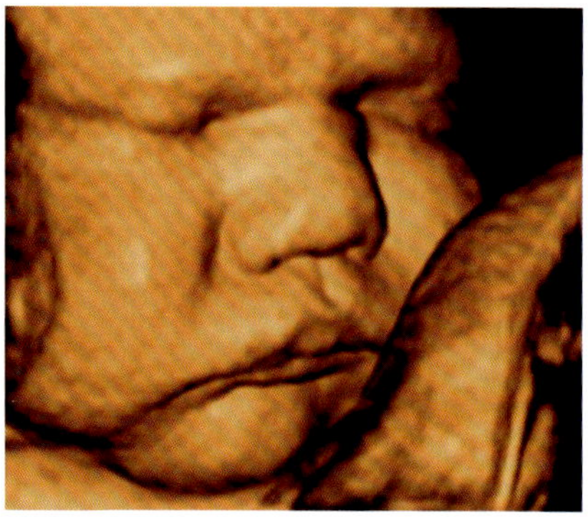

JÁ ESTÁ COM 37 SEMANAS E 6 DIAS

Faltam 15 dias...

SEU BEBÊ HOJE

Calcular o tamanho do bebê medindo a distância entre o topo do útero e o osso pélvico dá uma ideia, mas já não é tão precisa, porque o bebê pode ainda não ter descido para a pelve, e a quantidade de líquido amniótico é variável.

Bebês recém-nascidos podem segurar firmemente o dedo de alguém pelo reflexo de preensão, que já acontece dentro do útero.

Dentro do útero, o bebê desenvolveu um reflexo bem forte de preensão. Ao nascer, o bebê agarra com tanta força que poderia suportar seu próprio peso. Esse reflexo permanece até cerca dos seis meses, quando ele começa a escolher se vai, ou não, segurar um objeto.

Curiosamente, o bebê também possui um reflexo semelhante no pé. É o "reflexo plantar", que faz com que os dedos dos pés tentem se fechar em torno de seu dedo se você lhe acariciar a sola do pé. O reflexo plantar demora um pouco mais para desaparecer depois do nascimento, geralmente persistindo até os 12 meses. Outra ação reflexa faz os dedos do pé se abrirem se você tocar o lado do pé. Estes e outros reflexos são considerados bem primitivos e, embora se acredite que existam para proteger o bebê, a função exata de cada um deles não é totalmente conhecida.

FALANDO NISSO...

No segundo filho, geralmente o trabalho de parto dura menos do que no primeiro.

Isso costuma significar um parto mais fácil, mas o segundo bebê pode ser maior do que o primeiro, ou estar em outra posição. Há muitos fatores a considerar.

Além de ser um ótimo jeito de relaxar, usar uma banheira de parto também pode acelerá-lo. Acredita-se que a água aumente a produção de oxitocina, o hormônio que desencadeia as contrações.

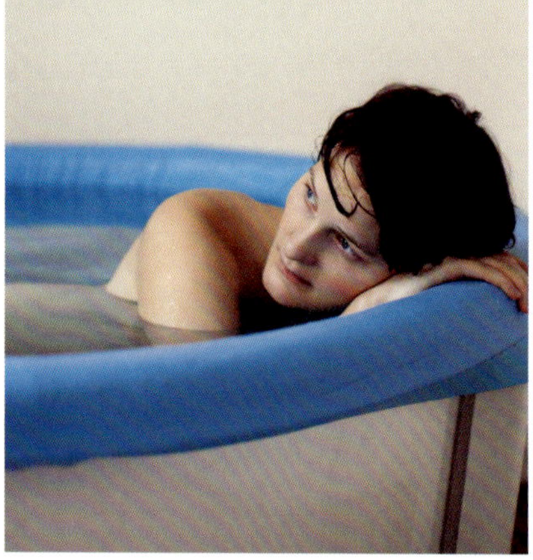

SABERES

Corujas!

Ao longo da História, as corujas apareceram consideravelmente na mitologia e no folclore. Em muitas culturas, há fortes crenças em torno de corujas e gravidez, entre elas:

- **Na França, há uma crença antiga** de que se uma mulher ouvir o pio de uma coruja, ela terá uma menina.
- **Uma crença antiga galesa** diz que se uma grávida ouve uma coruja piar, ela será abençoada.
- **Na Babilônia, amuletos de coruja** eram usados para proteger as gestantes.

PERGUNTE AO... OBSTETRA

É verdade que o parto natural ou o parto na água são melhores para o bebê? A maioria dos especialistas em partos concordaria que um parto vaginal comum é o melhor parto, tanto para a mãe como para o bebê. Em geral também se considera seguro usar a água como meio de aliviar a dor em partos sem complicações.

Por outro lado, algumas vezes não é possível conseguir um parto vaginal direto, por causa de situações que podem surgir durante o trabalho de parto. Se acontecer um problema com a mãe ou o bebê, a equipe médica vai aconselhar qual é a maneira mais segura de ter o bebê.

É importante pensar sobre o tipo de parto que você prefere e que a deixa mais confortável, mas esteja preparada para ser flexível, e para ver como se desenvolve o processo. Converse com seu obstetra para descobrir se há uma banheira para parto que você possa usar no hospital.

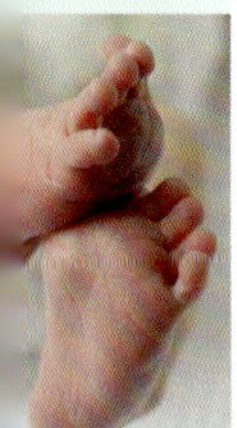

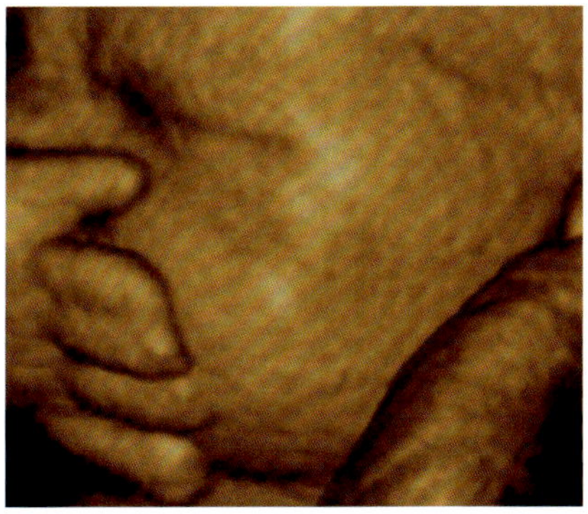

JÁ ESTÁ COM EXATAMENTE 38 SEMANAS

Faltam 14 dias...

SEU BEBÊ HOJE

Nesta imagem, o bebê está com as costas da mão na boca. A cada oportunidade, ele vai praticar a sucção, mas será com partes das mãos e dos dedos, pois não é mais tão fácil alcançar os dedos dos pés.

Se você ainda não sabe o sexo do bebê, as expectativas vão aumentar, mas, se sabe, você pode pelo menos decidir o nome.

Saber o sexo do bebê pode ser útil. Além de escolher um nome, você pode querer comprar itens que lhe pareçam mais adequados para um menino ou uma menina. Lembre-se de que existe a possibilidade de ter informações incorretas pelo ultrassom (ver pp. 214-215). O único jeito de ter certeza absoluta do sexo do bebê é descobri-lo em um exame diagnóstico como a amniocentese ou com uma biópsia de vilo corial (ver pp. 152-153).

Se você sabe o sexo, não terá a surpresa no fim do parto, mas pode achar mais fácil vincular-se ao bebê durante a gravidez e imaginar como ele será quando nascer.

Se você ainda não sabe o sexo, terá uma merecida surpresa depois de todo o duro trabalho de parto. Algumas mulheres que ainda não o sabem dizem ter uma intuição muito forte de que o bebê é deste ou daquele sexo, mas podem surpreender-se ao ter um bebê do sexo oposto.

Mantenha a mente aberta e não alimente demais as esperanças de ter um bebê de determinado sexo – as chances de você ter um menino são um pouco maiores.

SABERES

Meninos e meninas

Ainda em dúvida sobre o sexo do bebê? Bem, para matar a curiosidade, lembre-se de mais algumas historinhas de nossas avós...

- **Dizem que se suas mãos estiverem macias,** você terá uma menina; se estiverem ásperas, terá um menino.
- **Se seu parceiro é nervoso,** é uma menina; se é calmo, um menino.
- **Se a mãe segura a xícara de café** com duas mãos, é uma menina; se pega pela asa, é menino.
- **Se você tem um umbigo sensível,** é uma menina; se seus pés são frios, quase com certeza é menino!

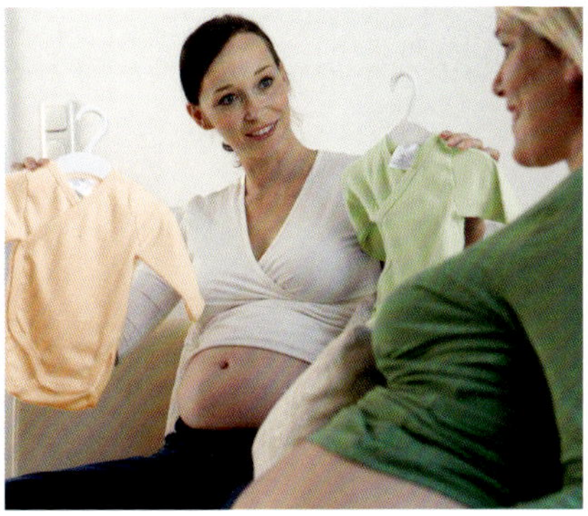

Mesmo que você não saiba o sexo do seu bebê, você ainda pode comprar as roupinhas com antecedência. Há muitas opções em tons neutros e sem adereços.

PERGUNTE AO... MÉDICO

Meu bebê está na posição posterior. Como isto vai afetar o parto? Na posição posterior, o bebê está de frente para a sua barriga e não para a sua coluna (ver p. 336). Essa posição pode prolongar o parto, torná-lo cansativo e causar mais dores nas costas. Se este for o caso, tente os mesmos métodos usados para virar um bebê sentado (ver p. 329), estimulando o bebê a se mover para a posição anterior.

Na maioria das vezes, com a ajuda das contrações, o bebê se vira quando o trabalho de parto já está totalmente estabelecido. Se ele não se virar, podem ser necessárias intervenções como o uso do fórceps ou da ventosa (ver pp. 436-437).

FALANDO NISSO...

Seu corpo foi feito para reduzir a dor do parto!

Ninguém gosta de dor, e, durante o parto, o nível de endorfinas em seu corpo vai aumentar, para ajudá-la a lidar com ela. Tranquiliza saber que, à medida que a intensidade de suas contrações aumenta, amplia-se também sua capacidade de suportá-las.

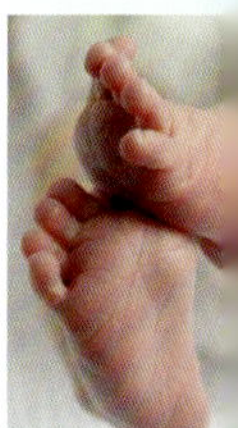

Sua 39ª semana

PODE PARECER QUE O TEMPO PAROU E CADA PEQUENA PONTADA A DEIXA ALERTA

Informe-se sobre os sinais de que o trabalho de parto realmente está para começar. Você pode ter alguns alarmes falsos, portanto, não hesite em ligar para o obstetra, em busca de conselhos e tranquilidade. A expectativa vai competir com os nervos – e isso também vale para seu parceiro. Ninguém consegue predizer como vai ser o trabalho de parto, mas ajudará se, antes do grande dia, vocês concordarem sobre qual papel seu parceiro terá na hora.

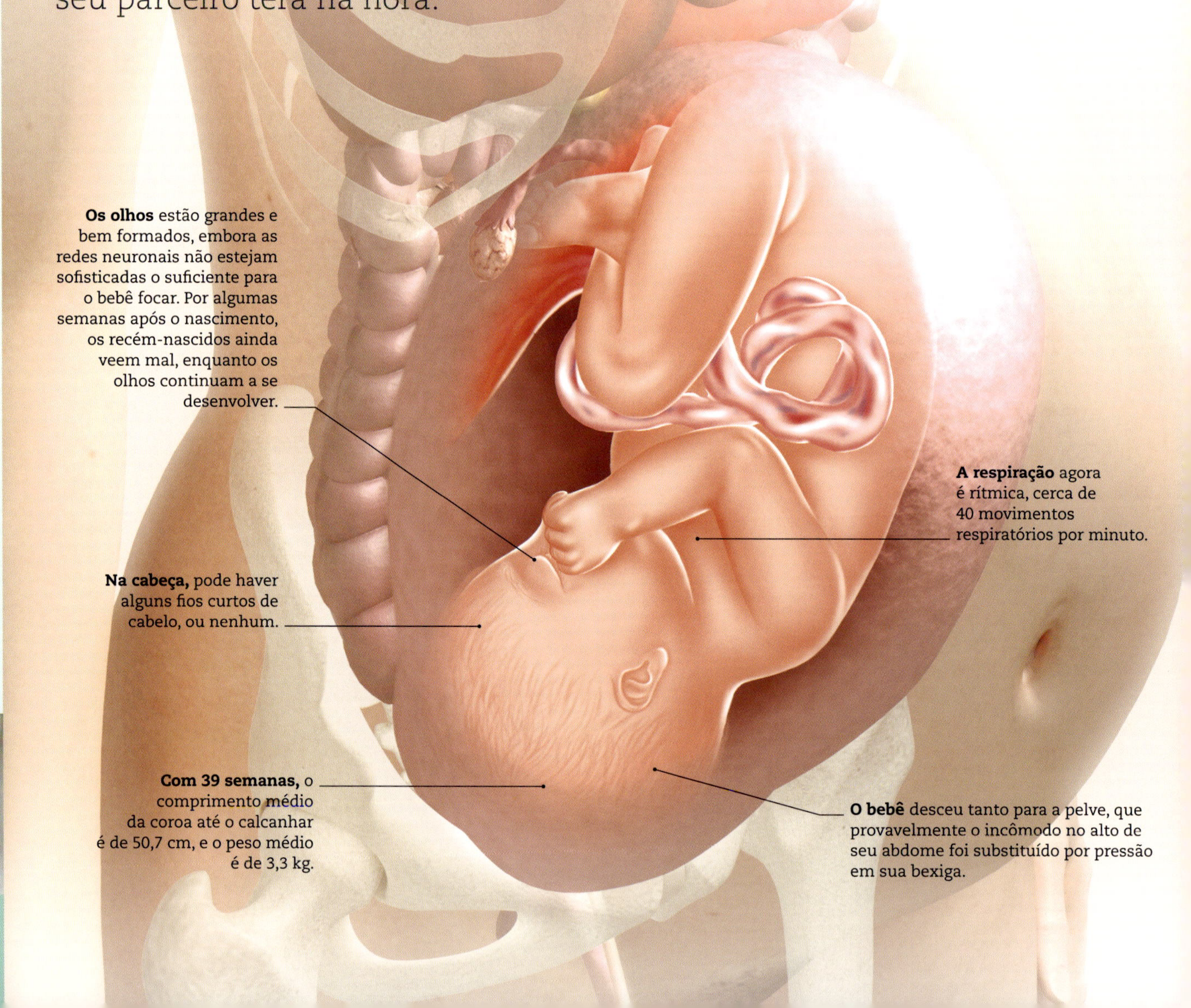

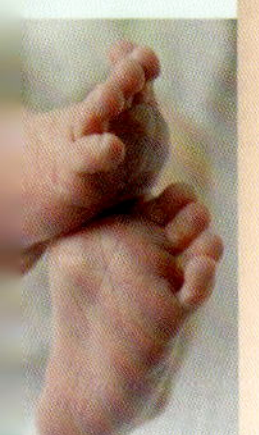

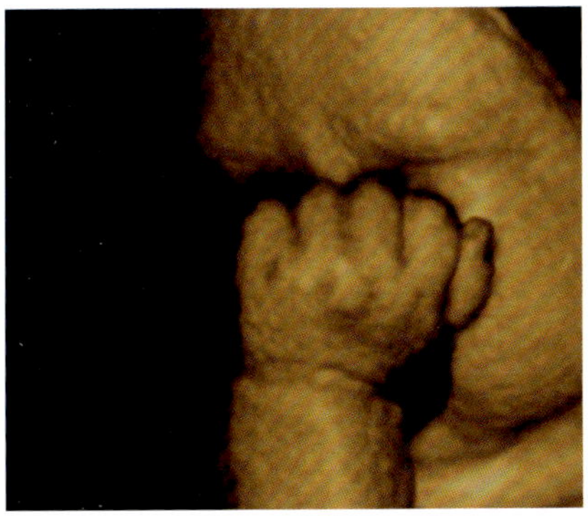

JÁ ESTÁ COM 38 SEMANAS E 1 DIA

Faltam 13 dias...

SEU BEBÊ HOJE

A mão deste bebê está na mesma posição que a da ilustração na página ao lado, com o pulso junto ao rosto. Todos os movimentos do bebê o ajudam a aumentar a força muscular e a coordenação, seja ao chutar, seja simplesmente ao fechar e abrir as mãos.

Com a proximidade do trabalho de parto, começa o jogo da espera. Permanecer ativa ajuda o tempo a passar mais rápido.

Nas próximas duas semanas, convém você descansar bastante. Seu peso aumentou e você se cansa mais; é natural querer sentar-se em casa com os pés para cima durante todo o resto da gravidez e deixar para a secretária eletrônica responder às perguntas de "Já nasceu?".

Você pode fazer isso, mas vale a pena lembrar-se de que a melhor maneira de estimular o trabalho de parto é manter-se ativa. Além disso, os hormônios produzidos até mesmo pela caminhada mais suave vão melhorar seu humor e ajudá-la a se sentir mais positiva quando o trabalho de parto começar.

Tente arranjar uma ou duas pequenas tarefas por dia – encontrar uma amiga na hora do almoço, nadar tranquilamente ou comprar alguns itens de última hora para o bebê – tomando o cuidado de parar e colocar os pés para cima quando se cansar. Seja sensata ao escolher suas atividades e evite qualquer coisa que possa cansá-la demais ou que seja potencialmente perigosa, por exemplo: tenha em mente que, agora, seu centro de gravidade está bem desajustado e que colocar papel de parede no quarto do bebê ou carregar compras pesadas definitivamente não deve constar de sua lista.

Pode parecer que, no momento, sua vida está parada, por isso é bom preencher o tempo da melhor maneira possível. Não se esqueça, no entanto, que em poucas semanas você terá um recém-nascido para ocupá-la.

SABERES

O poder da música

As pesquisas mostram que as mulheres que ouvem música durante o trabalho de parto tendem a ficar menos estressadas e têm menos chances de precisar de algum alívio para a dor. Há também evidências sugerindo que os bebês que nascem ouvindo música são mais calmos.

Um estudo comparou diferentes ritmos e descobriu que a mais relaxante é a música clássica (sons instrumentais). Músicas e ritmos conhecidos podem distraí-la da dor e – escolhendo a música certa – ajudá-la a concentrar-se em sua respiração. Bem antes do parto, faça uma seleção de suas músicas favoritas.

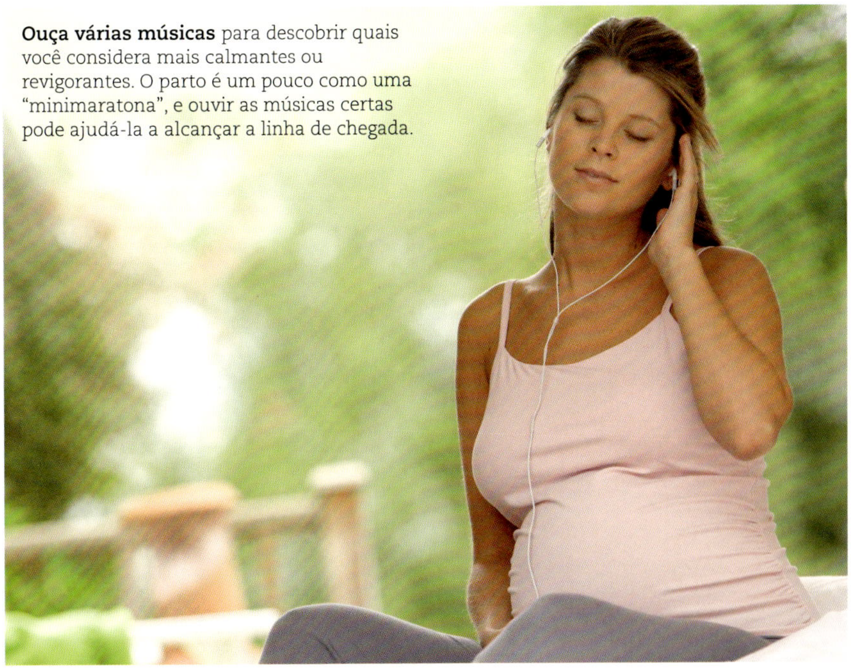

Ouça várias músicas para descobrir quais você considera mais calmantes ou revigorantes. O parto é um pouco como uma "minimaratona", e ouvir as músicas certas pode ajudá-la a alcançar a linha de chegada.

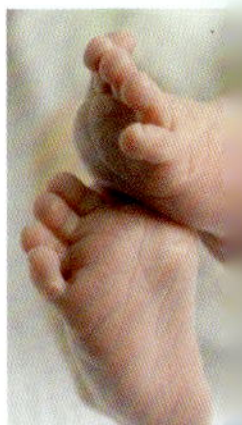

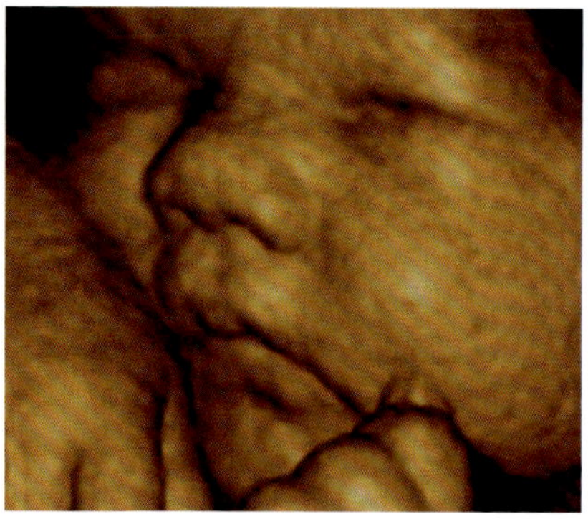

JÁ ESTÁ COM 38 SEMANAS E 2 DIAS

Faltam 12 dias...

SEU BEBÊ HOJE

Embora a cabeça do bebê esteja bem encaixada em sua pelve, ela continua com formato arredondado. Só quando começar o trabalho de parto é que os ossos do crânio vão se aproximar, alongando o formato da cabeça e permitindo que o bebê passe mais facilmente pelo canal de parto.

Embora o bebê nasça com grandes e lindos olhos, vai demorar um pouco para conseguir ver claramente a distância.

Os olhos do bebê ao nascer são quase do tamanho de olhos adultos. Embora até a adolescência eles cresçam um pouco, e suas lentes interiores cresçam a vida toda, ao nascer, o olho já tem três quartos do seu tamanho adulto. Já estão presentes, na retina, as células visuais, tanto das cores (cones) como de branco e preto (bastonetes), mas a visão ainda é bem ruim – como só poder enxergar a maior letra da tabela do oftalmologista. É a chamada visão 20/400, ou seja, se o bebê conseguisse ler, poderia ver uma dessas letras a 6 m, enquanto uma pessoa com a visão normal poderia lê-la a 122 m de distância. Por isso, o bebê parece, no início, prestar pouca atenção: tem dificuldade para focar, e os músculos dos olhos ainda são fracos. Mas consegue enxergar objetos a 30 cm de distância e, como esta é mais ou menos a distância entre seus seios e seu rosto, ele consegue ver seu rosto enquanto mama.

Após seis a oito semanas, ele consegue focar e seguir objetos com o olhar. Aos quatro meses, já julga distâncias, mas só aos dois anos vai ter a visão normal, de 20/20.

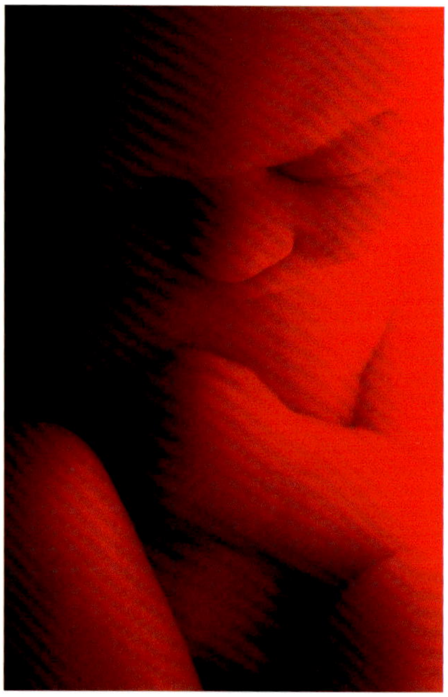

O bebê ganhou peso regularmente durante estas semanas, tendo a gordura sido depositada sob a pele. Se nascesse agora, seria gordinho e arredondado.

FALANDO NISSO...

95% dos bebês não chegam na data prevista: 25% destes chegam mais cedo, e 70%, mais tarde.

Existe uma janela de cinco semanas entre a 37ª e a 42ª semana de gestação que é considerada normal e segura para o nascimento do bebê.

Cinco semanas é um longo tempo de espera, portanto, coloque em sua secretária eletrônica a mensagem "Entraremos em contato assim que o bebê nascer". E mantenha-se ocupada, vá ao cabeleireiro (o que é muito mais fácil sem um recém-nascido em casa), encontre amigos e, mais importante, durma bem!

PERGUNTE AO... OBSTETRA

Em geral, não falo palavrões, mas é verdade que a tendência é eu xingar meu parceiro durante o trabalho de parto? É possível, mas não só seu parceiro, e ninguém vai culpá-la se o fizer! Dar à luz pode ser incrivelmente dolorido, e você pode ficar emotiva, sentir-se irritada, tremer e até ficar enjoada. Não se preocupe muito com o que faz e diz: tente focar-se no nascimento e peça algum tipo de alívio para a dor, se precisar. A maioria dos parceiros vai compreender e é improvável que ele leve para o lado pessoal. É fácil perder a linha durante o parto – e, se estiver ao seu lado, vai compreender muito bem tudo o que você está passando. Você também pode ficar irritada com aqueles que estão cuidando de você, mas eles já estão acostumados com isso.

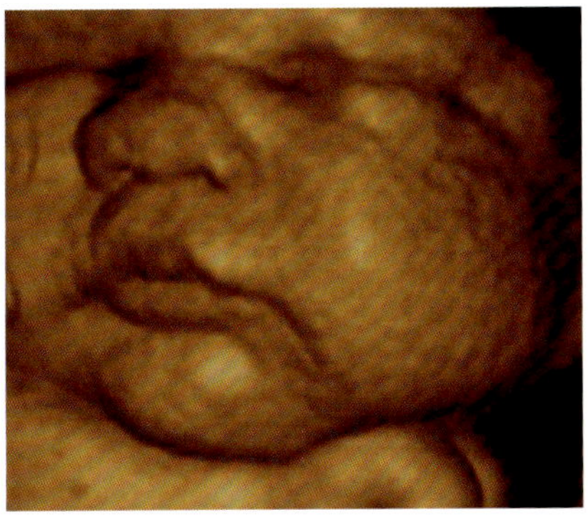

JÁ ESTÁ COM 38 SEMANAS E 3 DIAS

Faltam 11 dias...

SEU BEBÊ HOJE

Esta imagem mostra como o bebê acumulou gordura, ficando com as bochechas arredondadas. O peso exato do bebê vai depender do dia do parto, pois ele vai continuar a crescer dentro do útero, embora bem mais devagar do que antes.

Se você realizar o parto em casa, pode facilitar ao máximo a tarefa se deixar tudo organizado.

Se você vai ter o seu filho em casa, passe esta semana organizando tudo e deixando o quarto em que pretende dar à luz bem limpo, confortável e na temperatura certa.

Sua enfermeira obstétrica pode trazer agora um pacote que contém todos os itens de que vai precisar. Para facilitar a tarefa, deixe a cama em que pretende dar à luz (se tem intenção de usar uma cama) acessível por todos os lados. Certifique-se de que tem muitos travesseiros extras e também várias trocas de lençol.

Mesmo se planeja que o parto ocorra com uma luz mais fraca, é preciso que haja uma boa fonte de luz para quem vai fazer o parto, especialmente se, depois de dar à luz, você precisar de pontos.

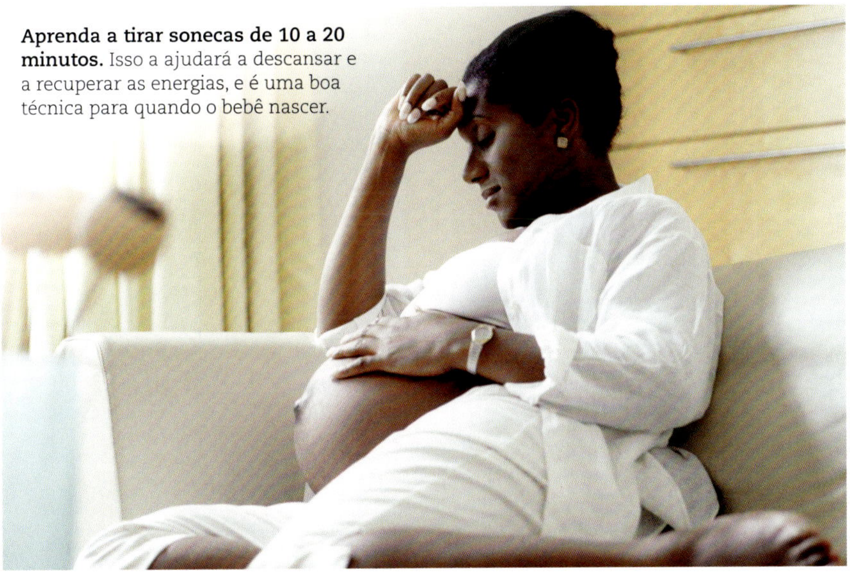

Aprenda a tirar sonecas de 10 a 20 minutos. Isso a ajudará a descansar e a recuperar as energias, e é uma boa técnica para quando o bebê nascer.

SABERES

Sobre empurrar

Empurrar o bebê é natural e instintivo? Todas as mulheres sentem necessidade de empurrar o bebê durante o parto, mas, como é dolorido, podem resistir. Medicamentos, como a epidural (ver pp. 404-405), reduzem a sensação da necessidade de fazer força. Seu obstetra vai orientá-la o tempo todo, identificando o melhor momento para empurrar.

PERGUNTE AO... OBSTETRA

Estou tão cansada. Como vou conseguir dar à luz? Antes de tudo, use toda oportunidade que tiver para descansar – mesmo que isso signifique tirar várias sonecas ao longo do dia. Até os menores momentos de sono vão fazer diferença para seu nível de energia, especialmente se, durante a noite, seu sono for interrompido.

Quando se sentir bem, tente fazer alguns exercícios suaves, o que pode ajudar a ter um sono saudável e reparador. Nadar é um ótimo meio de gastar energia e tirar as preocupações da mente, além de não fazer pressão em sua barriga nem nos músculos e nas articulações doloridas.

Tente ingerir alimentos que contenham triptofano (ver p. 177) antes de dormir e assegure-se de que, durante o dia, ingere carboidratos com alto teor de energia (ver p. 92), para manter seu nível de açúcar estável e prevenir fraquezas.

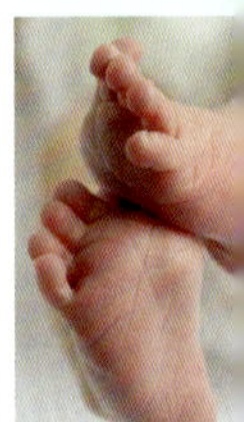

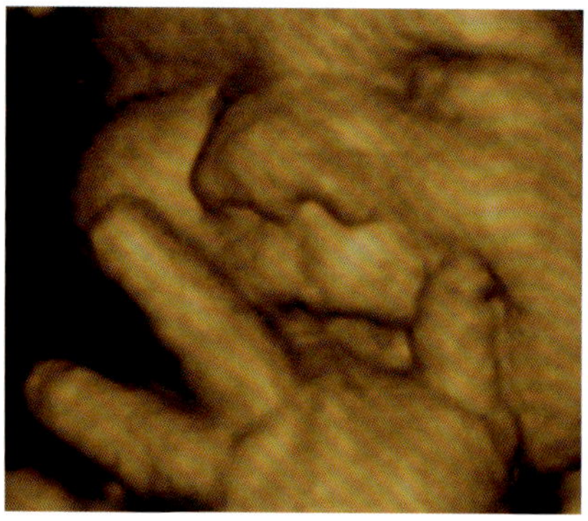

JÁ ESTÁ COM 38 SEMANAS E 4 DIAS

Faltam 10 dias...

SEU BEBÊ HOJE

Os músculos do pescoço do bebê se fortaleceram, e a cabeça não se apoia mais no peito. Mas, quando ele nascer, não estará mais flutuando em líquido amniótico e vai ser preciso apoiar a cabeça do bebê sempre que o segurar.

O bebê já está sonhando? Muitos dos movimentos que faz ocorrem enquanto está em um sono profundo.

Seu bebê respira desde a 10ª semana, mas agora mudou o padrão de respirações curtas, que duravam 10 segundos, para um ritmo regular de aproximadamente 40 respirações por minuto, como vai respirar quando nascer.

Os movimentos dos olhos também se desenvolveram, com períodos de movimentos rápidos dos olhos (REM) durando pouco mais de 25 minutos por vez, enquanto momentos de descanso duram pouco menos de 25 minutos. A fase REM do sono está relacionada com períodos de maior atividade e alta taxa cardíaca: não é só por estar se mexendo que o bebê está acordado.

Embora não consiga se alongar tão facilmente quanto antes, os movimentos devem continuar no mesmo padrão (pelo menos 10 vezes ao dia) e são uma garantia de um bebê saudável.

FOCO EM... NUTRIÇÃO

Combustível para o parto

O parto definitivamente é cansativo e provoca sede! Felizmente, hoje em dia se aceita que a mulher possa comer e beber nos primeiros estágios do parto, a menos que vá precisar de anestésico. Dito isso, muitas mulheres acabam não tendo muito apetite no decorrer do trabalho de parto.

Experimente bebidas isotônicas além da água, pois elas fornecem energia para enfrentar a fadiga do parto. É melhor tomar pequenos goles durante o parto do que beber grandes quantidades de uma vez.

Inclua lanches e bebidas saudáveis em sua mala da maternidade (ver p. 358).

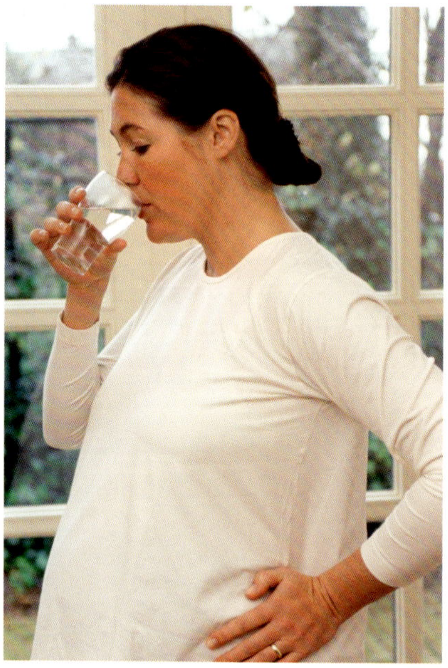

Durante o parto, é essencial ficar hidratada. Seu corpo estará trabalhando intensamente e você vai ficar com calor.

PERGUNTE AO... OBSTETRA

O que é descolamento de membrana? Posso fazer isso, em vez de induzir, se o parto estiver atrasado? Com 41 semanas ou mais de gestação, antes de uma indução de parto, recomenda-se oferecer a todas as mulheres um alongamento e descolamento de membrana, para avaliar se o colo do útero está pronto para o parto.

No descolamento de membrana, o obstetra coloca um dedo no colo do útero e, com um movimento circular, separa a membrana do colo do útero. O objetivo é estimular a liberação de hormônios que podem iniciar as contrações do parto. Embora esse procedimento possa parecer desconfortável e provocar um pouco de sangramento, ele não deve causar dor de fato. Após o descolamento, você pode ter um corrimento mucoso com sangue (ver p. 411), que é perfeitamente normal.

Ficou comprovado que o descolamento de membrana aumenta a probabilidade de o trabalho de parto começar naturalmente nas 48 horas seguintes, reduzindo a necessidade de outros métodos de indução (ver p. 432). O obstetra avisará quando se aproximar da hora.

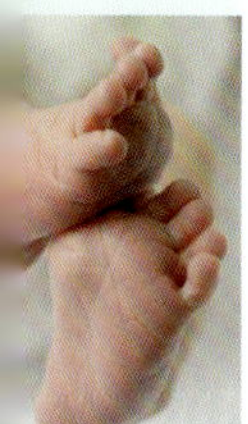

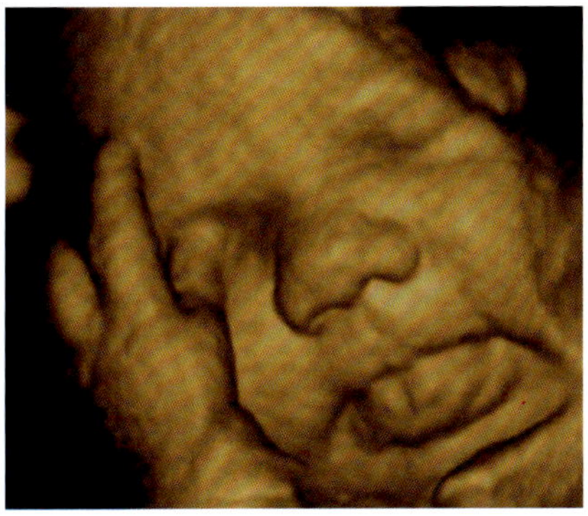

JÁ ESTÁ COM 38 SEMANAS E 5 DIAS

Faltam 9 dias...

SEU BEBÊ HOJE

De muitas maneiras, você é a pessoa mais indicada para avaliar o tamanho aproximado do bebê, especialmente se puder fazer comparações com uma gravidez anterior. O ultrassom pode calcular o peso, mas, como todas as medidas feitas neste momento, há uma grande margem de erro.

Não espere apenas por contrações – vale a pena familiarizar-se agora com os sinais que anunciam a iminência do parto.

MONITORAÇÃO FETAL

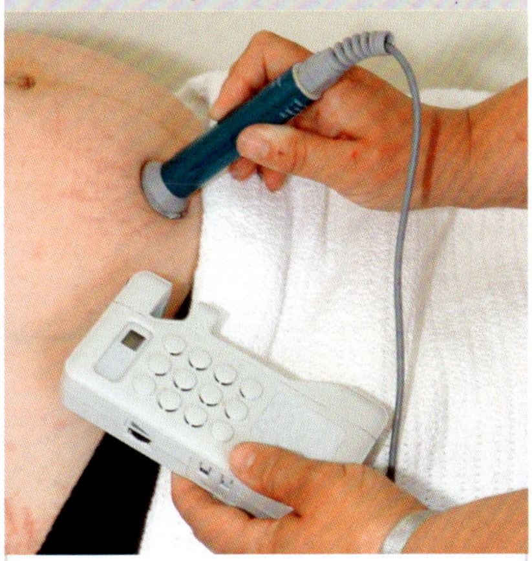

Se não há complicações ou motivos de preocupação, os batimentos cardíacos do bebê geralmente são monitorados usando um dispositivo de ultrassom por doppler portátil. Uma vez iniciado o parto, o obstetra ouve os batimentos cardíacos do bebê por 60 segundos após uma contração a cada 15 minutos no primeiro estágio do parto e por 60 segundos após uma contração a cada 5 minutos no segundo estágio do parto.

Se você teve complicações na gravidez, ou apareceram problemas durante o parto, o obstetra pode monitorar o coração usando um cardiotocógrafo (ver p. 418).

Quando realmente começa o trabalho de parto? Se esta é sua primeira gravidez, pode ser difícil reconhecer os sinais de que o bebê está a caminho. Algumas mulheres têm uma dor lombar que começa sutil e se torna bem forte. Também pode ocorrer um corrimento com sangue (ver p. 411), bem antes do início do trabalho de parto. É possível ficar molhada, quando a bolsa que contém o líquido amniótico se rompe: mas, mesmo que o rompimento da bolsa não seja acompanhado de contrações, é preciso informar a ala de partos.

Finalmente, o sinal mais óbvio são as contrações: essas constrições doloridas do útero aumentam de intensidade e tornam-se mais regulares à medida que o trabalho de parto progride. As contrações estão associadas com a dilatação e o encurtamento do colo do útero, por isso, o obstetra vai examiná-la, para ver quanto progrediu (ver pp. 414-415).

Se você achar que o trabalho de parto já se iniciou, permaneça calma e telefone para a ala de partos do hospital. Informe os sintomas e, principalmente, descreva as contrações. Se tiver contrações a cada 5 minutos, elas durarem um minuto (marque o tempo) e forem tão desconfortáveis a ponto de você parar o que estiver fazendo, considere ir para o hospital. Se vai ter o bebê em casa, chame quem vai atendê-la.

PERGUNTE AO... MÉDICO

Quanto tempo preciso ficar no hospital após o nascimento? Na maioria das maternidades, há certo grau de flexibilidade sobre o tempo que você fica no hospital. Se quiser ficar o menor tempo possível, converse com o obstetra. A estadia mínima no hospital é de seis horas após o parto.

Muitas mulheres passam a noite para descansar e, com a ajuda da enfermagem, ganhar um pouco de confiança para cuidar e alimentar o recém-nascido, especialmente se este for o primeiro bebê. Quanto tempo você fica no hospital depende muito do seu tipo de parto. Se tiver um parto vaginal, poderá ir para casa depois de seis horas; uma cesariana, porém, pode mantê-la por, pelo menos, três dias. Se o bebê for prematuro, não estiver bem, ou esforçar-se muito para mamar ou manter a temperatura, a sugestão é que você fique no hospital. Se o bebê precisar ficar no hospital por longo tempo, vá para casa e visite-o na unidade de cuidados especiais (ver pp. 452-453).

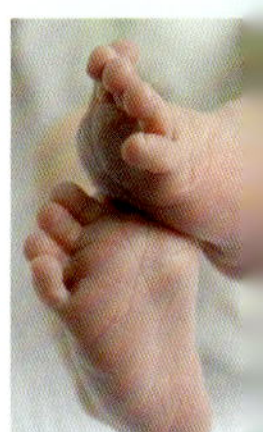

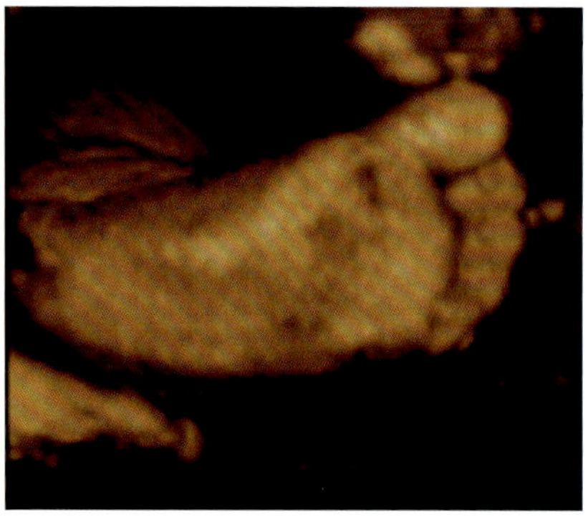

JÁ ESTÁ COM 38 SEMANAS E 6 DIAS

Faltam 8 dias...

SEU BEBÊ HOJE

A movimentação que você sentir geralmente vai estar concentrada em algumas áreas, pois o bebê já não consegue mudar de posição facilmente. Embora esses movimentos tenham mudado, você ainda deve sentir muitos, todos os dias.

À medida que a última semana se aproxima, você vai se sentir um pouco ansiosa, mas também na maior expectativa.

É natural que se sinta um pouco tensa por causa do parto iminente, especialmente se este é o seu primeiro bebê. Tente não reprimir seus sentimentos: compartilhe as ansiedades com seu parceiro e verá que ele também precisa ser tranquilizado. Se você tem preocupações específicas, ligue para o obstetra, que está acostumado a lidar com essas inquietudes e pode acalmá-la. Encontre meios de ocupar a mente, mesmo que seja apenas com palavras cruzadas – só para acabar com o nervosismo.

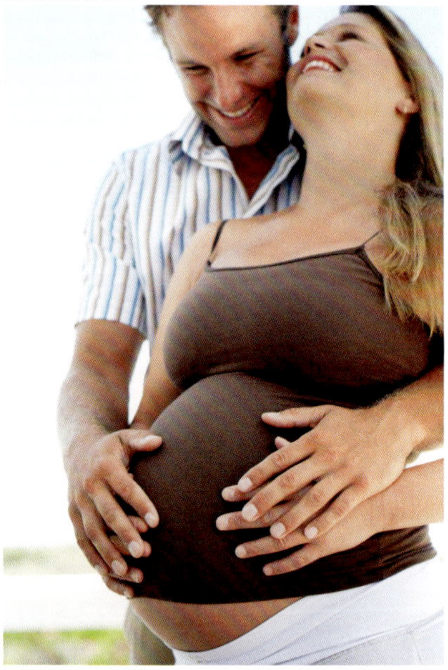

Vocês estão nisso juntos e, mais do que nunca, precisam um do outro nessas duas semanas finais.

FOCO EM... PAIS

Você e os estágios do parto

O tempo de duração do primeiro estágio do parto (ver pp. 408-421) varia. Em uma primeira gravidez, a fase pré-parto ou latente pode durar mais de 24 horas. Consulte seu obstetra se não tiver certeza do que fazer. Com um segundo bebê, essa fase é muito curta e o parto costuma ser muito mais rápido.

Como você é o principal apoio de sua parceira, tem a difícil tarefa de assumir o controle, parecer calmo e dar suporte prático e emocional. Não hesite em ligar para o obstetra – uma breve conversa com ele pode ajudar você a avaliar em que estágio está sua parceira. Reserve bastante tempo para chegar ao hospital e familiarize-se antecipadamente com o caminho (ver o boxe abaixo). Pode haver períodos em que sua parceira não esteja lúcida, mas você, melhor do ninguém, perceberá o que ela quer; portanto, é seu papel defendê-la e argumentar com os funcionários do hospital quando ela não estiver em condições de fazê-lo. Você também saberá como confortar e estimular sua parceira.

Apoie sua parceira em qualquer posição que ela escolha usar durante o segundo estágio (ver pp. 422-427) – quando ela estiver dando à luz – e estimule-a muito na terceira fase (ver pp. 428-429). Quando o bebê nascer, pode cortar o cordão e, enquanto a placenta é expelida, segurar o seu filho ou filha.

PERGUNTE AO... MÉDICO

Quais são os sinais de que é muito tarde para ir ao hospital? Em geral, se você sente uma necessidade incontrolável de empurrar o bebê, é sinal de que pode ser muito tarde para chegar ao hospital sem auxílio. Se você se encontrar nessa situação, contate a maternidade local para conseguir paramédicos que possam ajudá-la a dar à luz o bebê. Eles também vão arranjar um obstetra que possa lhe dar apoio (mas os paramédicos podem chegar antes). Ou, então, contate você mesma um serviço de ambulâncias de emergência.

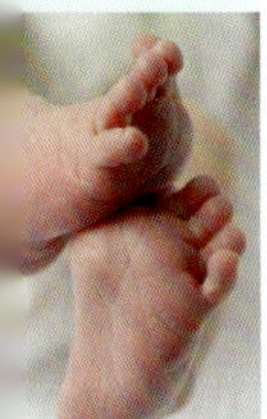

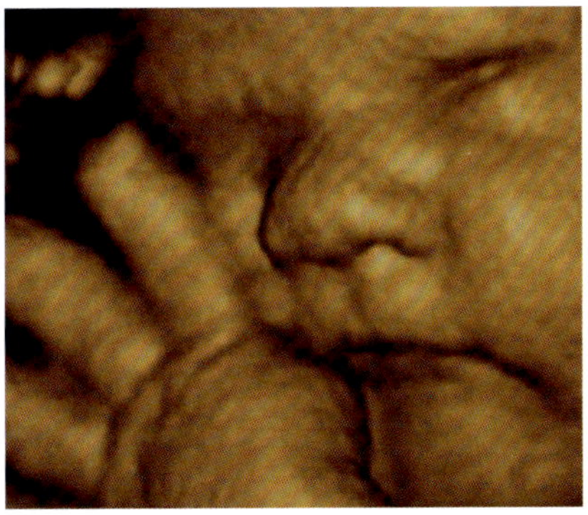

JÁ ESTÁ COM EXATAMENTE 39 SEMANAS

Faltam 7 dias...

SEU BEBÊ HOJE

Nesta fase da gravidez, pode-se ver o bebê com facilidade porque há bastante líquido amniótico. Apesar de a quantidade dele ser extremamente variável, é comum estar próxima de meio litro.

Use este final da gravidez para preparar totalmente seu parceiro, mostrando como ele pode ajudá-la no grande dia.

É uma boa ideia preparar agora seu parceiro; conversem sobre qual ajuda ele pode dar quando começar o trabalho de parto. Por exemplo, se você está planejando usar remédios naturais, monte um kit e explique a ele quando você acha que vai precisar dos diferentes remédios.

Pratiquem alguns movimentos de massagem, usando uma mistura de óleos calmantes (ver p. 163). Algumas mulheres não suportam ser tocadas durante o trabalho de parto, mas outras acham que ajuda ter as costas ou até as mãos e os pés massageados. Você não vai saber o que realmente funciona para você até estar em pleno trabalho de parto, mas não faz mal nenhum praticar agora.

Se seu parceiro a acompanhou às aulas pré-natais, está familiarizado com as técnicas de relaxamento e respiração. Vocês podem praticar juntos e, caso necessário, obter conselhos de seu obstetra sobre tais técnicas.

Conversar com amigos ou familiares que se tornaram pais recentemente pode fazer seu parceiro se sentir mais tranquilo: é útil ouvir as experiências dos outros e aprender algumas coisas sobre o que deve ser feito, ou não, na hora do trabalho de parto.

FALANDO NISSO...

Qualquer que seja o peso, a maioria dos bebês de 40 semanas tem aproximadamente a mesma altura.

95% estão entre 45 cm e 55 cm. O comprimento de recém-nascidos é muito consistente e relaciona-se com o crescimento dos ossos e músculos, enquanto o peso pode variar bastante.

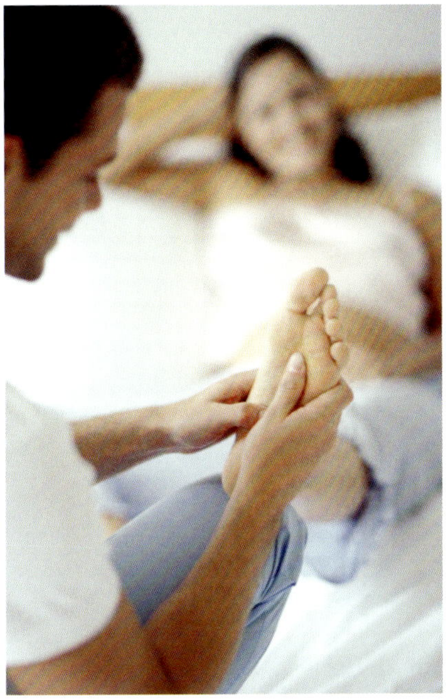

Nas fases iniciais do trabalho de parto, você pode achar relaxante uma massagem nos pés, mesmo se não quiser que as costas ou os ombros sejam tocados.

PREPARAÇÕES FINAIS

É incrível que, mesmo após as 40 semanas de gravidez, quando o trabalho de parto se inicia, ainda é uma luta organizar tudo para ir ao hospital. A fim de evitar qualquer pânico de última hora:

- **Tenha a mala pronta** (ver p. 358). Você também pode fazer uma lista de extras que devam ser incluídos na última hora.
- **É recomendável** ter, na mala de hospital, uma bolsinha com trocados, para pagar pelo estacionamento e por bebidas de máquina.
- **Decida quem vai fazer o quê:** seu parceiro pode, por exemplo, preparar lanchinhos.
- **Faça uma viagem de teste** para o hospital – antecipando áreas onde pode haver congestionamentos, procurando atalhos e descobrindo onde é mais fácil conseguir uma vaga para estacionar. Cronometrar o tempo de viagem em diferentes horas do dia também pode ajudar, para que você evite locais próximos de escolas ou de trânsito intenso. Descubra também como é chegar na maternidade à noite.
- **Acima de tudo, não entre em pânico.** A maioria dos futuros pais chega com tempo sobrando ao hospital.

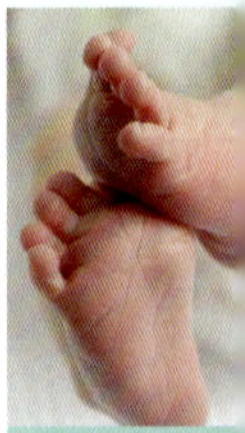

Sua 40ª semana

AS ETAPAS FORAM CUMPRIDAS E AGORA VOCÊ VAI CONHECER O BEBÊ A QUALQUER MOMENTO

Como muitas futuras mães, você pode ter de ficar em suspense até o "último" dia de gravidez. Sem dúvida, o grande evento logo acontece e faz valer a pena toda a espera, curiosidade e nervosismo. Quando você vir e segurar o bebê, não vai passar muito tempo lembrando essas últimas 40 semanas, mas com certeza vai estar maravilhada com o milagre desse acontecimento.

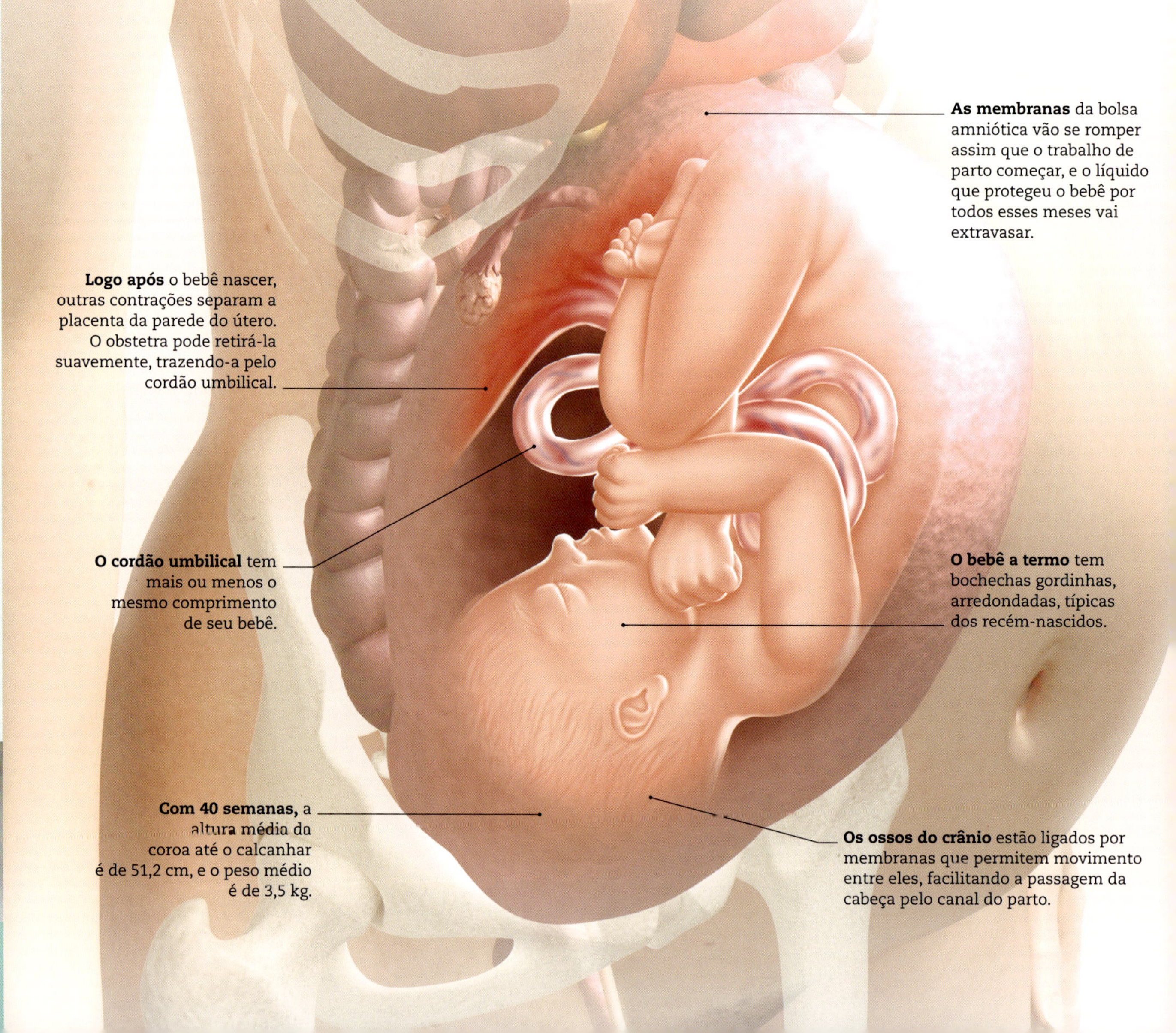

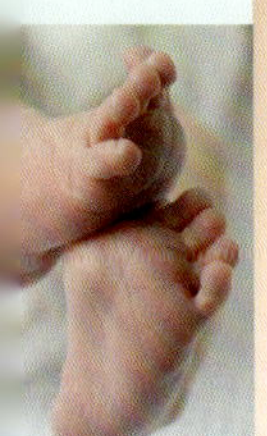

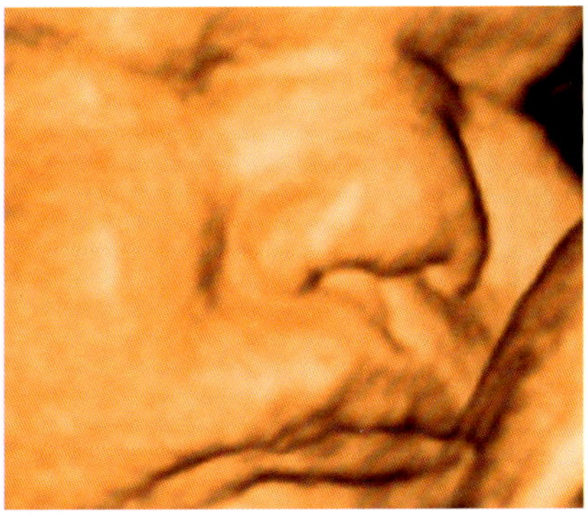

JÁ ESTÁ COM 39 SEMANAS E 1 DIA

Faltam 6 dias...

SEU BEBÊ HOJE

Se você escolheu fazer cesariana, em geral ela é decidida agora, para equilibrar as possibilidades entre o trabalho de parto iniciar-se inesperadamente ou seu bebê nascer muito cedo. O melhor para os bebês é nascer o mais próximo possível da data prevista.

Vale a pena, neste estágio final, rever seu plano de parto, pois você pode ter mudado de opinião a respeito de algumas escolhas.

Um plano de parto geralmente é feito mais no início da gestação, e desde então você pode não ter pensado muito sobre isso (ver pp. 181 e 303). Agora que o parto está iminente, junto com seu parceiro, dê uma olhada no plano, para verificar se mudaram de ideia sobre alguma escolha. Por exemplo, você agora pode querer um parto mais natural ou, ao contrário, ter se decidido por uma epidural. Adapte o plano como desejar e converse com o obstetra, se for o caso.

Como seu parceiro é seu porta-voz no parto, fazendo recomendações para a equipe, se você não conseguir fazê-las sozinha, é importante que ele lembre bem seus desejos.

Pense, no entanto, que, até que o trabalho de parto se inicie, você não sabe como vai se sentir ou o que vai querer, então mantenha a mente aberta e prepare-se para adaptar seus planos na hora, se for melhor para o bem-estar do bebê.

Ouça o ponto de vista de seu parceiro. Lembre-se de que este é um grande evento para ele também: o momento em que vai ser pai. Ele pode estar ansioso, preocupado, e querer esclarecimentos sobre qual será o papel dele no grande dia: diga-lhe como acha que ele pode ajudar, seja com uma massagem, seja apenas segurando sua mão. Em preparação para o nascimento, falem sobre como estão se sentindo – suas preocupações e expectativas.

PERGUNTE AO... OBSTETRA

Posso recusar a indução ao parto? É seu direito recusar qualquer intervenção e, quando for considerada a indução (ver p. 432), os responsáveis devem discutir todas as opções com você antes de chegar a uma decisão.

Se quer atrasar a indução além das 42 semanas, podem sugerir que você vá para a ala de maternidade para ser monitorada, o que pode incluir um ultrassom doppler (ver p. 285), para verificar o fluxo sanguíneo na placenta. O ultrassom também pode verificar a quantidade de líquido em torno do bebê, o que indica se a placenta está funcionando bem e verifica o bem-estar do bebê.

APROXIMANDO-SE

Pode ser difícil pensar em outra coisa que não seja o nascimento do bebê e conhecê-lo, ao chegar tão perto do fim da gravidez. No entanto, tente variar:

- **Passando um tempo com seu parceiro.** Aproveitem o tempo juntos enquanto ainda são só vocês dois, antes que o bebê exija muita atenção de vocês e o cansaço comece. Compartilhem suas esperanças e também receios em relação a essa mudança na vida de vocês.
- **Façam amor.** Você pode se achar muito grande, ou muito cansada, mas é bom vocês se lembrarem de seu relacionamento sexual. Além disso, fazer amor pode até ajudar a iniciar o trabalho de parto (ver p. 393).

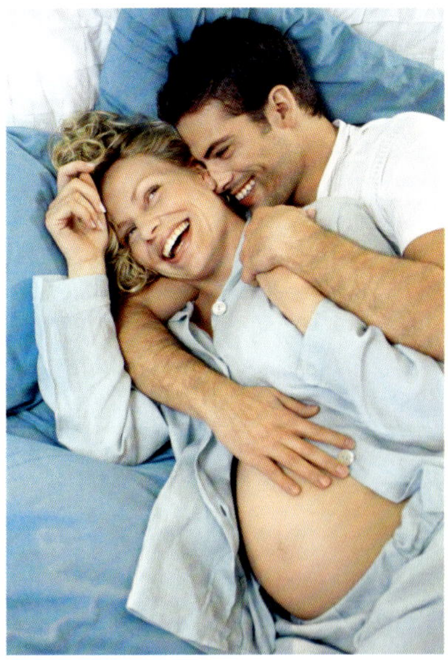

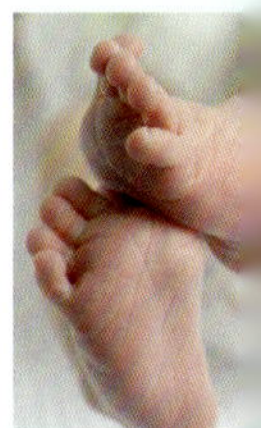

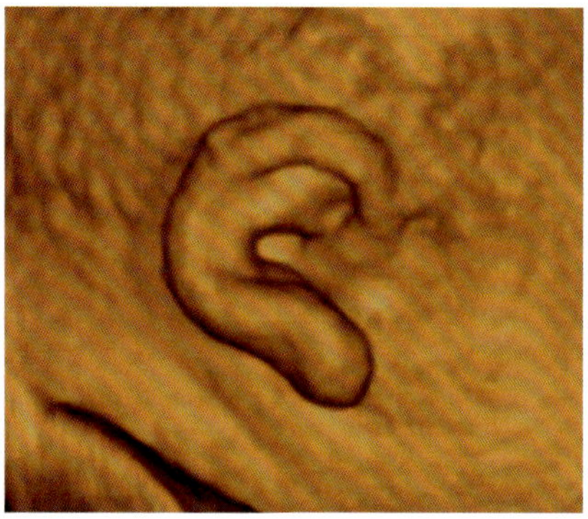

JÁ ESTÁ COM 39 SEMANAS E 2 DIAS

Faltam 5 dias...

SEU BEBÊ HOJE

Este *close* de um ultrassom em 3D mostra que a orelha do bebê é bem saliente. As marcas escuras em torno dela parecem cabelos, mas de fato são sombras (embora, neste estágio, muitos bebês tenham cabelo).

Os ossos do bebê adensaram-se até certo ponto, mas esse processo continua até a adolescência!

O esqueleto do bebê passou, gradualmente, de cartilagem macia a osso, no processo de ossificação (ver p. 372). Ele se inicia no centro de cada osso e espalha-se para fora. No fim da gravidez, a ossificação está completa ao longo dos ossos, mas as pontas dos ossos dos dedos continuam sendo cartilagem. Isso é necessário para no futuro, conforme a criança se desenvolve, permitir o crescimento ósseo.

Os ossos do topo do crânio são um pouco diferentes, pois se formam a partir de estruturas membranosas em vez de cartilagem e não se fundem totalmente até vários anos após o nascimento, continuando separados uns dos outros por tecido conjuntivo. Esse tecido forma linhas de contato, chamadas suturas, e espaços maiores, chamados fontanelas, no lugar onde mais de dois ossos se encontram. Sua função é deixar um espaço que permita movimento ou "modelagem" entre os ossos do crânio, facilitando a descida da cabeça pela pelve durante o trabalho de parto. São também as linhas de suturas e as fontanelas que ajudam o obstetra a determinar a posição da cabeça durante o trabalho de parto.

Após o parto, pode-se perceber que a cabeça do bebê fica alongada, mas logo volta ao normal – quando os ossos se realinham.

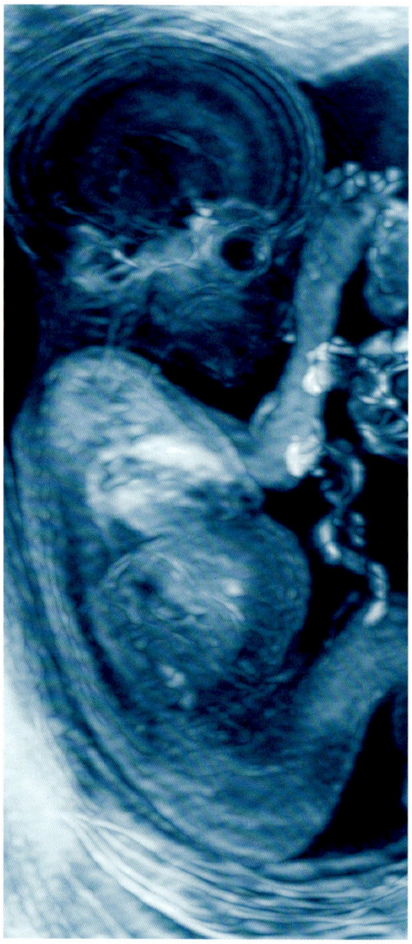

Esta ressonância magnética mostra um feto perto do termo. O cérebro, a coluna vertebral, o coração, o fígado e os pulmões estão visíveis, e, à direita, pode ser visto o cordão umbilical.

SABERES

Patê de placenta?

A ideia de comer a placenta pode revirar seu estômago, mas algumas mulheres o fazem. O órgão é reverenciado por suas propriedades espirituais, e os devotos da placentofagia acreditam que os nutrientes aí contidos, o que inclui vitamina B6, ajudam a prevenir contra a depressão pós-parto. Entretanto, as evidências a favor dos benefícios de se consumir a placenta não têm base científica.

Um costume alternativo, e menos controverso, envolve temperar a placenta com ervas e enterrá-la, em uma festa que celebra o nascimento do bebê, o que é considerado um importante ritual de união para a família que acaba de crescer.

A arte também é uma opção: pressione a placenta contra um pedaço de papel e terá uma estampa com formato de árvore.

Algumas culturas utilizam o órgão seco para fazer remédios naturais.

Não sabe como cozinhar uma placenta? Procure na internet e encontrará várias receitas, de patê a lasanha de placenta, mas é compreensível que não sejam do gosto de todos.

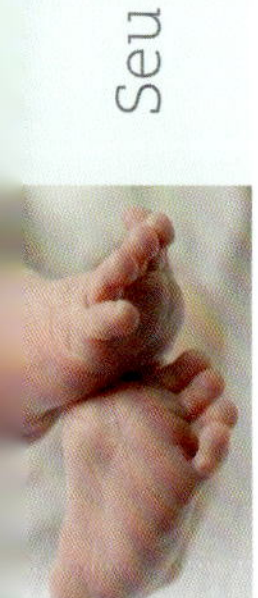

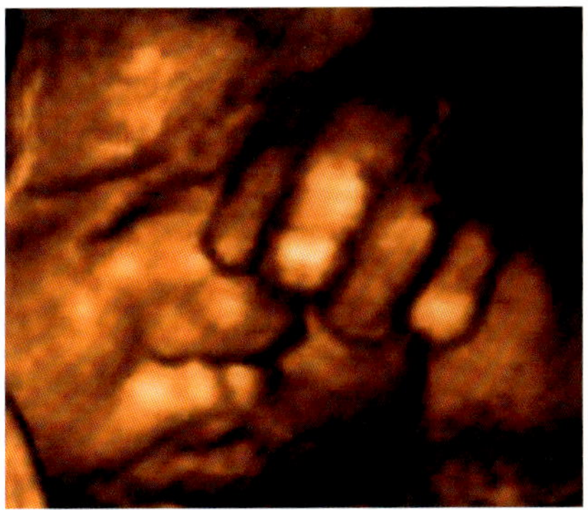

JÁ ESTÁ COM 39 SEMANAS E 3 DIAS

Faltam 4 dias...

SEU BEBÊ HOJE

Depois que o trabalho de parto começa, o bebê não vai ter mais espaço para colocar as mãos no topo da cabeça ou no rosto, embora ainda se mova bastante – é provável que você não note esses movimentos, porque tem outras coisas em mente!

Nesta semana, começam a "chover" perguntas, e vai parecer que o mundo inteiro espera notícias da chegada de seu bebê.

Nesta semana final da gravidez, o peso das expectativas pode ser imenso. Parece que todo mundo está esperando pelo parto, especialmente se este for o seu primeiro bebê.

Sem dúvida, você vai ter de lidar com isso – e pode até gostar de receber toda essa atenção –, mas, se a data prevista passar, você pode ficar frustrada com os telefonemas constantes e por ter de ficar repetindo o tempo todo. Tente ser paciente e lembrar-se de que as pessoas só estão entusiasmadas junto com você; e tão frustradas quanto você com a espera.

A data prevista não ajuda, pois, apesar de todos terem essa data em mente, infelizmente não são muitos os bebês que seguem o calendário; eles nascem exatamente quando estiverem prontos (ver p. 378). Até 42 semanas, não é considerado muito tarde nos círculos médicos.

Se tudo começar a ser demais, peça a outras pessoas que atendam ao telefone e deixem claro que você promete entrar em contato anunciando qualquer novidade.

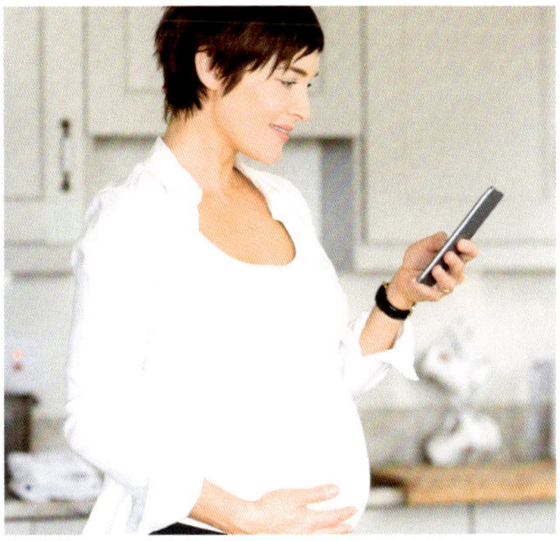

Mensagens de texto podem ser um meio de ter contato com as pessoas nesses dias finais. Uma boa ideia é enviar uma circular com a mensagem: "O bebê ainda não chegou".

PERGUNTE AO... OBSTETRA

Ouvi dizer que os hospitais estão com falta de funcionários e mulheres que entram em trabalho de parto não conseguem um leito. Isso é verdade? A falta de obstetras e de leitos preocupa. Muitos hospitais agora empregam auxiliares para ajudar a enfermagem obstétrica da maternidade. Infelizmente, há momentos em que a maternidade fica cheia. Se não houver leitos disponíveis, pode-se encontrar um em outro hospital: muitos têm convênio com unidades "irmãs", para onde podem transferi-la. A maioria das maternidades não fica superlotada por muito tempo e, se necessário, providencia seu retorno o mais rapidamente possível.

FOCO EM... SEU CORPO

Alarme falso

Você pode ter pontadas profundas e doloridas, e as "quase contrações", chamadas Braxton Hicks, por estar mais perto do final da gravidez. É fácil confundi-las com as contrações reais, o que pode fazer você correr até o hospital quando seu corpo, na verdade, está apenas praticando. Você também pode ter contrações regulares por um tempo – depois elas param. Tudo isso é normal.

Um sinal de que o parto está iminente é perder o tampão mucoso (ver p. 411); outro, o rompimento da bolsa amniótica. No entanto, em alguns casos, nenhum desses eventos acontece até que o trabalho de parto se estabeleça, então, não entre em pânico se nada acontecer com você.

Você sabe que seguramente está em trabalho de parto quando suas contrações ocorrerem de forma regular, aproximadamente a cada 15 minutos – controle o tempo entre elas. À medida que o tempo passa, as contrações verdadeiras se tornam cada vez mais longas e mais próximas, e não desaparecem se você andar um pouco ou mudar de posição.

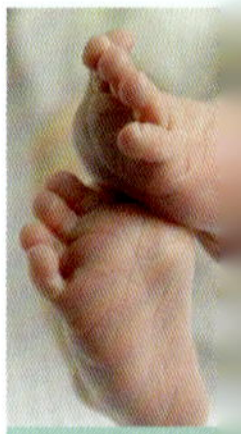

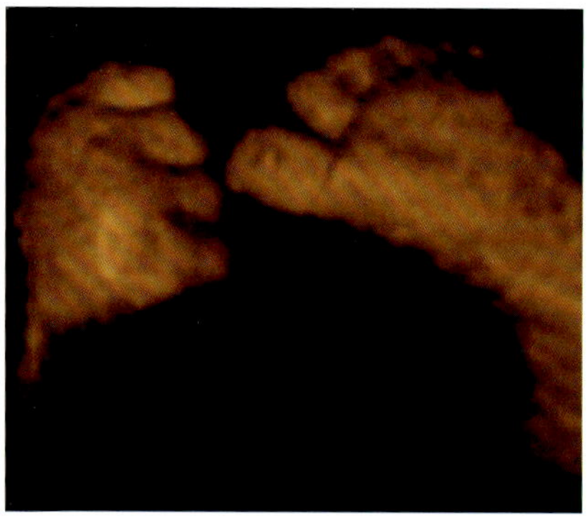

JÁ ESTÁ COM 39 SEMANAS E 4 DIAS

Faltam 3 dias...

SEU BEBÊ HOJE

Esta imagem mostra que, mesmo agora, o bebê consegue alcançar os dedos do pé (ver o pé à direita e a mão à esquerda). Como há menos espaço, ele não consegue mais colocar os pés no topo da cabeça.

Não se preocupe se o bebê ainda não desceu, pois isso não terá nenhuma implicação no dia do parto.

Há muitos motivos pelos quais seu bebê pode ainda não ter descido, como o formato de sua pelve, que pode exigir a pressão das contrações para encaixar a cabeça do bebê. As mulheres muito atléticas tendem a ter bebês que se encaixam mais tarde, pois sua musculatura sustenta o bebê em uma posição diferente. O segundo bebê e os subsequentes podem encaixar-se mais tarde porque os músculos da barriga estão mais soltos e o bebê pode se mover livremente, sem nenhuma necessidade de ficar de cabeça para baixo. Um bebê grande pode não descer para a pelve até que se iniciem as contrações.

COMO SEU BEBÊ ESTÁ POSICIONADO

Uma vez que o bebê esteja de ponta-cabeça e se mova em direção à pelve, há várias posições que ele pode adotar: as seis mais comuns estão abaixo. A posição é determinada pela localização de suas costas e o occipício. A posição mais habitual é OTE. Se o bebê estiver sentado (ver p. 433), a posição é determinada pela posição das nádegas.

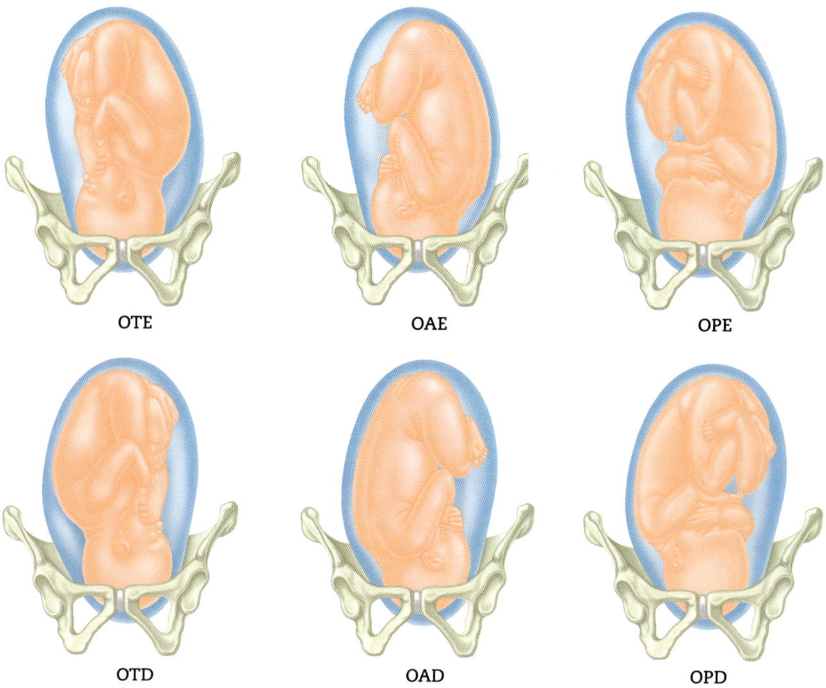

OTE (occipício-transverso esquerdo): as costas e o occipício estão posicionados do lado esquerdo do útero, em ângulo reto com a coluna.

OAE (occipício-anterior esquerdo): as costas e o occipício estão mais próximos da frente do útero, do lado esquerdo.

OPE (occipício-posterior esquerdo): as costas e o occipício estão em direção à coluna, do lado esquerdo do útero.

OTD (occipício-transverso direito): as costas e o occipício estão em ângulo reto com a coluna, do lado direito do útero.

OAD (occipício-anterior direito): as costas e o occipício estão em direção à frente do útero, do lado direito.

OPD (occipício-posterior direito): as costas e o occipício estão em direção à coluna, do lado direito do útero.

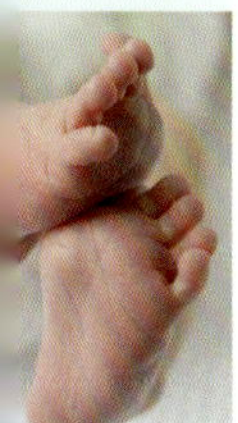

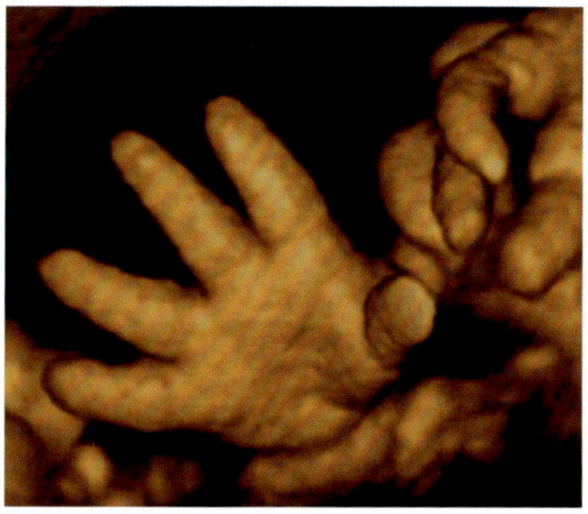

JÁ ESTÁ COM 39 SEMANAS E 5 DIAS

Faltam 2 dias...

SEU BEBÊ HOJE

Esta ótima imagem das mãos mostra até as pequenas dobras que se formaram nas palmas. O padrão nas palmas das mãos e solas dos pés de cada bebê é único, e você vai vê-lo quando o bebê finalmente chegar.

Muito em breve você vai entrar em trabalho de parto e é normal que fique ansiosa pelo que vai passar até conhecer o bebê.

Suas emoções sobre entrar em trabalho de parto provavelmente estão confusas. Ao mesmo tempo que deseja que o bebê nasça, pode estar apreensiva por ter de passar pelo trabalho de parto. É compreensível que a maioria das mulheres fique preocupada com a dor e com a saúde, dela e do bebê. Lembre-se de que a maioria dos partos é normal, não tem complicações, e a maioria dos bebês é perfeita e saudável.

Mesmo que você tenha passado os últimos nove meses se preparando para o nascimento, pode achar que ainda não está pronta para o bebê e que não vai conseguir lidar com tudo isso. Um pouco é o medo do desconhecido: você ainda não conhece o bebê e é impossível saber como serão o trabalho de parto e as semanas seguintes.

Embora não se sinta totalmente preparada, acredite que vai saber como cuidar do bebê. De fato, você provavelmente já iniciou o processo de se tornar mãe, querendo criar e proteger o bebê antes mesmo de ele nascer, e esse instinto natural perdura.

PERGUNTE AO... OBSTETRA

Qual é a diferença entre uma cesariana de emergência e uma eletiva? A cesariana eletiva ocorre quando, durante a gravidez, se toma a decisão de que o bebê vai nascer de cesariana. Isso geralmente acontece por razões médicas, embora algumas mulheres prefiram fazer uma cesariana por motivos práticos ou para evitar o trabalho de parto.

A cesariana de emergência ocorre, em geral, durante o trabalho de parto, quando há uma situação que determina ser ela a melhor maneira de trazer o bebê ao mundo.

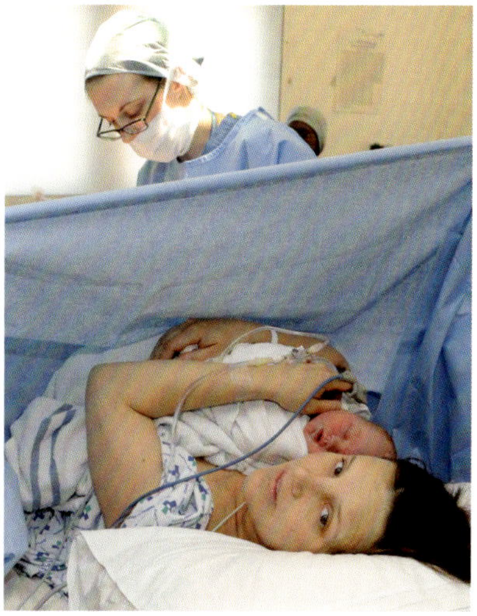

SARM: É UM RISCO?

Há uma cobertura considerável da mídia sobre os organismos resistentes a antibióticos, como o SARM. Essa bactéria pode viver de modo inofensivo na pele de pessoas saudáveis, mas em indivíduos mais vulneráveis pode levar a infecções. A boa higiene, principalmente lavar as mãos, é um método eficiente de prevenção do SARM, e suas chances de adquirir uma infecção no hospital são baixas. Profissionais de saúde usam soluções antissépticas, e os hospitais também têm álcool em gel para as mãos em todas as alas.

Além das medidas de higiene geral, os hospitais impedem que o SARM se espalhe ao tratar os doentes com antibióticos e detectar cedo os casos, podendo assim isolar os pacientes afetados, que são removidos para quartos isolados ou compartilham o quarto com outros que estão infectados.

Hoje em dia, muitos hospitais fazem testes de SARM nas mulheres antes de darem entrada, especialmente se elas forem passar por uma cesariana, com o intuito de tratar quem tem SARM antes de serem encaminhadas para cirurgia.

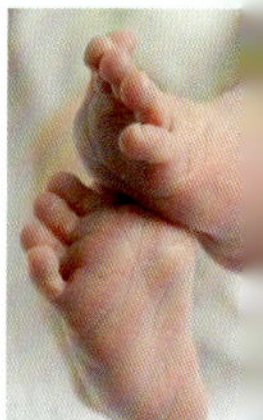

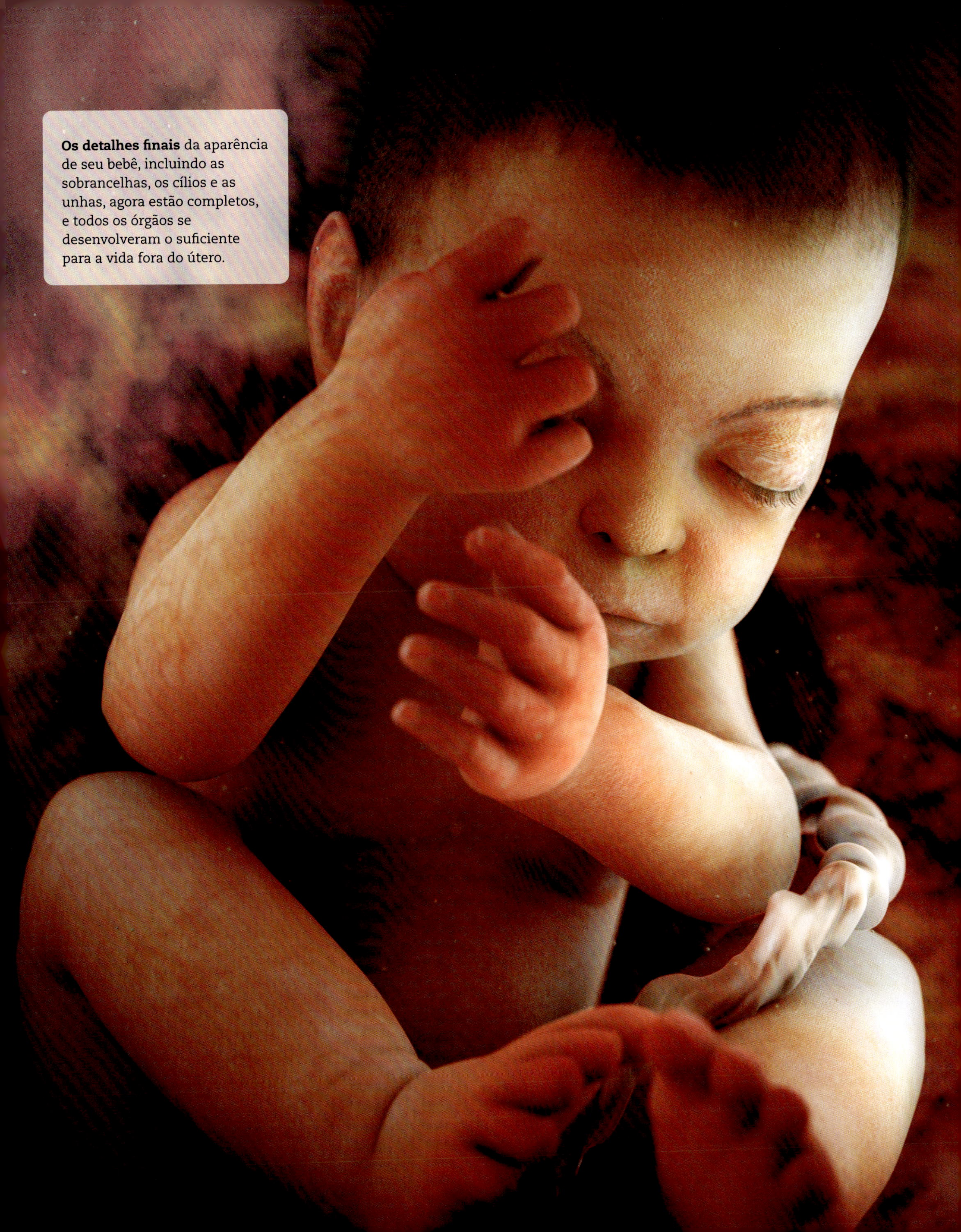

Os detalhes finais da aparência de seu bebê, incluindo as sobrancelhas, os cílios e as unhas, agora estão completos, e todos os órgãos se desenvolveram o suficiente para a vida fora do útero.

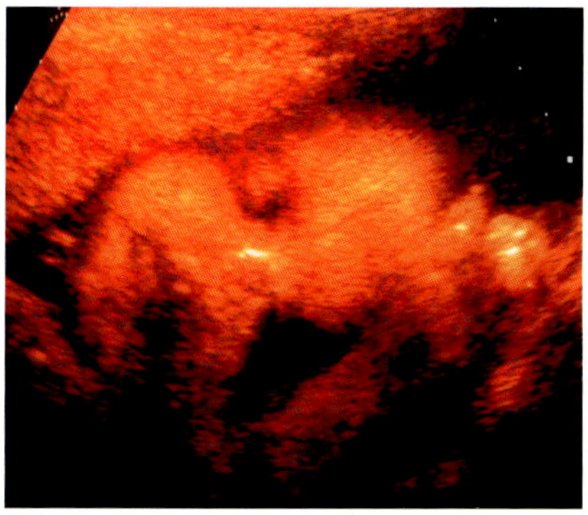

JÁ ESTÁ COM 39 SEMANAS E 6 DIAS

Falta 1 dia...

SEU BEBÊ HOJE

Foi maravilhoso ver o progresso que seu bebê fez todos os dias, à medida que transcorria a gestação. As imagens de ultrassom em 2D e 3D, e também as ressonâncias, desempenharam seu papel, dando um vislumbre do mundo fascinante e complexo da vida antes do nascimento.

O estômago do bebê já está desenvolvido, mas os baixos níveis de ácido só lhe possibilitam, nos primeiros meses, alimentar-se de leite.

CHÁ DE FOLHAS DE FRAMBOESA

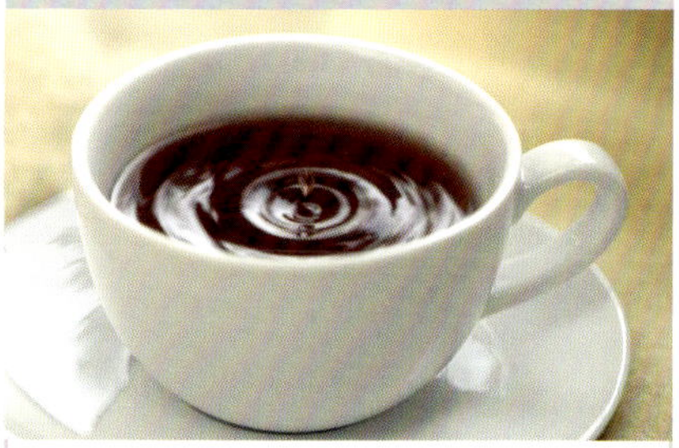

O chá de folhas de framboesa, que não deve ser confundido com chá de framboesa, é um fitoterápico usado há muitos anos para estimular o parto. Alguns estudos em pequena escala demonstraram que as grávidas passam por um segundo estágio do parto mais breve depois de beberem chá de folhas de framboesa. O consumo desse chá após a 36ª semana aparentemente não é prejudicial.

O melhor de tudo: a folha de framboesa é muito nutritiva – contém vitaminas A, C, E e B, e os minerais cálcio, magnésio e ferro, todos necessários em uma gravidez saudável.

Se for tomado após o parto, o chá de folhas de framboesa ajuda o útero a se contrair ao seu tamanho anterior à gravidez e estimula o fluxo de leite no seio.

O recém-nascido produz pouco ácido gástrico e mantém o líquido amniótico no estômago por mais tempo: é o líquido que ajuda a manter baixo o nível de ácido no estômago. Enquanto o bebê soluça no útero, virado de ponta-cabeça e tentando coordenar a respiração com a deglutição, ter pouco ácido no estômago é uma boa ideia.

Depois de nascer, o conteúdo ácido do estômago aumenta nas primeiras 24 horas, mas até os três meses não alcança o nível adulto. Por esse motivo, sólidos não são introduzidos na alimentação até que o bebê tenha pelo menos quatro meses; mas, para o início do desmame, seis meses é a idade recomendada. Alguns estudos mostram que bebês que mamam no peito e recebem alimentação sólida antes dos seis meses de idade são mais propensos a terem diarreia e infecções pulmonares e a desenvolverem alergias. Existem menos pesquisas sobre bebês alimentados com fórmula, mas não há evidências de que eles precisem de alimentação sólida antes.

SABERES

Tire uma “lua de bebê”

Conhecer seu recém-nascido pode ser difícil, se há um entra e sai constante de visitantes, trazendo presentes e desejando coisas boas. Por que não dar um tempo e passar alguns dias em casa sozinha com ele? O bebê vai dormir bastante, então, use a oportunidade para fazer o mesmo, pois vai sobrar tempo para as pessoas o conhecerem depois.

Seus hormônios estarão sem controle, então, fique pronta para ter altos e baixos, especialmente quando o leite começar a vir (ver pp. 448-449).

Seu parceiro também vai precisar de tempo para se vincular ao bebê, cuidar de vocês dois e aprender a trocar fraldas.

Então, pregue uma mensagem na porta da frente, ligue a secretária eletrônica e aconchegue-se a sua família renovada.

PERGUNTE AO... OBSTETRA

O tampão mucoso é exatamente o quê?

Durante a gravidez, um tampão feito de muco, com consistência de gel, sela o útero (ver p. 411). Esse tampão some perto do fim da gravidez e, embora possa significar que o parto está para começar, também pode sair até seis semanas antes do início do trabalho de parto.

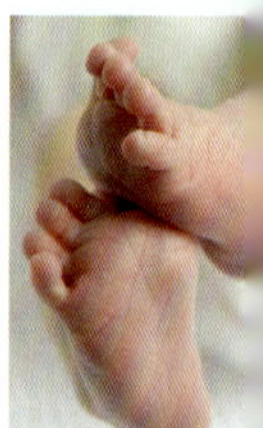

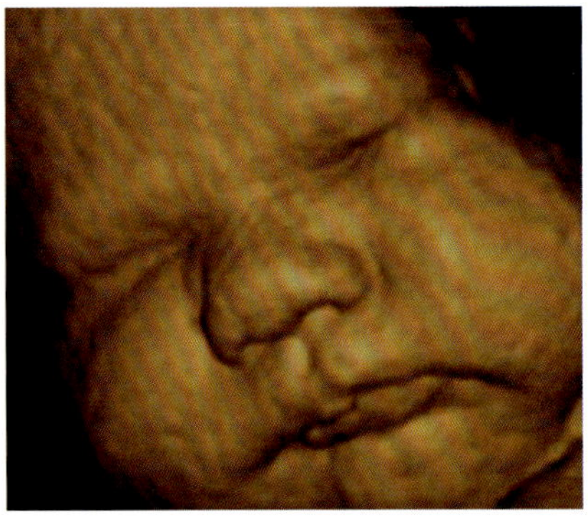

JÁ ESTÁ COM EXATAMENTE 40 SEMANAS

Falta 0 dia...

SEU BEBÊ HOJE

Seu bebê agora está pronto para o mundo exterior. Com a primeira respiração depois do parto, vai haver mudanças bruscas quando ele adaptar-se, imediatamente, com a mudança de um ambiente cheio de líquido, que é o útero, para a vida ao ar livre.

Você alcançou as 40 semanas! Pode parecer uma espera muito longa, mas vai valer a pena quando você estiver segurando seu bebê.

Parabéns! Se você ainda não tem seu recém-nascido nos braços, logo terá, e sua vida vai mudar para sempre. Mesmo a gravidez mais longa parece muito curta quando o trabalho de parto começa e a realidade de que você logo estará segurando seu recém-nascido se apresenta.

Você vai conseguir passar pelo trabalho de parto e, depois de algumas sessões contando os detalhes para a família e para os amigos próximos, vai esquecer o desconforto. De fato, tudo o que aconteceu antes de você segurar o bebê pela primeira vez parece ínfimo quando você percebe que criou a coisa mais maravilhosa de todas: uma nova vida. Portanto, parabéns e boa sorte! Este é só o início dos anos mais maravilhosos de sua vida.

FALANDO NISSO...

Dos pais que responderam a uma pesquisa recente, 58% acreditavam que o nome dado ao bebê contribuiria para o sucesso dele na vida.

Muitos pais acharam mais fácil dar nome a um menino do que a uma menina, e só 3% declararam que, se pudessem, mudariam o nome que deram ao filho.

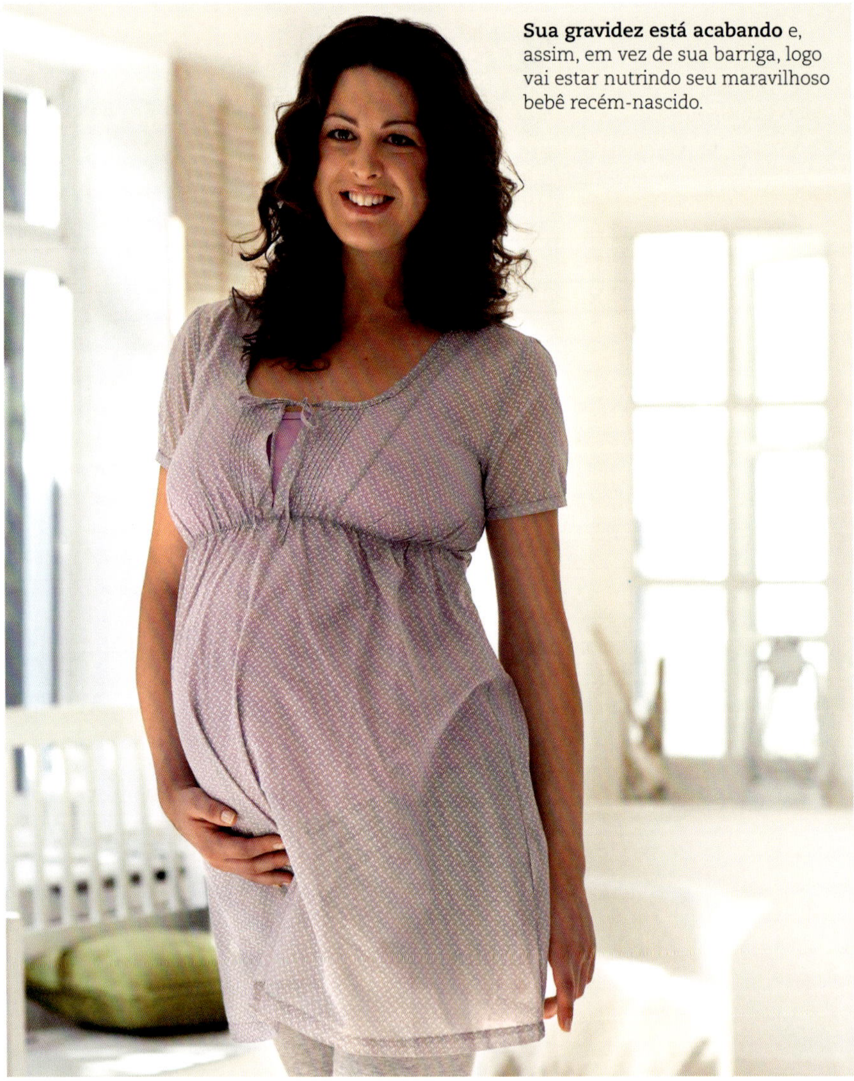

Sua gravidez está acabando e, assim, em vez de sua barriga, logo vai estar nutrindo seu maravilhoso bebê recém-nascido.

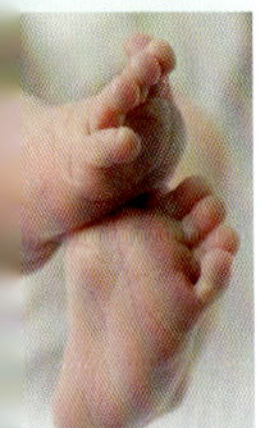

Bebê pós-termo

Seu bebê é considerado pós-termo se, ao estar com 40 semanas de gestação, você ainda não entrou em trabalho de parto. Isso não é incomum, pois a maioria das mulheres não entra em trabalho de parto exatamente com 40 semanas, e é considerado normal qualquer prazo entre 37 e 42 semanas.

Por que o parto está atrasado? Como não se sabe exatamente o que desencadeia o trabalho de parto, não está claro o que o atrasa. O parto tem maior probabilidade de atrasar se for seu primeiro bebê, se já teve um bebê pós-termo, ou se isso é comum em sua família. Alguns acham que é comum em mulheres bem nutridas, e até há evidências de que as gestações são mais longas no verão do que no inverno. Se sua data prevista foi calculada por um ultrassom antigo, essa datação da gravidez é melhor do que a data de sua última menstruação.

O que pode ser feito

Depois de 41 semanas, há um risco ligeiramente maior para a saúde do bebê, em razão da reduzida eficiência da placenta. Depois de 42 semanas, o risco aumenta, mas ainda é baixo. Dependendo de seu obstetra, entre a 41ª e a 42ª semanas (ver p. 432), pode ser sugerida uma indução. Também se pode fazer:

Descolamento de membranas Depois de 40 semanas, o obstetra pode fazer um exame interno para "descolar as membranas". Ele usará luvas e colocará um dedo no colo do útero, puxando as membranas em um movimento circular. Isso pode amolecer o colo do útero e aumentar em 30% as chances de entrar em trabalho de parto nas próximas 48 horas. É seguro, mas pode causar cãibras e um pouco de sangramento.

Exames após 42 semanas Se sua gravidez passar de 42 semanas e você não quiser uma indução, há exames de monitoração para medir os batimentos cardíacos do bebê e o volume de líquido que o envolve. Ou, então, você pode fazer uma cardiotocografia (ver p. 418), uma ou duas vezes por semana, até o trabalho de parto começar, para verificar se há qualquer sinal de que a placenta esteja falhando. Se for encontrado algum problema, vai ser sugerida uma cesariana ou a indução do parto (ver p. 432).

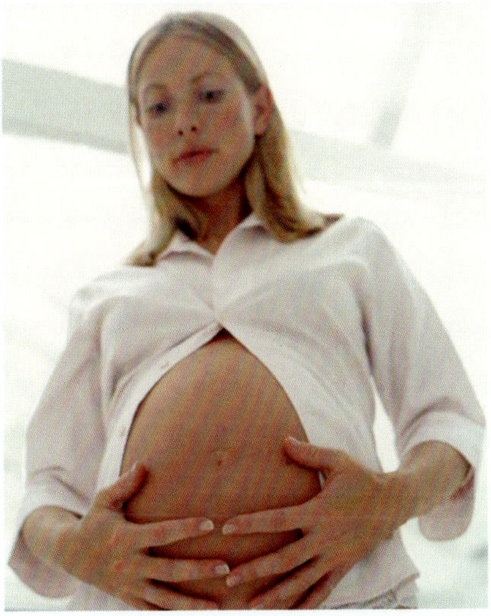

Passar da data prevista pode ser estressante, mas é bom lembrar que é muito comum e bastante normal.

Como você está se sentindo

O estresse físico e mental de estar grávida pós-termo é considerável, mas é bom saber que passar da data não aumenta significativamente os riscos à sua saúde, exceto se já estiver com algum agravante. Você também pode ficar preocupada se o bebê ficar muito grande, gerando dificuldades no trabalho de parto. Por outro lado, é pouco provável que o bebê aumente suficientemente de peso nas últimas semanas, e a maioria dos bebês pós-termo tem peso comum ao nascer.

ESTRATÉGIAS CASEIRAS

Estimulando o trabalho de parto

Embora nenhum remédio "caseiro" ou alternativo tenha comprovadamente ajudado a iniciar o trabalho de parto, há várias técnicas inofensivas que ajudam os processos naturais do corpo antes do parto.

- **Provavelmente, o jeito mais gostoso de estimular o parto seja fazer amor** com seu parceiro. O esperma contém prostaglandinas, que, acredita-se, servem como estimulantes uterinos naturais. Fazer amor não é perigoso para o bebê, a menos que o médico tenha recomendado que você não o faça por algum motivo médico, como restrição do crescimento fetal ou sangramento placentário.
- **A estimulação dos mamilos no sexo,** ou por você mesma, pode liberar oxitocina, que está ligada às contrações e ao amadurecimento do colo do útero.
- **Andar e fazer exercícios** pode causar um leve aumento das contrações uterinas, ajudando o bebê a descer para a pelve, colocando pressão no colo do útero.
- **O chá de folhas de framboesa, remédio fitoterápico,** é associado a uma maior atividade uterina (ver p. 391). É relativamente suave, com alguns benefícios à saúde, e não é associado a complicações na gravidez.
- **Alguns remédios homeopáticos** são recomendados.

Parto e nascimento

À medida que a hora tão desejada se aproxima, você pode estar cada vez mais preocupada com o que está para vir durante o trabalho de parto e o nascimento, e também com dúvidas sobre como vai lidar com as exigências físicas e mentais desse momento decisivo. Ter tantas informações quantas forem possíveis não só sobre o progresso do trabalho de parto, mas também quanto ao alívio da dor, é um passo importante que lhe possibilita encarar o trabalho de parto e o nascimento com a mente aberta.

Alívio da dor

UM CONHECIMENTO PRÉVIO DO ALÍVIO DA DOR VAI AJUDÁ-LA A FAZER ESCOLHAS CONSCIENTES

Depois que o trabalho de parto se inicia, você precisa de apoios emocional e físico, providenciados por seu obstetra e seu acompanhante, e também vai precisar de algum tipo de alívio para a dor. O obstetra vai ajudá-la a trabalhar com sua dor no parto, usando métodos como técnicas de respiração. Se quiser alívio mais forte, você vai ser informada de procedimentos médicos, como os analgésicos ou a epidural (ver pp. 402-407).

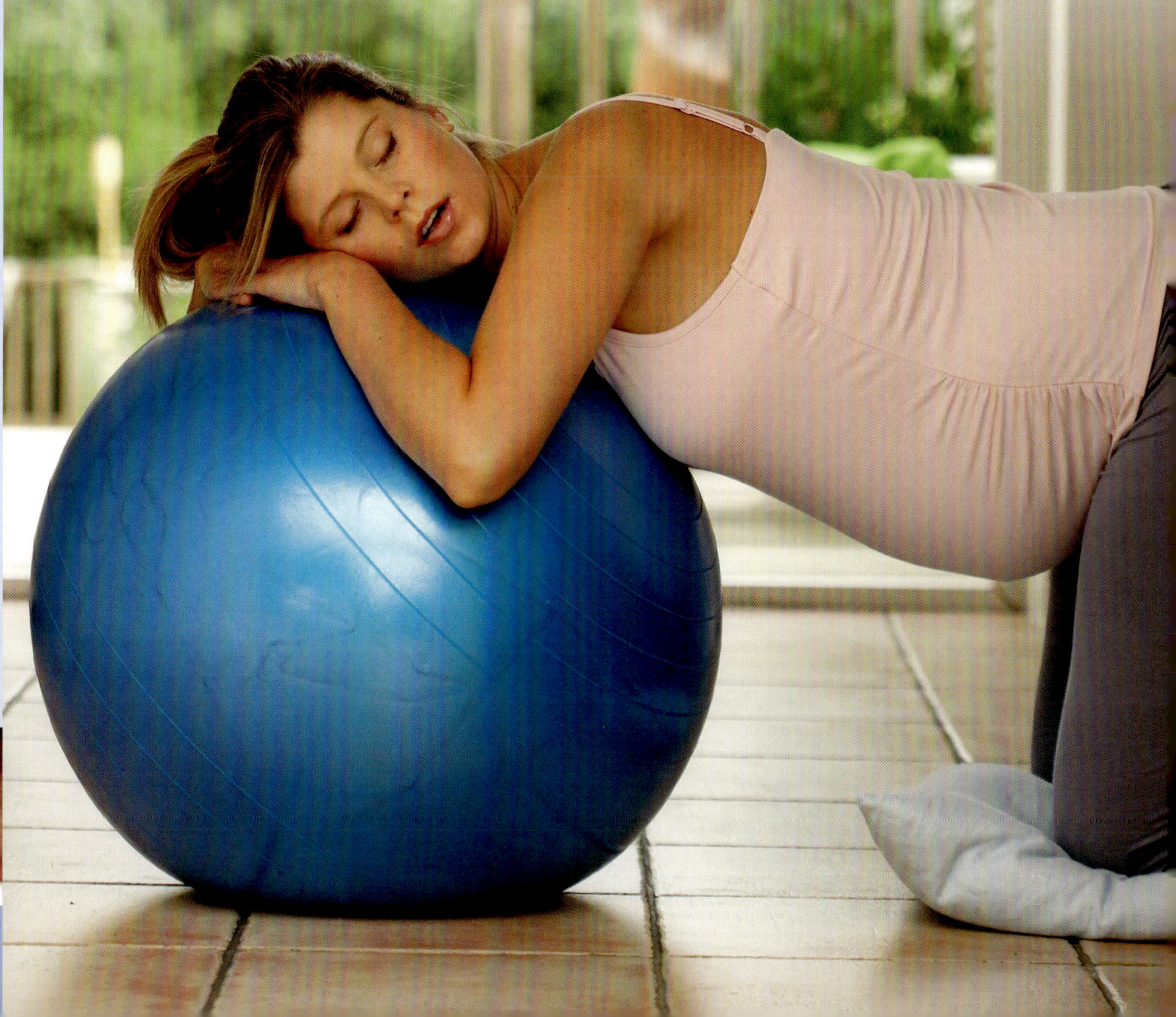

Lidando com a dor

Para ajudá-la a lidar com o parto e o nascimento, é importante que você entenda o processo da dor durante o trabalho de parto.

A dor do trabalho de parto é singular e bem diferente de qualquer outra, crônica ou aguda. Geralmente, a dor é um aviso de que há algo errado, mas a do trabalho de parto atua como um "alerta" de que o processo do nascimento está se encaminhando e você precisa de um lugar seguro para dar à luz. Algumas mulheres preferem o ambiente caseiro, que traz benefícios comprovados, reduzindo inclusive a necessidade de remédios para aliviar a dor, como a petidina. Por essa razão, muitas salas de parto das maternidades e centros especializados em partos têm decoração e mobiliário semelhantes aos de uma casa, para que as mulheres se sintam menos "hospitalizadas". Muitas delas preferem a segurança que os hospitais oferecem, além das possibilidades mais efetivas de alívio da dor e de apoio médico.

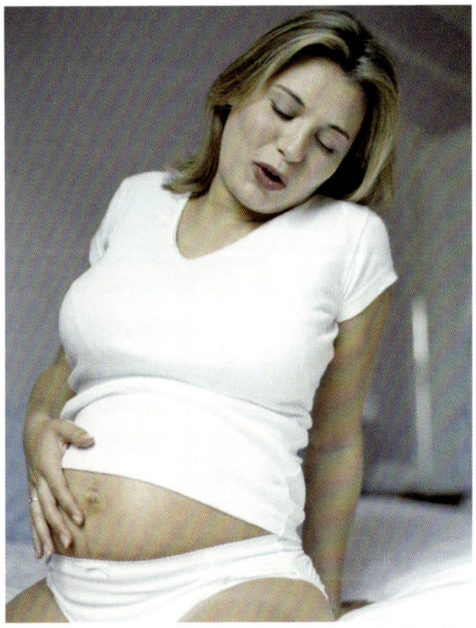

Ter informações sobre a dor do trabalho de parto pode reduzir sua ansiedade, ajudando-a a aguentar tudo.

ALÍVIO PARA A DOR DURANTE O TRABALHO DE PARTO

Sua necessidade de alívio para dor pode alterar-se durante o trabalho de parto, por isso é bom saber quando os diferentes tipos disponíveis podem ajudar.

Início da primeira fase Nesta fase, o colo do útero começa a se dilatar. As contrações são leves, e os métodos naturais, como a massagem e a respiração, podem ajudar. Se você precisar de algo mais forte, podem lhe dar analgésicos, como petidina (ver pp. 402-403), que aliviam a dor, mas permitem que você continue ativa.

Primeira fase ativa O colo do útero agora começa a se dilatar mais rápido e as contrações são mais fortes e mais próximas umas das outras. Para algumas mulheres, bastam remédios naturais ou analgésicos para aliviar a dor; outras podem precisar de algo mais forte: a epidural pode ser dada neste momento (ver pp. 404-405).

Transição As contrações são mais intensas e frequentes e o colo do útero se dilata totalmente. Entonox (ver pp. 402-403) é o analgésico ideal neste estágio, pois não afeta o bebê, mesmo a esta altura do parto. Se você tomou uma epidural, ela pode ser reaplicada.

Segunda e terceira fases A segunda fase vai da dilatação total do colo do útero até o nascimento; as contrações são mais longas, mas, quando você começar a empurrar, são mais fáceis de aguentar. Na terceira fase, a de expulsão da placenta, as contrações são fracas e você não vai precisar de alívio para a dor.

Como as mulheres reagem à dor

Ninguém sabe ao certo o que desencadeia o trabalho de parto e ele é único para cada mulher. Do mesmo modo, a dor associada ao parto pode variar muito de mulher para mulher. Algumas têm partos relativamente indolores, outras dizem que a dor é moderada, e outras, ainda, têm dores severas. Algo que parece claro é que a ansiedade e o medo aumentam o nível de adrenalina, o que pode ampliar a intensidade da dor. A força da dor do trabalho de parto também pode ser afetada por fatores como o estado emocional ou a antecipação do trabalho de parto, as experiências anteriores, se houver, as crenças culturais e, em especial para as mães de primeira viagem, o medo do desconhecido. Uma preparação meticulosa antes do início do trabalho de parto e um apoio meigo e carinhoso durante o parto e o nascimento podem ajudar a reduzir consideravelmente a ansiedade e o medo.

Pensando no futuro

A sensação de dor é diferente durante as diversas fases do parto, e, à medida que ele progride, a intensidade e a duração da dor aumentam. O método mais eficiente de lidar com a dor também vai mudar, conforme o trabalho de parto se desenvolve (ver boxe ao lado). Quanto mais familiarizada você estiver com os métodos para lidar com a dor e com os muitos métodos naturais e remédios para aliviá-la (ver as páginas seguintes), mais fácil vai ser para você aguentar o trabalho de parto. Para tomar decisões sobre o alívio da dor, você também precisa compreender as mudanças que ocorrem em seu corpo durante as três diferentes fases do trabalho de parto (ver pp. 408-429).

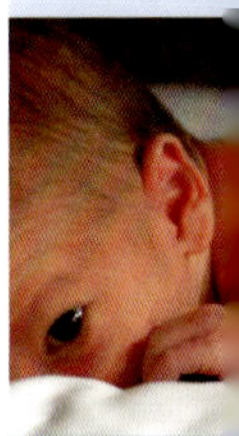

Alívio natural da dor

Muitas mulheres optam por aliviar a dor naturalmente, outras escolhem complementar métodos naturais com remédios.

Durante o trabalho de parto, seu corpo libera encefalinas e endorfinas (hormônios de sentir-se bem), para naturalmente lhe trazer alívio. Muitas mulheres agora conhecem melhor as técnicas naturais, como fazer para manter-se ativa e a disponibilidade de terapias complementares, que podem usar em conjunto com remédios, ou no lugar deles, para aliviar a dor durante a gravidez, o trabalho de parto e depois do nascimento. Algumas dessas terapias podem ser administradas por você; outras, somente pelo médico.
É importante conhecer os benefícios das diferentes terapias e saber como usá-las, se você estiver pensando nelas para lidar com a dor do parto.

Ficando ativa

Está comprovado que ficar ativa durante o trabalho de parto permite que as mulheres lidem melhor com a dor e reduz a duração do parto. Historicamente, as mulheres tiveram parto ativo durante séculos, mas a medicalização do parto no Ocidente levou à aceitação de que as mulheres fiquem deitadas, e a imagem mais comum de mulheres em trabalho de parto hoje em dia é "na cama". A Agência Nacional de Saúde Suplementar tem sugerido estratégias para reduzir a alta taxa de partos cesáreos no Brasil, e assim as mulheres devem ser incentivadas a preferir o parto vaginal e ter todo apoio para ele.

Embora durante o trabalho de parto você possa querer descansar na cama entre uma contração e outra, muitas mulheres percebem que, quando apoiadas, instintivamente se movem e, se estiverem deitadas, não suportam tão bem o trabalho de parto. A posição pode aumentar a dor e retardar o progresso do parto, pois o bebê empurra contra a gravidade. Há certas intervenções, como o uso do monitoramento fetal eletrônico (ver p. 418), a administração de remédios por via intravenosa e alguns

TÉCNICAS DE RELAXAMENTO

Há várias técnicas que você pode usar para ajudá-la a relaxar durante o trabalho de parto. Se estiver relaxada, será mais fácil ficar calma e em sintonia com seu corpo: concentre-se na respiração (ver ao lado), ouça música (talvez cantarolando sua música favorita durante uma contração) ou ouça um CD de meditação.

Aprender a respirar lenta e constantemente durante o trabalho de parto ajuda você a concentrar-se e manter-se calma. Em geral, sua respiração responde a como você se sente e pode aumentar um pouco durante as contrações, ou você pode prender a respiração, o que pode causar um pouco de tontura e, se isso acontecer, controle-se e regule a respiração. A obstetra vai lembrá-la de que respirar lenta e constantemente, isto é, inspirar em cinco tempos e expirar em sete, desacelera a respiração, ajuda a relaxar e a impede de entrar em pânico.

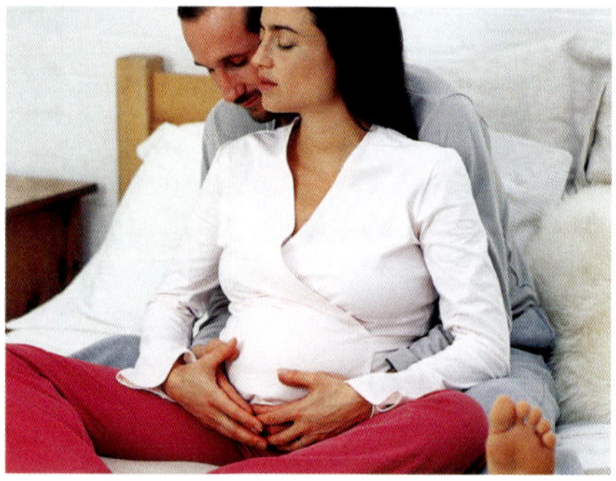

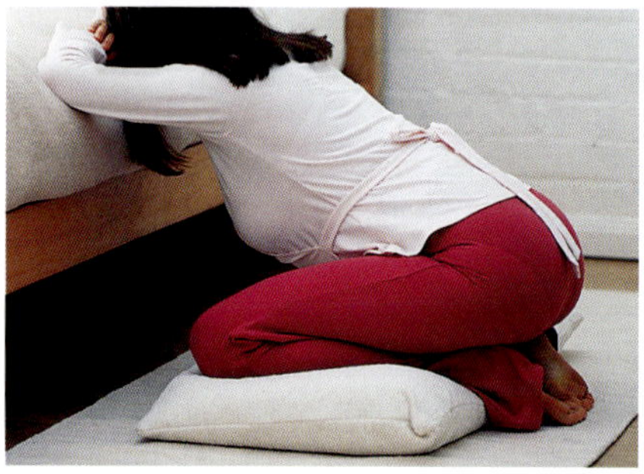

Concentrar-se na respiração durante o parto acalma e ajuda a concentrar-se (acima). **Inclinar-se para a frente enquanto respira regularmente** pode ser confortante durante as contrações (abaixo).

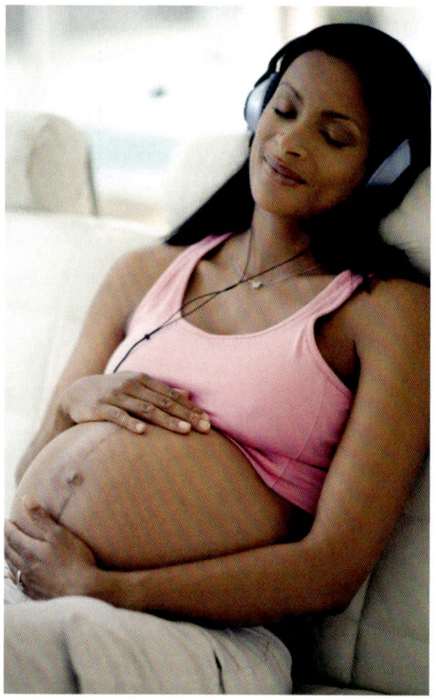

Ouvir suas músicas favoritas, no primeiro estágio do trabalho de parto, é um ótimo meio de relaxar entre as contrações, permitindo que você se solte e guarde energia para mais tarde.

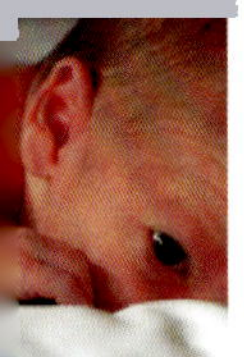

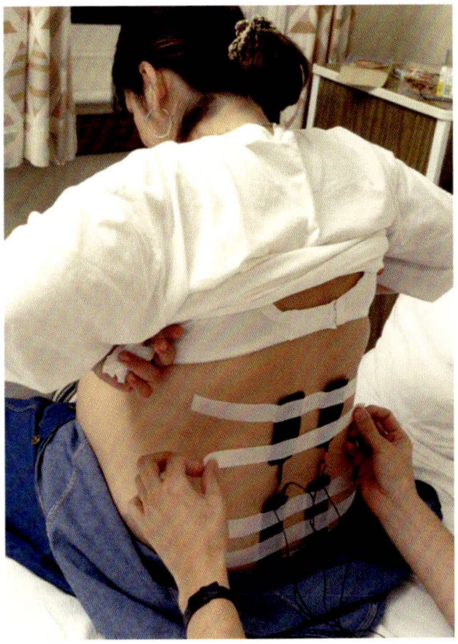

Com os eletrodos do TENS posicionados em suas costas, você vai estar livre para mover-se e encontrar posições confortáveis.

tipos de analgésicos que limitam sua mobilidade.

TENS

Estimulação Nervosa Elétrica Transcutânea (TENS) é o nome de um aparelho que diminui os sinais de dor levados ao cérebro. Além de ser usado durante o parto, também pode ser usado no final da gravidez (depois das 36 semanas), se você tiver dor nas costas ou contrações de Braxton Hicks desconfortáveis (ver p. 410).

Funciona com baterias e consiste em fios finos, ligados a quatro eletrodos, ou adesivos, que são colados à sua região lombar. A partir das raízes nervosas até o centro de dor, no cérebro, ele envia impulsos elétricos, bloqueando os impulsos da dor. Acredita-se também que estimule o cérebro a produzir encefalinas e endorfinas, que a fazem sentir-se bem e podem aliviar a dor.

Convém ter o TENS ligado já no início do trabalho de parto, quando ele é mais eficiente, particularmente para dores na coluna lombar. Para isso, descubra se o hospital tem o aparelho ou se você precisa alugar um antecipadamente. Em parte, o TENS é popular porque é possível segurá-lo ou colocá-lo perto de você, durante o trabalho de parto, e também porque, com um botão, pode-se aumentar a força dos impulsos quando as contrações se tornam mais fortes.

Suas vantagens: não produz efeitos colaterais conhecidos e é completamente seguro para você e para o bebê, permitindo que continue ativa. Também pode ser usado em combinação com outros tipos de alívio para a dor, como o anestésico gasoso (óxido nitroso e oxigênio) ou a petidina (ver pp. 402-403). As desvantagens são: em geral, ele só é eficiente para dores leves a moderadas, os adesivos complicam a massagem nas costas e não é possível usá-lo em um parto na água nem aplicar uma epidural enquanto estiver ligada ao aparelho.

Água

Ficar em água morna durante o trabalho de parto é muito relaxante e também um método excelente para lidar com as dores. O calor da água diminui a tensão dos músculos, promove o relaxamento mental e a água ajuda a aliviar a pressão na pelve. Durante a última década, este método natural se tornou mais disponível para gestantes, e muitos centros de nascimento e maternidades já têm banheiras para parto. Se você pode ou não dar à luz na água depende do hospital e de haver obstetras treinados em partos na água (ver p. 427). Você também pode alugar uma banheira de parto para usar em casa.

Hipnose

Usando de visualização e técnicas de respiração para induzir um estado de profundo relaxamento e expulsão do medo, a auto-hipnose é um meio cada vez mais popular de lidar com o trabalho de parto, o chamado hipnoparto, com base na síndrome de "medo-tensão-dor" do parto, descrito pela primeira vez pelo obstetra Grantley Dick-Read (ver p. 303), que acreditava que o medo impede a liberação das endorfinas e da encefalina,

O parto em água morna pode ser muito relaxante. Além de tirar a pressão da pelve, a água também relaxa os músculos, diminuindo a tensão e o estresse.

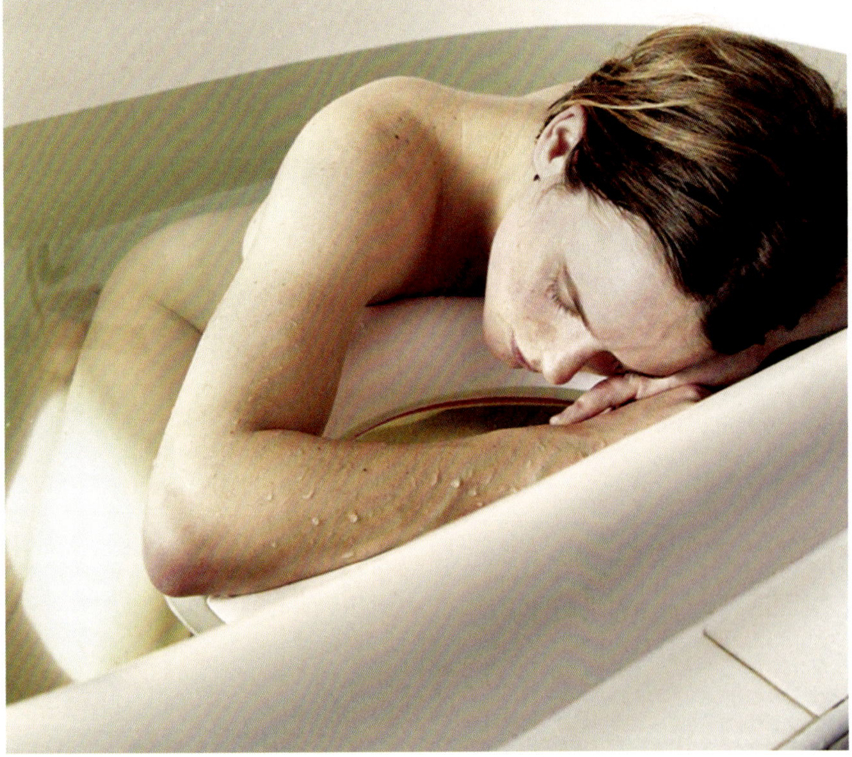

PERGUNTAS E RESPOSTAS

Poderei ficar ativa durante o trabalho de parto?
Sim. A maioria das mulheres consegue ficar ativa durante o parto e é estimulada a fazê-lo, usando um apoio como uma cadeira, um pufe ou uma bola de parto. Ficar ativa ajuda a manter a evolução do trabalho de parto, e mudar de posição pode ajudá-la a lidar com a dor. Quando você chegar ao hospital ou maternidade, converse com a enfermagem obstétrica e avise que quer ficar tão ativa quanto possível.

Vou perder o controle se usar hipnose durante o trabalho de parto?
Não. Você vai se sentir muito relaxada, mas mesmo assim no controle, sabendo o que está fazendo. Não se preocupe: a auto-hipnose vai ajudá-la a ficar menos ansiosa e assustada durante o trabalho de parto, e também a lidar com a dor. Para se preparar, seu acompanhante pode ajudá-la a se concentrar e usar algumas das técnicas de hipnose.

Eu já tive um parto cesáreo. Isso significa que desta vez não poderei fazer o parto na água?
Infelizmente, você vai ser aconselhada a não fazer o parto na água. Isso porque, depois de uma cesariana, os próximos bebês vão ser monitorados continuamente durante o trabalho de parto, e não é possível fazer isso em uma banheira de parto. Essa monitoração é necessária porque há uma pequena possibilidade de seu útero se romper. Se isso acontecer, pode haver uma súbita dor aguda e rápida pulsação, mas, em geral, só se detecta se houver uma mudança nos batimentos cardíacos do bebê.

Quando posso entrar na banheira de parto?
Depende de você. Geralmente se sugere que você relaxe em água morna nas fases iniciais do trabalho de parto, embora alguns obstetras recomendem que você espere até estar com 4 cm de dilatação, pois se acredita que a banheira é tão relaxante que pode diminuir as contrações, embora não haja evidências que apoiem tal opinião.

os hormônios "de sentir-se bem". Ele acreditava que, ao eliminar o medo, a maioria das mulheres consegue dar à luz sem dor, naturalmente. Com o hipnoparto, você está completamente consciente do que está acontecendo ao seu redor, mas pode se sentir como se estivesse sonhando acordada ou quase dormindo. Você e seu acompanhante de parto podem frequentar aulas de hipnoparto, em torno da 25ª-30ª semana da gravidez para, antes do trabalho de parto, aprender as técnicas. Peça ao seu obstetra mais informações sobre o assunto.

Acupuntura

A acupuntura usa agulhas finas, colocadas em pontos específicos do corpo, estimulando a produção de endorfinas para reduzir a dor. É um modelo tradicional da medicina chinesa que acredita haver canais no corpo por meio dos quais passa a energia, ou "chi". Podem ocorrer bloqueios nesses canais e, ao inserir agulhas em pontos estratégicos, a energia é desbloqueada, aliviando a dor e restaurando o equilíbrio do corpo. Muitas mulheres consideram a acupuntura muito útil para tratar sintomas leves na gestação, e algumas usam a terapia durante o trabalho de parto. A acupuntura não tem efeitos danosos para a mãe ou para o bebê e, durante o trabalho de parto, as agulhas são inseridas em pontos que não restringem os movimentos – na orelha, por exemplo. Se quiser fazer acupuntura durante o trabalho de parto, procure um acupunturista especializado nessa área e organize as coisas para ele estar com você durante o parto.

Homeopatia

A base da homeopatia é que a cura provém do mesmo princípio que causou

MASSAGEM E TOQUE

Muitas mulheres acham que a massagem ajuda muito durante o trabalho de parto, por levar ao relaxamento, trazer uma sensação de bem-estar e aliviar a dor. Seu acompanhante de parto também pode achá-la relaxante e terapêutica. O ideal é que ele tenha tido a chance de ver uma demonstração de técnicas de massagem em aulas de pré-natal e pratique-as antes do parto. Massagear a região lombar ajuda a aliviar a dor nessa área, e a massagem na cabeça, no pescoço e nos ombros é benéfica, por aliviar a tensão e a fadiga.

Terapias de toque, como *shiatsu* e acupressura, também podem aliviar a dor e a tensão: envolvem a aplicação de pressão em pontos específicos para aumentar o nível de endorfinas. Você ou seu parceiro terão de aprender as técnicas com um especialista. Peça ao seu obstetra se pode indicar-lhe alguém.

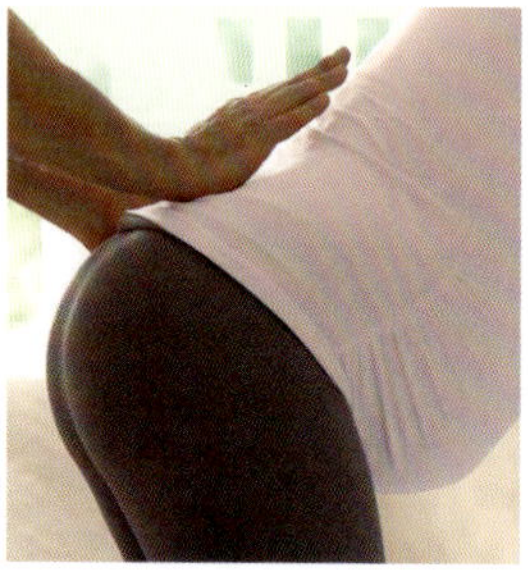

Seu acompanhante pode usar a região da mão próxima ao pulso para aplicar uma pressão firme na base de sua coluna. As mãos também podem massagear a região lombar.

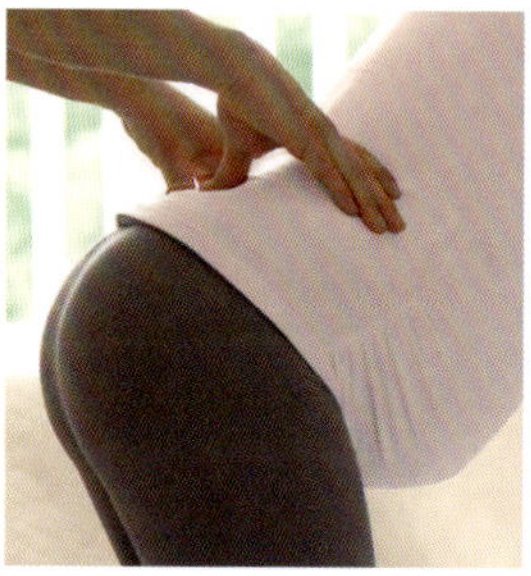

Usar os polegares, para massagear a região lombar em um movimento circular, da base da coluna até as nádegas, ajuda a relaxar os músculos tensos.

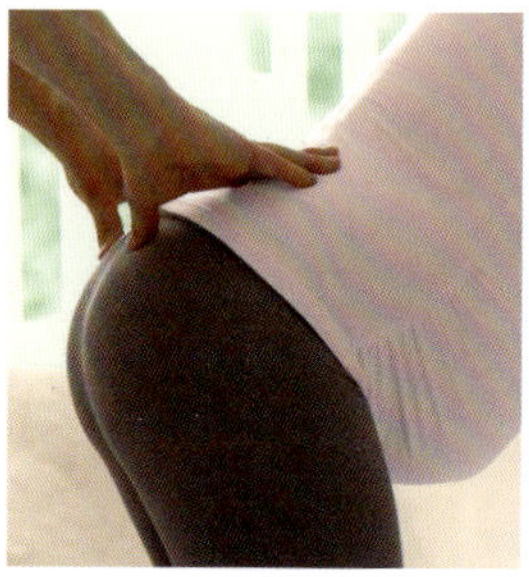

Aplicar uma pressão profunda, nas nádegas e na região lombar, com os polegares, pode ajudar sua parceira a se concentrar, liberando a tensão durante as contrações.

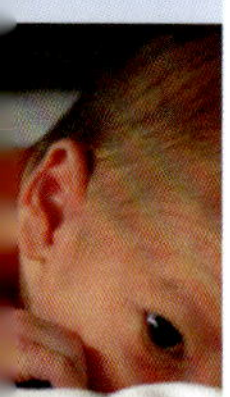

a doença. Há vários remédios homeopáticos seguros para usar durante o trabalho de parto e o nascimento, e kits específicos, disponíveis para autoadministração, que contêm frascos com os remédios e um guia orientando o uso em cada situação. Para estimular uma resposta, alguns remédios precisam ser repetidos rápida e regularmente. Além disso, um homeopata registrado pode receitar remédios com base em suas necessidades individuais. Há pouca evidência científica sobre a eficiência da homeopatia, embora muitas mulheres considerem os remédios úteis.

Aromaterapia

Os óleos (essenciais) da aromaterapia derivam de plantas e são usados por suas propriedades terapêuticas. O uso desses óleos no trabalho de parto pode estimular, refrescar e acalmar você e também seu companheiro. Há algumas evidências de que os óleos, como o de lavanda, reduzem a ansiedade durante o trabalho de parto, o que, por sua vez, ajuda a lidar com a dor. Compressas quentes e frias com óleos essenciais adicionados à água podem ser calmantes, e óleos essenciais para massagens na pele, diluídos em óleo base, também são terapêuticos. Há obstetras com conhecimento em aromaterapia. Verifique se a maternidade oferece esse serviço ou se dá informações e detalhes para contato com aromaterapeutas qualificados em sua área.

Reflexologia

Na reflexologia, são feitas massagens nos seus pés, em zonas de reflexo, que correspondem a diferentes partes do corpo, o que melhora a circulação e ajuda a livrar-se de quaisquer tensões que estiver sentindo.

A reflexologia tem ganho certa popularidade como técnica para lidar com as fases iniciais do trabalho de parto. No entanto, como muitas mulheres querem ficar ativas e mover-se durante o trabalho de parto, a reflexologia é mais útil durante as contrações iniciais.

HISTÓRIA DE PARTO UM PARTO EM CASA

Gemma é mãe, tem 31 anos e este é seu segundo parto. O parto da filha, agora com três anos, foi bem tranquilo. A gravidez atual não teve complicações, então ela se decidiu pelo parto em casa.

A história do parto de Gemma: Quando já haviam passado oito dias da data prevista, minha parteira fez um "descolamento" (ver p. 393) no colo do útero para estimular o parto, então eu tive alguns pequenos sangramentos (ver p. 411) e contrações irregulares. Durante a noite, acordei com contrações em intervalos de 20 minutos. Eu não conseguia voltar a dormir, então entrei na banheira quente, tomei 2 comprimidos de paracetamol e voltei para a cama. Minha filha acordou às 6h45 e nós tomamos café da manhã. Minhas contrações ocorriam a cada 10 minutos e estavam se tornando mais fortes, então meu parceiro ficou em casa.

Lá pelas 8 horas, as contrações, mais fortes, aconteciam a cada 5 minutos e duravam de 50 a 60 segundos. Meu parceiro ligou para a parteira, que disse estar a caminho e me aconselhou a ficar ativa. Comecei a usar a máquina de TENS (ver p. 399), no nível baixo, e isso ajudou a me concentrar. Descobri que ajudava ficar em pé e balançar a pelve para a frente e para trás, e de um lado para o outro; também usei uma bola de parto, enquanto meu parceiro me apoiava, massageando meus ombros e a parte inferior do abdome, onde doía mais.

Às 8h40, a parteira chegou. Verificou minha pressão arterial, pulsação e temperatura, sentiu minha barriga, ouviu o coração do bebê e pegou uma amostra de urina, o que aliviou um pouco da pressão na região púbica. Confirmou que meu trabalho de parto se iniciara, pois o colo do útero estava com 5 cm de dilatação e afinando-se, a cabeça pressionava para baixo, e a bolsa ainda não havia rompido. Continuei ativa, usando o TENS e me inclinando para a frente.

Às 9h50, minhas contrações ocorriam a cada dois minutos, muito fortes, durando 60 segundos. Tentei andar e depois marchar sem sair do lugar. Fiquei com calor e tomei uma bebida gelada: a parteira passou um pano molhado e fresco em meu rosto. Achei bom ficar de quatro, balançando e arqueando as costas.

Às 10h30, as contrações ficaram bem doloridas e usei um pouco de anestésico (óxido nitroso e oxigênio) (ver p. 402) a cada duas contrações, continuando a andar e a usar o TENS. A parteira ouvia o coração do bebê de vez em quando.

Às 11h, senti necessidade de empurrar. A bolsa rompeu e as contrações aconteciam a cada minuto, bem fortes. Fiquei meio em pânico, mas a parteira me estimulou, dizendo que o bebê logo ia nascer. Meu parceiro ajudou a me concentrar, respirando comigo vagarosamente. A parteira confirmou que eu estava totalmente dilatada e pronta para empurrar. De alguma maneira encontrei energia para isso e senti a cabeça emergir. Inspirei, concentrada, e empurrei meu bebê para fora. Meu bebê – menino – nasceu às 11h14, com 4,5 kg, e meu parceiro cortou o cordão umbilical quando ele parou de pulsar. Expeli a placenta sem usar remédios (ver p. 429). A parteira me aconselhou a colocar o bebê no seio, para estimular o hormônio oxitocina, que causa contrações e ajuda a placenta a sair. Ela foi expelida às 11h40.

Os comentários da parteira: Gemma e seu parceiro se prepararam bem e trabalharam como uma equipe. Gemma ficou ativa a maior parte do trabalho de parto e permaneceu concentrada. O pânico que ela sentiu no período de transição foi normal, mas o parceiro dela e eu demos um apoio extra. Trabalhando com seus instintos, ela encontrou sua força interior e teve um parto normal, que durou nove horas – a média para mães no segundo parto.

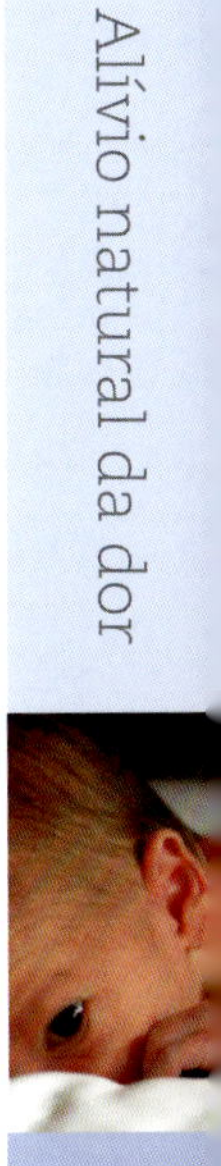

Remédios para aliviar a dor

Vários remédios estão disponíveis para aliviar a dor durante o parto, e muitos podem ser usados com técnicas naturais.

FALANDO NISSO...

Até 150 anos havia poucas opções para aliviar a dor durante o parto.

A história do alívio moderno para a dor obstétrica começou na metade do século XIX, com a descoberta do clorofórmio, seguido pelo óxido nitroso e os opioides e, no início do século XX, o entusiasmo com os remédios para aliviar a dor era tão grande, que eles eram usados em demasia, com as mulheres em estado de semi--inconsciência durante o parto. O movimento do parto natural, nas décadas de 1960 e 1970, foi uma reação ao abuso de medicamentos. Nos anos 1970, aconteceu outra revolução, quando a epidural foi disponibilizada.

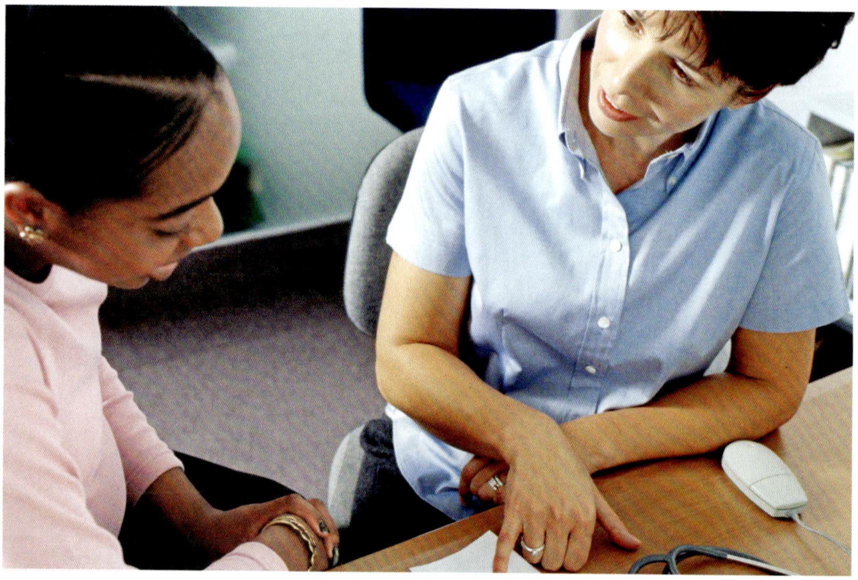

Discutir as diferentes opções para aliviar a dor com seu obstetra, antes do trabalho de parto, pode ajudá-la a reconhecer os méritos de cada tipo e escolher o de sua preferência.

Para algumas mulheres, o alívio natural da dor pode não ser o suficiente para ajudar a lidar com a intensidade crescente das contrações, e elas podem preferir usar medicamentos combinados com técnicas naturais. Em algumas situações, por exemplo, se o parto for induzido (ver p. 432) ou acelerado (ver p. 415), as contrações podem começar fortes, em vez de aumentarem gradualmente, e pode ser necessário um tipo mais forte de alívio para a dor.

Existem diversos tipos de alívio para a dor durante o parto, inclusive entonox, que é uma mistura de oxigênio com óxido nitroso, e analgésicos opioides, como petidina e diamorfina, que são dados como injeção e epidural.

Para uma cesariana, podem lhe oferecer uma anestesia espinhal, que é similar a uma epidural, mas é mais forte e passa rapidamente após o parto. Uma anestesia espinhal não pode ser usada para o parto, pois só dura de 2 a 3 horas e não pode ser reaplicada. Se você tiver um parto por fórceps, o médico pode lhe dar um bloqueio no nervo pudendo para tirar a sensibilidade da vagina e do períneo. É raro que se dê anestesia geral para uma cesariana. Geralmente isso acontece se, por qualquer motivo, uma espinhal não puder ser ministrada.

É impossível ter uma abordagem única de analgesia que sirva para todas. Estando informada, você sentirá que está no controle e terá menos preocupações. Leia material de seu obstetra, faça perguntas e frequente aulas de pré-natal e uma clínica de anestesia, se possível

Entonox (anestésico gasoso e ar)

Ele contém 50% de óxido nitroso e 50% de oxigênio. Óxido nitroso é o componente analgésico. Pode vir de um tubo na parede ou de um cilindro ao lado da cama. A pessoa deve respirar profundamente por uma máscara facial ou um bocal.

PRÓS E CONTRAS

Entonox

Vantagens

- Útil no período de transição, quando o impulso de fazer força pode ser grande, mas o colo do útero não está completamente dilatado.
- Pode ser usado a qualquer momento, durante o trabalho de parto.
- Passa rapidamente e é seguro.
- Pode ser usado com outras formas de analgesia, como TENS.

Desvantagens

- É usado somente quando você tem uma contração. Alguns dos efeitos colaterais são tontura e náusea, que passam rapidamente uma vez que você para de usar o gás, mas para algumas mulheres é tão desagradável que o uso do gás é limitado.

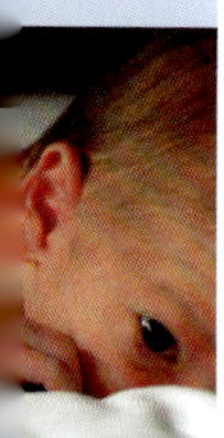

Você precisa inalar o gás no início da contração para assegurar-se de que obtém o efeito máximo quando a contração estiver no ápice. Como o efeito é rápido e passa quase instantaneamente, inspirá-lo entre contrações não traz nenhum benefício. Algumas mulheres sentem tontura e/ou náusea.

Opioides

Fazem parte do grupo de narcóticos e induzem o sono. São similares à morfina e incluem drogas como petidina e diamorfina. Unem-se aos receptores no cérebro, bloqueando a transmissão da dor. O mais comum é a petidina, embora a diamorfina seja cada vez mais usada.

Petidina Esta forma sintética da morfina é injetada no músculo das nádegas ou das coxas. Leva aproximadamente 20 minutos para fazer efeito, que dura de 3 a 4 horas. A petidina é sedativa, mas não traz sensação de bem-estar, e muitas mulheres não gostam de se sentir desligadas ou da falta de controle que ela cria. Além disso, muitas sentem que anestesia entre as contrações, mas não traz alívio eficaz no ápice da contração. Ela também pode causar náusea e vômitos, por isso convém aplicar uma injeção que previna náuseas.

A petidina cruza a placenta rapidamente e pode afetar a respiração do bebê, então não deve ser tomada entre 2 e 3 horas antes do parto. Se ela causar problemas respiratórios, um antídoto chamado naloxona pode ser administrado ao bebê após o nascimento.

Muitos estudos mostram que os bebês de mães que usaram petidina geralmente são mais lentos para estabelecer a amamentação, no entanto, não há efeitos colaterais no longo prazo.

Diamorfina Este derivado semissintético da morfina é injetado no músculo e alivia a dor melhor do que a petidina, produzindo uma sensação de euforia. Também pode causar náuseas (embora menos do que a petidina), então é provável que seja associada a uma injeção contra náuseas. Ela também cruza a placenta e pode causar problemas respiratórios no bebê, por isso a administração tem de ser cuidadosamente calculada.

REMIFENTANIL: A DOR CONTROLADA PELO PACIENTE

O remifentanil é um narcótico relativamente novo, ainda não muito usado em maternidades, mas é fornecido como alternativa quando a epidural não for recomendada (ver p. 404). É um analgésico muito potente, rapidamente absorvido pela corrente sanguínea, e seu efeito dura pouco, o que o torna ideal para o parto. No entanto, como resultado de sua potência, pode reduzir a profundidade e a quantidade da respiração da mãe, só podendo ser administrado com segurança se você estiver acompanhada de um médico. Em comum com todos os narcóticos, tem capacidade de atravessar a placenta até o bebê, mas, como é metabolizado rapidamente, os efeitos são pequenos. Por agir tão rápido e por tão pouco tempo, o remifentanil pode ser administrado por meio de um aparelho em que a própria paciente controla a analgesia. Esse aparelho é conectado a uma veia por um pequeno cateter e permite que a mulher controle a quantidade de medicação que recebe: quando pressiona um botão, uma quantidade preestabelecida do medicamento é lançada diretamente na corrente sanguínea. O aparelho também pode ser programado para liberar continuamente uma dose baixa e permitir que, se necessário, a mulher tome uma dose extra. Também é programado para evitar uma dose muito alta de medicamento, tornando impossível a overdose.

PRÓS E CONTRAS

Opioides (petidina e diamorfina)

Vantagens

- Os opioides ajudam a relaxar durante o trabalho de parto, o que preserva sua energia entre as contrações.
- Os opioides só podem ser receitados por um médico, com retenção de receita. O médico pode receitar o medicamento com antecedência, perto da 36ª semana, assim o opioide pode ser administrado por enfermeiras obstétricas em partos em casa.
- A diamorfina produz uma sensação de bem-estar, o que muitas mulheres consideram benéfico durante o parto.

Desvantagens

- Muitas mulheres dizem sentir-se nauseadas com os opioides. A petidina, em particular, tem os efeitos colaterais de náusea e vômitos.
- Os opioides podem causar tonturas, desorientando durante o parto.
- Algumas mulheres dizem perder o controle com a petidina e, portanto, não conseguem ver como o trabalho de parto está progredindo.
- Os opioides cruzam a placenta facilmente e passam para a corrente sanguínea do bebê. Isto pode acabar sedando o bebê e afetando a respiração dele após o nascimento. A administração dessas drogas deve, portanto, ser cuidadosamente calculada durante o trabalho de parto, para não serem dadas muito próximas da hora do nascimento.
- Os opioides podem desacelerar a respiração da mãe durante o trabalho de parto. No entanto, esse efeito é mais comum quando a mãe tem algum problema respiratório preexistente, como asma ou enfisema.
- Os opioides atrasam o trabalho dos intestinos. Se mais tarde for necessária uma anestesia geral, aumenta o risco, pequeno, de os pulmões inalarem conteúdo estomacal durante a anestesia.

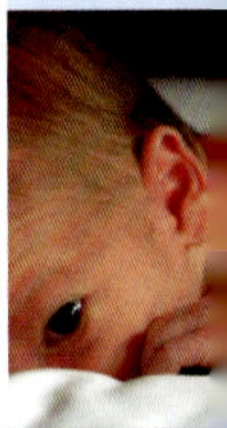

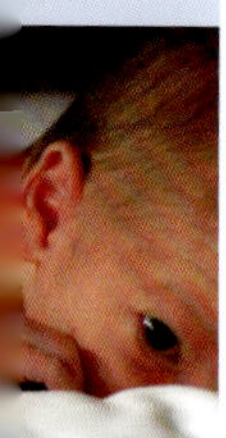

PRÓS E CONTRAS

Considerando uma epidural

Vantagens

- A epidural traz o alívio absoluto da dor em 90% dos casos; em 10% ainda há algum grau de dor residual, mas, mesmo assim, uma melhora nas condições gerais.
- As epidurais não trazem nenhum risco para o bebê.
- A administração de uma epidural eficaz significa que, se a qualquer momento se tornar necessária uma intervenção, ela pode ser complementada com anestesia tanto para um parto assistido quanto para o uso do fórceps ou ventosa (ver pp. 436-437) ou para uma cesariana (ver pp. 438-439). Ela também diminui a probabilidade de ser necessária uma anestesia geral.

Desvantagens

- Aproximadamente 1 em cada 10 pessoas não consegue o alívio absoluto da dor com uma epidural.
- Algumas mulheres ficam com dor de cabeça, que persiste após o fim do efeito da epidural (ver p. 406).
- Uma complicação rara é as pernas e os pés ficarem pesados.

Há alguns riscos, muito raros, da epidural

- Assim como todos os procedimentos invasivos, a inserção da epidural pode resultar em infecção. A meningite ocorre em aproximadamente 1 em 100 mil mulheres e um abscesso causado por epidural ocorre em 1 a cada 50 mil mulheres.
- Há um risco de 1 para 170 mil de desenvolver um coágulo sanguíneo no local da epidural (hematoma epidural).
- Há um risco de 1 para 100 mil de que o cateter da epidural se mova para dentro do líquido ao redor da coluna, causando perda de consciência, e há 1 probabilidade em 250 mil de a epidural causar alguma forma de paralisia.

Epidural

A epidural é uma anestesia local que pode ser dada a qualquer momento durante o trabalho de parto, para adormecer o abdome e bloquear a dor das contrações.

Como as epidurais funcionam Uma seringa oca é inserida entre duas vértebras na região lombar. Um minúsculo cateter passa por dentro da seringa e dentro do espaço epidural ao redor da coluna. A anestesia local é então injetada pela seringa, passa pelo cateter até o espaço epidural, para que as raízes dos nervos que levam o estímulo da dor ao cérebro fiquem recobertas com anestésico, reduzindo ou bloqueando totalmente a dor.

Epidural móvel Alguns hospitais oferecem uma dose baixa de anestésico local associada a um opioide (analgésico), que lhe permite movimentar-se e usar utensílios, como a bola de parto, para que o trabalho de parto possa ser ajudado pela gravidade. Se as contrações forem muito fortes, a epidural pode ser associada a uma dose maior de opioide.

Dose alta de epidural Se o seu hospital não oferece epidurais móveis ou elas não são adequadas para você, será usado um anestésico mais forte, o que vai afetar também suas pernas obrigando-a a ficar na cama: seu bebê será monitorado de perto. Uma epidural mais forte também afeta a bexiga, obrigando-a a usar um cateter. Usada no final do trabalho de parto, a epidural mais forte pode significar que você precisa empurrar o bebê para fora, pois os músculos do assoalho pélvico vão estar pesados e ineficientes. Nesse caso, o obstetra vai colocar uma mão sobre seu abdome para sentir quando a contração começa e indicar quando deve empurrar. Em alguns casos, pode ser necessário um parto assistido (ver pp. 436-437).

Quando a epidural é usada? A epidural pode ser usada durante todo o trabalho de parto, no momento em que você preferir. Como cada pessoa tem um limiar variável de dor, também varia o tempo em que você pode pedir uma. Se você optar por uma epidural no fim do trabalho de parto, há fatores a serem considerados: para minimizar os riscos, você deve ficar totalmente imóvel durante a colocação do cateter epidural e, se o trabalho de parto progrediu muito para permitir que você o faça, o anestesista pode se recusar a continuar com a epidural, para sua própria segurança. Além disso, se você escolher uma epidural no fim do trabalho de parto, pode ser necessário tomar uma dose alta, para o remédio fazer efeito a tempo, o que traz desvantagens (ver à esquerda).

Se você está pensando em usar uma epidural, informe seu obstetra no início do trabalho de parto, para solicitar um anestesista, que vai discutir o assunto com você e fazer um pequeno histórico médico para assegurar-se de que você pode tomar uma epidural com segurança. Ele vai discutir os riscos e responder às perguntas que você ou seu parceiro tenham, o que pode economizar tempo mais tarde, se você decidir continuar.

Há ocasiões em que a epidural não é recomendada, o que inclui casos em que a mulher passou por uma cirurgia na coluna ou está tomando medicação para afinar o sangue. Ou tem uma infecção que (raramente) pode piorar com a epidural.

Efeitos colaterais A epidural tem alguns efeitos colaterais. Ela pode causar uma queda da pressão arterial, portanto terá de ser monitorada (ver à direita). Se isso acontecer, será administrado soro e medicação, e as doses serão reduzidas.

É comum sentir coceira, causada pela liberação de histamina do componente opioide da epidural móvel. A histamina é uma substância liberada pelo organismo durante uma reação alérgica. A coceira pode ser tratada, mas na maioria dos casos melhora sozinha. Se você tiver coceira, será administrado um anestésico local, em concentração maior.

Não é incomum tremer com o uso dessa anestesia, embora esse efeito seja mais usual se for utilizado um anestésico local, como no caso do parto cesáreo. O alívio da dor com epidural

COMO É FEITA A EPIDURAL

Se você optar por uma epidural, o obstetra ou o anestesista deve explicar o procedimento, e você vai ter a oportunidade de fazer quaisquer perguntas.

Preparando-se para a epidural Antes do início da epidural, um cateter com uma agulha será inserido em uma veia nas costas de sua mão ou em seu braço, para a ligação com uma bolsa de soro em que, durante a epidural, são administradas substâncias para impedir a queda de pressão. Você então será ajudada a ficar na posição correta para receber a epidural: sentada, com as pernas para os lados da cama e inclinada para a frente, ou deitada de lado, na borda da cama. A posição depende da preferência do anestesista.

Sua região lombar será então limpa com antisséptico e o resto de suas costas será coberto, para reduzir o risco de contaminação. Antes de ser inserida a agulha epidural nas costas, será administrada uma anestesia local na pele e tecidos ao redor, criando uma área anestesiada, para que a inserção da agulha epidural não seja dolorida. Quando a anestesia local é injetada, você pode sentir uma coceira e uma agulhada bem curta na área entre as vértebras.

O procedimento Como é importante ficar imóvel durante o procedimento, a epidural vai ser aplicada pelo anestesista no intervalo de suas contrações. Se for difícil, tente concentrar-se na sua respiração e ficar o mais imóvel que puder até o procedimento ser finalizado. Você vai sentir suas costas sendo empurradas, enquanto o anestesista procura o minúsculo espaço epidural com a agulha oca. Quando o espaço for localizado, um pequeno cateter será passado por dentro da agulha. A agulha epidural é então retirada e o cateter, preso às suas costas com fita adesiva, mantém-se no espaço epidural. O cateter permanece até o bebê nascer e, como é muito fino, macio e maleável, é perfeitamente seguro deitar-se sobre ele e mover-se.

Controlando a epidural Uma vez que o cateter da epidural esteja no lugar certo, o anestesista vai administrar a primeira dose de medicação por ele, utilizando uma seringa. Quando ele estiver satisfeito com a posição da epidural e verificar que ela funciona corretamente, todas as doses ou complementos seguintes serão dados pelo obstetra. Sua pressão arterial será medida quando a epidural estiver sendo usada, será monitorada pela próxima meia hora e depois regularmente, inclusive a cada adição do medicamento. Cada dose demora aproximadamente 20 minutos para fazer efeito completo, que pode durar entre 1 e 2 horas. A epidural é complementada regularmente, conforme a necessidade, em geral a cada 3 ou 4 horas, para mantê-la confortável durante o trabalho de parto. O anestesista deve ficar disponível 24 horas por dia para cuidar de quaisquer preocupações ou problemas que possam surgir.

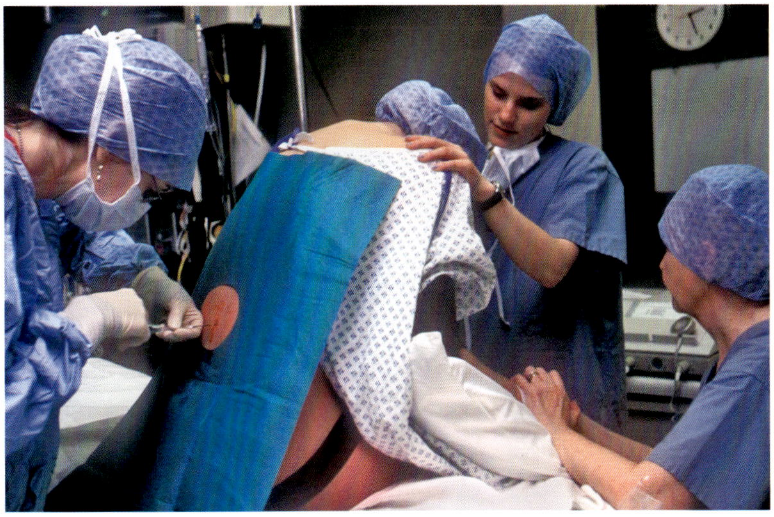

Antes de ser administrada a epidural, suas costas serão cobertas com um campo cirúrgico (pano estéril) e então receberá uma anestesia local para adormecer a área, para você não sentir dor quando a agulha epidural, que é maior, for inserida.

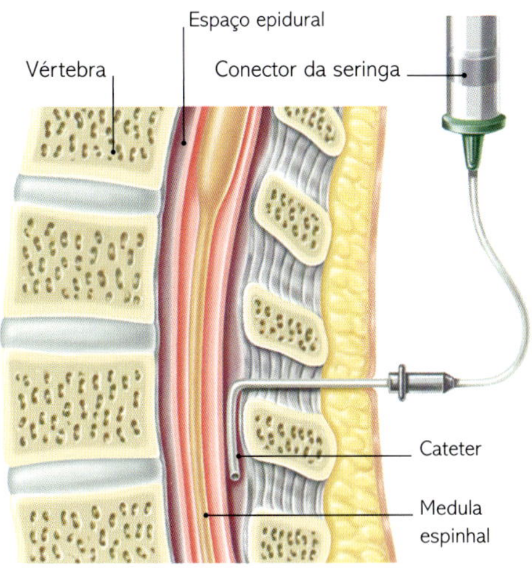

A anestesia é dada por meio de um cateter inserido no espaço epidural, evitando-se a medula espinhal e sua cobertura.

pode causar aumento na temperatura. Se isso ocorrer, você deve fazer um exame de sangue para checar se está com uma infecção, que também poderia fazer sua temperatura subir. Serão administrados antibióticos preventivos, enquanto você espera os resultados do exame de sangue, e paracetamol, para sua temperatura voltar ao normal.

Problemas com a epidural Além de efeitos colaterais, podem ocorrer problemas ocasionais com a eficácia da epidural. O anestésico pode não se espalhar por igual, por causa do deslocamento do cateter para um dos lados do espaço epidural. Desse modo, o alívio da dor só vai ocorrer de um lado do corpo. Se acontecer isso, o anestesista reposiciona o cateter e injeta outra dose de anestésico. Se não funcionar, a única solução possível é recomeçar todo o processo.

Algumas vezes, pode haver um ponto que continue dolorido, geralmente na virilha ou mais abaixo da barriga, o chamado "segmento faltante". Isso resulta de não ter sido coberta a raiz de um único nervo pelo anestésico local.

Novamente, o anestesista pode reposicionar o cateter. Algumas vezes é usado, para adormecer a área, um anestésico local ou um opioide mais forte. Se o segmento faltante persistir e for muito desconfortável, o anestesista pode fazer um bloqueio combinado raquiepidural, conhecido como TEEC (ver abaixo).

Acredita-se que a epidural possa prolongar a segunda fase do trabalho de parto. E que aumenta a probabilidade de você ter um parto assistido, com fórceps ou ventosa, especialmente se for administrada uma dose alta de anestésico mais para o final do trabalho de parto, o que pode afetar sua capacidade de empurrar. Além disso, embora seja crença comum, epidurais não causam dor nas costas após o nascimento ou no longo prazo.

Bloqueio espinhal

Ele é similar a uma epidural, no sentido de ser inserida uma agulha em suas costas, e, assim, obter-se o alívio para a dor com o bloqueio das fibras nervosas que alimentam os órgãos pélvicos. No entanto, no bloqueio espinhal, a agulha é passada pelo espaço epidural para atingir a membrana que cobre a medula espinhal (a dura-máter), para poder injetar o anestésico no líquido ao redor da medula, e retira-se o cateter do lugar. A agulha usada no bloqueio espinhal é menor do que a usada na epidural, o que significa ser menos dolorida a agulhada. Também há menor risco de dor de cabeça do que com a epidural (ver texto abaixo), porque a inserção da agulha menor tem menos chance de causar um vazamento de líquido espinhal.

A dose necessária de anestésico é menor e ele funciona mais rapidamente: o alívio da dor é quase imediato, enquanto na epidural demora de 20 a 30 minutos. No entanto, o uso do bloqueio espinhal é limitado, pois só é possível administrar uma dose da medicação. Por isso esse bloqueio em geral é reservado para uso durante uma cesariana ou um parto assistido, quando não tenha sido administrada a epidural.

"DOR DE CABEÇA" DA EPIDURAL

Algumas mulheres dizem ter dor de cabeça após a epidural, que pode manifestar-se mais de 24 horas depois do nascimento e tende a ser na parte anterior da cabeça. Tal dor piora se a pessoa sentar-se ou movimentar-se, e melhora bastante se permanecer deitada. Isso ocorre com aproximadamente 1 em cada 100 mulheres, e a causa é um avanço da agulha na epidural, rompendo a dura-máter, a membrana que envolve a medula espinhal e o cérebro, retendo o líquido. Esse pequeno furo no revestimento causa uma perda de líquido durante a colocação do cateter na epidural. Em aproximadamente 70% das mulheres, a lesão cicatriza sozinha.

A recomendação é que você beba muito líquido e tome analgésicos simples, como o paracetamol e o ibuprofeno: o anestesista vai verificar seu estado em intervalos regulares.

Se a dor de cabeça continuar, um procedimento chamado "curativo de sangue" é feito no ambiente estéril de uma sala de cirurgia por dois anestesistas. Um coloca a agulha epidural em suas costas enquanto o outro pega aproximadamente 20 ml de sangue de uma veia em seu braço. O sangue passa, então, da agulha para o espaço epidural, formando um coágulo que sela o furo e impede mais vazamentos de líquido ao redor da coluna, aliviando a dor de cabeça.

Epidural-espinhal combinada (TEEC)

Envolve tanto uma injeção espinhal como a aplicação de uma epidural. É feita algumas vezes quando há problemas com a epidural (ver à esquerda) e também é usada em cesarianas. A TEEC oferece alívio para a dor por aproximadamente duas horas. No entanto, é uma técnica especializada e nem todos os hospitais a administram.

Bloqueios pudendos

Esse tipo de anestesia regional envolve a injeção de um anestésico local na vagina, onde estão localizados os nervos pudendos, para reduzir a dor na vagina e no períneo. A agulha pudenda é bem longa e grossa, então, antes de dar a injeção, aplica-se um *spray* de anestésico tópico na área. O anestésico não tem efeitos sobre o bebê, e pode ser usado com a petidina ou o entonox. Age muito rapidamente e, algumas vezes, é usado logo antes do nascimento, para ajudar no parto assistido com fórceps.

Anestesia geral

A maioria das cesarianas é executada sob anestesia local. No entanto, em alguns casos, usa-se a anestesia geral, em que é necessário a mãe dormir. Isto pode ocorrer devido a uma falha da anestesia local, por problemas de

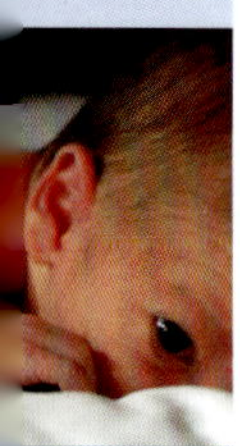

HISTÓRIA DE PARTO ALÍVIO EPIDURAL DA DOR

Alice estava dando à luz seu primeiro bebê. A gravidez não tivera complicações e seu plano de parto era o de um parto natural, mantendo-se ativa e usando o TENS e, depois, água morna para lidar com as contrações. Alice também disse que, se possível, queria evitar uma epidural.

A história do parto de Alice: Meu parceiro e eu chegamos à sala de parto logo no início do trabalho. Comecei a usar uma máquina de TENS, para alívio da dor, mas, à medida que o trabalho de parto progredia, fiquei muito aflita, pois não tinha imaginado que as contrações iam ser tão doloridas. Quando eu estava com uns 3 cm de dilatação, decidi remover o TENS e entrar na banheira. Meu parceiro me fez uma massagem nas costas e me deu apoio emocional, mas acho que foi difícil para ele compreender meu desconforto e ele precisou do apoio da enfermagem. Depois de 15 minutos, decidi sair da banheira, pois o alívio da dor era pouco. Usei uma bola de parto para ficar ativa e meu parceiro me fez mais massagem e acupressura. Lidei bem com a hora seguinte, mas depois fiquei cada vez mais exausta e aborrecida. Quando fui examinada, estava com apenas 5 cm de dilatação, e ambos ficamos desanimados, pois esperávamos que ela já estivesse mais adiantada.

A enfermeira obstétrica sugeriu então que eu falasse com o anestesista sobre as opções de alívio da dor, e decidi tomar uma epidural. Contei ao anestesista que já havia recebido uma epidural alguns anos antes, para uma operação no joelho, e que fora um alívio ótimo, mas depois coçara durante horas. O anestesista supôs que a coceira fora causada por um dos remédios dados na dose adicional, o fentanil, que concordou em não usar desta vez.

O anestesista concordou em usar uma espinhal-epidural combinada, de baixa dose, o que em cinco minutos fez a dor sumir completamente. Minhas pernas ficaram um pouco pesadas no início, mas em uma hora já estavam bem. Após a epidural, meu parceiro e eu pudemos descansar, então consegui me concentrar novamente no trabalho de parto. Fiquei satisfeita por ter ficado uma grande parte do trabalho de parto sem remédios para a dor, e muito feliz com a decisão de receber uma epidural naquele momento. Naquela noite, dei à luz uma linda menina, em parto vaginal.

Os comentários do anestesista: Alice manteve a mente aberta quanto ao alívio da dor e entendeu que diferentes métodos poderiam ser usados em diferentes momentos do trabalho de parto. Depois da epidural, ela deixou de encarar o trabalho de parto como um teste de resistência e conseguiu concentrar-se novamente e ter um bebê saudável.

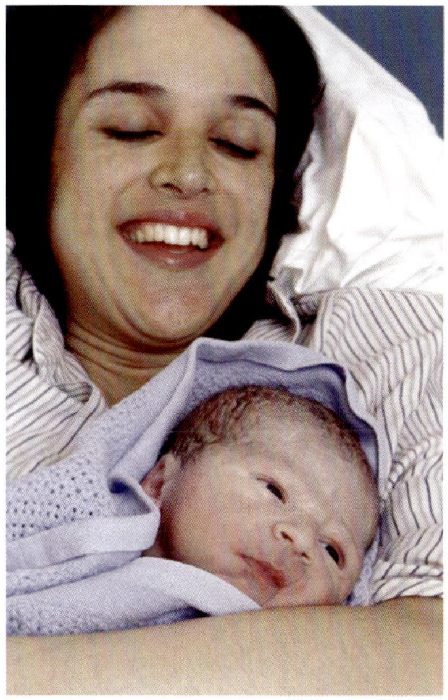

Uma dose baixa de epidural "móvel" pode ajudar a aguentar a dor e manter algum controle para você poder se concentrar no nascimento.

coagulação da mãe, por alguma infecção na corrente sanguínea da mãe ou problemas fetais.

O procedimento. Tomam-se precauções para minimizar os riscos para a mãe e para o bebê. A mãe toma uma bebida com citrato de sódio, para reduzir a acidez estomacal. Muitas vezes, antes de ela dormir, é preciso colocar um cateter na bexiga e aplicar antisséptico no abdome, para minimizar a exposição do bebê ao anestésico.

Quando a mãe dormir, a máscara de oxigênio estará bem segura sobre o nariz e a boca, e aplica-se uma certa pressão em parte de seu pescoço para reduzir o risco de comida ou ácido estomacal subirem pelo esôfago e entrarem nos pulmões. Pode parecer alarmante, mas ela estará dormindo em 30 segundos e, quando isso acontecer, o anestesista vai inserir um tubo por sua garganta, para o oxigênio poder chegar facilmente aos pulmões: isso significa que sua garganta pode estar dolorida quando acordar.

Durante a operação, o anestesista cuida da mãe, fornecendo analgésicos e remédios contra o enjoo, quando necessário; e quem cuida do bebê é o obstetra. Dependendo dos procedimentos do hospital, o parceiro pode ou não estar presente durante o nascimento, mas nenhum hospital permite que o parceiro esteja perto enquanto a mãe estiver sendo anestesiada.

Depois da operação O procedimento dura mais ou menos uma hora. A mãe é acordada entre 5 e 10 minutos após a operação, e o bebê fica com ela durante todo o tempo, exceto se precisar de cuidados extras.

Como a anestesia geral não alivia dores localizadas, é normal precisar de algum analgésico depois. Você vai tomar comprimidos regularmente e existe a possibilidade de ingerir remédios à base de opioides por um dia ou dois.

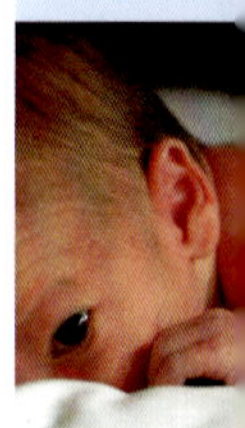

1º estágio do parto

ESPERAR O TRABALHO DE PARTO INICIAR PODE SER FRUSTRANTE, MAS TAMBÉM EMPOLGANTE

Você pode estar ansiosa para o bebê nascer logo ou sentir que ainda não está pronta para o trabalho de parto. É um momento bastante emotivo, então tente ficar calma. Esta seção a ajuda a identificar os sintomas e sinais do trabalho de parto e mostra as mudanças em seu corpo enquanto se prepara para dar à luz.

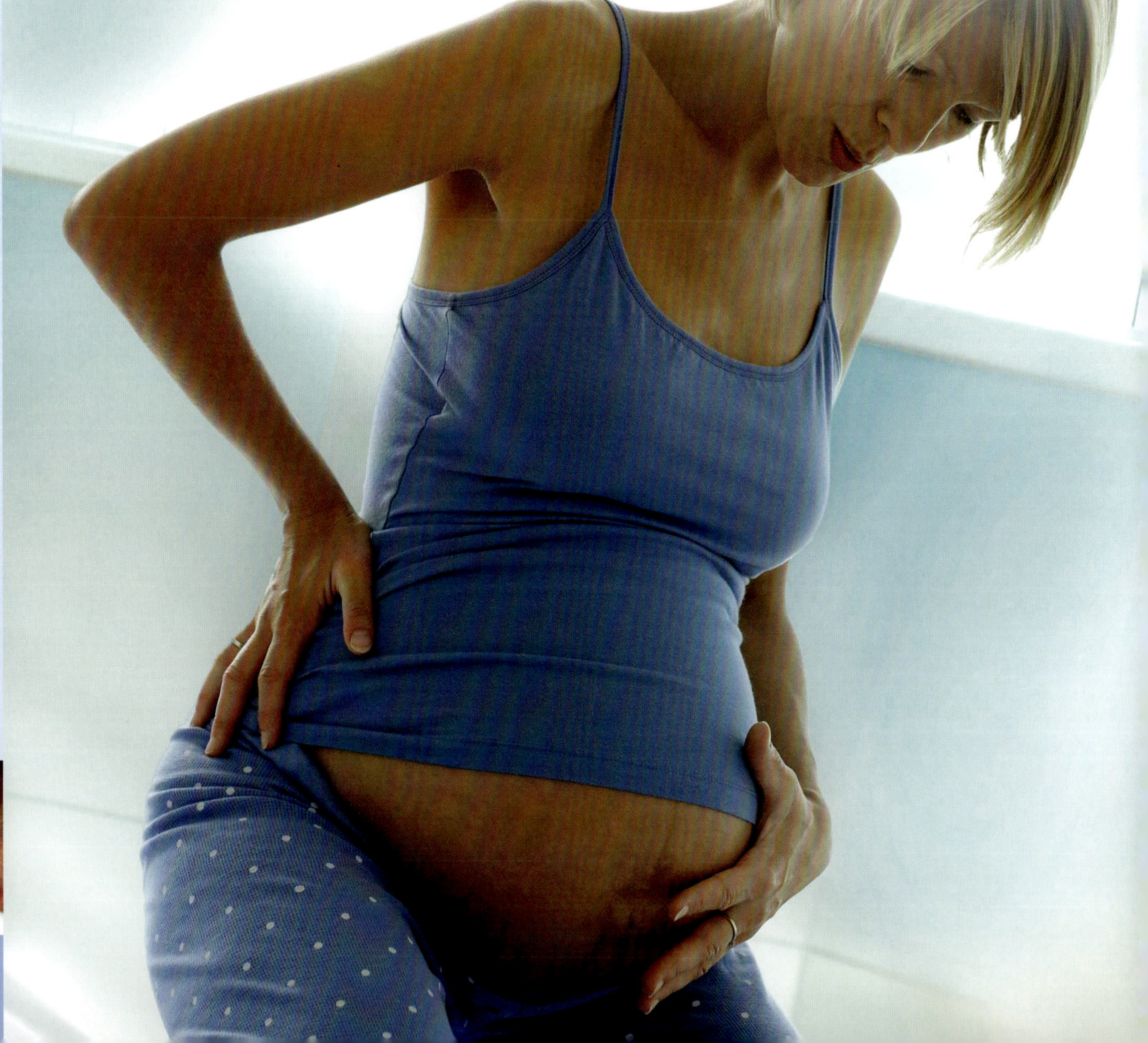

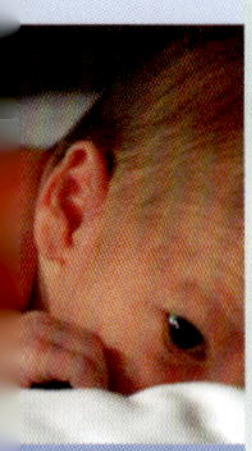

O parto está próximo

Conforme a gravidez se aproxima do final, o colo do útero começa a afinar, e seu corpo prepara-se para o parto e o nascimento.

À medida que o trabalho de parto se aproxima, seu corpo começa a se preparar para a tarefa, e você pode notar vários sintomas físicos e sinais de que o trabalho de parto está para começar. Nem todas as mulheres passam por isso do mesmo modo, e alguns sinais podem ocorrer tanto antes do início como durante o trabalho de parto.

Sintomas físicos comuns

Próximo ao fim da gravidez, você pode ter, na área pélvica ou retal, uma sensação de maior pressão ou cãibras, que podem aparentar as cólicas menstruais. Também é comum ter uma dor fraca, que vem e vai, na região lombar, além de um aumento de azia estomacal (refluxo ácido) e gases. Se tiver qualquer um desses sintomas no final da gravidez, a menos que a gravidez seja de alto risco, não há necessidade de ir para o hospital nem de telefonar ao obstetra.

Seu estado emocional

É um tempo de espera e muitas mulheres se ocupam com tarefas domésticas. Em geral, acredita-se que essas explosões de atividade sejam instintivas, pois a mulher prepara a casa para a chegada do bebê, a chamada "nidificação". A antecipação do que está por vir durante o trabalho de parto pode provocar uma mistura de emoções, desde medo e ansiedade até expectativa e impaciência. As mulheres ficam ansiosas por não saber quanta dor vão sentir nem como vão ficar as funções fisiológicas. Nada pode prepará-las totalmente para o que sentem durante o trabalho de parto, mas quanto mais souber sobre as opções de alívio da dor antes (ver pp. 396-407), mais confiante a mulher vai ficar de sua capacidade de lidar com tudo. Também se acredita que, estando informada e preparada, é provável que se sinta menos ansiosa durante o trabalho de parto, o que, por si só, pode ajudar a lidar melhor com a dor das contrações.

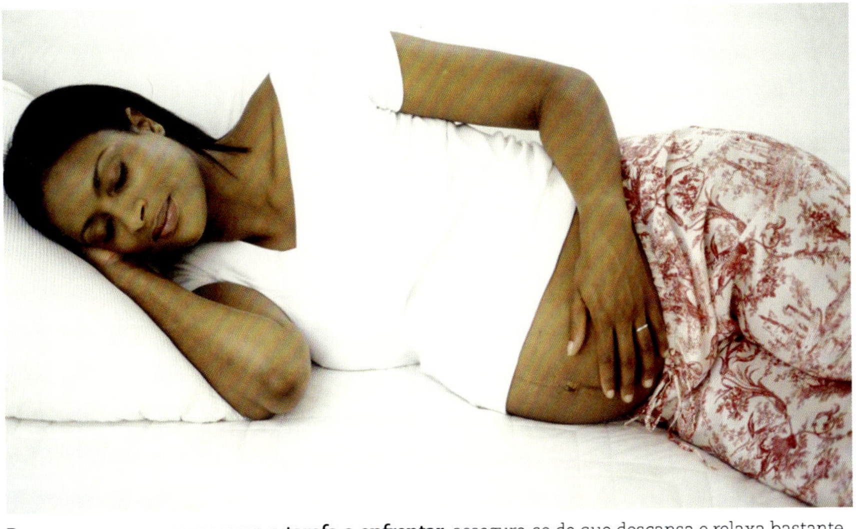

Para preparar seu corpo para a tarefa a enfrentar, assegure-se de que descansa e relaxa bastante. Além de uma boa noite de sono, se ainda estiver fatigada, tire uma leve soneca durante o dia.

CHECKLIST

Preparando-se para o parto

O período anterior ao parto pode durar horas ou até dias, particularmente no primeiro filho. Você precisa se cuidar, durante esta fase anterior, para lidar com o parto quando chegar a hora.

- **Fique bem descansada** para não estar completamente exausta quando entrar em trabalho de parto. Se tiver dificuldades para descansar por causa da ansiedade, tente praticar técnicas de relaxamento.
- **Em geral, a dificuldade para dormir se deve ao desconforto físico**, seja causado por calor, seja pela dificuldade em se achar uma posição confortável ou em respirar por causa de congestão. Travesseiros de corpo inteiro, um desumidificador e ventiladores ou ar-condicionado no verão podem ajudar.
- **Continue comendo para manter alto seu nível de energia** nos próximos dias. Talvez não tenha vontade de fazer uma refeição inteira, então prefira fazer pequenas refeições com frequência.
- **Se tiver dores nas costas, tome um banho morno de chuveiro ou banheira.** No entanto, tome cuidado quando estiver no chuveiro, pois a gravidez aumenta a probabilidade de tonturas; e evite ficar muito tempo numa banheira muito quente, pois pode não ser bom para o bebê.
- **Uma massagem lombar é reconfortante** e ótima para relaxar e diminuir o desconforto – peça a seu parceiro que a faça.

FALANDO NISSO...

Ninguém tem certeza do que, exatamente, desencadeia o trabalho de parto, mas parece que o processo varia em cada espécie.

Em ovelhas, uma queda da progesterona sinaliza o início do trabalho de parto. Em camundongos, para sinalizar sua maturidade, os bebês liberam uma proteína que inicia o trabalho de parto. Sabe-se pouco sobre o que desencadeia o trabalho de parto em humanos, embora haja muitas teorias. Alguns estudos sugerem que a produção de hormônios pelo útero e pela placenta, como o liberador de corticotrofina (ACTH), tem sua parte nisso. Também se acredita que um aumento de substâncias como as citocinas, ligadas às respostas imunes, pode estar envolvido. Qualquer que seja o desencadeador, é provável que o início do trabalho de parto envolva uma comunicação biológica entre o bebê e o corpo da mãe, para indicar que ele está pronto para nascer.

Contrações de Braxton Hicks

Um dos sintomas mais comuns próximos ao trabalho de parto é um aumento na força e frequência das contrações de treinamento, como são chamadas, que podem ocorrer até quatro vezes em uma hora. O propósito é preparar o útero para lidar com as contrações reais do trabalho de parto, para ele progredir mais suavemente. Também se acredita que elas podem afinar e encurtar o colo do útero. Algumas mulheres acham essas contrações relativamente indolores, enquanto outras as consideram desconfortáveis, especialmente se o bebê estiver bem baixo e as contrações aumentarem a pressão na pelve.

À parte o nível de dor, para distinguir as contrações de Braxton Hicks das reais, sabe-se que as primeiras são irregulares e desaparecem, enquanto as dores reais do trabalho de parto ocorrem a intervalos regulares e gradualmente se tornam mais fortes, intensas e próximas. Outra grande diferença é que, diferente das contrações de Braxton Hicks, as verdadeiras podem causar a dilatação do colo do útero, o que indica que o trabalho de parto está começando.

A cabeça se encaixa

Num primeiro bebê, a descida da cabeça para a pelve pode acontecer bem cedo – a partir da 36ª semana. Na segunda gestação e nas seguintes, o encaixe pode não acontecer até o início do trabalho de parto.

Em geral, há dois modos de perceber que a posição do bebê mudou: primeiro, sentir menos desconforto na parte superior do abdome ou ao redor das costelas, porque o movimento de descida retira um pouco da pressão; segundo, um aumento da pressão ou da dor na região pélvica ou vaginal, quando a cabeça do bebê se posicionar. É provável que gingue como um pato e tenha de urinar com mais frequência do que antes. Em alguns casos, a cabeça do bebê pode beliscar alguns dos nervos que passam pela pelve e você pode ter ciática, uma dor aguda como um choque elétrico, que desce pela sua perna desde as nádegas até os dedos do pé (ver p. 470).

SINAIS DE PROXIMIDADE DO PARTO

Embora cada mulher tenha uma experiência diferente no trabalho de parto e não haja regras sobre o que vai acontecer nem quando, há sinais que indicam início próximo do trabalho de parto (pouco tempo ou alguns dias). Um desses sinais clássicos é um sangramento (ver ao lado), quando você perde o tampão mucoso que protegia o bebê de infecções durante a gravidez. O outro sinal indiscutível da proximidade do trabalho de parto é a dilatação do colo do útero, que obviamente só é verificado com um exame interno.

Outro sinal de início do trabalho de parto é sua bolsa romper (ver ao lado). No entanto, para a maioria das mulheres isso só acontece mais tarde, quando o trabalho de parto já está estabelecido.

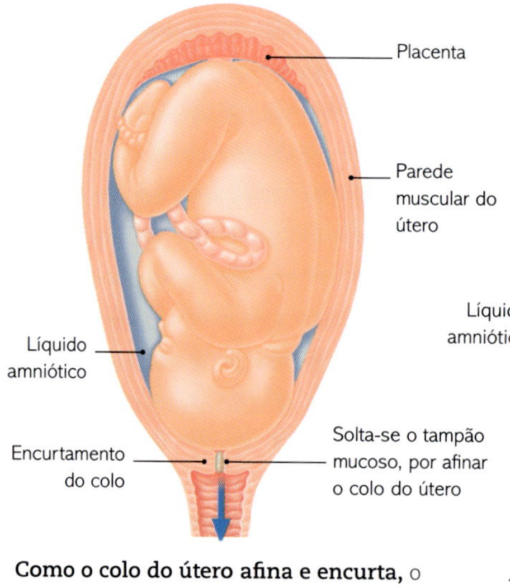

Como o colo do útero afina e encurta, o grosso tampão mucoso que protegia o bebê de infecções durante a gravidez é expelido e sai pela vagina. O sinal é um corrimento claro e amarelado, semelhante a um gel, que pode estar manchado de sangue.

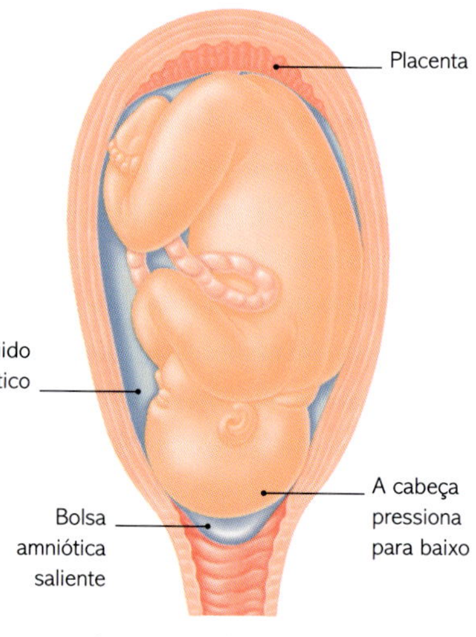

A membrana amniótica fica saliente em direção ao colo do útero, conforme o bebê pressiona para baixo. Quando as membranas se rompem (a bolsa "rompe"), o trabalho de parto está iminente ou já pode ter começado. O líquido amniótico pode jorrar ou escorrer.

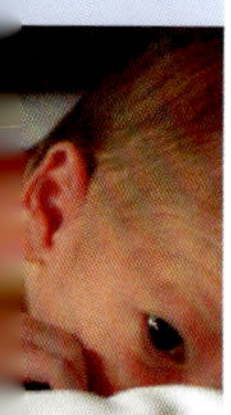

CHECKLIST

Quando procurar ajuda

Siga para o hospital ou procure conselhos nos seguintes casos:

- **Se você tiver um sangramento vaginal** que seja como uma menstruação ou mais forte.
- **Se o líquido amniótico,** ou um líquido esverdeado, estiver vazando, o que poderia indicar aflição do bebê.
- **Se o bebê não está se movendo como esperado** (procure o obstetra).

O tampão mucoso

Na gravidez, forma-se no colo do útero um tampão mucoso para impedir infecções de chegarem ao bebê. No fim da gravidez, quando o colo do útero afina e distende-se, o tampão sai do lugar e desce pela vagina. Quando isso acontecer, você terá um corrimento, embora algumas mulheres não percebam nada. O corrimento pode ser grosso, transparente ou amarelo, semelhante ao nasal. É comum haver nele pequenas quantidades de sangue, por causa da presença de pequenas rachaduras no colo do útero pela saída do tampão.

Muitas mulheres pensam que perder o tampão mucoso significa que o parto está iminente, mas não necessariamente. Na verdade, pode levar vários dias até o início do parto. Mas, se o tampão for acompanhado de outros sintomas, como contrações doloridas e frequentes, forte sangramento ou vazamento de líquido (o que indica que a bolsa rompeu), telefone para o obstetra imediatamente e dê um jeito de chegar ao hospital.

A bolsa rompe

A ruptura das membranas amnióticas, ou seja, o rompimento da bolsa, em geral ocorre quando o trabalho de parto já se iniciou, mas pode acontecer mais cedo, o que significa proximidade do trabalho de parto. Em algumas, um grande jorro de líquido é sinal claro do rompimento da bolsa, enquanto em outras, pode haver apenas um pouco de líquido, ficando difícil descobrir se é o líquido amniótico. Além disso, como muitas mulheres têm dificuldades em controlar a bexiga durante a gravidez, pode ser difícil diferenciar urina e líquido amniótico. Um jeito de saber é usar um absorvente íntimo. Se ele ficar rapidamente encharcado, é provável que a bolsa tenha rompido. O líquido amniótico também tem um odor bem diferente da urina, mesmo para o olfato de leigos.

Monitoração depois do rompimento Se você acha que a bolsa rompeu, mas as contrações ainda não começaram, entre em contato com o obstetra para saber o que fazer. A gravidez estando a termo, não há complicações, e, mesmo se a cabeça do bebê descer, é provável que a aconselhem a ficar em casa por um tempo, para ver se o trabalho de parto começa, ou que lhe peçam para procurar o obstetra. Isso acontece porque, depois que a bolsa rompe, o bebê perde a membrana protetora em torno dele, o que significa que está na hora de nascer, para evitar infecções. O obstetra pode colher um esfregaço vaginal para checar se não há bactérias potencialmente perigosas. E também monitora as batidas cardíacas do bebê (ver p. 418), para verificar se ele não tem problemas.

Se descobrir que tudo está bem, você pode até retornar para (ou ficar em) casa por algum tempo e marcar uma consulta para ver o progresso. Se o trabalho de parto não se iniciar em 24 horas (o tempo pode ser maior em alguns locais), o obstetra pode sugerir uma indução (ver p. 432).

Contrações iniciais

À medida que seu corpo se prepara para entrar em trabalho de parto, você começará a ter contrações leves e irregulares. Diferentes das de Braxton Hicks, elas aumentam gradualmente e vão afinar e dilatar o colo do útero.

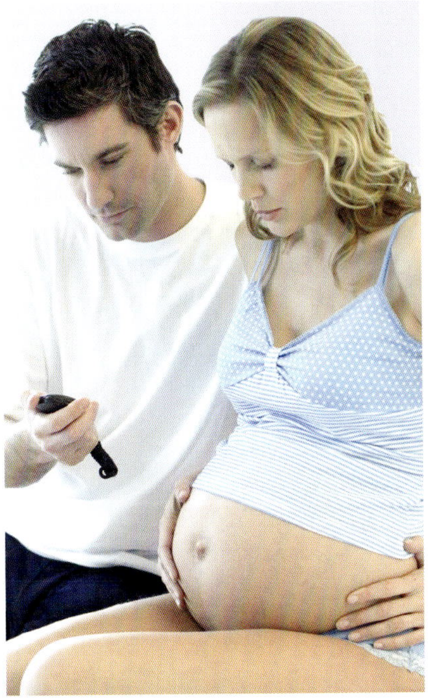

Conforme se aproxima o trabalho de parto, você terá contrações que aumentam em força e regularidade à medida que ele evolui.

CHECKLIST

Quando estou em trabalho de parto?

Uma preocupação comum a muitas mulheres é como reconhecer que estão em trabalho de parto. A seguir, algumas indicações de que ele está realmente a caminho.

- **Você tem contrações cada vez mais fortes,** mais intensas, mais duradouras e em intervalos menores.
- **Mudar de posição ou** andar não diminui a intensidade dessas contrações.
- **As contrações começam no topo do abdome** e movem-se para baixo, pelo útero e região lombar, em lugar de acontecer somente na parte inferior do abdome.
- **A bolsa rompe** (ver à esquerda) enquanto você está tendo contrações.

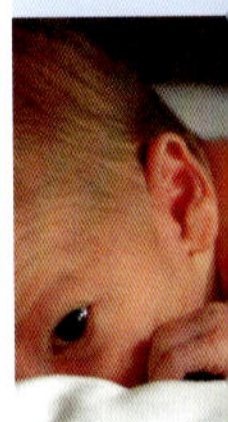

Como o parto evolui

Contrações mais fortes e regulares continuam a dilatar o colo do útero até que, com cerca de 10 cm, ele esteja todo dilatado.

PARTO SÚBITO

Embora não seja comum, o trabalho de parto e o nascimento podem acontecer de modo rápido já na primeira gestação, dando margem a um parto não planejado, em casa ou a caminho do hospital. O parto súbito tem maior probabilidade de ocorrer em uma segunda gravidez e nas seguintes.

Se estiver em casa. Se suas contrações começarem a vir muito rapidamente e você sentir pressão nos quadris, tente manter-se calma e ligar para os serviços de emergência para pedir uma ambulância. Peça também para que contatem o obstetra. Tente contatar um amigo, parente ou vizinho que possa ajudar e pergunte se ele pode contatar a ambulância e o obstetra.

Lave as mãos, junte panos grossos e toalhas; ou se tiver um assistente, peça a ele para prepará-los. Se houver tempo, o chão ou a cama devem ser forrados com uma lona plástica ou jornais; tenha à mão uma bacia de plástico para a placenta.

Se sentir a necessidade de empurrar, respire lentamente; ofegar ou soprar pode ajudar. Sente-se ou ajoelhe-se no chão ou na cama, sobre uma toalha limpa, para que o bebê não caia em uma superfície dura. A bolsa pode romper e quem estiver junto pode observar uma súbita saliência do períneo e o aparecimento da cabeça do bebê – momento em que você deve começar a empurrar.

Tendo saído a cabeça, sentirá outra contração e poderá empurrar, expelindo o corpo do bebê. Você pode conseguir fazer isso sozinha, ou quem estiver junto pode colocar as mãos de cada lado da cabeça do bebê e fazer uma leve pressão. Se o bebê nascer na bolsa amniótica, ela pode ser furada com os dedos. É necessário limpar a cabeça do bebê, desobstruindo as vias aéreas. Guarde o horário do nascimento.

Faça imediatamente contato da pele do bebê com a sua, para mantê-lo aquecido, depois enxugue-o e embrulhe-o em uma toalha ou cobertor. Colocá-lo no seio estimula as contrações para expelir a placenta. Quem estiver junto pode observar um jorro de sangue ou o alongamento do cordão, sinais de que a placenta saiu. Coloque-a em uma toalha ou tigela para ser verificada. Com um fio ou cadarço, feche o cordão. O médico ou o paramédico o cortará quando chegar.

Se estiver no carro. Caso sinta necessidade de empurrar, seu parceiro deve parar o carro e ligar o pisca--alerta. Se o bebê nascer no carro, seu parceiro pode colocá-lo em sua barriga para aquecê-lo. Se você tiver algum pano, seque o bebê, embrulhe-o em um limpo e chame uma ambulância.

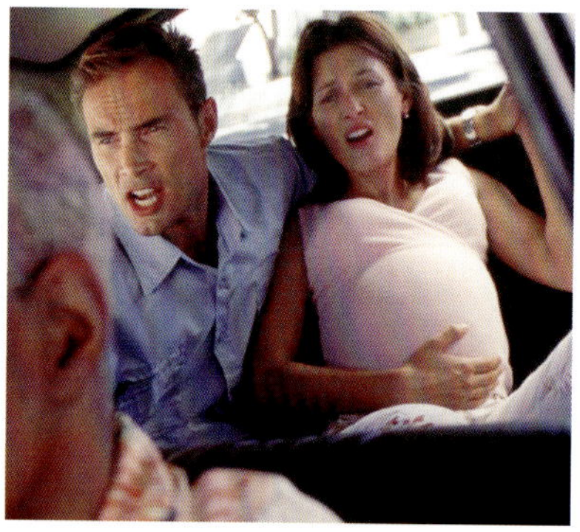

Se você sentir uma necessidade incontrolável de empurrar a caminho do hospital, pode precisar parar e telefonar para os serviços de emergência.

Como cada experiência de trabalho de parto é diferente, é difícil dizer como será a sua, mas os estágios do trabalho de parto são comuns a todas as mulheres. O primeiro estágio, quando se estabelece, começa no momento em que contrações iniciam a abertura, ou dilatação, do colo do útero (ver o quadro da p. 415). Para algumas mulheres, especialmente aquelas que não querem um alívio para a dor muito forte, esse é o pior momento do trabalho de parto. Se for seu primeiro bebê, esperar pela dilatação do colo do útero pode ser um longo processo e não há muito que você possa fazer para acelerar as coisas. O primeiro estágio do trabalho de parto pode ser dividido em duas fases: a inicial ou latente; e a ativa (ver abaixo). Depois dessas fases, começa a transição, quando o colo do útero já está totalmente dilatado e antes de você começar a empurrar o bebê para fora (ver p. 416).

A fase inicial (latente) Durante a fase inicial, que no primeiro parto pode durar até mais de um dia, suas contrações gradualmente se tornam mais desconfortáveis, mas ainda relativamente leves, e acontecem com maior frequência, embora possam ser irregulares. Durante esta fase, o colo do útero gradualmente se encurta, processo conhecido como esvaecimento uterino (ver quadro na p. 414) e começa a dilatar-se. Quando o colo do útero estiver com aproximadamente 3 cm a 4 cm de dilatação e você tiver contrações regulares e fortes, inicia-se a fase ativa (ver abaixo). As mudanças no colo do útero durante a fase inicial podem ser lentas ou rápidas e são difíceis de prever.

A fase ativa A fase ativa do primeiro estágio é um momento individual para cada mulher, quando as mudanças

QUANDO É A HORA DE IR PARA O HOSPITAL

Muitos casais ficam em dúvida sobre o momento de ir para o hospital Se sua gravidez é de baixo risco, é quase certo que, em casa, você fica mais confortável no início do trabalho de parto e, se o hospital não for distante, deve esperar até entrar em trabalho de parto ativo, quando suas contrações estiverem regulares, dolorosas, ocorrendo a cada 5 minutos. Nesse estágio, o hospital vai querer avaliar como o bebê responde a contrações fortes, e você pode querer alguma medicação para a dor: ela deve ser administrada em um local onde você possa ser monitorada, e uma epidural (ver p. 404) só pode ser dada em um hospital.

Se sua gravidez é de alto risco, se você já fez uma cesariana, se o bebê estiver sentado ou tiver a bactéria estreptococo B, combine com seu obstetra quando deve ir para o hospital.

Uma vez em trabalho de parto ativo, o motivo final para ir para o hospital é ter certeza de que o bebê nascerá lá. Um parto não planejado em casa (ou no carro) não é o melhor nem para você, nem para o bebê. Isso não é comum em uma primeira gravidez, mas nas seguintes as mulheres têm maior probabilidade de chegar ao hospital já bem dilatadas ou de, sem o querer, ter um parto em casa.

Chegando no hospital Combine com alguém para levá-la ao hospital, seja seu parceiro, um amigo ou parente, mas não vá dirigindo sozinha. Trace a rota com antecedência, faça um trajeto de teste antes do grande dia e deixe a mala arrumada com tudo o que vai precisar, para você e para o bebê (ver p. 358).

Procedimentos de admissão Quando chegar ao hospital, dará entrada e será colocada em uma sala de parto, se parecer que você está no trabalho de parto ativo, ou será examinada em uma cama, se ainda não se sabe. Em geral, colhe-se uma amostra de urina e a enfermagem checa sua temperatura, pulsação e pressão arterial, o colo do útero e também revê o histórico de sua gravidez. Se você está muito no início do trabalho de parto, pode ser mandada para casa. Isso não significa que não foi bom ir ao hospital; sempre é bom ter certeza de que tudo está bem.

Quando for admitida no hospital, você e o bebê serão examinados e, se ainda não tiver o seu, o obstetra de plantão a atenderá. Torne o quarto confortável, trazendo algumas coisas de casa. Algumas maternidades limitam o número de visitantes permitidos em seu quarto.

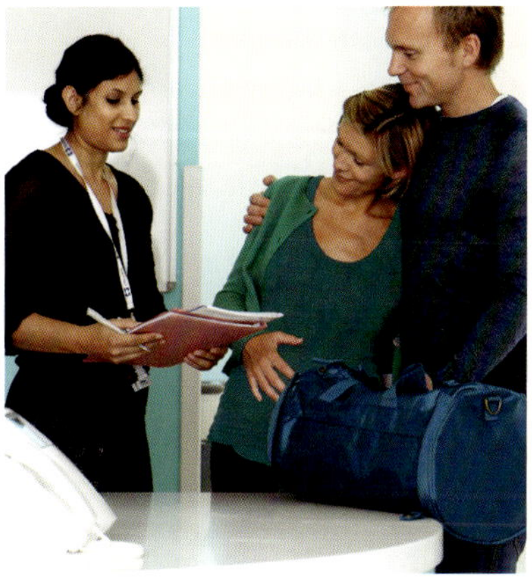

Quando chegar ao hospital, será examinada para ver se está com o trabalho de parto estabelecido e se deve continuar lá.

cervicais ocorrem mais rápida e previsivelmente. No entanto, mesmo para a enfermagem especializada, pode ser difícil saber quando você entra em trabalho de parto ativo. Para a maioria das mulheres, isso ocorre com aproximadamente 4 cm de dilatação, com contrações regulares e frequência aproximada de 5 minutos, e ficando mais próximas, até que estejam com 2 a 4 minutos de intervalo entre uma e outra, durando entre 45 segundos e um minuto ou mais. Do início do trabalho de parto ativo ao nascimento, podem passar entre 10 e 12 horas, embora esse período possa ser consideravelmente menor num segundo parto.

No trabalho de parto ativo, as contrações mudam, com a dor se tornando menos concentrada na parte inferior do abdome, começando no topo dele e movendo-se para baixo, em direção à pelve e região lombar,

FOCO EM... UM PARTO EM CASA

Quando o trabalho de parto começa

Se seu parto for em casa, a parteira já terá dado a informação sobre como contatá-la quando entrar em trabalho de parto. Quando ela estiver a caminho de sua casa, tenha em mente as condições locais de trânsito: se as ruas estiverem cheias, vale a pena telefonar para ela logo no início do trabalho de parto. Ela também pode pedir para telefonar de novo, quando as contrações estiverem mais próximas.

Enquanto espera por ela, você pode querer movimentar-se, ou relaxar em uma banheira morna. Se alugou uma banheira de parto, assegure-se de que está pronta para ser usada. Peça ao seu parceiro que coloque lençóis velhos ou folhas de plástico no chão. Ficar comendo petiscos saudáveis e beber água vai lhe dar energia para enfrentar as próximas horas.

No Reino Unido, o comum é duas parteiras darem assistência num parto caseiro. Podem ficar as duas presentes o tempo todo; ou uma durante o trabalho inicial de parto e a outra mais perto do nascimento, mas ambas presentes nesse momento. É bem raro, mas se a parteira não conseguir chegar a tempo e o trabalho de parto progredir rapidamente, você pode ter de telefonar para a emergência, que vai providenciar paramédicos para ajudar no parto.

MUDANÇAS NO COLO DO ÚTERO

O colo do útero é formado por um músculo firme que dá uma base forte para a parte inferior do útero. Para o bebê nascer, o colo do útero precisa se distender e afinar-se, de modo a dilatar-se e permitir que o bebê passe para a vagina.

Mais para o final da gravidez, substâncias presentes no sangue, as prostaglandinas, começam a afinar o colo do útero para torná-lo mais maleável. Enquanto você está grávida, o colo do útero tem usualmente de 2 cm a 3 cm, mas no início do trabalho de parto, as contrações de Braxton Hicks começam a afiná-lo, o que é conhecido como esvaecimento. Na maioria das mulheres, o colo do útero diminui 1 cm (esvaecimento de 50%) nas fases iniciais do trabalho de parto. À medida que o colo do útero continua a afinar-se, é "puxado" pelo útero. Finalmente, ele se dilata completamente (ver ao lado), e o bebê é empurrado para fora. Na segunda gestação e nas seguintes, o esvaecimento e a dilatação do colo do útero podem ocorrer simultaneamente.

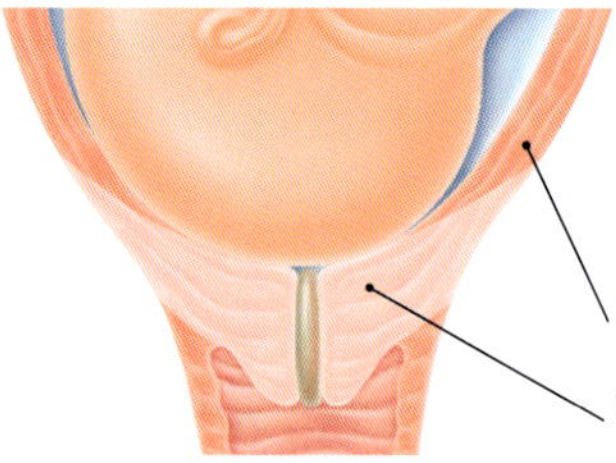

À medida que se aproxima o trabalho de parto, o colo do útero perde a firmeza e afina, em resposta à presença de prostaglandinas no sangue e a contrações de Braxton Hicks.

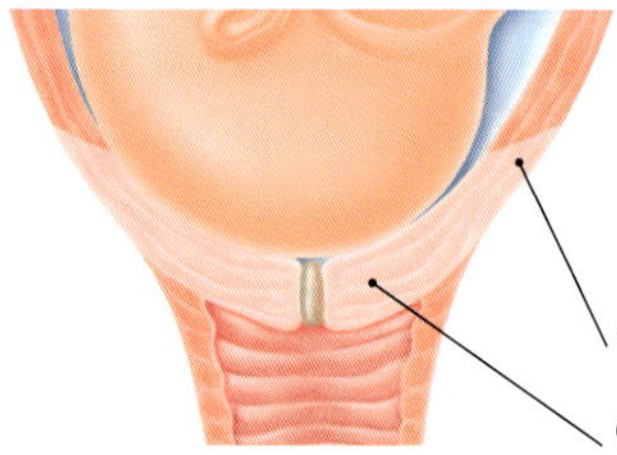

Quando o colo do útero se distende, começa a afinar, em um processo chamado esvaecimento, que ocorre antes ou ao mesmo tempo que começa a dilatar-se.

O "ENCAIXE"

O "encaixe" refere-se à posição da cabeça do bebê em relação à sua pelve. Ela é marcada por um número entre –5 e +5. O nível zero é quando a cabeça desceu e entrou na cavidade pélvica. Um número negativo (–5 a 0) significa que a cabeça ainda não desceu e um número positivo (0 a +4) significa que a cabeça do bebê está descendo para a pelve e +5 significa que o bebê está coroando (começando a nascer). Idealmente, você não deve empurrar até a cabeça ter descido na pelve, mesmo que já esteja totalmente dilatada.

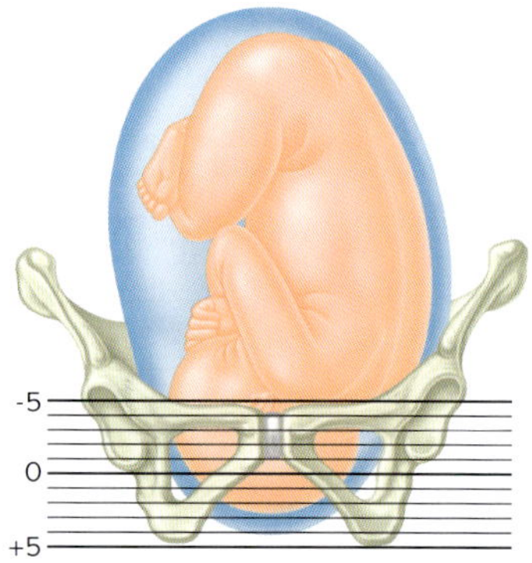

A posição da cabeça em relação à pelve é marcada em uma escala de –5 a +5, em relação à pelve.

empurrando seu bebê para baixo. As contrações são causadas por um retraimento dolorido dos músculos, que pode começar parecendouma cólica severa e aumentar de intensidade conforme alcançam o auge. O obstetra vai avaliar se você está em trabalho de parto ativo, observando o nível de dor, a frequência e força das contrações, usando a chamada curva de parto, que, à medida que o tempo passa, marca a mudança do colo e a posição da cabeça do bebê em relação à pelve (ver "partogramas", p. 419).

É importante determinar quando começa o trabalho de parto ativo para avaliar como o parto está progredindo. No primeiro parto, 90% das mulheres têm uma dilatação do colo de aproximadamente 0,5 cm por hora, enquanto o trabalho ocorre com maior rapidez nos partos seguintes. Se você fez uma epidural (ver p. 404), o trabalho de parto pode ser mais lento. Depois de estabelecido que você está em trabalho de parto ativo, o obstetra pode prever quando você vai dar à luz; mas como há, de mulher para mulher, uma grande variação de quanto o bebê demora para nascer, tenha em mente que é apenas uma estimativa.

Durante o trabalho de parto ativo, se ele ainda não foi longe, você pode querer receber alívio para a dor, como óxido nitroso e oxigênio, petidina ou uma epidural (ver pp. 402-407).

Exames abdominal e vaginal

Seu abdome é apalpado para descobrir a posição do bebê e, com sua permissão, num primeiro trabalho de parto que evolui normalmente, você pode ter de dois a três exames vaginais; já em um segundo parto, pode precisar de apenas um. Se o obstetra for verificar se está vazando líquido amniótico, pode fazer o exame com um espéculo. Geralmente, o obstetra usa os dedos indicador e médio para descobrir a apresentação e posição do bebê. E verifica várias vezes, para assegurar-se de que o parto está progredindo, mas não a ponto de aumentar o risco de infecções nem de causar desconfortos adicionais. Durante um exame vaginal, analisa-se o seguinte:

O encaixe O obstetra vai checar quanto a cabeça já desceu na pelve (ver página anterior).

Esvaecimento cervical O obstetra observa o afinamento do colo do útero, conhecido como esvaecimento (ver página anterior).

Dilatação cervical O obstetra mede quão dilatado (ou aberto) está o colo do útero (ver abaixo). O parto ativo é estabelecido com 3 cm a 4 cm de dilatação, e é de 10 cm, aproximadamente, a dilatação total. Você não pode empurrar o bebê até estar totalmente dilatada.

Posição fetal A apresentação fetal se refere à parte do bebê que vai sair primeiro. Os bebês podem apresentar primeiro a cabeça, ou as nádegas (ver p. 433). O obstetra também vai verificar para que lado, no canal de parto, o bebê está "olhando". O jeito mais fácil de o bebê nascer de parto vaginal é de cabeça para baixo, com a parte posterior da cabeça (occipício) e a coluna em direção à frente de seu útero (anterior), chamada de posição occipício-anterior. Seu bebê também pode nascer na posição occipício-posterior (o occipício e a coluna do bebê estando voltados para a parte posterior do útero), mas isso pode demorar mais e ser mais dolorido, sendo também mais comuns os rasgos vaginais. Uma outra posição é aquela em que o bebê está virado para o seu lado, chamada de occipício transverso, em que bebês a termo não podem nascer, pois a cabeça é muito grande para sair nessa posição. Por outro lado, é comum os bebês girarem durante o parto. Se assim não for, o parto pode precisar ser assistido com o fórceps ou a ventosa (ver pp. 436-437).

Descida durante as contrações

Algumas vezes ajuda ver, durante as contrações, o quanto da cabeça dele desce na pelve. Se há um bom nível de descida durante as contrações, significa que o bebê cabe bem em sua pelve e que suas contrações são eficientes.

DILATAÇÃO

Uma vez que o colo do útero se distendeu e afinou (ver ao lado), ele começa a se dilatar, para permitir a passagem do bebê pela vagina para nascer. As contrações regulares causam a dilatação, e, no primeiro parto, o colo do útero se dilata em média 1 cm por hora, o que geralmente é mais rápido nos partos seguintes. Você não pode empurrar o bebê até estar totalmente dilatada, o que ocorre com 10 cm.

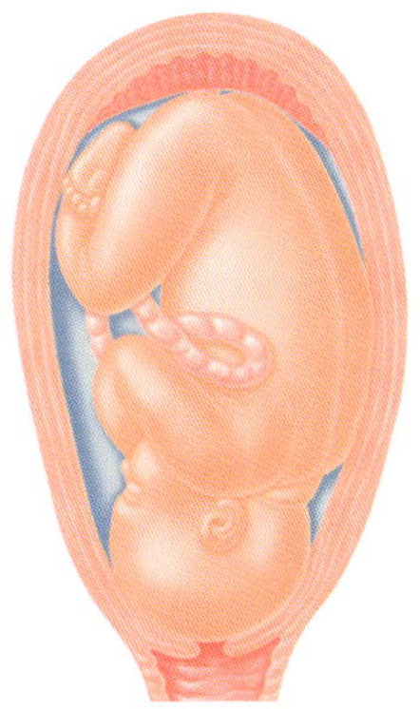

Com 2 cm de dilatação, o colo do útero afinou e começou a se abrir. As contrações ainda podem ser irregulares.

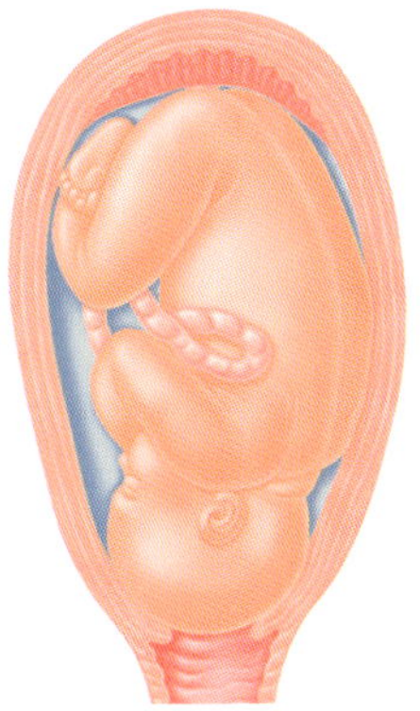

Com 6 cm de dilatação, você está em trabalho de parto ativo. As contrações vão estar mais frequentes, regulares e fortes.

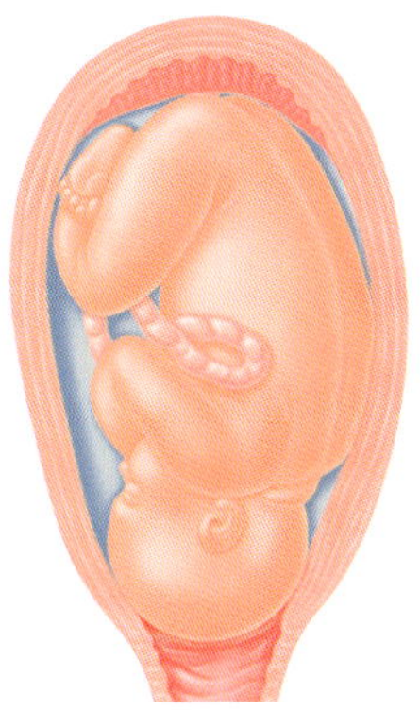

Com 10 cm de dilatação, você está totalmente dilatada. As contrações podem ser quase contínuas, e você está bem perto de começar a empurrar o bebê.

PERGUNTAS E RESPOSTAS

É provável que, se eu tiver o trabalho de parto no hospital, haja intervenções médicas?

A realidade de um trabalho de parto no hospital é que intervenções médicas estão à disposição e algumas podem ser mais úteis do que outras. Os procedimentos que podem ser feitos incluem romper artificialmente a bolsa, a inserção de um cateter, a inserção de um cateter intravenoso nas costas de sua mão, para passar soro ou medicação para acelerar o parto..

A ruptura artificial das membranas é rotina no hospital?

A ruptura manual da bolsa d'água, procedimento conhecido como amniotomia (ver p. 432), não é rotina, mas pode ser sugerida se o trabalho de parto não estiver evoluindo. É um procedimento indolor e de baixo risco, feito para diminuir em uma ou duas horas o tempo do trabalho de parto, reduzir a chance de o bebê ter nota inicial de Apgar baixa (ver p. 428), e diminuir as chances de você precisar de remédios para acelerar o parto (ver abaixo).
A amniotomia, no entanto, aumenta a intensidade das contrações; ela pode ocorrer como parte do processo de indução (p. 432), e é necessária se for colocado um eletrodo fetal na cabeça do bebê (ver p. 419), o que não pode ser feito com a bolsa intacta.

Como o parto é acelerado com remédios?

Um parto lento pode ser acelerado com a oxitocina, num procedimento conhecido como aumento. A oxitocina é liberada naturalmente pela glândula pituitária durante o trabalho de parto. A oxitocina sintética é administrada para tornar as contrações mais fortes. Quando isso é feito, é comum haver um monitoramento fetal contínuo (ver p. 418), pois, se as contrações ficarem fortes demais, o bebê pode mostrar sinais de aflição. A oxitocina desaparece rapidamente do organismo ao você parar de recebê-la, portanto, as contrações que estão muito fortes podem ser enfraquecidas rapidamente. A oxitocina também é administrada durante a indução (p. 432).

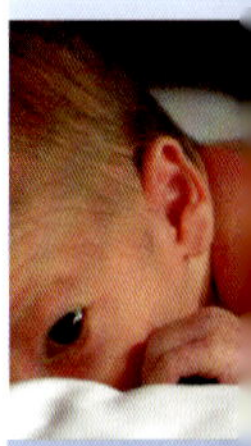

Transição

A transição é o período entre o final do primeiro estágio do trabalho de parto e o início do segundo estágio, quando você se prepara para começar a empurrar. Pode ser muito rápida ou demorar até mais ou menos 30 minutos. Esse pode ser um dos momentos mais desafiadores do parto, pois suas contrações se intensificam e podem começar a parecer contínuas, ocorrendo a cada 30 a 90 segundos, durando entre 60 e 90 segundos. Se você não fez epidural, a transição pode ser especialmente difícil. Você vai sentir muita pressão na região lombar e no reto, e a necessidade de empurrar é muito grande, e frustrada, porque o colo do útero ainda não está totalmente dilatado. Mesmo se fez epidural, você pode notar um aumento de pressão na pelve. Se empurrar antes de o colo do útero estar pronto, pode feri-lo ou causar um edema e espessamento, prolongando o parto. É comum vomitar agora, um efeito colateral do afinamento do colo do útero e da pressão pélvica. Você também pode tremer ou sacudir, ou ter fogachos.

Como suportar É possível sentir-se muito desconfortável durante esse período em que as contrações se tornam mais fortes e tem de se controlar para não empurrar. Nessa fase de transição, uma pressão significativa na pelve pode tornar difícil relaxar entre as contrações, e você vai precisar de bastante apoio de seu parceiro de parto e de seu obstetra, pois provavelmente estará exausta, fora de controle, possivelmente assustada, podendo até achar que não vai conseguir continuar.

Trabalhe com o obstetra para descobrir qual a melhor posição. Nessa fase do parto, pode ser bom não ficar em pé para evitar parte da pressão na pelve. Sentar-se ou ficar com as nádegas para cima (de quatro) pode ajudar. Mantenha-se respirando durante as contrações – a enfermagem pode lhe mostrar como ofegar e respirar superficialmente, para poder resistir à necessidade de empurrar. Se você conseguir se movimentar durante as contrações, isso pode ajudar, pois estará se concentrando em outra coisa, enquanto não puder empurrar ativamente. Tente balançar-se em uma bola de parto ou em uma cadeira de balanço. Se houver uma pausa entre as contrações, peça a seu parceiro que massageie suas costas, para aliviar a pressão.

É fácil esquecer-se do propósito do trabalho de parto nesse momento, então, tente concentrar-se no fato de que o bebê vai nascer logo.

Alívio para a dor Nesse momento, o obstetra não lhe oferece medicamentos por via intravenosa, pois podem deixar o bebê sonolento se forem administrados perto do parto. E você pode, ou não, dependendo dos procedimentos do hospital, ter uma epidural (ver p. 404).

FOCO EM... SEU PARCEIRO DE PARTO

Apoio durante o primeiro estágio

Durante o primeiro estágio, seu parceiro pode dar apoio moral, além de ajudá-la a se sentir confortável e a achar uma posição. Isso é importante no final do primeiro estágio, quando você chega à transição (ver acima), ponto em que as mulheres geralmente entram em pânico e sentem-se fora de controle. Ele pode tranquilizá-la, dizendo que você está indo bem e que o nascimento do bebê não está tão longe. Também pode melhorar seu conforto, aplicando uma compressa molhada e fria em seu rosto e no pescoço, e ajudando você a concentrar-se na respiração, lembrando-a de ofegar ou assoprar, para resistir à necessidade de empurrar antes de o colo do útero estar todo dilatado.

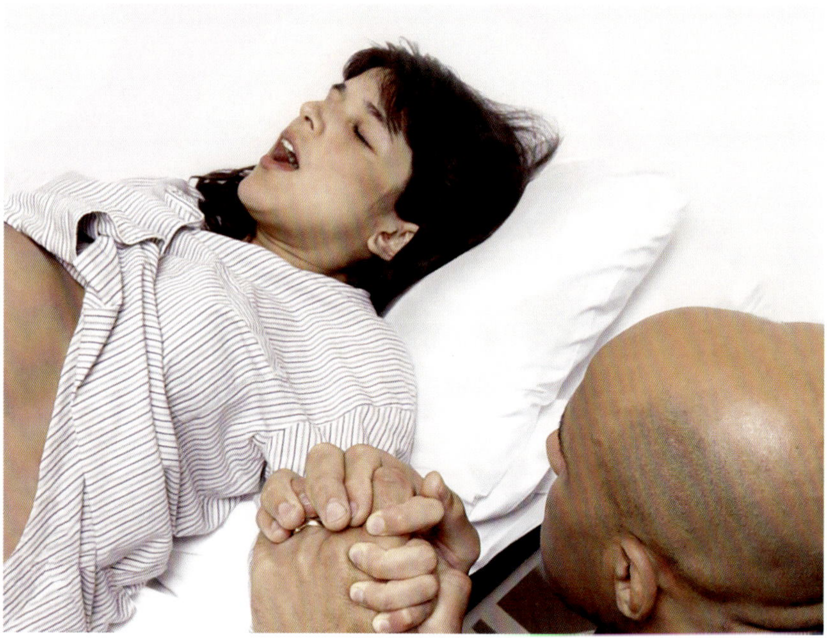

Durante a transição, você pode ficar impressionada pela força e frequência das contrações. O apoio de seu parceiro é efetivo durante essa fase, e o estímulo dele pode ajudá-la a se concentrar no parto.

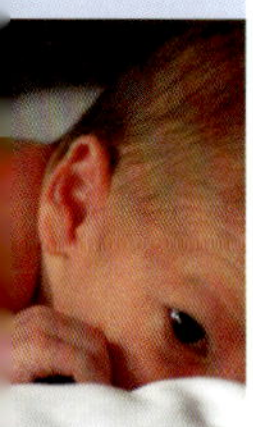

PARTO QUE NÃO EVOLUI

Se, durante o primeiro estágio, o colo do útero não está se dilatando ou o bebê não está descendo tão rapidamente quanto o esperado, o obstetra vai tentar descobrir por que isso está acontecendo e se algo pode ser feito. De modo geral, ele vai analisar os três Ps: o passageiro (o tamanho do bebê e a posição dele no útero), o poder (a eficiência de suas contrações) e a passagem (o tamanho e formato de sua pelve). Esses três elementos trabalham juntos e cada um deles é importante para que o trabalho de parto evolua tranquilamente.

Há vários motivos pelos quais o trabalho de parto pode não evoluir: a cabeça do bebê ser muito grande para a pelve, o que é chamado desproporção cefalopélvica (CPD); as contrações serem ineficientes; ou o bebê estar na posição posterior.

Desproporção cefalopélvica

Algumas vezes pode-se suspeitar de CPD no final da gravidez. Pode ser esse o caso, se o obstetra achar que você tem pelve estreita ou que o osso do sacro é proeminente. No entanto, apenas as medidas da pelve não são o bastante para prever se vai conseguir ter, ou não, um parto vaginal com sucesso; e, mesmo que a pelve não seja do formato ideal, o obstetra pode achar bom você continuar tentando ter o parto vaginal. Isso ocorre porque o importante não é somente o formato da pelve, mas a interação entre o bebê e a sua pelve.

Se há suspeita de CPD, mas a cabeça do bebê já desceu, ainda se pode tentar um parto vaginal, que será monitorado com um partograma (ver p. 419) e, se houver sinais de que o bebê está com problemas ou a evolução do trabalho de parto está muito lenta, pode ser feita uma cesariana. Além disso, se, no fim do trabalho de parto, a cabeça ainda não desceu, também se pode fazer uma cesariana.

Se o obstetra suspeitar de CPD no trabalho de parto, vai medir novamente a cabeça do bebê para verificar se o peso do bebê tinha sido subestimado. Embora a combinação de um bebê grande com trabalho de parto lento sugira que haja problemas no nascimento, o parto muitas vezes prossegue normalmente.

Contrações ineficientes

Contrações ineficientes Se o parto não está evoluindo porque o colo do útero se dilata lentamente ou parou de dilatar-se, o obstetra vai medir a frequência de suas contrações, que deveriam ocorrer a cada 2 a 3 minutos. Também vai palpar o abdome, para medir a força das contrações: quanto mais firme ele ficar durante as contrações, maior a probabilidade de elas serem eficientes. Se agora estão mais espaçadas do que deveriam e a falta de força indicar que não são eficientes, o obstetra pode usar uma ou duas técnicas para acelerar o trabalho de parto.

Primeiro, pode fazer amniotomia (ruptura artificial das membranas), se elas ainda não se romperam (ver p. 432). Isso pode diminuir a duração do trabalho de parto em cerca de uma ou duas horas, mas também pode significar que você precisa de algo mais forte para aliviar a dor. Se a amniotomia não fizer efeito, a oxitocina pode ser administrada para aumentar a força e a frequência das contrações (ver p. 432). Dá-se uma pequena dose, que depois é aumentada ao longo do tempo, até que tenha três ou quatro contrações moderadamente fortes a cada 10 minutos. Se isso for feito, você precisará de monitoramento fetal contínuo (ver p. 418) para verificar que o bebê não sofre pelo desencadeamento súbito de contrações mais fortes.

Se o seu trabalho de parto não evoluir várias horas após as drogas serem administradas, é recomendada uma cesariana.

Apresentação posterior A melhor posição para o bebê durante o trabalho de parto é a occipício-anterior, com a parte posterior da cabeça (occipício) voltada para a frente. Se a cabeça do bebê estiver voltada para as suas costas (occipício-posterior), pode ficar difícil ele se virar e descer pelo canal de parto. O obstetra pode sugerir que você mude de posição para ajudar o bebê a virar-se, mas geralmente o bebê se vira de qualquer forma durante o parto totalmente ativo; senão, pode ser necessário o uso de ventosa ou fórceps (ver pp. 436-437).

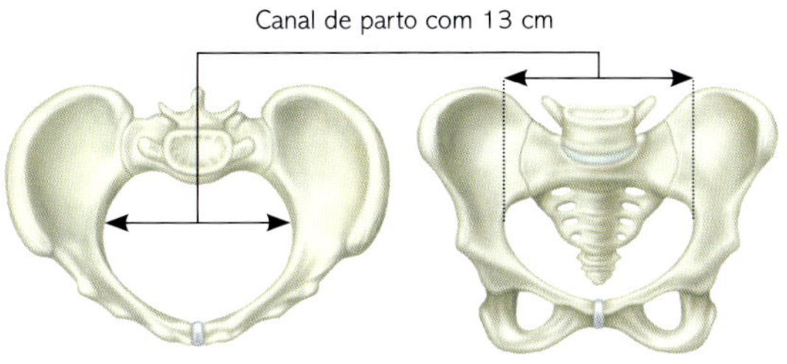

Pelve ginecoide é o nome dado à pelve com formato circular. As proporções generosas desta pelve, de típico "formato feminino", possibilitam haver espaço para a passagem da cabeça durante o nascimento.

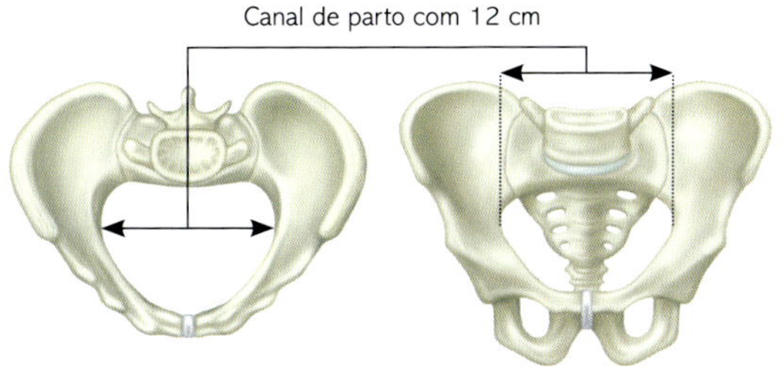

Pelve androide é o termo usado para descrever a pelve com formato mais triangular, o que reduz o espaço disponível para a cabeça do bebê passar, causa provável de problemas durante um parto vaginal.

Monitoramento durante o parto

Ao longo de um trabalho de parto, os batimentos cardíacos do bebê e suas contrações são monitorados, para assegurar-se de que o parto está evoluindo como deveria e de que não há ameaças para seu bem-estar e do bebê.

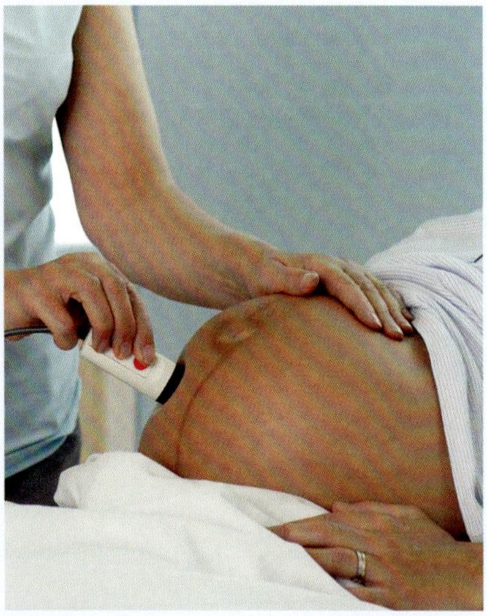

Um dispositivo portátil monitora os batimentos cardíacos do bebê em certos intervalos, deixando você livre para movimentar-se durante o trabalho de parto.

Os batimentos cardíacos do seu bebê são uma indicação de como ele está suportando o trabalho de parto e eles são monitorados em intervalos regulares, o que é chamado de ausculta intermitente. Se houver algum problema ou se sua gravidez for de alto risco, aconselha-se o monitoramento eletrônico fetal, em que os batimentos cardíacos do bebê e suas contrações são monitorados continuamente por um cardiotocógrafo (CTG). As informações sobre seu trabalho de parto são registradas em uma grade chamada partograma (ver abaixo).

Monitoramento intermitente

É feito usando um dispositivo portátil, que é pressionado contra seu abdome para ouvir os batimentos cardíacos do bebê. Quando estiver empurrando, o coração do bebê deve ser monitorado mais frequentemente.

Monitoramento fetal eletrônico

Dois dispositivos verificam os batimentos cardíacos do bebê, e a força e frequência das contrações. Os batimentos do bebê serão monitorados com um aparelho circular. Se quiser, poderá ouvir os batimentos, ou pedir que baixem o volume. As contrações são monitoradas com um pequeno transdutor em um círculo de plástico. Um ou dois cintos elásticos são colocados ao redor de seu abdome para segurar os transdutores. Mesmo com eles instalados, você deve conseguir levantar-se, sentar-se ou agachar-se; alguns hospitais têm transdutores que

COMO É FEITO O MONITORAMENTO

Monitoramento eletrônico fetal externo

Os batimentos cardíacos do bebê e a força e frequência de suas contrações são monitorados por dispositivos presos ao seu abdome. Os fios dos dispositivos os conectam a uma máquina, o cardiotocógrafo (CTG), que imprime as leituras.

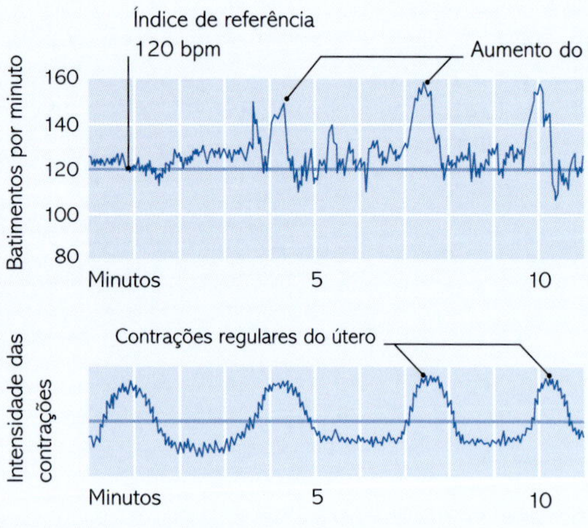

Os batimentos cardíacos do bebê são registrados com base no índice de referência de 120 batimentos por minuto. Os batimentos naturalmente aumentam e reduzem-se com as contrações; variações anormais podem indicar aflição fetal.

Uma leitura separada registra a frequência e a duração de cada contração, o que detecta contrações pouco frequentes ou irregulares e pode ser útil durante a epidural, quando você não consegue sentir as contrações.

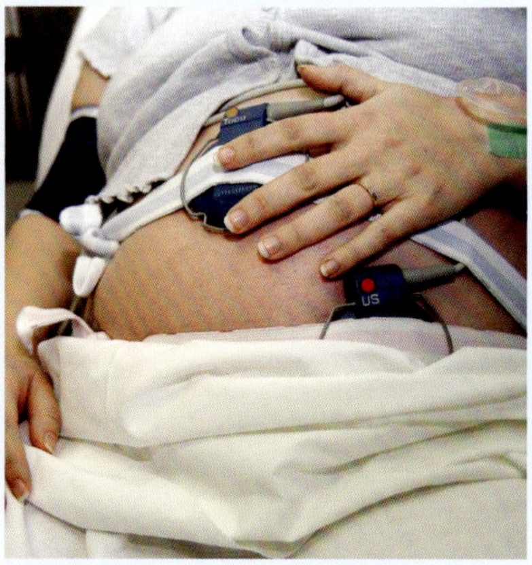

O monitoramento contínuo dos batimentos cardíacos do bebê e de suas contrações é feita com dois monitores aderidos ao seu abdome.

MONITORAMENTO INTERNO

Eletrodo de superfície

Se houver preocupação com os batimentos do bebê, um pequeno eletrodo preso ao couro cabeludo pode fornecer uma leitura mais precisa do que o monitoramento fetal eletrônico. O eletrodo passa pelo colo do útero e é afixado na cabeça.

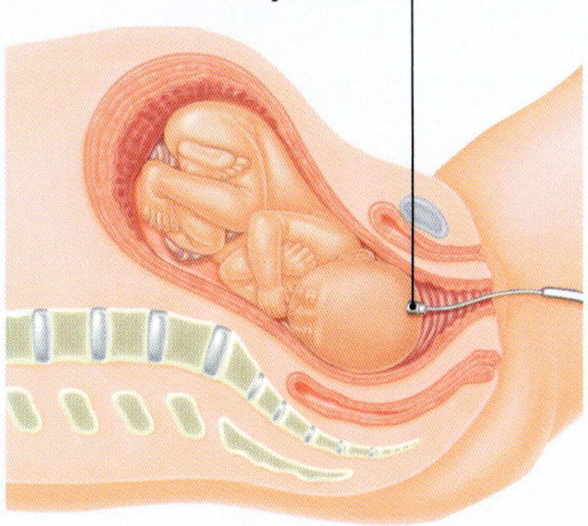

permitem andar pelo quarto, sendo monitorada por sinais de rádio.

Monitoramento interno Se os batimentos cardíacos do bebê indicarem que ele está sofrendo ou se o sinal do monitor eletrônico for fraco, pode ser sugerido o monitoramento fetal interno. Um pequeno eletrodo é afixado no couro cabeludo do bebê, para detectar os impulsos elétricos do coração. Um fio do eletrodo sai pelo colo do útero e une-se ao aparelho de CTG, que produz um traçado dos batimentos. Você terá de usar uma faixa em torno do abdome para prender o aparelho que detecta a quantidade e a frequência de suas contrações.

O eletrodo é colocado durante um exame vaginal. Colocar um eletrodo de superfície pode ser um pouco incômodo para o bebê, e há um pequeno risco de ele vir a ter uma infecção no couro cabeludo, que, após o nascimento, pode ser tratada com antibióticos. Mesmo que esses riscos sejam pequenos, o eletrodo de superfície não deve ser usado rotineiramente. Ele também não deve ser utilizado se você tiver alguma doença viral, como a hepatite B ou C, ou HIV, que poderia ser transmitida para o bebê durante o trabalho de parto e o nascimento. Depois de colocado o eletrodo de superfície, você não pode se mover para muito longe do monitor, embora ainda possa mudar de posição.

Se a leitura do eletrodo feita pelo CTG indicar que seu bebê está sofrendo, retira-se uma amostra de sangue do couro cabeludo do bebê para verificar o nível de acidez que, se estiver alto, pode levar a uma cesariana ou ao parto assistido.

Partogramas

O partograma é uma grade usada para monitorar o parto quando ele já está estabelecido. Provê vários gráficos, permitindo que o obstetra monitore sua evolução. Um dos itens mais úteis dessa ferramenta é o gráfico que mostra a curva de trabalho de parto, que registra as mudanças do colo do útero (dilatação) e a posição do bebê em relação à sua pelve ao longo do tempo. O gráfico permite que o obstetra estabeleça quando seu trabalho de parto se torna ativo. Além disso, ficam registrados sua pressão arterial, pulsação, temperatura, batimentos do bebê e frequência de suas contrações, assim como o nível de dor e a força de suas contrações.

RISCOS E BENEFÍCIOS

Monitoramento fetal eletrônico

Embora o monitoramento durante o trabalho de parto seja parte importante dos cuidados com você e com o bebê, há algum debate sobre os benefícios do monitoramento contínuo: alguns acreditam que ele pode estar associado a riscos para a mãe. Por isso, a maioria dos hospitais sugere o monitoramento fetal intermitente. Embora você possa recusar todos os tipos de monitoramento, a equipe talvez não goste disso e peça-lhe que assine um formulário, assumindo a responsabilidade se acontecer algo errado durante o parto e o nascimento.

Riscos Há estudos que mostram que mulheres monitoradas continuamente têm maior probabilidade de precisar de uma cesariana ou de um parto assistido a fórceps ou vácuo-extrator (ver pp. 436-437). Isso ocorre porque o obstetra pode ver mudanças preocupantes nos batimentos cardíacos. Algumas mudanças, como taquicardia (batimentos mais rápidos; mais de 160 por minuto) ou bradicardia (uma redução dos batimentos), que ocorram após as contrações podem ser causadas por um baixo nível de oxigênio para o bebê. Se o obstetra observar essas mudanças, pode não conseguir determinar se foram causadas pelo oxigênio baixo ou se o bebê na verdade está bem.

Se acharem que o bebê corre algum risco, pode ser recomendada uma cesariana de emergência. Se houver mudanças nos batimentos do bebê enquanto você empurra, pode ser usado fórceps ou extrator.

Benefícios Os benefícios do monitoramento fetal contínuo não estão totalmente claros. Você consegue ouvir os batimentos do bebê, e algumas mulheres consideram isso reconfortante. Além disso, os especialistas concordam que o monitoramento contínuo reduz a probabilidade de o bebê ter convulsão após o nascimento, um sintoma de lesões no cérebro causadas pela presença de pouco oxigênio. As convulsões são raras, ocorrendo em aproximadamente 2,5 a cada 1 mil nascimentos sem monitoramento. O monitoramento também pode prevenir complicações mais raras.

Posições para o 1º estágio do parto

Acredita-se que ficar ativa durante o primeiro estágio ajuda o parto a evoluir. Se você está bem preparada e, durante a gestação, praticou posturas e posições diferentes, instintivamente poderá usá-las durante o parto.

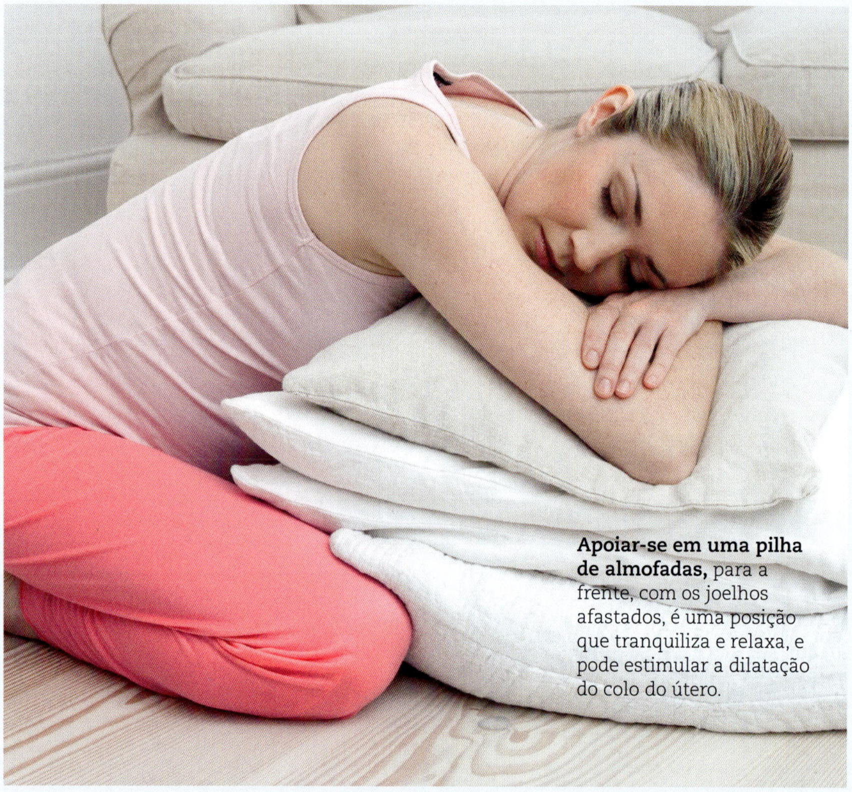

Apoiar-se em uma pilha de almofadas, para a frente, com os joelhos afastados, é uma posição que tranquiliza e relaxa, e pode estimular a dilatação do colo do útero.

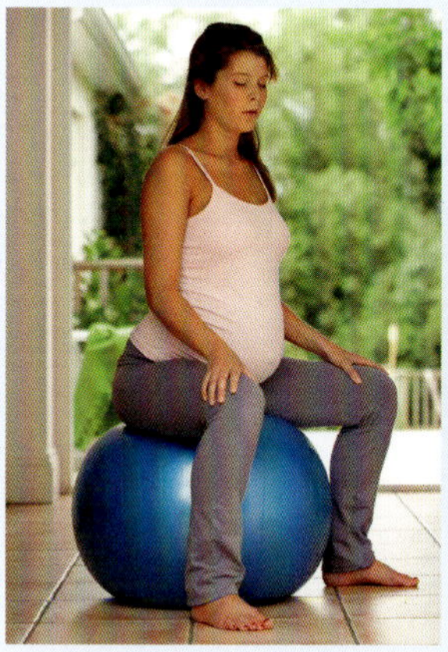

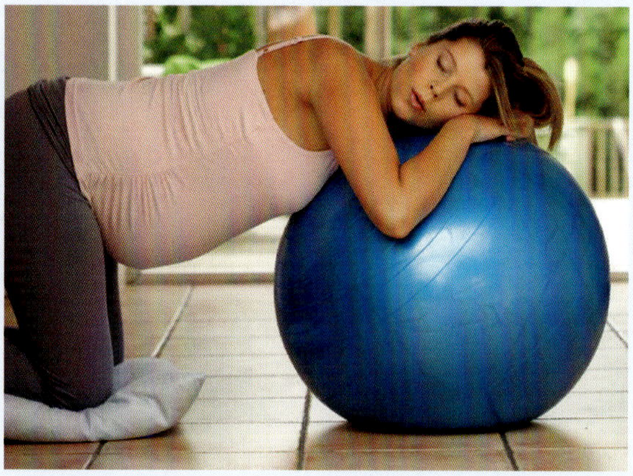

Usar uma bola de parto ajuda a ficar ereta e sentir-se apoiada (à esquerda). Enquanto estiver sentada em uma bola de parto, ou ajoelhada, apoiando-se nela, você conseguirá girar os quadris para estimular a evolução do trabalho de parto (à direita).

Muitas posturas e posições podem ajudá-la durante o primeiro estágio, e há evidências de que, nesse estágio, mudar de posição aumenta a eficiência das contrações e reduz a dor. Assumir posições eretas, em particular, usa a gravidade para ajudar a descida do bebê.

Posições ativas

Acredita-se que, durante o trabalho de parto, posições que ajudem você a ficar ativa favorecem sua evolução. Algumas mulheres acreditam que, de pé ou sentada em uma bola de parto, diminui a dor, se girar a pelve no sentido horário e depois no anti-horário. Ficar de quatro sobre as mãos e joelhos pode ajudá-la a concentrar-se, e também permite que você gire a pelve. Também pode ser confortável mover-se para a frente e para trás em uma cadeira de balanço. Muitas mulheres acham que movimentar-se e marchar sem sair do lugar também ajuda.

Posições apoiadas

Essas posições podem ser especialmente úteis se o bebê estiver na posição occipício-posterior (com as costas voltadas para as suas costas). Durante a contração, apoiar-se para a frente, com as mãos em uma mesa ou cadeira, e respirar (lenta e continuamente) ajudam você a se concentrar. Se achar confortável, seu parceiro pode, ao mesmo tempo, massagear seus ombros e costas. Muitas mulheres acham que sentar em uma cadeira com uma perna de cada lado e voltada para o encosto, ou montar em um vaso sanitário ou bidê, voltada para a parede, com apoio para a cabeça e para os braços (encosto e travesseiro), é uma posição confortável, que também permite tirar pequenos cochilos entre as contrações.

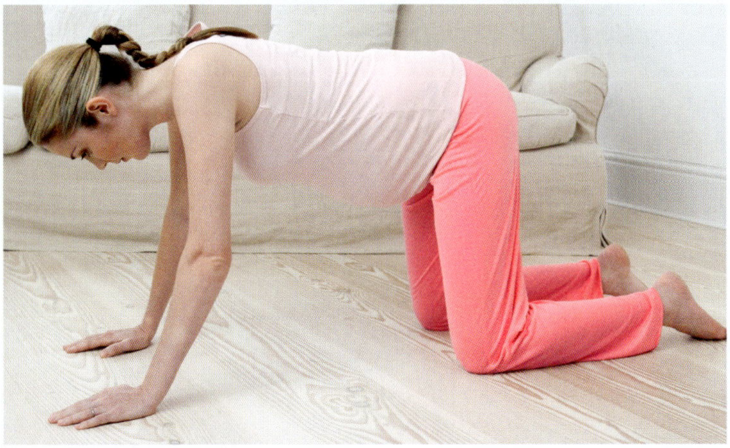

Ajoelhar-se de quatro ajuda a tirar o peso de suas costas. Essa posição também permite mover os quadris para os lados ou girá-los, o que pode ser confortável durante as contrações iniciais.

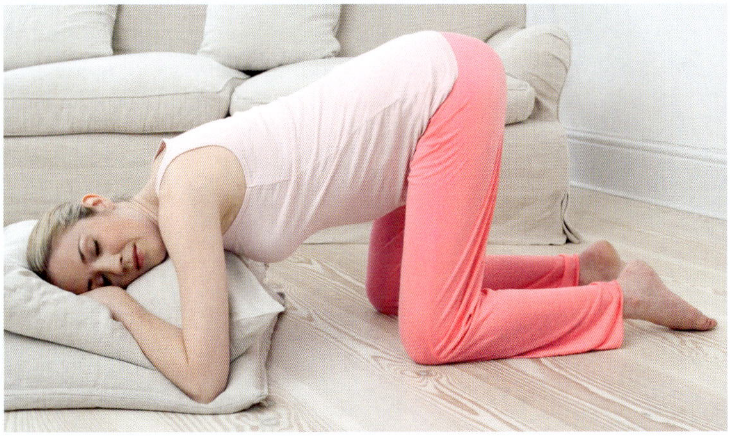

Ajoelhar-se inclinada para a frente, apoiada em almofadas, com as nádegas para cima, também ajuda a diminuir a dor nas costas e pode ser uma posição boa durante a transição (ver p. 416), quando você precisa resistir à necessidade de empurrar.

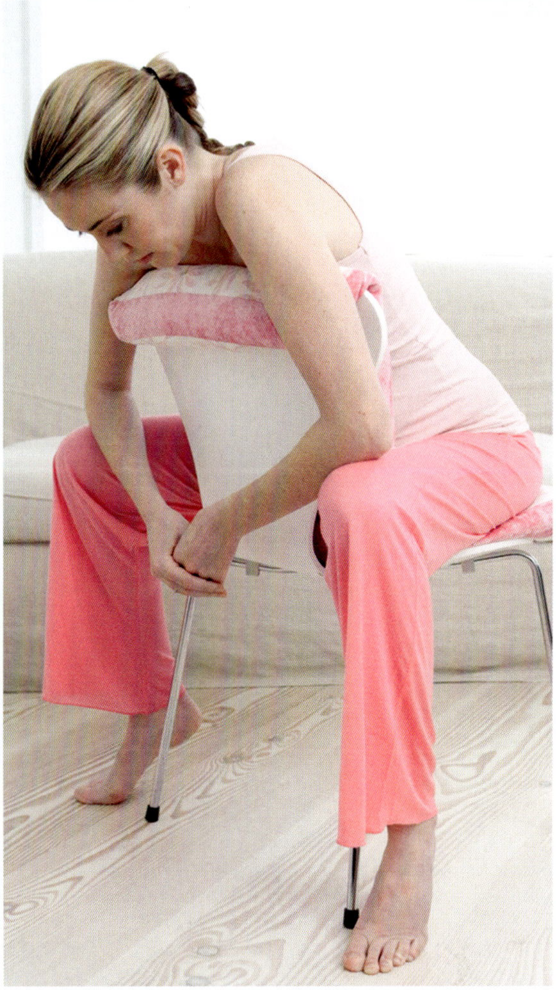

Sentar com uma perna de cada lado da cadeira pode ser uma posição boa para descansar, pois permite que você se apoie para a frente.

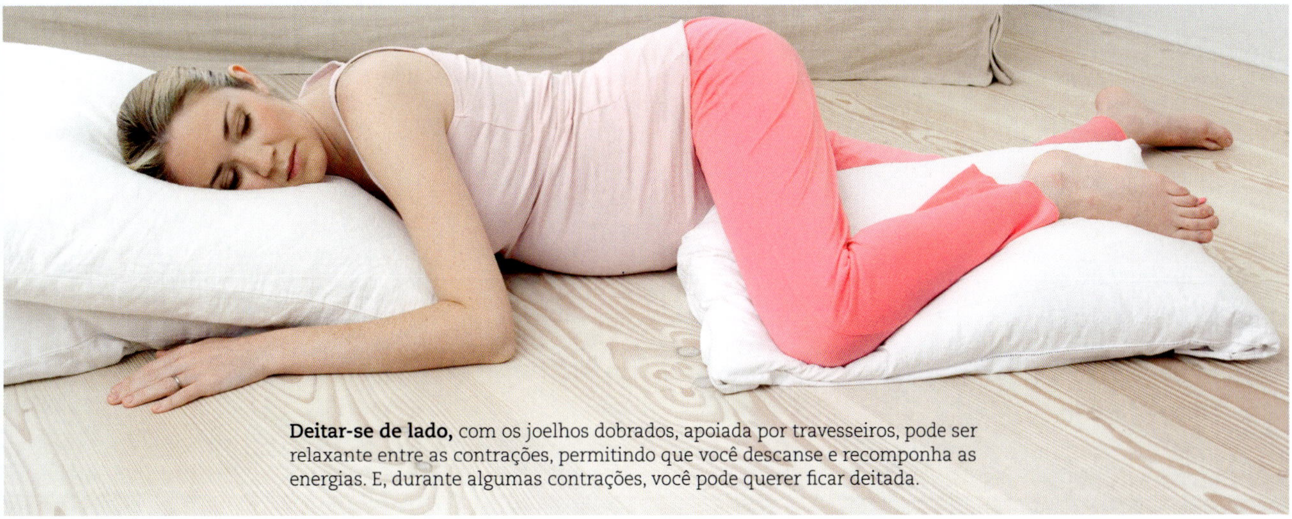

Deitar-se de lado, com os joelhos dobrados, apoiada por travesseiros, pode ser relaxante entre as contrações, permitindo que você descanse e recomponha as energias. E, durante algumas contrações, você pode querer ficar deitada.

2º e 3º estágios

O MOMENTO JÁ ESTÁ CHEGANDO, E VOCÊ LOGO VAI CONHECER SEU TÃO ESPERADO BEBÊ

O segundo estágio inicia quando o colo do útero está totalmente dilatado e o bebê já desceu bastante na pelve. Esses sinais podem ser acompanhados de uma enorme necessidade de empurrar e, depois que o obstetra lhe disser que você está pronta para fazê-lo, você vai dar à luz o seu bebê. O terceiro estágio, a expulsão da placenta, marca o fim do trabalho de parto.

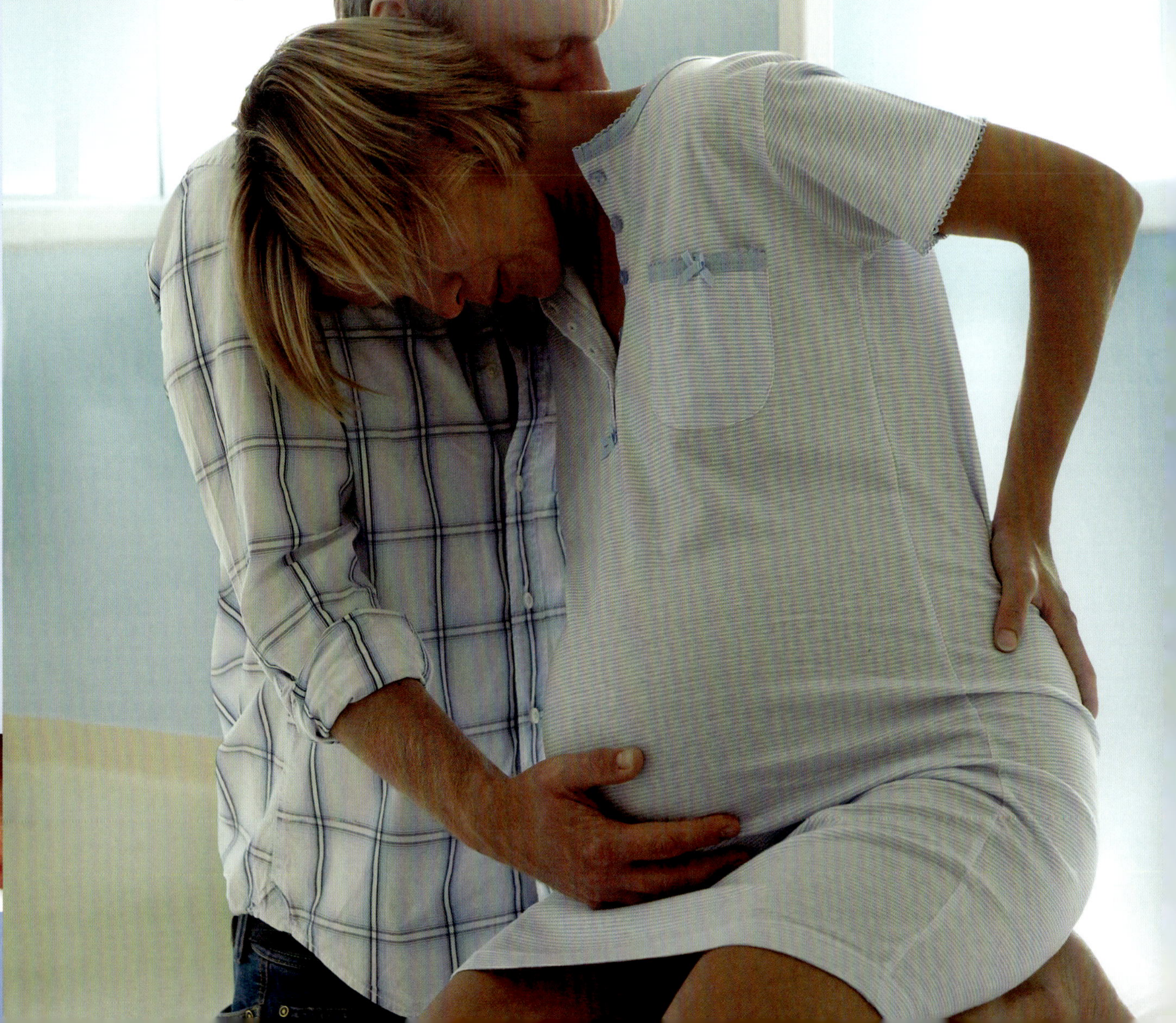

Dando à luz seu bebê

No segundo estágio, o trabalho de parto começa a acelerar-se, pois você empurra ativamente o bebê para o mundo lá fora.

Ao entrar no segundo estágio do trabalho de parto, é provável que sinta uma enorme necessidade de empurrar. Quando o obstetra estabelecer que sua dilatação já está no máximo e disser que é hora de empurrar, você pode começar a se sentir mais dona de seu trabalho de parto, pois, ao empurrar, faz o bebê descer ainda mais na pelve.

O segundo estágio

O segundo estágio do trabalho de parto começa quando o colo do útero está completamente dilatado, com 10 cm, e termina com o nascimento do bebê. Esse estágio, em um primeiro parto, geralmente dura cerca de 45 minutos a duas horas, caso seja um primeiro parto, e de 15 a 45 minutos nos partos seguintes. Ele dura ainda mais se você receber uma epidural. O segundo estágio é intenso e, durante esse tempo, as contrações se tornam mais fortes, mas podem ocorrer com menor frequência – a cada dois a cinco minutos. Nesse momento, você tem a impressão de que sua vagina e intestinos estão cheios e tem uma

FALANDO NISSO...

O canal de parto, longe de ser direto, envolve uma série de manobras rotacionais conhecidas como "mecanismos do parto".

Acredita-se que essa rotação, chamada curva de Carus, seja resultado da evolução dos seres humanos ao andar eretos, em lugar de ter quatro apoios, o que curvou a coluna, inclinou a pelve e criou uma curva no canal de parto. Os músculos do assoalho pélvico ajudam a cabeça a girar quando atravessa o canal de parto.

FOCO EM... SEU ACOMPANHANTE DE PARTO

Apoio no segundo estágio

No segundo estágio, o apoio de seu acompanhante de parto é de valor inestimável. O papel dele é fazê-la sentir-se confortada e segura, e oferecer muito estímulo.

Ele pode oferecer apoio verbal, para ajudá-la a lidar com a extenuante tarefa de empurrar o bebê a cada contração. Pode haver momentos em que você não esteja lúcida e que ele precise falar por você e agir junto à equipe médica.

Além de apoio emocional, ele pode agir como seu apoio físico, em qualquer posição que você adotar no segundo estágio, seja de cócoras ou outra posição que você achar confortável. Seu acompanhante de parto também pode, se isso ajudar, massagear suas costas, segurá-la, confortá-la e ajudá-la a se concentrar em sua respiração durante e entre as contrações.

E também observar, quando o bebê coroar, e descrever o que vê, ou segurar um espelho para você ver a cabeça do bebê. Isso pode tranquilizar muito, pois você vê que o parto está próximo do fim.

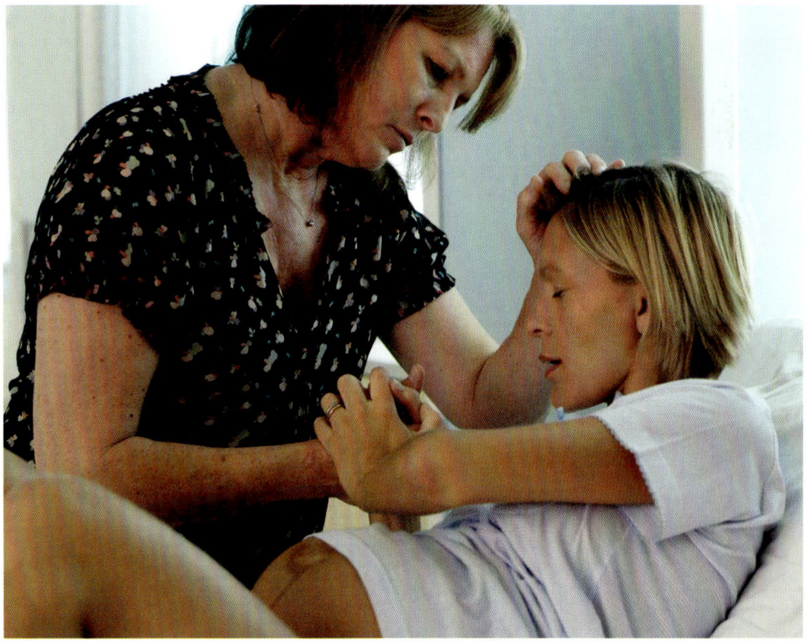

O apoio emocional e físico oferecido por seu acompanhante de parto pode ser decisivo durante o segundo estágio do trabalho de parto, momento em que você precisa empenhar-se fisicamente para empurrar o bebê pela pelve e para fora do canal de parto.

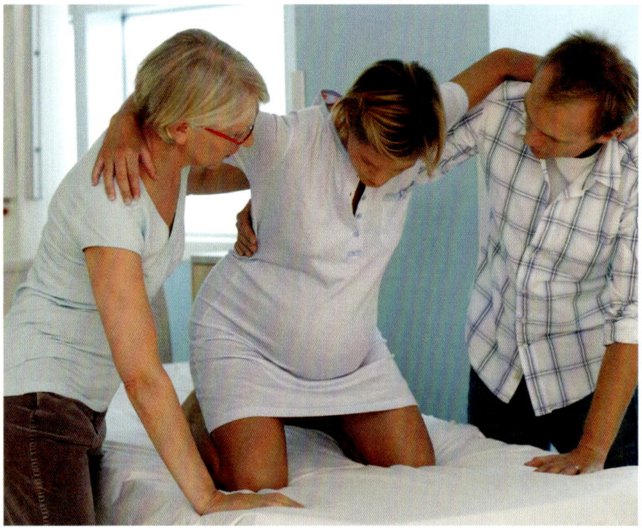

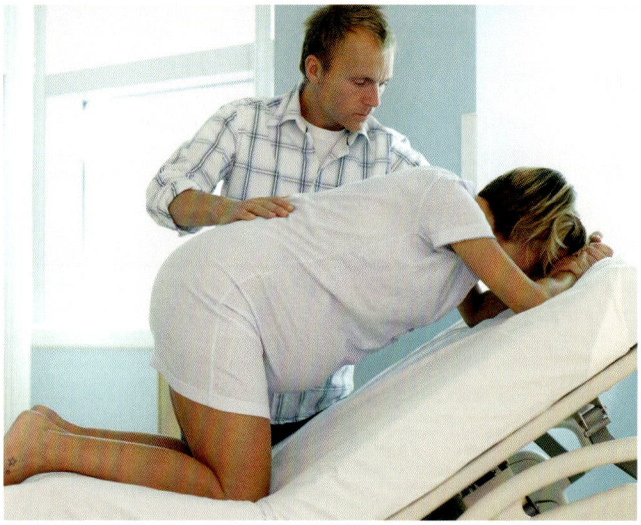

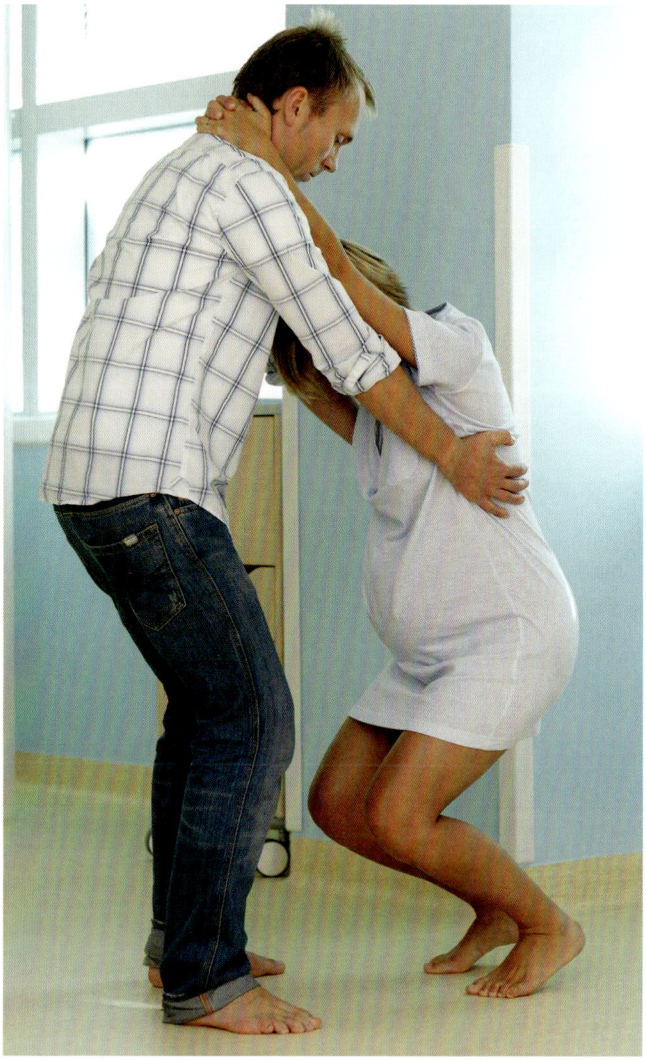

Se estiver ajoelhada, seu parceiro e o obstetra podem apoiá-la, enquanto você empurra (acima). **Ficar de quatro,** usando a cama do hospital como apoio, pode ser uma posição confortável (abaixo)

Ficar em pé, com os joelhos flexionados, é uma boa posição para empurrar e pode ser adotada. Seu parceiro pode segurá-la sob os braços, enquanto você coloca as mãos em torno do pescoço dele.

necessidade muito forte de empurrar. Muitas mulheres acreditam que as dores do trabalho de parto sejam mais suportáveis durante o segundo estágio, pois, com as contrações, elas trabalham ativamente e empurram o bebê para fora. Outras acham que é uma parte particularmente difícil do parto, pois começam a se sentir exaustas pelo esforço prolongado de empurrar.

Posições para o segundo estágio

Embora você possa estar cansada e querendo se deitar, durante esse estágio é recomendável que resista. Seu parceiro e o obstetra podem lhe oferecer muito apoio para ficar nas posições mais confortáveis.

Ficando ereta Adotar a posição ereta durante o segundo estágio do trabalho de parto tem várias vantagens, a principal delas é usar a gravidade para ajudar o bebê a descer, o que também a ajuda a empurrar. Ficar ereta também melhora o alinhamento do bebê no canal de parto, pode ampliar a eficiência de suas contrações e aumentar a passagem da pelve.

Também há evidências de que, no segundo estágio, essa posição pode reduzir tempo em que tem de empurrar para dar à luz e diminuir as chances de parto instrumental ou episiotomia (ver pp. 436-437 e 426).

Que posições adotar Posições eretas durante o segundo estágio do trabalho de parto incluem sentar-se e agachar-se.

Se você prefere ficar sentada, tente ficar ereta ou semiapoiada. Se ficar sentada na cama, em um ângulo de 45°, poderá respirar melhor e reduzir o risco de um distúrbio chamado compressão aortocava, que afeta a eficiência da circulação sanguínea em seu corpo e no causado pelo peso de seu ventre e o do bebê, ao pressionar a aorta e a veia cava (vasos sanguíneos importantes), reduzindo assim a quantidade de oxigênio que circula em seu corpo e deixando-a zonza. Se isso acontecer, apoie-se do lado esquerdo, para aliviar a pressão e aumentar a quantidade de oxigênio circulando.

Muitas mulheres naturalmente se ajoelham, ou se agacham, ou ficam de quatro para dar à luz, posições que aumentam a saída da pelve, tornando mais fácil e confortável expelir o bebê. Ficar em pé com as pernas flexionadas, ou de cócoras, ajuda a aumentar a saída pélvica em aproximadamente 28%, comparada à de uma pessoa deitada: isso significa que há mais espaço para o bebê sair pela pelve e passar para o canal de parto. Algumas mulheres acham difícil agachar-se confortavelmente e se cansam, pois não estão acostumadas a ficar nessa posição. Se for este o caso, peça a seu parceiro para apoiá-la enquanto você se agacha.

É possível ainda que você prefira ficar deitada de lado; seu parceiro pode ajudá-la apoiando uma de suas pernas para manter sua pelve o mais aberto possível. Essa posição pode evitar que o períneo se rompa.

Utilizando amparos Algumas mulheres, enquanto estão de cócoras e inclinando-se para a frente, acham útil usar amparos, como um pufe, a bola de parto, alguns travesseiros ou uma almofada grande.

Quando empurrar

O bebê começa a voltar a cabeça e os ombros para permitir a descida pela pelve e nascer, e você vai sentir a necessidade de empurrar quando isso acontecer. O obstetra vai ajudá-la a concentrar-se e estimular que empurre quando sentir vontade, que vem naturalmente com a contração. A cada contração, é preciso concentrar-se em empurrar bastante na região pélvica e nádegas. Ajuda colocar o queixo no peito e empurrar o máximo que puder durante uma contração; nesse período, você pode precisar respirar fundo várias vezes. Enquanto empurra, faça o que quiser: gema e produza sons ou respire calma e profundamente. Você vai precisar trabalhar com seus instintos corporais e adotar a posição que julgar mais confortável para dar à luz (ver à esquerda). Empurrar o bebê para o mundo requer uma quantidade imensa de esforço e energia, mas você pode e tem capacidade de fazê-lo.

O obstetra e o acompanhante de parto vão encorajá-la e apoiá-la durante esse estágio, ajudando você a confiar em sua capacidade de dar à luz.

A descida do bebê

Durante o primeiro trabalho de parto, o tempo que leva para empurrar o bebê para fora quando ele está no fundo da pelve fica em torno de 30 minutos a duas horas, embora esse tempo, em partos futuros, possa ser bem reduzido, durando, às vezes, uns poucos minutos. A força combinada das contrações (que agora ocorrem a cada 2 a 5 minutos) e você empurrando descem o bebê ainda mais para a saída da pelve. Quando isso ocorre, você pode sentir um ardor na vagina, à medida que ela se estica mais e mais. A essa altura o obstetra pode lhe dizer para parar de empurrar, para que o períneo se afine mais e para que a cabeça do bebê não saia de súbito, o que poderia causar lesões sérias. Ele pode dizer que você ofegue ou assopre, para ajudar a resistir à necessidade de empurrar.

FOCO EM... COMO ESTÁ SE SENTINDO

Agindo no segundo estágio

No segundo estágio do trabalho de parto, seu instinto assume a liderança e você fica desatenta a tudo em seu redor, concentrando-se na intensa necessidade de empurrar. Você pode ter se preocupado, antes do trabalho de parto, sobre como se comportaria durante o nascimento. Algumas mulheres ficam apreensivas porque acham que vão defecar enquanto empurram. Na verdade, isso é muito comum e natural: tranquilize-se, pois obstetras e médicos estão bem acostumados com isso. E você pode nem notar que aconteceu.

Em vez de preocupar-se com seu modo de agir, estimule-se com o fato de que, nesse momento, tem mais controle sobre o trabalho de parto e está empurrando o bebê ativamente. Fique à vontade para fazer muito barulho enquanto empurra, ou empurre calma e intensamente. Concentrar-se na chegada iminente do bebê vai ajudá-la a perseverar.

EMPURRANDO COM UMA EPIDURAL

Se você recebeu uma epidural, sua consciência de quando empurrar pode estar afetada. Se for esse o caso, o obstetra primeiro vai checar se o bebê não mostra sinais de sofrimento e, depois, pode decidir esperar um tempo para que a cabeça desça ainda mais pelo canal vaginal antes de pedir que você faça força. Uma alternativa é o obstetra sentir o topo do útero, para saber quando uma contração está começando, e guiá-la no momento certo.

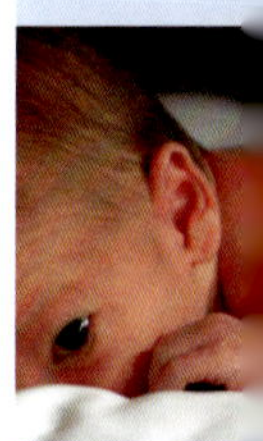

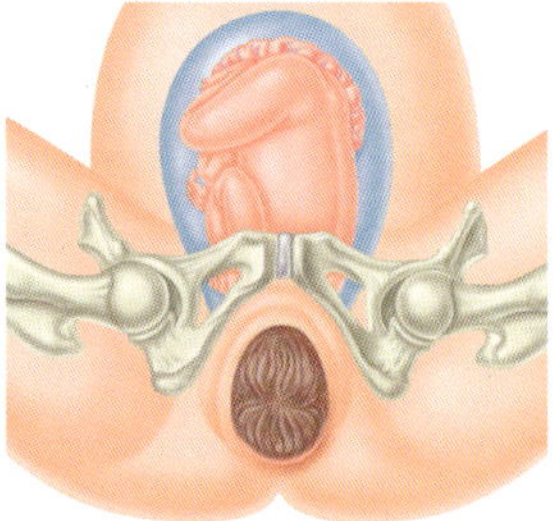

O coroamento da cabeça significa que o nascimento de seu bebê está iminente: com uma ou duas contrações, a cabeça vai emergir.

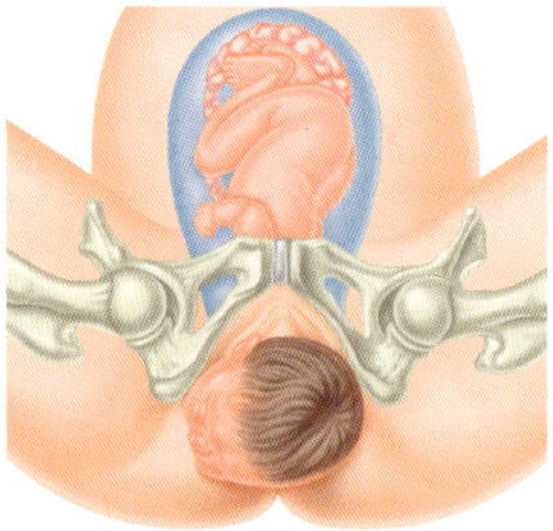

O pescoço do bebê vai estender-se para trás, enquanto a cabeça sai e ele vira-se para o lado, para ajudar o primeiro ombro a sair.

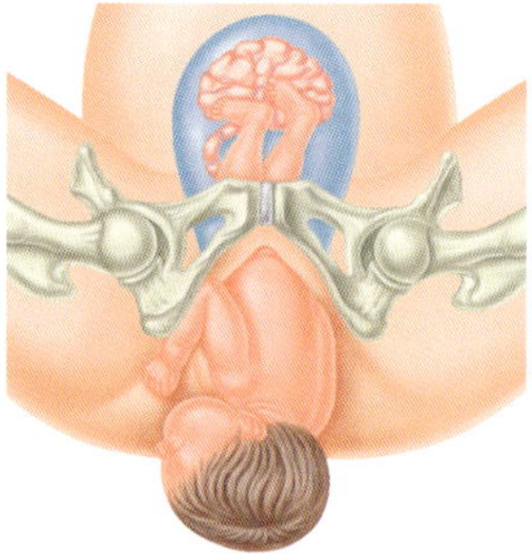

Quando os ombros saírem com segurança, o resto do corpo do bebê virá bem rapidamente.

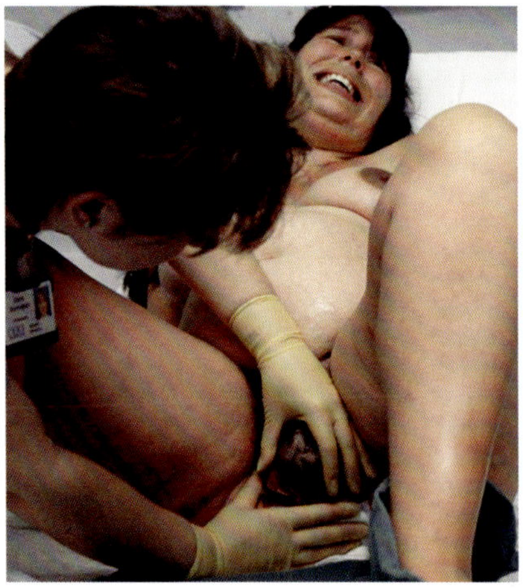

Quando a cabeça coroar, o obstetra verificará se o cordão não está em volta do pescoço do bebê e então puxa levemente os lados da cabeça para trazer os ombros.

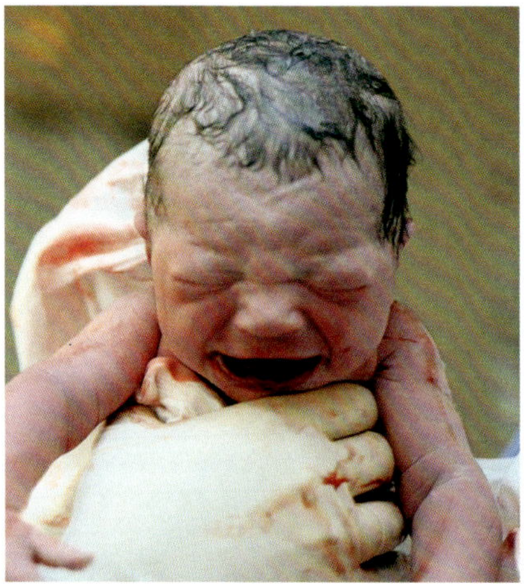

O bebê emerge, coberto de sangue e de verniz caseoso, substância grossa e escorregadia que protegeu a pele do bebê dentro do útero.

Coroamento Inicialmente, a cabeça desce a cada contração e depois se move devagar, tomando conta do canal de parto. Por fim, ela desce o suficiente para ser visível pela vagina, o que se chama "coroamento", antes de subir novamente e desaparecer. À medida que as contrações continuam, a cabeça finalmente permanece na abertura vaginal e, a partir desse momento, não falta muito para o bebê nascer.

Quando ele descer, o queixo estará apoiado no peito e a cabeça vai girar de leve, deixando-o voltado para as suas costas, o que permite que a parte maior da cabeça passe pela parte mais larga da pelve. Conforme passa pela vagina, a cabeça se estende para trás, quase tocando as costas. O obstetra verifica se o cordão não está em volta do pescoço do bebê e remove qualquer muco existente no nariz e na boca. Assim que é expelida, a cabeça retorna à posição normal.

Resto do corpo Depois da expulsão da cabeça, seu bebê vai se virar um pouco, para o primeiro ombro sair na próxima contração. Seu obstetra pode ajudar, puxando do lado da cabeça, de leve, para ajudar o ombro a sair. Quando o primeiro ombro sair, seu bebê novamente se vira um pouco para passar o outro ombro. Depois disso, o resto do corpo escorrega para fora e o nascimento do bebê está completo.

DISTOCIA DO OMBRO

No parto, esta é uma situação de emergência, que ocorre quando a cabeça do bebê já saiu, mas os ombros entravaram. Como a cabeça pode sair relativamente fácil, o problema muitas vezes só é descoberto a esta altura do trabalho de parto. É preciso agir com urgência, pois, se o bebê não nascer depressa, pode lhe faltar oxigênio. O obstetra rapidamente deita a mãe e coloca suas pernas para cima e para fora, para aumentar o canal de parto; se isso não funcionar, há várias outras técnicas. Uma episiotomia (ver abaixo) pode ser necessária para ajudar o bebê a nascer rapidamente.

A distocia do ombro é mais provável se o bebê for particularmente grande ou se a mãe tiver a pelve pequena, e também em mulheres obesas ou com diabetes. Se o distúrbio ocorreu em uma gravidez anterior, isso será registrado nas notas da maternidade: o obstetra sugere um parto assistido ou será feita uma cesariana.

Monitorando você e o bebê

No segundo estágio, o obstetra monitora os batimentos cardíacos do bebê e suas contrações. Se o segundo estágio estiver se prolongando, com a possibilidade de você ficar cansada de empurrar, pode-se sugerir um parto assistido, a fórceps ou vácuo-extrator (ver pp. 436-437).

Episiotomia

A episiotomia é uma incisão feita no períneo para facilitar o nascimento do bebê. Há mais ou menos 30 anos, as episiotomias eram rotina, pois se assumia que ela impediria a ocorrência de lesões piores. Mas hoje é feita para ajudar em um parto a fórceps ou em uma emergência; por exemplo, se o

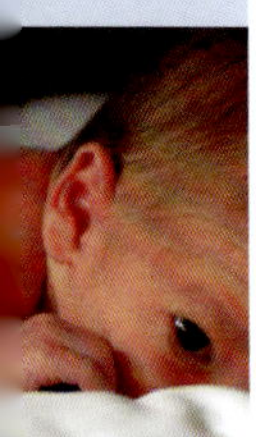

bebê não estiver bem, for muito grande, ou se o períneo for particularmente estreito. Antes de seguir com o procedimento, o obstetra explica por que o considera necessário, para obter seu consentimento verbal.

Antes de ser feita a incisão, você recebe um anestésico local, para adormecer a área. Em geral ela é feita em ângulo, entre a vagina e o reto, e, após o nascimento, o obstetra vai costurar todas as camadas de tecido – parede posterior da vagina, camada muscular do períneo e pele – em pontos absorvíveis, que cicatrizam em poucos dias.

Logo após os pontos, em geral administram um supositório para aliviar a dor, sendo prescritos paracetamol e anti-inflamatórios para o pós-parto. Tomar banhos mornos pode suavizar a região.

Lacerações no períneo

Em algumas mulheres, ocorrem naturalmente lesões durante o nascimento do bebê, o que é mais comum no primeiro parto. As lacerações espontâneas são classificadas pelo grau de severidade e pela quantidade de camadas envolvidas: o primeiro grau envolve apenas uma lesão na pele, o segundo envolve a pele e o tecido muscular e o terceiro envolve a pele, o músculo e o esfíncter anal. Uma laceração de primeiro grau não precisa de pontos, mas as mais comuns, de segundo e terceiro graus, sim. Felizmente, poucas mulheres precisam de lacerações de terceiro grau, geralmente associadas a partos assistidos.

HISTÓRIA DE PARTO NA ÁGUA

Becky é uma mulher de 33 anos, na primeira gravidez. Não teve problemas na gestação e, na consulta da 36ª semana, combinou seu plano de parto com o obstetra: queria um parto na água, na maternidade local.

A história do parto de Becky: Tive contrações irregulares dois dias depois de ultrapassada a data prevista. O tampão mucoso já saíra e eu estava com dor nas costas. No dia seguinte, acordei às 6h30, com contrações regulares – usei técnicas de respiração, fiquei ativa e aguentei--as com ajuda de uma bola de parto. Quando minhas contrações ocorreram a cada 5 minutos, durando 1 minuto, telefonei para a maternidade, pois ia usar a banheira. O obstetra disse que ia aprontá-la.

Às 11h35, meu parceiro e eu chegamos à maternidade e nos encontramos com o obstetra, que sentiu minhas contrações, ouviu os batimentos do bebê e fez um exame vaginal. Ele disse que eu estava em trabalho de parto estabelecido, com 5 cm de dilatação: a cabeça estava descendo. Quando entrei na banheira, pude me movimentar e mudar de posição, e a água morna diminuiu as dores nas costas e as contrações. Eu me senti mais calma e comecei a relaxar. Descobri que me ajoelhar na água e balançar a pelve para a frente e para trás ajudava. Meu parceiro me apoiou, e o obstetra ouvia periodicamente os batimentos cardíacos do bebê.

Às 15h20, minhas contrações ocorriam a cada 1 ou 2 minutos e eram muito fortes. O obstetra e meu parceiro me reconfortaram, e consegui me concentrar. Comecei a sentir a necessidade de empurrar. Às 15h50, a cabeça do bebê foi expelida e, alguns minutos depois, na água, empurrei meu bebê para fora. O obstetra gentilmente o ergueu para mim e nós ficamos na água por alguns instantes. Saí para expelir a placenta, o que fiz sem medicação. Às 16h20, a placenta foi expelida e não foram necessários pontos.

Os comentários do obstetra: Becky achou que a água morna ajudou-a a lidar com as contrações e ficou calma. Ela tentou posições diferentes, e a água a manteve flutuando. Ela e o parceiro estavam concentrados. O parto evoluiu bem e durou pouco menos de 10 horas. Foi maravilhoso de ver.

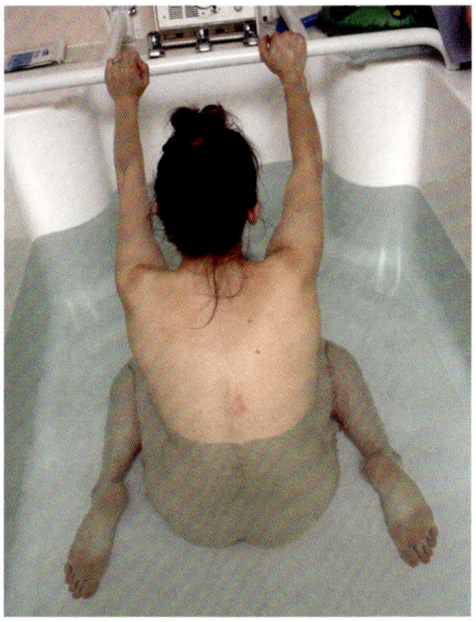

Ajoelhar na água morna ajudou a diminuir a dor das contrações de Becky.

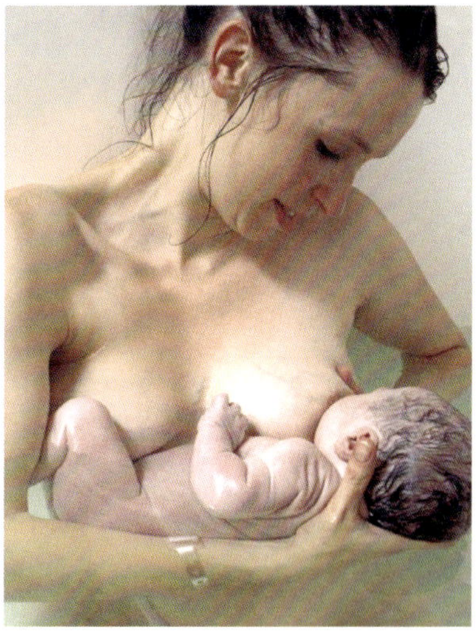

Depois do nascimento, o obstetra levou o bebê ao seio da mãe para que fosse amamentado.

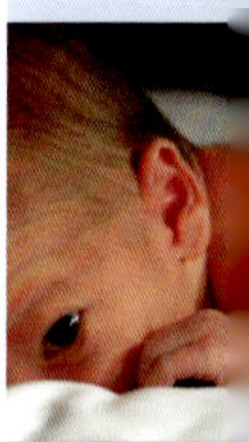

Depois de o bebê nascer

Pouco depois do nascimento do bebê, corta-se o cordão, e seu útero recomeça a contrair-se para expelir a placenta.

O terceiro estágio

Vai do nascimento do bebê até a expulsão das membranas (a bolsa amniótica que o envolvia) e da placenta. A expulsão da placenta pode ser ativada com a ajuda de medicamentos ou expelida sem medicação, o chamado terceiro estágio fisiológico (natural). Antes do parto, seu obstetra vai registrar sua opção.

Cortando o cordão Depois do nascimento do bebê, antes de ser cortado, o cordão é deixado pulsando por dois ou três minutos. Isso significa que o bebê recebe mais sangue da placenta, o que aumenta seu volume de sangue e suprimento de oxigênio. O cordão é pinçado em dois locais, cerca de 1 cm, e a 4 cm da barriga do bebê, e cortado, entre as pinças, com uma tesoura. Se seu parceiro quiser, pode pedir para cortar o cordão.

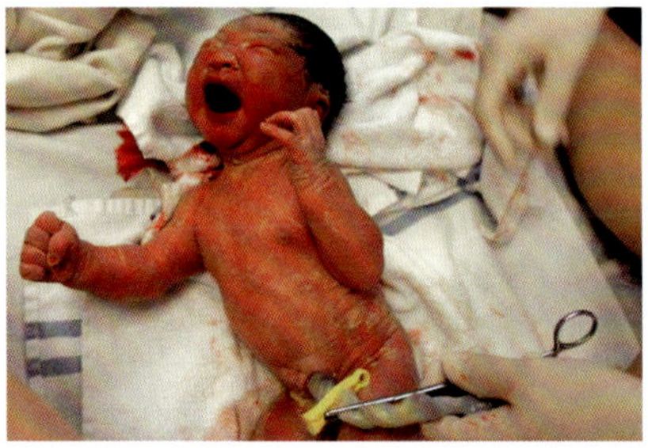

O cordão umbilical será cortado alguns minutos após o parto, interrompendo a conexão entre seu bebê e a placenta.

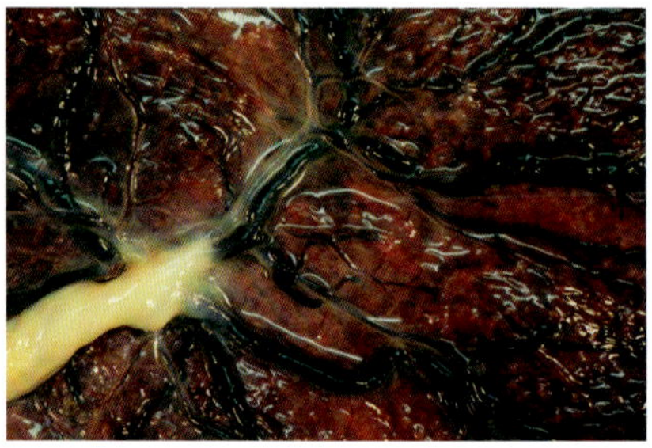

A placenta em forma de disco, que pesa por volta de 500 g, tem uma rede de veias ao redor do centro do cordão umbilical.

Expulsão ativa da placenta Nascido o bebê, pode ser aplicada uma injeção intramuscular (IM) com medicação oxitócica (geralmente sintometrina), para que o útero se contraia, e você possa expelir rapidamente a placenta e as membranas. Essa ajuda reduz o risco de um forte sangramento durante o terceiro estágio, a chamada hemorragia pós-parto (ver boxe ao lado), e acelera a expulsão da placenta, que pode ocorrer de 5 a 15 minutos após o nascimento do bebê. O risco de hemorragia pós-parto é motivo para muitas unidades aconselharem um terceiro estágio ativo. Se você tem mioma, sugere-se manejo ativo do terceiro estágio, pois há maior risco de sangramentos.

Seu obstetra coloca uma das mãos logo acima do osso púbico, impedindo que o útero desça quando puxar o

PRIMEIRO CHECK-UP

Índice de Apgar

Com 1, 5 e 10 minutos, são verificados: a respiração, a pulsação, os movimentos, a cor da pele e as respostas do bebê. (Em bebês asiáticos e negros, são avaliadas cor da boca, palmas das mãos e solas dos pés.) Para cada um desses aspectos, é dado um valor entre 0 e 2, o índice de Apgar. Um total de 7 ou mais no primeiro minuto é normal, menos do que isso significa que é necessária alguma ajuda.

Índice de Apgar	**2**	**1**	**0**
Cor da pele	Todo cor de rosa	Corpo cor de rosa, extremidades azuis	Pálido/completamente azul
Respiração	Choro regular e forte	Choro irregular e fraco	Ausente
Frequência cardíaca	Mais de 100 bpm	Menos de 100 bpm	Ausente
Movimentos/tônus muscular	Ativo	Atividade moderada	Débil
Reflexos a estímulos	Chorando ou fazendo caretas	Reação ou caretas moderadas	Sem resposta

cordão. Com a outra mão, ele puxa de leve o cordão, para ajudar a expelir as membranas e a placenta. É a "tração controlada do cordão" (CCT).

Expelindo naturalmente a placenta
Se decidir expelir a placenta sem medicamentos, conhecido como terceiro estágio fisiológico, isso pode levar até uma hora. O obstetra vai encorajá-la a empurrar, e ficar de cócoras pode ajudar. Depois da expulsão, o obstetra vai verificar se está completa e se não ficou algum pedaço dentro, o que pode causar hemorragia pós-parto (ver abaixo).

Como você se sente após o parto

Depois do enorme esforço de dar à luz, é comum ter reações físicas. Há mulheres que tremem incontrolavelmente, outras sentem náuseas e podem até vomitar. É provável que você se sinta arrebatada e sensível. Uma vez que você e o bebê sejam liberados, vocês devem ter um tempo tranquilo a sós.

A APARÊNCIA DO BEBÊ

Recém-nascidos em geral são "feinhos". Felizmente, nós pais somos "corujas" e achamos nossos bebês lindos. Ao nascer estão cobertos de verniz caseoso, misturado ao líquido amniótico e ao sangue do canal de parto. Os que expeliram o mecônio antes de nascer também podem estar com a pele e as unhas manchadas de verde.

Além disso, sua cabeça geralmente está amassada e alongada, com uma proeminência no topo, por causa da pressão que a passagem pelo canal de parto exerce na cabeça do bebê. Mais ainda? O nariz pode estar amassado para um lado e os olhos, inchados; e, algumas vezes, os genitais também. Mas fique tranquila: tudo isso é temporário. Em mais ou menos 24 horas, as feições e a silhueta dele vão se ajeitar, e a aparência dele vai estar bem mais próxima daquilo que você esperava.

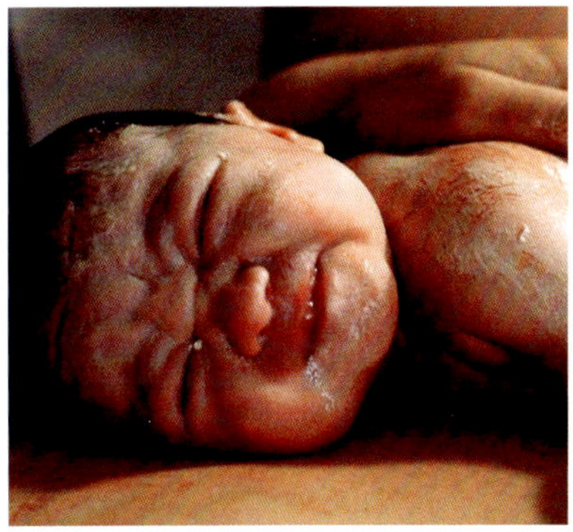
Seu recém-nascido pode parecer "amassado", mas isso desaparece em um dia ou dois.

Muitos bebês nascem com marcas de nascença avermelhadas, em geral nas pálpebras e na nuca, que somem com o tempo.

HEMORRAGIA PÓS-PARTO

Uma hemorragia pós-parto é a perda de mais de 500 ml de sangue após a expulsão da placenta. Contudo, ela também pode acontecer por causa de uma retenção da placenta, quando esta permanece dentro do útero por tempo prolongado, algo mais provável de ocorrer em uma expulsão natural da placenta.

Ela pode ocorrer também após um parto assistido com fórceps, um parto prolongado ou no caso de uma cesariana. Com a melhoria nos tratamentos de hemorragias pós-parto, com o uso de antibióticos e transfusões de sangue, a incidência de complicações caiu consideravelmente ao longo dos anos.

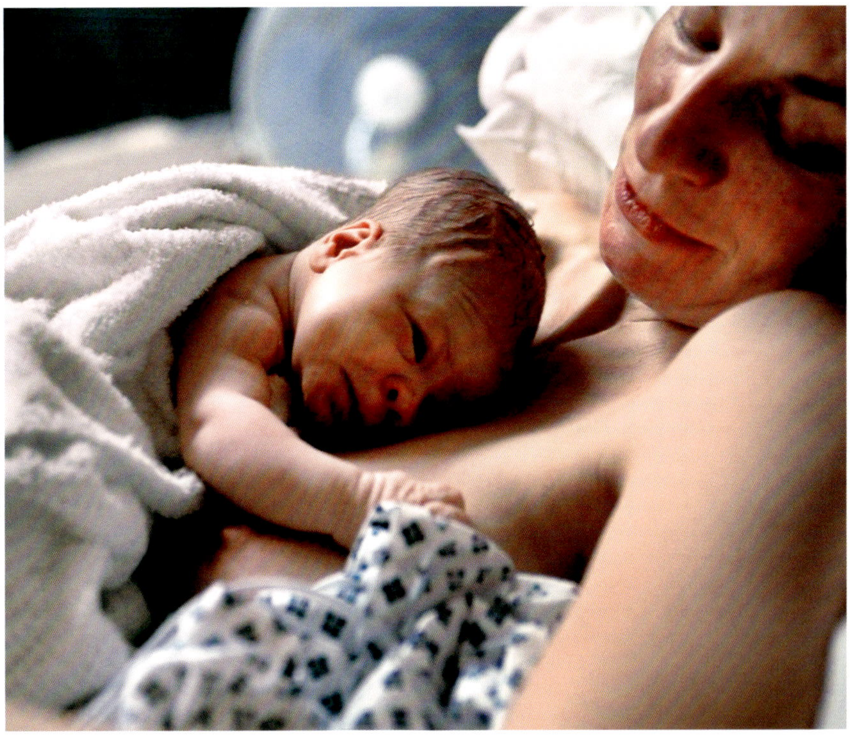
Seu contato pele a pele com o bebê vai ajudá-lo a manter-se aquecido – em geral o controle de temperatura dos recém-nascidos é falho – e a criar vínculos afetivos.

Casos especiais

CADA PARTO É DIFERENTE E HÁ MOMENTOS EM QUE ALGUMA INTERVENÇÃO É NECESSÁRIA

É possível saber com antecedência se há, na gestação, um distúrbio ou fator que torne necessária uma intervenção, como uma indução ou uma cesariana. Às vezes, durante o trabalho de parto, pode haver intercorrências que exijam assistência, ou o trabalho ser prematuro e o bebê precisar de cuidados especiais. Em todos os casos, fique tranquila, pois há procedimentos para cuidar de sua segurança e da de seu bebê.

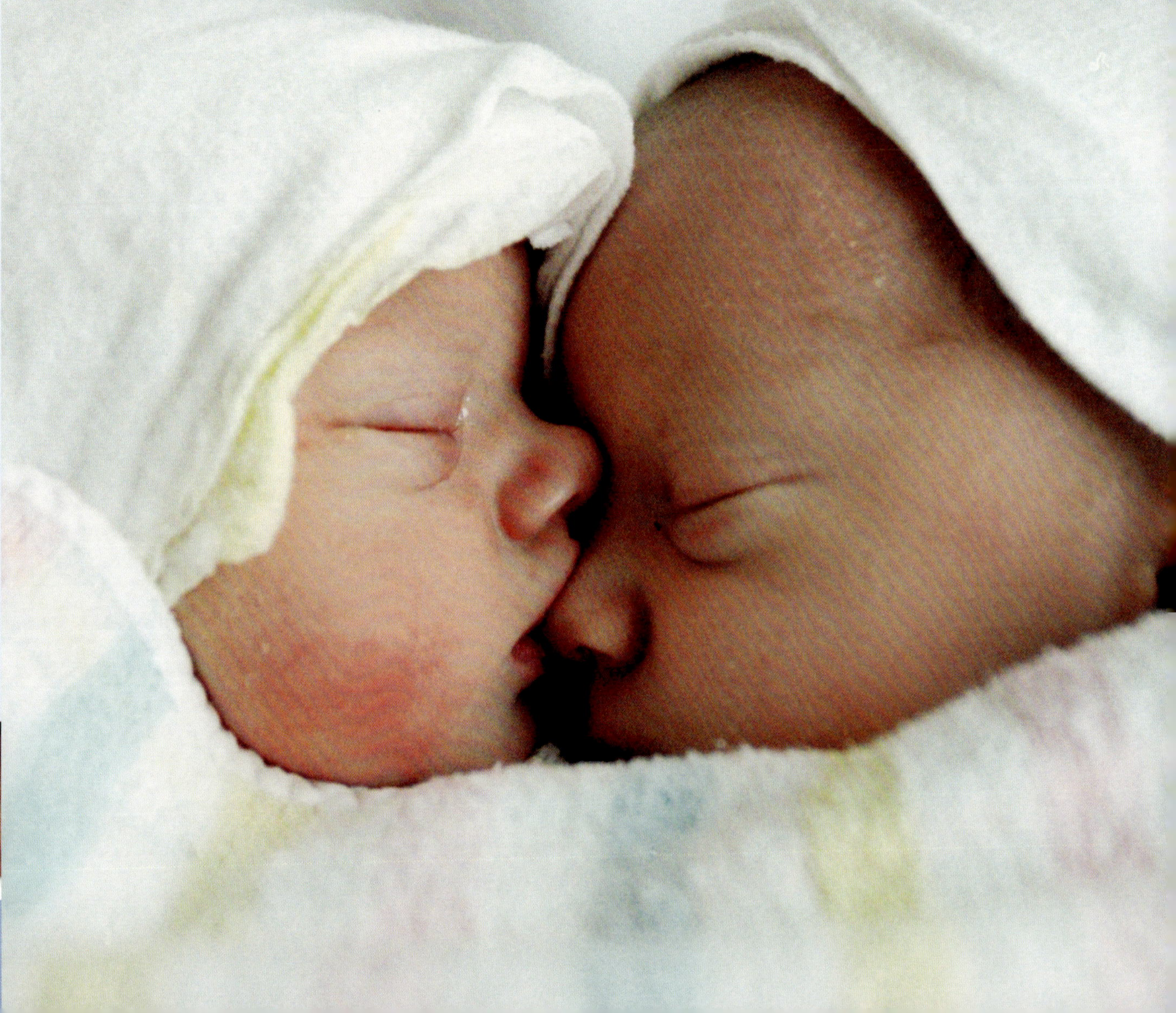

Parto prematuro

O termo "prematuro" descreve tanto o tempo do nascimento, antes da 37ª semana, quanto o grau de preparo do bebê para a vida fora do ventre. Os partos prematuros constituem 11% dos nascimentos.

Seu bebê pode nascer prematuro por aconselhamento médico (ver abaixo) ou por você ter entrado em trabalho de parto, espontâneo, pré-termo. Quanto mais cedo ocorrer o parto, maior a probabilidade de haver complicações com o bebê, como problemas respiratórios ou infecções. Entretanto, os progressos atuais no cuidado de bebês prematuros possibilitam a sobrevivência de bebês que nasçam tão cedo quanto na 22ª semana da gestação. Caso seu bebê seja prematuro, talvez precise passar algum tempo em uma unidade de cuidados especiais para bebês (ver p. 452).

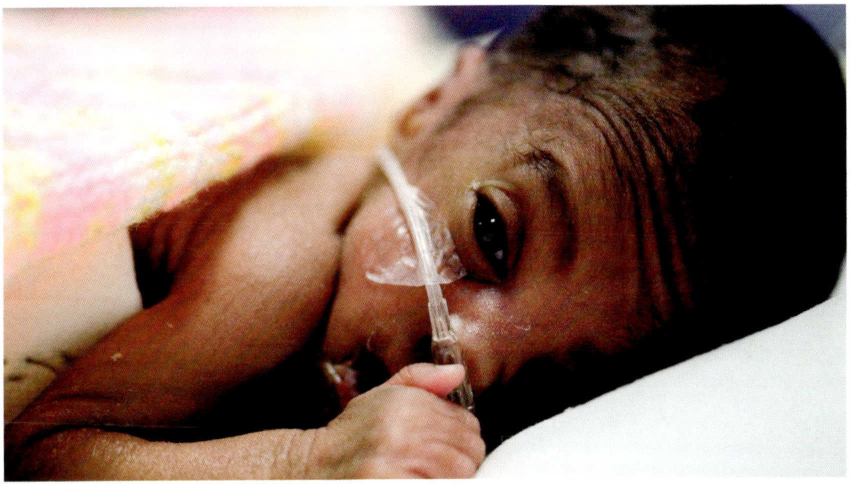

Ver seu minúsculo bebê ligado a monitores e tubos pode ser alarmante, mas conforte-se com o fato de que estão ajudando o bebê a respirar, a alimentar-se e, portanto, a desenvolver-se.

Aconselhando um parto prematuro

A decisão pelo parto prematuro deve ser tomada se houver perigo para a saúde da mãe ou do bebê, como no caso de a mãe ter algum problema médico (por exemplo, cardiopatia), que aumentaria o risco de estresse físico ou de pré-eclâmpsia (ver p. 474), colocando em perigo a saúde dela e a do bebê. Também pode ser aconselhável o parto prematuro se um exame mostrar que a placenta não está funcionando bem e o bebê não recebe oxigênio suficiente. Dos bebês nascidos antes da 32ª semana por razões médicas, a maior parte nasce de cesariana. Após 32 semanas, é possível induzir o parto (ver p. 432).

Parto pré-termo espontâneo

Em geral, a causa de um parto espontâneo antes da 37ª semana é desconhecida, mas é provável que haja alguma anormalidade na parede uterina, como um grande mioma (ver p. 218) ou "fraqueza" do colo do útero (inata ou em razão de cirurgia anterior). Também uma infecção ou inflamação nas membranas amnióticas pode iniciar as contrações prematuramente.

O que pode ser feito? O parto pré-termo não pode ser interrompido, mas há medicação para desacelerar o processo e reduzir alguns riscos.

Os esteroides promovem a produção de surfactantes, elementos naturais nos pulmões do bebê que reduzem o esforço da respiração. Para maior benefício, devem ser dados de 24 a 48 horas antes do nascimento.

Há também comprimidos ou injeções para reduzir a frequência das contrações, o que pode prolongar a gravidez por alguns dias, tempo em que os esteroides podem fazer efeito. A melhor opção é ir para um hospital com unidade de cuidados especiais para bebês.

Por fim, é provável a recomendação de antibióticos injetáveis, pois os bebês prematuros são suscetíveis a infecções bacterianas, que podem passar pelo colo do útero durante o nascimento.

PREVENDO UM PARTO PREMATURO

É difícil saber se o seu trabalho de parto vai ser prematuro, mas se você já teve um, são feitos exames para verificar as chances de isso acontecer novamente na gestação atual. Um exame cervical pode ser feito por volta da 23ª semana, pois um colo mais curto do útero aumenta o risco de prematuridade. Em esfregaços vaginais, foram detectadas bactérias associadas a parto prematuro, e um exame da fibronectina fetal (da placenta e do esfregaço) mostra se as membranas e o colo do útero estão estressados, o que pode desencadeá-lo. Algumas vezes, o colo mais curto é fortalecido com uma sutura. Se houver bactérias patológicas, podem ser receitados cremes antibióticos e pessários de progesterona para parar as contrações, mas esse tratamento ainda está em fase experimental.

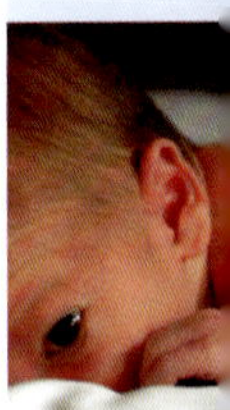

Indução do trabalho de parto

Em cerca de 11% dos partos no Brasil, o trabalho de parto é iniciado artificialmente, por um procedimento conhecido como indução.

A indução pode ser feita se constatado que a continuação da gravidez apresenta algum risco para a saúde da mãe ou do bebê. O motivo mais comum para isso é uma gravidez que dura além de 41 ou 42 semanas, caso em que a placenta pode começar a falhar. A indução pode ser feita antes, se a gestação for gemelar ou se a mãe tiver algum distúrbio, como diabetes. Antes de marcar a data para a indução, o obstetra pode fazer um descolamento de membranas (ver p. 393) para provocar a entrada em trabalho de parto espontâneo.

Indução não é sinônimo de "aumento" do parto, quando são usados medicamentos para melhorar a eficiência das contrações e a gestante já entrou em trabalho espontâneo de parto (ver p. 415).

PERGUNTAS E RESPOSTAS

Se eu fizer uma indução, há mais chances de que precise de intervenção médica?

Se o seu parto for induzido, aumentam as chances de você ter um parto assistido a fórceps ou vácuo-extrator (ver pp. 436-437) ou uma cesariana, e ainda maiores se for o seu primeiro bebê, se o colo do útero não for favorável (ver à direita), ou se a indução está sendo feita relativamente cedo na gravidez. Em geral, o motivo para essas intervenções médicas é a lentidão do trabalho de parto ou o fato de não conseguir desencadeá-lo, mesmo após as ações necessárias. Além disso, algumas vezes, preocupações com o bem-estar do bebê durante o processo de indução podem levar à intervenção.

O parto induzido é mais dolorido do que o espontâneo?

Algumas mulheres, após a indução, sentem contrações fortes muito depressa. Como não foram aumentando gradualmente, tal dor pode ser menos tolerada pelas mulheres, o que pode acarretar maior necessidade de substâncias fortes para aliviar a dor, como a epidural.

Avaliando o colo do útero

Antes da indução, é feito um exame interno do colo do útero, pois é mais fácil se ele estiver curto e macio, chamado de "favorável" ou "maduro", em lugar de longo e firme. As descobertas são registradas no índice de Bishop, que também mede a dilatação do colo do útero (ver p. 415), a posição do colo do útero e a descida da cabeça do feto na pelve (ver p. 414). Uma nota total acima de seis indica boas condições para induzir o parto.

Amaciando o colo do útero

Se o colo do útero não estiver maduro, pode ser afinado com prostaglandinas, substâncias naturais no parto que ajudam a estimular as contrações.

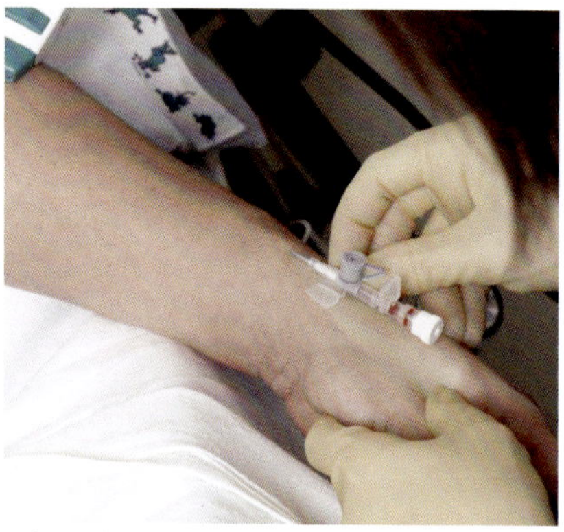

O hormônio sintético sintocina é administrado por via intravenosa para estimular a força e a frequência das contrações.

As prostaglandinas artificiais podem ser administradas em forma de comprimidos vaginais ou de gel, aplicados no topo da vagina, próximo ao colo do útero. Em geral, o procedimento é eficiente, mas algumas vezes o colo do útero não afina, mesmo após várias doses, caso em que, dentro de alguns dias, o procedimento deve ser repetido. Mas há mulheres em que uma só dose provoca excelentes efeitos.

Estourando a bolsa

A ruptura artificial das membranas, ou amniotomia, é um dos passos mais importantes no processo de indução. O procedimento é chamado de "romper a bolsa" e é feito quando o colo do útero está afinado, pouco dilatado e a cabeça começou a entrar na pelve. Um cateter bem fino é inserido pelo colo do útero e usado para fazer um pequeno orifício nas membranas amnióticas, o que permite a saída de um pouco do líquido amniótico. Isso afina o colo do útero ainda mais e pode provocar contrações na parede do útero. Se as contrações não se estabelecerem depois disso, o tratamento usual é a sintocina (ver abaixo).

Oxitocina e sintocina

A oxitocina é um hormônio natural que estimula o útero, aumentando a frequência e a força das contrações. Uma forma sintética, chamada sintocina, pode ser usada com o mesmo efeito, diluída em soro e colocada em uma bolsa para aplicação intravenosa. Ela é segura e eficiente quando usada corretamente, mas é necessário muita cautela, pois contrações em excesso podem reduzir o fornecimento de oxigênio para o bebê durante o parto. Como precaução, as contrações e os batimentos cardíacos do bebê são continuamente monitorados (ver p. 418).

Apresentação pélvica

Com 32 semanas, 15% dos bebês estão sentados. Com o tempo, a maioria se vira e, a termo, só 3% a 4% continuam sentados.

Em geral, o parto e o nascimento de bebês sentados são mais difíceis. Assim, se no final da gravidez o bebê ainda estiver sentado, podem lhe sugerir um procedimento para virá-lo (ver abaixo).

Virando o bebê

O procedimento para fazer o bebê virar, se ele ainda estiver sentado, é chamado versão cefálica externa (VCE) e é tentado, em geral, em torno da 37ª semana. O obstetra pressiona a parte inferior de seu abdome para elevar as nádegas de seu bebê acima da pelve. Para girá-lo, faz-se pressão até ele ficar de cabeça para baixo. A manobra pode causar desconforto e é comum administrar uma medicação para relaxar o útero. Durante o procedimento, é feito um ultrassom para servir de guia.

De modo geral, o sucesso da VCE é maior do que 40%. Não está livre de complicações (sangramento atrás da placenta, ruptura uterina), mas elas são raras. Se a VCE não tiver sucesso e você quiser tentar um parto vaginal, o conselho é fazê-lo no hospital, para ter auxílio rápido, se necessário. Em alguns casos, o bebê sentado pode tornar o parto vaginal difícil e uma cesariana é a melhor escolha.

Apresentação pélvica diagnosticada no parto

Não é comum, mas, às vezes, só se descobre que o bebê está sentado depois de iniciado o trabalho de parto, porque pode ser difícil, apenas apalpando sua barriga, diferenciar a cabeça e as nádegas do bebê.

Se a apresentação pélvica for diagnosticada durante o trabalho de parto, ainda é possível fazer uma VCE, mas há menores probabilidades de sucesso. A VCE durante o trabalho de parto pode ser inviável se a bolsa já estourou, se ele já está muito avançado ou, claro, se não houver ninguém que realize o procedimento.

Nascimento do bebê

Se ainda for tentado o parto vaginal, você vai precisar de cuidados exclusivos de uma enfermeira obstétrica, e, se possível, da presença de um obstetra e de outra enfermeira ou médico para cuidar do recém-nascido, caso ele necessite ser ressuscitado.

A sugestão é ter os batimentos cardíacos do bebê monitorados durante o trabalho de parto e também uma cânula intravenosa em seu braço ou mão, caso precise de uma cesariana. Para se preparar para o nascimento, podem lhe pedir que se deite com as pernas apoiadas em suportes, para que o médico examine o bebê, mas você também tem a alternativa de ficar de quatro. A bexiga é esvaziada com um cateter e pode ser feita uma episiotomia (ver p. 426), para assegurar espaço suficiente na vagina, se o uso de fórceps for necessário. O obstetra pode aplicar uma leve pressão nos braços ou pernas do bebê durante o nascimento, mas é provável que você nem note. Com exceção dessas diferenças, o nascimento deve ocorrer como o de um bebê que esteja de ponta-cabeça. A cabeça será retirada do canal de parto com as mãos ou a fórceps, para controlar a velocidade do nascimento, que não deve ser muito alta nem muito baixa.

Se surgirem complicações, é indicada a cesariana.

APRESENTAÇÕES PÉLVICAS DO BEBÊ

O bebê fica em uma de três posições: estendida, flexionada ou sobre os pés. Na posição pélvica estendida, os quadris estão flexionados, os joelhos estendidos e os pés na cabeça. Essa é mais propícia ao parto vaginal. Na flexionada, os quadris e os joelhos estão flexionados, com os pés acima das nádegas, e pode ser possível o parto vaginal. Na pélvica sobre os pés, os quadris estão estendidos com os pés abaixo das nádegas, tornando improvável um parto vaginal de sucesso.

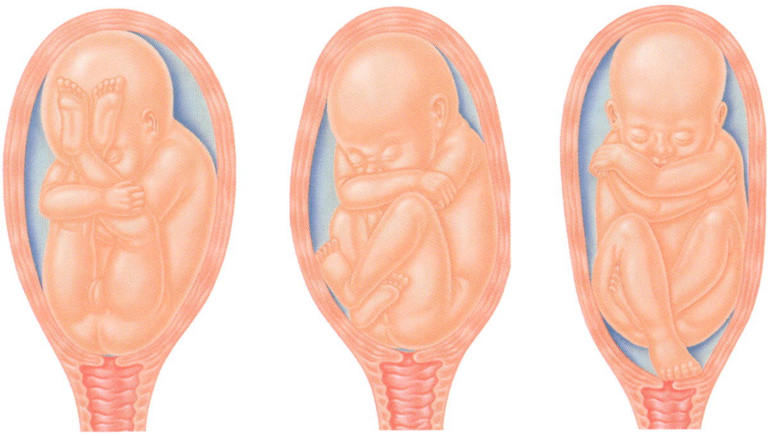

Pélvica estendida (incompleta) — **Pélvica flexionada (completa)** — **Pélvica sobre os pés**

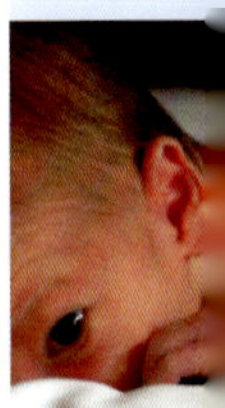

Nascimento de múltiplos

A gestação múltipla aumenta o risco de complicações durante o nascimento, e você e os bebês serão monitorados de perto.

A gestação múltipla acontece naturalmente em cerca de uma em cada 90 mulheres, mas as chances de ter gêmeos aumentam com alguns fatores, como fazer tratamentos de fertilidade, engravidar quando for um pouco mais velha, já ter tido filhos e ter um histórico familiar de gêmeos.

Monitoramento durante a gravidez

Como as gestações múltiplas oferecem alto risco, você vai receber monitoramento adicional. O tipo de parto depende da posição dos bebês e de outras complicações. Uma preocupação é se os gêmeos vão nascer prematuramente, com peso baixo, o que pode significar a necessidade de algum tempo na unidade de cuidados especiais (ver p. 452). Próximo ao fim da gravidez, você pode fazer exames adicionais para monitorar o crescimento dos bebês, pois, na gravidez de gêmeos, pode estar reduzida a habilidade de a placenta fornecer oxigênio. É verificado o volume de líquido ao redor de cada bebê e os batimentos cardíacos são verificados para comprovar o bem-estar deles.

Complicações possíveis

Algumas complicações com os bebês ou com a mãe podem tornar necessária uma cesariana.

Complicações fetais A síndrome da transfusão intergemelar (TTTS) é um distúrbio restrito a gêmeos idênticos, que compartilham a placenta (ver p. 51). Ela ocorre se há uma ligação direta no fornecimento de sangue entre os bebês e pode colocar em risco a vida de ambos. Bebês com TTTS precisam de tratamento especializado, que pode reduzir o líquido em torno de um bebê ou usar laser para separar as circulações.

Raramente gêmeos se desenvolvem na mesma bolsa, os chamados gêmeos monoamnióticos. O maior risco nesse caso é que os cordões se enrosquem, afetando o fornecimento de oxigênio. No final da gravidez, é comum terem o coração monitorado e nascerem de cesariana.

Complicações para a mãe Ao esperar gêmeos, provavelmente há maior risco

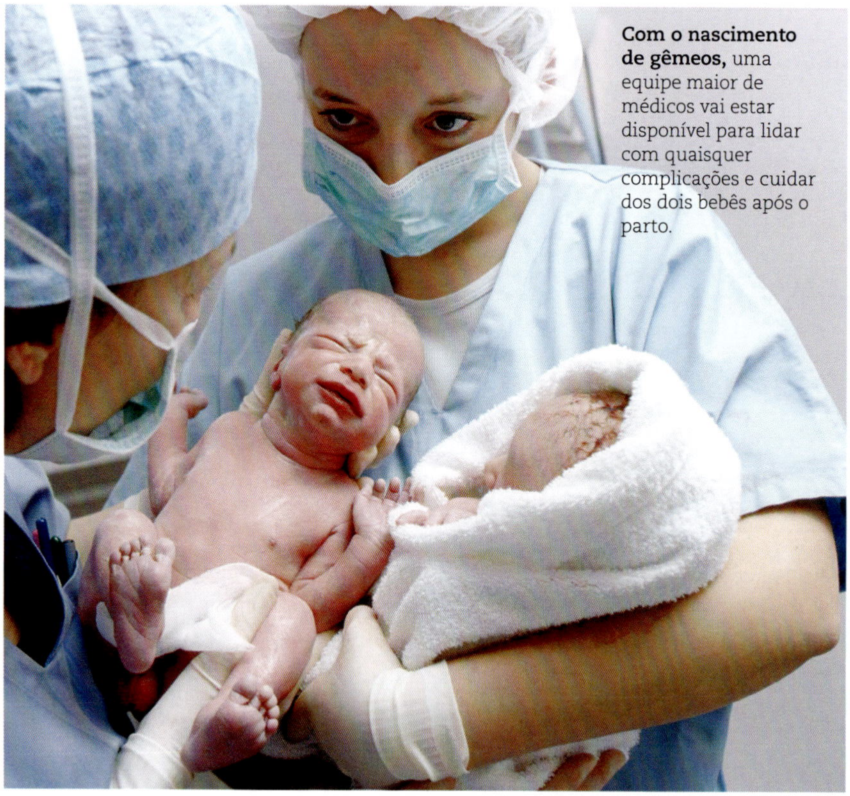

Com o nascimento de gêmeos, uma equipe maior de médicos vai estar disponível para lidar com quaisquer complicações e cuidar dos dois bebês após o parto.

PERGUNTAS E RESPOSTAS

Posso escolher como vou dar à luz os meus bebês?

Se você vai ter gêmeos, converse com o obstetra, durante a gravidez, sobre seus planos para o nascimento. Sua decisão entre ter um parto vaginal ou uma cesariana provavelmente terá como base fatores como a posição dos bebês ou outros. Depois de tempo suficiente para considerar todos os fatores relevantes, o mais importante é sua preferência.

O parto de gêmeos pode ser em casa?

Ter um parto de gêmeos em casa é possível, mas não aconselhável, pois é necessária uma equipe médica maior e há maior probabilidade de precisar de uma intervenção, como uso de fórceps, especialmente para o segundo gêmeo. Para a segurança de seus bebês, é recomendável que o parto seja feito no hospital.

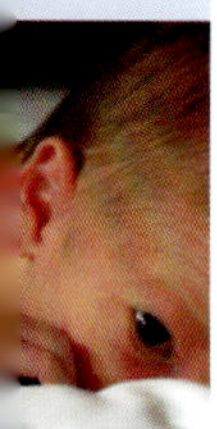

HISTÓRIA DE PARTO O NASCIMENTO DE GÊMEOS

Em uma das primeiras ultrassonografias, Gillian descobriu que teria gêmeos. De início, ficou preocupada, achando que a gravidez e o parto seriam difíceis, mas sua confiança cresceu à medida que via os bebês se desenvolvendo bem. Ela entrou em trabalho de parto com 35 semanas.

A história do parto de Gillian: Fiquei chocada quando me disseram que teria gêmeos, pois, na minha família, ninguém teve. A gravidez foi um pouco difícil, fiquei bem cansada e tinha um barrigão enorme. Mas gostava muito dos ultrassons, que eram reconfortantes.

Entrei em trabalho de parto pouco depois da 35ª semana. Depois das contrações iniciais, a bolsa estourou às 2 h. Em 15 minutos, meu parceiro me levou ao hospital – acho que ele estava um pouco em pânico. Jonathan, nosso primeiro gêmeo, nasceu logo depois das 16 h, então a primeira parte de meu parto foi bem longa, eu consegui aguentar com anestésico gasoso e uma injeção de diamorfina. Celia chegou 20 minutos depois. A equipe rompeu a segunda bolsa, porque os batimentos cardíacos dela estavam fracos, mas ela estava bem ao nascer. Lembro-me da sala de parto lotada e, mesmo com as pessoas se apresentando a mim, eu não saberia dizer quem eram. No entanto, logo depois do nascimento, nos deixaram um tempo a sós com os bebês. Aquele foi o melhor momento: todas as preocupações desapareceram e nós éramos "mamãe e papai".

Os comentários do obstetra: Como muitas mulheres grávidas de gêmeos, Gillian estava preocupada com o que poderia acontecer com ela e os bebês durante o trabalho de parto. Tivemos muitas conversas durante a gravidez, mas ela ainda se sentia ansiosa. Quando chegou à ala de partos, no entanto, viu que todos eram profissionais experientes, o que a deixou confiante para lidar com as coisas conforme ocorriam. Os dois bebês estavam muito bem quando deixaram o hospital, e Gillian também teve excelente recuperação.

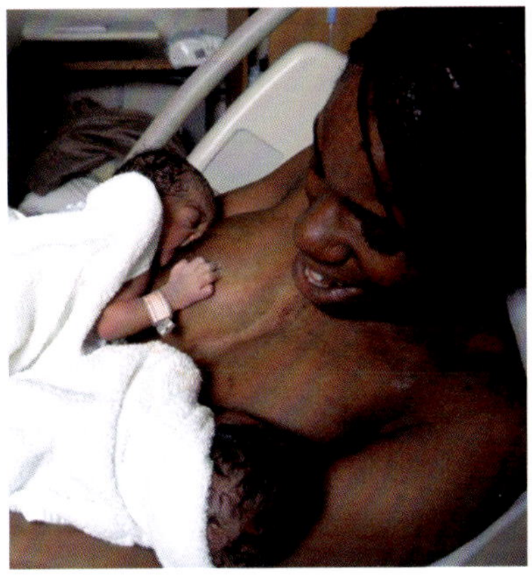

Embora seja de alto risco, o nascimento seguro de ambos os bebês é comum no parto de gêmeos.

de complicações, como pré-eclâmpsia (ver p. 474), por causa da carga adicional em seus rins; a colestase obstétrica, um problema no fígado (ver p. 473), por motivos desconhecidos; e trombose, pois há uma demanda maior para sua circulação. Esses problemas também podem levar à recomendação de um parto prematuro.

Entrando em trabalho de parto

É mais provável que seus bebês pesem menos do que a média. Na gravidez de gêmeos, você provavelmente vai entrar em trabalho de parto por volta da 37ª semana; com trigêmeos, por volta da 34ª semana; e com quádruplos por volta da 32ª semana. O peso médio de gêmeos é de 2,5 kg; trigêmeos, 1,8 kg; quádruplos, 1,4 kg.

Parto e nascimento de gêmeos

Se você pretende ter um parto vaginal, ele demora tanto quanto o de apenas um bebê.

Durante o parto múltiplo, recomenda-se o monitoramento contínuo dos batimentos cardíacos, tanto da mãe quanto dos bebês, com um cardiotocógrafo (ver p. 418) e, em geral, isso é feito colocando, para cada bebê, uma faixa ao redor da barriga; entretanto, há vezes em que o segundo é monitorado assim e coloca-se um pequeno eletrodo no couro cabeludo do primeiro (ver p. 419), ouvindo-se melhor os batimentos do primeiro bebê, caso forem difíceis de achar.

Dando à luz o primeiro gêmeo

No caso do primeiro bebê, a probabilidade de ser necessário fórceps, ou vácuo- -extrator, é a mesma que a do parto de um só bebê, embora o nascimento do primeiro possa ser assistido, para o médico ter acesso rápido ao segundo gêmeo. Após o nascimento do primeiro, o cordão dele é pinçado e cortado, mas a placenta geralmente continua no útero até que o segundo nasça.

Dando à luz o segundo gêmeo

Sentindo seu abdome, fazendo um exame interno ou usando um ultrassom, a equipe médica vai confirmar se o segundo gêmeo está com a cabeça ou as nádegas para baixo. Quando a cabeça do segundo bebê entrar na pelve, a segunda bolsa amniótica pode ser rompida, para estimular contrações fortes. Um parto normal deve acontecer em 30 minutos, e o fórceps ou o vácuo-extrator só serão usados se houver problemas. Se o segundo bebê está sentado, é melhor ter um médico à mão para ajudar. É incomum o primeiro gêmeo nascer de parto normal e o segundo de cesariana, mas isso pode acontecer, se o segundo bebê precisar nascer com urgência, e o parto vaginal não for seguro.

Expelindo a placenta No caso de gêmeos, há maior risco de hemorragia pós-parto, o que leva à recomendação de um terceiro estágio (ver p. 428) ativamente administrado.

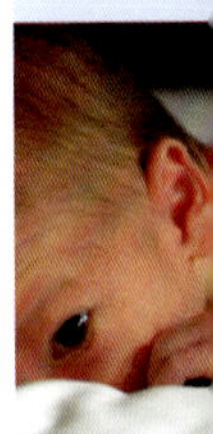

Parto assistido

Ele é seguro, pois pode prevenir complicações futuras. Estima-se que 1 em cada 10 bebês nasça por parto assistido.

CHECKLIST

Motivos para o parto assistido

Há vários fatores que aumentam a probabilidade de se fazer um parto assistido.

- **Batimentos cardíacos anormais do bebê** sugerem que ele pode estar sofrendo.
- **Você está empurrando há muito tempo,** mas a progressão do trabalho de parto é lenta.
- **Você está exausta** e não consegue mais empurrar.
- **Você tem algum problema de saúde** e não pode empurrar por muito tempo.

O parto assistido é aquele em que, para auxiliar o parto vaginal, usa-se fórceps ou vácuo-extrator (também chamado ventosa de sucção). Há risco de alguns efeitos colaterais leves, como hematomas, mas complicações maiores são raras.

Como todas as intervenções médicas, o uso do fórceps ou do extrator é admitido apenas quando for necessário para a saúde do bebê e/ou da mãe.

O procedimento

Primeiro, o médico que está cuidando de você vai explicar a necessidade do procedimento e também as complicações possíveis. Você pode precisar assinar um formulário de consentimento, embora nem todos os hospitais o exijam. Antes do nascimento, você vai ficar deitada, e suas pernas serão postas em suportes, na posição de litotomia. Se estiver numa cama, a extremidade é removida para o médico ter acesso ao bebê, e alguém fará sua higiene: serão colocados lençóis limpos para cobrir suas pernas e barriga e um cateter para esvaziar sua bexiga. O médico vai posicionar o fórceps ou afixar o extrator na cabeça do bebê e estimular você a começar a empurrar novamente quando tiver uma contração. O bebê deve nascer em aproximadamente 20 minutos, contados a partir desse momento. Se você conhece seu obstetra, a vantagem é que sua confiança nele lhe dá a tranquilidade de que esse é, de fato, o procedimento recomendado no seu caso.

Fórceps

O fórceps cirúrgico moderno foi inventado no século XVII, pelo médico britânico Chamberlen, e assim, embora modificado ao longo do tempo, tem sido usado por centenas de anos. É um método eficiente e confiável para auxiliar o parto, mas deve ser usado com cuidado e por um médico especializado.

O fórceps é colocado de modo a segurar os lados da cabeça do bebê, próximo às orelhas e bochechas. A seguir, a cabeça do bebê é puxada suavemente, enquanto você empurra durante uma contração: em seguida, o bebê é guiado para fora do canal de parto.

O fórceps também pode ser usado perto do final do parto, se o bebê estiver na posição occipício-posterior, com as costas voltadas para a mesma direção que as da mãe (ver p. 417), para arrumar a cabeça do bebê antes do nascimento. Após a rotação da cabeça, o parto é, então, completado como descrito acima.

MÉTODOS DE ASSISTÊNCIA DO PARTO

A assistência ao parto com vácuo-extrator ou fórceps é um procedimento seguro e muito praticado, que pode impedir a necessidade de uma cesariana de emergência. A escolha do fórceps ou do extrator depende do conhecimento e experiência particulares do médico que realizar o procedimento.

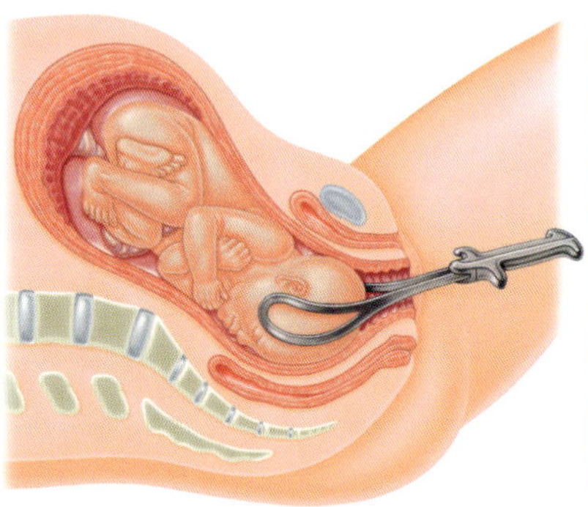

Com o fórceps, os lados da cabeça do bebê são pressionados por tenazes que guiam a cabeça para fora, acompanhando suas contrações.

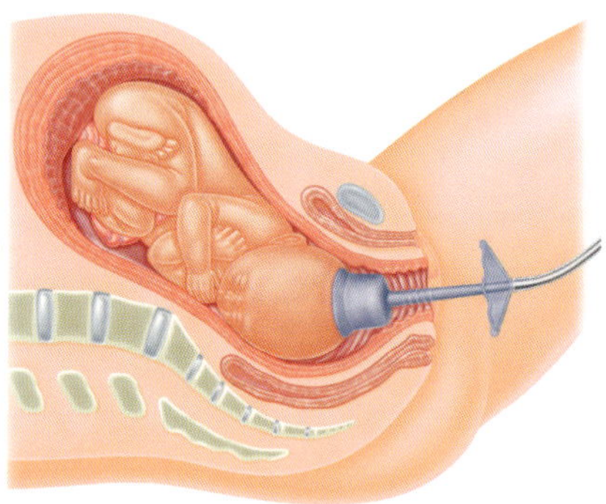

O extrator, macio, é afixado na cabeça do bebê, que é suavemente guiado para fora.

Prós e contras do fórceps Há várias vantagens que privilegiam o fórceps em relação ao vácuo-extrator. Ele funciona mesmo que suas contrações sejam fracas ou que esteja difícil empurrar por você estar exausta. Além disso, o fórceps tem uma taxa muito baixa de fracassos: se o médico conseguir colocar o fórceps na cabeça do bebê com facilidade, em geral vai conseguir completar o parto vaginal sem precisar recorrer a uma cesariana de emergência. A desvantagem é que você tem mais chances de ter danos vaginais ou perineais do que se fosse usado um extrator.

Vácuo-extrator

O vácuo-extrator ou ventosa foi inventado nos anos 1950. Ele é unido a um tubo, conectado a uma bomba de sucção. O extrator, que pode ser de plástico (rígido ou maleável) ou de metal, é colocado no topo da cabeça do bebê, e o obstetra "puxa" o bebê enquanto você tem uma contração.

Partos com extrator são muito seguros, contanto que você esteja com pelo menos 34 semanas de gravidez, pois antes disso a cabeça do bebê é muito frágil e não aguenta a sucção – poucos médicos usam o extrator antes da 32ª semana.

Prós e contras do extrator O extrator leva algumas vantagens sobre o fórceps: muitas vezes é mais fácil de aplicar e pode ser mais confortável; é menos provável que cause danos vaginais e perineais ou que você precise de uma episiotomia; pode ser usado antes de você estar com dilatação completa, se o bebê mostrar sinais de sofrimento. Existe um pequeno risco de machucar o couro cabeludo, mas complicações graves são raras; se seu bebê precisa ser parido, esses pequenos riscos devem ser pesados em relação ao risco de não dar à luz seu bebê.

A ventosa falha em até 20% dos casos, com mais chances de ocorrer se o bebê não estiver em uma posição ideal para o parto. Se o extrator sair durante o nascimento, pode ser reaplicado, ou pode ser usado o fórceps em seu lugar. Algumas vezes, no entanto, quando o extrator falha, é necessário fazer uma cesariana.

Alívio para a dor

O parto assistido pode doer, então é importante que você receba alívio suficiente para administrar a dor. Em alguns casos, uma injeção de anestésico local em torno da vagina é suficiente para ajudá-la, particularmente se o obstetra acredita que o nascimento será rápido e se o bebê já desceu pela maior parte da pelve. Para partos assistidos mais difíceis, por exemplo, quando o bebê não está na posição occipício-anterior (ver p. 417), pode ser usada a epidural (ver p. 404), que é particularmente útil se você der à luz na sala de cirurgia em lugar da sala de partos – se o médico achar que o fórceps ou o extrator tem grande probabilidade de falhar, levando à necessidade de uma cesariana de emergência. Finalmente, se a epidural já foi administrada, pode-se dar uma outra medicação, se necessário.

COMPLICAÇÕES POSSÍVEIS

Na maioria dos casos, tanto a mãe quanto o bebê ficam perfeitamente bem após o parto assistido, mas podem ocorrer complicações ocasionais.

Problemas durante o nascimento O problema chamado distocia do ombro, em que os ombros do bebê ficam entalados durante o nascimento (ver p. 426) é mais comum no parto com fórceps ou vácuo-extrator. Se os ombros entalarem, há manobras simples que geralmente os liberam sem grande dificuldade, mas (raramente) uma distocia do ombro pode se tornar uma emergência e, para completar o parto, deve-se recorrer ao médico com conhecimento especializado.

Como seu bebê pode ser afetado O fórceps pode deixar um hematoma temporário na lateral do rosto de seu bebê ou pressionar o nervo próximo aos olhos, deixando o bebê incapacitado para piscar por um ou dois dias. O extrator, por sua vez, tende a deixar um hematoma no topo da cabeça (e a cabeça pode ficar alongada no local onde a sucção foi aplicada). Isso parece um pouco alarmante, mas vai desaparecer dentro de algumas semanas. São muito raras as complicações mais severas para o bebê, que podem incluir fratura no osso do crânio após o parto com fórceps, ou sangramento no crânio após o uso do extrator.

Como você pode ser afetada Você tem mais chances de precisar de uma episiotomia, particularmente durante o parto com fórceps, para proteger seu ânus de danos mais severos durante o nascimento. Em geral, isso é feito com sucesso, mas em alguns casos pode ocorrer uma lesão a mais no ânus, e será necessário dar pontos com cuidado, na sala de cirurgia, para reparar a área. Também podem ser dados pontos em outras lacerações, se ocorrerem dentro ou ao redor da vagina.

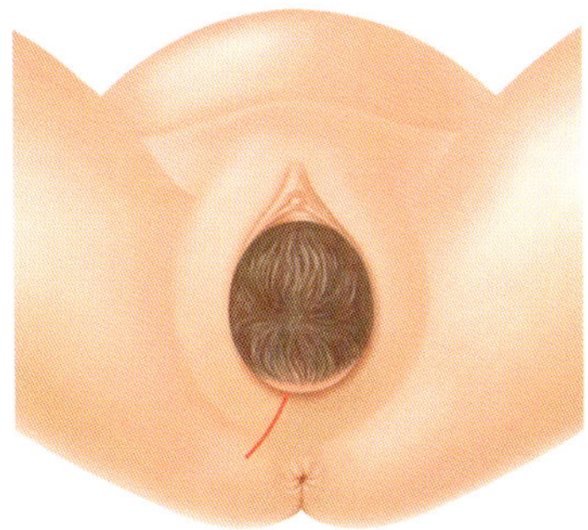

Em geral é feito um corte médio-lateral no músculo, em ângulo entre a vagina e o períneo.

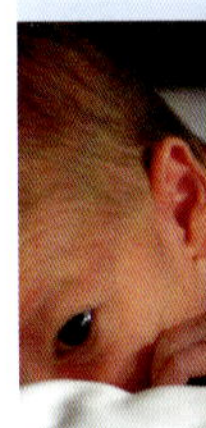

Cesariana

Uma cesariana é sugerida em situações de risco, quando há benefício potencial para a sua saúde, a do bebê ou a de ambos.

A cesariana é o nascimento do bebê por meio de um corte em seu abdome. É considerada razoável uma taxa de cesarianas de aproximadamente 10% a 15%, embora na maioria dos países essa taxa tenha chegado bem acima dos 20%, e, segundo o Ministério da Saúde, a cesariana já representa 55% dos partos realizados no Brasil.

Não se sabe ao certo por que a taxa de cesarianas aumentou tanto, mas a causa mais provável, além da facilidade de tempo e da disponibilidade de leitos no parto programado, é livrar-se de riscos e oferecer uma cesariana quando surgir algum problema. Algumas mulheres podem achar que as cesarianas são mais seguras para o bebê do que o parto vaginal. Na verdade, se você teve uma gravidez sem complicações, é difícil justificar uma cesariana com base em fundamentos médicos.

Tipos de cesariana

As cesarianas podem ser de emergência ou planejadas, sendo que a urgência é medida pelo médico com um sistema de "notas". A cesariana que recebe nota 1 é a realizada se houver uma ameaça imediata para a mãe ou para o bebê. Na de nota 2, há certa preocupação com o bem-estar da mãe ou do bebê, mas não uma ameaça imediata de morte. A de nota 3 é aquela em que não há preocupação imediata com a mãe ou com o bebê, mas aconselha-se um parto prematuro, dada a existência de algum problema da mãe ou do bebê. A de nota 4 é a cesariana eletiva, planejada para agradar à mãe ou ao hospital.

Cesariana de emergência A cesariana do tipo 1 é mais comum quando o bebê está em risco, se seu suprimento de oxigênio foi reduzido ou se houver sinais de sofrimento fetal. Nesse caso, a equipe tenta bem rápido realizar uma cesariana – em 30 minutos, se possível –, embora seja importante não enveredar por atalhos que coloquem sua saúde em risco desnecessário.

As cesarianas do tipo 2 e 3 ocorrem quando não há risco de morte imediato e são mais comuns do que as de tipo 1. A do tipo 2 pode ser realizada se os batimentos cardíacos do bebê acarretarem preocupações no início do trabalho de parto e seja baixa a perspectiva de realizar um parto normal em tempo relativamente curto. Um exemplo de cesariana do tipo 3 é aquela realizada porque o parto induzido não funcionou.

Cesarianas eletivas Cerca de um terço das cesarianas é eletivo, do tipo 4, e o número aumentou bastante nos últimos anos. Os motivos subjacentes a uma cesariana eletiva incluem o fato de o

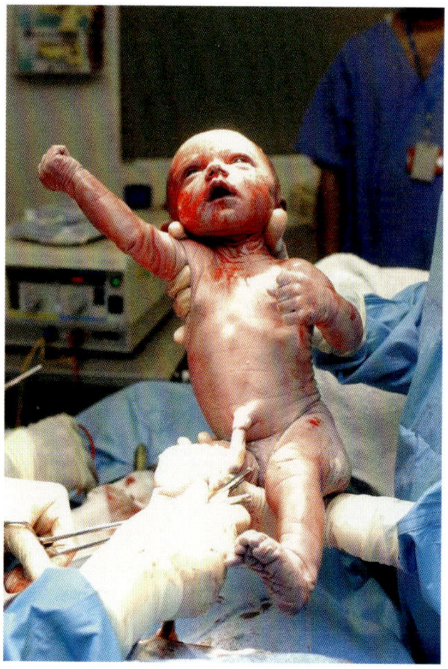

O bebê é gentilmente erguido para fora do útero, e o cordão é pinçado e cortado.

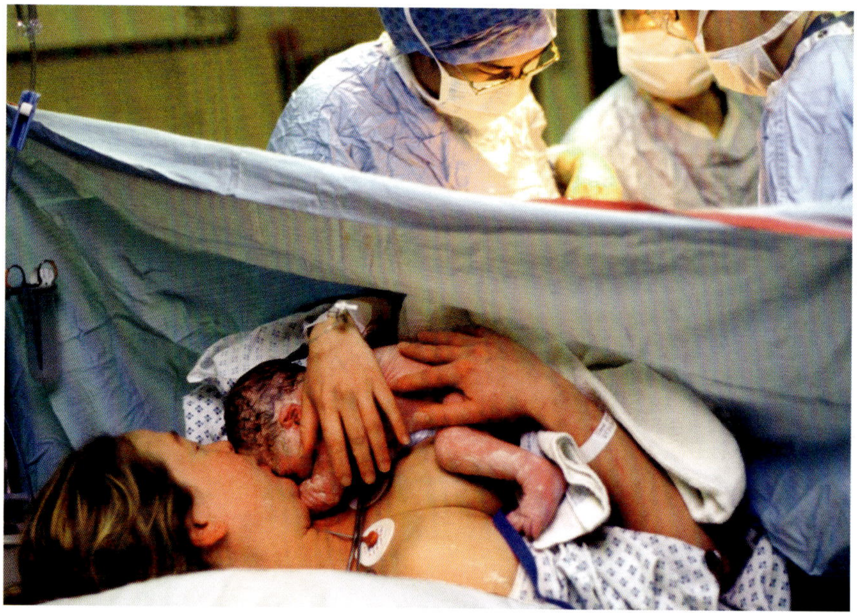

Você ou seu parceiro podem segurar o bebê pela primeira vez, enquanto a equipe cirúrgica completa a operação, retirando a placenta e suturando o útero.

bebê estar sentado; de haver alguma laceração no ânus ou algum outro evento traumático em gravidez anterior; de já ter feito uma cesariana; de o bebê ser maior do que a média; e da escolha da mãe. Nessas situações, embora a cesariana seja razoável, também se deve considerar, tomando as devidas precauções, tentar um parto vaginal. É pouco comum a escolha da mãe ser o único motivo para a realização de uma cesariana, e há probabilidade de existir algum outro fator, como os citados anteriormente.

Em algumas situações, seria perigoso para você ou para o bebê tentar o parto vaginal: por exemplo, se você já teve outras cesarianas ou outra grande cirurgia no útero; se o bebê está na horizontal e não pode ser virado; se a placenta está muito baixa (ver p. 212); ou se houver anormalidades pélvicas severas no canal de parto. Alguns problemas médicos da mãe também podem desaconselhar o parto vaginal.

Dando o consentimento

O médico precisará de seu consentimento antes de realizar uma cesariana. Ele deve lhe dizer por que está propondo o procedimento e quais são os benefícios e riscos envolvidos. Idealmente, você deveria ter bastante tempo para decidir se quer fazer a operação ou não, embora, numa cesariana de emergência, o tempo para pensar sobre isso seja limitado. Mesmo assim, você sempre tem o direito de dizer não a uma cesariana, mesmo que isso signifique que sua vida ou a do bebê estejam em risco.

Sua anestesia

Antes da operação, você vai se encontrar com um anestesista, que vai garantir a ausência de dor durante o procedimento cirúrgico e vai ajudá-la a controlar a dor depois que terminar. A maioria das mulheres fica acordada durante a cesariana: uma injeção de medicamento é aplicada em suas costas, no líquido espinhal, o chamado bloqueio espinhal, e anula qualquer dor (ver p. 406). Ou, se você já recebeu uma epidural para aliviar a dor durante o trabalho de parto (ver p. 404), ela pode ser usada durante a operação. Após a anestesia ser aplicada, o anestesista vai checar se ela está funcionando corretamente.

Se você ficar acordada, seu parceiro pode ficar com você; e também será um pouco mais seguro para você e para o bebê do que tomar anestesia geral, que só muito ocasionalmente é necessária (ver pp. 406-407).

A operação

Antes da operação, será colocado um cateter intravenoso em sua mão ou no braço, para fornecer os líquidos ou medicamentos, se necessários. Além disso, seus pelos pubianos serão aparados em aproximadamente 3 cm, para limpar o caminho para o corte. Essas coisas podem ser feitas antes de você ir para a sala de operações ou quando você chegar lá.

Quando o anestesista estiver certo de que você já não sente dor, é inserido um cateter em sua bexiga, que fica lá até você recuperar as sensações. A barriga será limpa com uma solução antisséptica e coberta com campos estéreis, que impedem você ou seu parceiro de ver a cirurgia.

Durante o procedimento, é feito um corte de 10 cm na barriga, quase sempre horizontal, na linha do biquíni, embora ocasionalmente sejam feitos cortes na vertical, abaixo do umbigo. A bexiga será puxada para baixo, e a frente do útero aberta para o médico poder ter acesso ao bebê. Se a bolsa ainda não estourou, isso será feito nesse momento, antes de retirar o bebê e a placenta. O cirurgião libera a cabeça da borda da pelve e ergue o bebê. Algumas vezes, outro membro da equipe precisa estar presente para pressionar o útero e auxiliar no nascimento. Você poderá ver o bebê quando o cordão for cortado; assim que forem feitas as verificações iniciais no bebê, você ou seu parceiro devem poder segurá-lo e ter contato pele a pele, enquanto a operação é completada. Em seguida, é injetada sintometrina para ajudar a expelir a placenta (ver p. 428).

Para finalizar a cesariana, o útero será fechado com uma ou duas camadas de pontos, e o abdome será costurado em camadas, o que leva aproximadamente meia hora, embora possa demorar mais, especialmente se você já fez outras cirurgias. Você pode levar pontos absorvíveis, ou pontos que precisem ser retirados após cinco ou seis dias, o que é menos comum. Também podem ser usados pequenos grampos. Em geral, a escolha é feita pelo médico, mas, se tiver alguma preferência, fale com a equipe logo depois de iniciada a operação.

COMPLICAÇÕES POSSÍVEIS

Há vários problemas comuns, mas de pouca importância, associados às cesarianas. Aqui se incluem sangramentos durante a operação ou um dia ou dois depois; necessidade de uma transfusão de sangue; aparecimento de uma pequena infecção na bexiga ou no corte. Uma infecção maior é muito menos comum, e é raro ter de fazer uma segunda cirurgia por causa de uma infecção no corte. A probabilidade de um coágulo sanguíneo nas veias pélvicas será maior se após a cirurgia você não receber medicação para afinar o sangue. Se você estiver bem e receber essa medicação, é mínima a chance de ter um coágulo nos pulmões. Há um risco mínimo de que a bexiga, ou até mesmo o bebê, seja cortada. Os intestinos têm menos probabilidade de ser danificados, e os outros órgãos internos provavelmente não terão danos.

No longo prazo, há evidências de que, depois de uma cesariana, você corre maior risco de depressão pós-parto (ver p. 475) e de problemas de fertilidade no futuro.

Sua recuperação

A enfermagem vai estimulá-la a levantar-se da cama no dia seguinte e, no segundo dia, você estará pronta para fazer a maioria das coisas, ainda com ajuda. As mulheres geralmente vão para casa no terceiro dia após a cesariana, com medicamentos para aliviar a dor.

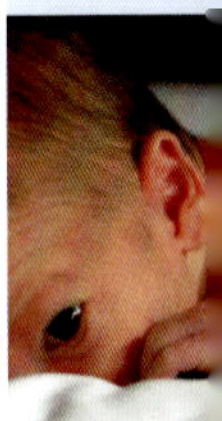

A vida com seu novo bebê

Você passou os últimos nove meses antecipando este momento, mas nada se compara ao que vai sentir quando conhecer seu bebê. Nas próximas semanas, você precisa se recuperar do parto, mas seu dia a dia mudará radicalmente, enquanto se dedica aos cuidados diários do bebê. Suas emoções podem ser muitas, desde pura alegria até frustração por estar cansada demais. O mais importante é que vai conhecer seu bebezinho e se deslumbrar com esse novo membro da família.

As primeiras doze horas

Há alguns minutos vocês eram um casal – e agora são pais! O momento com que sonharam por nove meses finalmente chegou... E o que acontece a seguir?

Com certeza, o que vai experimentar depende de seu parto, do nascimento e do que teve de ser feito, mas eis aqui o que geralmente acontece nas primeiras 12 horas seguintes.

1–2 horas Se o bebê estiver bem, pode ser imediatamente colocado em seus braços, e você e seu parceiro podem abraçá-lo e aproveitar ao máximo esses primeiros momentos mágicos. O cordão umbilical – após alguns minutos ou assim que ele parar de pulsar – vai ser cortado pelo obstetra ou por seu parceiro. Você pode estar exultante, aliviada ou só cansada. Não fique alarmada se, no início, começar a vomitar, sentir tremedeira, ou estiver se sentindo esgotada demais até mesmo para segurar o bebê. No pós-parto, todas essas sensações são normais.

Se o bebê estiver bem, se você quiser amamentá-lo, coloque-o no seio; mas, de início, ele pode só aconchegar-se. Coloque-o bem perto, pois o contato da pele dele com seu corpo é tudo o que ele precisa agora. Com 1, 5 e 10 minutos, o bebê é observado e atribuem a ele um índice de Apgar (ver p. 428). Ele é limpo, e verificam seus dedos, das mãos e dos pés. Então, é pesado e a circunferência de sua cabeça é medida.

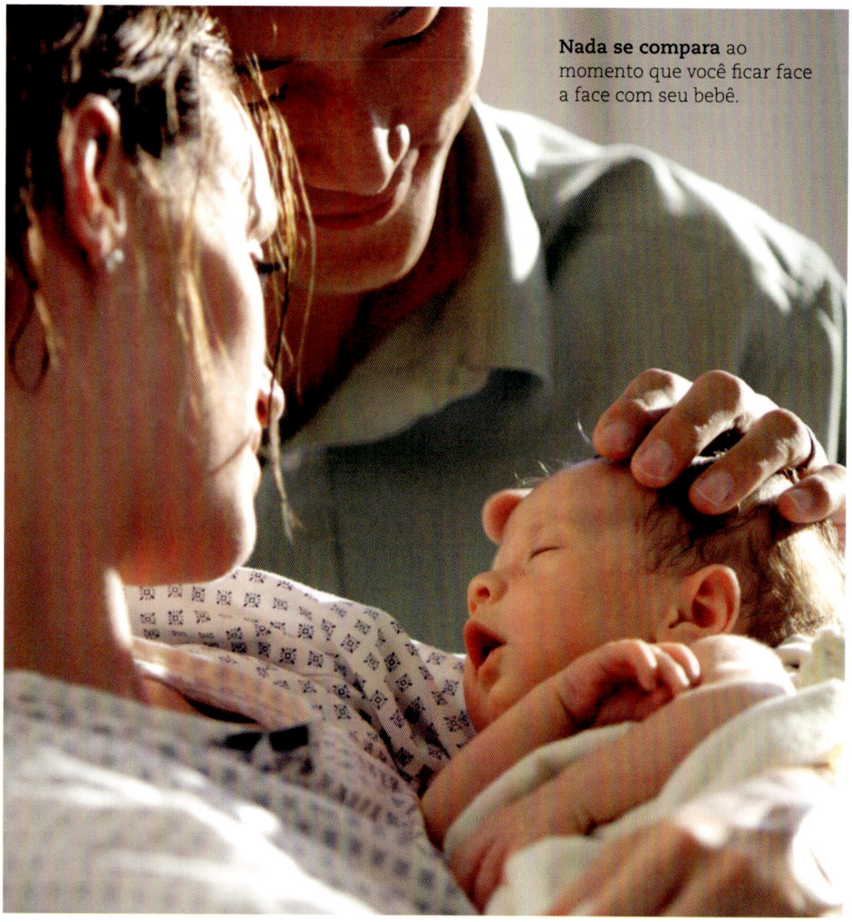

Nada se compara ao momento que você ficar face a face com seu bebê.

Logo depois do nascimento, a placenta é expelida. Você terá a opção de expeli-la naturalmente ou com medicação (ver p. 428). Dar uma medicação para contrair o útero depois que o bebê nasce abrevia o terceiro estágio e comprovadamente reduz o risco de hemorragia pós-parto.

Se houve alguma lesão no períneo ou se foi feita uma episiotomia (incisão para facilitar a saída do bebê), você vai precisar de sutura, feita com anestesia local – e você não sentirá nada.

Nas primeiras horas, seu bebê faz um teste de audição. Recomenda-se também que os recém-nascidos recebam uma injeção de vitamina K. Você pode optar pelo formato oral. Os estoques dessa vitamina, necessários para a coagulação do sangue, costumam ser baixos em recém-nascidos. Como a absorção de vitamina K em um recém-nascido é imprevisível, o bebê precisará de mais duas doses.

2–3 horas Hora de reabastecer: muitas mulheres dizem que, após dar à luz, o primeiro alimento que ingerem é o melhor que elas já comeram... Aproveite!

3–4 horas Você vai estar suada, grudenta e precisando de um banho, que você pode tomar agora se não precisou de uma epidural. Peça para que uma enfermeira ou seu parceiro andem com você se estiver se sentindo com pouco equilíbrio.

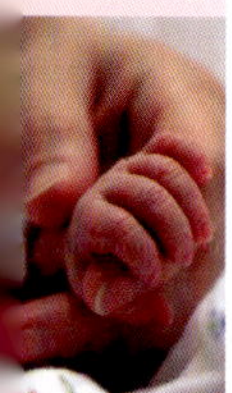

5 horas Vai ao banheiro? A primeira vez que urinar pode arder, especialmente se levou pontos. Nesse caso, enquanto faz xixi, jogue um pouco de água morna na área. O obstetra precisa saber que tudo está funcionando bem antes de deixar o "cargo" que ocupou por todos esses meses. Você vai precisar de fraldas de maternidade, para absorver os lóquios (sangue vaginal pós-parto). Avise o obstetra se estiver muito forte.

6 horas Se você se sente bem, passou por um exame pós-natal (ver p. 444), o médico lhe deu alta e o pediatra deu alta ao bebê, você pode voltar para casa. Não esqueça de anotar os números de telefone, para ligar se houver alguma preocupação. Se não for embora, relaxe na ala pós-natal, para onde será levada em uma cadeira de rodas com seu bebê no colo.

7 horas Agora pode ser sua primeira oportunidade de maravilhar-se com os dedinhos do pé, as pernas gordinhas e os cabelos finos do bebê, que ainda pode ter na pele algum vestígio, escorregadio, de verniz caseoso. Suas unhas podem parecer longas e esquisitas, precisando ser aparadas; e ainda haver nas costas alguns pelos finos da lanugem. Mas todo o mundo está de acordo: ele é único e maravilhoso.

8 horas Mantenha o máximo que puder o bebê junto ao seu seio exposto, com a cabeça próxima de sua axila, para ele poder mamar facilmente. Você está produzindo o colostro, que contém anticorpos e é rico em nutrientes. O bebê provavelmente vai abrir bem a boca e pegar toda a aréola (ver p. 448). Amamentar estimula a produção de oxitocina, que contrai o útero. Isso vai causar algumas dores, semelhantes a cólicas, geralmente mais fortes no segundo parto e seguintes. O consolo é que, a cada contração, seu útero, e portanto seu abdome, diminui junto.

9 horas Se você se sentir pronta, pode começar a receber visitas – em casa ou no hospital. Mas não a ponto de cansar-se.

O PRIMEIRO EXAME MÉDICO

Nas primeiras 12 horas, um neonatologista ou pediatra fará um *check-up* no bebê. Além de examiná-lo da cabeça aos pés, vai verificar a coloração da pele, a temperatura, o tônus muscular e reflexos, como os de sugar e agarrar.

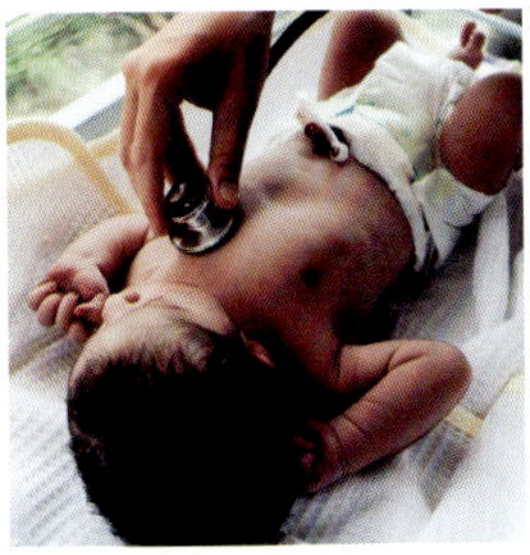

Coração e pulmões são auscultados, para verificar sua normalidade.

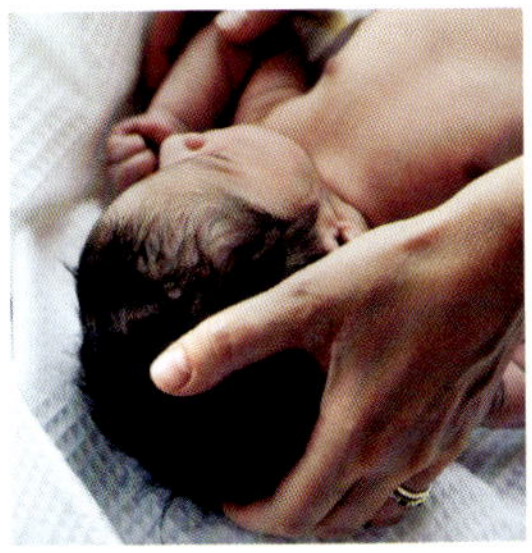

O formato da cabeça e as fontanelas (áreas de tecido conjuntivo entre os ossos do crânio) são examinados.

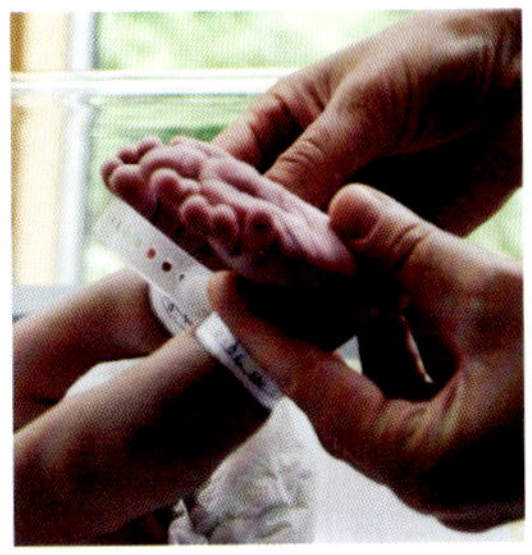

Mãos e pés são testados, para constatar os reflexos; os dedos são contados.

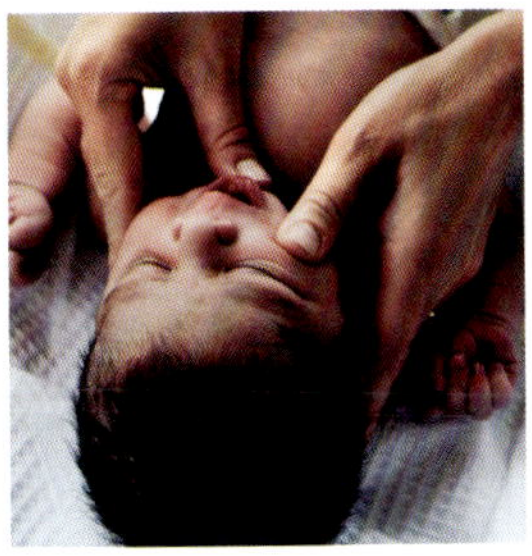

Na boca e no palato, verifica-se o fechamento das fendas.

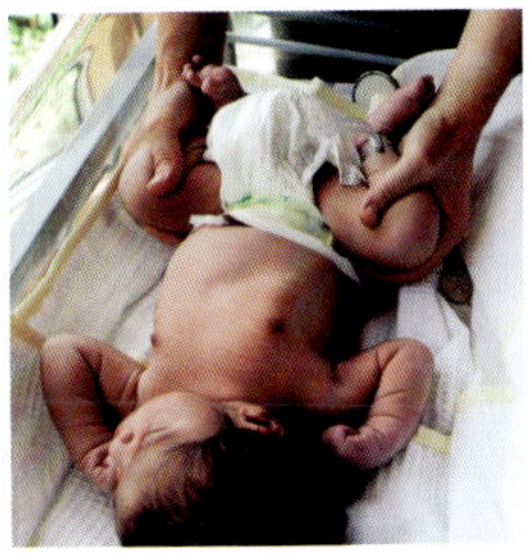

Os quadris são girados e as pernas flexionadas são levantadas, para descartar sinais de deslocamento.

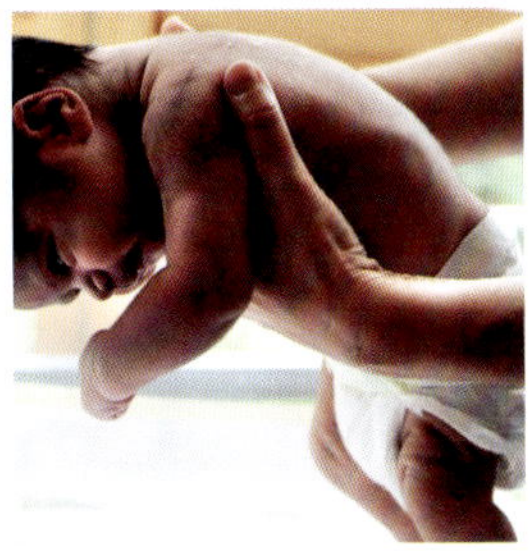

A coluna é observada, para dar certeza de que está ereta e sem anormalidades.

10 horas Quando seu bebê estiver entre 4 e 48 horas (ver acima), vão ser feitas as verificações para recém-nascidos.

11 horas Se você já foi levada para a sala de pós-natal, e se você e o bebê estiverem passando bem, é possível que sejam liberados para ir para casa. Caso se sinta vulnerável e tenha preocupações com os pontos, ou se a amamentação estiver difícil, a ajuda vai ficar ao alcance de sua mão pelo telefone. Se tiver problemas, chame o médico ou alguém que vá atendê-la em casa.

12 horas Depois de um misto de êxtase e de agonia em um trabalho de parto exaustivo, você precisa descansar assim que puder. Se o bebê estiver dormindo, fuja das visitas, escureça o quarto, desligue o telefone e durma.

DEPOIS DE UMA CESARIANA

Sua recuperação

Embora você tenha passado por uma cirurgia, as enfermeiras vão aconselhá-la a girar frequentemente os tornozelos, para estimular a circulação. Após uma epidural, isso acontece assim que você recupera a sensação das pernas; depois de uma anestesia geral, quando já não estiver tão sonolenta. No dia seguinte, vão incentivá-la a se levantar, mas ainda não pode tomar banho. A enfermagem pode lhe dar um "banho de gato", na cama, para refrescá-la.

É provável que se sinta muito cansada e dolorida, então peça ajuda para posicionar o bebê no seio e tome analgésicos quando precisar.

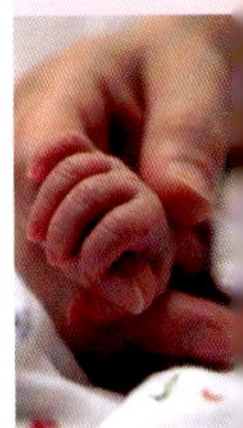

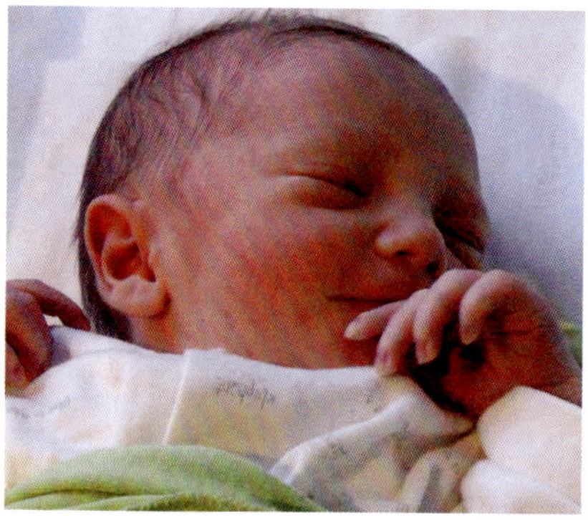

1ª SEMANA: DIA 1

Indo para casa

SEU BEBÊ HOJE

Nas primeiras 24 horas, o bebê deve urinar e expelir o mecônio – primeiras fezes do bebê, pastosas e esverdeadas –, constituído de muco, líquido amniótico, bile e de células descamadas da pele do bebê e do revestimento dos intestinos enquanto ele estava no útero.

Finalmente, o bebê está em seus braços! Tudo estando bem, este é o dia de vocês voltarem juntos para casa.

CHECKLIST

Dormindo com segurança

A morte no berço é uma preocupação de todos os pais novatos, mas é possível minimizar os riscos.

- **Coloque o bebê de costas,** mais para os pés da cama, para ele não entrar sob as cobertas.
- **Não deixe ele sentir calor,** mantendo sua cabeça descoberta. Para checar se o bebê está muito aquecido, veja se está suando ou encoste a mão na barriga, mas não se preocupe se as mãos ou pés estiverem frios: isso é normal.
- **Não permita que ninguém fume** no quarto em que o bebê estiver.
- **Nunca durma com o bebê em um sofá ou cadeira de balanço.** Nos primeiros seis meses, o lugar mais seguro para o bebê dormir é o berço. Evite levá-lo para a sua cama, especialmente se você ou seu parceiro fuma ou toma bebidas alcoólicas, ou se tomou medicamentos ou drogas que possam deixá-la sonolenta, ou caso esteja muito cansada. Se o bebê nasceu antes da 37ª semana, com menos de 2,5 kg, ou tem menos de 3 meses, também evite levar o bebê para sua cama.

Finalmente você é mãe! Quando vir o bebê pela primeira vez após o parto, pode ser que se apaixone à primeira vista, mas os laços afetivos vão se formando nos próximos dias ou semanas. Para os pais, o contato pele a pele com o bebê ajuda o vínculo e é particularmente benéfico para os prematuros (ver p. 452). Quando segurar o bebê, tente não ficar muito ansiosa. Nas primeiras semanas, ele tem pouco controle da cabeça e é necessário apoiá-la pondo a mão entre a cabeça e os ombros, ou as duas mãos sob os braços dele, apoiando a cabeça com os dedos.

Você passa por um exame pós-natal antes de ir para casa, para verificar se o útero se contraiu e está diminuindo, se sua perda de sangue (lóquios) não está muito forte e para examinar seus pontos. Também perguntam se você urinou e defecou (mecônio); se necessário, orientam a amamentação; perguntam se você tem ajuda em casa e sobre seu transporte; vão lhe dar folhetos sobre o pós-natal e um relatório dos cuidados que recebeu para entregar a seu médico. Antes de sair, embrulhe bem o bebê e, se estiver indo de carro, não se esqueça do assento especial.

OS REFLEXOS DO BEBÊ

Os recém-nascidos têm reflexos que fazem parte de sua habilidade para sobreviver. Além dos reflexos de busca e de preensão, já vistos, há o reflexo de Moro (abrem os braços quando não estão sendo apoiados) e o reflexo da marcha automática, isto é, sempre que for segurado na vertical sobre alguma superfície, vai fazer os movimentos de locomoção.

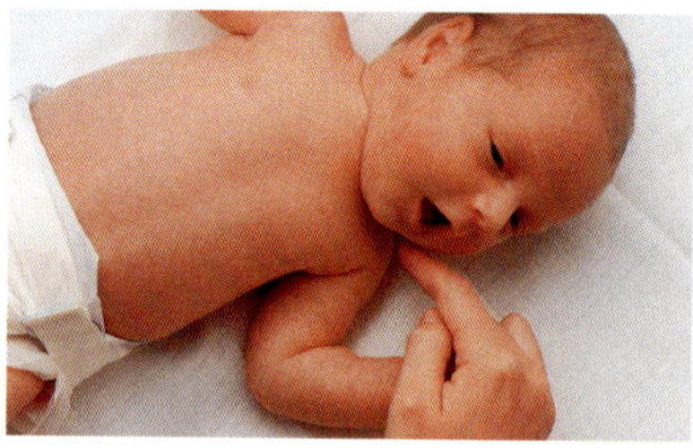

Reflexo de busca: Se tocar a bochecha do bebê, ele vai se voltar para essa direção, com a boca aberta, em busca de comida.

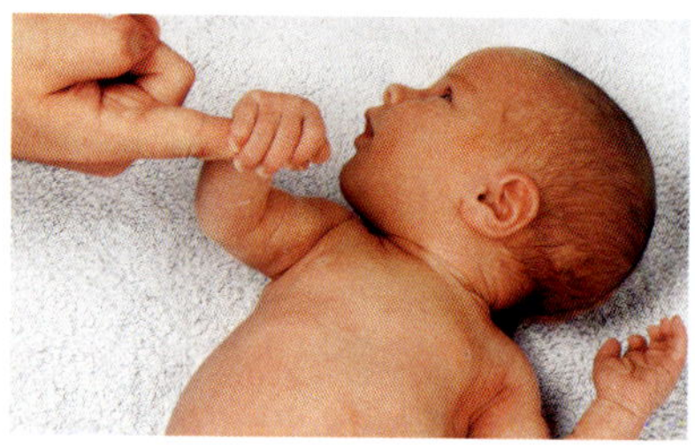

Reflexo de preensão: Se você colocar o dedo na palma da mão do bebê, ele instintivamente vai agarrá-lo com força.

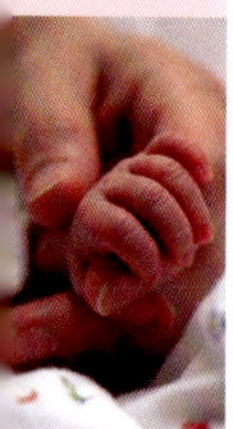

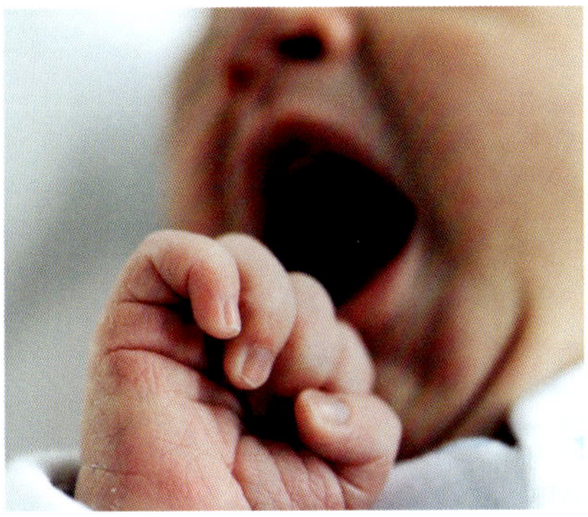

Acomodando-se

SEU BEBÊ HOJE

Recém-nascidos dormem aproximadamente 16 horas por dia. Embora alguns durmam a maior parte do tempo nos primeiros dias, outros parecem despertos e irritados. Se o bebê estiver muito sonolento, você pode precisar acordá-lo para mamar, o que deve acontecer pelo menos a cada seis horas.

Você pode estar ansiosa sobre suas novas responsabilidades, mas tranquilize-se e conte com sua rede de apoio.

Geralmente, hoje é dia de visita de seu obstetra, que lhe perguntará como estão as coisas, se você tem os números de telefone para casos de emergência e se está ciente dos riscos de morte no berço (ver página ao lado). Também examina você e o bebê. É a hora de falar a respeito de quaisquer preocupações que tiver.

É importante que você siga uma dieta saudável e, sempre que puder, descanse durante o dia. Os exercícios para o assoalho pélvico (ver p. 69) são vitais para fortalecer seus músculos. Se recebeu comprimidos analgésicos ou anti-inflamatórios, tome-os nos horários e dosagens recomendadas e aceite qualquer oferta de ajuda que lhe permita descansar um pouco.

O primeiro dia inteiro em casa com seu bebê pode ser um pouco preocupante: além da responsabilidade de seu novo papel, é provável que esteja se sentindo cansada e desorganizada, depois de acordar para amamentar e trocar a fralda do bebê durante a noite.

Se no horário noturno mantiver o berço do bebê próximo de sua cama, sua vida pode se tornar mais fácil quando acorda durante a noite para amamentá-lo e trocá-lo. Um berço, desses com grade que abaixa, colocado próximo de sua cama, permite que, quando ele acordar, você o pegue para amamentá-lo e o coloque de volta sem precisar sair da cama. Tente lidar com o mínimo de agitação durante o despertar noturno: mantenha a iluminação baixa, não fale muito, nem estimule seu bebê. Só troque a fralda se for realmente necessário e, assim que ele terminar de mamar, coloque-o direto de volta no berço.

Você logo descobre que bebês não gostam de se vestir, especialmente roupas que são postas pela cabeça. Torne tudo mais fácil comprando macacões laváveis na máquina e abotoados na frente e só troque a roupa se a fralda vazar ou o bebê vomitar nela. Nas primeiras semanas, não há necessidade de vesti-lo com uma roupa para o dia: se ele estiver com frio, apenas adicione camadas, usando um xale ou um casaco.

O ARROTO DO BEBÊ

Você precisa ajudar o bebê a arrotar após alimentá-lo. Assim que o bebê terminar de mamar, as bolhas de ar de seu estômago precisam subir, e você pode ajudá-lo sentando-o no colo ou segurando-o em pé, com a cabeça dele em seu ombro. Tapinhas e massagens não são necessários, mas muitas vezes isso parece ser a coisa certa a fazer, e os bebês parecem gostar! Vale a pena fazer o bebê arrotar no meio da mamada e mais uma vez no final, especialmente se você usa a mamadeira, pois o ar no estômago desacelera a mamada e deixa o bebê mais propenso a vomitar.

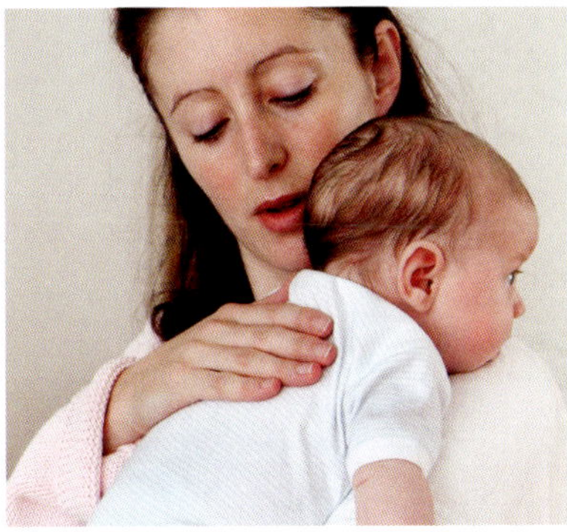

Segurar o bebê na vertical, com a cabeça em seu ombro, depois que ele mamar, pode ajudá-lo a arrotar e diminuir seu desconforto.

PARA DIMINUIR O DESCONFORTO

Pontos e hemorroidas

Você pode tomar um analgésico, mas há outras coisas que também podem aumentar o conforto.

- Use um assento inflável.
- Entre na banheira quente ou use o chuveirinho para molhar os pontos.
- Quando for ao banheiro, para aliviar o ardor, jogue água morna na área afetada ou urine durante o banho.

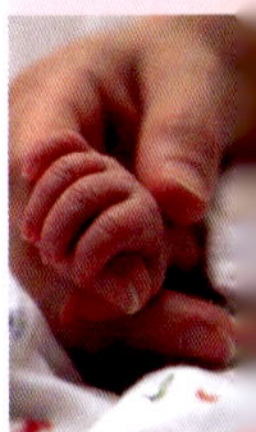

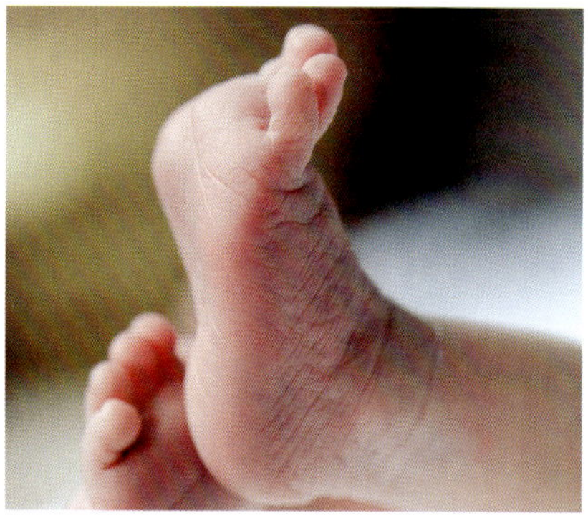

1ª SEMANA: DIA 3

Cuidados diários

SEU BEBÊ HOJE

Muitas vezes, nas primeiras semanas, a pele do bebê é bem seca. Isso é normal e, com o tempo, ela se corrige sozinha. Embora não seja necessário passar hidratante na pele dele, faça, se quiser, uma massagem suave com óleo para bebê ou azeite de oliva.

Quando seu leite chega, o bebê fica mais relaxado e contente, e os intervalos entre as mamadas podem ser maiores.

Você pode perceber que, hoje, começa a reduzir-se qualquer edema em suas mãos e pés (embora ainda possa haver problemas para usar anéis), pois você começou a urinar bastante. Mas você ainda precisa beber muito líquido, aproximadamente dois ou três litros por dia, para prevenir infecções na bexiga, evitar a constipação e ajudar na produção de leite. O normal é que, hoje ou amanhã, seja a primeira vez, desde o nascimento, que você consiga evacuar. Comendo muitas frutas, vegetais, produtos integrais, além de beber muita água, você ajuda o funcionamento de seus intestinos a retornar ao normal.

Até agora, seus seios produziram colostro, um pré-leite aguado, que é rico em nutrientes e anticorpos. Ao final do terceiro dia, o leite chega, e o bebê fica mais satisfeito. Assim que seu leite aparecer, seus seios vão ficar muito cheios e talvez você sinta desconforto. Mas, nos próximos dias, quando a amamentação estiver bem estabelecida, esse desconforto tende a diminuir.

Dependendo de suas necessidades físicas, emocionais e sociais, peça ajuda a um profissional de apoio à maternidade para orientá-la em suas dificuldades iniciais.

O pai agora tem direito a até cinco dias corridos de licença, o que é uma grande oportunidade para ele criar vínculos com o bebê já nos primeiros dias. Além da amamentação (se for mamadeira), o pai pode se envolver em outros aspectos dos cuidados com o bebê: acalmá-lo, trocar as fraldas, dar-lhe banho e trocar suas roupas.

O coto do cordão, que permaneceu no umbigo dele, seca e cai naturalmente cerca de 7 a 10 dias após o nascimento. Muitos pais não se sentem bem tocando esse pedacinho e ficam em dúvida se devem limpá-lo ou não. Se parecer limpo, não há necessidade de tocá-lo, mas, como há uma região úmida ao redor, podem crescer aí bactérias potencialmente perigosas. Caso precise ser limpo, use uma compressa umedecida de gaze. Se o coto (ou ao redor dele) ficar grudento, inflamado ou com mau cheiro, contate o pediatra para se aconselhar.

CABEÇA E NÁDEGAS

Os bebês não precisam de banhos frequentes. Desde que você mantenha limpos o rosto e as partes íntimas, pode haver um intervalo de alguns dias entre um banho e outro. Para limpá-lo, você precisa de uma tigela com água morna, um pano limpo e algodão. Comece limpando o rosto do bebê e deixe as nádegas por último: use um algodão úmido para os olhos e para as partes íntimas, e um paninho para todo o resto. Se quiser dar banho, use algum produto suave apropriado.

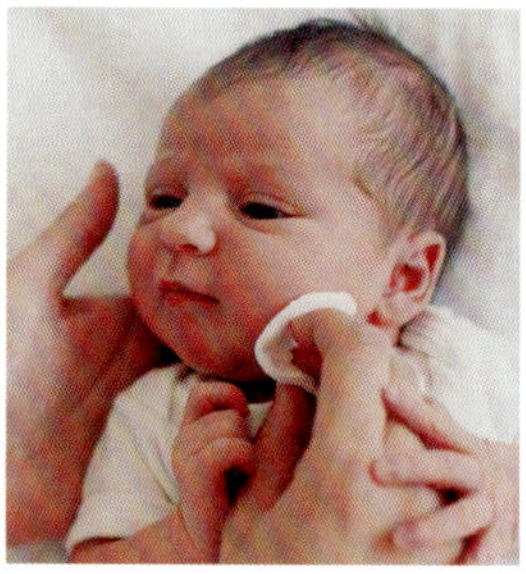

Limpe o rosto do bebê com algodão úmido, usando um chumaço para cada olho.

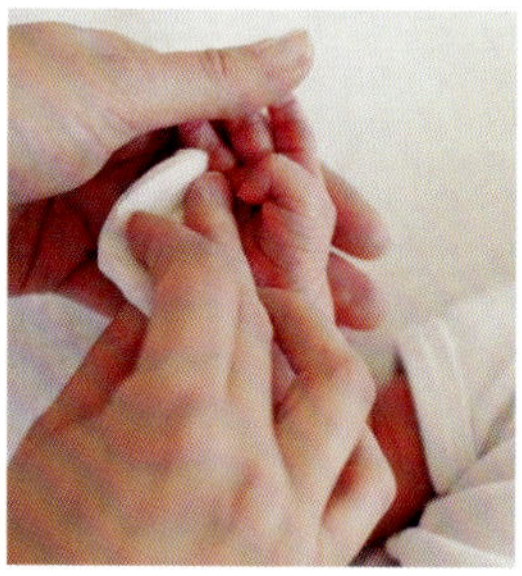

Ao limpar as mãos, além das costas e das palmas, limpe entre os dedos.

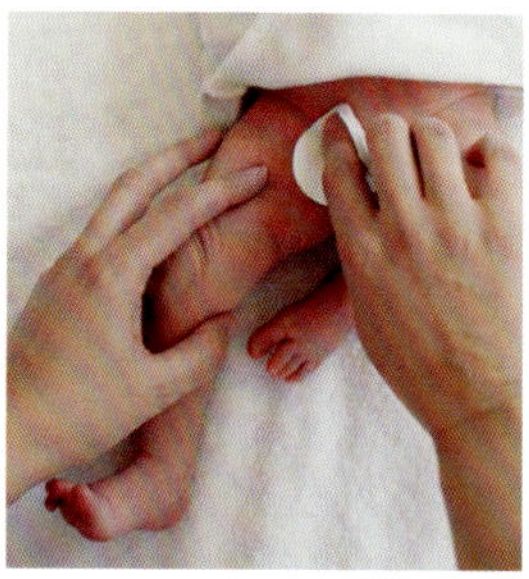

Limpe a região da fralda por último, cuidando de limpar bem entre as dobrinhas da pele.

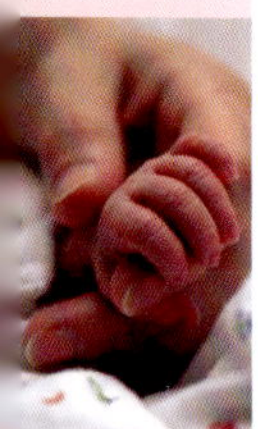

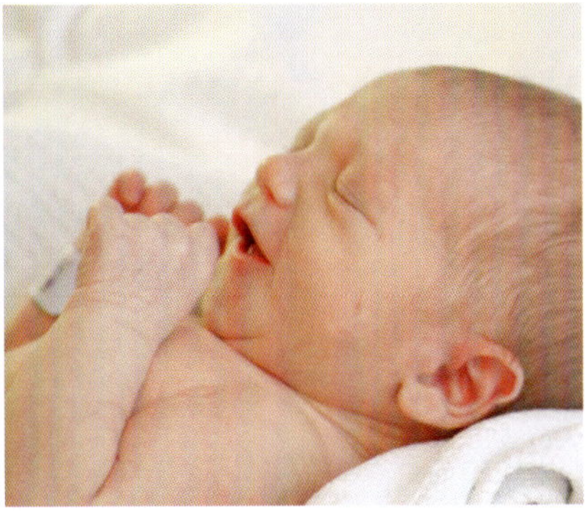

1ª SEMANA: DIA 4

Primeira saída

SEU BEBÊ HOJE

De início, quase todos os bebês perdem peso e, em torno do 4º dia, vão estar com seu menor peso. Se o seu bebê, ao ser pesado no 5º dia, perdeu mais de 10% do peso com que nasceu, o pediatra vai lhe dar umas dicas sobre amamentação.

O bebê está gradualmente se recuperando do nascimento, e você pode começar a ter vontade de ver novamente o mundo lá fora.

Hoje, você pode se sentir emotiva e chorosa, o que se chama *blues* (ou melancolia) do bebê. As causas são mudanças hormonais potencializadas pelo cansaço e um sentimento de anticlímax após toda a preparação para o nascimento. O *blues* do bebê é um fenômeno comum, dura um ou dois dias e, com descanso e apoio emocional, você logo começa a se sentir melhor. Se após alguns dias não desaparecer, fale com o obstetra, pois você pode estar com depressão pós-parto (ver p. 475).

Hoje seus seios ainda estão sensíveis e cheios, mas se você amamentar o bebê regularmente (ver p. 448), o alívio é imediato. O seu cansaço pode interferir com o reflexo de lactação (ver p. 449), por isso é importante que descanse ou durma durante o dia, enquanto o bebê dorme, para compensar as noites de sono interrompido. Continue a amamentar nos dois lados durante a noite, para prevenir a estagnação do leite, que pode levar a problemas como abscessos e mastites (ver p. 475). A perda de sangue deve ter começado a diminuir, embora ainda possa ser forte no início do dia e enquanto você amamenta.

Você pode achar que é a última coisa que consegue fazer agora, mas sair de casa pode ser aquilo de que precisa para se sentir melhor emocional e fisicamente. Não exagere, pois você ainda precisa de muito descanso.

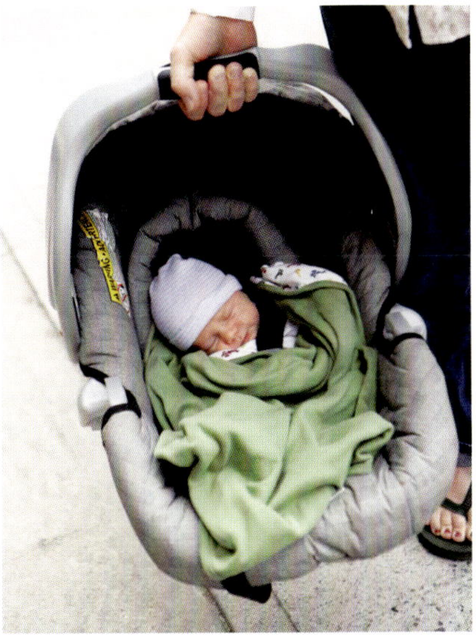

Um assento para carro, de modelo adequado, com as medidas e colocação certas, é exigência legal para transportar o bebê no seu automóvel.

FALANDO NISSO...

Ao redor do quarto dia, mais ou menos um terço de todos os bebês fica ictérico.

A icterícia é comum e inofensiva em recém-nascidos e ocorre em virtude do nível elevado, no sangue, de bilirrubina, produto residual causado pelo fígado imaturo do bebê. Um nível muito alto de bilirrubina gera problemas e é tratado com fototerapia (ver p. 477).

CHECKLIST

Saindo com seu bebê

Pegue tudo de que precisa antes de se aventurar por aí.

- **Uma bolsa com** duas ou três fraldas, lencinhos umedecidos ou algodão, saco plástico para fralda usada, um macacão extra e, se estiver usando, uma mamadeira cheia.
- **Leve roupas,** ao sair, incluindo camisa de pagão, macacão e casaquinho. No inverno, adicione um saco ou macacão para isolar do frio e um cobertor para o carrinho.
- **Um terço do calor do bebê se perde pela cabeça:** assim, em dias frios, coloque um chapéu ou casaco com gorro. Meias e sapatinhos se perdem facilmente, sendo mais práticos os macacões inteiros; luvas só são necessárias se fizer muito frio.
- **No calor, certifique-se de que o bebê está com a pele coberta** e sempre protegida do sol.
- **Tire um tempo para aprender** como colocar o *sling* ou, se estiver indo de carro ou transporte público, como dobrar e abrir o carrinho.
- **Não carregue o bebê por muito tempo no banco do carro,** pois isso faz mal às costas dele.

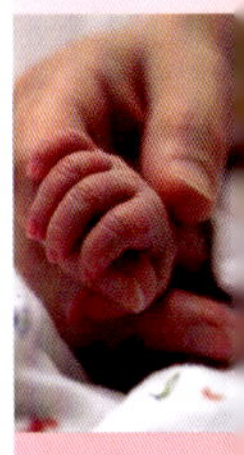

Alimentando seu bebê

A amamentação natural é o melhor meio de o bebê começar a se nutrir e traz vários outros benefícios mencionados aqui. Se você decidir dar mamadeira, também pode confiar que o bebê vai se desenvolver bem.

PERGUNTAS E RESPOSTAS

Com que frequência devo amamentar o bebê?
Se você tem um bebê saudável, que nasceu a termo, deve amamentá-lo quando ele quiser – se ele chorar e parecer estar com fome. Isso pode significar que algumas vezes ele vai mamar a cada duas ou três horas e outras vezes ficará entre quatro e seis horas sem mamar. Embora inicialmente você possa achar que não está produzindo muito leite, o bebê só precisa de pequenas quantidades de colostro, o primeiro leite aguado. A demanda dele aumenta após os primeiros dias, o que vai coincidir com o início da vinda de seu leite (ver à direita).

Vou conseguir amamentar meus gêmeos?
O leite é produzido com base na oferta e demanda, então é perfeitamente possível amamentar gêmeos. Se os bebês nascerem prematuros, o leite é benéfico, pois protege contra infecções, e os prematuros são mais suscetíveis a elas, então o melhor é amamentar, mesmo só por algumas semanas, mas você vai precisar de descanso e de boa nutrição. Comece amamentando os bebês separadamente, mas se quiser amamentá-los juntos, reserve um tempo para posicioná-los bem: uma coisa que funciona é segurá-los abaixo dos braços e usar almofadas como suporte, e é útil ter alguém para ajudar. Tirar o leite (ver ao lado) é uma forma de permitir que os bebês mamem juntos, alternando o seio. Se você acha que eles não estão recebendo leite suficiente, consulte o pediatra. Ou pesquise se há em sua região alguém que possa oferecer apoio.

Os benefícios da amamentação

O leite materno é o primeiro alimento perfeito para o bebê, pois contém todos os nutrientes de que o recém-nascido precisa e funciona na base da oferta e da demanda: enquanto o bebê mama, seu corpo responde produzindo mais leite. Acredita-se que o leite materno reduza os riscos de desenvolver alergias, como asma e eczema, a probabilidade de diabetes ou obesidade infantil e, no longo prazo, o risco de doenças cardíacas.

A amamentação também traz benefícios para você. Ajuda a emagrecer após o nascimento, pois seu corpo utiliza energia adicional para produzir o leite, e reduz os riscos de câncer de mama ou nos ovários. Também pode ajudar a impedir, mais tarde na vida, que você tenha osteoporose.

Por último, e muito importante, a amamentação ajuda você e o bebê a ficarem próximos, física e emocionalmente.

Quando seu leite chegar

Nos primeiros dias, os seios produzem o colostro, uma substância amarela aguada, que contém nutrientes e anticorpos essenciais para ajudar o bebê a lutar contra infecções, como as de ouvido, do peito e do trato gastrointestinal.

Por volta do 3º dia (ou algumas vezes mais tarde), você começa a produzir o leite, que contém todos os nutrientes de que o bebê necessita. Seus seios podem ficar desconfortavelmente cheios e sensíveis nesse período, e você precisa se assegurar de que se esvaziaram a cada mamada.

A TÉCNICA CORRETA

Para o bebê “pegar”

Antes de amamentar, é importante assegurar-se de que o bebê “pegou” direito o seio, senão você pode ficar com os mamilos doloridos. O bebê está mamando direito quando fica com a boca bem aberta, com toda a aréola (a área ao redor do mamilo) dentro da boca. O lábio inferior “enrola” para trás e, visivelmente, ele suga; e você sente o efeito das sugadas em toda a área.

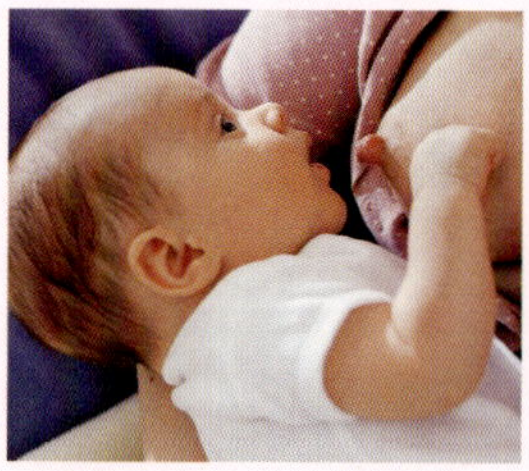

Para posicionar o bebê de modo que ele fique no nível de seu seio, segure-o com o nariz e boca na direção do mamilo.

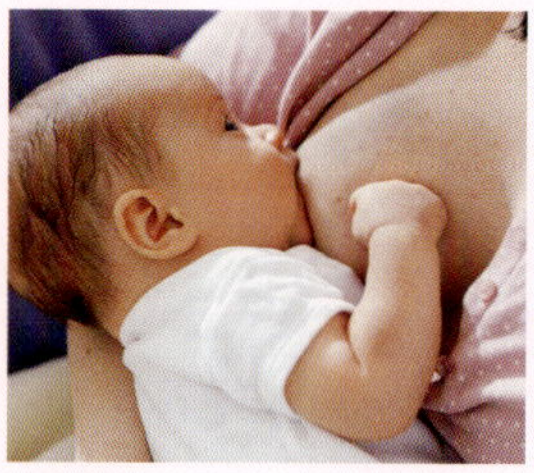

Quando o bebê abrir bem a boca, leve-o até o seio e certifique-se de que ele coloca todo o mamilo e a aréola na boca.

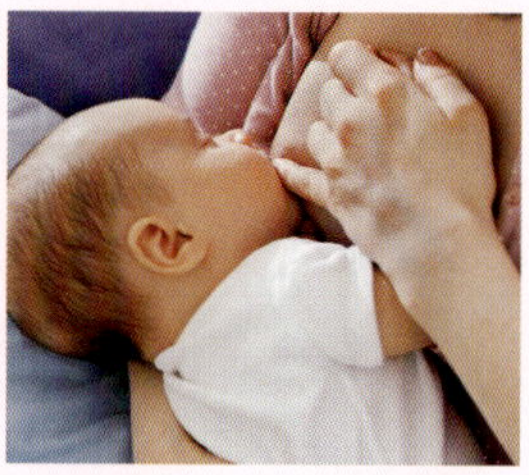

Para remover seu bebê do seio coloque o dedo no canto da boca dele, rompendo o vácuo e impedindo que ele puxe o mamilo.

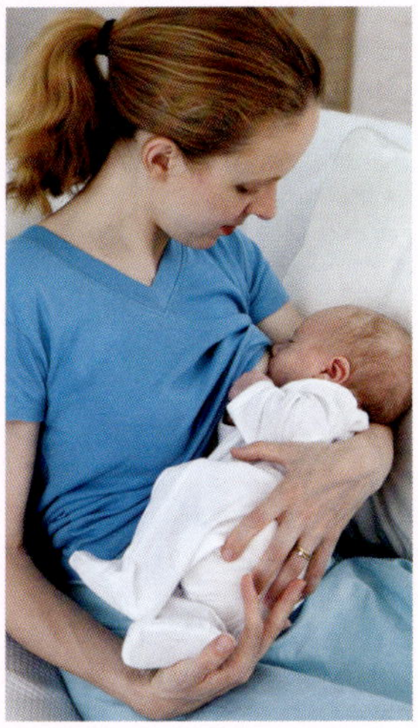
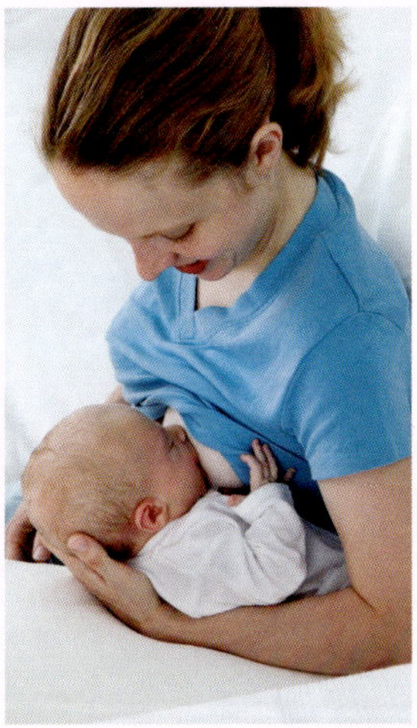
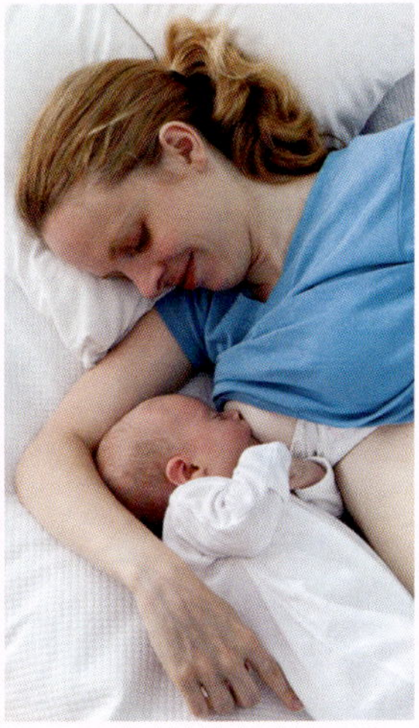

Segurar o bebê com a barriga dele na sua é uma posição confortável para os dois, permitindo que ele pegue bem o seio (acima à esquerda). **Segurá-lo com o braço embaixo** pode parar um bebê inquieto (no meio). **Deitar lado a lado** é uma posição recomendada após a cesariana (à direita).

Amamentando com sucesso

Apesar de ser um processo natural, a amamentação pode apresentar dificuldades. Os pré-requisitos para amamentar com sucesso são: ficar confortável, posicionar bem o bebê e certificar-se de que ele pega corretamente (ver quadro à esquerda).

Para o bebê pegar corretamente, é importante que ambos estejam bem posicionados. Assegure-se de que está com as costas bem apoiadas, usando almofadas de apoio, se for o caso. Pode ser confortável acomodar o bebê no nível do peito, com a barriga dele na sua. Segurar o bebê passando o braço por baixo dele também é uma boa posição se seus seios estiverem doloridos, pois impede que o bebê puxe o seio. Algumas mulheres acham que, para o bebê pegar, ajuda deitar de lado. Você logo vai descobrir quais são as posições melhores e gradualmente ganhar confiança em sua habilidade de amamentar.

Assim que o bebê pegar o seio, o reflexo de lactação é acionado. Você sente uma certa coceira, à medida que o leite é liberado, o que, por sua vez, estimula a produção do leite. A cada mamada, o bebê faz pausas, mas só vai parar quando estiver satisfeito.
É aconselhável que você beba água durante a amamentação ou logo depois, para repor o líquido perdido no leite.

Dando mamadeira

Esta alternativa envolve mais preparação, mas seu parceiro pode ajudar e se envolver com a amamentação. Você vai precisar ter de quatro a seis mamadeiras: algumas maiores, de 250 ml, e outras menores, de 125 ml, bicos para recém-nascido, uma escova de limpar mamadeira, e leite para recém-nascidos. Também vai precisar de um sistema de esterilização – seja elétrico, de micro-ondas ou tabletes de esterilização. Com a escova, lave as mamadeiras em água morna e sabão. Depois enxágue-as e esterilize--as. Coloque na mamadeira água fria, previamente fervida, e adicione o leite em pó conforme as instruções do fabricante. Teste a temperatura do leite, colocando uma gota em seu pulso: deve estar morno, não quente. Se necessário, esfrie o leite, colocando a mamadeira em uma jarra de água fria ou colocando-a sob a água fria da torneira, enquanto a agita. Quando tudo estiver pronto, segure o bebê semissentado, com a cabeça na curva do cotovelo e as costas ao longo de seu antebraço. Coloque suavemente o bico na boca e erga a mamadeira para que o leite encha o bico, impedindo o bebê de engolir ar. Faça uma mamadeira de cada vez e descarte o que sobrar.

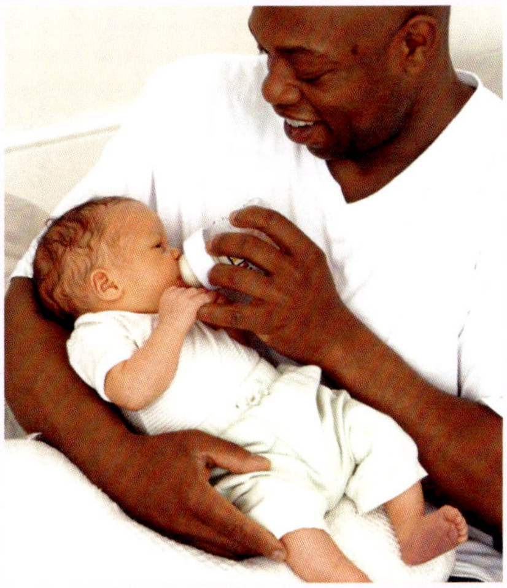

Dar mamadeira aumenta os vínculos do pai com o bebê e permite que você tenha um tempo livre.

RECOLHENDO O LEITE

Um suprimento extra

Recolher o seu leite faz a produção aumentar e permite que você tenha tempo livre enquanto seu parceiro alimenta o bebê. Após o nascimento, você pode começar a recolher seu leite quando quiser, embora algumas mulheres esperem até a amamentação estar estabelecida, com aproximadamente quatro semanas. Seu leite pode ser guardado na geladeira, em uma bolsa ou mamadeira esterilizada, por até 24 horas e pode ser congelado por três meses e, depois, descongelado em uma tigela de água morna.

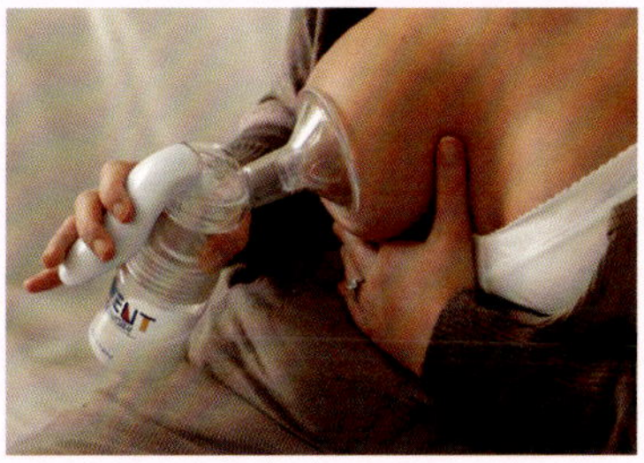

Muitas mulheres usam um sugador de leite, elétrico ou manual. Também é possível expelir manualmente.

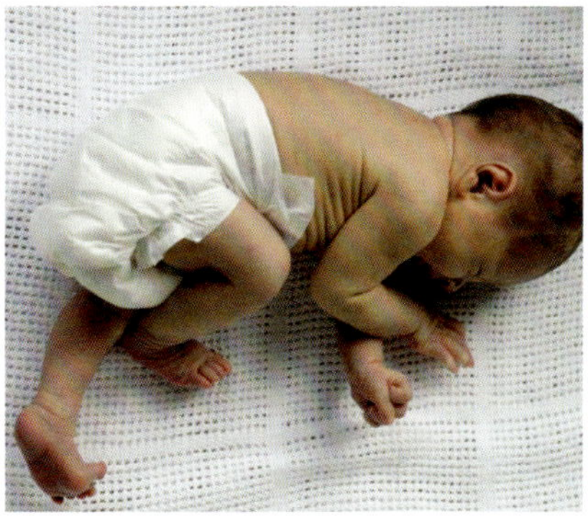

1ª SEMANA: DIA 5

Fazendo exames

SEU BEBÊ HOJE

Hoje, o obstetra examina o bebê. Vai perguntar se ele está ativo e verificar se há sinais de icterícia. Também vai pesá-lo, perguntar se ele está mamando direito e se há qualquer outro problema.

Tente dar atenção também às necessidades dos filhos mais velhos, ajudando-os a se adaptar ao novo membro da família.

Hoje você pode visitar o obstetra, para fazer um *check-up* pós-natal, ver se você está bem, se não há sinais de infecção e se a amamentação está funcionando direito. Seus seios agora devem ter começado a ficar mais à vontade, com a amamentação já estabelecida, e o tamanho de seu útero vai constantemente se reduzindo, mas ainda pode percebê-lo aumentado, se a barriga for pressionada. O obstetra também vai perguntar se você tem alguma preocupação específica, como dor nos pontos, caso em que ele pode oferecer ajuda (ver p. 445).

Já o pediatra vai examinar o bebê, e procurar sinais de icterícia (ver p. 447), embora isso não seja um problema se ele estiver saudável e em boa forma. Também vai procurar sinais de desidratação, como o fato de seu bebê não molhar muitas fraldas, ou de qualquer problema na amamentação.

A chegada do bebê representa uma grande mudança para os filhos mais velhos, mas há maneiras de ajudá-los a receber bem o recém-nascido. Dê um presente do bebê para o(s) outro(s) filho(s) e estimule-o(s) a ajudar nos cuidados do bebê, conforme a idade permitir. Por exemplo, uma criança de 2 anos pode querer fazer carinho ou pegar coisas para você, enquanto uma de 5 anos pode, com um pouco de ajuda, segurar o bebê ou cantar para ele.

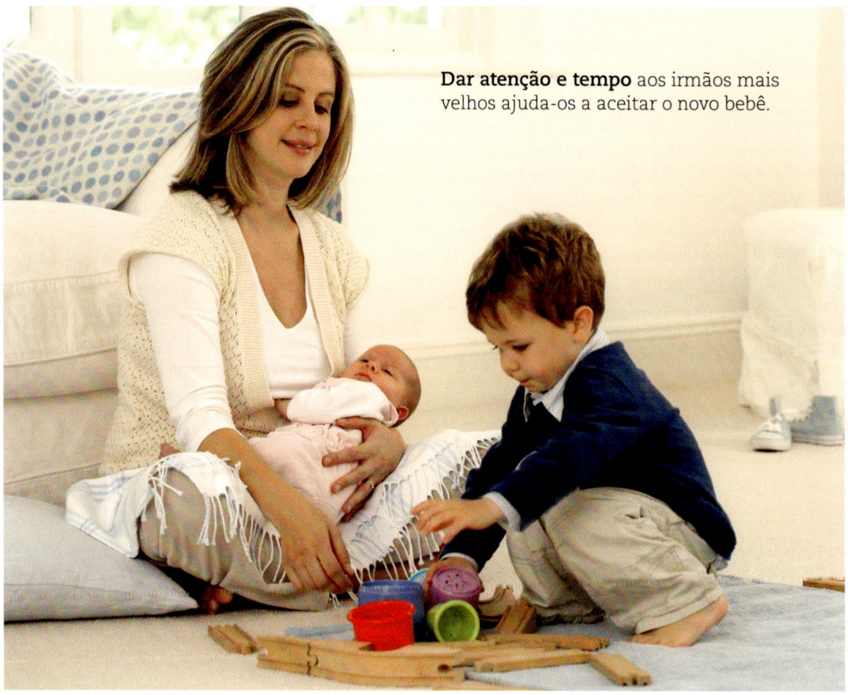

Dar atenção e tempo aos irmãos mais velhos ajuda-os a aceitar o novo bebê.

DICAS

Gêmeos ou múltiplos

Se você se impuser algumas regras, pode lidar melhor com as exigências dobradas de gêmeos.

- Reserve tempo para ficar com os bebês.
- Priorize atividades e aceite ajuda quando possível.
- Não dê banho neles diariamente, a menos que você e eles gostem.
- Deixe que as visitas preparem o próprio café.
- Pense em usar chupetas, se os bebês chorarem demais, o que vai ajudá-la a atender o bebê que precise mais.
- Arranje diariamente um tempo para você mesma.

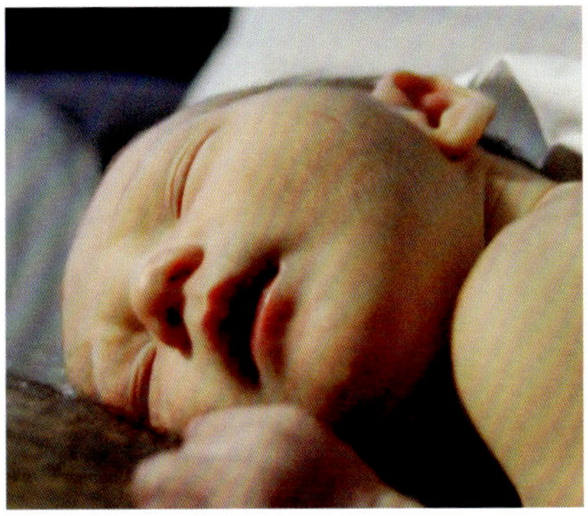

1ª SEMANA: DIA 6

Como se virar

SEU BEBÊ HOJE

É provável que você e o bebê agora tenham mais confiança na amamentação. É comum os bebês regurgitarem um pouco de leite toda vez que mamam, e isso não é nenhum problema. Fale com o pediatra se estiver preocupada.

Neste momento, você e seu parceiro já vão estar bem mais confiantes ao segurar, alimentar e cuidar do bebê.

Muitos pais ficam apreensivos ao banhar o bebê, achando que vão deixá-lo escorregar das mãos. Muitos também descobrem que o bebê detesta ficar sem roupa e ser imerso na água.

Os banhos deveriam ser divertidos, então, se de início o bebê os odeia, limpe apenas o rosto e as partes em contato com as fraldas, na maior parte do tempo (ver p. 446). Torne a hora do banho o menos estressante possível, trazendo, antes de começar, tudo de que vai precisar, tirando a roupa do bebê em um lugar quentinho, sem correntes de ar. Após o banho, seque e vista o bebê imediatamente.

As fraldas vão fazer parte de sua vida por muito tempo. Não há necessidade de trocá-las rotineiramente, antes ou depois das mamadas, mas só quando houver cocô ou ela estiver pesada de tanto xixi. Depois de tirar a fralda, se possível, limpe com ela o que ficar de fezes e, depois, limpe muito bem o bumbum do bebê com algodão molhado, da frente para trás, para impedir que os germes se espalhem. Se estiver usando fraldas de pano, passe produtos que sirvam de barreira para impedir erupções na pele, mas evite usar grande quantidade, porque os cremes interferem na absorção de urina pela fralda. Por fim, coloque a fralda limpa, fechando-a bem.

BANHANDO O BEBÊ

Aqueça o quarto e tenha à mão uma toalha, uma fralda limpa e uma muda de roupas, para o bebê não sentir frio após o banho. Encha até a metade, com água morna, uma bacia ou banheira de bebê. Experimente a temperatura com o cotovelo (37 °C no termômetro). Após o banho, seque o bebê rapidamente e não use talco, pois ele pode inalar.

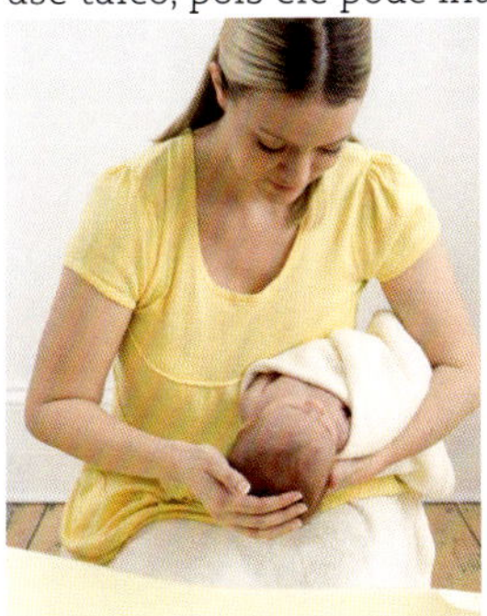

Envolva o bebê com uma toalha, e segure a cabeça e os ombros, enquanto molha a cabeça com a outra mão.

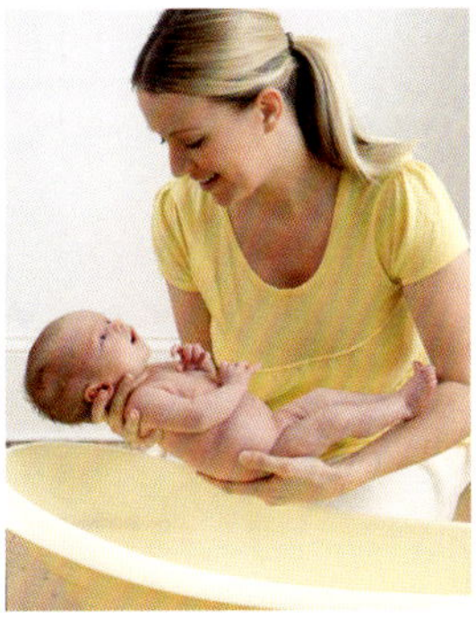

Remova a toalha e coloque o bebê na água, dando apoio à cabeça, aos ombros e às nádegas.

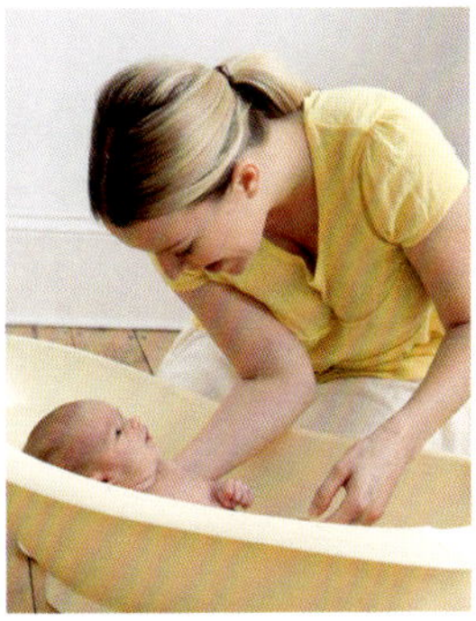

Ainda segurando a cabeça, lave-a com um paninho ou uma esponja, começando pelo rosto e terminando nas nádegas.

CHECKLIST

Exercícios básicos

Assim que sentir que consegue, você pode começar a fazer exercícios leves, mas espere até o exame das seis semanas (ver pp. 462-463) antes de começar um programa mais puxado.

- Mantenha uma boa postura e evite tensionar as costas e o abdome.
- Continue os exercícios do assoalho pélvico (ver p. 69) após dar à luz.
- Se fez uma cesariana, espere pelo menos seis semanas antes de começar um programa de exercícios.
- Comece com exercícios de baixo impacto, como caminhadas ou pilates, e aumente gradualmente a duração e intensidade. Você também pode começar a fortalecer os músculos abdominais (ver p. 456).
- Se tiver algum sangramento ou se sentir fraca, pare e consulte um médico.

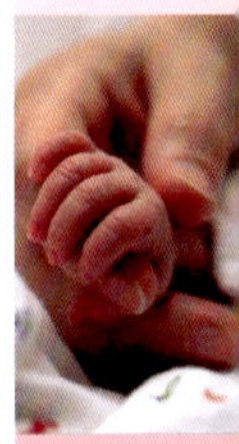

Cuidados especiais para bebês

Cerca de 10% dos bebês precisam passar algum tempo em uma unidade de cuidados especiais neonatais ou de cuidados neonatais intensivos. Muitas vezes, precisam de cuidados especiais para respirar até que os pulmões amadureçam.

Há muitas razões para o bebê precisar de cuidados especiais, a mais comum é a prematuridade (nascer antes da 37ª semana). Há bebês que podem precisar passar dias, semanas ou até meses na UTI neonatal, até que estejam grandes e saudáveis o bastante para ir para casa.

A UTI neonatal

Se o bebê ficar em uma incubadora, a experiência será estressante. Ajuda muito se você souber quem cuida do seu bebê, o que estão fazendo e como se manter informada.

A maior parte dos hospitais tem uma unidade que oferece cuidados médicos especiais para bebês, divididas em três tipos, de acordo com o grau de atenção que os bebês necessitam. O grau um é o mais básico, com unidades que não oferecem suporte ventilatório a longo prazo, mas que têm especialistas para cuidar de bebês um pouco prematuros, que precisam de amamentação frequente ou que já estiveram no suporte ventilatório e estão prontos para ser transferidos para cuidados menos intensivos. As unidades de grau dois oferecem suporte ventilatório e terapia intensiva para bebês a partir da 36ª semana de gestação. As unidades de grau três oferecem terapia intensiva para bebês nascidos de até 23 semanas, e muitas vezes podem realizar cirurgias neonatais.

Todas essas unidades contam com enfermeiras e médicos especializados.

Ronda da ala Na maioria das unidades, a equipe faz uma ronda todas as manhãs e, nas mais intensivas, há uma ronda adicional mais tarde. Algumas permitem que os pais façam perguntas durante as rondas, enquanto outras preferem que os pais esperem para conversar após as rondas.

Comunicação e visitas Você deve poder passar algum tempo com o bebê antes de ele ser mandado para a incubadora. No entanto, se ele precisar de suporte ventilatório, será mandado diretamente para a UTI neonatal e você não passará muito tempo com ele após o nascimento. Será encorajada a visitá-lo assim que ele for transferido.

Você deve poder visitar o bebê a qualquer hora do dia ou da noite e manter-se regularmente atualizada do estado de saúde dele. O médico também vai mantê-la informada.

Os cuidados com o bebê

Enquanto o bebê estiver na incubadora, provavelmente vai receber medicamentos e fazer vários exames. Em alguns casos, ele precisará ficar no suporte ventilatório.

O PAPEL DOS PAIS

Como você pode ajudar o bebê

Para a maioria das pessoas, a experiência de ter um bebê na UTI neonatal é muito estressante. Pai e mãe podem sentir que não há nada que possam fazer para ajudar, embora não seja o caso. A coisa mais importante que a mãe pode fazer para o bebê é começar a tirar leite. O leite materno será quase sempre o melhor leite para o bebê prematuro e pode ser guardado no *freezer* até ser necessário.

Enquanto ele estiver no suporte ventilatório, você pode tocar e acariciar o bebê e receber ajuda para pegá-lo. Os bebês se beneficiam do contato pele a pele, o chamado método canguru. Você será estimulada a colocar o bebê no peito para ele poder aproveitar o vínculo e a proximidade. Conversar, ler e cantar ajudam o bebê a familiarizar-se com você. Você também pode trocar a fralda e ajudar a alimentá-lo, mesmo que seja por uma sonda.

Passe muito tempo com o bebê, especialmente se ainda estiver amamentando, o que pode ajudar o reflexo de lactação (ver p. 449), mas também reserve um tempinho para você, para conservar energia para quando o bebê voltar para casa.

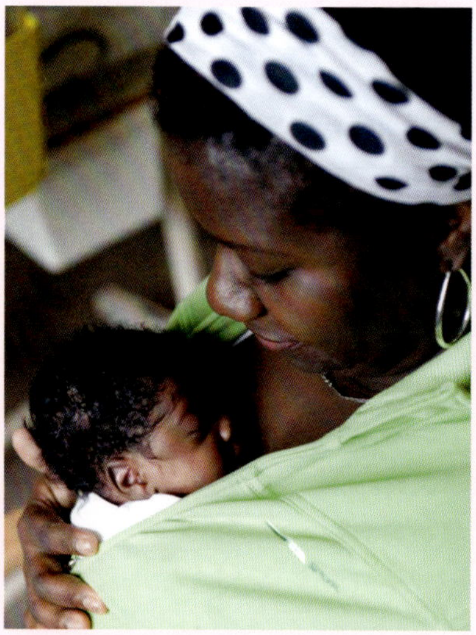

Colocar o bebê próximo ao corpo e fazer contato pele a pele ajudará o minúsculo bebê a desenvolver-se.

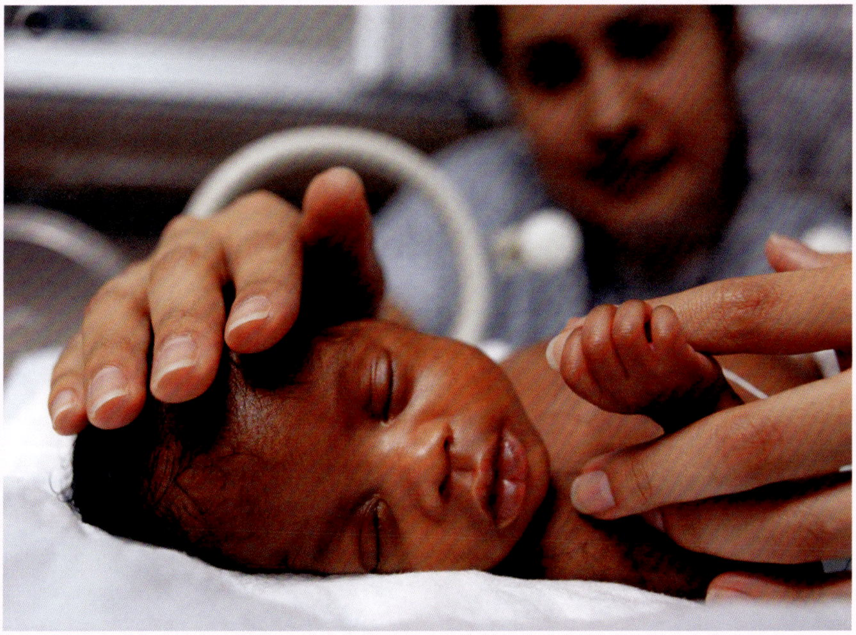

Pai e mãe serão encorajados a tocar e acariciar seu bebê e a passar o máximo de tempo possível conversando com ele e cantando para ele.

Exames e raios X O bebê pode precisar de exames de sangue para detectar anemia, checar os rins, o nível de oxigênio e de gás carbônico, o de açúcar e identificar o tipo sanguíneo. A frequência dos exames depende do que ele tem ou de quão prematuro seja. Os bebês da UTI neonatal precisam fazer exames de sangue todos os dias. A maioria precisa de diagnósticos por imagem enquanto estiver na UTI, e os muito prematuros podem fazer vários exames do tórax e, às vezes, do abdome.

FALANDO NISSO...

Bebês que são cuidados em um ambiente calmo e tranquilo evoluem melhor.

As pesquisas demonstram que bebês cuidados em unidades calmas, com iluminação fraca, vão para casa mais cedo do que os cuidados em uma unidade barulhenta, fortemente iluminada dia e noite.

Ajudando seu bebê Alguns bebês precisam de um pouco mais de oxigênio, outros de oxigenação constante por um tubo nasal. Para bebês muito prematuros, pode ser feita uma traqueostomia e colocado um tubo que, conectado a um respirador, leva o oxigênio aos pulmões.

A maioria dos bebês em terapia intensiva precisa receber até dois cateteres intravenosos para líquidos, sangue e antibióticos. Os muito pequenos podem ser alimentados por um cateter longo e fino, conectado a uma veia. Podem também precisar de pelo menos uma transfusão de sangue, pois os exames de sangue frequentes acabam removendo uma quantidade significativa de sangue, e a medula óssea ainda é muito imatura para repor as hemácias com a rapidez necessária.

Frequentemente recebem antibióticos para prevenir infecções. Alguns precisam de medicamentos para manter a pressão arterial e muitos que precisam de suporte ventilatório vão necessitar de medicação para sedar, prevenir ou tratar a dor. Antes dos procedimentos, podem receber um líquido açucarado, que se acredita reduzir a dor.

QUEM CUIDA DO BEBÊ

Quem é quem na unidade neonatal

Como seu bebê pode passar várias semanas na unidade neonatal, você provavelmente acabará conhecendo bem a equipe.

Enfermeiros neonatais A maioria dos cuidados na unidade neonatal é realizada por profissionais de enfermagem altamente treinados. Algumas unidades também podem ter enfermagem específica para muitos dos procedimentos.

Médicos Além dos especialistas neonatais (ver abaixo), há outro tipo de médico que trabalha em unidades neonatais, os residentes, que são médicos em treinamento para se tornar neonatologistas. Alguns desses médicos são muito experientes e em breve devem se tornar especialistas; outros são menos experientes e supervisionados por médicos mais experientes.

Especialistas neonatais Estes são os mais especializados da unidade. Pode haver vários, que fazem visitas como "especialistas visitantes". Isso significa que os pais de bebês que passam muitas semanas na unidade podem ter contato com mais de um neonatologista. Durante a noite e nos finais de semana, um neonatologista geralmente faz plantão a distância, ficando à disposição, e vem rapidamente se for chamado pelo pediatra ou pela enfermagem.

Outros membros da equipe A unidade neonatal depende de vários outros membros da equipe, inclusive nutricionistas, fisioterapeutas, assistentes de saúde (que realizam a maior parte dos cuidados rotineiros diários dos bebês), farmacêuticos e, em algumas unidades, um psicoterapeuta, que oferece o tão necessário apoio emocional para os pais e a equipe.

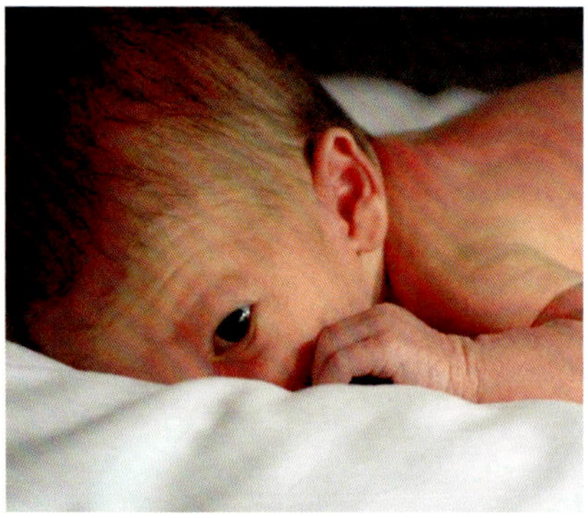

1ª SEMANA: DIA 7

Em sintonia

SEU BEBÊ HOJE

A vitamina K é dada aos bebês por ser essencial para a coagulação do sangue. Se ao nascer o bebê tomou uma dose oral, em vez de uma injeção, em geral se recomenda que receba outra dose hoje. Se você amamenta o bebê, uma dose adicional será dada aos 28 dias.

Conforme os laços entre você e o bebê se fortalecem, começará a se sentir mais intuitiva em relação ao que ele precisa.

CHECKLIST

Os choros do bebê

Siga a lista a seguir para identificar o motivo do choro do bebê. Se ele chorar por três horas ou mais em um só dia, consulte o médico. Há também serviços de aconselhamento e apoio pelo telefone.

- **A fome é o maior motivo** para o choro, e o bebê cala assim que recebe o seio, a mamadeira, um dedo ou uma chupeta.
- **O choro de dor** é fácil de interpretar, pois seu bebê está inconsolável, levantando as pernas com dor ou arqueando as costas. Se você não sabe como curar a dor, consulte o pediatra.
- **Uma fralda molhada** ou suja pode incomodar e causar o choro.
- **O bebê pode estar ficando demais no colo** e querer "mimo", se não houver outra razão para o choro. Carregá-lo no canguru enquanto você roda pela casa fazendo as suas coisas pode confortá-lo.
- **O bebê pode estar superestimulado.** Se nada mais funcionar, coloque-o em um cômodo tranquilo. Ansiosos como estamos, como pais de primeira viagem, esquecemos que ele precisa de momentos de tranquilidade.

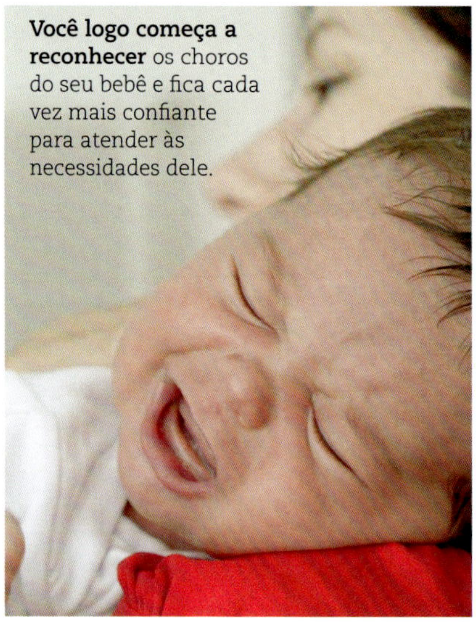

Você logo começa a reconhecer os choros do seu bebê e fica cada vez mais confiante para atender às necessidades dele.

O choro é o único meio que o bebê tem para chamar a atenção. Os futuros pais frequentemente se preocupam em saber o que o bebê quer. Embora os choros no começo possam parecer iguais, você logo começa a interpretá-los (ver quadro à esquerda).

Idealmente, nesta primeira semana, você continua a fazer os exercícios para o assoalho pélvico (ver p. 69). É importante dar continuidade a eles, pois fortalecem os músculos que seguram a bexiga, ajudando a prevenir a incontinência de estresse (ver p. 475). Se você levou pontos, eles também auxiliam a cicatrização e aliviam o desconforto, pois aumentam o fluxo de sangue para o períneo.

O TESTE DE GUTHRIE (DO PEZINHO)

Alguns bebês nascem com problemas que, caso sejam detectados e tratados logo, resultam em melhor qualidade de vida para eles do que se não forem percebidos até que os sintomas se desenvolvam. O teste do pezinho, feito entre o 5º e o 7º dia, implica colher uma amostra de sangue do calcanhar do bebê e colocá-la em um cartão, levado ao laboratório. O sangue é analisado, e os resultados saem em alguns dias. Se algo anormal for encontrado, são marcados mais exames para confirmar o diagnóstico. Se ele for confirmado, um especialista vai explicar o problema e o que será feito a seguir.

Muitos problemas podem ser diagnosticados dessa maneira, embora os problemas testados variem. No teste do pezinho é possível avaliar: fenilcetonúria (um problema metabólico); hipotireoidismo congênito; anemia falciforme; fibrose cística; e MCAD (deficiência de desidrogenase de Acil-CoA de cadeia média), uma deficiência enzimática rara.

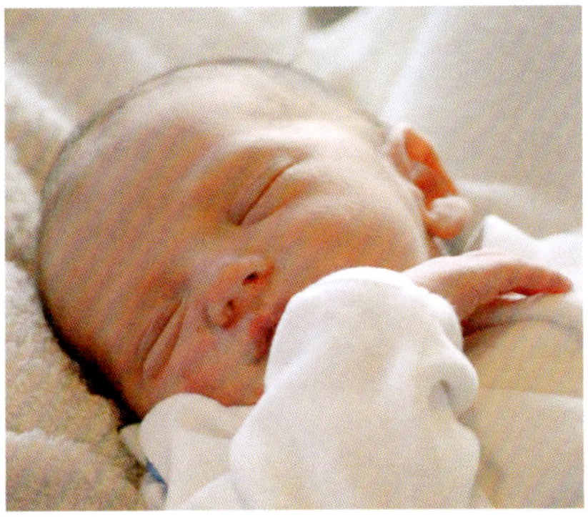

2ª SEMANA: DIA 8

Vida saudável

SEU BEBÊ HOJE

O leite materno e o industrializado produzem efeitos diferentes nas fezes do bebê. As dos que mamam no seio tendem a ser mais líquidas, amareladas e têm aroma doce, enquanto as dos que tomam mamadeira são mais firmes, marrons e com cheiro forte.

Um estilo de vida saudável é bom para seu bem-estar físico e mental e ajuda você a lidar com as solicitações da maternidade.

É importante seguir uma dieta balanceada (ver pp. 14-17), para ajudá-la a lidar com as solicitações da maternidade. Se você está amamentando, vai precisar de 500 calorias a mais por dia. Tome muita água e tenha o cuidado de limitar a ingestão de cafeína. Se ficou anêmica durante a gravidez ou perdeu muito sangue após o parto, coma alimentos ricos em ferro, como brócolis e espinafre. As comidas e bebidas ricas em vitamina C ajudam a absorver o ferro.

Se você fuma e não conseguiu parar durante a gravidez, este é o momento ideal para tentar de novo e também é bom limitar a ingestão de álcool: não é recomendável fumar e beber enquanto estiver amamentando.

Pode ser bem fácil assumir o comando dos cuidados com o bebê, mas é importante que seu parceiro também seja envolvido, para não se sentir deixado de fora. Ele está se adaptando à paternidade e pode ter suas próprias ansiedades e preocupações. Dividir os cuidados práticos com ele pode ajudá-lo a criar vínculos com o bebê. Quando sua confiança aumentar, você pode lhe conceder espaço para cuidar do bebê. É muito importante manter as linhas de comunicação abertas: este é um momento de grandes mudanças para ambos. Leva um tempo para vocês se ajustarem como família, mas, se trabalharem juntos, conseguem passar pela transição facilmente.

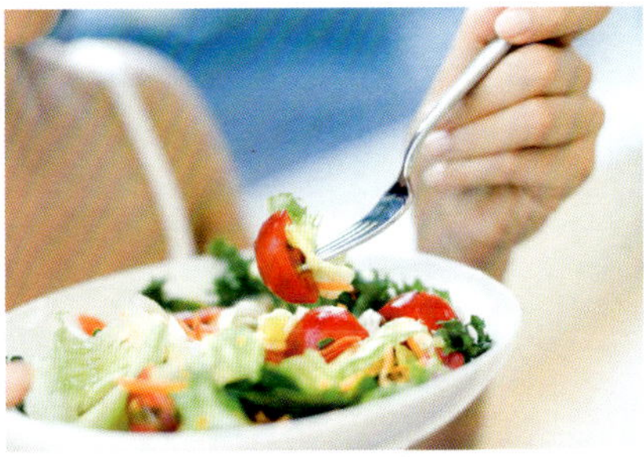

Ingerir vegetais frescos variados vai garantir uma boa quantidade de vitaminas e minerais na dieta.

FALANDO NISSO...

Os pais ou responsáveis pela criança devem registrá-la no cartório da área do local de nascimento em até 15 dias, ou no local onde residirem.

O nascimento do bebê é, assim, registrado no cartório da jurisdição da maternidade em que ele nasceu ou no do lugar onde os pais vivem.

A FRALDA DO BEBÊ: O QUE É NORMAL E O QUE PREOCUPA

A cor e a consistência das fezes do bebê variam bastante, mas em geral dentro da normalidade, embora alguns tipos de fezes possam indicar algum problema, sendo importante saber o que procurar. Mudanças de cor na urina ou presença de sangue também podem ser um alerta.

O que é normal

- Após a saída do mecônio (ver p. 444), as fezes do seu bebê podem ser verde-escuras, amarelo-esverdeadas, amarelo-claras, alaranjada ou marrons. Todas essas colorações são normais.
- Se você amamenta o bebê, as fezes podem ser soltas, com sedimentos e bem amarelas.
- Se o bebê usa mamadeira, as fezes tendem a ser lisas, mais firmes e marrons.
- A frequência das fezes varia: podem ocorrer a cada mamada ou a cada dois ou três dias.
- A urina pode ser bem amarela ou quase incolor.
- Manchas cor-de-rosa ou alaranjadas na fralda, causadas por cristais de urato, são comuns nas primeiras semanas, em especial quando o bebê mama no seio, e não devem causar preocupação.

O que não é normal

- Fezes brancas ou acinzentadas, que talvez indiquem problema no fígado.
- Sangue misturado às fezes, que pode sugerir alergia ao leite.
- Urina escura, possível sinal de desidratação ou de icterícia. Se você notar qualquer desses sinais, fale com o pediatra.

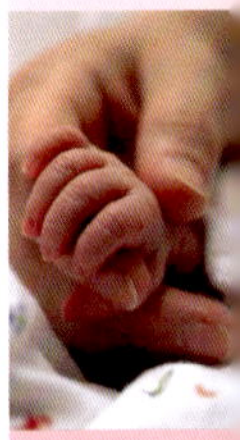

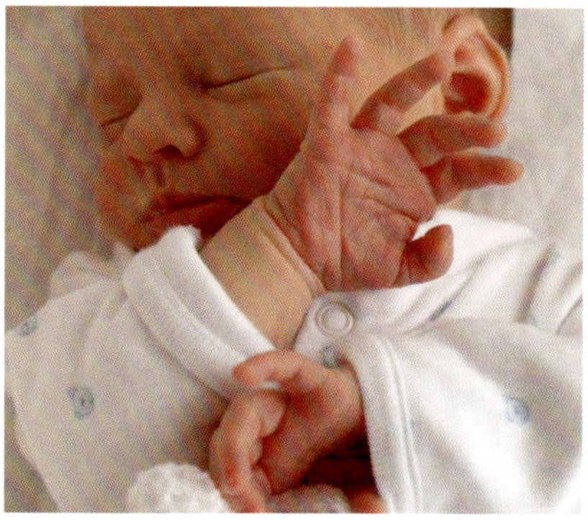

2ª SEMANA: DIA 9

Foco em você

SEU BEBÊ HOJE

Se o bebê vomitar em grande quantidade e não estiver crescendo, talvez tenha refluxo gastroesofágico (ver p. 477), causado pela imaturidade dos músculos estomacais; com o tempo e com tratamento adequado, esse problema desaparece.

Agora que você começou a se adaptar ao mundo caótico da maternidade, tente, cada dia, arranjar algum tempo para você.

Para enfrentar bem noites de sono interrompido e as constantes solicitações do bebê, você precisa desenvolver algumas habilidades, como tirar uma soneca à tarde. Talvez esteja lutando contra uma sensação de isolamento e até ache difícil saber que dia é, pois dia e noite se fundem em uma coisa só. Para revigorar o espírito, arranje uma amiga ou parente para cuidar do bebê, enquanto você se dá de presente uma pausa. Você e seu parceiro também precisam fazer um esforço e arranjar tempo um para o outro.

DICAS PARA A MAMÃE

Livrando-se da barriga

Fortalecer seu abdome a ajuda a reconquistar o tônus muscular.

- Sente-se ereta e, pelo menos uma vez a cada hora, puxe a barriga para dentro por 60 segundos.
- Fique em pé com as costas retas, para manter firmes os músculos abdominais.
- Massageie o abdome com óleo ou loção para o corpo, fazendo movimentos circulares.
- Quando conseguir, comece a fazer abdominais suaves para fortalecer o abdome, mas, se fez cesariana, espere pelo menos seis semanas.

PROBLEMAS COM O PEITO

Para algumas mulheres, a amamentação é um processo simples e direto, uma brincadeira entre a mãe e o bebê, mas outras a consideram muito difícil e precisam de ajuda para enfrentar os problemas. Seios inchados e mamilos doloridos são uma reclamação comum, e saber como evitar ou tratar desses problemas pode ser a diferença entre continuar amamentando ou desistir.

O segredo para evitar mamilos doloridos é fazer o bebê pegar direito no seio (ver p. 448). Seios inchados podem tornar difícil para o bebê pegar; tirar um pouco do leite (ver p. 449) antes de ele mamar pode aliviar um pouco a pressão. Sempre que possível, deixe os mamilos expostos ao ar e, em outros momentos, use protetores para os seios a fim de mantê-los secos. Colocar nos seios uma folha de repolho gelada ajuda a aliviar mamilos doloridos e seios inchados.

Se continuar amamentando e tirando frequentemente o leite entre as mamadas, vai aliviar a pressão e o inchaço dos seios. Colocar uma bolsinha de água morna nos seios também ajuda a aliviá-los.

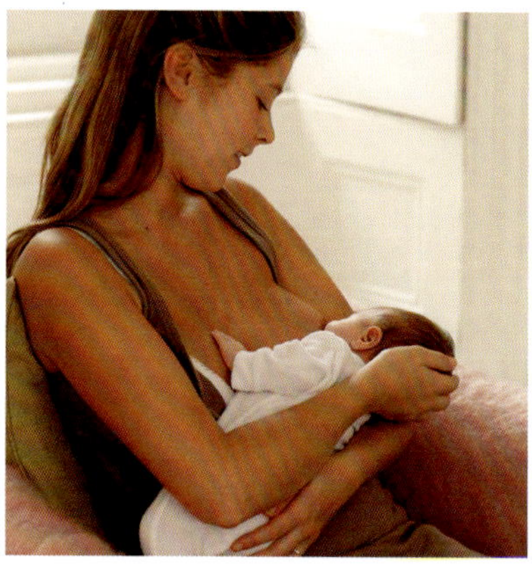

Posicionar bem o bebê no seio e assegurar-se de que ele pega direito vai ajudar a evitar mamilos inflamados e doloridos.

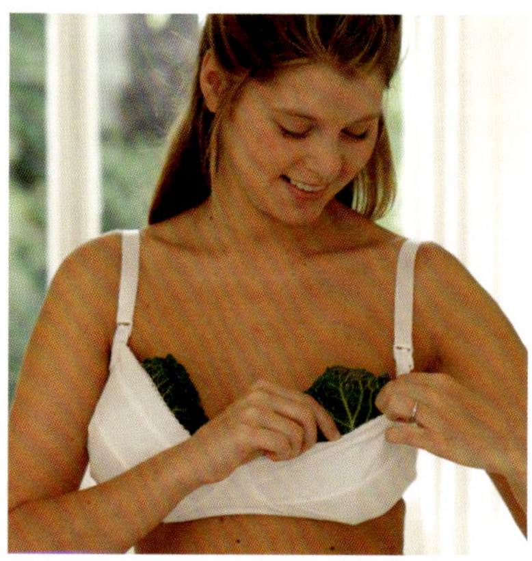

Colocar uma folha de repolho gelada dentro do sutiã pode propiciar alívio, especialmente se os seios parecem inflamados e inchados.

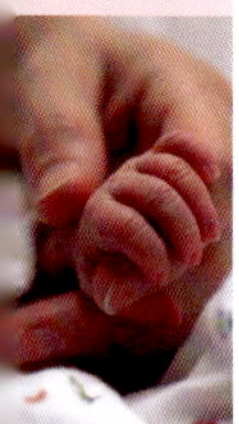

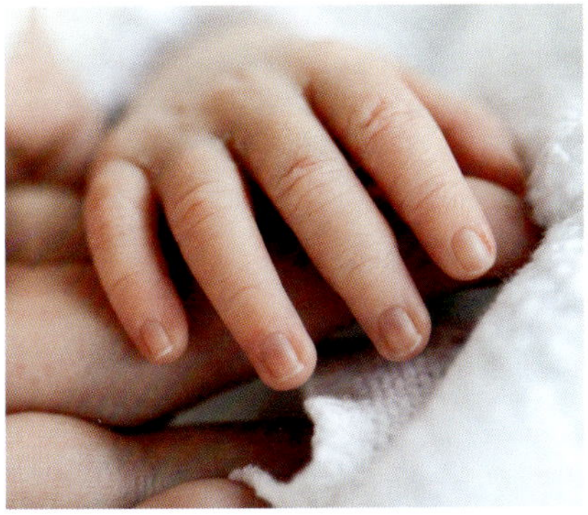

2ª SEMANA: DIA 10

Hora do bebê

SEU BEBÊ HOJE

Hoje é dia de examinar e pesar o seu bebê para verificar se voltou a pesar o mesmo que ao nascer. Algumas vezes, por volta dessa época, os bebês desenvolvem irritações na pele e feridas no bumbum. Se esse for o caso, peça orientação sobre como aliviar esses pequenos problemas.

Perto da segunda semana, você deve perceber que seu corpo está retornando ao que era antes da gravidez.

De hábito, hoje você tem uma consulta pós-natal – você pode ir ver o obstetra no centro de consultas pós-natais. Ele vai examinar seu abdome para verificar se o útero diminuiu consideravelmente e fazer perguntas sobre sua perda de sangue, que agora deveria ser mínima. Desde que ela não seja repentina nem muito forte, com coágulos, nem tenha cheiro forte, não há nada com que se preocupar. Muitas mulheres sofrem de incontinência de estresse (ver p. 475), especialmente quando espirram, tossem ou riem, o que vai servir para o médico relembrá-la de fazer seus exercícios para o assoalho pélvico; ele vai perguntar se você está bebendo bastante líquido e se ingere muitas fibras na dieta para evitar a constipação. Verá se seus pontos estão cicatrizando bem e se você não tem inchaços nem hematomas.

O bebê gosta de receber estímulos. Sua visão já foca a até 30 cm de distância e ele observa objetos simples, como um móbile. Os bebês logo reconhecem rostos familiares, e ele vai adorar ouvir você falar. Fazer parte de sua vida diária traz a ele muitos estímulos: diga-lhe o que você está fazendo e seus planos para o dia, leia histórias e ouçam música juntos. Quando ele estiver acordado, coloque-o de barriga para baixo para desenvolver a força dos braços e prevenir a cabeça "achatada", problema comum em bebês que passam muito tempo deitados de costas. Nunca deixe o bebê sozinho enquanto ele estiver de bruços.

BEBÊS SONOLENTOS

Bebês recém-nascidos tiram pelo menos duas sonecas por dia e muitos simplesmente alternam, ao longo do dia, o tempo de dormir e o de mamar. Nos primeiros dias, você verá que há pouca rotina no padrão de sono do bebê, pois ele não pode ficar sem comer por períodos longos.

Logo você vai ver que o bebê não é muito exigente quanto ao lugar em que dorme e pode fazê-lo em qualquer lugar conveniente para você, seja no carro, no carrinho ou no *sling*. Se estiver em casa, na hora da soneca, pode preferir colocá-lo em algum lugar quieto, como o berço, ou deixá-lo por perto, em um cercadinho ou, ainda, se for seguro, sobre uma toalha no chão.

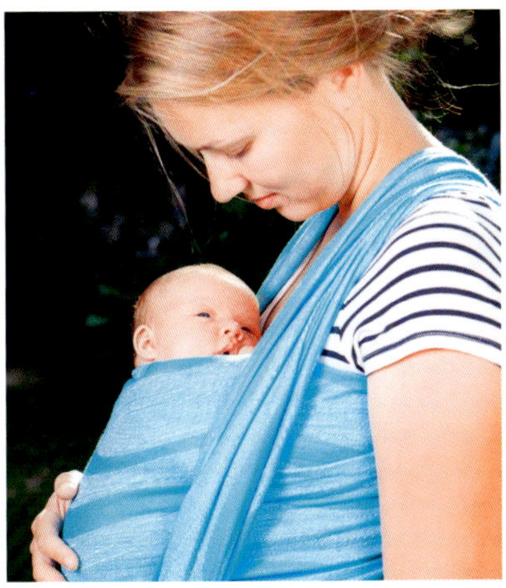

Bebês costumam achar muito confortável ser carregados junto de você em um *sling*; dormem felizes enquanto são transportados.

DICAS SOBRE CUIDADOS

Unhas e arranhões

Unhas de bebês crescem muito rapidamente e são bem complicadas de cortar! Para não deixá-lo se arranhar, é preciso mantê-las aparadas. Tome cuidado para não cortar a borda das unhas, pois isso pode causar infecções.

- Você pode comprar uma tesoura própria para unhas de bebês; embora não cortem as unhas bem rentes, servem para impedi-lo de se arranhar.
- Roer as unhas as mantém curtas.
- Você pode colocar luvas em seu bebê até que ele passe da fase de se arranhar.

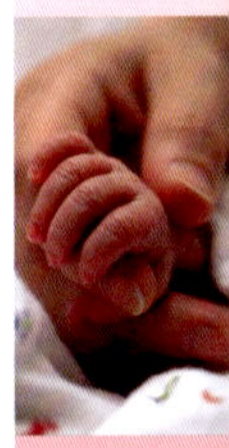

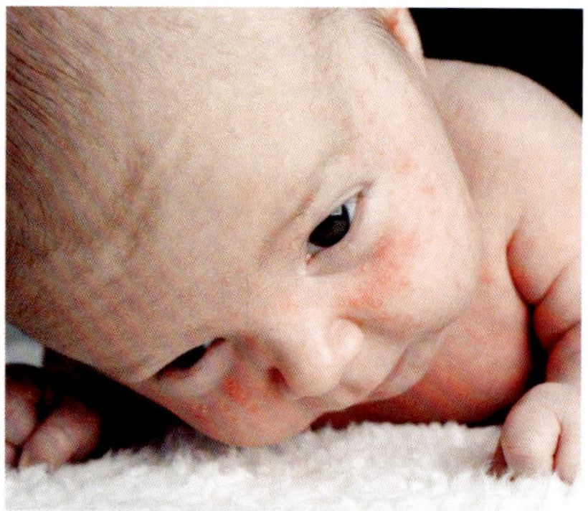

2ª SEMANA: DIA 11

Avaliando

SEU BEBÊ HOJE

Em muitos bebês aparecem "bolinhas" conhecidas como mília. Essas minúsculas saliências amarelo-esbranquiçadas aparecem no rosto durante os dois primeiros dias e desaparecem por volta da quarta semana. Ocasionalmente, os bebês têm marcas que resultam dos hormônios da mãe e levam mais tempo para desaparecer.

Confiar nos próprios instintos faz parte do fato de ser mãe, mesmo que algumas vezes signifique ignorar os conselhos dos outros.

Há muitas abordagens para o cuidado de bebês, e quando você adota um, percebe que todo mundo tem um palpite para dar. Embora muitas sugestões sejam úteis, podem incomodá-la, e muitas são conflitantes. Uma área em que há palpites demais é a amamentação (ver p. 448). Se você está lutando com a amamentação e perguntando a si mesma por que amamentar é tão mais difícil do que parece, pode descobrir que são cada vez menos úteis os conselhos de amigos, familiares e livros. Se olhar para experiências anteriores, pode decidir qual de suas amigas ou parentes costuma ter uma abordagem semelhante à sua em outras áreas da vida e prestar mais atenção aos conselhos dela. Acima de tudo, confie em sua própria habilidade e em seus instintos.

CHECKLIST

Sua primeira viagem ao supermercado

Planejar e administrar previamente pode impedir que as compras do supermercado sejam estressantes demais. Se tiver de levar o bebê:

- **Amamente bem o bebê antes de sair,** e ele pode até dormir pacificamente no supermercado.
- **Os supermercados podem ser muito frios,** então vista o bebê de maneira apropriada.
- **Veja se o assento do carro se fixa em um carrinho,** o que pode tornar a vida mais fácil. Se não, use o carrinho de supermercado que tenha assento para bebê ou coloque o bebê no *sling* para andar pelo supermercado.
- **Faça uma lista de compras antes de sair** para não se esquecer dos itens essenciais, caso se distraia com o choro de seu bebê.

MASSAGEM DO BEBÊ

Os bebês adoram ser tocados, e massagear o bebê pode ser um ótimo jeito de se vincular a ele. Tudo que você precisa é um pouco de azeite (evite óleos de amêndoas ou de aromaterapia) e uma toalha no chão ou na cama. Deixe o quarto quentinho e veja se o bebê não está com fome ou muito satisfeito. Tire as roupas dele, esfregue um pouco de óleo na palma das mãos e gentilmente massageie a barriga, braços, pernas e dedos das mãos e dos pés, ficando atenta ao rosto dele, para ver se ele está gostando. Aulas de massagens para bebês são um bom meio de fazer amizade com outras mães.

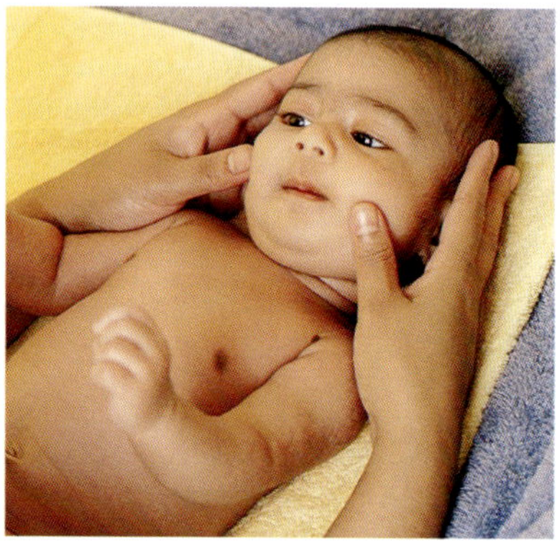

Deite o bebê em uma toalha macia e use a ponta dos dedos para massagear suavemente a cabeça do bebê, evitando as áreas moles (fontanelas) do topo da cabeça.

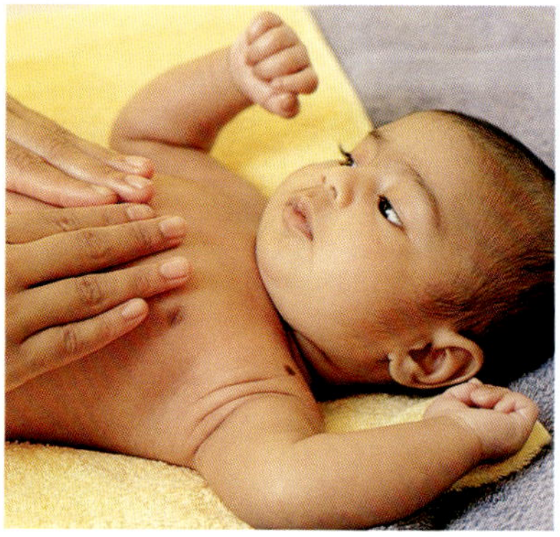

Massageie o peito do bebê com movimentos suaves para baixo e depois, na barriga, use a ponta dos dedos, com movimentos circulares do umbigo para fora.

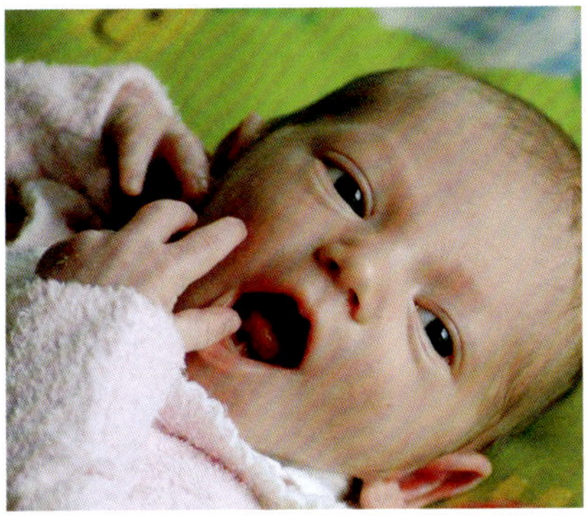

2ª SEMANA: DIA 12

Olhando para trás

SEU BEBÊ HOJE

Você pode ter notado que o bebê está interagindo um pouco mais: adora olhar para seu rosto e observar enquanto você fala e sorri, mas ainda por algumas semanas não vai conseguir corresponder com um sorriso.

Para algumas pessoas, é difícil recuperar-se de um parto traumático, e você e seu parceiro podem precisar de ajuda.

PERGUNTE AO... PEDIATRA

Os olhos do bebê estão constantemente com secreção. O que devo fazer? Isso acontece por causa de um bloqueio temporário dos canais lacrimais. Limpe os olhos dele com chumaços de algodão molhados em água fria previamente fervida, usando um para cada olho. O problema geralmente acaba com o tempo, mas, se a secreção ficar amarela e parecer uma infecção, fale com o pediatra, pois o bebê pode precisar de um colírio com antibiótico.

FOCO EM... SENTIDOS DO BEBÊ

O mundo de seu bebê

O bebê vai se concentrar em seu rosto enquanto estiver mamando. Desde que estava no útero, ele ouve – e adora – o som de música e vozes. Assusta-se com sons repentinos, mas ainda não pode localizá-los. Sente sabores e adora o leite materno, docinho, percebendo se você comeu algo de diferente! Reconhece o seu cheiro, e ama ser abraçado, receber carinhos e ser carregado no *sling*.

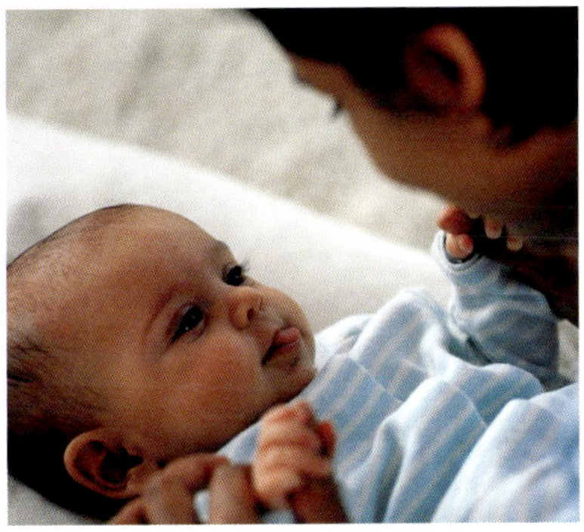

Seu bebê fica fascinado com seu rosto e adora fazer contato visual

Quando você aceita que teve um bebê e se dá conta disso, começando a se adaptar ao seu novo papel de mãe, também começa a refletir sobre sua experiência de parto e pode querer compartilhá-la com parentes e amigos. Vai lembrar-se da história do parto para o resto da vida e, no futuro, compartilhá-la com seu bebê.

É comum o parto e o nascimento não acontecerem como você queria ou imaginava. Por exemplo, se foi ultrapassada a data prevista, talvez tenha tido uma indução, o que pode ter levado a intervenções e, possivelmente, a um parto instrumental ou uma cesariana de emergência. Você pode se sentir um pouco decepcionada e confusa em relação a algumas coisas que aconteceram achando que talvez pudesse ter feito alguma coisa para impedi-las.

Ocasionalmente, algumas mulheres e seus parceiros que tiveram uma experiência de parto difícil sofrem de trauma pós-parto. Se o parto foi traumático e você decepcionou-se e ficou insegura, marque uma consulta com o obstetra para discutir sua experiência de parto. Ele pode lhe explicar o que você não tem certeza e a equipe vai ajudá-la a rever seus registros na maternidade e entender por que certas decisões foram tomadas. Se seu parceiro também está traumatizado por causa do parto, ele pode ir falar com o obstetra também.

Falar com seu parceiro sobre o parto pode ajudá-la a reviver boas lembranças e a ajustar-se às mais difíceis. Seu parceiro é uma das melhores pessoas para tranquilizá-la sobre o modo como você lidou com o parto e, conversando, vocês podem se abrir e expressar seus sentimentos sobre o parto.

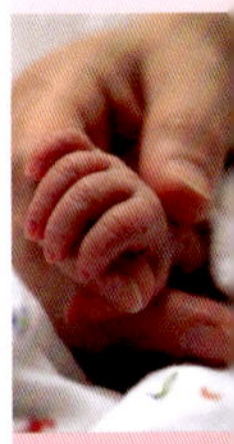

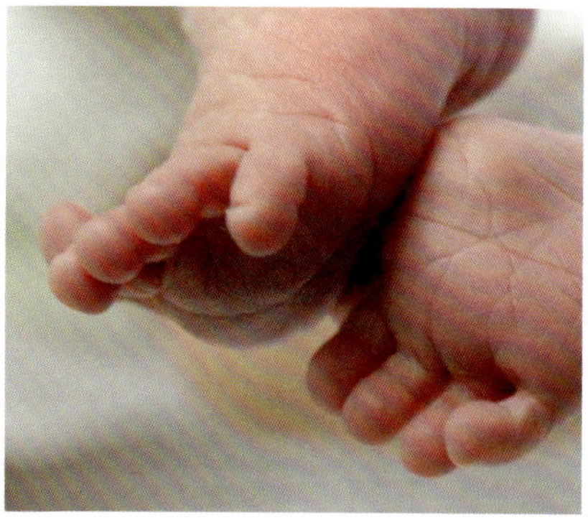

2ª SEMANA: DIA 13

Aproximando-se

SEU BEBÊ HOJE

É inevitável o bebê ficar exposto a vírus, e alguns acham que isso diminui o risco de ter alergias mais tarde. Entretanto, uma gripe pode deixar os bebês se sentindo muito mal, então, tente evitar contato com pessoas doentes. A amamentação dá alguma proteção contra os vírus.

Agora que você e seu parceiro estão quase adaptados, podem pensar em como dedicar algum tempo um para o outro.

Pode ser difícil achar um tempinho só de vocês e recomeçar a vida amorosa. Algumas mulheres não têm problema com isso, mas, para outras, isso demora um pouco mais, especialmente se levaram pontos ou se ainda estão doloridas. Além disso, um parto difícil, somado ao cansaço pela falta de sono, pode afetá-la emocionalmente. É recomendável que, para fazer sexo, você espere duas a três semanas após dar à luz, quando o útero diminui e os sangramentos param. Muitas mulheres preferem esperar até o exame das seis semanas (ver pp. 462-463). Inicialmente, carinhos e sexo sem penetração podem ajudá-los a se sentirem próximos. Quando ambos acharem que é hora, nada impede, mas a primeira vez precisa ser branda, e talvez vocês precisem de lubrificante, pois seus hormônios, especialmente se estiver amamentando, podem deixar a vagina seca. Se o sexo for dolorido, converse com o médico para verificar como está a cicatrização.

Agora já é preciso pensar em contracepção (ver p. 463). Se você está em dúvida sobre o que usar e quer continuar tendo relações, use camisinhas até o exame das seis semanas, quando você vai poder discutir melhor o assunto.

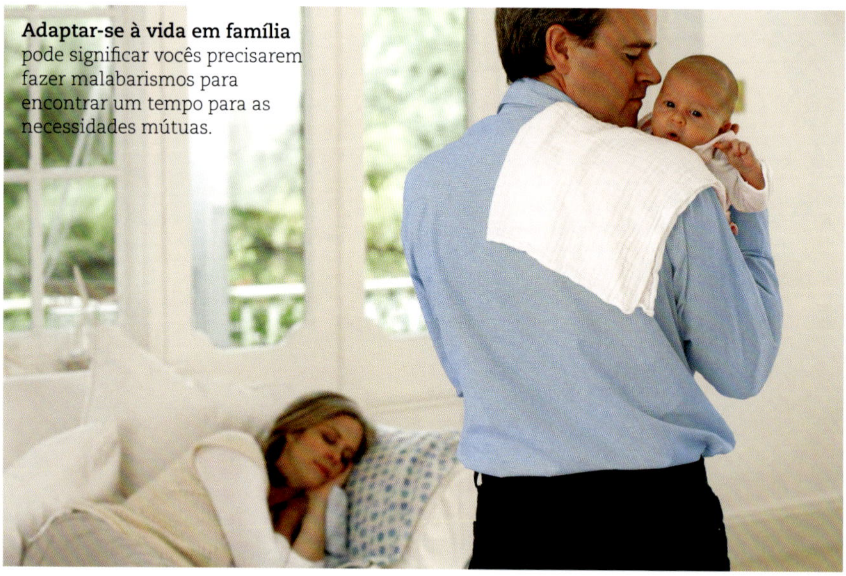

Adaptar-se à vida em família pode significar vocês precisarem fazer malabarismos para encontrar um tempo para as necessidades mútuas.

COMENDO BEM

É essencial comer de forma saudável e receber ajuda para preparar sua alimentação. Se você está amamentando, sua necessidade de cálcio se torna ainda maior do que durante a gravidez, então tenha uma bebida láctea à mão quando for alimentar seu bebê. Você também precisará de mais zinco, magnésio, cobre e vitaminas B (ver p. 17).

A maioria das mulheres perde por volta de 4 kg a 7 kg nas duas primeiras semanas após o parto. Além do peso do bebê, da placenta e do líquido amniótico, você perderá o líquido que reteve durante a gravidez. Esse líquido sai dos tecidos e é reabsorvido pela corrente sanguínea, sendo depois eliminado na urina.

Após as duas semanas, a perda de peso desacelera, mas não comece a fazer regime, especialmente se estiver amamentando, uma vez que você precisa de uma dose extra de alimentos e líquidos. Se você não satisfizer essas necessidades nutricionais adicionais, ficará sem energia. Sua necessidade de energia adicional, cerca de 330 calorias a mais por dia, pode ser satisfeita com lanchinhos saudáveis (ver p. 258).

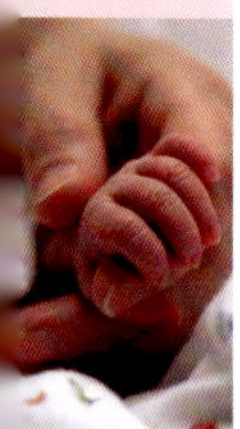

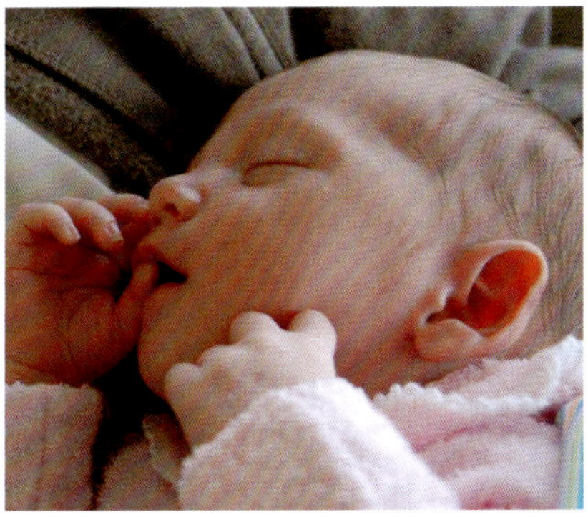

2ª SEMANA: DIA 14

Novos começos

SEU BEBÊ HOJE

No último exame, vão conferir se você e o bebê estão bem. O bebê deve ter voltado ao peso que tinha ao nascer, estar mamando bem e se desenvolvendo. Vão verificar se foi feito o teste de Guthrie (do pezinho) e se há sinais de icterícia.

A vida nunca mais será a mesma, e agora já deu para entender o amor incondicional que os pais têm pelos filhos.

Mais ou menos nesta altura, tem de ser feito um exame final. Você sai da consulta com todas as informações de que necessita e com números de contato para telefonar na semana seguinte ou depois.

Se tudo estiver bem, está chegando ao fim a tarefa do obstetra. A partir de então, suas consultas serão feitas com médicos de especialidades. Se, por qualquer motivo, o obstetra julgar que você precisa de mais exames, deve pedi-los para a semana seguinte.

Agora você já deve estar saindo mais sozinha, pois seu parceiro deve ter voltado a trabalhar. Veja se há e informe-se sobre horários e locais dos grupos de apoio em seu bairro, de "clubes do carrinho" ou aulas de massagem para bebês, ótimos meios de conhecer outras mães.

Com duas semanas, você e seu parceiro já terão pegado o jeito de ser pais. A vida nunca mais será a mesma e, embora isso signifique que você precisará dar prioridade ao bebê e não terá mais tanto tempo para você mesma, em troca você vai ter o filho mais lindo e fascinante, com personalidade própria, merecedor de amor incondicional. Não há nada que se compare ao amor entre pais e filhos, e agora você compreende o que isso significa.

PERGUNTE AO... PEDIATRA

Devo tentar acostumar o bebê a uma rotina? Nas primeiras semanas, ainda é cedo para instituir rotinas. Para estabelecer a amamentação, o bebê precisa mamar na hora em que quiser e o resto, no devido tempo, entra numa rotina qualquer. Se você quiser tentar estabelecer horas para mamar, precisa pensar em como vai lidar com o choro do bebê. Por outro lado, vale a pena começar logo a rotina noturna: dar banho, cantar para ele, amamentá-lo e colocá-lo na cama para dormir vai ajudá-lo, mais tarde, a desenvolver um padrão de sono.

CUIDANDO DA MEMÓRIA

Quando nasce o primeiro bebê, é tentador ficar filmando e tirando fotos o tempo inteiro. Os filhos seguintes, porém, costumam reclamar porque há poucas fotos deles! Fotos digitais podem ser imediatamente enviadas para familiares e amigos, mas tente não exagerar, pois embora você nunca se canse de olhar para seu próprio bebê, outras pessoas podem não ter o mesmo nível de interesse.

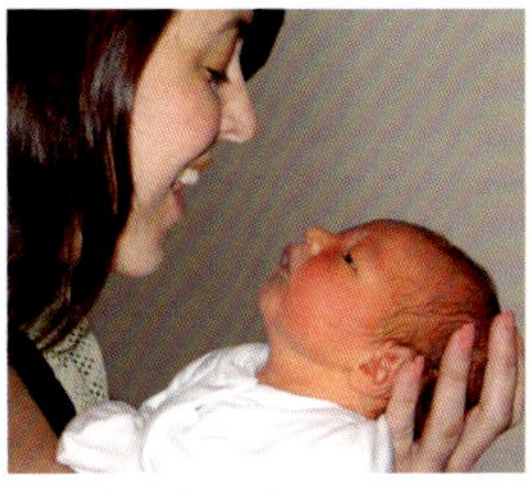

As primeiras fotos geram memórias preciosas.

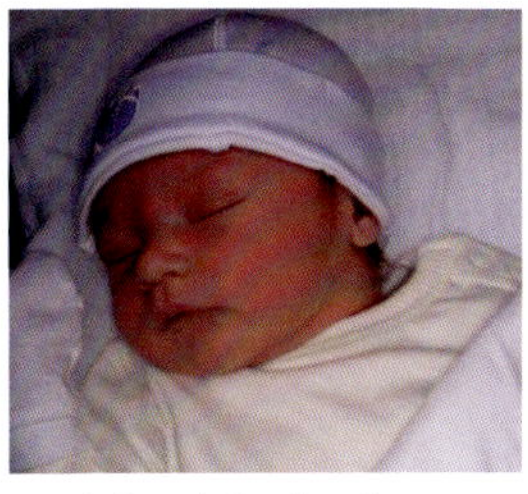

Você ficará fascinada com seu bebê, mesmo quando ele estiver dormindo.

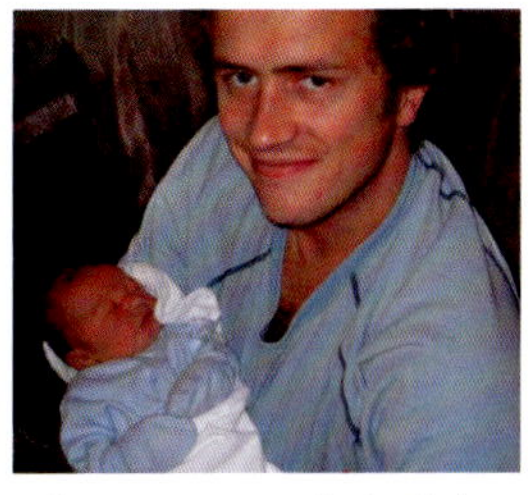

Não se esqueça de incluir fotos do papai orgulhoso.

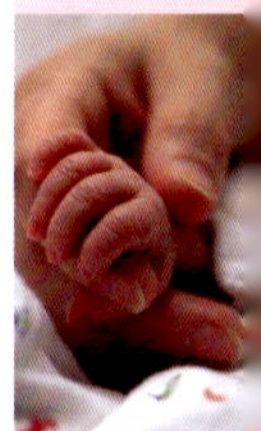

Seu exame das seis semanas

Entre seis e oito semanas após o nascimento, deve ser feito um *check-up* pós-natal no consultório do médico, para ver se você está física e emocionalmente bem. O bebê também passa por um exame físico, para ver se está se desenvolvendo.

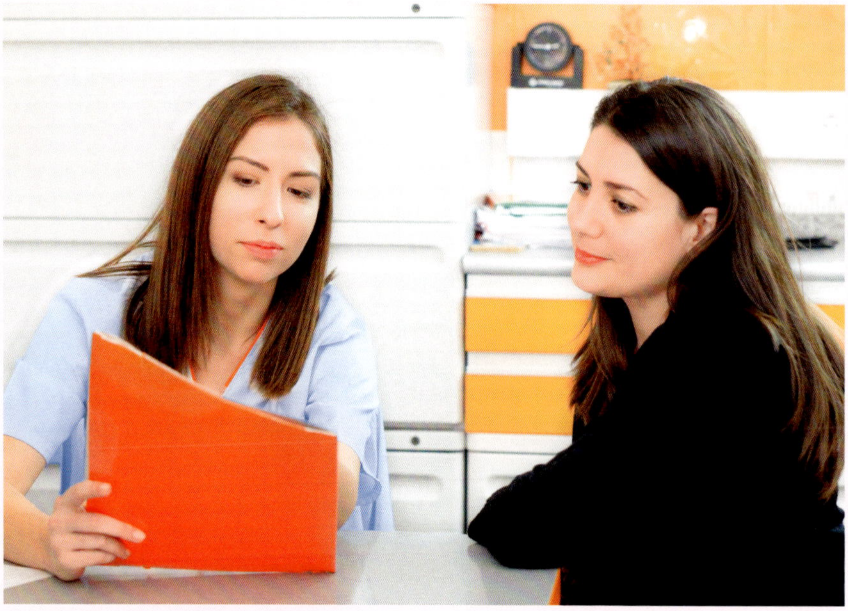

O exame pós-natal das seis semanas é o momento ideal para conversar com o médico sobre qualquer problema ou preocupação que tiver e de certificar-se de que você se recuperou bem após o parto.

Sua avaliação

Nos primeiros meses após o nascimento do bebê, a maior parte das mulheres não apresenta nenhum grande problema de saúde e retorna ao estado em que estava antes da gravidez. Mesmo assim, é bom fazer uma avaliação geral para ver se você está bem e como está lidando com a transição para a maternidade.

Seu *check-up* pós-natal é a oportunidade ideal de consultar o médico sobre alguma preocupação que ainda tenha após o parto. Você pode relatar qualquer problema com você ou com o bebê. Se o médico achar necessário, além de conselhos, ele prescreverá tratamentos, e pode encaminhá-la a um especialista caso haja necessidade de algum tratamento adicional.

O *check-up* físico

São feitos exames de rotina, aferindo sua pressão, perguntando a respeito de suas preocupações, de como está alimentando o bebê, e, se estiver amamentando, verificando se há algum problema com os seios ou a lactação.

O útero deve ter voltado quase ao tamanho anterior ao da gravidez (mais ou menos o tamanho da palma de sua mão) e não pode mais ser sentido, mas seu médico vai checar seu abdome para ver se os músculos estão voltando ao normal, pois ocasionalmente os abdominais se separam após o nascimento, o que se chama diástase dos músculos retos abdominais (DMRA) (ver p. 250). Se os músculos estiverem com mais de quatro dedos de distância, você pode ser enviada a um fisioterapeuta. Pilates e exercícios de condicionamento cardíaco (ver p. 250) podem ajudar, e o médico deve discutir as possibilidades com você.

A dor nas costas é um possível problema após o nascimento, sendo exacerbada pela relaxina, hormônio da gravidez que amolece os músculos e ligamentos e continua no corpo por alguns meses após a gestação. Se você sofre de dores nas costas, o médico pode discutir sua postura, particularmente quando está carregando ou amamentando o bebê, e falar sobre os benefícios dos exercícios.

Se você fez uma cesariana, o corte será examinado para ver se cicatrizou bem. Pode subsistir ainda certa dormência em volta do local, mas gradualmente você recobra a sensação, pois os nervos cicatrizam.

Se você não fez um Papanicolau nos últimos três anos, vão lhe pedir que faça um nos próximos três meses.

Examinando sua bexiga Vão lhe perguntar se teve problemas para urinar e, se teve sintomas como urinar frequentemente ou ardência ao fazê-lo, podem lhe pedir um exame de urina. A incontinência de estresse, vazamento de urina quando você tosse, espirra ou se exercita (ver p. 475) são comuns após o nascimento do bebê, então, não fique com vergonha de mencionar isso ao seu médico. Ele pode estimulá-la a fazer exercícios para o assoalho pélvico (ver p. 69) e, se o problema persistir, você é encaminhada a um fisioterapeuta para exercícios de treino da bexiga.

Seus pontos Se você ainda tem dor nos pontos, o médico vai ver se estão cicatrizando corretamente. Embora na maior parte sejam pontos absorvíveis, podem levar até três meses para desaparecer completamente. Banhos de banheira podem ajudar na absorção, mas, se continuar a ter problemas, o médico pode encaminhá-la a um ginecologista ou a uma clínica especializada em traumas do períneo (ver também Problemas no períneo, p. 475).

Seu bem-estar emocional

Além do exame físico, o médico vai examinar sua saúde emocional e mental. Muitas mulheres ficam extremamente cansadas nessas semanas iniciais, quando as constantes mamadas noturnas e outras solicitações começam a se fazer sentir. Se você estiver desalentada, cansada demais ou deprimida na maior parte do tempo, pode estar sofrendo de depressão pós-parto (ver p. 475). Converse com seu médico sobre esses sintomas.

Observando seu estilo de vida

O médico vai lhe dar conselhos sobre uma alimentação saudável e providências para o estilo de vida. Se você fuma, vai receber informações sobre grupos de apoio na região em que mora, para ajudá-la a parar de fumar.

AVALIANDO O BEBÊ

O *check-up* do bebê

O médico também quer ver o bebê em torno das seis a oito semanas para um exame físico e ver como está crescendo e se desenvolvendo.

É feito um exame semelhante ao de recém-nascidos (ver p. 443): examinam-se os quadris, a coluna, os olhos, o coração e a pulsação no topo das pernas. Em meninos, é importante verificar se os testículos desceram para o saco escrotal. Esta também é uma oportunidade de descartar problemas sutis, como sopro cardíaco, que pode aparecer após o nascimento.

O bebê é pesado, e a circunferência da cabeça, medida. O médico vai perguntar como ele está se alimentando e procurar sinais de icterícia. O desenvolvimento é avaliado: se ele controla a cabeça, se está começando a sorrir ou se consegue focalizar um objeto ou rosto a 30 cm de distância. Todas essas anotações passam a fazer parte do histórico médico do bebê, junto com os dados do crescimento e desenvolvimento do bebê provenientes da maternidade.

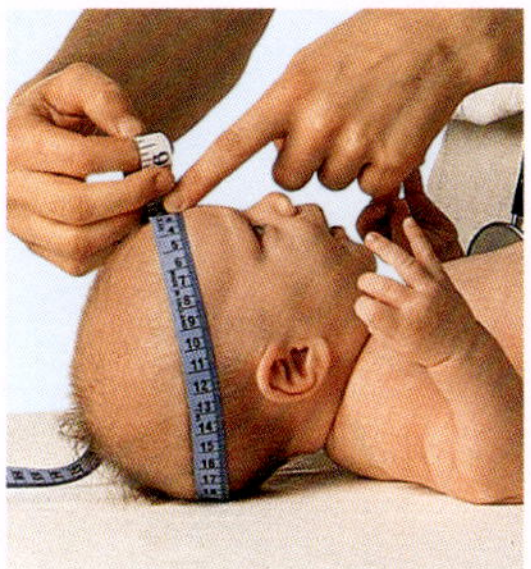

A circunferência da cabeça é medida, e são verificadas as fontanelas, áreas macias da cabeça.

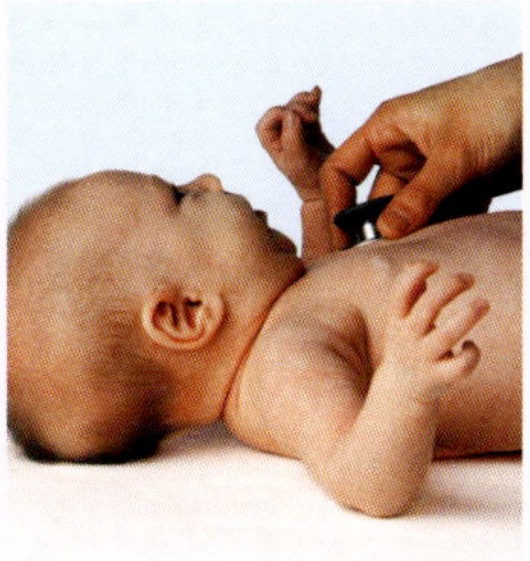

O coração do bebê é ouvido, e sua respiração é monitorada e verificada.

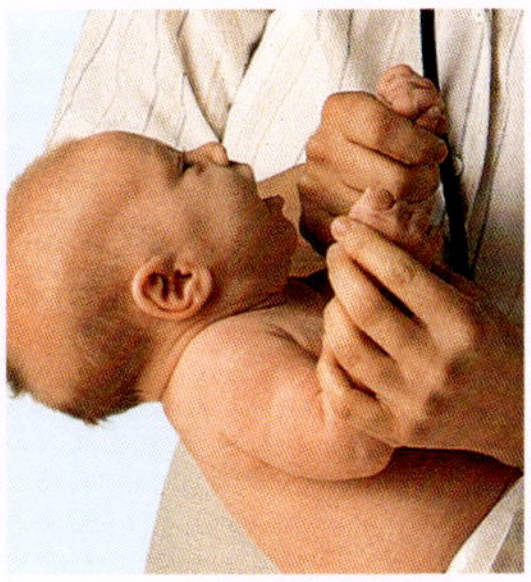

Para avaliar o controle da cabeça, o médico gentilmente levanta o bebê pelos braços, para ver se ele sustenta a cabeça.

PERGUNTAS E RESPOSTAS

É verdade que eu não preciso me preocupar com engravidar de novo enquanto amamento?

Se você estiver amamentando, pode, por algum tempo após dar à luz, não menstruar. Mas mesmo que isso signifique menor probabilidade de ficar grávida, ainda pode ovular; por isso, não decida que não precisa usar contraceptivos. O médico vai conversar com você sobre contracepção e saúde sexual e pode recomendar uma pílula só de progesterona, que já pode ser prescrita 21 dias depois de você iniciar a amamentação.

Meu filho se alimenta com mamadeira e estou preocupada em engravidar novamente. Isso pode acontecer?

Se você decidiu dar mamadeira, provavelmente teve sua primeira menstruação antes desse exame, e certamente já pode engravidar de novo. Embora o médico já deva ter conversado com você sobre contracepção nessa fase, o assunto é abordado no exame das seis semanas. O médico vai perguntar se você está usando métodos contraceptivos. Se não estiver, vão aconselhá-la a fazê-lo.

Levei pontos e, desde o parto, estou muito ansiosa para fazer sexo. Isso é normal?

Sim. Muitas mulheres se sentem assim, e resolvem só recomeçar a fazer sexo depois desse *check-up* pós-natal. Durante o exame, o médico confirmará se seu corte cicatrizou e vai tranquilizá-la quanto a fazer sexo novamente. Por outro lado, contanto que você tenha parado de sangrar, não há problema em ter sexo antes desse exame. Quando fizer, pode precisar usar um lubrificante, especialmente se estiver amamentando, pois seus hormônios talvez deixem a vagina seca.

Preocupações e complicações

Raramente se passa a gestação sem nenhuma queixa. A maior parte delas é de menor importância, por mudanças normais na gravidez. Algumas, no entanto, são mais sérias e exigem atenção médica. Hoje, o cuidado pré-natal de qualidade é aquele em que, tanto durante a gravidez quanto no parto, casos potencialmente sérios são administrados com sucesso. Problemas tanto da mãe quanto do bebê podem exigir atenção médica após o nascimento, com acompanhamento cuidadoso e, algumas vezes, devem ser tratados por um especialista.

Preocupações comuns na gravidez

Os hormônios da gravidez afetam todos os sistemas de seu corpo. Nesta seção, você encontra uma lista de preocupações comuns e de explicações dos processos de adaptação que podem causar tais sintomas, além de sugestões sobre a necessidade de procurar auxílio médico, quando for o caso, e conselhos sobre o que você pode fazer sozinha para aliviar os sintomas.

Sintomas gerais

Cansaço

Uma sensação muito forte de cansaço é um dos primeiros sinais da gravidez, que em geral diminui no segundo trimestre, mas a probabilidade de que volte no terceiro é grande.

CAUSAS As maiores causas do excesso de cansaço no início da gravidez são as grandes mudanças hormonais e as maiores exigências sobre o corpo, causadas por um aumento de até 50% do volume do sangue. É esse aumento do sangue que auxilia o espessamento da parede do útero e o desenvolvimento da placenta. No segundo trimestre, quando os hormônios se acalmam, o nível de energia costuma voltar ao normal. Mais tarde, o cansaço pode retornar, por causa do seu tamanho e do peso adicional e das solicitações do bebê, que obrigam o corpo a trabalhar mais. Tanto no início quanto no final da gestação, a dificuldade para dormir (ver abaixo) pode contribuir para aumentar o cansaço. Tal cansaço também pode ser causado por anemia (ver p. 472).

O QUE FAZER Se você estiver trabalhando, faça pausas regulares e tome um pouco de ar fresco pelo menos uma vez por dia. Ingira uma quantidade adequada de líquidos. A cafeína não ajuda, pois desidrata o corpo, fazendo-a sentir-se pior. Se precisar, reserve um tempo maior para dormir: as tarefas domésticas podem esperar, e você pode reduzir os compromissos sociais.

Dificuldade para dormir

Durante a gravidez, é muito comum ter dificuldade para dormir, especialmente no primeiro e terceiro trimestres.

CAUSAS Uma causa comum da interrupção do sono é a necessidade de urinar o tempo todo. No início da gravidez, isso acontece por causa da quantidade de sangue no corpo, que leva os rins a filtrarem mais líquido que, por sua vez, enche sua bexiga. À medida que a gravidez progride, outro fator é a expansão do útero na cavidade pélvica, competindo com a bexiga pelo espaço. Isso a obriga a esvaziar a bexiga com maior frequência, interrompendo seu sono. Muitas mulheres também ficam com fome durante a noite e precisam beliscar, enquanto outras têm o sono interrompido ou acordam cedo com náuseas e vômito. A partir de vinte semanas de gestação, o útero se move para fora da pelve, tirando a pressão da bexiga, e a náusea geralmente diminui, melhorando o sono. Próximo ao fim, o padrão de sono pode, mais uma vez, ser do tipo interrompido, pois os bebês geralmente ficam ativos no útero exatamente quando você quer descansar, e seu corpo está grande, ficando difícil achar posições confortáveis para dormir. Conforme o bebê cresce e fica mais pesado, a pressão na bexiga pode voltar.

O QUE FAZER Se você fica acordada pela necessidade frequente de urinar, não beba grandes quantidades de líquido perto da hora de dormir e, para evitar acordar com fome, inclua na refeição da noite alimentos com alto nível de carboidratos não refinados, como pão integral. Se acordar, não fique na cama por longo tempo, o que é frustrante e pode levar a insônias habituais. Saia da cama e faça algo simples, que não estimule demais o cérebro, tome uma bebida quente e sem cafeína, e volte para a cama quando o sono vier. Mais tarde na gravidez, quando for difícil ficar confortável, experimente diferentes posições para dormir: use muitos travesseiros sob a cabeça e a barriga, e entre os joelhos. No fim da gravidez, é essencial um descanso durante o dia, mas limitado a uma boa soneca de uns 20 minutos a uma hora, ou fique lendo ou assistindo televisão com os pés para cima. Se você dormir por períodos longos durante o dia, diminuem suas chances de conseguir dormir à noite.

Dores de cabeça

As dores de cabeça são comuns na gravidez, especialmente no primeiro trimestre.

CAUSAS A maior parte das dores de cabeça em geral não é motivo para preocupação e provavelmente elas acontecem por mudanças hormonais e pela necessidade de mais líquido. As dores de cabeça do terceiro trimestre, acompanhadas por outros sintomas, como dores abdominais ou náuseas, podem ser sinal de pré-eclâmpsia e devem ser examinadas por um médico (p. 474).

O QUE FAZER Beber muitos líquidos leves (em torno de 2 litros por dia) e evitar a cafeína reduz o número e a severidade das dores de cabeça. Se você está trabalhando ou concentrada em uma tarefa, faça uma pausa a cada duas ou três horas, e um exercício suave ao ar livre. A partir das 12 semanas, é seguro tomar 1 g (dois comprimidos de 500 mg) de paracetamol a cada oito horas, e não mais do que três doses num período de 24 horas. Se suas dores de cabeça forem causadas por uma gripe ou resfriado, não tome qualquer tipo de remédio para resfriado, nem mesmo ibuprofeno e aspirina, exceto se o médico tiver receitado especificamente. Antes de se medicar, fale com seu médico sobre seus sintomas. Se, no final da gravidez, você tiver uma dor de cabeça acompanhada de inchaço nas pernas e tornozelos, inchaço geral no corpo, dores abdominais ou náusea e vômitos, contate imediatamente o obstetra ou um médico.

Pés e tornozelos inchados

Algumas mulheres ficam com pés, tornozelos, mãos e pulsos inchados, e isso pode piorar no calor.

CAUSAS O inchaço resulta da retenção de líquidos que, por sua vez, é causada pela quantidade adicional de sangue produzido durante a gravidez para ser enviado ao bebê. Os pés e tornozelos inchados podem ser sinal

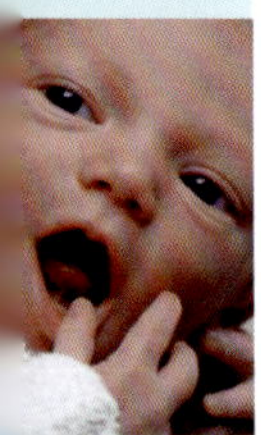

de outros problemas, como a pré-eclâmpsia (ver p. 474), e convém relatar ao seu obstetra, que vai verificar se há outros sintomas.

O QUE FAZER A melhor maneira de cuidar de pés e tornozelos inchados é alternar atividades leves com períodos de descanso, colocando os pés para cima. Mas evite ficar por muito tempo na cama, ou sentada numa cadeira, pois aumenta o risco de trombose venosa profunda (ver p. 186). Meias de compressão (ver p. 225) também colaboram para diminuir o inchaço.

Mudanças na pele

Pele seca e prurido

Em muitas mulheres há áreas da pele que ficam secas e que, durante a gravidez, coçam e pioram. Esta irritação é uma reação a mudanças hormonais e pode ser aliviada com uma loção hidratante sem perfume. Raramente, no final da gravidez, a coceira pode ser sinal de um distúrbio sério, a colestase obstétrica (ver p. 473). Mas, nesse caso, ela é muito severa, geralmente constante e concentra-se nas mãos e pés.

Aranhas vasculares

Durante a gravidez, podem aparecer as "aranhas vasculares", aglomerados de capilares (vasos sanguíneos minúsculos) rompidos, a maioria das vezes na face. Isso ocorre por causa do aumento da circulação sanguínea e do efeito que os hormônios da gravidez têm sobre as paredes dos vasos sanguíneos. São manchas que não doem, mas, se você está preocupada com a aparência, cubra as "aranhas" com maquiagem. Em geral, desaparecem após o nascimento.

Alterações na pigmentação

Alterações na pigmentação da pele são comuns durante a gravidez, por causa do aumento da produção de hormônios. A maioria das mulheres nota o escurecimento da área ao redor do mamilo (a aréola) e a *linea nigra*, uma linha escura que se forma verticalmente na barriga a partir do umbigo até a pelve. Também são comuns áreas escuras nas bochechas, no nariz e no queixo, chamadas cloasma ou "máscara da gravidez". Em mulheres com pele escura, essas áreas podem parecer mais claras do que a pele ao redor. A exposição ao sol pode destacar ainda mais essas áreas, por isso, use um protetor solar com fator de proteção alto.

Estrias

Durante a gravidez, a pele se estica rapidamente, o que em geral leva ao aparecimento de linhas rosadas ou arroxeadas, as estrias. Essas marcas, que podem parecer bem alarmantes, quase como cicatrizes, costumam aparecer no final da gravidez, em geral no abdome, nos quadris, nas coxas e na parte superior do peito. Não há evidências claras de que qualquer creme previna ou remova as estrias, embora um hidratante leve e sem perfume possa ajudar a pele a ficar flexível; mantenha-se sempre bem hidratada e evite ganhar muito peso. Após o parto, à medida que o tempo passa, as estrias ficam claras e quase invisíveis.

Problemas nos seios

Seios sensíveis

Para muitas mulheres, os seios sensíveis e o aumento no tamanho deles são o primeiro sinal da gravidez. Algumas vezes, ficam tão doloridos, que você não consegue nem tocá-los: também podem latejar e ficar quentes. Em geral, essa sensibilidade diminui no fim do primeiro trimestre.

CAUSAS A sensibilidade é sinal de que os seios estão se preparando para, depois do nascimento, alimentar o bebê: os ductos lactíferos estão começando a aumentar e o fluxo de sangue também.

O QUE FAZER Vestir um sutiã do tamanho certo ajuda a apoiar os seios e reduzir o desconforto. Sutiãs muito apertados são desconfortáveis e podem pressionar os dutos. Para dormir, você vai achar confortável usar um sutiã macio.

Se os seios estiverem quentes, alivie-os colocando compressas frias. Se houver alguma área dolorida ou vermelha em seu seio, fale com o obstetra, pois pode ser sinal de mastite (ver p. 475).

Problemas nos mamilos

O tamanho e o formato dos seios e mamilos são muito variados. Aquelas mulheres cujos mamilos são retos, projetando-se ou não, ou aquelas cujos mamilos são invertidos (côncavos) costumam se preocupar, achando que não conseguirão amamentar, mas todas as mulheres podem, pois os bebês mamam colocando não só o mamilo na boca, mas uma grande parte do seio.

CAUSAS Acredita-se que mamilos invertidos ou retos devem-se a ligamentos curtos do tecido na base do seio, que puxam os mamilos para dentro.

O QUE FAZER Se você tiver qualquer preocupação quanto a poder ou não amamentar, converse com o obstetra, que pode enviá-la a um especialista em amamentação (algumas vezes chamado consultor da lactação). Também há produtos disponíveis para ajudar na formação dos mamilos, preparando-os para a amamentação. No entanto, isso não é essencial, porque, ao pegarem o seio, os bebês conseguem puxar até mesmo um mamilo reto ou invertido (embora você possa precisar que alguém lhe mostre a melhor maneira de ajudar o bebê a fazer isso).

Problemas digestivos

Náusea e vômito

Aproximadamente 80% das mulheres, no início da gravidez, têm os desagradáveis sintomas de náuseas e vômito. Durante esse período, pode ser difícil fazer refeições grandes, e cheiros fortes ficam insuportáveis. Muitas também acham difícil digerir alguns vegetais e alimentos ácidos e preocupam-se pensando que seu padrão de alimentação se deteriorou. Em geral, as náuseas e os vômitos do início da gestação desaparecem entre a 12ª e a 20ª semana, e é raro que retornem mais tarde.

CAUSAS No início, os hormônios da gravidez interagem com os hormônios que controlam outros sistemas do corpo, particularmente aqueles envolvidos com a regulação do açúcar no sangue, o que resulta em náuseas e vômito. Mais tarde, podem ocorrer problemas com a digestão porque o útero ocupa a maior parte do espaço no abdome, tirando os intestinos e o estômago do lugar e deixando pouco espaço para a digestão de quantidades maiores de alimento.

O QUE FAZER A melhor maneira de lidar com a náusea e os vômitos na gravidez é beber muita água durante o dia, comer pouco e regularmente, evitando ficar muito tempo sem comer, e beliscar carboidratos complexos (alimentos com grãos integrais e arroz integral). Evitar lanches com muito açúcar, pois, embora forneçam um estímulo rápido, logo a deixam pior do que antes, quando baixa a taxa de açúcar no sangue.

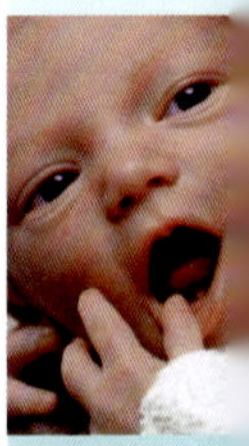

Reduzir o consumo de açúcar refinado encontrado em doces, bolos, biscoitos e bebidas açucaradas ajuda a reduzir os sintomas de náusea e vômitos, e também diminui a probabilidade de você ficar com diabetes gestacional.

O princípio de "pouco e muitas vezes", que aconselha pequenos lanches saudáveis é um bom conselho para a fase final da gravidez.

Gastrenterite

É a inflamação da mucosa do estômago e do intestino, em geral por uma infecção. Causa vômitos e diarreia súbitos.
Na maioria dos casos, o distúrbio acaba sozinho e não é motivo para preocupação, mas se ficar muito severo, pode causar desidratação, o que afeta o fluxo de sangue recebido pelo bebê pela placenta.
A infecção por *Listeria* raramente dá margem a um aborto tardio.

CAUSAS A gastrenterite é causada por infecção contraída seja por contato inadvertido com alguém infectado (maçanetas, etc.) ou pelo consumo de alimentos ou bebidas contaminados (intoxicação alimentar). A intoxicação alimentar geralmente é resultante de má higiene alimentar.

O QUE FAZER Beba muita água e tente evitar a contaminação cruzada com outros membros da família (ver abaixo). Se não conseguir reter nem pequenos goles de água, ou se seus vômitos ou diarreia durarem por 24 horas, procure conselho médico. Se não conseguir acessar ajuda pelos canais comuns, procure o atendimento de emergência mais próximo. Se tiver alguma doença preexistente, como diabetes, procure ajuda imediatamente. Se estiver desidratada, você pode ser tratada com soro intravenoso e deve ser feito um monitoramento fetal para verificar a saúde do bebê. A infecção por *Listeria* é tratada com antibióticos.

EVITANDO A GASTRENTERITE É importante evitar a gastrenterite praticando uma boa higiene dos alimentos (ver p. 16). Se mais alguém na casa tiver gastrenterite, evite a infecção usando sabonete, toalhas, talheres e louças separados. Se você tem mais de um banheiro, peça à pessoa infectada que não use o mesmo dos outros moradores. Após cada uso, limpe vasos sanitários, pias e torneiras com uma água sanitária suave. Pessoas infectadas devem evitar preparar comida para os outros.

Azia e má-digestão

Muitas mulheres começam a ter episódios de azia e má-digestão no segundo trimestre.

CAUSAS A má-digestão é resultado dos movimentos do trato digestivo, mais lentos sob influência dos hormônios da gravidez, somados à falta de espaço causada pelo bebê. A válvula muscular do topo do estômago também é afetada pelos hormônios e isso pode permitir refluxo, isto é, que o ácido estomacal suba pelo esôfago, causando dor e azia.

O QUE FAZER Evitar refeições grandes, em especial tarde da noite, ajuda a prevenir a azia e a má-digestão. Se tiver azia durante a noite, tente dormir apoiada, com a cabeça mais alta do que os pés. Para aliviar a azia, pode ser útil algum antiácido líquido, mas pergunte ao médico quais são seguros. Algumas mulheres dizem que tomar lentamente um copo de leite alivia o desconforto.

Constipação

Durante o segundo trimestre, a constipação geralmente se torna um problema.

CAUSAS Sob a influência dos hormônios da gravidez, o trato digestivo se torna menos ativo. Por isso, a matéria fecal permanece mais tempo no intestino grosso, permitindo a absorção de líquidos e deixando as fezes mais difíceis de expelir. A probabilidade de constipação aumenta em quem não bebe quantidade suficiente de líquidos.

O QUE FAZER Em geral, o problema é corrigido com a ingestão de fibras alimentares, de vegetais e alimentos integrais, combinada a um aumento no consumo de líquidos. Como último recurso, pode ser útil um laxante leve, receitado por um médico.

Hemorroidas

As hemorroidas são vasos sanguíneos dilatados na mucosa do ânus, internos ou externos. A constrição, causada pelos músculos anais, e a sensibilidade ao ambiente ácido levam, nos casos mais suaves, ao desconforto, e, nos episódios mais severos, à dor. Há mais probabilidade de ocorrerem durante o terceiro trimestre.

CAUSAS A distensão dos tecidos, causada pelos hormônios, aumenta o risco de hemorroidas. Outra razão é a pressão da cabeça do bebê sobre os vasos sanguíneos, assim como a constipação.

O QUE FAZER Na prevenção das hemorroidas, é importante tratar a constipação e evitar empurrar ou forçar a saída das fezes. No mercado, há bolsas de água fria e cremes para aliviar o desconforto. Se as hemorroidas "saíram", causando grande desconforto, um profissional da saúde pode ajudar a "reduzi-las", empurrando-as gentilmente para o lugar certo.

Problemas cardíacos e circulatórios

Vertigem e tontura

Durante a gestação, vertigens e tonturas ocasionais podem ser um problema.

CAUSAS No início da gestação, mesmo estando sentada, você pode se sentir zonza: isso geralmente ocorre por causa do baixo nível de açúcar no sangue. Também pode ocorrer se você não tiver comido o suficiente, problema comum nesta fase da gravidez em que muitas mulheres sofrem enjoos matinais. No segundo trimestre, provavelmente são causadas por queda da pressão arterial as vertigens ou tonturas que ocorrem ao levantar-se rapidamente, ou por ter ficado em pé por muito tempo. A pressão arterial diminui durante a gravidez porque a progesterona provoca um relaxamento dos vasos sanguíneos, permitindo que o sangue alcance o bebê mais facilmente. Quando você se levanta, a hipotensão pode impedir que chegue sangue suficiente ao cérebro, causando vertigens e tonturas.

À medida que a gravidez avança, você pode se sentir zonza ao deitar-se de costas. Isso ocorre porque, nessa posição, o útero, pesado, pressiona os principais vasos sanguíneos que passam pelo tronco e reduz o fluxo de sangue para o cérebro.

O QUE FAZER Para prevenir a hipoglicemia, belisque alimentos que contenham muitos carboidratos complexos (ver p. 92). Ficar bem hidratada, fazer pausas regulares no trabalho, não ficar muito tempo em uma só posição e tomar ar fresco também ajudam a prevenir a fraqueza. Se você começar a ficar tonta, sente-se e coloque a cabeça entre as pernas, o que vai aliviar a sensação desagradável. Fique sentada até recuperar-se por completo, e então se levante devagar. Se você se sentir bem após a tontura, não há necessidade de ir para o hospital: mas deve procurar o obstetra se as tonturas forem frequentes.

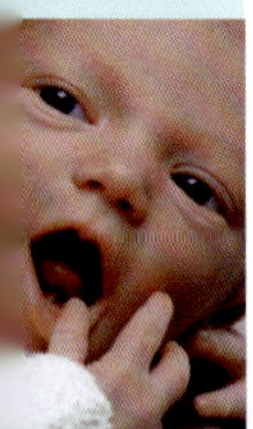

Se você desmaiou e bateu a cabeça, ou machucou qualquer parte do corpo, vá ao hospital para um *check-up*. Se ficar tonta enquanto estiver deitada, virar para o lado vai ajudá-la a se sentir melhor rapidamente. É preferível deitar-se de lado, porque ajuda a bombear o sangue no corpo.

Palpitações

Durante a gravidez, é comum a sensação de que seu coração está acelerado ou com batidas irregulares, em geral entre a 28ª e a 32ª semana, mas pode ocorrer a qualquer momento.

CAUSAS O motivo das palpitações ainda não é conhecido, e as hipóteses vão desde o efeito da progesterona sobre o músculo cardíaco até o fato de o coração ter que lidar com um fluxo de sangue maior para manter a mãe e o feto.

O QUE FAZER Em geral, as palpitações são transitórias e não devem preocupar. Se você tiver palpitações frequentes ou acompanhadas de dor no peito ou falta de ar, deve consultar o obstetra. Se tiver histórico de doenças ou anormalidades cardíacas, procure auxílio com urgência.

Sangramentos nasais

É comum ocorrerem sangramentos nasais na gravidez e, mesmo sendo um aborrecimento, raramente constituem um problema sério.

CAUSAS Como todos os outros vasos sanguíneos do corpo, os do nariz também ficam relaxados e se expandem durante a gravidez. Além disso, o volume de sangue de seu corpo aumentou durante a gravidez, o que pressiona essas estruturas delicadas. Há maior probabilidade de você ter um sangramento nasal se estiver resfriada, com sinusite, ou se sua mucosa nasal estiver seca, algo possível em tempo frio ou em salas com ar-condicionado.

O QUE FAZER Trate o sangramento nasal, sentando-se: mantenha a cabeça na posição normal e aplique pressão na parte inferior do nariz com o polegar e o indicador. Mantenha essa pressão constante por aproximadamente 10 minutos, antes de ver se o sangramento parou. Não fique tentada a colocar a cabeça para trás nem a se deitar, para não engolir sangue, o que leva a náuseas e a possível vômito. Gelo ou uma compressa fria aplicada sobre o nariz e o rosto, junto com a pressão no nariz, ajuda a diminuir o fluxo de sangue e acabar com o sangramento. Procure auxílio médico se o sangramento for resultado de um ferimento na cabeça, ou se ele continuar forte por mais de 20 minutos. Em sua consulta pré-natal, mencione se tiver sangramentos pequenos e frequentes para eliminar problemas mais sérios.

Gengivas sensíveis e sangramentos

O sangramento e a sensibilidade das gengivas são reclamações comuns durante a gestação.

CAUSAS Esses problemas ocorrem por causa do aumento do volume de sangue, combinado com o relaxamento provocado nos vasos pelos hormônios da gravidez. Permitir que a placa se acumule pode piorar os sintomas e aumentar as chances de doenças periodontais.

O QUE FAZER É vital fazer boa higiene dental. Se os dentes estiverem sensíveis, não fique tentada a não escová-los: substitua sua escova por uma mais macia. Além disso, durante a gravidez e no período pós-natal, vá ao dentista regularmente.

Veias varicosas e varicosidade da vulva

As veias varicosas são veias aumentadas e distorcidas que podem aparecer nas pernas ou ao redor da vulva. As veias varicosas dentro ou ao redor do ânus são chamadas hemorroidas (ver ao lado). Nos estágios finais da gravidez, podem tornar-se um problema, causando dor, desconforto, algumas vezes coceira ou também ficar antiestéticas. As varicosidades na vagina ou na região da vulva não impedem o parto normal e não correm risco de se romper durante o nascimento.

CAUSAS O maior fluxo de sangue e o mau funcionamento das válvulas nos vasos relaxados causam veias varicosas e varicosidades da vulva durante a gestação. O útero, ao crescer, pressiona as veias da pelve que, por sua vez, aumentam a pressão nas pernas e na região da vulva.

O QUE FAZER Meias de compressão para grávidas podem ser úteis, e fisioterapeutas prescrevem roupas de baixo especialmente criadas com essa finalidade. Assim como todo problema, as veias varicosas devem ser mencionadas ao obstetra para que façam exames e recomendações. Elas podem, ou não, desaparecer após o nascimento do bebê.

Dores

Dor nas costas

Dor generalizada na região lombar é extremamente comum durante a gravidez, particularmente no terceiro trimestre: cerca de dois terços de todas as grávidas sofrem de dor nas costas.

CAUSAS À medida que a gravidez progride, o aumento de peso do abdome tende a tracionar a parte inferior da coluna, que se curva para dentro, mudando para a frente seu centro de gravidade. Ao tentar corrigi-lo, pode sobrecarregar seus músculos lombares. Além disso, os hormônios da gravidez relaxam os ligamentos, distendendo-os e dando menos apoio às suas costas.

O QUE FAZER Manter uma boa postura (ver p. 249) e evitar inclinar a pelve para a frente ajuda a aliviar a pressão nas costas e a prevenir ou aliviar a dor. Também são benéficos exercícios regulares, moderados, mantendo os músculos tonificados e flexíveis. (Ver pp. 90 e 250, para rotinas de exercícios sugeridas.) Recomendam-se, também, ioga, pilates e aquaeróbica.

Tente evitar ficar em uma só posição por muito tempo e, se for possível separá-las em pequenos grupos, varie suas tarefas diárias. Se o seu trabalho a obriga a ficar em pé ou sentada por longos períodos de tempo, faça pausas regulares e, enquanto estiver sentada, apoie bem a região lombar. Tome cuidado ao erguer objetos pesados. Massagens e água morna podem ajudar a aliviar a dor nas costas. Se a dor for muito problemática, fale com o obstetra sobre o uso de uma cinta de suporte para grávidas (ver p. 278).

Pubalgia

A pubalgia ou dor pélvica, na gravidez, também conhecida como disfunção da sínfise púbica, refere-se ao desconforto e à dor sentidos na região pélvica e na virilha. A dor pode estar concentrada nas nádegas ou descer por uma perna, por isso algumas vezes é confundida com a ciática (ver na página seguinte). A dor pélvica geralmente piora quando você anda ou sobe escadas, podendo também ser problemática durante a noite, embora esteja relacionada a atividades diurnas. A dor pélvica é mais comum no final da gravidez e pode ser leve ou mesmo séria, a ponto de você precisar de um suporte para andar.

CAUSAS Vários fatores podem contribuir para a dor pélvica. A pelve é constituída de

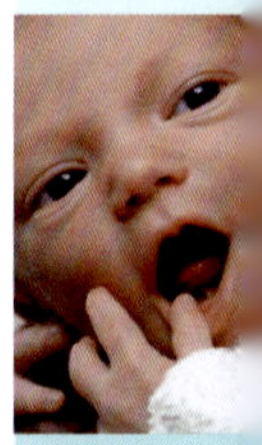

três ossos: o sacro e os dois ilíacos (ossos dos quadris). Eles se ligam, na frente, pela sínfise púbica, e, atrás, pelas articulações sacroilíacas. As articulações são estabilizadas por ligamentos e em geral se movem muito pouco. Durante a gravidez, no entanto, os ligamentos relaxam e distendem-se mais facilmente, aumentando a mobilidade das articulações, o que causa a instabilidade da pelve. Além disso, mudanças na postura por causa do aumento do abdome podem causar mais movimento em uma articulação do que na outra, colocando nelas um peso adicional. A inflamação das articulações causa o desconforto ou a dor.

O QUE FAZER Se o movimento de um lado da pelve aumenta, em geral se recomenda um suporte pélvico, que oferece alívio instantâneo. Você também pode ser encaminhada a um fisioterapeuta, que vai lhe mostrar como modificar as atividades do dia a dia, como andar e levantar-se, de modo a evitar a dor, recomendando também exercícios abdominais e do assoalho pélvico (ver p. 69). A acupuntura alivia a dor, e aulas de aquanatal ajudam bastante. As medidas preventivas recomendam evitar atividades que causem dor, como erguer muito peso, dormir de costas e períodos prolongados de atividade. Também é importante descansar bastante.

Dor no ligamento redondo do útero

Os dois ligamentos redondos saem do topo do útero, um de cada lado, e unem-se às paredes laterais do abdome. À medida que o útero se expande, os ligamentos redondos gradualmente se distendem, o que pode causar uma dor prolongada, ou aguda e breve, em um dos lados do abdome inferior ou na virilha. Se houver dor no ligamento redondo, em geral ela começa no segundo trimestre.

O QUE FAZER Consulte o obstetra, que vai excluir outras causas para a dor abdominal. Assim que tranquilizar-se, você vai achar fácil lidar com a dor. Ao ter um ataque de dor, tente sentar-se e relaxar. Pode melhorar se você se deitar de lado e colocar os joelhos na direção do peito, ou se entrar em uma banheira morna.

Ciática

É uma dor na nádega, em um lado ou nos dois lados, que pode se irradiar pela(s) perna(s). Pode haver formigamento ou dormência nas pernas, embora isso só ocorra em uma pequena porcentagem de mulheres. A ciática tem mais chances de ocorrer após o segundo trimestre.

CAUSAS A ciática é causada pela compressão do nervo ciático ao passar pela coluna vertebral. É uma dor considerada "referida", pois ocorre em um lugar distinto do local do problema. Na gravidez, a ciática não é causada pela compressão do nervo pelo feto. As causas são as mesmas que ocorrem em mulheres não grávidas e incluem má postura, articulações da coluna vertebral gastas ou com fissuras, e técnicas inadequadas para levantar objetos.

O QUE FAZER Há exercícios específicos que podem ajudar a alongar suavemente os músculos e aliviar a pressão no nervo ciático. O obstetra pode aconselhá-la em alguns exercícios ou recomendar um fisioterapeuta.

Coccialgia

O cóccix é o ossinho que está na base da coluna. Em geral, ele é imóvel, mas, durante a gravidez, sua mobilidade aumenta para facilitar a passagem do bebê pelo canal de parto na hora do nascimento. A dor nessa área pode tornar extremamente desconfortável ficar sentada por longos períodos, particularmente no trabalho ou durante uma viagem. A coccialgia pode ocorrer ao longo de toda a gravidez.

CAUSAS A coccialgia pode ocorrer na gravidez, mas em geral é causada por um dano já existente no local: o desconforto piora com mudanças hormonais e mecânicas da gravidez. Se a dor surge na gravidez, pode ser provocada pelo aumento na movimentação do cóccix, que aumenta o risco de danos. Algumas vezes, o dano é causado durante o parto pela cabeça do bebê, e a dor, portanto, surge após o nascimento.

O QUE FAZER Mover-se com frequência e massagear suavemente a área pode ajudar a aliviar o desconforto, e tomar analgésicos simples, como o paracetamol. Em geral, o problema melhora 6 semanas após o nascimento.

Cãibras nas pernas

As cãibras nas pernas, particularmente na panturrilha, são um problema comum durante a gravidez. Na maior parte das vezes, ocorrem à noite, mas algumas vezes surgem quando você está andando, e a frequência pode aumentar à medida que a gravidez avança.

CAUSAS Há debates sobre a causa das cãibras nas pernas durante a gravidez. Elas provavelmente são causadas por uma combinação de fatores, incluindo a postura da mãe, o aumento de peso, a restrição do fluxo de sangue para as pernas e a pressão do útero sobre os nervos pélvicos. Alguns sugerem que essas cãibras ocorrem por falta de sal na dieta; no entanto, pesquisas mostram que baixos níveis de sal são saudáveis na gravidez, sendo bem pouco provável que qualquer pessoa que siga uma dieta equilibrada sofra por falta de sal.

O QUE FAZER As cãibras nas pernas podem ser aliviadas com a troca de posição, flexionando para cima os dedos do pé na perna afetada e massageando o músculo com cãibra. Se as cãibras forem particularmente problemáticas, um fisioterapeuta ou massoterapeuta pode sugerir exercícios e dar conselhos.

Mantenha-se bem hidratada e alterne períodos de exercícios regulares moderados com períodos de descanso. Se tiver dores persistentes, vermelhidão ou suores na panturrilha, pode ser sinal de trombose venosa profunda (TVP) (ver p. 186), o que exige cuidados médicos imediatos.

Síndrome das pernas inquietas

A síndrome das pernas inquietas é uma sensação desconfortável ou um formigamento desagradável que gera um desejo enorme de mover as pernas ou faz as pernas se sacudirem sem controle, especialmente durante o sono. Quem tem a síndrome descreve a sensação como ter uma corrente elétrica passando pelas pernas ou sentir os ossos coçando. Durante a gravidez, é mais provável que o problema ocorra no terceiro trimestre.

CAUSAS A síndrome das pernas inquietas frequentemente é despertada ou agravada pela gravidez. Sua causa é desconhecida, mas há estudos que indicam que pode estar relacionada a um baixo nível de ferro. Muitas pessoas que têm o problema vêm de uma família com histórico da doença.

O QUE FAZER Se você está sofrendo da síndrome das pernas inquietas, fale com o médico se há necessidade de um exame de sangue para checar seu nível de ferro. Se estiver baixo, ele vai receitar um suplemento de ferro. Algumas mulheres acham que exercitar-se ajuda: alongue as

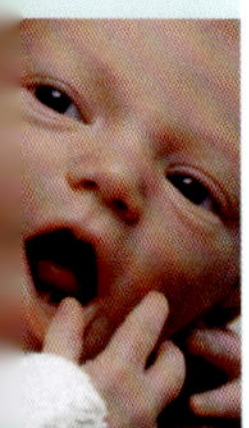

pernas, faça compressas frias ou quentes, ou faça uma massagem. Se o problema ocorrer pela primeira vez, há grande probabilidade de ele desaparecer após o bebê nascer.

Síndrome do túnel do carpo

O túnel do carpo é um pequeno canal no pulso por onde passam os nervos que vão do antebraço até as mãos e os dedos. A síndrome do túnel do carpo ocorre quando os nervos são comprimidos nessa passagem, resultando em formigamento e dor nos dedos, que geralmente piora durante a noite. Em casos severos, pode haver desconforto considerável e força reduzida para agarrar. Na gravidez, é mais provável que ocorra no segundo e no terceiro trimestres.

CAUSAS A síndrome do túnel do carpo é causada pela pressão nos nervos ao passar pelo canal, por causa do inchaço dos tecidos ao redor dele. Durante a gravidez, o inchaço nas mãos e nos pés é comum, em função do líquido adicional e do maior volume de sangue.

O QUE FAZER Se achar que está com a síndrome do túnel do carpo, converse com o obstetra. Ele pode encaminhá-la a um fisioterapeuta, que vai recomendar exercícios específicos para aliviar o desconforto. Também pode recomendar o uso de uma tala leve para apoiar os punhos, que é especialmente benéfica se a dor está atrapalhando seu sono. A síndrome do túnel do carpo desaparece após o nascimento do bebê, mas, se persistir, pode ser feita uma cirurgia simples para aliviar a pressão sobre os nervos.

Problemas urinários e vaginais

Candidíase

Durante a gravidez, é normal que haja aumento do corrimento vaginal, mas, se o corrimento for pastoso e espesso e você tiver dores e coceira na região vaginal, pode estar com candidíase, uma infecção fúngica. Se o corrimento vaginal tiver odor de peixe, especialmente depois de manter relações sexuais, você pode estar com vaginose bacteriana (VB).

Essa é uma causa muito comum de corrimento vaginal e não é classificada como doença sexualmente transmissível. A doença é associada a um maior risco de parto prematuro, mas normalmente somente em mulheres que já correm o risco de parto prematuro por outros motivos.

CAUSAS Tanto a candidíase quanto a VB ocorrem quando a acidez da vagina diminui, o que é comum durante a gravidez. A vaginose bacteriana é causada pela falta de lactobacilos, e a candidíase, por um fungo chamado *Candida albicans*.

O QUE FAZER Evite lavar a vagina com sabonetes e géis de cheiro muito forte, pois isso pode agravar ambas as doenças. Consulte um médico. O tratamento de ambas as doenças é fácil e seguro durante a gravidez.

Incontinência de estresse

Se você tem incontinência de estresse, perderá sem querer pequenas quantidades de urina, particularmente ao tossir, espirrar ou rir, ao fazer exercícios ou levantar peso. A incontinência de estresse pode ocorrer a qualquer momento na gravidez, mas é mais comum no último trimestre.

CAUSAS Os músculos do assoalho pélvico têm uma carga adicional durante a gravidez e também são afetados pelas mudanças hormonais, portanto, qualquer aumento na pressão abdominal causado por tosse, espirros, risadas ou outras atividades que fazem pressão sobre os músculos pode resultar em vazamentos de pequenas quantidades de urina.

O QUE FAZER A incontinência de estresse pode ser embaraçosa e causar aflição, mas você deve mencionar o problema ao obstetra, que poderá orientá-la como fazer exercícios de assoalho pélvico (p. 69) para fortalecer os músculos da região. A prática regular desses exercícios deve ajudar a reduzir o problema. É importante também não demorar para esvaziar a bexiga sempre que necessário. Você pode optar por usar um absorvente higiênico para ficar mais tranquila, especialmente quando estiver fora de casa.

Infecções do trato urinário

Durante a gravidez, você está mais suscetível a infecções no trato urinário. É mais comum que tais infecções se limitem à bexiga e são conhecidas como cistites. Os sintomas da cistite são: necessidade frequente e urgente de urinar, e "queimação" quando estiver urinando, podendo haver sangue na urina. Ocasionalmente, a infecção pode subir da bexiga para os rins. Nesse caso, você terá dores na região lombar de um só lado (sobre a área do rim), temperatura alta e pode ficar com náuseas ou vomitar. Algumas vezes, a infecção do trato urinário está presente, mas não há sintomas. O tratamento imediato de infecções urinárias é importante na gravidez, porque se uma infecção alcançar os rins, pode desencadear um parto prematuro.

CAUSAS As infecções do trato urinário são causadas por bactérias que entram no corpo pela uretra (a saída da bexiga) e se multiplicam. Tais infecções provavelmente são mais comuns durante a gravidez porque a passagem da urina está reduzida por causa do efeito dos hormônios no trato urinário.

O QUE FAZER Se você tiver quaisquer sintomas de infecção no trato urinário, consulte imediatamente o obstetra. Vão lhe pedir a coleta de uma amostra de urina (do meio do fluxo), que será enviada a um laboratório para identificar qual é o tipo de bactéria que causa a infecção. De imediato, é receitado um antibiótico, que, se necessário, quando os resultados chegarem, pode ser mudado para outro.

Os sintomas, em geral, melhoram alguns dias depois do início do tratamento. Como algumas infecções urinárias não apresentam sintomas, todas as mulheres grávidas fazem exames a cada pré-natal e, se forem encontradas bactérias, é receitado o antibiótico apropriado.

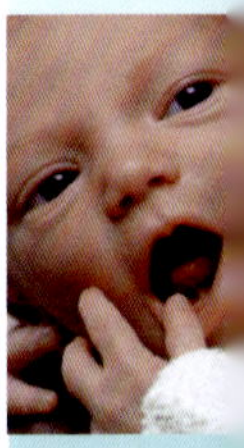

Complicações da gravidez e do parto

Alguns problemas específicos da gravidez e outros que ocorrem durante a gravidez vão classificá-la como, ou não, de alto risco. A gravidez de alto risco é monitorada de perto com mais consultas pré-natais e, possivelmente, mais ultrassons. No parto, algumas complicações requerem intervenção imediata.

Complicações da gravidez

Aborto espontâneo

A perda de um bebê antes que ele possa sobreviver fora do útero é o problema mais comum durante a gravidez, afetando até um quarto de todas as gestações (ver p. 94).

Gravidez ectópica

Ocorre quando um óvulo fertilizado se implanta fora da cavidade uterina. A vasta maioria das gestações ectópicas acontece nas tubas uterinas (anteriormente chamadas de trompas de Falópio), mas podem ocorrer sobre o ovário, no colo do útero e, muito raramente, uma gravidez ectópica pode se implantar na cicatriz de uma cesariana anterior.

CAUSAS Qualquer mulher pode ter uma gravidez ectópica, mas o risco aumenta se você tiver uma infecção pélvica; se ficou grávida enquanto usava DIU, tomava a minipílula ou como resultado de um tratamento de fertilidade; se tem endometriose; se fez uma cirurgia abdominal como uma cesariana; ou se já teve uma gravidez ectópica.

SINTOMAS A maioria das mulheres que tem gravidez ectópica nota a dor e um leve sangramento na 6ª à 8ª semana (2 a 4 semanas após uma menstruação que não veio). A dor geralmente é em um lado do baixo abdome e pode ser severa e persistente. Se uma gravidez ectópica não for reconhecida logo e o embrião romper a tuba uterina onde está crescendo, pode haver uma dor súbita e severa que se espalha por todo o abdome. Os sangramentos internos da tuba rompida também podem irritar o diafragma, causando dores na ponta do ombro. Se você tiver dor severa no baixo abdome, ligue para o seu obstetra e vá imediatamente ao pronto-socorro ou ao atendimento de urgência de uma maternidade.

O QUE PODE SER FEITO Se a tuba se rompeu, você será levada imediatamente à cirurgia. Em geral, suspeita-se de gravidez ectópica antes desse momento. Nesse caso, será feito um ultrassom transvaginal, que diagnostica o problema: não haverá bebê no útero, haverá sangue no abdome e, algumas vezes, a gravidez ectópica até pode ser vista. Você também pode fazer exames de sangue por um período de 48 horas, para monitorar o nível de hCG (o hormônio da gravidez). Se o nível de hCG estagnar ou crescer pouco, isso indica a gravidez ectópica. Se ela não for confirmada com esses exames, você provavelmente será levada a uma laparoscopia, procedimento em que um telescópio é inserido por uma pequena incisão no umbigo, permitindo que o cirurgião veja exatamente o que está acontecendo.

Se houver uma gravidez ectópica, o cirurgião pode remover a tuba usando uma cirurgia laparoscópica pelo local ou, ocasionalmente, por um pequeno corte na linha do biquíni. Se diagnosticada no início, uma gravidez ectópica pode ser tratada com medicamentos: uma droga chamada metotrexato, que impede a evolução da gravidez. Isso só é recomendável se o nível de hCG está baixo e a tuba não foi rompida. A vantagem é evitar a cirurgia, mas o tratamento nem sempre funciona, pode trazer dores severas, sendo muito importante um acompanhamento próximo.

Hiperêmese gravídica

A maioria das mulheres tem um pouco de náusea durante a gravidez. Ocasionalmente, os vômitos podem ser severos, configurando a hiperêmese gravídica. Se você não conseguir manter nenhuma comida ou bebida por mais de 24 horas, deve consultar o médico ou o obstetra.

O QUE PODE SER FEITO É feito um exame de urina, para ver se não há infecções, e pode ser necessária uma ultrassonografia, para ver se está tudo bem com a gravidez. Você vai ser pesada, pois, se perder mais de 10% do peso do corpo, está com risco de complicações. Se estiver muito desidratada, o médico vai aconselhar uma hospitalização curta, para você receber soro por via intravenosa, além de medicamentos antienjoo e suplemento vitamínico. A hiperêmese geralmente desaparece em 13 semanas.

Anemia

A anemia ocorre quando está baixo o nível de hemoglobina, o glóbulo vermelho do sangue, que carrega o oxigênio. Anemias leves são comuns durante a gravidez, devido à maior quantidade de líquido no sangue, que dilui o número de glóbulos vermelhos. Além disso, o bebê usa parte de suas reservas de ferro. Se você tiver anemia, pode sentir-se cansada, com falta de ar e ficar pálida.

CAUSAS Em geral, a anemia ocorre por uma deficiência de ferro. Ocasionalmente é por falta de ácido fólico, vitamina B12 ou, mais raramente, por algum outro problema. Uma análise de seu exame de sangue ajuda a identificar a causa.

O QUE PODE SER FEITO A anemia geralmente é resolvida com suplementos de ferro, que podem causar efeitos colaterais, como constipação e fezes escuras. Por isso algumas mulheres preferem aumentar a ingestão de ferro na dieta (ver p. 154).

Incompetência istmocervical

Raramente, uma mulher pode ter um colo do útero incompetente (fraco), antes conhecido como incompetência cervical, que pode causar aborto após a 13ª semana. Em geral, esses abortos são relativamente indolores: você pode sentir-se bem e talvez notar um corrimento vaginal maior e depois abortar o bebê rapidamente.

CAUSAS Fatores de risco para o colo do útero fraco incluem aborto tardio anterior; cirurgia cervical (como uma biópsia em cone, para um esfregaço anormal); ou um aborto não espontâneo tardio anterior.

O QUE PODE SER FEITO Se achar que você corre riscos, o médico pode sugerir um

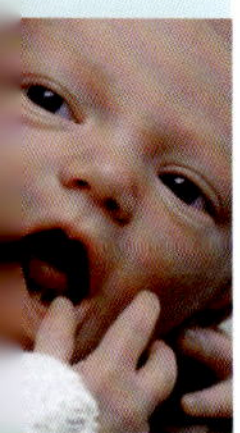

ultrassom para verificar a altura de seu colo do útero, pois um colo do útero curto aumenta a probabilidade de abortos espontâneos. Se você teve dois ou mais abortos tardios, o médico pode recomendar que você faça uma sutura cervical (pontos) por volta da 12ª à 14ª semana, para fortalecer o colo do útero. A sutura é feita com anestesia espinhal ou geral e normalmente consegue prevenir o aborto com sucesso. Ela fica lá até que você esteja com aproximadamente 37 semanas: a remoção é simples e não requer anestesia.

Colestase obstétrica

Este é um problema raro, que afeta a função do fígado e causa aumento da bile na corrente sanguínea. O maior sintoma são coceiras severas, sem erupções. As coceiras são piores nas palmas das mãos e nas solas dos pés. A colestase geralmente ocorre após as 28 semanas.

CAUSAS A causa exata da colestase obstétrica não está clara, mas é provável que envolva fatores genéticos, pois o problema tende a acontecer em círculos familiares; e a mulher que tiver o problema em uma gravidez, provavelmente o terá em gestações futuras. É provável que a incidência do problema aumente com a maior sensibilidade aos hormônios da gravidez, que afeta o modo como a bile é processada.

O QUE PODE SER FEITO Se uma mulher tiver coceiras sem erupções, o obstetra vai pedir um exame de sangue para verificar a função do fígado e da bile. Se estiverem anormais, as suspeitas recaem sobre a colestase obstétrica. O médico pode recomendar um medicamento chamado ácido ursodeoxicólico, para reduzir a coceira e melhorar o funcionamento do fígado. Você também pode ser tratada com vitamina K, porque o nível dessa vitamina (que é essencial para a coagulação do sangue) geralmente se reduz em pessoas com problemas no fígado e na bile. Mulheres com colestase obstétrica severa geralmente fazem uma indução por volta da 37ª semana de gestação, porque há aumento do risco de uma morte fetal tardia.

Diabetes gestacional

O diabetes que se desenvolve durante a gravidez é chamado diabetes gestacional e afeta de 1% a 3% das mulheres grávidas. Nessa doença, o pâncreas produz insulina insuficiente para levar a glicose (açúcar) do sangue para ser armazenada, provocando alto nível de glicose no sangue. Ela geralmente começa com 20 a 24 semanas. O risco é maior se você tiver um histórico familiar de diabetes tardia, se já teve um bebê grande ou natimorto ou um diabetes gestacional anterior.

CAUSAS O nível de insulina se torna inadequado, por solicitações adicionais do feto e por hormônios produzidos pela placenta, que bloqueiam os efeitos da insulina.

O QUE PODE SER FEITO Entre a 24ª e a 28ª semanas, é feito um exame de tolerância à glicose. Se você apresentar algum dos fatores de risco, o exame pode ser feito antes. O sangue é coletado pela manhã, em jejum, em seguida você toma uma bebida açucarada e repete o exame de sangue duas horas mais tarde. Se o diabetes gestacional for diagnosticado, você é enviada a um obstetra especialista em diabetes, que vai lhe ensinar como pode testar sua glicose em casa. Na maioria dos casos, o diabetes pode ser controlado com dieta e exercícios. No entanto, se essas medidas não forem eficazes, talvez você precise de metformina (medicamento que reduz a glicemia) ou de injeções de insulina, dependendo dos valores de glicemia. Vão ser feitos ultrassons adicionais, para acompanhar o crescimento do bebê, e pode-se aconselhar uma indução prematura (ver p. 432).

Se você teve diabetes gestacional anteriormente, antes de engravidar novamente é importante certificar-se de que seu peso está normal.

Problemas no líquido amniótico

POLIDRÂMNIO Trata-se de excesso de líquido amniótico. Os sintomas incluem a sensação de distensão do abdome; falta de ar; azia; inchaço das pernas; e constipação intestinal. A ocorrência desse problema é mais provável em caso de diabetes, gêmeos, alguma infecção ou se houver alguma anormalidade congênita no bebê. O polidrâmnio aumenta o risco de um trabalho de parto prematuro e de prolapso do cordão. Portanto, você vai ser cuidadosamente monitorada e aconselhada a descansar. Em casos severos, o líquido pode ser drenado.

OLIGOIDRÂMNIO Pode faltar líquido amniótico por causa de uma ruptura precoce das membranas, problemas placentários, anormalidades do feto ou problemas com o crescimento do bebê (ver pp. 284-285). A redução de líquido amniótico em geral ocorre perto do final da gravidez. Se um ultrassom confirmar que o nível está baixo e houver preocupações com o desenvolvimento do bebê, pode ser aconselhável um parto antecipado.

Insuficiência placentária

Termo utilizado quando a placenta não está funcionando bem o bastante para atender às necessidades do bebê. Os sinais desse problema são uma redução do líquido em torno do bebê, uma queda no crescimento do abdome do bebê e, portanto, no peso dele, além de anormalidades encontradas em um ultrassom doppler (ver p. 285).

CAUSAS A insuficiência placentária é mais comum em mulheres com pré-eclâmpsia, naquelas que têm algum problema médico subjacente e nas mulheres que fumam. Também ocorre com mais frequência em bebês com alguma anormalidade cromossômica, como a síndrome de Down, ou alguma anormalidade congênita estrutural, como um defeito cardíaco.

O QUE PODE SER FEITO A insuficiência placentária em geral é identificada pelo obstetra, que nota que o bebê está pequeno e recomenda um ultrassom. Se o bebê não estiver crescendo bem, o médico vai monitorá-la de perto, e pode recomendar um parto prematuro. Se a placenta estiver funcionando muito mal, o bebê pode não sobreviver ao parto, então se pode recomendar uma cesariana.

Sangramento no final da gravidez

Se você tiver sangramentos, é importante que você e seu bebê sejam imediatamente examinados no hospital. Se o sangramento for causado por um problema na placenta, pode ser uma ameaça séria ao bebê.

CAUSAS As causas mais sérias do sangramento tardio é a placenta prévia (ver p. 212) e o descolamento da placenta das paredes do útero. A placenta prévia, em que a placenta está baixa no útero, é responsável por um em cada cinco casos de hemorragia pré-parto. O sangramento geralmente começa a partir das 28 semanas, é indolor, em geral recorrente e algumas vezes severo.

No descolamento prematuro da placenta, que também acontece em um a cada cinco casos de sangramento tardio, a placenta começa a se separar da parede do útero, levando a dores abdominais severas e sangramento. O sangramento pode não ser óbvio, se o sangue ficar retido entre a placenta e a parede uterina. O descolamento

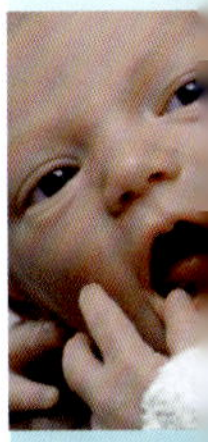

da placenta é potencialmente muito perigoso para o bebê, pois ela pode não estar funcionando bem.

Algumas vezes pode ocorrer sangramento por erosão cervical, especialmente após um ato sexual, ou causado por um pólipo cervical. Em muitos casos, não se encontra uma causa.

O QUE PODE SER FEITO Se você tiver sangramentos sem dor, de pequenos a moderados, dá entrada no hospital para observação e são administrados esteroides para ajudar os pulmões do bebê a se desenvolver caso seja necessário um parto prematuro. Se o sangramento é muito forte ou dolorido, ou se o bebê estiver sofrendo, pode ser necessária uma cesariana de emergência e uma transfusão de sangue.

Pré-eclâmpsia

A pré-eclâmpsia (também chamada de toxemia ou de toxemia pré-eclâmptica) é um problema induzido pela gravidez, caracterizado por pressão alta, proteínas na urina e edema (inchaço). Ocasionalmente, as mulheres têm dores de cabeça, veem “luzes piscando”, sentem dores abdominais ou náuseas. Se ficar sem tratamento, pode evoluir para a eclâmpsia, problema extremamente sério, que causa convulsões e coma. Se seu diagnóstico foi pré-eclâmpsia, sua gravidez deve ser monitorada bem de perto e deve ser tomada uma decisão quanto à melhor hora para o parto. Mais ou menos 5% das mulheres desenvolve pré-eclâmpsia na primeira gravidez.

CAUSAS A pré-eclâmpsia é mais comum em gestações múltiplas, em mães muito jovens ou mais velhas, em mulheres com pressão alta ou doenças renais preexistentes, em mulheres que anteriormente tiveram pré-eclâmpsia severa, precisando dar à luz com 32 semanas, e em mulheres que receberam uma doação de óvulo.

O QUE PODE SER FEITO Embora a única cura para a eclâmpsia seja o nascimento do bebê, ele pode precisar de mais tempo para amadurecer no útero. A mãe e o bebê são monitorados de perto, com o intuito de prolongar a gravidez tanto quanto possível. Podem receitar-se medicamentos para a mãe, para diminuir a pressão arterial e provavelmente vão recomendar que ela descanse tanto quanto puder. Como a pré-eclâmpsia pode afetar o fluxo de sangue para a placenta, são realizados ultrassons regulares e Doppler (ver pp. 214-215 e 285) para checar o crescimento do bebê e para procurar sinais de insuficiência placentária (ver p. 473). Se o médico está preocupado porque a pressão arterial está perigosamente alta, mesmo com a medicação, se houver muita perda de proteínas na urina ou se houver preocupações com o bebê, é recomendado um parto de emergência: uma indução (ver p. 432) ou cesariana (ver pp. 438-439).

Estreptococo do grupo B

O estreptococo do grupo B (EGB) existe na vagina de cerca de 20% das mulheres, o que é completamente normal e não causa nenhum sintoma. No entanto, 1 em cada mil mulheres vai passar o EGB para o bebê quando a bolsa estourar, e o bebê pode desenvolver uma severa doença relacionada a EGB.

O QUE PODE SER FEITO Se for descoberto que uma mulher tem o EGB e há fatores de risco, como uma ruptura prolongada das membranas, ou o bebê for prematuro, podem ser recomendados antibióticos por via intravenosa, quando ela entrar em trabalho de parto, o que de hábito previne problemas futuros. No momento, exames para EGB não são feitos rotineiramente.

Complicações do parto

Trabalho de parto prematuro

A duração normal da gravidez é de 37 a 42 semanas. O bebê nascido antes das 37 semanas é chamado prematuro ou pré-termo (ver p. 431).

Aflição fetal

No trabalho de parto, o bebê é monitorado para verificar se há sinais de sofrimento que indiquem uma redução no fornecimento de oxigênio. Um sinal de sofrimento fetal é a saída de água suja de mecônio quando a bolsa estoura (o mecônio são as primeiras fezes, escuras, do bebê). Isoladamente, isso nem sempre indica sofrimento fetal, mas, se combinado a uma redução de seus batimentos cardíacos, é mais provável que ocorra a aflição fetal, e tomam-se medidas para que nasça de imediato. Se estiver presente um mecônio grosso, há perigo de o bebê inalar mecônio ao nascer, o que pode levar a problemas respiratórios ou infecções pulmonares. O bebê é monitorado continuamente e retirado assim que os batimentos cardíacos diminuem.

Evolução lenta do trabalho de parto

Algumas vezes, durante o primeiro estágio do trabalho de parto, o colo do útero não se dilata como esperado. Vários fatores podem desacelerar a evolução do parto: a cabeça do bebê pode ser muito grande para a pelve; as contrações são ineficientes; ou o bebê pode estar em uma posição posterior (ver p. 336).

Prolapso do cordão

Raramente o cordão umbilical fica embaixo do bebê. Isso é mais provável quando o bebê está sentado ou na posição transversa. Nesses casos, quando a bolsa estourar, o cordão pode escorregar para fora do colo do útero. Trata-se de uma emergência obstétrica, porque o cordão pode ser comprimido e restringir, ou cortar, o fornecimento de oxigênio para o bebê.

O QUE PODE SER FEITO Exceto se for possível um parto vaginal assistido imediato, é realizada uma cesariana de emergência.

Distocia do ombro

Ocorre quando a cabeça do bebê já saiu, mas os ombros ficam presos e o corpo não consegue sair. É mais comum se o bebê for grande ou se a mãe tiver diabetes.

O QUE PODE SER FEITO Se só a cabeça aparecer e houver sinais de que o bebê não continua vindo, o obstetra vai pedir ajuda urgente. As pernas da mãe serão levantadas, para ajudar a soltar os ombros do bebê, e pode ser feita uma episiotomia (ver p. 426). Se o bebê ainda não sair com facilidade, há manobras que o obstetra tenta para ajudar a soltar os ombros e auxiliar o parto (ver p. 426): ficar de quatro pode ajudar.

Hemorragia primária pós-parto

Ocorre quando uma mulher perde mais do que 500 ml de sangue nas 24 horas a partir do parto. Pode ocorrer se o útero não está se contraindo com rapidez suficiente, se houve expulsão incompleta da placenta ou se há lacerações vaginais. É menos provável que ocorra se for feita uma administração ativa da expulsão da placenta (ver p. 428). Os fatores que aumentam o risco incluem um bebê grande ou gêmeos; um trabalho de parto prolongado; ou sangramento antes do nascimento.

O QUE PODE SER FEITO É possível controlar o sangramento com remédios ou suturando lacerações. Se o sangramento continuar, um “balão” pode ser colocado no útero. É raro ter que operar.

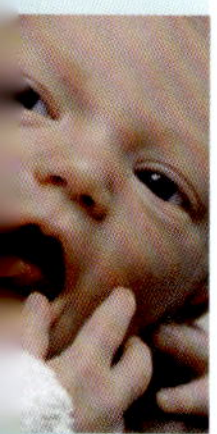

Preocupações após o nascimento

Após o nascimento, você pode ter preocupações diárias consigo mesma e com o bebê (ver pp. 441-463). No entanto, poucas são sérias; geralmente são fáceis de remediar, ou fazem parte do desenvolvimento normal do bebê, ou de seu processo de recuperação. As preocupações relatadas nesta seção vão requerer maior atenção sua ou de um profissional da saúde.

Problemas maternos

Mastite

É uma inflamação dolorosa do tecido dos seios, que afeta grande parte das mulheres que estão amamentando. Pode haver vermelhidão localizada e o seio ficar duro e dolorido, podendo também inchar e ficar quente, e aparecendo sintomas semelhantes aos da gripe. As pesquisas mostram que 10% das mulheres têm mastite nos primeiros três meses após dar à luz, embora ela possa ocorrer até dois anos depois do nascimento.

CAUSAS A mastite pode ser não infecciosa, causada por um bloqueio do ducto lácteo, deixando o leite estagnado no tecido do seio. Se bactérias alcançarem o ducto bloqueado, pode ocorrer a mastite infecciosa. Se não for tratada, a infecção pode se tornar um abscesso mais dolorido ainda.

O QUE FAZER É importante continuar a amamentar para remover o bloqueio de leite. Ajuda massagear o seio, da axila em direção ao mamilo, enquanto estiver amamentando, assim como tirar o restante do leite após amamentar. É aconselhável que descanse, e é muito importante beber muito líquido. Uma bolsa de água morna no seio e um analgésico leve podem aliviar a dor. Se houver uma infecção, é necessário tratá-la com antibiótico. Os abscessos precisam ser drenados cirurgicamente.

Problemas na bexiga

Após um parto vaginal, você pode ter problemas em controlar a bexiga. Pode vazar urina quando você tosse, espirra ou ri, ou quando se movimenta, o que é chamado incontinência de estresse, ou você pode ter uma necessidade súbita e intensa de urinar, chamada incontinência de urgência.

CAUSAS Os dois problemas são causados pela distensão e enfraquecimento dos músculos do assoalho pélvico e exacerbados pelo excesso de líquido da gravidez. Os problemas na bexiga costumam melhorar após o nascimento, quando os músculos pélvicos voltam a tonificar-se.

O QUE FAZER Recomendam-se exercícios do assoalho pélvico (ver p. 69). Se os problemas persistirem, o médico pode verificar se há outros sintomas, como urina opaca ou com cheiro, que podem indicar uma infecção, que precisa ser tratada com antibióticos. Pode ser necessário ir a uma clínica de urodinâmica.

Depressão pós-parto

Ela afeta aproximadamente 1 em cada 10 novas mães, surgindo em geral de quatro a seis semanas após o nascimento, mas pode acontecer a qualquer momento, no primeiro ano. Se não for tratada, pode persistir e ter sérios efeitos na vida da mãe.

Os sintomas emocionais incluem ficar ansiosa, irritada, chorosa, em pânico, com mau humor prolongado, não conseguir cuidar de tudo, falta de interesse na aparência, dificuldade em concentrar-se ou motivar-se e não criar vínculos com o bebê. Pode haver também sentimentos de inadequação, culpa, rejeição e isolamento. Os sintomas físicos são insônia, cansaço, dores de cabeça, falta de apetite, perda da libido, dores de estômago e mal-estar.

CAUSAS As causas não são claras, mas há vários fatores que podem aumentar o risco: ter um histórico prévio de depressão ou problemas de saúde mental, parto traumático ou problemas de relacionamento.

O QUE FAZER Em casos leves, o apoio emocional pode ser suficiente. Os casos mais sérios são tratados com antidepressivos e aconselhamento ou psicoterapia.

Psicose puerperal

É uma doença psicótica severa que afeta 1 em 500 mulheres e ocorre nas primeiras duas semanas após o nascimento. A mãe pode ficar confusa, não conseguir lidar com nada, negligenciar a aparência e esquecer-se de cuidar do bebê. Em casos severos, pode ter pensamentos suicidas e é possível que machuque o bebê.

O QUE FAZER O problema precisa de tratamento psiquiátrico, e a mãe pode ser admitida em uma unidade especial para mães e bebês, precisando de acompanhamento.

Problemas no períneo

No parto vaginal, o períneo – área entre a vagina e o ânus – pode se distender e depois ficar dolorido. Se você teve uma laceração que precisou de pontos, ou fez uma episiotomia (ver p. 426), ele pode ficar particularmente dolorido. Se, após os pontos, a área ficar vermelha e inchada, ou se você tiver dores e latejamento, pode estar com uma infecção.

O QUE FAZER Supositórios anti-inflamatórios, após a sutura, diminuem o desconforto. Banhos mornos aliviam, e alguns aconselham colocar óleo de arnica na água para reduzir a inflamação. Irrigar os pontos com água morna, quando estiver urinando, reduz a ardência. O paracetamol é aconselhado para dores leves a moderadas, e anti-inflamatórios, como o ibuprofeno, podem ajudar. As bolsas de gel frio reduzem o inchaço e os hematomas, e um travesseiro ou almofada-boia inflável podem aliviar a dor ao sentar-se. Se você tiver sinais de infecção, são prescritos antibióticos. Se tiver dor perineal por um período prolongado, você pode ser encaminhada a um fisioterapeuta obstétrico para tratamento especializado.

Hemorragia secundária pós-parto

O sangramento excessivo por mais de 24 horas e até seis semanas após o nascimento ocorre em aproximadamente 1% das gestações. A causa mais comum são pedaços de placenta retidos que, por sua vez, podem se infectar. O sangramento pode ser acompanhado de sintomas como febre, dor abdominal e mal-estar. A infecção é tratada com antibióticos, e os tecidos retidos são removidos com anestesia.

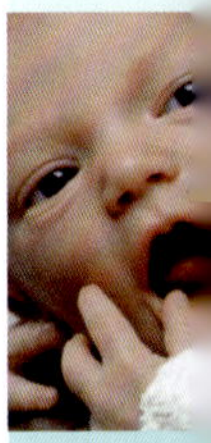

Problemas congênitos nos bebês

Síndrome de Down

Esta é a anormalidade cromossômica mais comum, que afeta 1 em 1.000 recém-nascidos. Os bebês com síndrome de Down têm certo atraso no desenvolvimento e dificuldades de aprendizado, além de maior risco de outras anormalidades congênitas, como problemas cardíacos. A síndrome de Down provoca certas características típicas, como baixo tônus muscular ao nascer, características faciais distintivas, como olhos inclinados para cima, palma da mão com apenas uma dobra transversal, e a parte posterior da cabeça ligeiramente achatada.

CAUSAS É causada por um cromossomo 21 adicional. A idade materna avançada aumenta a probabilidade da síndrome de Down, embora grande parte nasça de mães mais jovens, pois essas têm mais bebês.

O QUE PODE SER FEITO Em geral, os pais descobrem que o filho terá uma boa qualidade de vida, o que significa que pode ter um certo grau de independência quando for mais velho. A expectativa de vida é de, aproximadamente, 60 anos.

Pé torto

Acontece quando o bebê nasce com um ou os dois pés virados para baixo e para dentro.

CAUSAS O problema geralmente ocorre por causa da posição do bebê no útero.

O QUE PODE SER FEITO Se os pés podem ser mantidos na posição normal (pé torto posicional), em geral se corrigem com o tempo. A fisioterapia pode ser necessária. Alguns bebês apresentam uma forma mais severa de pé torto, quando o pé está fixo em uma posição e não pode ser colocado na posição correta só com manipulação. Esse problema exige um cirurgião ortopedista, e o bebê usará gesso ou talas por algum tempo após a cirurgia. Os resultados em geral são excelentes.

Displasia do quadril

Aproximadamente um em cada mil bebês nascem com o acetábulo muito raso, que facilmente causa o deslocamento do quadril. É mais comum em meninas do que em meninos. Após o nascimento, o pediatra vai checar os quadris, movendo-os, e verificando se eles estão bem localizados no acetábulo. Se houver suspeita da existência do problema, ou um aumento de risco, pode-se fazer uma ultrassonografia.

CAUSAS O risco aumenta se houver um histórico familiar de deslocamento congênito do quadril, se o bebê estiver sentado no útero, ou se tiver pés tortos.

O QUE PODE SER FEITO O tratamento envolve manter os quadris em uma tala que os segure na posição correta e permita o correto desenvolvimento dos acetábulos. Se o problema não for detectado até o bebê começar a andar, ele vai mancar e é provável que precise de cirurgia.

Fissura labiopalatal

Neste problema, conhecido em geral como lábio leporino e fenda palatina, que ocorre em 1 a cada 700 bebês, as duas metades do rosto não se unem corretamente, gerando uma fenda no lábio superior e/ou no palato. O lábio leporino pode ser simétrico ou, mais comumente, assimétrico, com a fissura em um lado do lábio, distorcendo a narina. O problema pode ser detectado antes de nascer, mas nem sempre é assim, e, inicialmente, pode causar um choque. Há evidências de que ingerir maior quantidade de ácido fólico durante a gravidez pode reduzir o risco.

O QUE PODE SER FEITO Os pais, após o nascimento, geralmente têm contato com um cirurgião plástico especializado em lábio leporino e podem ser usados bicos especiais para ajudar na amamentação. Em geral, por volta dos três meses é feita uma cirurgia para fechar o espaço entre os lados do lábio; para fechar a fissura no palato, a cirurgia é feita aos nove meses. Quando a criança for mais velha, podem ser feitas novas cirurgias cosméticas.

Doença cardíaca congênita

Qualquer anormalidade envolvendo a estrutura das câmaras cardíacas ou as conexões entre elas pode afetar o funcionamento do coração. Alguns problemas cardíacos são detectados antes do nascimento.

DEFEITOS NOS SEPTOS São foramens nos septos do coração, que deixam pequenas fendas entre duas câmaras cardíacas: alguns tipos podem causar um sopro cardíaco, detectado ao nascer. Em muitos bebês, os septos se fecham sozinhos.

BEBÊ AZUL Muitos bebês são "azuis" ao nascer, por terem uma síndrome que envolve conexões anormais no coração. Trata-se de uma emergência, e o bebê é transferido assim que possível para um centro especializado em cirurgia cardíaca.

DUCTO ARTERIOSO PERSISTENTE Se o ducto entre os pulmões e o coração não se fechar após o nascimento, o sangue oxigenado e o sem oxigênio se misturam. É necessário tratamento medicamentoso e, algumas vezes, cirurgia.

Criptorquia

Um em cada 125 meninos não tem os testículos no saco escrotal ao nascer. Na maioria dos casos, só um testículo desce. Em geral, em um ano os testículos descem naturalmente. Se isso não ocorrer, aconselha-se cirurgia, pois os testículos que não desceram podem afetar a produção de esperma, a fertilidade e, mais tarde, aumentar o risco de câncer do testículo.

Sindatilia

Há bebês que nascem com dois dedos unidos. Esse problema em geral é causado pela fusão de tecidos moles e pode estar ligado a outras anormalidades congênitas. O tratamento é cirúrgico e usam-se enxertos de pele.

Marcas de nascença

Marcas presentes no nascimento geralmente desaparecem com o tempo, embora algumas possam durar bastante.

HEMANGIOMAS São marcas cor-de-rosa, em crianças de pele clara, que, em geral, desaparecem em dois a cinco anos.

MANCHAS MONGÓLICAS Alguns bebês, particularmente os de origem asiática ou afro-caribenha, têm manchas "café com leite", que parecem contusões, na região lombar, nas nádegas ou em outras áreas. É a chamada melanocitose dérmica congênita, e as manchas podem desaparecer em alguns anos. Como costumam ser confundidas com hematomas, é bom pedir que estejam anotadas no histórico do bebê.

MANCHAS VINHO DO PORTO Essas marcas permanentes são causadas por vasos sanguíneos anormais na pele e podem ocorrer em qualquer área do corpo do bebê. Se ocorrerem no rosto, o bebê pode ser levado a um especialista para tratamento a laser.

NEVOS É o supercrescimento dos capilares, os vasos sanguíneos superficiais, mas não são permanentes e geralmente não precisam de tratamento. Já os tipo "moranguinho" são salientes e se parecem com a fruta e, embora possam aborrecer, somem em alguns anos. Aparecem alguns dias após o nascimento e crescem por alguns meses. Se estiverem em um local crítico, como obstruindo um olho ou o nariz, pode precisar ser retirado.

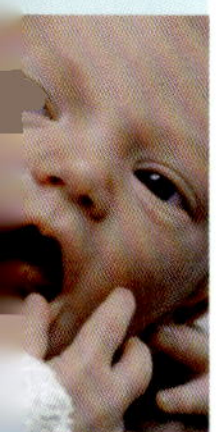

Problemas em bebês após o nascimento

Manchas e erupções

Manchas e erupções são comuns em recém-nascidos e em geral desaparecem rapidamente. As marcas de nascença (ver ao lado) às vezes duram e preocupam mais.

CAUSAS Há pequenas manchas brancas, mília, causadas pelo bloqueio de glândulas sebáceas; já a acne neonatal é causada pelos hormônios da mãe, que continuam no bebê após o nascimento. Ambas desaparecem sem tratamento. O eritema tóxico é uma erupção de causa desconhecida, que aparece no primeiro ou segundo dia, e desaparece alguns dias depois. Consiste em manchas vermelhas com centros em relevo e amarelados. As manchas mudam de posição e, finalmente, somem sem tratamento. Alguns bebês têm manchas vermelhas feias, geralmente nas axilas ou na virilha, cheias de pus no centro: são infecções, e precisam ser tratadas com antibióticos.

Baixo ganho de peso

Todos os bebês perdem peso nos primeiros dias após o nascimento, mas a maioria, no 10º dia, volta ao peso que tinha ao nascer. Depois disso, a maioria dos bebês ganha 30 g por dia. Os bebês que mamam no seio podem demorar um pouco mais para ter novamente o peso do nascimento e, de modo geral, ganham peso mais lentamente. Se o bebê perder mais do que 10% do peso inicial ou não estiver engordando tanto quanto esperado, você deve levá-lo ao médico.

CAUSAS Ocasionalmente o ganho de peso lento ocorre por problemas com a amamentação: por exemplo, pode ser o posicionamento do bebê que não "pega" direito, o que significa que tanto a mãe quanto o bebê tiveram dificuldade para estabelecer a amamentação. Outra causa possível é o vômito excessivo (ver à direita).

O QUE FAZER Se você está amamentando, veja se está ingerindo quantidade suficiente de líquidos e calorias (você precisa de 500 calorias a mais por dia), pois o fornecimento de leite pode ser afetado por sua baixa ingestão. Também é importante descansar bastante, para um fornecimento saudável de leite. Podem lhe pedir que dê ao bebê algumas mamadas extras, até que a amamentação esteja bem estabelecida. Para manter um bom fornecimento de leite materno, você pode precisar de um aconselhamento sobre como isso deve ser feito.

Icterícia

É um problema comum em recém-nascidos, que dá à pele um tom amarelado. A icterícia neonatal geralmente é causada pelo excesso de bilirrubina, uma substância normalmente produzida durante o rompimento das hemácias. Há vários tipos de icterícia neonatal: a fisiológica, a patológica e a do leite materno.

ICTERÍCIA FISIOLÓGICA Este é o tipo mais comum de icterícia em recém-nascidos e raramente preocupa. Os recém-nascidos têm excesso de hemácias e, como o fígado deles é imaturo, não conseguem metabolizá-las com rapidez suficiente, o que leva ao aumento de bilirrubina. Esse tipo de icterícia em geral se resolve sozinho, sem tratamento. Entretanto, se o nível de bilirrubina for muito alto, pode danificar parte do cérebro e, para evitar isso, faz-se um tratamento com lâmpadas fototerápicas. Quanto mais novo e prematuro o bebê, menor o nível de bilirrubina para que o tratamento seja feito: o tratamento continua até que o nível de bilirrubina diminua o suficiente. O bebê é mantido no hospital por pelo menos 12 horas após o término do tratamento para verificar se o nível não subiu novamente. A época mais comum para o bebê precisar do tratamento para a icterícia é de três a quatro dias após o nascimento.

ICTERÍCIA PATOLÓGICA Este é um tipo mais sério de icterícia, que ocorre pelo rápido rompimento das hemácias e em geral é causada por uma incompatibilidade entre o sangue da mãe e o do bebê. Pode precisar de tratamento urgente na unidade neonatal.

ICTERÍCIA DO LEITE MATERNO A causa mais comum da icterícia prolongada é o leite materno. Acredita-se que isso acontece porque os hormônios no leite afetam a capacidade do fígado do bebê de metabolizar a bilirrubina. Essa forma não precisa de tratamento e não causa nenhum mal ao bebê.

Se a icterícia continuar mais do que duas semanas e não se acreditar que a causa seja o leite materno, ela deve ser investigada, para excluir causas raras, como algum problema no fígado que, se detectado, precisaria de tratamento especializado antes de ele completar seis semanas.

Vômitos

Todos os bebês vomitam um pouco nas primeiras semanas após o nascimento, mas você deve contatar o médico se o bebê tiver vômitos excessivos ou prolongados, se não estiver ganhando peso suficiente, ou se houver suspeita de refluxo gastroesofágico e estenose pilórica (ver abaixo).

Outros sintomas que podem acompanhar o vômito podem sugerir problemas particulares e precisam ser mais bem investigados. Se o bebê parecer letárgico ou mole, pode indicar uma infecção; se o abdome está inchado, pode sugerir uma obstrução intestinal; se o vômito está amarelo-claro ou verde, pode ter um intestino bloqueado; se também houver diarreia, pode ser gastrenterite.

Refluxo gastroesofágico

Se o bebê estiver muito mal, com dor, curvando as costas, não quiser mamar ou vomita muito após fazê-lo, pode estar sofrendo de refluxo gastroesofágico. Isso ocorre quando a válvula entre o fundo do esôfago e a boca do estômago (esfíncter esofagiano) é imatura, permitindo que o conteúdo do estômago volte para o esôfago. O ácido do estômago pode queimar o final do esôfago e, se o refluxo for severo, o bebê pode parar de mamar.

O QUE PODE SER FEITO Um refluxo gastroesofágico leve, que envolva vômitos, mas nenhum problema com baixo ganho de peso ou dor, em geral não precisa de tratamento. Os refluxos mais severos precisam ser tratados, em geral, com medicamentos que engrossam o leite, detêm a produção de ácido e previnem o vômito. Para os bebês que mamam na mamadeira, que tenham refluxo leve, vale a pena adotar um leite antirrefluxo.

Estenose pilórica

Neste problema, que é mais comum no primeiro filho homem, a saída no fundo do estômago está espessada, impedindo a saída do leite. Ela gera o tão conhecido vômito em jato, em que o alimento é vomitado com tanta força que pode aterrissar a mais ou menos trinta centímetros do bebê. O bebê está constantemente com fome e vai querer mamar logo após vomitar. O vômito se torna progressivamente mais severo.

O QUE PODE SER FEITO A estenose pilórica é diagnosticada com um exame de sangue e um ultrassom; o tratamento é cirúrgico. A operação é simples e as melhoras são extraordinárias. Os bebês geralmente saem do hospital em dois ou três dias.

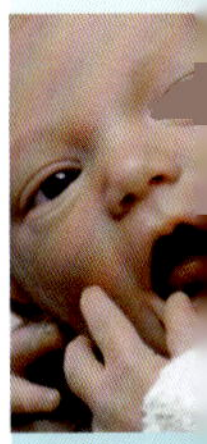

Glossário

Alfafetoproteína (AFP) Substância produzida pelo saco vitelino do embrião e, mais tarde, pelo fígado do feto. Penetra na corrente sanguínea da mãe durante a estação.
Âmnio A fina membrana que envolve o feto e o líquido amniótico. Também é chamado bolsa amniótica.
Amniocentese Extração cirúrgica de uma pequena quantidade de líquido amniótico através do abdome da mulher grávida. Em geral esse procedimento é realizado para detectar anormalidades fetais.
Amniotomia Ruptura cirúrgica da bolsa amniótica, geralmente realizada para acelerar o parto, também chamada ARM (de *artificial rupture of the membranes*, em inglês).
Anti-D Injeção de anticorpos, aplicada na mãe que tem sangue Rh negativo, se ela foi exposta a células sanguíneas fetais que sejam Rh positivo.
Apalpação Sentir partes do bebê através da parede abdominal da mãe.
Apresentação Posição em que o bebê está dentro do útero. Termo que descreve a parte do feto mais próxima do colo do útero antes e durante o trabalho de parto.
Apresentação cefálica A posição de um bebê cuja cabeça está virada para baixo no útero. É a apresentação mais comum.
Apresentação pélvica Quando o bebê está sentado dentro do útero, em vez de estar de ponta-cabeça.
Aréola O círculo pigmentado de pele ao redor do mamilo.
Assoalho pélvico Estrutura circular elástica que suporta a bexiga e o útero. É por onde o bebê passa durante o parto.
Bebê com peso baixo Bebê que pesa menos de 2,5 kg ao nascer.
Bilirrubina Quebra da hemoglobina, normalmente convertida em substâncias atóxicas pelo fígado. Alguns recém-nascidos, cujo fígado não consegue processar a quantidade produzida, têm um nível muito alto de bilirrubina (icterícia neonatal).
Biópsia de vilo corial (BVC) Método de pesquisar a existência de doenças genéticas, pela análise do tecido das pequenas saliências na membrana mais externa do envoltório do embrião; o vilo coriônico forma, mais tarde, a placenta.
Blastocisto Estágio inicial do desenvolvimento do óvulo após a fecundação, quando ele se divide e subdivide em um grupo de mais ou menos 100 células.
Cardiotocógrafo (CTG) Monitor eletrônico usado para medir o progresso das contrações da mãe e os batimentos cardíacos do bebê durante o trabalho de parto.
Cateter Fino tubo plástico que é inserido no corpo por meio de um canal natural, para retirar ou introduzir líquido em uma parte específica do corpo. Pode ser usado para drenar urina da bexiga após uma cirurgia, manter uma entrada constante de líquido na veia, ou introduzir anestésicos no interstício epidural.
Cloasma Pigmentação que causa áreas escuras na pele, geralmente no rosto.
Colostro Tipo de leite ralo, rico em proteínas, formado e secretado pelos seios no final da gravidez, e que, gradualmente, alguns dias após o nascimento, transforma-se em leite.
Contrações de Braxton Hicks Contrações de treinamento do útero, que ocorrem ao longo da gestação, mas podem não ser notadas até o final da gravidez.
Córion Tecido membranoso que envolve o feto e a placenta.
Coroamento Momento em que a cabeça do bebê aparece na entrada da vagina e não mais retorna para dentro.
Corpo lúteo Massa glandular que se forma no ovário após a fecundação. Produz progesterona, que ajuda a formar a placenta, e continua ativo durante as primeiras 14 semanas da gravidez.
Cromossomos Estruturas que contêm os genes e apresentam-se em pares no núcleo de cada célula. Cada célula humana contém 23 pares.
Desproporção cefalopélvica Quando a cabeça do feto é maior do que a cavidade da pelve da mãe. O nascimento do bebê deve, portanto, ser feito por cesariana.
Dilatação Abertura progressiva do colo do útero, causada pelas contrações uterinas durante o trabalho de parto.
Dilatação cervical Ver *Dilatação*.
Dizigóticos Ver *Gêmeos*.
Doppler Método de utilizar as vibrações da ultrassonografia para ouvir os batimentos cardíacos do feto.
Doula Mulher que oferece apoio físico e emocional durante o parto.
Edema Inchaço dos tecidos, causado pela retenção de líquidos.
Eletroencefalograma (EEG) Exame em que eletrodos são colocados no couro cabeludo para registrar a atividade cerebral.
Embrião Organismo que se desenvolve na gravidez, do 10º dia após a fertilização até aproximadamente 10 semanas da gravidez; passado esse tempo, é chamado feto.
Episiotomia Incisão cirúrgica no períneo, para ampliar o perímetro da vagina.
Estimulação nervosa elétrica transcutânea (TENS) Método de alívio da dor, que se utiliza de impulsos elétricos para bloquear as mensagens de dor para o cérebro.
Estrogênio Hormônio produzido pelo ovário e, durante a gravidez, pela placenta.
Fator Rh Característica distintiva dos corpúsculos vermelhos do sangue. Todos os humanos têm sangue com Rh positivo ou negativo. Se o Rh da mãe for negativo e o do feto for positivo, pode ocorrer a doença de Rhesus (destruição dos corpúsculos vermelhos por anticorpos), a menos que isso seja prevenido com uma injeção de gamaglobulina anti-D.
Fertilização *in vitro* (FIV) Tipo de concepção assistida, em que a fertilização ocorre fora do ventre e os embriões são transferidos de volta para o útero.
Feto O bebê em desenvolvimento no útero, do fim da fase embrionária (aproximadamente 10 semanas de gravidez) até o nascimento.
Gêmeos Desenvolvimento simultâneo de dois bebês no útero. Se dois óvulos forem fertilizados independentemente por dois espermatozoides, resultam em gêmeos dizigóticos ou fraternos; mais raramente, um óvulo pode ser fertilizado e, depois, dividir-se, produzindo gêmeos idênticos ou monozigóticos.
Gêmeos idênticos Ver *Gêmeos*.
Gonadotrofina coriônica Ver *Gonadotrofina coriônica humana (hCG)*.

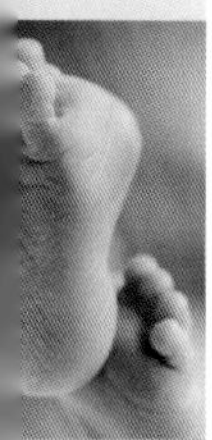

Gonadotrofina coriônica humana (hCG) Hormônio liberado na corrente sanguínea da mulher, durante o desenvolvimento da placenta, contado do 6º dia a partir de quando ocorreria a menstruação. Sua presença na urina significa que a mulher está grávida.
Hipnoparto Tipo de auto-hipnose, que usa técnicas de visualização e respiração para alcançar um estado de profundo relaxamento durante o trabalho de parto.
Hipotensão Baixa pressão arterial.
Hormônio Mensageiro químico que, transportado no sangue, estimula certos órgãos a realizar ações específicas.
Implantação Ocorre quando o óvulo fertilizado se acomoda na parede do útero.
Índice de Apgar Exame geral do bem-estar do bebê feito nos intervalos de 1, 5 e 10 minutos após o nascimento, medindo os batimentos cardíacos e tônus muscular, respiração, circulação sanguínea e respostas neurais.
Indução O processo de iniciar e continuar artificialmente o trabalho de parto.
Ingurgitação Repleção dos seios com leite. Se houver longos períodos sem que o bebê mame, ou se ele não "pegou" bem o seio, pode ocorrer um ingurgitamento dolorido, que é aliviado colocando o bebê para mamar no seio ou bombeando o excesso de leite.
Injeção intravenosa Injeção na veia.
Lanugem Os pelos finos e macios que crescem no corpo do feto.
Linea nigra Uma linha escura que aparece na pele, em algumas mulheres, no centro do abdome, sobre o músculo reto (na vertical) durante a gravidez.
Líquido amniótico O líquido que cerca o bebê no útero. No final da gravidez, às vezes, são realizados ultrassons para certificar-se de que há o suficiente.
Lóquios Secreção vaginal pós-natal.
Mecônio O primeiro conteúdo do intestino grosso, presente no feto antes do nascimento e que é defecado alguns dias após o nascimento. Em geral, a presença do mecônio no líquido amniótico, antes do nascimento, é interpretada como sinal de sofrimento fetal.
Método canguru Técnica adotada especialmente com bebês prematuros, em que o bebê e a mãe têm contato pele a pele prolongado. Acredita-se que fornece calor e estímulos, e que auxilia a amamentação no peito.
Monozigótico Ver *Gêmeos*.
Mórula Estágio de desenvolvimento do óvulo fertilizado, 3 a 4 dias depois da fertilização, quando ele tem de 16 a 32 células.
Natimorto Um bebê que nasce morto após a 24ª semana de gravidez.
Núcleo Parte central de uma célula, onde está a informação genética.
Occipício-anterior Posição do bebê no útero, em que a parte de trás da cabeça (coroa ou occipício) está virada para a barriga da mãe (anterior).
Occipício-posterior Posição do bebê no útero, em que a parte de trás da cabeça (coroa ou occipício) está virada para as costas da mãe (posterior).
Opioides (Narcóticos) Medicamentos analgésicos, que deixam a pessoa sonolenta e entorpecida.
Parto ativo Uma abordagem do parto, que envolve ficar na vertical e movimentar-se durante o trabalho de parto.
Parto falso Contrações de Braxton Hicks (contrações de treinamento) quando tão fortes e regulares que são confundidas com contrações do primeiro estágio do parto.
Perda do tampão mucoso Secreção vaginal de muco, com resquícios de sangue, que ocorre antes do parto, como resultado do início da dilatação do colo do útero. É sinal de que o trabalho de parto está começando.
Perinatal O período a partir da 24ª semana de gestação até uma semana depois do parto.
Períneo Área dos tecidos macios ao redor da vagina e entre a vagina e o reto.
Posição anterior Ver *Occipício-anterior*.
Posição lateral Termo usado para descrever a posição da cabeça do bebê no canal de parto, quando ela está virada de lado. É uma posição comum no início do parto.
Posição longitudinal A posição do feto no útero em que a coluna do feto e a da mãe estão paralelas.
Pós-natal Após o nascimento.
Pós-parto Depois do parto.
Posterior Ver *Occipício-posterior*.
Prematuro Bebê que nasce antes da 37ª semana de gravidez.
Pré-termo Ver *Prematuro*.
Primigesta Mulher na primeira gravidez.
Progesterona Hormônio produzido pelo corpo lúteo e, depois, pela placenta.
Prostaglandinas Substâncias naturais que estimulam o desencadeamento das contrações do trabalho de parto. Um gel de prostaglandina pode ser utilizado para relaxar o colo do útero e induzir o trabalho de parto.
Reflexo de busca Busca instintiva do bebê pelo seio.
Sofrimento fetal Diminuição no fluxo de oxigênio do feto, que pode ter várias causas.
Sonda intravenosa Incorporação de fluidos diretamente na corrente sanguínea por meio de um fino cateter inserido na veia.
Surfactante Líquido oleoso que reduz a tensão de superfície nos pulmões, para impedir que colem ("grudem") quando vazios. Os bebês prematuros podem ter problemas respiratórios se o surfactante não se desenvolveu o suficiente.
Tentativa de parto Situação em que, embora possa ser necessária uma cesariana, a mãe entra em trabalho de parto para ver se é possível um parto vaginal.
Transdutor Instrumento que, ao traduzir ecos de ondas sonoras de alta frequência que rebatem no feto em desenvolvimento no útero, constrói uma imagem de ultrassom em um monitor. Ver também *Ultrassom*.
Transição A fase entre o primeiro e o segundo estágios do trabalho de parto, quando o colo do útero está entre 7 cm e 10 cm de dilatação.
Ultrassom Modo de construir a imagem de um objeto ao fazer ecoar nele ondas sonoras de alta frequência. Em geral, durante a gestação, os ultrassons são usados para observar o desenvolvimento do feto no útero. Ver também *Transdutor*.
Verniz caseoso Substância oleosa que cobre o feto no útero.
Versão cefálica externa (VCE) Manipulação do feto, com pressão suave, para que fique em posição cefálica (de cabeça para baixo). Pode ser feita por um obstetra, no final da gravidez, se o bebê estiver sentado ou transverso.

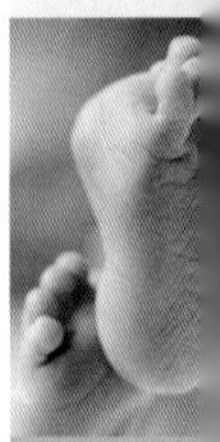

Índice remissivo

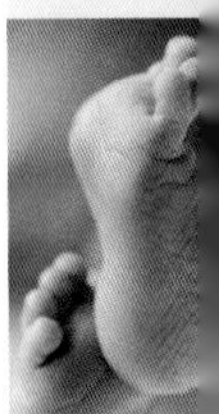

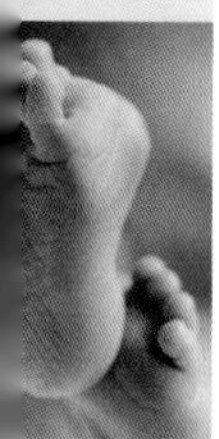

D

E

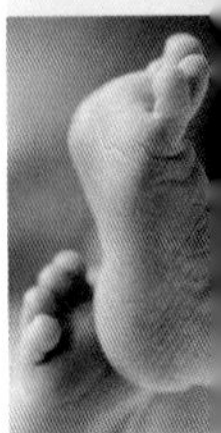

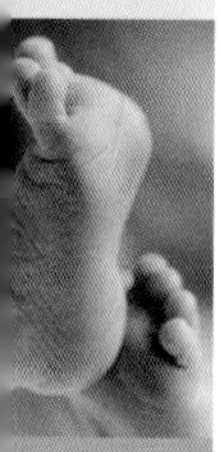

G

H

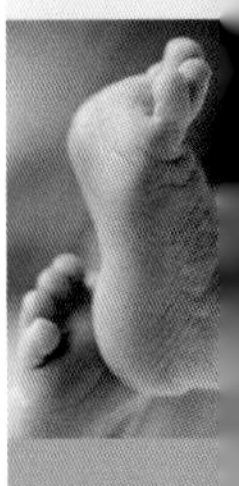

N

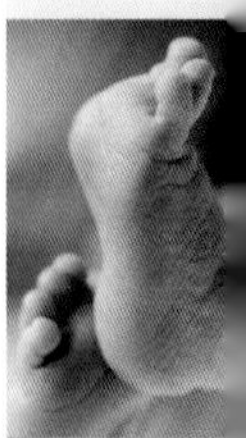

O

P

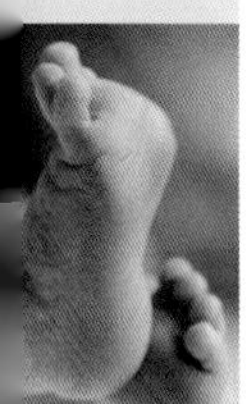

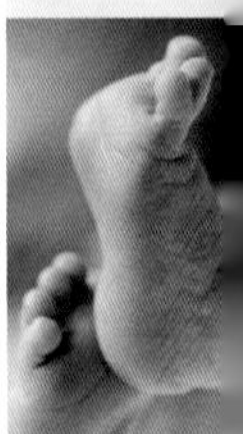

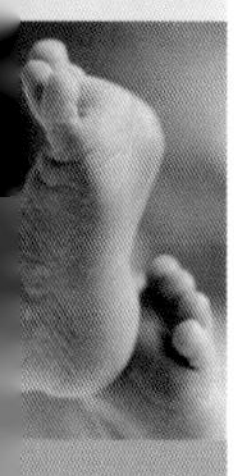

T

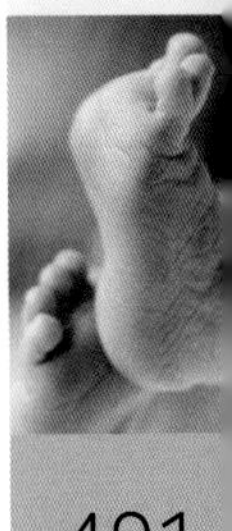

U

V

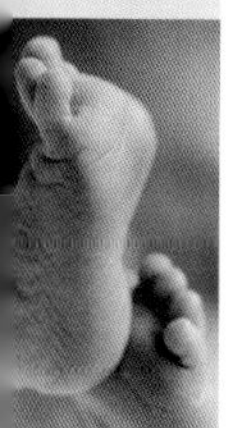

X

Z

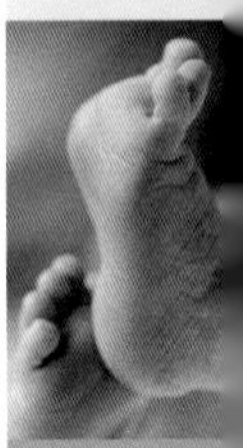

Agradecimentos

Agradecimentos de Maggie Blott

Eu gostaria de agradecer à equipe de Gravidez e Cuidados com a Criança, da Dorling Kindersley, pela ajuda, pela orientação e pelo conhecimento especializados. Quero agradecer também às mulheres que consultei por me ensinarem sobre o que é importante na gravidez e no parto. Minha filha Polly está prestes a ter seu primeiro bebê, e agradeço a ela por todas suas opiniões para esta nova edição. Também gostaria de agradecer aos meus filhos Polly, Jess e Eddie por seu amor e por aturar a mim e à minha preocupação durante o projeto.

Agradecimentos do editor

Elaboração do índice Hilary Bird
Revisão Angela Baynham
Assistência editorial adicional Suhel Ahmed, Ann Baggaley, Terry Moore, Helen Murray, Diana Vowles
Assistência adicional no design Isabel de Cordova, Charlotte Seymour
Novas fotografias Ruth Jenkinson
Direção de arte e fotografia Emma Forge
Assistência nas ilustrações Amanda Williams
Ilustrações adicionais Philip Wilson
Bibliotecária de fotografia Romaine Werblow
Pesquisa adicional de fotografia Jenny Baskaya
Estilista de cabelo e maquiagem para as fotos Alli Williams
Assistência de fotógrafo Sarah Bailey and Carly Churchill
Assistência da direção de arte de fotografia Susie Sanford
Agência de locação de cenários www.1st-Option.com

A Dorling Kindersley gostaria de agradecer a todos os autores e ilustradores por seus conhecimentos e dedicação. Somos gratos pela ajuda de:
Dr Mary Steen RGN, RM, BHSc, PGCRM, PGDipHE, MGCI, PhD pelo trabalho de consultoria e assistência editorial.
Catharine Parker-Littler SRN, RSCN, SCM, DPSM (parteira avançada), BscMid (Hons) pela permissão para utilizar o texto de *Ask a Midwife*.
Dr Paul Moran MD, MRCOG pela consultoria e pelo aconselhamento especializados em todas as imagens de embriões e fetos. Sua contribuição inestimável não só nos forneceu todos os textos e as legendas das imagens dos fetos, mas ele também captou, escaneou e forneceu imagens quando todas as outras fontes tinham sido exauridas. Paul gostaria de agradecer às mulheres que o ajudaram a conseguir as imagens para o livro e à Maggie Blott pela oportunidade de trabalhar em um livro tão fascinante.
Dr Pranav Pandya BSc, MRCOG, MD pelo aconselhamento sobre as imagens dos embriões e dos fetos.
As mulheres da Royal Victoria Infirmary que deram permissão para usar as imagens de seus ultrassons neste livro.
Nicola, Joe e Leo Hayward e Reuben Marcus por permitir que usássemos fotografias deles próprios.
A DK também gostaria de agradecer a Ishita Sareen e Nonita Saha pela assistência editorial.

Um agradecimento especial a:
University College Hospital London pela permissão para fotografar na nova ala Elizabeth Garrett Anderson (EGA). Obrigado também às parteiras, que nos ajudaram e aconselharam durante as fotografias e que também, em alguns casos, serviram de modelo. A ala EGA abriu as portas a mulheres e bebês na primeira semana de novembro de 2008. A ala de £70 milhões tem três andares dedicados ao cuidado de mães e bebês e foi especialmente concebida para assegurar que todas as mulheres tenham acesso imediato ao cuidado integrado de que elas e os bebês possam precisar. O cuidado da maternidade é oferecido pelas parteiras e pelos consultores obstétricos, neonatais e anestesistas com suas equipes e por um núcleo de parteiras trabalhando juntos para trazer ao mundo até 6 mil bebês por ano.

As mães recebem o cuidado da mesma equipe de parteiras ao longo de toda a gravidez. A todas as mulheres que se acredita terem gravidezes e partos de baixo risco serão ofertadas as instalações do Bloomsbury Birthing Centre – que funciona com uma filosofia casa a casa.

A ala EGA tem 39 camas pré-natais e pós-natais, 4 camas de maternidade de alta dependência, 12 salas de parto, 2 banheiras de parto, 15 berços de cuidados especiais e 17 berços na UTI neonatal. Além de proporcionar um ambiente relaxado e seguro para as mulheres com gravidezes normais, a equipe também cuida de mulheres com gravidezes muito complicadas e de alto risco e tratam alguns dos bebês mais doentes e vulneráveis do Reino Unido, com os equipamentos mais modernos e atuais e equipes de médicos, parteiras e enfermeiras altamente treinadas.

Créditos das edições anteriores

PRIMEIRA EDIÇÃO – 2009
Edição de projeto Dawn Bates, Claire Cross
Projeto gráfico Emma Forge, Tom Forge, Peggy Sadler
Edição sênior Andrea Bagg, Anne Yelland, Emma Woolf
Edição de arte sênior Sarah Ponder, Nicola Rodway, Liz Sephton
Produção editorial Ben Marcus
Coordenação de produção Alice Holloway
Apoio técnico de criação Sonia Charbonnier
Ilustração Debbie Maizels, Medi-Mation
Pesquisa iconográfica Sarah Smithies
Gerência editorial Esther Ripley, Penny Warren
Edição de arte Glenda Fisher, Marianne Markham
Publisher Peggy Vance

SEGUNDA EDIÇÃO – 2014
Edição de projeto Martha Burley
Assistência de design Kate Fenton
Pré-produção sênior Tony Phipps
Direção criativa Anna Davidson
Edição de arte Christine Keilty

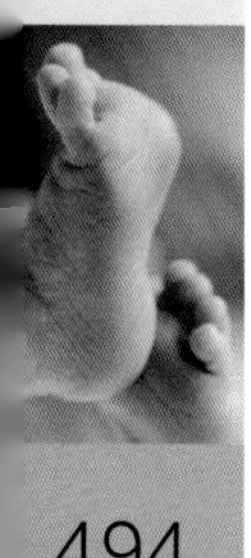

Créditos das imagens

A maioria dos ultrassons e das fotografias de bebês em desenvolvimento neste livro é do embrião e do feto ao vivo no útero, feita com tecnologia endoscópica e de ultrassom. Quando isso não foi possível, as imagens foram feitas por profissionais da medicina bem conceituados como parte da pesquisa ou para promover consciência educacional.
A Dorling Kindersley gostaria de agradecer a gentil permissão para reproduzir as fotografias de:

(Legenda: a-acima; b-abaixo; c-centro; f-mais longe; l-esquerda; r-direita; t-topo)
Alamy Stock Photo: 322tl; Angela Hampton Picture Library 266bc; Avatra Images 33cra, 84br; Marie-Louise Avery 135cl; Peter Banos 58cr; Bubbles Photolibrary 10tr, 20br, 148br, 185cr, 233bc, 242br, 317br, 328br; Adam Burton 125br; Camera Press Ltd 255bc, 268bc; David J. Green 76bc; Jennie Hart 47bl; Juergen Hasenkopf 95br; Janine Wiedel Photolibrary 405bl, 438br; Martin Hughes-Jones 154cr; Medical-on-Line 381cl; Picture Partners 235c, 369br, 380c; Pregnancy Maternity And Motherhood/Mark Sykes 365bl; Profimedia International s.r.o. 3fcla; Chris Rout 119bc, 148bc, 193c, 232cr; Stockbroker 65cra; Karel Noppé 171crb; Zoonar GmbH 259cb; Hartphotography 278crb; OJO Images Ltd 279c; Lev Dolgachov 282bc; Phanie 337cl; Kirill Ryzhov 355cr; Mauritius Images Gmbh 356bl; Dmytro Zinkevych 371br; Dmitry Naumov 457cb; Pirvu Marius 462cla; PhotoAlto 338br; Zoonar GmbH 387c; babyarchive.com: MJ Kim 42cl; Babybond® www.babybond.com: 2clb, 146tl, 149bc, 149bl, 149fbl, 173tl, 183tl, 199tl, 206bc, 206bl, 206br, 218tl, 256bc, 257tl, 258tl, 262fcl, 262ftl, 262tl, 263bc, 281tl, 283tl, 286tl, 288tl, 289tl, 294tl, 306tl, 310tl, 311tl, 320tl, 323br, 327tl, 328tl, 329tl, 330tl, 332tl, 333tl, 336tl, 338tl, 339tl, 340tl, 353tl; BSIP: 166tl, 235tl, 253tl; Ramare 174tl, 240bc, 343tl, 350tl, 351tl; SGO 131tl, 270tl, 271tl, 296tl; Bubbles: Moose Azim 333bl; Corbis: Heide Benser / zefa 180br; Brooke Fasani 341bc, 382bl; Rolf Bruderer 198c; Cameron 426c; Annie Engel / zefa 200bl, 335bc, 375bc; Owen Franken (sidebar); Rick Gomez 3fcrb, 10tc, 32cra, 158bc, 177c; Ole Graf/zefa 32bc; Rune Hellestad 389bc, 438bl; JLP/Sylvia Torres 2fcla; Michael A. Keller 60cr, 64bc; Jutta Klee 140c; Mika / zefa 80bl, 101bc; Markus Moellenberg/zefa 2crb, 31tc; Moodboard 273cl; Kevin R Morris 314br; Peter Pfander / zefa 351bc; Shift Foto / zefa 261bc; Ariel Skelley 6fbl, 464cl; Tom Stewart 245cr; Larry Williams 6fcr, 205br, 289br, 297cr, 395cr; Custom Medical Stock Photo: 127tl; Depositphotos Inc: Monkeybusiness 57bc, 153bc; Dreamstime.com: Monkey Business Images 292bc; Pliene 159tl; Shipov 180tl; Starush 256bl; Studio1one 162tl; Syda Productions 37br; fotolia: Liv friis-larsen 134cl; Nyul 75cr; Getty Images: 83bc, 311cr, 374c; Altrendo 412bc; B2M Productions 54l; Blend Images 73cr; Blend Images/Jose Luis Pelaez Inc 6cra, 30tr; Blend Images/PBNJ Productions 33bl; Leland Bobbe 313cr; Daniel Bosler 287br; Noah Clayton 164bc; Taxi / Colorstock 157br; Donna Day 270bc; DK Stock 63br; DK Stock / Michael Rowe 172br; Dorling Kindersley / Sian Irvine 173br; Gazimal 117bl; George Doyle 339bc; Vladimir Godnik 309bc; Sammy Hart 354c; Frank Herholdt 263br; Dorling Kindersley / Ian Hooton 209br; Ian Hooton 295br; Iconica 45c; Iconica / Andersen Ross 241br; Image Bank/Tracy Frankel 263bl; Image Source 149cra; Blend Images / Jose Luis Pelaez Inc 251br; Ruth Jenkinson 306cr; Christina Kennedy 223br; Jutta Klee 169cr; The Image Bank / Bernhard Lang 115cr; Lecorre Productions 145cr; StockFood Creative / Louise Lister 114br; LWA/The Image Bank 367c; Laurence Monneret 385br, 373br; Peter Nicholson 131br; Sarma Ozols 357cr; Barbara Peacock 262bc; Iconica / Jose Luis Pelaez 110c; Photonica 97bc; Louie Psihoyos 453tl; Riser 44cr, 116bc; Riser/Frank Herholdt 3crb; Riser/Laurence Monneret 263cr; Stockbyte 86c, 263ftl, 327bc; Stockbyte/George Doyle 2cla; StockFood Creative 33ca; Stone 39c, 105br; Stone / James Baigrie 207br; Stone/Jerome Tisne 148; Jonathan Storey 246bc; Studio MPM 283c; Taxi 66br; Taxi / Bernd Opitz 252tl; Taxi / DreamPictures 106br; Jerome Tisne 151br; Titus 275bc; Tobias Titz 127cl; Paul Venning 379cr; Simon Wilkinson 139br; ZenShui / Laurence Mouton 316cr; PeopleImages 14clb; Sheri L Giblin 16tl; Ryan McVay 48bl; Martin Barraud 77bl; knape 109br; Astra Production 257clb; Louis-Paul St-Onge 458tl; Science Photo Library 299c; iStockphoto.com: Alex Bramwell 104br; Prof. J.E. Jirasek MD, DSc.: 3cra, 11tl, 32br, 33tc, 33tl, 68tl, 69tl, 71tl, 72tl, 73tl, 75tl, 76bl, 83tl, 87tl, 96cr, 96tl, 101tl, 104tl, 107tl, 110tl, 114tl, 115tl, 149tl, 149tr, 232tl, 242tl, 249tl; jupiterimages: Pixland 91c; Lennart Nilsson Image Bank: 33ftl, 65tl, 87cr, 91tl, 93cr, 93tl, 99tl, 100tl, 107cr, 126cr, 156cr, 219tl, 231c; Life Issues Institute: 125tl, 181tl, 200tr, 260tl; LOGIQlibrary: 113br, 138c; Masterfile: 191cl, 237bc; Jerzyworks 224c, 304cr; Michael A. Keller 180bc; Mediscan: 120tl, 211tl, 237tl; Mother & Baby Picture Library: 262br, 426cl, 435cr; Dave J. Anthony 238bc; Moose Azim 307br, 427bc, 427br; Ian Hooton 6bl, 6cla, 6fcl, 6tr, 12tr, 26br, 28br, 30tc, 33br, 103bc, 122bc, 122cb, 138b, 142l, 146cl, 199c, 229bc, 230c, 243cr, 262tr, 263tl, 267cr, 286bc, 300br, 302br, 321bc, 348, 383bc, 393c, 394cl, 397c, 402cr, 411tr, 465cl; Ruth Jenkinson 3fcra, 6cl, 6crb, 11tc, 13tr, 239cr, 288br, 319cr, 331cr, 394c, 399tl, 407cr, 409bl, 416br, 432bc, 441tc; Eddie Lawrence 6cr, 395cl, 399b; Paul Mitchell 8-9, 31tl, 149cl, 203cr, 320br; James Thomson 13tc, 19; Dept of Fetal Medicine, Royal Victoria Infirmary, Newcastle upon Tyne: 97tl, 111, 140tl, 161tl, 165tl, 167tl, 170tl, 187tl, 188tl, 274tl, 275tl, 276tl, 277tl, 278tl, 279tl, 297tl, 299tl, 300tl, 304tl, 305tl, 314tl, 316tl, 317tl, 325tl, 370tl, 374tl, 375tl, 377tl, 378tl, 379tl, 380tl, 381tl, 382tl, 383tl, 385tl, 386tl, 388tl, 389tl, 392tl; Dr Pranav P Pandya: 143c, 143cr, 285c, 285cr; Photolibrary: Banana Stock 2fclb, 103cl, 429b, 464c; Pierre Bourrier 133cr; Brand X Pictures 167bc; Neil Bromhall 226bl; OSF / Derek Bromhall 190tl; OSF / Neil Bromhall 221tl, 223tl, 229tl, 233tl, 255tl; OSF / Densey Clyne 193tl, 194br, 194tl, 203tl; Fresh Food Images/Robert Lawson 32tl; Henry Horenstein 366tl; Robert Lawson 322c; Graham Monro 430; Andersen Ross 323bc; Joy Skipper 332cr; Phototake: Dr Benoit/Mona Lisa 365tl; Sovereign 355tl; PunchStock: 442; Reflexstock: Agencja Free / Rafal Strzechowski 221br; Rex Features: 309tl; Prof Stuart Campbell 105tl, 106tl, 151tl, 154tl, 172tl, 189tl, 198tl, 209tl, 216tl, 217tl, 225tl, 226tl, 245tl, 252, 261tl, 269tl, 293tl, 295tl, 307tl, 321tl, 345tl, 361tl, 363tl, 387tl; Science Photo Library: 21tl, 77tl, 120bc, 169tl, 207tl, 240tl, 262c, 284tl; AJ Photo 335tl; Anatomical Travelogue 49tl, 63tl, 64tl, 67cl, 79tl, 81tl, 84tl, 86tl, 89tl, 92tl, 117tl, 129tl, 133tl, 145tl, 158tl, 174c, 197tl, 291tl, 344tl, 362tl, 364tl, 371tl; Samuel Ashfield 343br, 364c; Bernard Benoit / Kretz Technik 341tl; Thierry Berrod, Mona Lisa Production 354tl; Biophoto Associates 36tl; Neil Borden 215tc, 215tl; Neil Bromhall 230tl, 241tl, 243tl; Neil Bromhall / Genesis Films 227tl; BSIP Estiot 57tl; BSIP VEM 40tl; BSIP, ASTIER 395c, 434bl; BSIP, ATL 324tl; BSIP, Cavallini James 124bl; BSIP, Laurent 418br; John Burbridge 47tl; CIMN, ISM 266tl, 273cr; Clouds Hill Imaging Ltd 10tl; Clouds Hill Imaging Ltd. 53cr; CNRI 428c; Kevin Curtis 378bl; Dopamine 135tl, 163tl, 175tl, 178tl, 179tl; Dr Keith Wheeler 43tl; Du Cane Medical Imaging Ltd 367tl, 386c; Edelmann 41c, 72cr, 100c, 109tl, 119tl, 124tl, 132tl, 134tl, 144tl, 148ftr, 148tr, 155tl, 157tl, 166bl, 171tl, 182br, 185tl, 213tl, 222tl, 234tl, 238tl, 239tl, 256tl, 347tl, 369tl; Simon Fraser 141tl, 370br; GE Medical Systems 372tl, 373tl; Steve Gschmeissner 37tl, 41tl, 46tl, 48tl; Ian Hooton 1c, 2cra, 2fcrb, 3cla, 4-5c, 6fbr, 24bc, 46br, 103bl, 129c, 149cb, 149ftl, 188cl, 214bc, 263c, 398br, 455c, 464cr, 465cr; Dr Isabelle Cartier, ISM 45tl; Jean-Claude Revy-A. Goujeon, ISM 66tl; K.H. Kjeldsen 60tl; Mehau Kulyk 186tl, 246tl, 251tl; Dr Najeeb Layyous 95tl, 116tl, 121tl, 126tl, 130tl, 137tl, 156tl, 182tl, 186bc, 204tl, 208tl, 212tl, 222bl, 231tl, 267bc, 268tl, 274br, 313tl, 357tl, 358tl, 359tl;

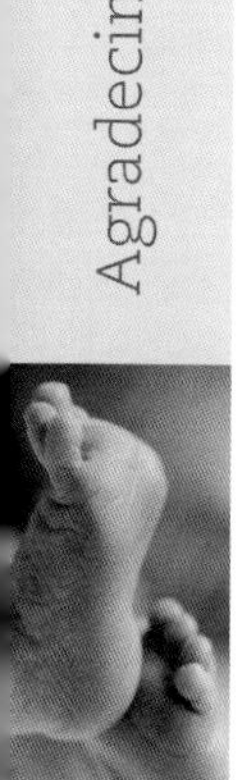

Living Art Enterprises, Llc 215c, 215cl; Cecilia Magill 6fcra, 31tr; Manfred Kage 39tl; Matt Meadows 346tl, 391tl; Hank Morgan 206tl; Dr Yorgos Nikas 50bl, 50br, 50fbr; Dr Yorgos Nikos 59bc, 59tl; Susumu Nishinaga 44tl; Lea Paterson 20bc; D. Phillips 50fbl, 53tl; Photo Researchers, Inc / Nestle / Petit Format 205tl; Alain Pol, ISM 248tl; Prof. P. Motta / Dept. of Anatomy / University 56tl; Prof. P. Motta / Dept. of Anatomy / University "LA SAPIENZA", Rome 49bc; Professors P.m. Motta & J. Van Blerkom 32tr; Professors P.M. Motta & S. Makabe 35tr; R. Bick, B. Poindexter, UT Medical School 67tl; P. Saada / Eurelios 138tc; Sovereign, ISM 139tl, 177tl, 178cr; James Stevenson 259tl; BSIP, Kretz Technik 319tl; Tek Image 310br; Alexander Tsiaras 132cr, 162cr; Zephyr 38tl, 331tl; Sebastian Kaulitzki 204br; University College London Hospitals: 271cr; Wellcome Library, London: 80tl, 164tl, 190br, 191tl, 195tl, 224tl, 265tl; Yorgos Nikas 61tl; Anthea Sieveking 429tr; Wikipedia, The Free Encyclopedia: Acaparadora 43bl.

Para mais informações, ver www.dkimages.com